Human Factors und Patientensicherheit in der Akutmedizin

Michael St.Pierre · Gesine Hofinger

Human Factors und Patientensicherheit in der Akutmedizin

4., vollständig überarbeitete und erweiterte Auflage

Springer

Michael St.Pierre
Klinik für Anästhesiologie
Universitätsklinikum Erlangen
Erlangen, Deutschland

Gesine Hofinger
Team HF - Human Factors Forschung
Beratung und Training
Hofinger, Künzer & Mähler PartG
Ludwigsburg, Deutschland

ISBN 978-3-662-60484-7 ISBN 978-3-662-60485-4 (eBook)
https://doi.org/10.1007/978-3-662-60485-4

Die Deutsche Nationalbibliothek verzeichnet diese Publikation in der Deutschen Nationalbibliografie; detaillierte bibliografische Daten sind im Internet über http://dnb.d-nb.de abrufbar.

Fotonachweis Umschlag: © Monkey Business, Adobe Stock
Umschlaggestaltung: deblik Berlin

Planung/Lektorat: Anna Krätz
Springer ist ein Imprint der eingetragenen Gesellschaft Springer-Verlag GmbH, DE und ist ein Teil von Springer Nature.
Die Anschrift der Gesellschaft ist: Heidelberger Platz 3, 14197 Berlin, Germany

Vorwort zur vierten Auflage

Als wir Anfang des Jahrtausends 2003 begannen, die erste Auflage dieses Buchs – unter dem Titel „Notfallmanagement" – zu schreiben, gab es nur sehr vereinzelte deutschsprachige Literatur zu Patientensicherheit und erst recht kaum Darstellung der psychologischen Faktoren und Human Factors, die sicheres Handeln ermöglichen oder erschweren. Wir machten es uns zur Aufgabe, die wesentlichen Grundlagen von Human Factors, Psychologie und Organisationstheorie für Patientensicherheit in der Akutmedizin zusammenzutragen. Inzwischen – 2020 – gibt es eine unüberschaubare Fülle an Literatur zu jedem der angesprochenen Themen. Umso mehr freuen wir uns, dass unser Versuch, Hilfestellungen zu geben für sicheres Handeln in der Akutmedizin weiterhin auf Resonanz stößt.

War es am Beginn das Anliegen, ein für die Medizin neues Themenfeld zu erschließen, ist jetzt die Herausforderung, ein sich stark auffächerndes Feld in der Zusammenschau begreifbar zu machen. Seit der ersten Auflage hat sich die Literatur zu allen Aspekten der Patientensicherheit, aber auch der Human Factors generell massiv vermehrt; die jährlichen Publikationen gehen in die tausenden und sind nicht mehr zu überblicken. Die Auswahl der verwendeten Literatur ist naturgemäß subjektiv. Wir haben Klassiker, wegweisende Arbeiten oder einfach Beispiele zitiert. Wir haben bewusst auch ältere Literatur aufgenommen – in der Psychologie sind viele wichtige Erkenntnisse schon Jahrzehnte alt ohne veraltet zu sein, und in der Medizin wird dadurch sichtbar, seit wann Mediziner und Medizinerinnen sich mit Patientensicherheit befassen.

In jeder Auflage, so auch in dieser vierten, haben wir aktuelle Entwicklungen und viel diskutierte Konzepte aufgenommen, die uns wichtig sind. Außerdem haben wir im Lauf der Zeit das Buch um Themen ergänzt, bei denen uns Klarstellungen am Herzen liegen oder wir eine Position beziehen, wie beispielsweise bei dem Konzept der Human Factors in der Medizin (Kap. 1, 15), dem Fehler als unvermeidlichem Preis, den wir für die Stärken menschlicher Kognition zahlen müssen (Kap. 3) und dem vielbemühten Vergleich zwischen Luftfahrt und Medizin (Kap. 14). Dadurch ist das Buch wieder in die Breite und hoffentlich auch in die Tiefe gewachsen. Wir hoffen, dass unsere Leserinnen und Leser den Themen mit Interesse folgen werden.

Die Zielsetzung des Buches war und ist, Erkenntnisse zu Human Factors in der Patientensicherheit für die Menschen, die in den verschiedensten Berufsgruppen und Fachdisziplinen der Akutmedizin arbeiten, verständlich und umsetzbar darstellen. Das Buch beginnt mit einem Überblick über die Themen Patientensicherheit, Human Factors und Fehler (Kap. 1–3), schlägt dann den Bogen von individuellen Faktoren (Kap. 4–10) über das Team (Kap. 11–13) zur Organisation (Kap. 14–16). Diesen letzten Teil haben wir auch in der vierten Auflage wieder deutlich erweitert, da hier Wissenschaft und Praxis die deutlichsten Veränderungen zeigen. Mit dem Blick auf Lernen endet das Buch – es spiegelt in der vorliegenden Ausgabe Lernprozesse im Feld der Forschung und Umsetzung zu Patientensicherheit und Human Factors in den vergangenen 10 Jahren wider, ebenso wie die Lernprozesse der Autoren. Was am Anfang des Buchs für die Entstehung von Unfällen beschrieben wird, gilt auch für Sicherheit und gute Entscheidungen in der Akutmedizin: Im Zusammenspiel verschiedener Systemebenen liegt der Schlüssel. Das Wissen über diese verschiedenen Ebenen und ihren Einfluss auf das konkrete Handeln kann zu Veränderung beitragen. Menschen am „scharfen Ende", die mit Patientinnen und Patienten arbeiten, können ihr eigenes Entscheiden und Handeln verändern, aber sie sollten auch auf eine Veränderung der Rahmenbedingungen hinarbeiten. Menschen, die den Rahmen setzen, sollten verstehen, wie in der akutmedizinischen Behandlung entschieden wird. Wir hoffen, dass dieses Buch dazu beiträgt, dieses zu ermöglichen.

Auch für diese Ausgabe gilt es Dank auszusprechen an alle, die es ermöglichst haben:

- Kurz nach Erscheinen der zweiten Auflage starb unser Mitautor Cornelius Buerschaper. Wir sind dankbar für die Zeit mit ihm und seine Inspirationen für unsere Arbeit zu Human Factors und Patientensicherheit.
- Unsere Familien haben ein weiteres Mal viele Abende auf uns verzichtet und uns den Rücken gestärkt mit fachlichen Kommentaren und liebevoller Versorgung. Danke dafür!
- Danke allen Kolleginnen und Kollegen, die Teile des Textes kommentiert und bearbeitet haben, vor allem Dr. med. Désirée Dahmen.
- Und nicht zuletzt ein Dankeschön an den Springerverlag für die gute Betreuung.

Wie immer sind alle Fehler unsere eigenen – Anregungen und Feedback sind uns willkommen!

Januar 2020

Michael St.Pierre
Gesine Hofinger

Inhaltsverzeichnis

Über die Autoren

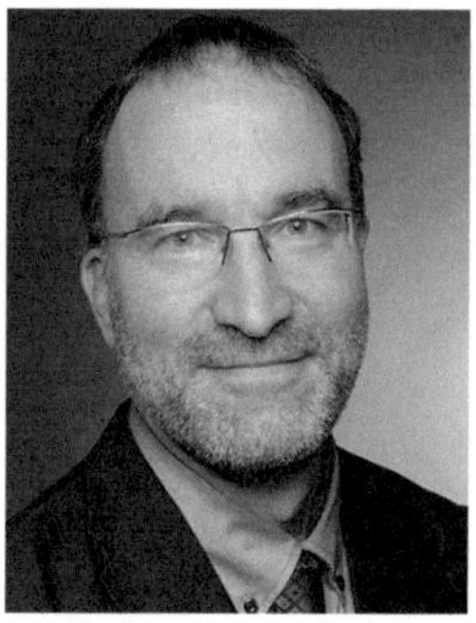

Priv. Doz. Dr. Michael St.Pierre, MSc., DEAA, ist Oberarzt an der Anästhesiologischen Klinik des Universitätsklinikums Erlangen und aktiver Notarzt im boden- und luftgebundenen Notarztdienst. Schon früh in seiner klinischen Laufbahn galt sein Interesse dem Einfluss von Humanfaktoren auf die Patientensicherheit. Eine ganze Reihe an Büchern zu Human Factors, Patientensicherheit, Komplikationen in der Anästhesiologie und Simulation in der Medizin sowie eine Habilitationsschrift über simulationsbasierte Strategien zur Stärkung der Patientensicherheit zeugen von dem jahrzehntelangen Bemühen, sich diesen Themen wissenschaftlich und redaktionell zu nähern. Für den Einsatz von Simulation in der studentischen Lehre erhielt er den Lehrpreis des Freistaates Bayern und für seine Verdienste an der Etablierung des Anästhesiologischen Incident Reporting Systems ‚CIRS-AINS' den Preis für Patientensicherheit der Stiftung Deutsche Anästhesiologie.

Michael St.Pierre hat einen Mastertitel in ‚Human Factors & System Safety' der Universität Lund, Schweden.

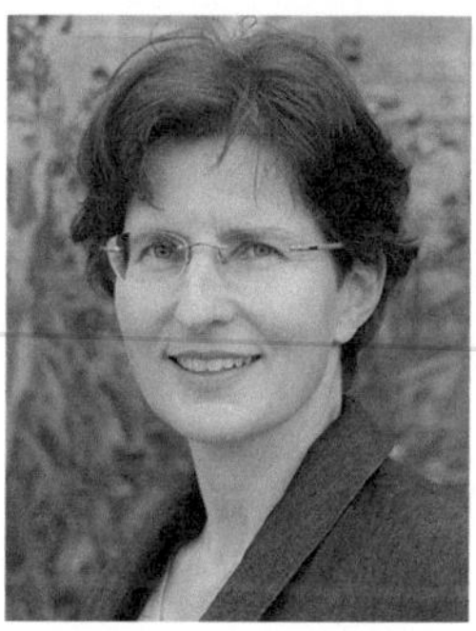

Dr. phil. Gesine Hofinger, Diplompsychologin, ist Gründerin und Partnerin von „Team HF – Human Factors Forschung Beratung Training" in Ludwigsburg. Sie ist Mitglied der Forschungsstelle interkulturelle und komplexe Arbeitswelten an der Friedrich-Schiller-Universität und Lehrbeauftragte verschiedener Hochschulen. Ihre Arbeitsschwerpunkte sind Human Factors Psychologie, Patientensicherheit, Psychologie im Bevölkerungsschutz, Notfall- und Krisenmanagement, Stabsarbeit. Sie arbeitet dabei mit Krankenhäusern, Einsatzorganisationen, Leitstellen, Verwaltungen und Unternehmen.

Gesine Hofinger führt Forschungsprojekte, Seminare und Workshops durch und berät Behörden und Organisationen. Als Autorin und

Herausgeberin publiziert sie zum Themenkreis menschliches Handeln und Sicherheit. Sie ist Mitglied mehrerer Fachgesellschaften und des Aktionsbündnis Patientensicherheit, wo sie sich in Arbeits- und Expertengruppen engagiert. Sie ist Beiratsmitglied der Aktion Saubere Hände. Seit 1999 ist Gesine Hofinger Vorsitzende der interprofessionellen Plattform „Menschen in komplexen Arbeitswelten" e. V.

Teil I
Grundlagen: Fehler, Komplexität und menschliches Handeln

1 Risikofaktor Mensch? „Human Factors" und Patientensicherheit

Transfusionsfehler

Auf einer kardiologischen Intensivstation werden kurz hintereinander zwei kreislaufinstabile Patienten mit Myokardinfarkt aufgenommen. Der diensthabende Assistenzarzt ist alleine und kann sich wegen dieser Arbeitsbelastung nicht persönlich um einen weiteren Patienten kümmern, der unter Marcumar-Dauertherapie wiederholt kaffeesatzartig erbrochen hatte. Vor der geplanten Gastroskopie wird der Patient hämodynamisch instabil. Eine Hb-Kontrolle ergibt einen Wert von 6,9 g %. Unter dem Verdacht einer akuten gastrointestinalen Blutung werden mehrere i. v.-Zugänge gelegt und eine forcierte Volumentherapie begonnen. Es werden sechs blutgruppengleiche Erythrozytenkonzentrate in der Blutbank bestellt.

In der Blutbank herrscht an diesem Tag Personalmangel, zudem gibt es ungewöhnlich viele Notfallanforderungen durch diverse Abteilungen. Die angeforderten Erythrozytenkonzentrate der Intensivstation werden versehentlich zusammen mit zwei Erythrozytenkonzentrate für einen Patienten einer anderen Station an die Intensivstation ausgegeben. Die Blutprodukte kommen zu einem Zeitpunkt auf die Station, an dem einer der neu aufgenommenen Patienten die Aufmerksamkeit des Assistenzarztes vollständig beansprucht. Er bittet daher die Pflegekraft nach einem flüchtigen Blick auf die Blutprodukte und die Blutgruppenbegleitscheine, die Konserven dem Patienten anzuhängen. Bereits wenige Minuten nach der Blutsubstitution verschlechtert sich der Patient hämodynamisch weiter und klagt über zunehmende Atemnot und Schwindelgefühl.

Jetzt wendet sich der Assistenzarzt dem Patienten zu. Wegen deutlich sichtbarer Hautveränderungen deutet er die klinische Symptomkonstellation sofort als anaphylaktische Reaktion. Aufgrund des Hinweises einer Pflegekraft entdeckt er die Fehltransfusion und beendet die Fremdblutzufuhr sofort. Er leitet eine Notfallnarkose ein und intubiert den Patienten. Mithilfe von hoch dosierten Katecholaminen, einer aggressiven Volumentherapie und der Gabe von Kortison und Histaminantagonisten gelingt es dem Assistenzarzt zunächst, den Patienten hämodynamisch zu stabilisieren. Auch eine zwischenzeitlich aufgetretene Bronchospastik bessert sich durch die Therapie. Danach entwickelt sich jedoch eine schwere disseminierte intravasale Gerinnungsstörung (DIC) die zu einer nicht mehr kontrollierbaren

M. St.Pierre und G. Hofinger, *Human Factors und Patientensicherheit in der Akutmedizin*,
https://doi.org/10.1007/978-3-662-60485-4_1

Blutung im oberen Gastrointestinaltrakt führt. Trotz des massiven Einsatzes von Gerinnungsprodukten verstirbt der Patient wenige Stunden später an den Folgen der Gerinnungsstörung.

Ein Intensivpatient wird durch einen ärztlichen Behandlungsfehler geschädigt und verstirbt trotz maximaler Intensivtherapie an den Folgen dieses Fehlers. Auf der Suche nach dem Verantwortlichen ist „der Schuldige“ schnell identifiziert: Der Assistenzarzt, der die Transfusion angeordnet und sich nicht an die Leitlinien zur Hämotherapie gehalten hat. Es darf als grober Verstoß gegen die Sorgfaltspflicht gewertet werden, dass er eine Pflegekraft mit der Transfusion beauftragt hat, ohne sich vorher persönlich von der ordnungsgemäßen Durchführung der Maßnahme zu überzeugen. Bei genauer Betrachtung erkennt man jedoch, dass diese Einschätzung nicht alle Teilaspekte der Geschichte widerspiegelt. Obwohl die Verantwortung für die Transfusion ganz bei dem Assistenzarzt liegt, haben eine Reihe weiterer Missstände das Entstehen des Behandlungsfehlers begünstigt: Die zeitgleiche Beanspruchung der Aufmerksamkeit durch mehrere kritisch kranke Patienten, die hohe Arbeitsbelastung durch den Dienst ohne Kollegen, die Fehlausgabe von Erythrozytenkonzentraten durch die Blutbank, die schlechte Ausführung einer Standard-Kontrollprozedur und die Abwesenheit jeglicher Kontrolle des ärztlichen Handelns durch Mitarbeiter der Intensivstation.

Jeder Faktor für sich genommen hätte vermutlich keine unmittelbare Bedrohung für den Patienten dargestellt. In ihrer Gesamtheit jedoch bildeten sie eine **Konstellation von begünstigenden Faktoren** in verschiedenen Teilbereichen der Organisation, in der ein einziger Moment der Unaufmerksamkeit des Assistenzarztes ausreichte, um eine tödliche Entwicklung auszulösen.

Handlungsfehler wie in diesem Beispiel können schwerwiegende Folgen haben und erhalten daher eine hohe medikolegale, gelegentlich auch journalistische Aufmerksamkeit. Für die betroffenen Familien bedeuten sie eine Tragödie.

Wenn man den „Faktor Mensch“ mit der Bedeutung „Risikopotenzial“ gleichsetzt, so kommt man zu dem Schluss, dass man versuchen sollte diesen „Faktor“ abzuschwächen, um eine sicherere Patientenversorgung gewährleisten zu können. Bei einer solchen Betrachtung wird jedoch ausgeblendet, dass es auch der „Faktor Mensch“ ist, der in der oben geschilderten Situation die rasche Diagnose Anaphylaxie und das erfolgreiche Notfallmanagement der schweren Transfusionsreaktion erreicht hat.

1.1 Patientensicherheit: Das Problem

Das Fallbeispiel demonstriert, wie eine Vielfalt an Handlungsebenen, vom Individuum über das Team bis hin zur Organisation, zu einem Zwischenfall beiträgt. Die Sichtweise, dass Patientenversorgung ein System voneinander abhängiger Faktoren ist, hat in der Medizin in den vergangenen drei Jahrzehnten zunehmend an Bedeutung gewonnen. Maßgeblich verantwortlich für diesen Paradigmenwechsel war der 1999 erschienene IOM-Report *„To err is human – building a safer health care system.“* (Kohn et al. 1999). Dieser stellte erstmals die gesundheitspolitische Tragweite von Daten aus zwei US-amerikanischen Studien (Harvard Medical Practice Study [HMPS] 1991, Utah and Colorado Medical Practice Study [UCMPS] 1992) für das US-amerikanische Gesundheitswesen dar. Die retrospektive Analyse von mehr als 45.000 Patientenakten ergab alarmierende Zahlen zur Patientensicherheit in Krankenhäusern: Bei 2,9–3,7 % der stationär aufgenommenen Patienten trat ein **unerwünschtes Ereignis** *(„adverse event“)* auf. Ähnliche Zahlen wurden inzwischen für viele Länder und (westliche) Gesundheitssysteme bestätigt (Überblick in APS 2008; Schrappe 2018). Nicht zuletzt die beunruhigende

Schlussfolgerung, dass **Behandlungsfehler eine der häufigsten Todesursachen** sind, löste eine Diskussion über dieses Gefährdungspotenzial aus. Die positiven Auswirkungen des Berichts blieben nicht auf den amerikanischen Kontinent begrenzt. Weltweit löste der IOM-Report eine intensive Auseinandersetzung mit dem Thema Patientensicherheit aus. Insbesondere die zentrale Forderung nach einer systemischen Perspektive der Fehlerentstehung sorgte für einen konstruktiven und nachhaltigen Umdenkprozess. Als erfolgreiche Beispiele in Deutschland können die Gründung des Aktionsbündnis Patientensicherheit (APS) im Jahr 2005, die gesetzliche Verpflichtung zur Teilnahme an CIRS-Systemen, oder die Beteiligung aller deutschen Krankenhäuser an der „Safe Surgery Saves Lives"-Initiative der WHO angeführt werden.

Fünf Jahre nach dem Mahnruf nach mehr Sicherheit in Gesundheitssystemen kam verhaltener Optimismus auf. Man meinte zu spüren, dass eine neue Grundlage für mehr Patientensicherheit gelegt worden war: Der Umgangston in der Medizin hatte sich von der Anklage hin zum differenzierten „Verstehen-wollen" verändert. Allerdings warnten bereits damals die Autoren der neuen Kultur davor, dass trotz spürbarer Veränderungen der Fortschritt aufs Ganze gesehen noch frustrierend klein sei (Leape und Berwick 2005).

Zehn Jahre nach Veröffentlichung des Berichtes war klar: trotz großer und vielversprechender Einzelprojekte sind die Bemühungen zur Reduktion von Patientenschädigungen zaghaft und unsystematisch. Viele ökonomische, gesundheitspolitische und organisationale Barrieren verhindern einen nachhaltigen Veränderungsprozess (Mathews und Pronovost 2008). So existiert nach wie vor in vielen Ländern keine nationale Instanz (auch nicht in Deutschland), welche die vielfältigen Bemühungen um Patientensicherheit koordiniert, noch wurden bisher flächendeckend systematische Prozesse etabliert, mit deren Hilfe Bemühungen um Patientensicherheit gefördert und deren Effizienz gemessen wird. Außerdem werden Anstrengungen im Bereich Patientensicherheit nach wie vor oft isoliert betrachtet und sind nicht mit Risikomanagement und Qualitätsmanagement gekoppelt. Einige Autoren vertraten daher die Ansicht, dass es trotz der Bemühungen eines ganzen Jahrzehnts wenig verlässliche Belege dafür gab, dass es um die Patientensicherheit besser bestellt ist als um die Jahrtausendwende. (Jewell und McGiffert 2009).

Es hat sich eingebürgert, beim Versuch, die Größenordnung des Problems abzuschätzen, die folgende Unterscheidung zu machen (z. B. APS 2007; Schrappe 2018):

- Ein **unerwünschtes Ereignis** (UE; englisch *adverse event, AE*): wird definiert als unbeabsichtigtes negatives Behandlungsergebnis, das Folge der medizinischen Behandlung ist und nicht dem zugrunde liegenden Gesundheitszustand geschuldet ist. Krankheit ist in diesem Sinn kein unerwünschtes Ereignis. Beabsichtigte Schädigung von Patienten wird mit dieser Definition nicht erfasst
- Ein **vermeidbares unerwünschtes Ereignis** (**VUE,** englisch *preventable adverse event, PAE*) ist ein unerwünschtes Ereignis, das auf einen Fehler zurückgeht.
- Ein **Behandlungsfehler** liegt vor, wenn zusätzlich mangelnde Sorgfalt nachgewiesen werden kann. Behandlungsfehler ist ein juristischer Begriff und nicht mit dem psychologischen Begriff des Handlungsfehlers (Kap. 3) gleichzusetzen.
- Ein **Beinaheunfall,** Beinaheschaden oder **near miss** ist ein Ereignis, bei dem ein Schaden hätte eintreten können, wenn die Umstände ein wenig anderes gewesen wären, aber nicht eingetreten ist. Ein Fehler ohne konsekutives Auftreten eines unerwünschten Ereignisses Diese Kategorie ist vor allem für Berichtssysteme relevant, aber Ereignisse dieser Art sind nicht sauber zu fassen.

Das Weißbuch Patientensicherheit des Aktionsbündnis Patientensicherheit (Schrappe 2018) zeigt nach einer Analyse der Studien seit 2007, dass die Zahlen und Größenordnungen für Patienten und Patientinnen in Krankenhäusern sowohl im internationalen als auch im Rahmen des deutschen Gesundheitssystems im Wesentlichen unverändert sind (Stand 2019). Allerdings hat sich durch die zur Verfügung stehenden Interventionsstudien die Belastbarkeit der Daten verbessert (Schrappe 2018) – es ist nicht mehr möglich, das Thema Patientensicherheit kleinzureden.

Unerwünschte Ereignisse treten in Deutschland jährlich bei zwischen 400.000 und 800.000 Krankenhauspatienten auf. „Die vom Aktionsbündnis Patientensicherheit vertretene Angabe einer vermeidbaren Mortalität von 0,1 % ist belastbar und entspricht bei rund 20 Mill. Krankenhauspatienten einer vermeidbaren Mortalität von 20.000 Patienten pro Jahr, bei 420.000 Sterbefällen ist also ca. jeder 20. Sterbefall im Krankenhaus in Deutschland als vermeidbar (auf einen Fehler zurückführbar) einzustufen" (Schrappe 2018, S. 331). Zu beachten ist, dass sich diese Zahlen nur auf Krankenhäuser beziehen, also Probleme der ambulanten und pflegerischen Versorgung nicht in den Zahlen enthalten sind. Dies gilt auch für Ereignisse, die aus diagnostischen Fehlern, dem Unterlassen einer Behandlung oder Überversorgung resultieren.

Übersicht

Patientensicherheit in Deutschland: Schlussfolgerungen des APS-Weißbuchs zur stationären Patientenversorgung

Das Risiko für einen Patienten oder eine Patientin im Krankenhaus kann für Deutschland so abgeschätzt werden (Schrappe 2018, S. 331):

- Unerwünschte Ereignisse (VE): zwischen 5 % und 10 %
- Vermeidbares unerwünschtes Ereignis (VUE): zwischen 2 % und 4 %
- Behandlungsfehler: bei 1 %
- Vermeidbare Mortalität bei 0,1 %.

Die genannten Reviews und eine Fülle weiterer Literatur (Zusammenstellung von Studien in St.Pierre et al. 2016) zeigt, dass Patientensicherheit ein großes, nicht wegzudiskutierendes Problem ist. Überall und in allen Behandlungsschritten werden von den Behandelnden Fehler gemacht. Zugleich arbeiten in den Einrichtungen des Gesundheitswesens viele engagierte Menschen unter ungünstigen Bedingungen zum Wohl ihrer Patientinnen und Patienten.

Bereits der IOM-Bericht definiert Patientensicherheit zweidimensional als etwas, das durch die Anstrengung der Behandelnden und Pflegenden *(safe care, safe practice)* und des Systems zustande kommt: „The first dimension identifies domains of quality. These include: safe care, practice that is consistent with current medical knowledge and customization. The second dimension identifies forces in the external environment that can drive quality improvement in the delivery system".

Teilweise ist dieses Verständnis von Handeln im Systemkontext noch nicht im allgemeinen Verständnis angekommen. Formulierungen in Studien, in denen 80 % der unerwünschten Ereignisse auf „menschliche Fehler" zurückgeführt werden, zeigen, dass systemische, ökonomische oder gesundheitspolitische Faktoren noch nicht überall in ihrer Bedeutung für Patientensicherheit verstanden werden.

Diese verkürzte Sichtweise läuft Gefahr, die Verantwortung ausschließlich bei den Mitarbeiterinnen und Mitarbeitern zu sehen, so als ob Schädigung von Patienten ‚grundsätzlich vermeidbar' seien, wenn nur Menschen so handeln würden, wie sie sollen. Im Folgenden stellen wir den Ansatz der Human Factors vor, der in den Sicherheitswissenschaften und vielen Anwendungsbranchen Sicherheit als Ergebnis des Handelns von Menschen in Interaktion mit ihren Arbeitssystemen versteht.

1.2 „Human Factors" – mehr als Fehler

1.2.1 Die zwei Gesichter von „Human Factors"

Jahrzehntelang galt menschliches Verhalten als Hauptrisiko in modernen sozio-technischen

Systemen. Als folgerichtige Konsequenz dieser Sichtweise wurde (und wird bis heute) empfohlen, durch eine Einengung der Handlungsspielräume (z. B. durch möglichst viele, möglichst detaillierte SOPs), durch eine konsequentere Überwachung der Umsetzung der Handlungsanweisungen, und, sofern möglich, durch verlässlichere technische Alternativen (z. B. Automatisierung) den „Risikofaktor Mensch" in den Griff zu bekommen. Diese Auffassung wurde spätestens seit den 70er Jahren hinterfragt und wird mittlerweile von vielen Sicherheitsforschern nicht mehr geteilt (Kap. 3). Menschliches Handeln kann nicht in Analogie zu technischem Gerät verstanden werden, welches binär entweder in einem funktionsfähigen oder aber in einem defekten Zustand vorliegt. Richtiges Handeln und Fehler sind zwei Seiten der gleichen Medaille; sie sind das „Haben" und „Soll" in der kognitiven Bilanz (Reason 1990). Diese Erkenntnis ist – bezogen auf menschliches Denken – in der Psychologie seit langem bekannt: „Erkenntnis und Irrtum fließen aus denselben psychischen Quellen; nur der Erfolg vermag beide zu scheiden. Der klar erkannte Irrtum ist als Korrektiv ebenso erkenntnisfördernd wie die positive Erkenntnis" (Mach 1905). Auch für sozio-technische Systeme wird zunehmend akzeptiert: Es ist das gleiche Verhalten, welches sowohl zu Erfolg oder Irrtum führt, und es entscheidet in der Regel der Kontext, welche der beiden Ergebnisse resultieren (Amalberti 2013; Cook et al. 1998; Dekker 2015; Gilbert et al. 2007; Hollnagel 2014). Wie Janus (Abb. 1.1), jener doppelgesichtige Gott aus der römischen Mythologie, der in zwei entgegengesetzte Richtungen zugleich sehen konnte, so zeigen auch die „Menschlichen Faktoren" zwei Gesichter: sie ermöglichen effizientes, anpassungsfähiges und sicheres Handeln im Alltag, die entscheidende Ressource zur Erkennung und Bewältigung von kritischen Situationen. Und sie können zur Entstehung von kritischen Situationen beitragen, wenn der Kontext, in dem das Handeln geschieht, die Konsequenzen der Handlung nicht verzeiht (Rasmussen 1987).

Das Janusgesicht der Human Factors zeigt sich auch im internistischen Fallbeispiel: Initial an der Auslösung der kritischen Situation

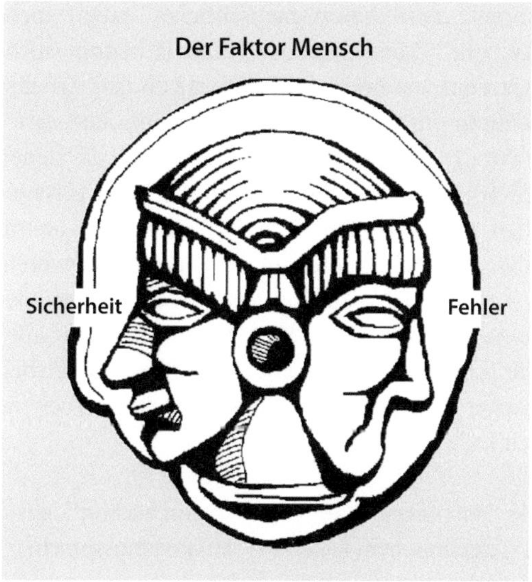

Abb. 1.1 Der „Faktor Mensch" und der zweiköpfige Janus. Ähnlich dem Gott der römischen Mythologie zeigt der „Faktor Mensch" zwei Gesichter: er kann in Kombination mit anderen Faktoren für die Entstehung eines Zwischenfalls verantwortlich sein und er stellt gleichzeitig die entscheidende Ressource für erfolgreiches und effizientes Handeln im Alltag und zur erfolgreichen Bewältigung von Notfällen dar

beteiligt, ermöglichen sie es dem Assistenzarzt, den Notfall zu bewältigen. Konkret benötigt der Assistenzarzt plötzlich eine Vielzahl zusätzlicher Fertigkeiten. Er muss:

- eine Notfallsituation als solche erkennen und eine Ursache diagnostizieren,
- mit der emotionalen Belastung umgehen, die kritische Situation selbst ausgelöst zu haben,
- nach Hilfe rufen und sein Team vergrößern,
- seine Arbeitsumgebung und die verfügbaren Ressourcen kennen,
- gute Entscheidungen unter Zeitdruck treffen,
- bei einer Vielzahl an möglichen Optionen klare Prioritäten setzen,
- sein Team führen,
- die Situation regelmäßig re-evaluieren und bei Bedarf eine Änderung seines Planes vornehmen.

Des Weiteren wird eine gedankliche Trennung in „menschliche Faktoren" und „technische Faktoren" dem Wesen menschlicher Arbeit nicht gerecht. Menschliches Handeln kann nicht getrennt von oder als Gegensatz zu den Arbeitsmitteln und Arbeitsplätzen (technischen Artefakten) betrachtet werden, mit und an denen Menschen ihre Arbeit ausführen. Wie verständlich oder rätselhaft ihre Bedienung ist, ob sie das Handeln unterstützen oder erschweren, ob sie den Arbeitsfluss entgegenkommen oder umständliche ‚Umwege' verlangen, das alles entscheidet maßgeblich mit darüber, ob Arbeit sicher erledigt werden kann, oder ob es zu einem Zwischenfall kommt.

▶ Die Abgrenzung von „menschlichen" zu „technischen Faktoren" ist umgangssprachlich und wenig hilfreich. Für die Betrachtung der Human Factors in sozio-technischen Systemen ist es gerade relevant, wie menschliche und technische Faktoren miteinander interagieren.

1.2.2 Definitionen von „Human Factors"

In der Diskussion um die Rolle des Menschen in sozio-technischen Systemen werden seit vielen Jahrzenten eine Reihe unterschiedlicher Begriffe wie „menschliche Einflussgröße", „Faktor Mensch", „Humanfaktor" oder „Human Factors" zur Beschreibung desselben Konstruktes genutzt. Da insbesondere „Human Factors" verwendet wird, um die Mehrdimensionalität der psychologischen, sozialen und organisationalen Einflussfaktoren zu betonen und wir diese Sichtweise teilen, werden wir in diesem Buch den Begriff der „Human Factors" verwenden.

Ein Verständnis von „Human Factors" ist hilfreich, um Leistung und Sicherheit am Arbeitsplatz zu verbessern. In der Literatur wird der Begriff „Human Factors" unterschiedlich verstanden und entsprechend definiert (Abb. 1.2):

- Human Factors als Zusammenfassung mehrerer technischer und humanwissenschaftlicher Forschungsdisziplinen und Traditionen, die vor allem aus den Ingenieurwissenschaften, der Arbeitswissenschaft und der Psychologie (Sozial-, Arbeits- und Organisationspsychologie) stammen.
- Während im amerikanischen Sprachgebrauch „Ergonomics" und „Human Factors Engineering" synonym verwendet werden, versteht man in Europa „Ergonomie" eher als menschengerechte Gestaltung der Arbeitsmittel und meint mit „Human Factors

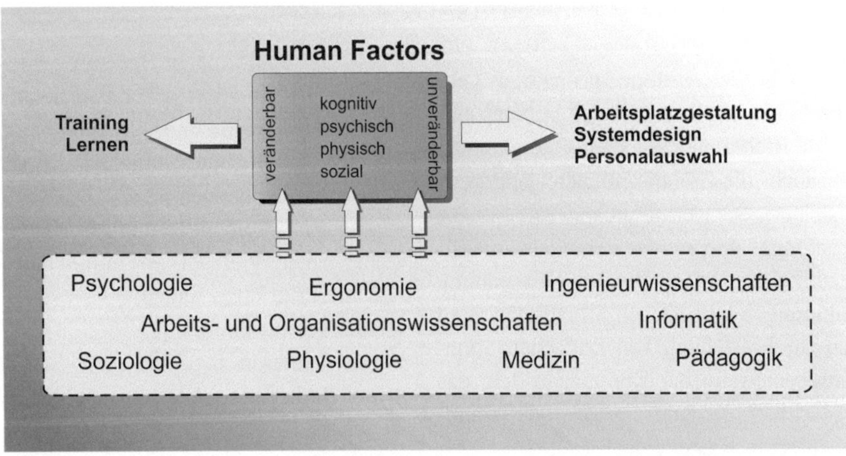

Abb. 1.2 Human Factors als Wissenschaftsfeld und als Anwendungsbereich. Manche Human Factors sind durch Trainings- und Lerninterventionen veränderbar, während andere nur über eine Veränderung systemischer Faktoren beeinflusst werden können

Engineering" die Systemgestaltung unter Einbeziehung menschlicher Charakteristika. Zunehmend setzt sich im deutschen Sprachgebrauch der Begriff der „Human-Factors-Psychologie" durch, der menschliches Verhalten in soziotechnischen Systemen betont (Badke-Schaub et al. 2012). Aus der humanwissenschaftlichen Sicht sind Human Factors diejenigen physischen, psychischen, kognitiven und sozialen Eigenschaften von Menschen, welche die Interaktion mit der sozialen und technischen Umgebung beeinflussen.

- Humanfaktoren als Abgrenzung zu „technischen Faktoren" (z. B. Design, Bedienbarkeit etc.) geht auf einen eher umgangssprachlichen Gebrauch zurück. Da für die Betrachtung der Human Factors in sozio-technischen Systemen jedoch relevant ist, wie menschliche und technische Faktoren miteinander interagieren und welchen Einfluss organisationale Faktoren auf das alltägliche Arbeiten und Handeln haben, scheint diese Sichtweise unangemessen für unsere Zwecke.
- Manche Abläufe der psychischen Regulation; (vgl. Kap. 4) und des Handelns in Gruppen sind veränderbar und können damit Gegenstand von Lehrinterventionen und Trainings sein. Andere physiologische Prozesse, wie beispielsweise grundlegende Wahrnehmungskonstrukte oder grundlegende Mechanismen der Aufmerksamkeitssteuerung, sind nicht zu beeinflussen. Die durch Trainingsintervention veränderbaren menschlichen Faktoren werden insbesondere in der medizinischen Literatur auch als **„non-technical skills"**, „para-technical skills" oder als „softskills" bezeichnet und so von den manuellen Fertigkeiten und fachlicher Sachkompetenz abgegrenzt.

▶ Human Factors sind physische, psychische, kognitive und soziale Eigenschaften von Menschen. Sie beeinflussen die Interaktion mit der Umgebung und mit sozialen bzw. technischen Systemen.

1.2.3 Fakten und Fiktionen: Wie Human Factors in der Medizin verstanden wird

In vielen Bereichen der Medizin hat sich inzwischen die Erkenntnis durchgesetzt, dass Human Factors ein wichtiger Schlüssel zur Verbesserung der Patientensicherheit sind. Häufig ist dieses Verständnis jedoch auf Aspekte des menschlichen Verhaltens reduziert und Human Factors werden überwiegend als Störquelle sicherer Versorgungsprozesse angesehen, die es gilt, in den Griff zu bekommen. Regelhaft unbeachtet bleiben dadurch auf das Gesamtsystem bezogene Interventionen, wie beispielsweise die Änderung baulicher Rahmenbedingungen, Designveränderung von Arbeitsmitteln oder die Ergonomie und räumliche Anordnung von Medizingeräteprodukten. Neben dieser Einengung von Human Factors auf Aspekte der Verhaltenssicherheit sind in der Medizin eine Reihe weiterer Missverständnisse verbreitet, welche sich von der Sichtweise einer umfassenden menschengerechten Systemgestaltung zum Teil erheblich unterscheiden (Tab. 1.1).

Diese unangemessene Engführung des Begriffes ist jedoch nicht nur von akademischem Interesse, sondern hat ganz konkrete Konsequenzen für den Umgang mit unerwünschten Ereignissen in der Patientenversorgung und für Überlegungen zu Maßnahmen, welche die Patientensicherheit stärken sollen.

▶ In der Medizin wird Human Factors häufig auf menschliches Verhalten reduziert verstanden. Das hat konkrete Konsequenzen für die Patientensicherheit.

Ein reduktionistisches Verständnis von Human Factors kann selbst da noch festgestellt werden, wo offiziell die Notwendigkeit einer systemischen Sichtweise propagiert wird. Oberflächlich hat sich die personenzentrierte Fehlersicht (Kap. 3) verändert, einzelne Personen werden nicht mehr an den Pranger gestellt, das „naming, blaming, shaming" wird geächtet

Tab. 1.1 „Fakten" und „Fiktionen" in Bezug auf das Verständnis von Human Factors in der Medizin. Die Gegenüberstellung unterstreicht die Notwendigkeit einer umfassenden menschengerechten Systemgestaltung und des Einsatzes von Human-Factors-Expertise in der Medizin (modifiziert nach Russ et al. 2013)

Fakt	Fiktion
Fakt 1: Bei Human Factors geht es um die Gestaltung von Systemen, die gegenüber unerwarteten Ereignissen resilient (widerstandsfähig) sind	Fiktion 1: Bei Human Factors geht es um die Eliminierung menschlicher Fehler
Fakt 2: Human Factors geht Probleme an, indem das Systemdesign so umgestaltet wird, dass Menschen besser unterstützt werden („Make it easy to do the right thing")	Fiktion 2: Human Factors geht Probleme an, indem Menschen dazu gebracht werden, ihr Verhalten zu verändern
Fakt 3: Human Factors umfasst in einer systemischen Perspektive die Ebenen vom Individuum über das Team bis zur Organisation und die Interaktion von Mensch mit Technik	Fiktion 3: Human Factors fokussiert nur auf Individuen, weil diese das Hauptrisiko in modernen soziotechnischen Systemen darstellen
Fakt 4: Human Factors ist eine Wissenschaftsdisziplin, die eine mehrjährige Ausbildung verlangt. Die meisten Human-Factors-Spezialisten haben einen einschlägigen Studienabschluss	Fiktion 4: Human Factors besteht aus einem beschränkten Set von Prinzipien (z. B. „15 CRM-Leitsätze"), die in einem Simulatortraining gelernt werden können. Mediziner können sich diese Expertise durch Besuch von CRM-Kursen, Simulationstrainings und durch Lektüre von Büchern (wie dem, das sie gerade lesen) aneignen
Fakt 5: Human-Factors Spezialisten haben ein gemeinsames Ziel: Systeme so zu gestalten, dass Menschen sie besser nutzen können. Trotz des gemeinsamen Ziels kommen sie aus verschiedenen Fachgebieten und setzen daher unterschiedliche Methoden ein	Fiktion 5: Human-Factors-Wissenschaftler und -Ingenieure haben alle die gleiche Expertise

und der Fokus wird auf die „Human Factors" gelegt. Aber immer dann, wenn als Maßnahmen auf Fehler mehr Anstrengung, mehr Verfahrensanweisungen, mehr Schulungen und mehr Human Factors-Training gefordert werden, sind alle andere fehlerbegünstigenden Faktoren ausgeblendet. Wird der Begriff Human Factors jedoch auf die Betrachtung von Fehlhandlungen reduziert, dann ist er lediglich ein semantisches Surrogat für „blaming" (Catchpole 2013).

1.3 Human Factors: Verschiedene Ebenen

Menschen müssen nicht nur *in* soziotechnischen Systemen arbeiten, sondern sie müssen auch *an* diesen Systemen arbeiten und sind somit verantwortlich dafür, dass diese Systeme so entwickelt, eingerichtet und betrieben werden, dass sie dem Leistungsvermögen und den Limitationen des Menschen adäquat Rechnung tragen. Aus diesem Grund befassen sich Human Factors mit

- **physischen Merkmalen** von Menschen (z. B. der Auswirkung von Lärm auf die Konzentration),
- **kognitiven Merkmalen** (z. B. der Informationsverarbeitung),
- **sozialen Merkmalen** der Interaktion von Menschen mit anderen Menschen (z. B. im Rahmen von Führungsprozessen) und mit der
- **Gestaltung** von Ausrüstung, Arbeitsaufgaben, Arbeitsprozessen und Organisationsstrukturen,

Eine zentrale Botschaft von Human Factors lautet, dass sich nicht der Mensch den Systemen anpassen soll, sondern jedes System so gestaltet sein sollte, dass es die darin Tätigen bei ihrer Arbeit unterstützt.

▶ Eine zentrale Aussage von Human Factors ist, dass sich nicht der Mensch den Systemen anpassen soll, sondern jedes System so gestaltet sein sollte, dass es die darin Tätigen bei ihrer Arbeit unterstützt.

Mit der Interaktion zwischen normalen kognitiven Prozessen und systemischen Faktoren kann auch die Dynamik der Unfallentstehung in dem geschilderten Fall erklärt werden: Eine Reihe an organisationalen Faktoren (z. B. ungenügende Personaldecke sowohl in der Blutbank als auch auf der Intensivstation, fehlende Supervision von Ärzten in der Ausbildung, ungenügende Qualifikation des Personals) hatte bereits den Sicherheitsspielraum aller Beteiligten eingeengt und damit das System „verwundbarer" gemacht. Ein Moment der Unaufmerksamkeit durch den Assistenzarzt kam hinzu und das Unheil konnte seinen Lauf nehmen. Diese Unaufmerksamkeit darf jedoch nicht automatisch mit „Nachlässigkeit" gleichgesetzt werden; vielmehr kann sie auch das Resultat alltäglicher kognitiver Prozesse (z. B. Aufmerksamkeitssteuerung; Kap. 8) sein. Um daher menschliches Fehlverhalten und dessen Auswirkung auf die Patientensicherheit wirklich verstehen zu können, muss man sich mit den Grundlagen menschlichen Denkens und Handelns und mit deren Auswirkung auf das Verhalten von Individuen und Teams auseinandersetzen. Darüber hinaus gilt es auch, den Einfluss der Organisation auf das tägliche Handeln näher zu betrachten, da diese maßgeblich Einfluss darauf nehmen kann, welche Ressourcen Mitarbeitenden zur Verfügung stehen, welche Zielkonflikte sie in der täglichen Arbeit lösen müssen und wie sie die Unterstützung von Vorgesetzten erleben, sich im Konfliktfall für eine sichere und gegen eine ökonomisch günstigere Handlungsweise entscheiden zu dürfen (Abb. 1.3).

1.3.1 Das Individuum

„Irren ist menschlich!" Das alte Sprichwort hat sich in den kognitiven Wissenschaften als fundamentale Erkenntnis bewahrheitet: Das menschliche Gehirn nimmt es mit der Genauigkeit nicht so genau sondern ist vor allem an

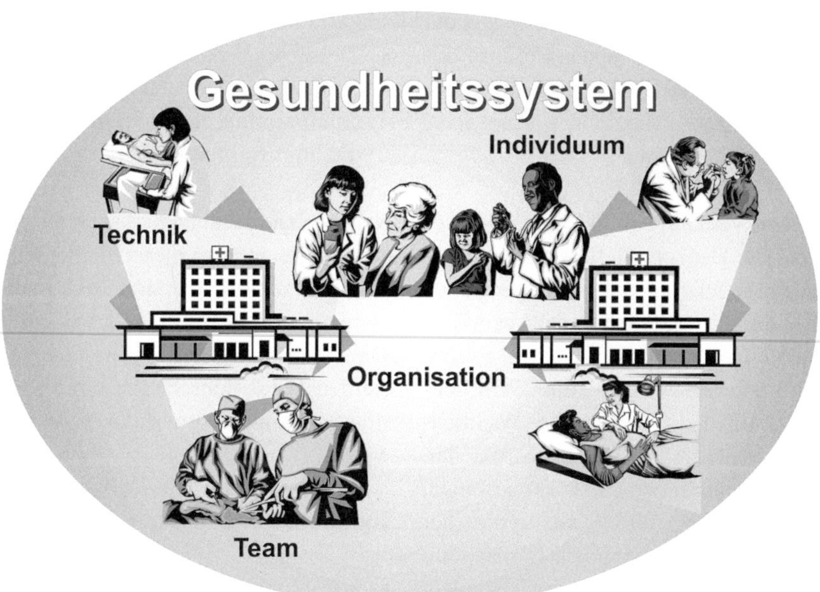

Abb. 1.3 Darstellung der verschiedenen Ebenen im Gesundheitswesen, die von der Human Factors-Forschung untersucht werden

Effizienz, Ressourcenschonung und Bedürfnisbefriedigung (Kap. 4) interessiert. Da alltägliche Anforderungen viel Handlungsspielraum lassen, wie sie erledigt werden können, ‚experimentieren' Menschen so lange, bis sie einen für sie günstigen Handlungsablauf gefunden haben. Unerwünschte Ergebnisse zeigen als Feedback der Umwelt auf, welche Lösungsideen nicht geeignet sind. Dadurch sind Fehlhandlungen untrennbar mit den Stärken der menschlichen Kognition verbunden sind. Im Alltag sind Fehlhandlungen selten ein Problem, da sie frühzeitig erkannt und korrigiert werden können. In dynamischen, kritischen Situationen ist dieser Spielraum zur Korrektur oft nicht mehr gegeben. Dann werden Fehler zu einem „erfolglosen Ausprobieren in einer unnachsichtigen Umgebung" (*„unsuccessful experiments in an unkind environment";* Rasmussen 1987) und können für die Patienten katastrophale Folgen haben.

Wenngleich Fehlhandlungen auf vielfältige Weise klassifiziert werden können, liegen ihnen allen einige wenige psychische Prinzipien zugrunde. Sie beruhen auf Paradigmen der Wahrnehmung, des Erkennens und der Verarbeitung von Informationen. Kennt man diese Prinzipien, kann man die Entstehung von Fehlern verstehen. Daneben üben sowohl Emotionen als auch Motive einen Einfluss auf menschliches Handeln aus. Einige dieser grundlegenden Mechanismen, die in den Kap. 4–10 näher behandelt werden, sind:

- Menschliches Verhalten folgt einer „Psycho-Logik", bei der Denken, Gefühle und Motive das Handeln regulieren (Kap. 4). Menschen sind daher nicht zu „rein rational" begründbaren Handlungen fähig.
- Menschen nehmen nicht „die Wirklichkeit" wahr. Vielmehr stellt „die Wirklichkeit" immer ein persönliches Konstrukt dar, das von Vorerfahrungen und Erwartungen genauso bestimmt wird, wie von der zugrunde liegenden sensorischen Information (Kap. 6). Dieser Umstand ist insbesondere dann wesentlich, wenn bei Unfallanalysen von der Annahme ausgegangen wird, dass man in der Lage ist, „die Wirklichkeit" zu rekonstruieren. Dies ist jedoch nie der Fall. Die Wirklichkeit einer Person in einer Situation wird sich immer von der Wirklichkeit unterscheiden, die Menschen im Rückblick und unter Kenntnis des Resultats der Handlung haben.
- Unsere kognitiven Prozesse können zwei funktionalen Systemen zugeordnet werden, von denen der eine Modus intuitiv, mühelos und schnell, und der andere Prozess reflektierend, kontrolliert und langsam erfolgt.
- Heuristiken und kognitive Verzerrungen bewirken, dass Entscheidungsprozesse schnell und unbewusst beendet werden, häufig ohne vorherige kognitive Überprüfung des Diagnose- und Entscheidungsprozesses.
- Überzeugungsbias: Haben Menschen sich einmal auf eine „Realität" festgelegt, so neigen sie dazu, jede neue Information durch Verzerrung der momentanen Vorstellung „anzupassen", anstatt die Informationen als mögliches Korrektiv zu verwenden.
- Kompetenzbedürfnis: Menschen versuchen, das Gefühl von Kompetenz aufrecht zu erhalten. Wichtiger als die Lösung eines Problems, ist die empfundene Notwendigkeit, die Situation unter Kontrolle zu haben. (Abschn. 4.3.2)
- Zielsetzung, das Problemlösen und das Treffen von Entscheidungen sind Prozesse, die durch vielfältige Faktoren, z. B. Stress beeinträchtigt werden können.

Neben den genannten Aspekten gibt es noch eine Reihe anderer menschlicher Eigenschaften, die nicht veränderbar sind. Will man Fehler vermeiden, so müssen diese unveränderbaren Faktoren respektiert und Arbeitssysteme so gestaltet werden, dass Menschen in ihrer Tätigkeit unterstützt und nicht durch das System überfordert werden.

Zu den **unveränderbaren individuellen Humanfaktoren** gehören unter anderem:

- körperliche Belastungsgrenzen,
- basale Funktionsweisen der Wahrnehmung,
- Prinzipien der Informationsverarbeitung,
- Funktionsweisen unseres Gedächtnisses,

- Aufmerksamkeitsspanne,
- Schlafbedürfnis,
- psychophysiologische Vorgänge,
- Grundbedürfnisse.

Manche dieser Faktoren verändern sich über die Lebensspanne, aber sie sind nicht willkürlich adaptierbar und auch nicht dem Training zugänglich.

Zu den **veränderbaren individuellen Humanfaktoren** zählen unter anderem:

- Fakten- und Handlungswissen,
- Handlungsmuster und Gewohnheiten,
- Reaktionen auf bestimmte Situationen oder Reize,
- Einstellungen und Werte,
- Strategien des Denkens und Problemlösens,
- Absichten und Ziele.

1.3.2 Das Team

Teams können auf größere kognitive Ressourcen zurückgreifen als ein Individuum. Dies ermöglicht ihnen, mehr Informationen zu verarbeiten, Situationsmodelle zu entwickeln und Handlungsoptionen zu generieren. Hat man sich auf eine Vorgehensweise geeinigt, so können Teams die Arbeitsbelastung auf viele Schultern verteilen und damit einer Überlastung des Einzelnen vorbeugen. Der Arzt im Fallbeispiel macht von dieser Unterstützungsmöglichkeit wenig Gebrauch. Es sind andere Teammitglieder anwesend, aber deren Anwesenheit ist ihm nicht notwendigerweise eine Hilfe. Arbeiten im Team kann die Leistung eines einzelnen Teammitglieds auch schwächen. Dies ist immer dann der Fall, wenn grundlegende Prinzipien erfolgreicher Teamprozesse vernachlässigt werden oder Teams unter Stress stehen. Es entwickelt sich dann eine interne Teamdynamik, die die Leistung beeinträchtigen kann.

Beispielsweise:

- passen Menschen sich oft der Mehrheitsmeinung im Team an und unterdrücken eigene, sachlich begründete Bedenken,
- werden aufgrund der wahrgenommenen Hierarchie und einer Unterordnung vor Autorität gerechtfertigte Einwände nicht artikuliert und Kritik zurückgehalten,
- entstehen durch unklare Sprache, mangelndes Zuhören und durch ungeklärte Beziehungsstörungen Missverständnisse in der Kommunikation,
- neigen Gruppen unter Druck dazu, Informationsflüsse und Entscheidungen auf die Führungsperson hin zu zentralisieren.

Im Fallbeispiel waren sowohl Kommunikation als auch Führungsverhalten beeinträchtigt. Aufgrund des Personalmangels waren die beteiligten Personen nicht in der Lage, die Arbeitsbelastung sinnvoll zu verteilen. Teams sind ebenso wie Individuen abhängig von organisationalen Rahmenbedingungen. Die Themen „Teamarbeit“, „Kommunikation“ und „Führung“ sind Gegenstand der Kap. 11–13.

1.3.3 Die Organisation

Das Gesundheitswesen hat sich zu einem der größten sozio-technischen Systeme der westlichen Kultur entwickelt. Dieses System der „Patientenversorgung“ setzt sich wiederum aus vielen Subsystemen zusammen: Kliniken, Praxen, Rettungsdienst, Labors, Pharmaindustrie, Medizingerätehersteller, und alle anderen Subsysteme besitzen eine jeweils eigene Organisationskultur und bringen sehr unterschiedliche finanzielle, technische und personelle Ressourcen in das Gesamtsystem ein. Von den direkt an der Patientenversorgung beteiligten Organisationen wird erwartet, mehrere widersprüchliche Ziele erfolgreich ausbalancieren zu können. Sie sollen eine gleichbleibend hohe Qualität und Sicherheit der Patientenversorgung gewährleisten und gleichzeitig wirtschaftlich arbeiten und Kosten reduzieren. In dem Fallbeispiel des Transfusionsfehlers sind die ärztliche Besetzung von Intensivstationen, die personelle Ausstattung einer Blutbank und eine Kultur innerhalb der

Organisation, die Entscheidungen von Medizinern nicht hinterfragt, Beispiele dafür, wie Organisationen Einfluss auf die Arbeitsbedingungen vor Ort nehmen können.

Organisationen können sowohl Quantität als auch Qualität der Gesundheitsversorgung über folgende Variablen beeinflussen (Kap. 14–16):

- Strukturen und Prozesse
- Ausstattung und Einrichtung
- Personalwirtschaft in Krankenhäusern (Personaleinsatz, Weiterbildung etc.)
- Teamarbeit und Führung
- Kommunikation
- Organisationskultur
- Organisationale Lernprozesse

1.3.4 Interaktion von Mensch und Technik, Automatisierung

Die Human Factors-Forschung betont die Notwendigkeit der Systemgestaltung, die immer auch die technischen Teilsysteme mit einschließt. Systemgestaltung bedeutet, menschliche Eigenschaften und Fähigkeiten beispielsweise bei der Gestaltung der Interaktion mit Technik, der Materialien, Arbeitsplätze und Räume zu beachten. Das technische Teilsystem wird auch von Menschen gestaltet. So können eigentlich alle Fehler auf Human Factors zurückgeführt werden, da es immer Menschen sind, die beispielsweise als Ingenieurin, Designer, Softwareentwicklerin oder Außendienstmitarbeiter die Medizintechnik und -software entwickeln, konstruieren und betreuen und in dem Bemühen um mehr Funktionalität, zusätzliche Sicherheitsbarrieren etc. die Komplexität des Systems so erhöhen können, dass diese dem Anwender zum Verhängnis wird.

Auch wenn die Medizin noch relativ wenig automatisiert ist, so ist die Schnittstelle Mensch-Maschine gerade in der Akutmedizin relevant. Moderne Hochleistungsmedizin ist ohne komplexe medizintechnische Geräte und Computer nicht denkbar. Bestimmte Prozesse oder Funktionen werden von technischen Systemen übernommen, um mögliche menschliche Fehler zu vermeiden, um die menschlichen Sinnesleistung zu ergänzen oder um Leistungen zu erbringen, die für Menschen nicht möglich wären. In einigen Bereichen, beispielsweise der Aufrechterhaltung einer Narkose oder der Beatmung auf Intensivstation, haben Menschen inzwischen vorrangig eine überwachende und kontrollierende Funktion und greifen nur zur Therapieanpassung oder bei Störungen ein.

Die Interaktion von Mensch und Technik ist fehleranfällig. Teils sind technische Systeme so konstruiert oder programmiert, dass sie Fehler provozieren, teils verwenden Menschen die Technik nicht so wie vorgesehen. Je weiter automatisiert Systeme sind, desto eher verlassen sich Menschen auf die Technik. Dies ist jedoch problematisch, da Automatisierung den Anwender zunehmend von den Prozessen entfernt, für die er eigentlich verantwortlich ist und als Schnittstelle dem Anwender nur einen Teil der Informationen über das aktuelle Geschehen zukommen lässt. In andern Hochrisikobereichen hat diese Entwicklung bereits zu einem Punkt geführt, an dem die Anwender ihre Kontrollfunktion nicht mehr angemessen ausüben können, da sie nicht mehr verstehen, nach welcher internen Logik die Automatisierung gerade entscheidet. Die Tatsache, dass zunehmende Technisierung es dem Menschen zunehmend schwerer macht mitzudenken und sinnvoll einzugreifen, gehört zu den „Ironien der Automatisierung" (Bainbridge 1983). Aufgrund der räumlichen Nähe des Anwenders zu dem Patienten und der Tatsache, dass es wenig medizintechnische Geräte gibt, die auf einen Input hin automatisiert therapeutische Maßnahmen ergreifen, ist diese Problematik im Augenblick im Gesundheitswesen noch nicht stark ausgeprägt.

Menschen, die in der Akutmedizin tätig sind, erleben Technik, Arbeitsumgebung und teils auch die Arbeitsmittel als Teil ihres Arbeitssystems, das sie als gegeben hinnehmen und in dem sie handeln. Zur Vermeidung von Fehlern und zur Erhöhung der Patientensicherheit ist der Blick auf die Gestaltung der Arbeitsplätze und der Interaktion mit Technik erforderlich. In diesem Buch steht das Handeln von Menschen im Fokus, daher wird das Thema hier nur am Rande aufgegriffen (Kap. 15).

1.3.5 Das System Gesundheitswesen

Krankenhäuser, Rettungsdienste und andere Organisationen des Gesundheitswesens müssen unter den wechselnden Rahmenbedingungen des Gesundheitssystems, der geltenden Gesetze und der volkswirtschaftlichen Entwicklung arbeiten. Diese Rahmenbedingungen beeinflussen die Mittel und Möglichkeiten, Patientensicherheit in allen Bereichen der Patientenversorgung als Priorität zu verankern. Diese Einflüsse sind heterogen und multikausal, daher fällt es schwer, den Einfluss einer einzelnen Stellgröße beurteilen und künftige Entwicklungen bei Veränderungen vorhersagen zu können. Da sie alle jedoch beeinflussen, wie viel Geld für Patientensicherheit zur Verfügung steht und welche Anstrengungen gesellschaftlich befürwortet und damit bezahlt werden, ist ihr Einfluss allgegenwärtig. Beispiele für Faktoren, die jenseits des Einflussbereichs einer Organisation liegen, sind:

- Der durch die Ökonomisierung der Gesundheitssysteme bedingte steigende Kostendruck auf die Krankenhäuser
- Das momentane Finanzierungsmodell innerhalb des Gesundheitswesens (Steuermodell, Sozialversicherungsbeiträge, gesetzliche oder private Krankenversicherung und deren Zuschüsse), welches über die Höhe der zur Verfügung stehenden Gelder und über deren Allokation entscheidet
- Nationale und internationale Arbeitszeitgesetze, die in der Vergangenheit zu höheren Personalkosten geführt haben, die die Organisationen selbst decken müssen
- Aus- und Weiterbildungsordnungen für Heilberufe und die damit verbundenen Kosten
- Sonstige gesetzliche Regulierungen

1.4 Besondere Risikobereiche für Patientensicherheit in der Akutmedizin

In der Literatur zu Patientensicherheit wurden in den letzten Jahren und fortlaufend neu eine Vielzahl von Patientensicherheitsindikatoren, vordringliche Maßnahmen, *sentinel events, never events* etc. definiert. Für einen je aktuellen Überblick sei auf die Webseiten und Veröffentlichungen der Organisationen für Patientensicherheit verwiesen, u. a.

- Agency for Healthcare Research and Quality (https://ahrq.gov)
- patient safety network (https://psnet.ahrq.gov)
- Aktionsbündnis Patientensicherheit (https://www.aps-ev.de)
- Stiftung Patientensicherheit Schweiz (https://www.patientensicherheit.ch)
- Plattform Patientensicherheit Österreich (https://www.plattformpatientensicherheit.at)
- Institut für Patientensicherheit der Universität Bonn (https://www.ifpsbonn.de).

  In diesem Buch geht es im Akutmedizin, also die Bereiche, die medizinische Sofortmaßnahmen und therapeutische Maßnahmen bei akuten Krankheiten und Unfällen betreffen. Die Besonderheiten der Akutmedizin sind Gegenstand von Kap. 2. Hier werden einige zentrale Probleme der Patientensicherheit, die in Studien zu verschiedenen Bereichen der Akutmedizin ermittelt wurden, identifiziert. Der Fokus liegt dabei auf kritischen Situationen und Notfällen.

Mitte der 80er Jahre des vergangenen Jahrhunderts wurde in der Medizin das Thema menschlicher Fehlhandlungen systematisch von mehreren interdisziplinären Forschungsgruppen aufgegriffen. Anästhesisten waren die erste Gruppe von Medizinern, die eine Kooperationen mit Human Factors-Spezialisten anstrebten (z. B. Cooper et al. 1978; Currie 1989). Forschungsergebnisse haben die Überzeugung von Parallelen zu anderen Hochrisikotechnologen bestätigt und führten zu vielen Erkenntnissen darüber, welche Anforderungen Notfallsituationen in der Medizin an menschliches Problemlösen, Entscheiden und an die Teamarbeit stellen. Das Risiko für Fehlentscheidungen und Fehlhandlungen, so das übereinstimmende Fazit, nimmt unter den Rahmenbedingungen der Akutmedizin zu.

Insbesondere die kognitiven Prozesse, die der Entscheidungsfindung zugrunde liegen, sind in dem letzten Jahrzehnt in den Fokus der Notfallmediziner gerückt (z. B. Croskerry 2008). Vieles deutet darauf hin, dass Abweichungen von rationalen Denkprozessen (*„kognitive Verzerrungen"*, Kap. 10) und emotionale Einflüsse die Entscheidungen sowohl des Anfängers als auch des Experten systematisch beeinflussen und sich dies auch nicht mit dem Erwerb fachlicher Kompetenz verhindern lässt (Kahneman 2003). Wenngleich diese Aspekte den Schluss nahelegen, dass eine höhere Inzidenz von Fehlern eine generell erhöhte Patientengefährdung in Notfallsituationen zur Folge haben müsste, so lässt sich diese Annahme durch Studien nur schwer erhärten.

▶ Das Risiko für Fehlentscheidungen und Fehlhandlungen nimmt unter den Rahmenbedingungen der Akutmedizin zu.

1.4.1 Präklinischen Notfallmedizin

Neben den allgemeinen Eigenschaften einer Notfallsituation (Kap. 2) ist die präklinische Notfallmedizin vor allem durch die ständig wechselnden Einsatzorte und die gelegentliche Zusammenarbeit in ad-hoc-Teams verschiedener Berufsgruppen (Feuerwehr, Polizei) charakterisiert. Obwohl die genannte Kombination aus Charakteristika einer Notfallsituation, ständig wechselnden Randbedingungen und Limitationen der Informationsverarbeitung die Vermutung nahelegt, dass es in der präklinischen Patientenversorgung häufig zu Fehlhandlungen kommt, finden sich relativ wenige deutschsprachige Publikationen, die Rückschlüsse auf tatsächliche Inzidenzen erlauben würden. Eine Aufarbeitung von Incident-Reporting-Berichten aus der präklinischen Notfallmedizin ermöglicht einen Einblick in Schwerpunkte der Zwischenfallentstehung, ohne jedoch Aussagen über deren Häufigkeit machen zu können (Heinrichs et al. 2013; Hohenstein et al. 2013). Eine Übersichtsarbeit englischsprachiger Veröffentlichungen stellt die verschiedenen Facetten von Fehlern in der Prähospitalphase dar (Bigham et al. 2012).

Die Fragestellungen der Publikationen zur Patientensicherheit in der präklinischen Notfallmedizin lassen sich trotz unterschiedlicher methodischer Herangehensweisen mehreren Themenbereichen zuordnen:

- **Angemessene Ausübung manueller Tätigkeiten am Einsatzort,** wie beispielsweise der Intubation und dem Legen von i. v.-Zugängen.
- **Diagnostische Urteilsfindung unter Notfallbedingungen,** untersucht anhand der Übereinstimmung von Primärdiagnose mit der Entlassungsdiagnose. Die Zuverlässigkeit der Verdachtsdiagnose wird für das deutschsprachige Notarztsystem sehr unterschiedlich bewertet und rangiert zwischen einer 20 %igen (Muhm et al. 2011) bis fast 90 %igen (Arntz et al. 1997; Carron et al. 2010) Übereinstimmung. Ähnliche Zahlen existieren für die präklinische Versorgung durch Rettungsdienstpersonal („Paramedics", Übersicht bei Bigham et al. 2012). In Summe gesehen sind die verfügbaren Zahlen alarmierend, wobei insbesondere die pädiatrische Patientengruppe einem höheren Risiko ausgesetzt zu sein scheint (z. B. Tiyyagura et al. 2014).
- Die realistische **Einschätzung der Transportfähigkeit eines Patienten durch das Rettungsdienstpersonal** ist ebenfalls ein Problemfeld (z. B. Brown et al. 2009; Rittenberger et al. 2005).
- Die Analyse von **Medikamentenfehlern,** z. B. fehlende Vertrautheit mit selten verabreichten Medikamenten, Fehler bei der Berechnung der Dosis, Verabreichung der falschen Dosis (z. B. Bernius et al. 2008; Kaufmann et al. 2012; Vilke et al. 2007) nimmt, ähnlich den innerklinischen Studien, einen breiten Raum ein.
- Die Frage, in welchem Umfang sich das Handeln am Einsatzort an **etablierte Leitlinien und standardisierten Behandlungsprotokollen orientiert** (z. B. Fairbanks et al. 2008; Rittenberger et al. 2005).

- Die Sicherheit der boden- und luftgebundenen Rettungsmittel und die Ursachen von Verkehrsunfällen mit Rettungswägen bzw. von Helikopterabstürze. Teilweise liegt der Schwerpunkt auf **humanfaktoriellen Einflüssen, die zur Unfallentstehung beigetragen** haben könnten (Übersicht bei: Bigham et al. 2012)

Möglicherweise steht in der präklinischen Patientenversorgung noch mehr als in anderen Bereichen der Medizin eine Kultur des Schweigens einer konstruktiven Auseinandersetzung mit Zwischenfällen und Patientenschädigung im Wege. Andererseits bieten seit einigen Jahren CIRS-Systeme für präklinische Vorfälle den Mitarbeiterinnen und Mitarbeitern neue Möglichkeiten, durch Meldung unerwünschter Ereignisse zur präklinischen Sicherheit beizutragen. Die bislang veröffentlichten Meldungen entsprechen in etwa dem Inhalt früherer vertraulicher Interviews, in denen Rettungsdienstmitarbeiter die Inkompatibilität verwendeter Ausrüstungsgegenstände, eine mangelnde Standardisierung unter den beteiligten Einheiten und Abweichungen von existierenden Behandlungsprotokollen für eine Vielzahl an Fehlern verantwortlich gemacht hatten. Ob sich das Handeln von Notärzten unter der Unbestimmtheit und dem Zeitdruck einer präklinischen Notfallsituation von dem Handeln ihrer innerklinischen Kollegen unterscheidet, kann methodisch nur sehr schwer erfasst werden und ist daher bislang empirisch nicht aussagekräftig untersucht.

1.4.2 Notaufnahme und Schockraum

Eine Vielzahl an Schnittstellen zu Funktionsabteilungen und Stationen, Entscheidungsdichte und Zeitdruck prägen den Arbeitsbereich der zentralen Notaufnahme. Da eine zentrale Notaufnahme für alle Erkrankungen und Traumata von Patienten aller Altersgruppen geöffnet ist, scheint ein charakteristisches Merkmal die fast unbegrenzte Zahl potenzieller Patienten mit der daraus resultierenden Kombination aus Patientengruppen, Verletzungsmustern und Krankheiten jeglicher Art und Schwere zu sein (Cosby und Croskerry 2009; Handler et al. 2000). Dies ist unter folgenden Aspekten bedeutsam:

- Weniger die Anwendung invasiver Maßnahmen als vielmehr **Informationsmanagement** und **Entscheidungsfindung** gehören zu den vorrangig durchgeführten Aktivitäten und damit zu den Kernanforderungen an Ärztinnen und Ärzte in Notaufnahmen.
- Die große **Anzahl** an **Differenzialdiagnosen,** der **Zeitdruck** und **parallel zu behandelnde Patienten** tragen zu einer Diagnoseunsicherheit bei und bedingen eine hohe Rate an verspätet oder gar nicht diagnostizierten Erkrankungen und Verletzungen (Leape et al. 1991; Thomas et al. 2000).
- Für viele Patienten wird nach der Erstbeurteilung eine **weiterführende Diagnostik** (Radiologie, Kardiologie etc.) und eine **konsiliarische Beurteilung** notwendig. Die interdisziplinär ausgelegte Versorgung bietet dabei zahlreiche Schnittstellen zu anderen Abteilungen, an denen es zu Informationsverlust und Missverständnissen kommen kann.
- **Kinder** sind bei der Versorgung durch die zentrale Notaufnahme stärker gefährdet als Erwachsene: Einerseits fehlt Erfahrung mit diesem Patientenkollektiv, andererseits kann man Säuglinge und Kinder vielerorts gar nicht adäquat versorgen, da angemessenes Equipment fehlt (IOM 2006). Diese Problematik spielt vor allem im angloamerikanischen Raum eine Rolle, da im deutschsprachigen Raum Kinderkliniken eigene Notaufnahmen für nicht-traumatische Notfälle bereithalten.

Die Aufgaben in der Notfallversorgung verlangen Ärzten und Pflegekräften gleichermaßen besondere Fähigkeiten ab, die nicht notwendigerweise im Rahmen der Fachausbildung erworben wurden: Bei der gleichzeitigen Betreuung mehrerer Patienten und der Überwachung ihrer Diagnostik müssen die verfügbaren Ressourcen immer wieder neu zugeordnet werden. Hierbei müssen die verantwortlichen Personen ihre Aufmerksamkeit gezielt zwischen den konkurrierenden Aufgaben hin- und herwechseln. Obwohl diese Aufgabe alleine bereits anspruchsvoll genug ist, wird sie durch begleitende Faktoren wie häufige Unterbrechungen (Chisholm et al. 2000), schnelle Patientenwechsel, unzureichende Zeit für eine fundierte Problemlösung, ggf. Personalmangel sowie durch unzureichende Supervision erschwert (Hendrie et al. 2007).

Neben den allgemeinen Charakteristika der Notaufnahme können auch Eigenschaften der Notfallpatienten die Wahrscheinlichkeit für Fehlentscheidungen und Patientenschädigungen erhöhen:

- Die meisten Patienten erreichen die Notaufnahme aufgrund eines akuten Geschehens unvorbereitet. Somit führen sie weder ihre **Krankengeschichte** noch eine **Medikamentenliste mit.** Häufig erfolgt die Aufnahme **außerhalb regulärer Arbeitszeiten,** sodass keine Möglichkeit besteht, den zuständigen Hausarzt zu kontaktieren.
- Die aktuelle klinische Situation ist eine Momentaufnahme, und nur diese ist der Diagnostik unmittelbar zugängig. Bezüglich des bisherigen Verlaufs müssen sich Ärzte und Pflege auf die **Auskünfte des Patienten** verlassen.
- **Bewusstlose** Patienten können nicht kommunizieren. Bewusstseinsklare Patienten sind mitunter ängstlich oder unkooperativ. Außerdem können Sprachbarrieren bestehen.
- Je nach Schwere ihres Traumas oder ihrer Erkrankung zeigen Patienten in der Notaufnahme eine **niedrigere Toleranz** gegenüber Fehlern. Sind physiologische Reserven einmal aufgebraucht, können Patienten bereits aufgrund von kleinen Fehlhandlungen dekompensieren.

Angesichts der enormen Diversität täglicher Aufgaben in einer Notaufnahme, welche die kognitive Kapazität eines Individuums rasch erschöpfen kann, spielt Teamarbeit eine wesentliche Rolle bei der Vermeidung und der Entdeckung von Fehlern.

1.4.3 Intensivstation

Kritisch kranke Patienten benötigen eine wesentlich intensivere Betreuung als Patienten auf einer Normalstation. Häufige invasive Handlungen am Patienten bedeutet, dass diese Patienten einem höheren Risiko für iatrogene Schädigungen oder pflegerische Fehlhandlungen ausgesetzt sind. Akute Organdysfunktionen und Komorbiditäten limitieren die pathophysiologischen Kompensationsmöglichkeiten und können die Auswirkungen von Fehlhandlungen drastisch verstärken.

Viele Untersuchungen bestätigen, dass Zwischenfälle und Fehler auf der Intensivstation häufig vorkommen und vital bedrohlich sein können. Eine Metaanalyse von Studien, die unerwünschte Ereignisse und Medikationsfehler auf Intensivstationen thematisieren, ergab eine nichtsignifikante Erhöhung der Mortalität und einen im Mittel um 7 Tage verlängerten Intensivaufenthalt für Patienten, bei denen ein oder mehrere Fehler begangen wurden (Ahmed et al. 2013). Fehlerentstehung auf einer Intensivstation wird durch die Schwere der Erkrankung, aber auch durch strukturelle, technische und organisatorische Mängel begünstigt:

- Viele Studien führen die Fehlhandlungen auf den **„ergonomischen Alptraum Intensivstation"** zurück: hierzu zählen die Unübersichtlichkeit von Zugängen und Leitungen, die Unzugänglichkeit des Patienten im Bett, unzureichende Beleuchtung und konstanter Umgebungslärm, der Alarme überdecken kann.
- Ein häufiges Problem sind **Medikationsfehler** sowohl aufgrund fehlerhafter Anordnungen als auch aufgrund ungenügende Beschriftung von Spritzen und Perfusoren (z. B. Valentin et al. 2009).
- Probleme mit dem **technischen Equipment** sind selten, können aber dennoch zu einer Patientengefährdung führen (z. B. Donchin und Seagull 2002; Sanghera et al. 2007).
- Die **Arbeitsbelastung** – definiert als das Verhältnis von Patienten zu Pflegekräften bzw.

behandelnden Ärzten – erlaubt häufig nur eine eingeschränkte Betreuung.

- **Kommunikationsprobleme** zwischen Ärzten und Pflegepersonal sind für eine Vielzahl an Fehlhandlungen verantwortlich.

Von den publizierten Studien haben die meisten ihren Fokus auf Fehler in der „alltäglichen“ Versorgung gelegt. Die Daten erlauben daher keine Rückschlüsse darauf, ob die aufgeführten Fehler noch häufiger in kritischen Situationen als unter Routinehandeln vorkommen.

1.4.4 Anästhesiologische Patientenversorgung

Eine Narkose ist immer ein potenziell gefährliches Unterfangen, das dem Patienten keinen unmittelbaren Nutzen bringt. Der medikamentös herbeigeführte Verlust von Vitalfunktionen trägt immer das Schadensrisiko in sich. Um den Charakter dieser Gefährdung besser zu verstehen, begannen Anästhesisten bereits vor über 60 Jahren, systematisch die Häufigkeit und Natur von perioperativen Zwischenfällen zu erfassen (Beecher und Todd 1954). Die gewonnenen Erkenntnisse über perioperative Morbidität und Mortalität führten zu einer Reihe von Veränderungen, mit deren Hilfe die Sicherheit und Qualität der anästhesiologischen Patientenversorgung erheblich verbessert werden konnte. Ende der 80er Jahre des vergangenen Jahrhunderts wurde als überhaupt erste derartige Initiativen in der Medizin in den USA die „Anesthesia Patient Safety Foundation“ (1985) und die „Australian Patient Safety Foundation“ (1988) ins Leben gerufen, die sich der Mission verpflichteten, dass „kein Patient durch die Anästhesie zu Schaden kommt“.

Probleme mit und Ausfälle von medizinischen Geräten, die in den Anfangsjahren nicht selten beobachtet wurden, sind aufgrund technologischer Entwicklungen stark in den Hintergrund getreten. Medikamentenfehler, Probleme mit dem Management des schwierigen Atemwegs, Kreislaufstörungen und pulmonale Komplikationen sind die häufigsten kritischen Situationen, mit denen Anästhesisten konfrontiert werden.

1.5 Human Factors und Patientensicherheit - Auf einen Blick

Überblick

- Human Factors sind physische, psychische, kognitive und soziale Eigenschaften von Menschen, die ihre Interaktion mit der Umgebung und mit sozialen bzw. technischen Systemen beeinflussen. Human Factors können auf der Ebene des Individuums, des Teams, der Organisation und des Systems sowie in der Interaktion mit technischen Systemelementen beschrieben werden.
- „Menschliche Faktoren“ dürfen nicht mit ‚Risikofaktoren‘ gleichgesetzt werden. Effizientes, anpassungsfähiges und sicheres Handeln im Alltag und Erkennung und Bewältigung von kritischen Situationen sind die eine Seite der Medaille, deren anderen Seite die Verursachung von kritischen Situationen oder Patientenschäden ist.
- Menschliches Handeln kann nicht in Analogie zu technischem Gerät verstanden werden, welches binär entweder in einem funktionsfähigen oder aber in einem defekten Zustand vorliegt. Es ist das gleiche Verhalten, welches sowohl zu Erfolg oder Irrtum führt, und es entscheidet in der Regel der Kontext über das Ergebnis des Handelns. Werden Human Factors ausschließlich auf Fehlhandlungen reduziert, die mithilfe geeigneter Methoden verhindert werden sollen, dann ist der Begriff nur ein semantisches Surrogat für „blaming“.
- Menschliches Handeln kann nicht getrennt von den technischen Artefakten betrachtet werden, mit denen Menschen arbeiten. Für die Betrachtung der Human Factors in sozio-technischen Systemen ist es gerade relevant, wie menschliche und technische

Faktoren miteinander interagieren. Humanfaktoren müssen immer im Kontext des Gesamtsystems betrachtet werden, wenn man sie richtig verstehen und angemessene Konsequenzen daraus ziehen will.

- In der Medizin sind eine Reihe an Missverständnissen im Hinblick auf Humanfaktoren verbreitet, bei denen vor allem die Reduktion von Human Factors auf Aspekte der Verhaltenssicherheit dominiert.
- Eine zentrale Aussage von Human Factors ist, dass sich nicht Menschen den Systemen anpassen sollen, sondern jedes System so gestaltet werden muss, dass es die darin Tätigen bei ihrer Arbeit unterstützt.
- Die verfügbare Literatur zu Fehlern in der Akutmedizin liefert ein sehr heterogenes Bild, da das Design der Studien, die örtliche Struktur der Gesundheitsorganisation und das Gesundheitswesen des entsprechenden Landes erheblich variieren. Beurteilungsfehler, Kommunikationsfehler und unzureichende bis fehlende Teamarbeit können in der Akutmedizin häufig beobachtet werden.
- Ein genaueres Verständnis der Human Factors hilft, Leistung und Sicherheit am Arbeitsplatz zu verbessern; um Fehler in der Akutmedizin zu verstehen, muss man das Individuum, das Team, die Organisation und das Gesundheitssystem betrachten.
- Die humanfaktoriellen Fertigkeiten, die notwendig sind, um kritische Situationen erfolgreich zu bewältigen, beinhalten interpersonelle (z. B. Kommunikation, Teamwork, Führung) und kognitive Aspekte (Situationsbewusstsein, Planen, Entscheiden, Aufgabenmanagement).
- Setzt man sich nicht mit den Grundlagen menschlichen Denkens und Handelns und mit deren Auswirkung auf das Verhalten von Individuen und Teams auseinander, kann man die Entstehung kritischer Situationen nicht differenziert betrachten und verkennt Fehlhandlungen als moralisches Problem.

Literatur

Ahmed AH, Giri J, Kashya R, Sing B, Dong Y, Kilickaya O, Erwin PJ, Murad MH, Pickering BW (2013) Outcome of adverse events and medical errors in the intensive care unit: a systematic review and meta-analysis. Am J Med Qual. https://doi.org/10.1177/1062860613514770

Aktionsbündnis Patientensicherheit (APS) (2007) Agenda Patientensicherheit 2007. APS, Berlin

Aktionsbündnis Patientensicherheit (APS) (2008) Agenda Patientensicherheit 2008. APS, Berlin

Amalberti R (2013) Navigating safety: necessary compromises and trade-offs-theory and practice. Springer, Heidelberg

Arntz HR, Klatt S, Stern R, Willich SN, Bernecker J (1997) Sind Notarztdiagnosen zuverlässig? Notf und Rettungsmedizin 0:12–19

Badke-Schaub P, Hofinger G, Lauche K (2012) Human Factors. Psychologie sicheren Handelns, 2. aktual. Aufl. Springer, Heidelberg

Bainbridge L (1983) Ironies of automation. Automatica 19(6):775–779

Beecher HK, Todd DP (1954) A study of the deaths associated with anesthesia and surgery. Annuals of Surgery 140:2–34

Bernius M, Thibodeau B, Jones A, Clothier B, Witting M (2008) Prevention of pediatric drug calculation errors by prehospital care providers. Prehosp Emerg Care 12(4) 486–94

Bigham BL, Buick JE, Brooks SC, Morrison M, Shojania KG, Morrison LJ (2012) Patient safety in emergency medical services: a systematic review of the literature. Prehosp Emerg Care 16(1):1–20

Brown LH, Hubble MW, Cone DC, Millin MG, Schwartz B, Patterson PD, Greenberg B, Richards ME (2009) Paramedic determinations of medical necessity: a meta-analysis. Prehosp Emerg Care 13(4):516–527

Catchpole K (2013) Spreading human factors expertise in healthcare: untangling the knots in people and systems. BMJ Qual Saf 22(10):793–797

Carron PN, Taffe P, Ribordy V, Schoettker P, Fishman D, Yersin B (2010) Accuracy of prehospital triage of trauma patients by emergency physicians: a retrospective study in western Switzerland. Eur J Emerg Med 19:1–18

Chisholm CD, Collison EK, Nelson DR, Cordell WH (2000) Emergency department workplace interruptions: are emergency physicians "interrupt-driven" and "multitasking"? Acad Emerg Med 7:1239–1243

Cook RI, Woods DD, Miller C (1998) A tale of two stories: contrasting views of patient safety. Report from a workshop on assembling the scientific basis for progress on patient safety. National Health Care Safety Council of the National Patient Safety Foundation at the AMA

Cooper JB, Newbower RS, Long CD, McPeek B (1978) Preventable anesthesia mishaps: a study of human factors. Anesthesiology 49:399–406

Cosby KS, Croskerry P (2009) The nature of emergency medicine. In: Croskerry P, Cosbyy KS, Schenkel SM, Wears LR (Hrsg) Patient safety in emergency medicine. Lippincott & Williams, Philadelphia

Croskerry P (2008) Cognitive and affective dispositions to respond. In: Croskerry P, Cosby KS, Schenkel SM, Wears RL (Eds) Patient safety in emergency medicine. 219–227; Lippincott Williams & Wilkins, Philadelphia

Currie M (1989) A Prospective Survey of Anaesthetic Critical Events in a Teaching Hospital. Anaesth Intensive Care 17:403–411

Dekker S (2015) Safety differently. Human factors for a new era. Taylor & Francis Group, Boca Raton

Donchin Y, Seagull FJ (2002) The hostile environment of the intensive care unit. Curr Opin Crit Care 8:316–320

Fairbanks RJ, Crittenden CN, O'Gara KG, Wilson MA, Pennington EC, Chin NP, Shah MN (2008) Emergency medical services provider perceptions of the nature of adverse events and near-misses in out-of-hospital care: an ethnographic view. Acad Emerg Med 15(12):1312–1314

Gilbert C, Amalberti R, Laroche H, Paries J (2007) Errors and failures: towards a new safety paradigm. J Risk Res 10(7):959–975

Handler JA, Gillam M, Sanders AB, Klasco R (2000) Defining, identifying, and measuring error in emergency medicine. Acad Emerg Med 7:1183–1188

Heinrichs W, Schleppers A, Birkholz T, Pierre M, Dichtjar T, Hahnenkamp C, Rohe J, Sanguino A, Thomeczek C (2013) CIRS-AINS Spezial Notfallmedizin. Anästh Intensivmed 54:97–102

Hendrie J, Sammartino L, Silvapulle M, Braitberg G (2007) Experience in adverse events detection in an emergency department: nature of events. Emerg Med Austral 19:9–15

Hohenstein C, Hempel D, Schultheis K, Lotter O, Fleischmann T (2013) Critical incident reporting in emergency medicine: results of the prehospital reports. Emerg Med J. https://doi.org/10.1136/emermed-2012-201871

Hollnagel E (2014) Safety-I and Safety-II. The past and future of safety management. Ashgate, Burlington

IOM (2006) Emergency care for children. Growing pains. Committee on the future of emergency care in the United States health system board on healthcare services. Academic, Washington

Jewell K, McGiffert L (2009) To err is human-to delay is deadly. Consumers Health Report. http://www.safepatientproject.org/2009/05/to_err_is_humanto_delay_is_dea.html

Kahneman D (2003) A perspective on judgment and choice. Mapping bounded rationality. Am Psychol 58(9):697–720

Kaufmann J, Laschat M, Wappler F (2012) Medikamentenfehler bei Kindernotfällen: Eine systematische Analyse. Dtsch Ärztebl 109(38):609–616

Kohn L, Corrigan J, Donaldson M (1999) To err is human: building a safer health system. Committee on Quality of Health Care in America, Institute of Medicine (IOM). National Academy Press, Washington DC

Leape LL, Berwick DM (2005) Five years after to err is Human: what have we learned? JAMA 19(293):2384–2390

Leape LL, Brennan TA, Laird N (1991) The nature of adverse events in hospitalized patients. Results of the Harvard Medical Practice Study II. N Engl J Med 324:377–384

Mach E (1905) Erkenntnis und Irrtum. Skizzen zur Psychologie der Forschung. JA Barth, Leipzig

Mathews SC, Pronovost PJ (2008) Physician autonomy and informed decision making. Finding the balance for patient safety and quality. JAMA 300(24):2913–2915

Muhm M, Danko T, Madler C, Winkler H (2011) Präklinische Einschätzung der Verletzungsschwere durch Notärzte – Ansatz zur Beurteilung der Verlässlichkeit. Anaesthesist 60:534–540

Rasmussen J (1987) The definition of human error and a taxonomy for technical system design. In: Rasmussen J, Duncan K, Leplat J (Hrsg) New technology and human error. Wiley, Chichester, S 23–30

Reason J (1990) Human Error. Cambridge University Press, Cambridge

Rittenberger JC, Beck PW, Paris PM (2005) Errors of omission in the treatment of prehospital chest pain patients. Prehosp Emerg Care 9:2–7

Russ AL, Fairbanks RJ, Karsh BT, Militello LG, Saleem JJ, Wears RL (2013) The science of human factors: separating fact from fiction. BMJ Qual Saf 22(10):802–808

Sanghera IS, Franklin BD, Dhillon S (2007) The attitudes and beliefs of healthcare professionals on the causes and reporting of medication errors in a UK intensive care unit. Anaesthesia 62:53–61

Schrappe M (2018) APS-Weißbuch Patientensicherheit. Herausgegeben vom Aktionsbündnis Patientensicherheit e. V. Medizinisch Wissenschaftliche Verlagsgesellschaft, Berlin

St.Pierre M, Hofinger G, Simon R (2016) Crisis management in acute care settings. Human factors and team psychology in a high-stakes environment, Bd. 3. Springer, New York

Thomas EJ, Studdert DM, Burstin HR et al (2000) Incidence and types of adverse events and negligent patient care in Utah and Colorado. Med Care 38:261–271

Tiyyagura GK, Arnold L, Cone DC, Langhan M (2014) Pediatric anaphylaxis management in the prehospital setting. Prehosp Emerg Care 18(1):46–51

Valentin A, Capuzzo M, Guidet B, Moreno R, Metnitz B, Bauer P, Metnitz P (2009) Errors in administration of parenteral drugs in intensive care units: multinational prospective study. BMJ 338:b814

Vilke GM, Tornabene SV, Stepanski B, Shipp HE, Ray LU, Metz MA, Vroman D, Anderson M, Murrin PA Davis DP, Harley J (2007) Paramedic self-reported medication errors. Prehosp Emerg Care 11:80–84

Herausforderung Akutmedizin

2

Abfall der Sauerstoffsättigung

An einem großen städtischen Klinikum geht eine Fachärztin für Anästhesie nach ihrem Regeldienst in den Bereitschaftsdienst. Gegen 2:00 h morgens wird sie als Teil des Schockraumteams zur Erstversorgung eines Polytraumas nach Verkehrsunfall gerufen. Im Anschluss an die Schockraumdiagnostik wird die 32-jährige Traumapatientin mit den Diagnosen eines schweren Schädelhirntraumas, einer schweren Gesichtsschädelverletzung, eines stumpfen Thoraxtraumas und einer offenen Oberschenkelfraktur zur weiteren operativen Versorgung in den OP verbracht. Kiefer- und Unfallchirurgen operieren zeitgleich an der Patientin. Die Vitalparameter sind zunächst stabil. Nach 20 min entwickelt die Patientin zunehmend hohe Atemwegsdrücke, die Tidalvolumina nehmen ab und die Sättigung beginnt zu fallen. Die Druck-/Flow-Darstellung auf dem Beatmungsmonitoring zeigt ein unvollständiges Exspirium, auskultatorisch ist die Lunge jedoch unauffällig. Aufgrund der unbekannten Anamnese beginnt die behandelnde Anästhesistin eine Broncholyse, jedoch ohne Erfolg: Die Sättigung fällt weiter. Eine Exploration der Mundhöhle durch die Kieferchirurgen ergibt einen abgeknickten Magilltubus als Ursache; nach der Lagekorrektur normalisieren sich Beatmungsdrucke und Sättigung. Weitere 20 min später wiederholt sich das klinische Bild: Die Patientin entwickelt zunehmend hohe Atemwegsdrücke, die Tidalvolumina nehmen ab und die Sättigung fällt rasch. Die Flow/Zeit-Darstellung auf dem Beatmungsmonitoring ist unauffällig, auskultatorisch ist auf der rechten Lunge kein Atemgeräusch zu hören. Da auf dieser Seite präklinisch ein Shaldon-Katheter in die V. subclavia eingelegt wurde, vermutet die Anästhesistin einen Spannungspneumothorax als Ursache. Nach einer kurzen Rücksprache mit dem Unfallchirurgen etabliert dieser eine Bülaudrainage, aus der Luft entweicht. Unmittelbar danach normalisieren sich die Beatmungsdrucke und die Sättigung erholt sich. Nach weiteren 45 min zeigt die Patientin erneut die gleiche Symptomatik: es kommt zu zunehmend hohe Atemwegsdrücken, die Tidalvolumina betragen nur noch 100 ml und die Sättigung beginnt zu

M. St.Pierre und G. Hofinger, *Human Factors und Patientensicherheit in der Akutmedizin*,
https://doi.org/10.1007/978-3-662-60485-4_2

fallen. Die Lunge ist seitengleich ventiliert, jedoch fallen ausgeprägt feinblasige Rasselgeräusche beiderseits auf. Die Sättigung ist bei einer FiO_2 von 1,0 inzwischen bei 70 % angelangt. Die Anästhesistin fordert auf der Intensivstation einen Intensivrespirator an. Mit dem Respirator gelingt es ihr noch im Operationssaal, die Oxygenierung zu verbessern. Unter dem Verdacht einer schweren Lungenkontusion wird die Patientin gegen 6:00 h morgens auf die Intensivstation verlegt. Die initiale Röntgenthoraxaufnahme auf der Intensivstation zeigt alle klassischen radiologischen Zeichen eines beginnenden akuten Atemnotsyndroms des Erwachsenen (ARDS).

Eine polytraumatisierte Patientin wird operativ versorgt und entwickelt mehrfach hintereinander Beatmungsprobleme. Es kommt jedes Mal zu einer raschen Verschlechterung der Vitalparameter, sodass die Ursachen der Probleme jeweils unter Zeitdruck gefunden werden müssen. Die Situation fordert die behandelnde Anästhesistin besonders heraus: Alle kritischen Situationen präsentieren sich mit der fast identischen Kombination von Untersuchungsbefunden und Monitorparametern, obwohl ihnen jedes Mal andere Ursachen zugrunde liegen. Diagnose und Therapie werden dadurch erschwert, dass die erkennbaren Störungen von Organsystemen ihre Ursache in verborgenen Störungen ganz anderer Systeme haben: Die Verschlechterung der Hämodynamik während des zweiten Sättigungsabfalls hat eine pulmonale Ursache (Spannungspneumothorax) und der dritte Abfall der Sättigung war gerätetechnisch mitbedingt (Leistungsgrenze eines Anästhesierespirators bei ARDS).

2.1 Medizinische Notfälle und kritische Situationen

Notfälle gehören zu den schwersten Aufgaben, denen sich im Gesundheitswesen Tätige stellen müssen. Von einem Augenblick auf den anderen werden sie mit einem vital bedrohten Patienten konfrontiert, dessen Überleben maßgeblich davon abhängt, wie sie sich entscheiden und was sie als Nächstes tun. Es liegt an ihnen, lebensrettende Maßnahmen in die Wege zu leiten und konsequente Entscheidungen zu treffen, obwohl sie möglicherweise wenig bis gar nichts über ihre Patienten wissen. Nicht nur die Mitarbeitenden selbst, die Situationsdynamik und der Zeitdruck bestimmen ebenfalls darüber, was möglich sein wird und was nicht. Bei der hier üblichen Konstellation der Zusammenarbeit mit Personen aus anderen Berufsgruppen gilt es zudem, Gedanken und Handlungen aufeinander abzustimmen. Damit stellt man sicher, dass alle von den gleichen Voraussetzungen ausgehen und ein gemeinsames Ziel anstreben. Zu all diesen Stressfaktoren kommt dann auch noch die Tatsache dazu, dass ein Mensch sich in Lebensgefahr befindet. Kein Wunder also, dass das Bewältigen von medizinischen Notfällen Menschen (über-) fordern und ihr Erleben noch lange danach beeinflussen kann.

Von außen betrachtet erscheinen Notfallsituationen häufig chaotisch, unorganisiert und improvisiert. Für das emotionale Erleben stellen sie Ausnahmezustände dar, die nicht vergleichbar sind mit dem klinischen Alltag. Aus handlungspsychologischer Sicht jedoch stellt eine Notfallsituation lediglich eine besondere Entscheidungssituation in einem speziellen Kontext dar: Entscheiden und Verhalten haben direkten Einfluss auf den momentanen Zustand der Situation und ihren weiteren Verlauf. Solche Situationen heißen wegen ihrer Weichenstellung zum Guten oder Schlechten „kritische Situationen" (Badke-Schaub 2002).

▶ Von außen betrachtet erscheinen Notfallsituationen häufig chaotisch, unorganisiert und improvisiert. Aus handlungspsychologischer Sicht jedoch stellen sie eine Entscheidungssituation in einem speziellen Kontext dar.

Für denjenigen, der eine kritische Situation bewältigen muss, ist es unerheblich, ob der Auslöser einer kritischen Situation eine externe Ursache (Polytraumatisierung oder der Ausfall eines Beatmungsgerätes), eine plötzliche Erkrankung (Kammerflimmern, Lungenembolie, Schlaganfall) oder ein Behandlungsfehler (z. B. ein Transfusionsfehler) war. Die Herausforderungen sind stets die gleichen, und heißen Problemlösung und adäquate Patientenversorgung.

Wie im Fallbeispiel beschrieben, kann ein medizinischer Notfall aus mehreren aufeinanderfolgenden kritischen Situationen bestehen. Jedes dieser unvorhergesehenen Ereignisse kann als abgrenzbare, separate Einheit gesehen werden: Ein Ereignis unterbricht das Routinehandeln und verlangt eine Entscheidung. Gelingt es, die Situation erfolgreich zu bewältigen, mündet die kritische Situation wieder in Routinehandeln ein (Badke-Schaub 2002; Abb. 2.1).

In der Medizin werden problematische Situationen selten mit dem Begriff „kritische Situation" bezeichnet, sondern i. d. R. als „Notfall", „Komplikation" (Atlee 2007; Gravenstein und Kirby 1995; Hübler und Koch and Koch 2010; List und Osswald 2002) oder als „Zwischenfall" (Gaba et al. 1994; Schüttler und Biermann 2010). Diese Begriffe stellen die klinische Situation und die notwendigen medizinischen Bewältigungsschritte in den Vordergrund. In der Diskussion um Patientensicherheit wird häufig „unerwünschtes Ereignis" *(adverse event)* (Kap. 1) verwendet (z. B. Vincent 2006; Wachter 2008) oder auch Zwischenfall. Da wir mit diesem Buch den Fokus auf Aspekte menschlichen Denkens und Verhaltens legen, verwenden wir den Begriff der „kritischen Situationen". Damit beschränken wir uns nicht auf schwerwiegende Ereignisse, sondern umfassen alle Situationen, die eine schnelle Entscheidung erfordern.

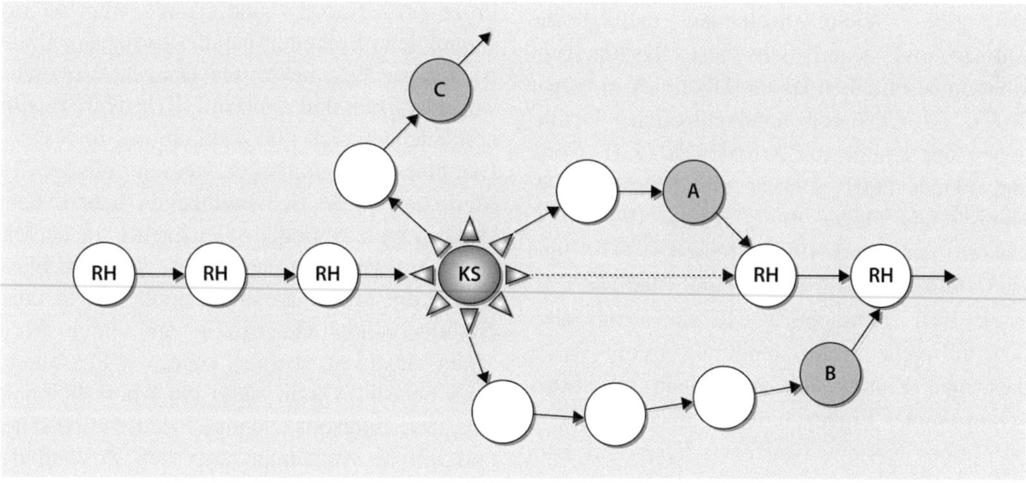

Abb. 2.1 Kritische Situationen: Routinehandeln (RH) wird durch Kritische Situationen (KS) unterbrochen. Wenn die Situation erfolgreich bewältigt wird, kann Handeln früher (**A**) oder später (**B**) in Routinehandeln münden. Gelegentlich führen Entscheidungen jedoch zu einem abweichenden Behandlungsweg für Patienten (**C**). (Modifiziert nach Badke-Schaub 2002)

2.2 Komplexität und menschliches Handeln

Viele Notfallsituationen in der Akutmedizin finden unter anderen Rahmenbedingungen statt als Entscheiden im Alltag. Auf diese Art von Anforderungen an das Denken und Handeln aller Beteiligten bereitet der Alltag deshalb nur ungenügend vor. Die besonderen Merkmale einer kritischen Notfallsituation, von denen das Fallbeispiel einige veranschaulicht, werden in der Psychologie unter dem Begriff „Komplexität“ zusammengefasst.

Viele wissenschaftliche Erkenntnisse über die Art und Qualität kognitiver Prozesse in komplexen Arbeitswelten stammen nicht aus dem medizinischen Bereich, sondern wurden in Hochrisikotechnologien (Luftfahrt, Atomkraft, petrochemische Industrie), im Militär und im psychologischen Forschungslabor gewonnen. Wir haben heute ein recht klares Bild davon, wie Menschen unter schwierigen Bedingungen zu Entscheidungen kommen und danach handeln. Da die Akutmedizin viele Systemeigenschaften mit den genannten Arbeitswelten teilt, lassen sich diese Erkenntnisse gut auf den medizinischen Bereich übertragen.

In der Systemtheorie und der Psychologie gibt es viele verschiedene methodische Ansätze, mit denen sich diese Systemeigenschaften beschreiben lassen (Überblick in Weyer 2009). Es existieren unterschiedliche Definitionen der komplexen Arbeitswelt (z. B. Cook und Woods 2001; Dörner und Schaub 1994; Frensch und Funke 1995; Perrow 1999; Rasmussen und Lind 1981; Reason 1997; Sterman 1994; Woods 1988; für die Medizin z. B. Plsek 2001; Schrappe 2018). Eine grundsätzlich hilfreiche Unterscheidung besteht darin, dass man Komplexität zum einen als **wahrgenommene Eigenschaften** einer Situation oder eines Systems verstehen kann und zum anderen als bestimmte **Anforderungen, die sich** an menschliches Handeln stellen (Dörner und Schaub 1994).

▶ Eine grundsätzlich hilfreiche Unterscheidung besteht darin, dass man Komplexität sowohl als **wahrgenommene Eigenschaften** einer Situation oder eines Systems als auch als **Anforderung** an menschliches Handeln verstehen kann.

2.2.1 Komplexität: Ein Merkmal kritischer Situationen

Es werden fünf Kernmerkmale von Komplexität beschrieben, über die zwischen allen unterschiedlichen Ansätzen der Komplexitätsforschung Einigkeit herrscht (Weyer und Schulz-Schaeffer 2009). Weist eine Situation diese Kernmerkmale in nur geringer Ausprägung auf, bezeichnen wir sie als „einfach“. Sind hingegen die genannten Charakteristika der Notfallsituation stark ausgebildet, wird sie als „komplex“ beschrieben (Dörner und Schaub 1994, 1995; Frensch und Funke 1995; Halpern 2002).

Großer Umfang

Bewusstes menschliches Denken kann immer nur eine Information nach der anderen verarbeiten (sequenzielles Denken; „System 2 Prozesse“; Kap. 6) und somit nur wenige gedankliche Einheiten parallel umsetzen. Daher ist analytisches, bewusstes Denken vergleichsweise langsam und mühevoll. Kritische Situationen zeichnen sich nun dadurch aus, dass große Datenmengen verarbeitet werden müssen. Da Menschen große Schwierigkeiten haben, beim Denken viele Variablen gleichzeitig zu berücksichtigen, verlieren sie leicht den Überblick. Durch die Masse an Information, die in einer Notfallsituation gleichzeitig auf einen Menschen einströmt, werden kognitive Ressourcen stark belastet. Damit steigt die Wahrscheinlichkeit, dass einerseits wichtige Faktoren übersehen und falsche Annahmen über den Zustand des Systems oder den Patienten getroffen werden. Andererseits werden gleichzeitig unbewusste „Finde-Verfahren“ (Heurismen; Kap. 6) für Bewertungen, Interpretationen und Entscheidungen eingesetzt, die intuitiv und mühelos erfolgen und damit die **kognitive Ressource** „Denken“ entlasten können. Im Fallbeispiel kümmerte sich die Anästhesistin um jedes Problem ab dem Moment, von dem an es auftrat. Weil sie es jeweils nur mit einer Veränderung zu tun hatte, waren ihre kognitiven Ressourcen ausreichend. Wären hingegen zwei Ereignisse gleichzeitig eingetreten (z. B. ein abgeknickter Tubus in Verbindung mit einem Spannungspneumothorax) hätte sie möglicherweise größere Schwierigkeiten gehabt, beide Probleme gleich zeitig zu lösen.

> Da Menschen große Schwierigkeiten haben, beim Denken viele Variablen gleichzeitig zu berücksichtigen, verlieren sie leicht den Überblick.

Vernetztheit und Kopplung

Eine Notaufnahme, ein Operationssaal oder auch eine Intensivstation stellen ein System aus einer Vielzahl an Subsystemen dar: Der Patient mit seiner Pathophysiologie, lebenserhaltende Medizingerätetechnik, hochwirksame und rasch wirkende Medikamente, invasive Maßnahmen und die behandelnden Menschen, die meist verschiedenen Fachrichtungen und Berufsgruppen angehören. Sie alle bilden ein Geflecht von Wechselbeziehungen, in dem eine Handlung, die an einer Stelle das System beeinflusst, auch Auswirkungen auf andere Systemteile haben kann. Das System verhält sich dabei wie ein gespanntes Netz: zieht man an einer Stelle, „wackelt“ es womöglich an einer weit entfernten, unvorhersehbaren Stelle. Dies geschieht durchaus nach Regeln – diese Regeln sind jedoch häufig nicht linear, oder (für Menschen) nicht erkennbar. Diese Erkenntnis ist von wesentlicher Bedeutung: aufgrund ihrer Vernetztheit stellen die Variablen einer Arbeitswelt nicht eine bloße Ansammlung voneinander unabhängiger Elemente dar, sondern sie definieren ein **System.**

Vernetztheit und „Kopplung“ von Systemteilen haben vielfältige Auswirkungen: Die Entwicklung des Systems ist nicht im Detail vorhersehbar ist. Handlungen haben Fern- und Nebenwirkungen. Komplexe Systeme kennen zudem „emergentes Verhalten“. Das bedeutet vereinfacht, dass etwas Neuartiges, Unerwartetes, unter Umständen Paradoxes geschieht, das aus keinem Systembestandteil einzeln heraus erklärbar ist.

Es ist eine anspruchsvolle und mühevolle Aufgabe, die Situation aus einem systemischen Blickwinkel zu betrachten. Daher werden die Wechselbeziehungen zwischen den Variablen oft zugunsten eines statischen Bildes oder linearer Prognosen übersehen und das Handeln führt zu unliebsamen Überraschungen oder zu gar keinem erkennbaren Ergebnis. Der Blutdruckabfall aufgrund des Spannungspneumothorax und der Sättigungsabfall aufgrund der technischen Limitierung des Beatmungsgerätes sind das Ergebnis enger Vernetztheit. Das Nichtbeachten oder das fehlende Verständnis für Neben- und Fernwirkungen von Handlungen sind typische Fehler in komplexen Systemen. Je mehr Verbindungen zwischen den Variablen bestehen, desto schwieriger wird es für den Menschen, die Auswirkungen einer Handlung zu beurteilen: Prognosen über den weiteren klinischen Verlauf werden unzuverlässig.

> Je mehr Verbindungen zwischen einzelnen Variablen bestehen, desto schwieriger wird es für den Menschen, die Auswirkungen einer Handlung zu beurteilen: eindeutige Prognosen über den weiteren klinischen Verlauf werden unzuverlässig.

Eigendynamik

Komplexe Situationen können sich über unterschiedlich lange Zeiträume hin entwickeln. Treten sie rasch ein, zeichnen sie sich durch eine hohe Eigendynamik aus: Im Gegensatz zu einem Schachspiel, bei dem jede der beiden Parteien auf den nächsten Zug des Gegners wartet, verändert sich der klinische Zustand des Patienten auch **ohne** Zutun der Akteure. Wie rasch Entscheidungen getroffen werden müssen, hängt meist von externen Faktoren ab, die sich der Kontrolle des Entscheiders entziehen. Situationen entwickeln sich eigendynamisch weiter, unabhängig davon, ob etwas unternommen wird oder nicht (Dörner 1989). Während man noch über Lösungen nachdenkt, verändert sich bereits das Problem. Es ist also wichtig, das eigene Bild von der momentanen Lage stets auf dem Laufenden zu halten (aktuelles mentales Modell; Kap. 6) und der Entwicklung nicht hinterherzulaufen. Die Eigendynamik einer kritischen Situation kann den Handlungsspielraum von Personen erheblich einengen, da Abwarten Handlungsoptionen vernichtet. Eine Therapie, die dem Patienten noch vor zehn Minuten entscheidend geholfen hätte, ist durch eine weitere Verschlechterung des Gesundheitszustands nun obsolet. Nicht selten ist man unter Zeitdruck zu provisorischen Lösungen gezwungen, da man handeln muss, bevor man genügend Informationen gesammelt oder einen umfassenden Plan aufgestellt hat. Gelegentlich ist dieser Zeitdruck die unvermeidbare Nebenwirkung einer notwendigen ärztlichen Maßnahme (z. B. wenn eine suffiziente Maskenbeatmung sichergestellt werden muss, nachdem eine Narkoseeinleitung erfolgt ist).

▶ Wie rasch Entscheidungen getroffen werden müssen, hängt oft von Faktoren ab, die sich der Kontrolle der handelnden Personen entziehen. Während man noch über Lösungen nachdenkt, verändert sich bereits das Problem.

Zeitverzögerungen
Nicht alle Nebeneffekte und Auswirkungen von Handlungen werden zeitnah und unmittelbar erlebt. Da sie mit einer beträchtlichen Zeitverzögerung eintreten können, kann es schwierig werden, neu auftretende Symptome auf das auslösende Ereignis zurückzuführen. Die Wirkungen einzelner therapeutischer Maßnahmen können darüber hinaus dadurch verschleiert sein, dass sie von Resultaten anderer Handlungen überlagert werden. Ebenso können auch unerwünschte Nebenwirkungen mit Verzögerung auftreten und den Zusammenhang mit der auslösenden Handlung verdecken: Die Anlage des Shaldon-Katheters im Fallbeispiel erfolgte präklinisch; der Spannungspneumothorax hingegen zeigte sich erst Stunden später.

Irreversibilität
Pathophysiologische Veränderungen des Patienten sind bisweilen unumkehrbar; es kann mitunter für eine erfolgreiche Genesung der einzelnen Organsysteme ein „zu spät“ geben. Es entsteht ein enges therapeutisches Fenster, in dem eine irreversible Schädigung des Patienten noch verhindert werden kann. Aber auch die Folgen therapeutischer Handlungen, beispielsweise die Vollrelaxierung nach Gabe von Muskelrelaxanzien, können funktionell unwiderruflich sein: Gelingt es nicht, die ausgefallene Spontanatmung durch Ventilation zu ersetzen, ist der Patient vital bedroht. Man bekommt oft nur einen einzigen Versuch, das Richtige zu tun. Ein Handeln nach dem Prinzip von **Versuch und Irrtum** ist in diesen Situationen riskant.

2.2.2 Komplexität: Anforderungen an das Handeln

Die obige Aufzählung von **Situationsmerkmalen** beschreibt das Erleben von Komplexität in einer kritischen Situation. Betrachtet man Komplexität aus der Sicht der **Anforderungen,** die man **für ein erfolgreiches Handeln** benötigt, dann lassen sich weitere Merkmale benennen. Der oder die Handelnde muss die Hürden, die durch das Erleben einer komplexen Situation entstehen, überwinden, um Informationen zu sammeln, zu integrieren und effektive Maßnahmen ergreifen zu können (z. B. Dörner 1989; Hofinger 2014; Döring-Seipel und Lantermann 2012).

Intransparenz und Unsicherheit: Problemerkennung
Viele akutmedizinische Probleme (beispielsweise ein Abfall der pulsoximetrisch gemessenen Sättigung) sind unspezifisch und vieldeutig. Wichtige Elemente der Notfallsituation sind für

die Handelnden undurchschaubar, entscheidende Informationen unzugänglich. Anders als in Überwachungseinrichtungen der Industrie wurde der Mensch nicht konstruiert, um „gemonitort“ zu werden. Handelnde in der Akutmedizin werden mit Informationen konfrontiert, die nicht auf *ein* spezifisches Problem, sondern auf eine Vielzahl an möglichen Ursachen hindeuten.

Darüber hinaus werden physiologische Daten über schwache externe Signale abgegriffen und sind somit unterspezifiziert (Gaba 1992). Es gibt keinen Monitor, der „ihr Patient hat ein beginnendes ARDS“ oder „der arterielle Druck ist so hoch, weil der Druckabnehmer auf dem Fußboden liegt“ anzeigen könnte. Im Gegenteil: darauf muss aus vieldeutigen Mustern verschiedener Einzelvariablen geschlossen werden. Da kein direkter Zugang zur Quelle der Informationen besteht, müssen mitunter weitreichende Entscheidungen in einem System getroffen werden, dessen Funktionen nur teilweise bekannt oder unklar sind: Intransparenz bedingt Entscheidungen unter Unsicherheit. Die Hauptarbeit des Problemlösens besteht letztlich dann nicht darin zu erkennen, was zu tun ist, sondern darin, das Labyrinth von Intransparenz und Unsicherheit zu meistern und die Frage zu beantworten: Was genau ist eigentlich das Problem (Klein 1992)?

▶ Der menschliche Organismus ist nicht darauf optimiert „gemonitort“ zu werden. Deshalb ist man in der Akutmedizin häufig mit Informationen konfrontiert, die nicht auf *ein* spezifisches Problem, sondern auf eine Vielzahl möglicher Ursachen hindeuten.

Einmaligkeit der Situation: Flexibilität

Auch wenn sich eine kritische Situation oft einer klinischen Diagnose zuordnen lässt man möglicherweise ähnliche Fälle bereits häufiger erlebt hat, so bleibt jeder Notfall doch ein Unikat.

▶ Kritische Situationen sind einmalig, es gibt keine immer gültige fertige Lösung. Jeder Notfall bleibt eine individuelle Herausforderung!

Expertise bedeutet, dass man aufgrund von Vorerfahrungen mit ähnlichen Situationen oder Erwartungen an den aktuellen Fall rasch ein Bild von der Situation hat (mentales Modell), um sofort handeln zu können. Unterscheiden sich jedoch in einer Notfallsituation die konkreten Bedingungen von denjenigen einer abgespeicherten „typischen“ Situation, so entspricht das mentale Modell nicht der tatsächlichen Situation. Handlungen, die diesem Modell entspringen, werden dem tatsächlichen Sachverhalt nicht oder nur ungenügend gerecht. Hat man sich einmal für eine Handlung entschieden, werden angelegte Handlungsmuster und Denkweisen aktiviert (*„strong-but-wrong“*-Verhalten; Reason 1990) und Informationen, die nicht mit diesem Modell vereinbar sind, übersehen. Anstatt Handlung situationsgerecht „maßzuschneidern“, werden Regeln angewendet, die sich in der Vergangenheit bewährt haben (*Methodismus des Erfahrenen;* Dörner 1989; Dörner und Schaub 1994). Flexibilität ist eine Kernanforderung um Handlungen an die aktuellen Bedingungen und nicht ausschließlich an Erwartungen oder Vorerfahrungen zu orientieren.

Informationsfülle und -mangel: Informationsmanagement

Viele Informationen, die für eine rasche und adäquate Beurteilung der kritischen Situation erforderlich sind, sind unter Notfallbedingungen schlicht nicht verfügbar. Andere Informationen hingegen, deren Zuverlässigkeit und Relevanz erst geprüft werden müssen, drängen sich durch ihre Auffälligkeit förmlich auf. Es muss also immer ein problembezogenes Informationsmanagement geleistet werden. Dies geschieht durch gezielte Auswahl und Integration von verfügbaren Daten, um dann zu entscheiden, wann genügend Informationen vorliegen, um handeln zu können. Im Laufe der Patientenversorgung können neue Informationen zugänglich werden, die die Arbeitsdiagnose entweder unterstützen oder ihr widersprechen. Auch diese Informationen müssen in die Entscheidungsprozesse eingebunden werden, selbst wenn sie Indizien dafür liefern, dass das bisherige Bild der Lage ungenügend oder falsch ist. Aufgrund neuer Information eine Lage neu zu bewerten und das eigene Handeln entsprechend anzupassen, kann für Einzelne bereits eine große Herausforderung darstellen. Für Teams ist der Umgang mit neuer Information noch schwieriger, wenn diese nicht mit dem mentalen Modell der Gruppe vereinbar sind. Wesentlicher Bestandteil eines guten Informationsmanagements ist daher die Fähigkeit, alle vorhandenen Teammitglieder zur problembezogenen Informationsgenerierung und -bewertung einzubeziehen, um ein einheitliches mentales Modell aufrechtzuerhalten, das auf den verfügbaren Informationen beruht (Salas et al. 1992).

▶ Aufgrund neuer Information eine Lage neu zu bewerten und das Handeln entsprechend anzupassen, kann eine große Herausforderung darstellen.

Zeitdruck: Entscheiden unter Zeitdruck
Die für eine Problemlösung zur Verfügung stehende Zeit limitiert die Möglichkeiten der Informationssammlung, Analyse, des Planens und der Zielformulierung. Sinkt die Sättigung, bleibt nicht mehr viel Zeit, um nach Ursachen zu forschen. Der vollständige Informationsgewinn und die dafür zur Verfügung stehende Zeit sind hier einander entgegengesetzte Größen: In kritischen Situationen kann keine vollständige Informationsbeschaffung unter dem gegebenen Zeitdruck erfolgen (Abb. 10.3).

Weil man aber irgendwie zu einer Entscheidung kommen muss, werden kurzerhand die Lücken in den aktuellen Informationen gefüllt, und zwar durch die **Übertragung von Vorwissen.** Gewohnheiten und Sichtweisen der Vergangenheit ersetzen ein problembezogenes Informationsmanagement und bestimmen Entscheidungen mehr, als es unter den aktuellen Umständen angebracht wäre. Unter Zeitdruck verlassen sich Menschen zudem eher auf ihr Bauchgefühl Je nach Situation und Kontext kann das nützlich sein oder irreführen. Je größer der subjektive Zeitdruck, desto weniger wird die intuitiv naheliegende Handlung hinterfragt. Als Fazit bleibt die Erkenntnis, dass Entscheidungen unter Zeitdruck aus verschiedenen Gründen besonders anfällig sind für Fehler.

Risiko: Entscheiden unter Risiko
In der Akutmedizin tragen Patientinnen und Patienten ein höheres Risiko, einen bleibenden Schaden oder einen tödlichen Ausgang zu erleiden. Zudem können fehlerhafte Maßnahmen der behandelnden Personen möglicherweise Probleme verschärfen oder den Patienten irreversibel schädigen. Risiko ist ein untrennbarer Bestandteil jeder Patientenversorgung. Die Frage der Mediziner kann daher niemals sein, ob sie bereit sind, ein Risiko einzugehen, sondern lediglich unter welchen Umständen sie es tun und welches Risiko sie bereit sind einzugehen. Die Beurteilung eines Risikos ist dabei sehr subjektiv und damit fehlerbehaftet, basiert sie doch auf dem wahrgenommenen Risiko und nicht auf objektiven Fakten (Kap. 6).

▶ Risiko ist ein untrennbarer Bestandteil akutmedizinischer Patientenversorgung. Die Frage kann daher niemals sein, ob man bereit ist, ein Risiko einzugehen, sondern lediglich unter welchen Umständen und aufgrund welcher Güterabwägung man dies tut.

Die Tatsache, dass bereits ein Augenblick der Unaufmerksamkeit zu einer erfolglosen Behandlung führen kann, macht den Notfall für den Einzelnen so belastend. Da die Konsequenz einer falschen Handlung in einem persönlichen, menschlichen oder wirtschaftlichen Desaster für den Patienten und die behandelnden Personen enden kann, ist das Wissen um dieses Risiko einer der Hauptstressoren in einer Notfallsituation (Kap. 9). Stress wiederum kann die Kompetenz zum **Entscheiden unter Risiko** untergraben, eine Fähigkeit, die Mediziner im Angesicht von Unsicherheit dringend benötigen, um Entscheiden und Handeln zu können.

Zielpluralität: Prioritätensetzung und Kompromissbildung
Idealerweise sollten Ziele „Leuchttürme des Handelns“ sein (Strohschneider 1992). Sie sollten klar erkennbar die Richtung weisen, um

die Kontrolle über eine kritische Situation zu wahren. Ziele sollten möglichst viele gleichzeitig vorliegende Bedürfnisse befriedigen, ohne dabei neue Probleme zu schaffen. Die Realität sieht jedoch anders aus: Ein einziges Oberziel (nämlich das Überleben des Patienten) reicht nicht aus, um den Weg zu weisen. Vielmehr muss es in kleinere Teilziele aufgegliedert werden, um einen klaren Plan formulieren zu können. Viele, möglicherweise vage und in sich widersprüchliche Ziele müssen gleichzeitig verfolgt werden, um vorhandene Probleme lösen zu können. Dies ist in kritischen Situationen jedoch leichter gesagt als getan. Obwohl es sich einfach anhört kann die Formulierung eines angemessenen Zieles zu der zentralen kognitiven Aufgabe werden (Dörner 1989; Kap. 7). Nur wenn ich weiß, wohin ich eigentlich will, kann ich meine Kräfte koordinieren, um dorthin zu gelangen. Manchmal können Ziele auch unvereinbar sein: Wird ein Ziel erreicht, geraten andere Ziele in weite Ferne. Ist, wie im Fallbeispiel, die Thoraxcompliance eines Patienten erst einmal drastisch reduziert, kann man als Akutmediziner entweder normale Tidalvolumina bei stark erhöhten Beatmungsdrucken oder normale Beatmungsdrucke bei deutlich reduzierter Ventilation erreichen, aber nicht beides gleichzeitig. Folglich muss sich die Anästhesistin für einen Kompromiss im Sinne einer permissiven Hyperkapnie entscheiden.

Für die Zielbildung unter Komplexität gilt daher: Man kann nie „nur eines" wollen, wenn man der Gesamtsituation gerecht werden will. Stattdessen gilt es, verschiedene Ziele zur selben Zeit zu verfolgen, möglichst viele Faktoren zu berücksichtigen und wann immer möglich mehrere Kriterien gleichzeitig zu erfüllen. **Prioritätensetzung** und **Kompromissbildung** sind zwei wesentliche Anforderungen, wenn Zielpluralität gegeben ist.

> Für die Zielbildung unter Komplexität gilt daher: Man kann nie „nur eines" wollen, wenn man der Gesamtsituation gerecht werden will.

Viele „Mitspieler": Teamarbeit

Kaum ein Notfall wird von einer Person alleine bewältigt. Vielmehr ist Teamarbeit (Kap. 11) ein integraler Bestandteil jeder akutmedizinischen Versorgung. Effektive Teamarbeit kann dazu verhelfen, selbst schwierigste Situationen zu bewältigen. Sie kennt jedoch viele Hürden: Kommt es zu keinem multilateralen Austausch von Informationen und Ressourcen zwischen Teammitgliedern, entstehen unterschiedliche Vorstellungen darüber, was genau das Problem des Patienten ist und wie konkret vorzugehen ist.

> Tauschen Teammitgliedern Informationen und Ressourcen nicht aus, so entstehen unterschiedliche Vorstellungen darüber, was genau das Problem des Patienten oder der Patientin ist und wie konkret vorgegangen werden soll.

Unterschiedliche Fachdisziplinen und Berufsgruppen haben gelegentlich abweichende Herangehensweisen und Prioritätensetzungen bei Notfallsituationen, sodass Kommunikation umso notwendiger ist. Verantwortlichkeiten müssen klar verteilt und alle Teammitglieder zur gegenseitigen Überwachung ermutigt sein, um handlungsfähig zu bleiben und Fehler im Team frühzeitig identifizieren zu können.

Tab. 2.1 fasst die Merkmale von Komplexität zusammen.

„Komplex" wurde – auch durch die intensive Beschäftigung der Forschung mit komplexen Problemen und komplexen Arbeitswelten – seit den 90er Jahre beinahe ein Modewort. Auch in der Medizin hat die Beschreibung komplexer Systeme große Akzeptanz gefunden (dazu, auch kritisch Schrappe 2018). Aber nicht jede schwierige oder überfordernde Situation ist auch komplex. „Komplex" ist etwas anders als „kompliziert", so wie nicht jede Anstrengung „Stress" ist. Komplexe Situationen zeigen die eben beschriebenen Merkmale; Vernetztheit, Dynamik und Intransparenz sind wesentlich. Die Regeln, nach denen ein komplexes System funktioniert, sind nicht vollständig erkennbar. Komplizierte Systeme dagegen funktionieren nach Regeln, die prinzipiell – eventuell nur aufwendig – erkennbar sind. Typisch für komplizierte Aufgaben ist, dass man weiß, dass es

Tab. 2.1 Komplexität in der Akutmedizin. Komplexität lässt sich durch Eigenschaften einer Situation und durch Anforderungen an das Handeln beschreiben. Den Situationsmerkmalen (linke Spalte) sind die entsprechenden Handlungsanforderungen (rechte Spalte) gegenübergestellt, die sich in der Akutmedizin ergeben

Situationsmerkmale	Handlungsanforderungen
Großer Umfang: Der Überblick geht schnell verloren	**Informationsfülle und -mangel:** Auf der Suche nach dem goldenen Mittelweg
Vernetztheit: Das analytische Denken hält kaum Schritt	**Einmaligkeit:** So oft erlebt und doch ist dieses Mal alles anders
Intransparenz: Niemand kann alle Details der Situation kennen	**Unsicherheit:** Es kann auch ganz anders sein
Eigendynamik: Während man über die Lösung nachdenkt, verändert sich das Problem	**Zeitdruck:** Die Uhr läuft unerbittlich
Zeitverzögerung: Manche Handlungen rächen sich spät	**Risiko:** Ob man richtig liegt, weiß man erst hinterher
Irreversibilität: Wer zu spät kommt, der verspielt das Leben	
	Zielpluralität: Man kann nie nur eines wollen
	Viele Mitspieler: Teamarbeit kennt viele Hürden

eine Lösung gibt, aber diese entweder erst aus einer Menge von Möglichkeiten gefunden werden muss (z. B. Puzzle), dass die nötigen Handlungen aus vielen Schritten bestehen oder zu ihrer Ausführung spezielle Kompetenzen nötig sind.

2.3 Herausforderung Umgebungsbedingungen

Es ist früher Morgen, und die Anästhesistin ist fast 20 h auf den Beinen, als sie die polytraumatisierte Patientin im OP betreut. Zu einer Uhrzeit, zu der sich die menschliche Leistungsfähigkeit auf einem biologischen Tiefpunkt befindet, müssen gleich mehrfach hintereinander vital bedrohliche Beatmungsprobleme gelöst werden.

Somit stellen nicht erst der kritische Gesundheitszustand der Patientin oder die Komplexität der Aufgabe, sondern bereits die beeinträchtigte Leistungsfähigkeit aufgrund der Umgebungsbedingungen (Müdigkeit – es ist Nacht, Schlafdefizit –die Anästhesistin arbeitet bereits fast 24 h) einen wesentlichen Risikofaktor für die sichere Patientenversorgung dar. Die Patientenversorgung wird dadurch gleich mehrfach zur Herausforderung. Die geschilderten Rahmenbedingungen sind für Beschäftige im Gesundheitswesen selbstverständlich – trotz (oder gerade wegen) dieser ‚Normalität‘ sind sie ein Beispiel dafür, wie sich die unergonomischen und „unphysiologischen“ Arbeitsbedingungen in der akutmedizinischen Patientenversorgung von denen in „High Reliability Organisationen“ (HRO, Kap. 14 und 16) unterscheiden. Umgebungsbedingungen haben Einfluss auf die Prozess- und Ergebnisqualität der Patientenversorgung. In kritischen Situationen können vor allem die fehlerbegünstigenden Effekte dieser Rahmenbedingungen zum Tragen kommen und dadurch die Patientensicherheit gefährden. Im Folgenden werden am Beispiel des „Biotop OP-Saal“ einige solcher Rahmenbedingungen aufgezeigt – manche von ihnen sind veränderbar, andere nicht, alle aber beeinflussen das Denken und Handeln der Beteiligten.

Der Operationssaal: ein akutmedizinisches „Biotop"
Operationssäle und Schockräume zeigen viele Elemente des Gesamtsystems Krankenhaus (z. B. interprofessionelle und interdisziplinäre Zusammenarbeit), jedoch laufen die Prozesse hier beschleunigt und oft unter Zeitdruck ab. Zu den spezifischen Arbeitsanforderungen im Operationssaal, die eine Entstehung von kritischen Situationen begünstigen oder die Bewältigung bereits eingetretener Zwischenfälle erschweren können, gehören (Waleczek und Hofinger 2012):

- **Ökonomischer Druck:** Im OP werden die für die Erlöse eines Krankenhauses notwendigen Leistungen erbracht. Hier wird das Geld verdient und verloren. Ökonomische Aspekte treten daher regelhaft in Konflikt mit Aspekten der Patientensicherheit, reduzieren den Bereich sicheren Handelns und können „Routineübertretungen" begünstigen (Kap. 3).
- **Zeitdruck:** Das OP-Programm muss innerhalb der Regelarbeitszeit abgearbeitet werden, da im Bereitschaftsdienst die andernfalls notwendigen Personalressourcen nicht vorgehalten werden können. Planabweichungen gehören dabei zum Normalzustand, da sich Notfalloperationen oder dringliche Nachmeldungen in das Tagesprogramm schieben können. Unter diesem Produktionsdruck erhöht sich die Wahrscheinlichkeit, dass Operationen trotz unvollständiger Unterlagen begonnen und somit kritische Informationen übersehen werden. Es besteht weiterhin eine zum Teil erhebliche Varianz der Operationszeiten, da die Operationsdauer eng mit der fachlichen Qualität des Operateurs und dem Schwierigkeitsgrad der Operation korreliert. Dies erschwert eine Planbarkeit des OP-Ablaufs und kann den Zeitdruck weiter erhöhen.
- **Lernen am Patienten:** Ärztliche Mitarbeitende und Pflegekräfte werden im laufenden OP-Betrieb ausgebildet. Die ärztliche Ausbildung „am lebenden Objekt" bedingt auch bei fachärztlicher Präsenz, dass die Lernkurve des Auszubildenden nicht von einer Risikoerhöhung für den Patienten zu trennen ist: Kritische Situationen können schneller entstehen, wenn komplikationsträchtige Prozeduren durch eine unerfahrene Person durchgeführt werden.
- **Notfälle sind systemimmanent:** Patienten im Krankenhaus sind krank. Zusätzlich wird ihr physiologischer Normalzustand durch die medizinische Intervention kompromittiert. Daher sind Notfälle im OP häufiger als auf Normalstation: Während man in anderen Hochrisikobereichen die Entstehung von Notfällen um jeden Preis vermeiden will, das System sozusagen „gesund" bleiben soll, kann ein Operationssaal nicht geschlossen und operative Notfälle auf einen späteren Zeitpunkt verschoben werden. Es muss auch zu ungünstigen Zeiten, mit dem nicht einwandfrei „funktionstüchtigen" Patienten und bei eingeschränkter Leistungsfähigkeit der Beteiligten eine Patientenversorgung erfolgen.
- **Transparenz von Fehlhandlungen:** Fehlhandlungen werden in Anwesenheit anderer Personen begangen, sind in ihren Resultaten somit „offensichtlich" (z. B. Medikamentenfehler, Verletzung großer Gefäße) und lassen sich damit einem Verursacher zuordnen. Hierbei können schnell Gefühle wie Scham oder Schuld entstehen, die das Stressniveau erhöhen, kann eine „Kette schlechter Entscheidungen" resultieren (Kap. 10).
- **Kooperation auf engstem Raum:** Die Prozesse sind räumlich abgeschlossen und die Akteure in engem Kontakt. In kritischen Situationen können bei einer nicht optimalen zwischenmenschlichen Situation die Sach- und Beziehungsebene vermischt werden und eine effektive Teamarbeit beeinträchtigen (Kap. 12).

- **Divergente Interessen:** Es gibt eine Interessenvielfalt, da sich die verschiedenen Fach- und Berufsgruppen an unterschiedlichen Anreizsystemen orientieren. Bereits im Routinebetrieb wird die interdisziplinäre Zusammenarbeit durch unterschiedliche Kommunikationsstile und überdauernde Vorurteile erschwert: Berufsanfänger übernehmen beides, um rasch „ihrer Zunft" anzugehören (Lingard et al. 2002). Im ungünstigsten Fall kann ein „In-Group"- und „Out-Group"- Denken (Kap. 11) dazu führen, dass beispielsweise die operative und anästhesiologische Disziplin auch in einer kritischen Situation nicht reibungslos miteinander arbeiten.
- **Traditionelles Rollenbild:** Manche Operateure und Operateurinnen empfinden ihre Rolle nach dem traditionellen Verständnisses von Verantwortlichkeit als „Ich-Verantwortliche". Dann werden Patienten „sein" oder „ihr" Patient. Interdisziplinäre Konflikte über Sachprobleme können mitunter zu Konflikten über „Besitzrechte" ausarten (Kap. 12). Wer das Idealbild vom souveränen Spezialisten internalisiert hat, wird eine gelungene Operation der eigenen Kompetenz zuzuschreiben, eine kritische Situation dagegen als persönlichen Versagen erleben. Durch eigenes Handeln getriggerte Notfälle so können als Bedrohung der eigenen Persönlichkeit empfunden (*kognitive Notfallreaktion*; Kap. 9)
- **Divergente medizinische Prioritäten:** Es bestehen zwischen den Fachabteilungen unterschiedliche Auffassungen darüber, was die Prioritäten in der jeweils konkreten Patientenversorgung sind: Was in der Anästhesie als akut bedrohlich empfunden wird, kann für den Operateur unter Umständen nur ein untergeordnetes Problem darstellen, weil er selbst mit anderen Schwierigkeiten zu kämpfen hat.

Wesentlich für den Einfluss des „Biotop OP-Saal" auf eine sichere Patientenversorgung ist die Tatsache, dass sich viele der genannten Faktoren der Veränderungsmöglichkeit des Einzelnen entziehen und somit nur systembezogen geändert werden können, wenn sie ihren negativen Einfluss auf die Patientensicherheit verlieren sollen.

▶ Die Rahmenbedingungen in der Akutmedizin können das Risiko für Patienten erhöhen!

2.4 Komplexität und Expertise

Komplexität ist keine statische, allen gleich erscheinenden Eigenschaft eines Systems. Komplexität entsteht vielmehr erst in der Auseinandersetzung einer Person mit ihrer Umgebung. „Komplexität ist kein Ding an sich, Komplexität ist eine Situation, die erforscht werden muss" (Rasmussen 1979). Ob eine Situation als komplex erlebt wird, hängt immer auch vom Wissen und der klinischen Expertise der betreffenden Person ab. Dies gilt in konkreten Handlungssituationen für alle Komplexitätsmerkmale, die zu Anfang des Kapitels aufgeführt wurden. Wie groß beispielsweise die Menge der zu verarbeitenden Informationen ist oder ob Zusammenhänge zwischen Situationselementen erkennbar sind, ist für das Handeln nur als **wahrgenommene Eigenschaft der Situation** relevant. Ein Anfänger mag von einer Situation völlig überfordert sein, die eine erfahrene Kollegin mühelos durchschaut. Während Ersterer damit ringt zu verstehen, was genau das Problem ist und wie er der Situation begegnen soll, wechselt Letztere mühelos zwischen intuitiven und analytischen Herangehensweisen hin und her und löst das Problem quasi im Vorbeigehen. So gesehen kann Komplexität auch als **„mentales Konstrukt"** der handelnden Personen beschrieben werden.

▶ Komplexität ist für das Handeln als **wahrgenommene Eigenschaft einer Situation** relevant. Was einen Anfänger völlig überfordert, wird von einem Experten unter Umständen mühelos durchschaut.

Aus diesem Grunde spielt Expertise eine ganz zentrale Rolle dabei, kritische Situationen gut bewältigen zu können. Die Grenze von Expertise beginnt da, wo Komplexität durch Ereignisse und Entwicklungen entstanden ist, die auch für den Experten neu und unbekannt sind. Weil eigene Vorerfahrungen fehlen, existiert auch kein mentales Konstrukt dafür. Für die Komplexität des beruflichen Alltags hingegen sind Experten gut gerüstet. Zu den herausragenden Merkmalen von Expertise gehören unter anderem (Chi et al. 1988; Ericsson et al. 2006; Hoffman 1998):

- Expertise bezieht sich immer auf bestimmte Tätigkeiten oder ein bestimmtes Arbeitsfeld. Expertise ist also beschränkt: ein erfahrener Notarzt ist nicht zwangsläufig auch geeignet, in einer interdisziplinären Notaufnahme zu arbeiten.
- Expertenwissen unterscheidet sich vom Wissen eines Anfängers sowohl im Umfang als auch in der Art, wie es organisiert ist. Experten haben die in ihrer Arbeitsumgebung verfügbare Information in große bedeutungsvolle Muster (*mentale Modelle,* Kap. 6) organisiert. Sie nehmen eine Situation auf einem grundsätzlicheren, funktionelleren und abstrakteren Level war und sehen dadurch die tieferliegenden Strukturen eines Problems. In Folge dessen können Experten Eigenschaften einer Situation wahrnehmen und einordnen, die Anfängern gar nicht auffallen.
- Weil Wissen als „bedeutungsvolles Ganzes" erinnert wird, können Experten das relevante Wissen und hilfreiche Strategien mit minimalem kognitiven Anstrengung ins Bewusstsein holen.
- Weil Experten in ihrem Bereich Muster erfolgreichen Handelns gelernt haben, lösen sie viele Probleme rasch und mit wenig Fehlern.
- Experten können Routinehandlungen weitestgehend automatisiert ablaufen lassen und diejenigen Aspekte ihrer Tätigkeit, die anspruchsvoller sind, mit größerer Präzision kontrollieren.
- Da sie sich in den Jahren der Tätigkeit immer wieder an neue Aufgaben oder Umgebungen anpassen mussten, haben sich viele Experten adaptive Strategien angeeignet; diese finden sich häufig in keiner schriftlichen Dokumentation, SOP oder Lehrbuch.

Wie wird man nun zum Experten? Auf dem Weg zum Expertentum scheint Erfahrung wichtiger als Begabung zu sein. Die Entwicklung von Expertise zeigt unter anderem die folgenden Merkmale:

- Für Kunst und Sport gilt, dass mindesten 10.000–20.000 h konstanten und intensiven Trainings notwendig sind, um den Expertenstatus zu erreichen. In wieweit diese vor fast 50 Jahren erstmals formulierte „10-Jahres-Regel" für Expertise (Chase und Simon 1973) auch für Arbeitsfelder wie die Akutmedizin gilt, in denen Situationseinschätzung oder naturalistische Entscheidungsfindung ein Kernaspekt der Expertise sind, ist jedoch unklar. Auch ist noch unklar, warum manche Personen mehrere Jahrzehnte in einem Beruf tätig sein können, ohne jemals als Experten wahrgenommen zu werden.
- Lehrbuchwissen ist eine notwendige, aber keine hinreichende Bedingung, um Expertise zu entwickeln. Da der Umfang an impliziten Wissen (*„tacit knowledge",* Kap. 15) den Experten vom Berufsanfänger unterscheidet, scheint ein zentraler Prozess in der Integration und Synthese verschiedener Arten und Strömungen von Wissen zu sein (Eisenach 2009).
- Die Kenntnis von Standards des eigenen Faches sind eine notwendige, aber keine hinreichende Bedingung, um Expertise zu entwickeln. Experten sind in der Lage im Einzelfall zu unterscheiden, wo die den Leitlinien zugrunde liegenden Rahmenbedingungen zutreffen, und bei welchen klinischen Konstellationen es sich um eine Ausnahme handelt, die eine abweichende Vorgehensweise notwendig macht.

- Um weiter besser zu werden, müssen Experten beständig ihre Komfortzone verlassen und noch mehr wollen. Expertise zu entwickeln ist gleichbedeutend mit einem mühsamen Weg, auf dem es keine Abkürzungen gibt.
- Ein persönliches Schüler-Lehrer-Verhältnis hat einen großen Einfluss auf den Erwarb von implizitem Wissen (Pope et al. 2003). Wenn Schüler einen Experten als Lehrer oder Lehrerin haben, können bessere Leistungen in kürzerer Zeit erreicht werden.

▶ Für den Großteil aller Arbeitswelten gilt, dass Experten gemacht und nicht geboren werden.

In den vergangenen Jahrzehnten wurde unser Wissen darüber erweitert, wie aus Anfängern im Laufe ihrer Karriere Experten werden. Wenngleich die Entwicklung von Expertise, wie viele andere Aspekte menschlicher Entwicklung auch, ein beständiges Fortschreiten und fließende Übergänge bedeuten, so kann es zum Verständnis dennoch hilfreich sein, bestimmte „Reifestadien" auf dem Weg vom Anfänger zum Experten zu beschreiben. Ein bekanntes „Expertiseentwicklungsmodelle" unterscheidet fünf Stufen (Dreyfus und Dreyfus 1989):

Stufe 1: Anfänger Für Anfänger besteht eine Gesamtsituation aus definierten, „kontextfreien" oder „kontextunabhängigen" Elementen. Wissen ist überwiegend Lehrbuchwissen ohne Verbindung zum Arbeitsalltag. Für spezielle Situationen haben Anfänger spezielle Regeln gelernt und suchen in konkreten Situationen nach Anhaltspunkten dafür, welche Regeln passen. Anfänger können noch nicht flexibel auf Besonderheiten der Situation reagieren.

Stufe 2: Fortgeschrittene Anfänger Fortgeschrittene Anfänger haben Erfahrungen darüber gesammelt, wie man reale Situationen bewältigt. Aufgrund dieser Erfahrungen beginnen sie zunehmend Fakten in ihrer Bedeutung und ihrem Kontext zu verstehen. Dadurch beginnen sie, „bedeutungsvolle" statt kontextfreie Elemente in ihr Denken und Tun einzubauen. Handlungen gründen sich auf ein begrenztes Verständnis von Eigenschaften und Aspekten einer Situation, folgen aber nach wie vor der Anwendung von Regeln.

Stufe 3: Kompetenz Die kompetente Person hat zwar Erfahrungen gesammelt, kann sich aber noch leicht durch eine große Anzahl situationaler Elemente, möglicherweise zutreffender Regeln, und denkbarer Maßnahmen überwältigt fühlen. Ihr fehlt noch der Sinn für das Wesentliche einer Situation. Kompetente Personen haben sich hierarchisch geordnete Entscheidungsprozesse angeeignet, die es erlauben, Information nach ihrer Relevanz hin einzustufen. Diese Vorgehensweise hilft, Komplexität zu reduzieren. Entscheidungen werden nicht leicht getroffen, sondern sind oft das Resultat eines zweifelnden Hin- und Herwendens. Zunehmende Übung in der Entscheidungsfindung und in der Übernahme von Verantwortung helfen, die nächste Stufe zu erreichen.

Stufe 4: Gewandtheit „Gewandte" erfassen situative Faktoren intuitiv. Sie sehen das „große Bild", können einzelne Aspekte im Zusammenhang bewerten, und nehmen Abweichungen von normalen Mustern wahr. Häufig treffen sie keine bewussten Entscheidungen, um angemessen auf eine Situation zu reagieren. Aus vielen vergleichbaren Situationen stammt die Erfahrung „was funktioniert und was nicht". Für Außenstehende erscheint das Vorgehen elegant und gewandt, weil es einfach und scheinbar mühelos „passiert".

Stufe 5: Expertentum Experten zerlegen nicht länger eine Situation in ihre Einzelbestandteile. Die Gesamtsituation wird als sinnhaftes Ganzes erfasst. Das Können ist so sehr Teil der Person geworden, dass Experten sich dessen nicht bewusster sein muss als ihres Körpers.

Im Fallbeispiel verhalf die klinische Erfahrung der Anästhesistin zu Deutungsmustern für die Konstellation von Monitorparametern und Symptomen. Dadurch konnte sie aus einer Reihe an Möglichkeiten diejenige wählen, die der „Gestalt" (Kap. 6) der Situation am ehesten entsprach. Expertentum ist jedoch nicht gleichbedeutend mit dem Ende der Entwicklung. Auch Experten müssen ihr Handeln bewerten, Gelegenheiten suchen, um ihre Fertigkeiten zu üben, und ihr Wissen auf dem neuesten Stand halten – auch sie lernen immer weiter.

2.5 Herausforderung Akutmedizin – Auf einen Blick

Überblick

- Die Arbeitswelt „Akutmedizin" ist als komplexes System durch einige Merkmale gekennzeichnet, die besondere Herausforderungen an das Handeln und Entscheiden stellen.
- Komplexität lässt sich als Eigenschaft von Situationen bzw. Systemen beschreiben: Kriterien sind Problemumfang, Vernetztheit, Dynamik, Zeitverzögerung und Irreversibilität.
- Komplexität kann auch als Bündel von Handlungsanforderung gesehen werden: Intransparenz, Einmaligkeit, Informationsfülle und -mangel, Zeitdruck, Risiko, Zielpluralität und „Mitspieler".
- Komplexität ist kein statisches oder objektives Merkmal einer Situation, sondern wird subjektiv wahrgenommen; sie ist eine „mentale Konstruktion" und hängt von den Erfahrungen einzelner Personen mit gleichen oder ähnlichen Situationen ab.
- Notfälle setzen sich meist aus einer Vielzahl kritischer Situationen zusammen. Kritische Situationen verlangen je nach Vorhersehbarkeit und Planbarkeit nach Fertigkeiten, Regelanwendung oder problemlösendem Denken.
- Operationssäle und Schockräume zeigen viele Elemente des Gesamtsystems Krankenhaus, jedoch laufen alle Prozesse beschleunigt und oft unter Zeitdruck ab.
- Expertise besteht aus persönlichen Charakteristika, Fertigkeiten und Wissen, die Experten von Anfängern unterscheiden.
- Das Bemühen, sich beständig an die Grenze der eigenen Möglichkeiten heranzutasten und diese Grenzen aktiv zu erweitern, ist die beste Voraussetzung dafür, Experte zu werden. Experten werden gemacht, nicht geboren: Schlüsselfaktoren für Expertise sind die Quantität und Qualität der Übung.

Literatur

Atlee JL (2007) Complications in anesthesia. Saunders, Philadelpha

Badke-Schaub P (2002) Kritische Situationen als Analyseeinheit komplexer Handlungen. In: Trimpop R, Zimolong B, Kalveram A (Hrsg) Psychologie der Arbeitssicherheit und Gesundheit, Neue Welten – alte Welten. Asanger, Heidelberg, S 137–142

Chase WG, Simon HA (1973) Perception in chess. Cogn Psychol 4:55–81

Chi MTH, Glaser R, Farr MJ (1988) The nature of expertise. Erlbaum, Hillsdayle

Cook R, Woods D (2001) Operating at the sharp end: the complexity of human error. In: Salas E, Bowers C, Edens E (Hrsg) Improving teamwork in organizations: applications of resource management training. Erlbaum, Mahwah, S 255–310

Dreyfus HL, Dreyfus SE (1989) Künstliche Intelligenz. Rowohlt, Reinbek bei Hamburg

Döring-Seipel E, Lantermann ED (2012) Komplexität – eine Herausforderung für Unternehmen und Führungskräfte. In: Grote G (Hrsg) Die Zukunft der Führung. Springer, Berlin, S 153–171

Dörner D (1989) Die Logik des Misslingens. Rowohlt, Reinbek bei Hamburg

Dörner D, Schaub H (1994) Errors in planning and decision-making and the nature of human information processing. Appl Psychol Int Rev 43:433–453

Dörner D, Schaub H (1995) Handeln in Unbestimmtheit und Komplexität. Organisationsentwicklung 14:34–47

Eisenach JC (2009) Studying tacit knowledge in anesthesiology. Anesthesiology 110:443–444

Ericsson KA, Charness N, Feltovich PJ, Hoffmann RR (2006) The cambridge handbook of expertise and expert performance. Cambridge University Press, Cambridge

Frensch A, Funke J (Hrsg) (1995) Complex problem-solving: the European Perspective. Erlbaum, Hillsdale

Gaba D (1992) Dynamic decision-making in anesthesiology: cognitive models and training approaches. In: Evans DA, Patel VL (Hrsg) Advanced models of cognition for medical training and practice. Springer, Berlin

Gaba DM, Fish KJ, Howard SK (1994) Crisis management in anesthesia. Churchill Livingstone, New York

Gravenstein N, Kirby RR (1995) Complications in anaesthesiology. Lippincott-Raven, Philadelphia

Halpern DF (2002) Thought & knowledge. Erlbaum, Hillsdale

Hoffman RR (1998) How can expertise be defined? Implications of research from cognitive psychology. In: Williams RG, Faulkner W, Fleck J (Hrsg) Exploring expertise. Macmillan, New York, S 81–100

Hofinger G (2014) Fehler und Fallen im Umgang mit komplexen Problemen. In: Schaub H, Strohschneider S, Heimann R (Hrsg) Entscheiden in kritischen Situation – Umgang mit Unbestimmtheit. Verlag für Polizeiwissenschaft, Frankfurt a. M., S 3–22

Hübler M, Koch T (2010) Komplikationen in der Anästhesie. Springer, Heidelberg

Klein G (1992) A recognition – primed decision (RPD) model of rapid decision making. In: Klein G, Orasanu J, Calderwood R, Zsamboka E (Hrsg) Decision making in action: models and methods. Ablex Publishing, New Jersey, S 138–147

Lingard L, Reznick R, DeVito I, Espin S (2002) Forming professional identites on the health care team: discursive constructions of the ‚other' in the operating room. Med Educ 36:728–734

List WF, Osswald PM (Hrsg) (2002) Komplikationen in der Anästhesie. Springer, Berlin

Perrow C (1999) Normal accidents. Living with high-risk technologies. Princeton University Press, Princeton

Plsek P (2001) Redesigning health care with insights from the science of complex adaptive systems. In: Institute of medicine: crossing the quality chasm: a new health system for 21th century. National Academy Press, Washington, S 309–322

Pope C, Smith AF, Goodwin D, Mort M (2003) Passing on tacit knowledge in anaesthesia: a qualitative study. Med Educ 37:650–655

Rasmussen J (1979) On the structure of knowledge: a morphology of mental models in a man – machine systems context. Technical Report Riso-M-2192. Riso National Laboratory. Roskilde, Denmark

Rasmussen J, Lind M (1981) Coping with complexity. Technical Report Riso-M-2293. Riso National Laboratory. Roskilde, Denmark

Reason J (1990) Human error. Cambridge University Press, Cambridge UK

Reason J (1997) Managing the Risks of Organizational Accidents. Ashgate, Aldershot

Salas E, Dickinson TL, Converse SA, Tannenbaum SI (1992) Toward an understanding of team performance and training. In: Swezey RW, Salas E (Hrsg) Teams: their training and performance. Ablex Publishing, New Yersey, S 3–30

Schrappe M (2018) APS-Weißbuch Patientensicherheit. Herausgegeben vom Aktionsbündnis Patientensicherheit e.V. Medizinisch Wissenschaftliche Verlagsgesellschaft, Berlin

Schüttler J, Biermann E (2010) Der Narkosezwischenfall. Management kritischer Ereignisse und rechtliche Aspekte. Springer, Heidelberg

Sterman JD (1994) Learning in and about complex systems. Syst Dyn Rev 10:291–330

Strohschneider S (1992) Handlungsregulation unter Streß. Bericht über ein Experiment. Memorandum Nr. 3. Universität Bamberg, Lehrstuhl für Psychologie II, Bamberg

Vincent C (2006) Patient Safety. Elsevier, Edinburgh

Wachter R (2008) Fokus Patientensicherheit. ABW, Berlin

Waleczek H, Hofinger G (2012) Kommunikation über kritische Situationen im OP-Schwierigkeiten, Besonderheiten, Anforderungen. In: Hofinger G (Hrsg) Kommunikation in kritischen Situationen. Verlag für Polizeiwissenschaft, Frankfurt, S 149–166

Weyer J (2009) Dimensionen der Komplexität und Perspektiven des Komplexitätsmanagements. In: Weyer J, Schulz-Schaeffer I (Hrsg) Management komplexer Systeme: Konzepte für die Bewältigung von Intransparenz, Unsicherheit und Chaos. Oldenbourg, München, S 3–19

Weyer J, Schulz-Schaeffer I (Hrsg) (2009) Management komplexer Systeme: Konzepte für die Bewältigung von Intransparenz, Unsicherheit und Chaos. Oldenbourg, München

Woods D (1988) Coping with complexity: the psychology of human behaviour in complex systems. In: Goodstein L, Andersen H, Olsen S (Hrsg) Tasks, errors and mental models. Taylor & Francis, London, S 128–147

Fehler und „Menschliches Versagen“

3

Asystolie
Ein anästhesiologischer Assistenzarzt im zweiten Jahr der Weiterbildung narkotisiert in der HNO-Klinik einen 76-jährigen Patienten zur Laryngektomie und beidseitigen Neckdissektion. Eine Leberzirrhose des Patienten mit einhergehender Synthesestörung von Gerinnungsfaktoren bedingt diffuse Blutungen während der Operation. Der Operateur wendet daher wiederholt Tupfer mit unverdünntem Suprarenin zur lokalen Blutstillung an. Die systemische Resorption von Suprarenin bei einer gleichzeitig bestehenden Koronarinsuffizienz führt nach einer solchen „Lokalbehandlung“ zu einer Sinustachykardie und vereinzelten polytopen ventrikulären Extrasystolen bei dem Patienten. Dem Assistenzarzt ist der medizinische Zusammenhang zwischen der Adrenalingabe und der Entstehung von Extrasystolen nicht klar. Deswegen fordert er nicht den Operateur auf, die Gabe von Adrenalin zu beenden, sondern möchte stattdessen die Arrhythmien mit Lidocain behandeln. In seiner Aufregung verwechselt er jedoch die Ampullen Lidocain 2 % und Beloc 5 mg, die eine ähnliche Aufschrift tragen und nebeneinander im gleichen Fach des Narkosewagens liegen. Durch die Bolusgabe des β-Blockers erleidet der Patient einen Herzstillstand und wird reanimationspflichtig. Nachdem der Assistenzarzt den anästhesiologischen Oberarzt hinzugezogen hat, kann der Patient erfolgreich wiederbelebt werden. Dieser wird in der folgenden Woche ohne neurologische Residuen von der Intensivstation auf eine Normalstation weiterverlegt.

Die Analyse des geschilderten Falls erscheint einfach: Ein junger Assistenzarzt verwechselt zwei kardiovaskulär wirksame Medikamente und führt dadurch einen Herzkreislaufstillstand herbei. Beim Griff in die Medikamentenschublade lässt er nicht genug Sorgfalt walten, und im Nachhinein stellt sich auch die Indikation für die pharmakologische Intervention als nicht begründet heraus. Anstatt bei einem erfahrenen Kollegen nachzufragen, handelt er auf eigene Faust und gefährdet auf diese Weise das Leben eines Patienten. „Wer so einen schwerwiegenden Fehler begeht“, so der naheliegende Gedanke, „dem mangelt es möglicherweise an Motivation, Eignung oder Kompetenz und der ist für den Beruf des Anästhesisten nicht geeignet“. Aller-

M. St.Pierre und G. Hofinger, *Human Factors und Patientensicherheit in der Akutmedizin*,
https://doi.org/10.1007/978-3-662-60485-4_3

dings: Diese Interpretation fokussiert auf die Person, nicht auf das falsche Handeln, und sie beurteilt den Fehler anhand seiner Auswirkungen. Dass die personenzentrierte Sicht kaum hilfreich ist, wenn Sicherheit verbessert werden soll, wird später in diesem Kapitel gezeigt. Zunächst betrachten wir aber den Unterschied zwischen fehlerhaften Handlungen und fehlerhaften Ergebnissen. Ein alltägliches Beispiel soll helfen, diese Aussage zu verdeutlichen:

3.1 Was ist ein Fehler?

Eine alte Dame sitzt am Fenster und geht ihrer alltäglichen Lieblingsbeschäftigung nach (Abb. 3.1): Sie sieht auf die Straße und beobachtet Passanten. Die jahrzehntelange Routine wird heute durch ein Ereignis unterbrochen: Die alte Dame passt einen Moment nicht auf und schiebt mit ihrem Arm einen Blumentopf über das Fensterbrett – sie macht einen Fehler. Die Konsequenzen dieses Fehlers können im günstigsten Fall darin bestehen, Scherben und Blumenerde auf dem Gehsteig entfernen zu müssen, aber ungünstiger auch darin, dass der Rettungsdienst zur Versorgung eines Schädelhirntraumas alarmiert werden muss. Die Schwere der Konsequenzen ist dabei unabhängig von der Art und Weise, wie es zu diesem Fehler kam. Die äußeren Umstände, die weder etwas mit der Person noch mit der Art des Fehlers zu tun haben, entscheiden über das Ergebnis der unachtsamen Armbewegung.

Dieses alltägliche Beispiel eines Fehlers während der Ausführung einer Handlung illustriert sehr anschaulich verschiedene Möglichkeiten, ‚Fehler' zu verstehen.

Zum einen können Fehler als **das unerwünschte Ergebnis von Handlungen** gesehen werden: Ein Blumentopf zerbricht und ein Mann erleidet ein Schädel-Hirn Trauma. Diese Sichtweise fokussiert auf **das Resultat einer Handlung** und auf die Konsequenzen, die daraus folgen. Sie impliziert, dass eine Handlung (nur dann) als fehlerhaft zu bewerten sei, wenn negative Konsequenzen daraus erwachsen. Konsequent weiter gedacht würde dies bedeuten, dass der Absturz des Blumentopfs aus dem 2. Stock einen schwerwiegenderen Fehler darstellt als die gleiche Unaufmerksamkeit im Erdgeschoss. Ein Fehlerverständnis, das die Frage nach dem Fehler darauf begrenzt, welche unerwünschte Folge eine Handlung verursacht hat (z. B. einem Patienten wird ein β-Blocker als Bolus verabreicht und er wird deswegen asystol), ist in der Medizin verbreitet. Nimmt man diese Sichtweise ein, dann reicht es einfach zu fragen, was mit dem Patienten geschehen ist. Der zeitliche und situative Kontext in dem sich der Fehler ereignet hat, spielen dabei keine Rolle. Diese Sichtweise wird von der Vorstellung geleitet, dass es einen qualitativen Zusammenhang zwischen **einer Auswirkung und deren Ursache** gibt: je schlechter das Outcome, desto schlechter muss die Quelle dafür gewesen sein: ungenügende Qualifikation, mangelnde Motivation, Selbstzufriedenheit, Unaufmerksamkeit, zweifelhafte moralische Einstellung etc.

Zum anderen können Fehler jedoch auch als **falsche Handlung** oder als das **Fehlen einer richtigen Handlung** angesehen werden. Bei dieser Betrachtungsweise fragt man warum eine Handlung so und nicht anders vollzogen wurde, und man möchte von den möglichen psychischen Prozessen erfahren, die zu einer Fehlhandlung führten. Im Mittelpunkt dieser Perspektive steht dabei weniger das Ergebnis eines Fehlers als vielmehr der **Weg,** der zum Unfall geführt hat. Prozesse der Informationsverarbeitung (Wahrnehmung, Gedächtnis, Aufmerksamkeit), die Handlungsziele und Pläne, Teamarbeit und Kommunikation werden auf ihre Rolle als mögliche Fehlerquellen hin untersucht, im vorliegenden Fall beispielsweise eine Störung der Aufmerksamkeit. Handlung und Konsequenz werden in dieser Sichtweise strikt getrennt, denn es sind Faktoren außerhalb der Person die darüber entscheiden, ob eine Fehlhandlung banale oder schwerwiegende Konsequenzen hat. Für den Fehler der alten Dame waren solche Faktoren: es gab kein Geländer am Fensterbrett, die Hausordnung untersagte das Aufstellen von Blumentöpfen nicht, ausgerechnet zum Zeitpunkt des Absturzes ging ein Passant unter dem Fenster vorbei etc. (Abb. 3.1).

Bei genauerer Betrachtung ist diese Sichtweise jedoch auch nicht unproblematisch: Macht man sich auf die Suche nach „Fehlerquellen", so steht man in Gefahr, Fehlerhaftes mit Fehlerhaftem erklären zu wollen. Damit eine Handlung falsch ausgeführt oder eine korrekte Handlung unterlassen wird muss – so die zugrunde liegende Annahme – ein vorausgehender Prozess ebenfalls pathologisch gewesen sein. Stellt man beispielsweise im Fall der alten Dame am Fenster eine „Störung der Aufmerksamkeit" fest, so verkennt man die grundlegende Tatsache, dass Aufmerksamkeit als begrenzte Ressource kontextabhängig immer auf verschiedene Aufgaben verteilt wird (Kap. 8) und damit keinesfalls ‚gestört' sein muss, um das Resultat erklären zu können. Wenn im Rückblick offensichtlich wird, dass die Aufmerksamkeit der alten Dame in dieser Situation besser dem Blumentopf gegolten hätte, so begründet dies keinen pathologischen Mechanismus („Störung von XYZ"), sondern verdeutlicht lediglich die Bedeutung einer Erkenntnis in der Rückschau. Somit ergibt sich neben den beiden „klassischen" Positionen noch eine weitere Sichtweise auf Fehler, die keinesfalls neu ist, aber eine grundlegende Kritik an den vorherrschenden Paradigmen des Fehlerverständnisses darstellt: Was wir als ‚Fehler' bezeichnen stellt eine normale Arbeitsweise des Gehirns dar und ist untrennbar mit menschlicher Intelligenz verbunden. Aus diesem Grund hat bereits Ende der 80er Jahre des vergangenen Jahrhunderts Jens Rasmussen, ein Pionier der Sicherheitsforschung, die Sinnhaftigkeit der Suche nach „Fehlermechanismen" und Ursachen für menschliches

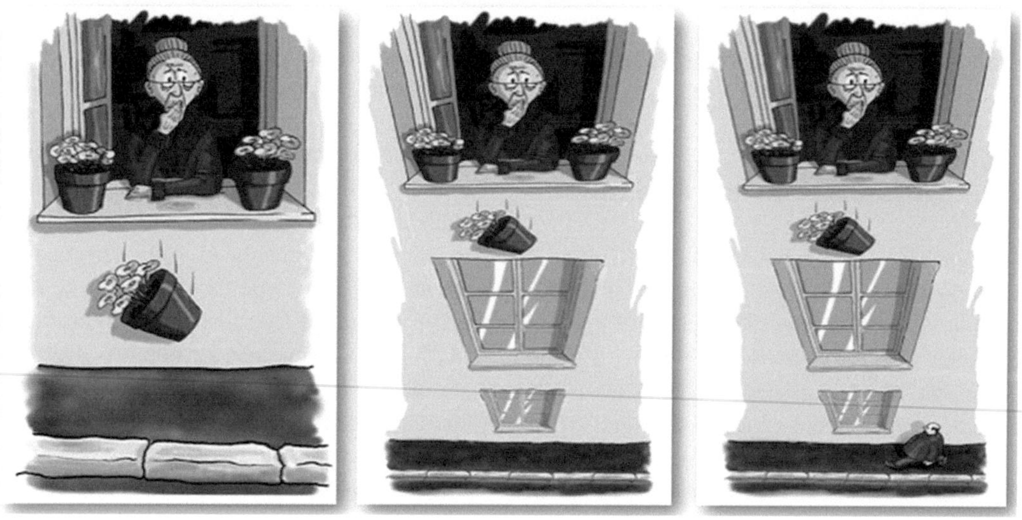

Abb. 3.1 Der Unterschied zwischen Fehlern und Konsequenzen. Ein Moment der Unaufmerksamkeit bedingt, dass ein Blumentopf vom Fensterbrett geschoben wird. Obwohl die Fehlhandlung jeweils gleich ist, unterscheiden sich die Konsequenzen in Abhängigkeit davon, ob die Dame im Erdgeschoss (links) oder im zweiten Stock wohnt (Mitte) und ob in genau diesem Augenblick ein Passant unter dem Fenster vorüber läuft (rechts) (mit freundlicher Genehmigung Jean Pariès, Dedale SAS)

Versagen („human error") bezweifelt: Für ihn, und für viele Sicherheitsforscher nach ihm, liegen dem Erfolg und dem Irrtum immer die gleichen Ursachen zugrunde, die sich nur im Rückblick und in einem Kontext, der unerwünschte Ergebnisse nicht verzeiht, als fehlerhaft darstellen (Gilbert et al. 2007; Hollnagel und Amalberti 2001; Rasmussen et al. 1987; Rasmussen 1990; Woods et al. 1994; Wehner 1992).

Aus dem Gesagten ergibt sich, dass man die Frage „Wer war schuld daran?" verlassen muss, wenn man Fehler, Unfälle und Zwischenfälle wirklich verstehen will. Andere Fragen sind zielführender, wie beispielsweise:

1. Was genau wurde falsch gemacht; War der Denkprozess betroffen oder die Ausführung einer Handlung?
2. Warum wurde etwas falsch gemacht; Welche psychischen Mechanismen haben bei der Unfallentstehung eine Rolle gespielt?
3. Warum erschien die Handlung der betreffenden Person zum Zeitpunkt der Ausführung stimmig und sinnvoll?
4. Welche Kontextfaktoren und Rahmenbedingungen waren wirksam (Team, Organisation, Supervision, Arbeitsplatzgestaltung, Technik, …)?

3.2 Klassifikation von Fehlern

Wenngleich eine grundsätzliche Kritik am Fehlerbegriff möglich ist, so überwiegt im Alltag die Sichtweise von Fehlern im Sinne von falschen Handlungen. Seit Freuds „Psychopathologie des Alltagslebens" (Freud 1901) gibt es viele Ansätze, Fehler zu klassifizieren (Überblick z. B. in Sharit 2006; Wallace und Ross 2006; Hofinger 2012). Allerdings gibt es bis heute keine Fehlertaxonomie, die – von allen Psychologen befürwortet – ein umfassendes Bild menschlichen Fehlverhaltens beschreiben würde. Weitgehende Einigkeit herrscht darüber, dass man nur von einem Fehler sprechen kann, wenn:

- eine **Absicht** zum Handeln bestand,
- ein **Ziel** verfolgt wurde,
- es in der Kette der Ereignisse an zumindest einer Stelle eine **alternative Handlungsweise** gegeben hätte.

Allen Klassifikationen von Fehlern im Sinne von **falschen Handlungen** ist gemeinsam, dass sie eine Unterscheidung treffen, ob **etwas falsch gemacht** wurde (Ausführungsfehler) oder ob **etwas Falsches gemacht** wurde (Planungsfehler: regelbasierte Fehler, wissensbasierte Fehler). Die bekannteste Klassifikation basiert auf den Arbeiten von Norman (Norman 1981) und wurde durch den englischen Kognitionspsychologen James Reason (1990) bekannt (Abb. 3.2).

Nach Reason werden Fehler, die zu Zwischenfällen oder Unfällen führen, auf drei unterschiedliche Kriterien hinterfragt:

1. Auf welcher Ebene der Handlungskontrolle werden Fehler gemacht? (Fehler in der Ausführung vs. Fehler in der Planung)
2. Wird eine Fehlhandlung absichtlich gemacht? (Fehler und Regelverstöße)
3. Wie lange vor dem Unfall und auf welcher Ebene einer Organisation wurde ein Fehler gemacht? (Aktive und latente Fehler)

Neben diesen auf das Individuum bezogenen Fehlern sind viele akutmedizinische Behandlungsfehler in der Tatsache begründet, dass kritische Situationen mit Personen aus unterschiedlichen Berufsgruppen bewältigt werden müssen. Fehler entstehen durch die Art und Weise, wie miteinander kommuniziert wird (oder auch nicht), wie ein Problem gelöst wird (oder auch nicht) und ob alle zur Verfügung stehende Ressourcen genützt werden (oder eben nicht). Somit kommen zur Klassifikation nach Reason

- Fehler in der Teamarbeit und
- Fehler beim Problemlösen.

als Ursachen für Zwischenfälle und Unfälle in der Akutmedizin dazu.

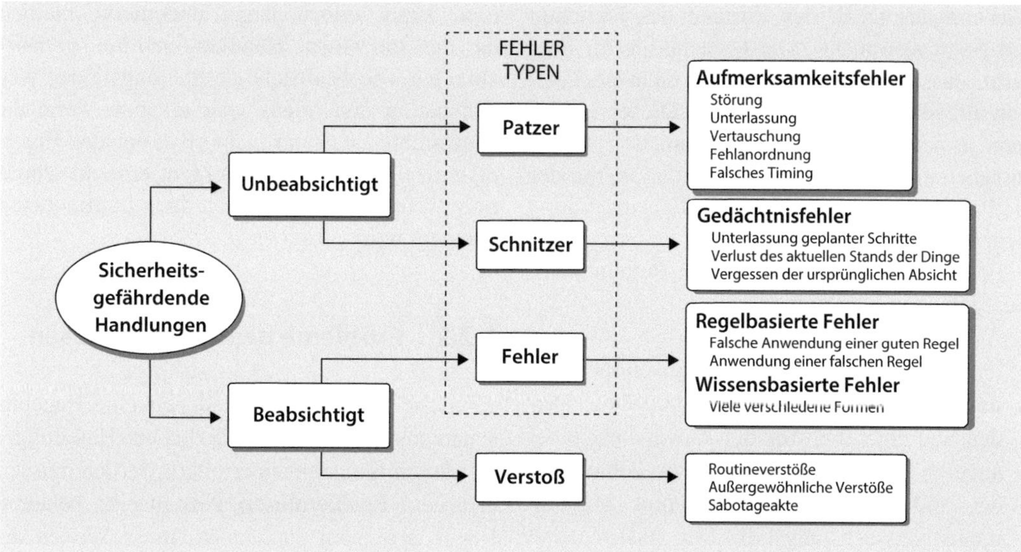

Abb. 3.2 Fehlerklassifikation (modifiziert nach Reason 1990)

3.2.1 Fehler in der Ausführung und Fehler in der Planung

Von einem Fehler kann man nur dann reden, wenn jemand etwas tun wollte, also eine Absicht zu handeln bestand. Oder, um es in der Sprache der Psychologie zu fassen: der Fehlerbegriff ist nur auf **intentionale Handlungen** anwendbar. Eine Handlung wird mit einer Absicht durchgeführt und kann das Ziel dieser Absicht doch nicht erreichen: Dort, wo ich eigentlich hinwollte, komme ich nicht an. Hieraus lässt sich bereits die erste grundlegende Unterscheidung (z. B. Norman 1981) ableiten:

Ausführungsfehler

Ein Fehler bei der Ausführung einer Handlung bedeutet, dass ein Misserfolg eintritt, weil Handlungen anders ausgeführt werden als sie ursprünglich geplant waren. Die geplante Handlung ist zwar angemessen, jedoch weicht die ausgeführte Handlung vom beabsichtigten Verlauf ab. Ein Beispiel ist die geschilderte Medikamentenverwechselung. Je nachdem, wo der Ursprung der Abweichung liegt, lassen sich Ausführungsfehler nochmals unterteilen in

- **Aufmerksamkeitsfehler**, die vor allem dann auftreten, wenn automatisierte Handlungen in vertrauter Umgebung durchgeführt werden, und
- **Gedächtnisfehler**, bei denen Teile von Arbeitsabläufen nicht korrekt erinnert werden; im Gegensatz zu Aufmerksamkeitsfehlern sind Gedächtnisfehler weniger auffällig und somit nicht gut beobachtbar.

Im Fallbeispiel zu Beginn des Kapitels bestand ein Grund der Fehlhandlung in der Tatsache, dass die Aufmerksamkeit des Anästhesisten nicht auf der Beschriftung des Medikamentes, sondern auf der Interpretation des pathologischen EKGs lag. Was im Rückblick als Aufmerksamkeitsfehler angemahnt werden kann („Der Arzt hätte besser daran getan, sich auf das Medikament zu konzentrieren!“) war in der normalen Funktionsweise des Gehirns begründet, die begrenzten Ressource Aufmerksamkeit kontextabhängig zu verteilen (Kap. 8).

Planungsfehler

Wird ein Fehler bei der Planung einer Handlung begangen, so verläuft die Handlung zwar wie beabsichtigt, jedoch bleibt die erwünschte

Wirkung aus (z. B. der Zustand des Patienten verbessert sich nicht). Die Ursache hierfür liegt darin, dass der Plan schlichtweg nicht geeignet war, um das Problem zu lösen. Dieser „Plan" kann je nach Anforderung der Situation anders aussehen und bedeutet in einer Situation, mit der die Person vertraut ist, lediglich die Anwendung einer Regel.

Fehler in der Anwendung von Regeln kommen dann vor, wenn:

- …„**gute" Regeln falsch angewendet werden,** weil Begleitumstände übersehen werden, die eigentlich für die Anwendung einer anderen Regel sprechen. Dieser Fehler war der andere Aspekt bei unserem Medikamentenverwechslungsfall: Der Assistenzarzt traf die Entscheidung, Lidocain zur Therapie der ventrikulären Extrasystolen einzusetzen, weil er Besonderheiten der Situation nicht berücksichtigte: Das pathologische EKG war nicht auf eine myokardiale Grunderkrankung zurückzuführen, sondern auf kurzfristige exzessive Plasmaspiegel von Adrenalin. Die geeignete Regel wäre gewesen den Chirurgen unter Hinweis auf die vitale Bedrohlichkeit zu bitten, eine erneute Gabe zu unterlassen und das Abfluten des Katecholamins abzuwarten.
- …eine **„falsche" Regel Anwendung findet,** z. B. weil die „gute" Regel nicht erinnert wird
- …eine **„gute" Regel nicht angewendet wird,** weil man entweder mit der Regel nicht vertraut war oder sich nicht rechtzeitig an sie erinnern konnte.

Fehlt Regelwissen für die Situation, so muss man einen Plan aus dem vorhandenen Wissen generieren. Hier können Fehler entstehen, weil das Wissen ungenügend ist, etwas Falsches bewusst und als Grundlage für Entscheidungen herangezogen wird, oder Wissen im falschen Kontext angewendet wird. Fehler in der Planung können schwieriger zu entdecken sein und Patienten stärker gefährden als Fehler in der Ausführung. Weicht eine Handlung vom geplanten Verlauf ab, fällt dies Menschen aufgrund des unmittelbaren Feedbacks aus der Umwelt meist schnell auf. Ein unangemessener Plan kann jedoch lange unbemerkt bleiben, da die einzelnen Handlungsschritte genauso ablaufen wie beabsichtigt. Planungsfehler werden häufig erst relativ spät erkannt, wenn das angestrebte *Ziel* (und nicht etwa nur das Ergebnis einzelner Handlungen) nicht erreicht wurde, oder wenn man von anderen darauf aufmerksam gemacht wird.

3.2.2 Probleme beim Problemlösen

Kritische Situationen, bei denen eine Lageeinschätzung und die erforderlichen Handlungen erst durch Nachdenken ermittelt werden müssen, erfordern **Problemlösen.** Anstatt eine bekannte Regel anwenden zu können, muss Wissen aus dem Gedächtnis abgerufen und auf die Situation hin angewandt werden (Kap. 2). Aber gerade dieses Nachdenken, die entscheidende Ressource beim Problemlösen, ist aus verschiedenen Gründen anfällig für Fehler:

- Denken arbeitet langsam und kostet daher Zeit. Auch kann nur ein Gedanke auf einmal gedacht werden **(„System 2 Prozesse").** Beide Faktoren begrenzen die gedankliche Verarbeitung (die kognitive Kapazität), sodass Menschen diese wertvolle Ressource so effizient (und selten) wie möglich einsetzen müssen. Wann immer es möglich ist, wird daher bewusstes Nachdenken vermieden und stattdessen auf gedankliche „Abkürzungen" (**Heurismen**) oder regelbasiertes Verhalten zurückgegriffen (Kap. 6).
- Neben den gedanklichen „Abkürzungen" haben vor allem systematische Abweichungen von einer rationalen Weltsicht (**kognitive Verzerrungen;** *cognitive bias*), einen wesentlichen Einfluss darauf, dass Entscheidungsprozesse schnell und unbewusst zu Ende kommen.
- Alle Pläne basieren auf dem subjektiven Bild der gegenwärtigen Situation. Wenn jedoch wesentliche Informationen fehlen und daher in diesem Bild nicht berücksichtigt werden konnten, sind diese **mentalen Modelle** unvollständig oder gar falsch. Daraus

resultierende Handlungen sind gefährdet, von Beginn an fehlgeleitet zu sein.

Das Grundgefühl, kompetent und damit Herr der Situation zu sein, ist wesentlich für zielgerichtetes Handeln (Kap. 4). Vereinfachte Vorstellungen über die Natur des Problems und über therapeutische Maßnahmen stärken dieses Grundgefühl. Wer hingegen viel über ein Problem nachdenkt, merkt, dass Komplexität, Unsicherheit und empfundenes Risiko steigen. Daraus erwächst ein unangenehmes Gefühl der Inkompetenz. Um dieses Gefühl zu vermeiden, neigen Menschen dazu, mentale Modelle zu wählen, die das Gefühl, alles unter Kontrolle zu haben, bestärken. Gleichzeitig besteht die Tendenz, widersprüchliche Informationen, die das mentale Modell infrage stellen, zu ignorieren (Kahneman et al. 1982; Dörner 1989; Dörner et al. 1983).

Erfolgloses **Problemlösen** kann durch Prozesse auf jeder dieser Stufen entstehen. Analysiert man Problemlöseprozesse, so wiederholen sich bestimmte Phänomene im Umgang mit komplexen Problemen (Dörner 1989, 1999; Dörner und Schaub 1995).

Häufige Schwächen beim Umgang mit komplexen Problemen

- Ein Problem wird nicht einkalkuliert („Planoptimismus").
- Nur Information, die zu den eigenen Annahmen passt, wird zur Kenntnis genommen.
- Es wird ohne ausreichende Zielklärung und Planung ad hoc gehandelt.
- Zielkonflikte werden nicht beachtet.
- Bei der Planung werden Nebenwirkungen und Risiken vernachlässigt.
- Die Auswirkungen des Handelns werden nicht kontrolliert.

In den Kap. 6 und 7 werden Fehler beim Umgang mit Informationen, Zielbildung und Planen als relevante Schritte der Handlungsorganisation beim Problemlösen besprochen. Auch bei diesen Phänomenen handelt es sich nicht um pathologische Fehlermechanismen, selbst wenn ungünstige Entscheidungen resultieren. Aus Sicht der psychischen Regulation kann es durchaus notwendig und sinnvoll sein, ein Übermaß an Information auszublenden, um handlungsfähig zu bleiben. Unter diesem Aspekt ist die Selektion von Information kein Fehler. Nur dadurch, dass man in der Rückschau feststellt, dass dadurch Wissen „verloren" ging, das man für die Einschätzung einer Situation benötigt hätte, wird dieses Phänomen zu einem Fehler.

3.2.3 Aktive Fehler und latente Bedingungen

Nach Reason ist eine weitere Unterscheidung wichtig, um zu verstehen, wie Menschen zu Zwischenfällen und kritischen Situationen beitragen: Fehler, die die Sicherheit des Patienten gefährden, können aktiv von der Person begangen werden, die den Patienten in einer konkreten Situation behandelt. Sie können aber auch das Resultat von Entscheidungen sein, die vollkommen losgelöst von der konkreten Situation getroffen wurden (z. B. vom Krankenhausmanagement, der Klinikleitung, Dienstplangestaltung oder den Herstellern von Medikamenten und medizinischer Ausrüstung). Diese Fehler „schlummern" latent im System verborgen. Es kann mitunter Jahre dauern, bis sie in einer bestimmten Konstellation „zum Leben erwachen" und zu einem Zwischenfall beitragen. Aktive Fehler und latente Bedingungen unterscheiden sich daher in zwei Punkten:

- Dem „Ort" im Arbeitssystem, an dem sie auftreten und
- der Zeit, die verstrichen ist, bis die Fehlhandlung zu einem unerwünschten Ergebnis führt.

Aktive Fehler

Aktive Fehler werden von Menschen unmittelbar an der Schnittstelle Mensch-System (oder Arzt-Patienten-Schnittstelle) begangen, also am „scharfen Ende" einer Organisation (Reason 1990), da, wo man „sich schneiden" kann. Aktive Fehler sind sichtbar, lösen Zwischenfälle oder Unfälle direkt aus und haben somit **unmittelbare Konsequenzen.** Weil aktive Fehler leicht identifizierbar sind und vermeintlich nur eine Ursache haben (nämlich die beteiligte Person) werden sie Gegenstand des öffentlichen Interesses und führen häufig zur Sanktionierung der Beteiligten. Medikamentenverwechslungen sind klassische Beispiele für aktive Fehler.

Latente Bedingungen

Sicherheitskritische Entscheidungen werden nicht nur unmittelbar in Patientennähe getroffen, sondern wesentlich häufiger weitab vom klinischen Geschehen. Man spricht hier von latenten Bedingungen. Diese Entscheidungen stammen mitunter von Menschen, die mit Patienten weder räumlich noch zeitlich direkt in Kontakt sind und daher wenig Einblick in und Verständnis für mögliche Fern- und Langzeitwirkungen ihrer Handlungen haben. Wesentlich erscheint hierbei, dass es sich nur aus der Sicht der Patientensicherheit um einen „latenten Fehler" handelt. Im Hinblick auf die Erfüllung anderer Ziele der Organisation (z. B. hoher Patientenumsatz, steigende OP-Zahlen, Sparsamkeit und Ökonomie) waren die Maßnahmen möglicherweise zielführend und stimmig. Latente Fehler sind somit Entscheidungen „am stumpfen Ende" der Organisation (fernab vom Skalpell), die auf allen Ebenen, von direkten Vorgesetzten bis zur Verwaltung, getroffen werden. Latente Fehler können in Strukturen (z. B. bauliche Gegebenheiten), Prozessen (z. B. Ausbildung, Dienstplangestaltung) oder Ressourcen (z. B. look-alikes verwendeter Medikamente, Einrichtung des Arbeitsplatzes) akutmedizinischer Organisationen vorliegen. Sie haben **keine unmittelbaren Konsequenzen** und bleiben solange unbemerkt, bis sie in Kombination mit lokal auslösenden Faktoren, beispielsweise aktiven Fehlern, die „Schutzbarrieren" eines Systems durchbrechen. Analysen von Katastrophen aus Industrie und Raumfahrt zeigen, dass latente Fehlbedingungen unter Umständen über ein Jahrzehnt bestehen können.

Jedes komplexe Arbeitssystem beinhaltet zu jedem Zeitpunkt eine große Anzahl latenter Fehler, die eine Bedrohung der Sicherheit darstellen. Der Umstand, dass die Ampullen Lidocain 2 % und Beloc 5 mg damals herstellerbedingt eine zum Verwechseln ähnliche Aufschrift trugen (Abb. 5.7) und im Narkosewagen zwei nebeneinander liegenden Fächern zugeordnet wurden, stellen gleich zwei Beispiele für latente Bedingungen dar, die die Medikamentenverwechslung begünstigt haben.

▶ Latente Bedingungen „schlummern" im System, bis sie im Zusammentreffen mit einem aktiven Fehler einen Unfall mitverursachen.

3.2.4 Fehler in der Teamarbeit

Teamarbeit ist ein essenzieller Bestandteil der Patientenversorgung in der Akutmedizin. Zwischen guter Teamarbeit und der erfolgreichen Bewältigung von kritischen Situationen besteht ein enger Zusammenhang (z. B. Schmutz und Manser 2013; Manser 2009; Weaver et al. 2010; Raeder et al. 2009; Wheelan et al. 2003); ungenügende Teamarbeit und mangelhafte Kommunikation tragen maßgeblich zur Entstehung von Fehlern bei (z. B. Barrett et al. 2001; Morey et al. 2002). Eine der Hauptgründe für die unzureichende Organisation des Teams und der Teamarbeit ist ein fehlendes Verständnis von der Wichtigkeit der Zusammenarbeit und den richtigen Handlungen im Team. Wo dieses Verständnis nicht vorhanden ist, können Konflikte zwischen Teammitgliedern und unzureichende Kommunikation die Zusammenarbeit behindern, Ressourcen verschwenden oder neue Probleme erst schaffen. Da, wo die Bedeutung von Teamarbeit grundsätzlich nicht gesehen wird, wissen Teammitglieder zwar häufig, dass sie eine andere Situationseinschätzung haben als ihre Mitstreiter, nehmen diesen Umstand aber widerspruchslos hin. Das Widerstreben, Meinungen und Handlungen von Teammitgliedern infrage zu stellen, selbst wenn Zweifel an der Richtigkeit einer Diagnose oder der Angemessenheit einer Maßnahme bestehen, kann ernste Konsequenzen für den Patienten haben. Ein Chirurg, der über die Verwendung von Suprarenin-Tupfern nicht informiert, und ein Anästhesist der nicht nachfragt, ob vielleicht Maßnahmen des Chirurgen für den veränderten Zustand des Patienten verantwortlich sein könnten, sind Hinweise auf ungenügende Teamarbeit in diesem Operationssaal. Fehler in der Teamarbeit und Maßnahmen zu deren Vermeidung werden im Detail in Kap. 11 dargestellt.

3.3 Zwischenfälle verstehen – Modelle der Unfallentstehung

Wie zu Beginn des Kapitels dargelegt, gibt es verschiedene Sichtweisen um Fehler zu verstehen. Aber auch die Analyse eines Unfalls geschieht immer mithilfe eines Modells, d. h. einer Reihe an (teilweise unbewussten) Annahmen über die zugrunde liegenden Mechanismen, die zu dem unerwünschten Ereignis geführt haben. Modelle erklären, warum Unfälle passieren, welche Rolle der menschliche Fehler dabei spielt, und sie bestimmen auch, welche Konsequenzen wir als hilfreich oder als unwirksam betrachten: Wir finden, wonach wir suchen und behandeln, was wir finden (Rasmussen 1997). Jedes Modell vereinfacht dabei die Welt, betont bestimmte und vernachlässigt andere Aspekte, sodass es nicht *das eine* richtige Modell gibt, sondern verschiedene Ansätze, die sich gegenseitig ergänzen und von denen manche je nach Komplexität des zu betrachtenden Arbeitsumfeldes und je nach Zielsetzung und Qualifikation des Analyseteams hilfreicher sind als andere (Hollnagel 2002).

> Jedes Modell der Unfallentstehung vereinfacht, indem es bestimmte Aspekte betont und andere Aspekte vernachlässigt. Aus diesem Grund gibt es nicht *das eine* richtige Modell, sondern verschiedene Erklärungsansätze, die sich gegenseitig ergänzen.

Im Verlauf der letzten 100 Jahre haben sich die Modelle der Unfallentstehung und die daraus resultierenden Methoden und Ziele der Unfallanalyse verändert. Der wesentliche Grund liegt in dem Wandel der Arbeitswelt von einfachen, technikzentrierten, überwiegend linearen Arbeitsprozessen hin zu komplexen sozio-technischen Systemen. In diesen Systemen entsteht eine Störung (Unfall) nicht zwangsläufig mehr durch eine vorausgehende Störung (Versagen von Einzelkomponenten), sondern Komplexität bedingt, dass Unfälle als spontanes („emergentes“) Phänomen aus dem Zusammenspiel völlig normaler und funktionsfähiger Komponenten entstehen können. Parallel zur wachsenden Einsicht in die Entstehung von Unfällen hat sich auch das Verstandnis der Rolle des Menschen in Unfällen (Stichwort „Menschlichen Versagen“) gewandelt (Dekker 2019). Der Mensch wird nicht mehr vorrangig als ‚Risikofaktor‘ in ansonsten sicheren Systemen gesehen, sondern als wesentlicher Akteur, der durch seine Fähigkeit, sein Handeln zu variieren und an ständig wechselnde Umgebungsbedingungen und Zielkonflikte anzupassen, Sicherheit erst entstehen lässt. Die folgenden Modelle sind in der Akutmedizin wichtig oder wichtig gewesen:

- Personenbezogene Modelle
  - Accident Proneness
  - „Bad Apple“ Theorie
- Sequenzielle Modelle
  - Heinrichs Domino-Theorie
- Sequenzielle Modelle mit systemischen Anteilen
  - James Reasons Schweizer Käse -Modell
- Systemische Modelle
  - Komplexitätstheorie
  - „Safety-II“
  - „Drift in Richtung Versagen“

Sie werden hier kurz vorgestellt, weil die Art, wie die Entstehung von Unfällen erklärt wird, die Gegenmaßnahmen bestimmt.

3.3.1 Personenbezogene Modelle

Zu Beginn des 20. Jahrhunderts galten die Bemühungen im Arbeitsschutz der mechanischen Unfallprävention bei den verwendeten Maschinen (Schutzgitter, Abdeckungen etc.)

sowie der Eignung der eingesetzten Personen für die jeweilige Arbeit. Ein im Bereich der Arbeitssicherheit damals intensiv diskutierter Humanfaktor war die sogenannte ‚Unfallneigung' (‚accident proneness'), mit der erklärt werden sollte, warum manche Arbeitnehmer überzufällig häufig durch Arbeitsunfälle zu Schaden kamen. Als Ursache für diese Unfallneigung wurden überwiegend individuelle Eigenschaften identifiziert, die in der Sprache der damaligen Zeit als „physische, mentale oder moralische Defekte" beschrieben wurden (Burnham 2009). Wenngleich die Theorie der Unfallneigung als Persönlichkeitseigenschaft heute nicht mehr vertreten wird, scheint die Verteilung von Unfällen in der Bevölkerung nach wie vor ungleich verteilt zu sein, mit einer Häufung bei einer kleineren Gruppe an Arbeitnehmern (Visser et al. 2007). Die Gründe für dieses Phänomen sind unklar, können aber in der unterschiedlichen Arbeitsumgebung und der Natur der Aufgaben liegen, der einzelne Personen (gerade auch Experten) ausgesetzt sind. Auch im Gesundheitswesen sind die Vorstellung, dass es Individuen gibt, die Patientinnen und Patienten mehr als andere gefährden und der Gedanke, dass ein kleiner Prozentsatz an Mitarbeitenden den Löwenanteil an klinischen Komplikationen produzieren, nach wie vor lebendig. Die Diskussion zielt dabei auf den angemessenen Umgang mit diesen ‚unbelehrbaren' und ‚unkorrigierbaren' Mitarbeitenden (‚bad apples'; Dekker und Leveson 2014; Levitt 2014; Shojania und Dixon-Woods 2013; Wachter und Pronovost 2009) verbunden mit der Frage, ob hier ein systemischer Lösungsansatz nicht an seine Grenzen kommt. Die vorgeschlagenen Lösungsansätze bestehen dabei nicht in systemischen Veränderungen, sondern in pädagogischen und disziplinarischen Maßnahmen sowie in einer Kündigung dieser Mitarbeiterinnen und Mitarbeiter. Auch die in der Medizin noch häufig anzutreffende Sichtweise, dass es sich bei ‚Human Factors' um defizitäre Eigenschaften handelt, die durch Training verbessert und durch strikte Befolgung von Arbeitsanweisungen eingedämmt werden sollen, zeigt Parallelen zum Gedankengut der ‚accident proneness'-Theorie.

Häufiger als die Vorstellung einer ‚Unfallneigung' bei Kolleginnen oder Kollegen dürfte im Alltag jedoch die **personenbezogene Perspektive** bei der Identifikation einer Unfallursache sein. Da in einer unbewussten Gleichstellung zur ‚accident proneness'-Theorie davon ausgegangen wird, dass die Entstehung des Unfalls auf persönliche Defizite der identifizierten Person zurückzuführen ist (mangelndes Wissen, mangelnde Motivation, Nachlässigkeit, Unaufmerksamkeit oder eine grundsätzlich mangelnde Eignung für den Beruf), sollen durch Bloßstellung und Belehrung sowie durch Androhung von Disziplinarmaßnahmen, rechtlichen und finanziellen Konsequenzen *(„naming, blaming and shaming")* erreicht werden, dass die verantwortliche Person sich der Tragweite ihrer Fehlhandlung bewusst ist und eine Wiederholung in Zukunft vermieden wird. Die Attraktivität des personenbezogenen Ansatzes liegt einerseits in der emotionalen Entlastung für alle anderen am Geschehen Beteiligten und andererseits in der Möglichkeit für Organisationen, notwendige und mitunter aufwendige Veränderungen vermeiden zu können, weil insuffiziente Mitarbeitende (‚bad apples') als vermeintliche Ursache aufgespürt und sanktioniert wurden. Auch wenn die Literatur zu Patientensicherheit seit mehreren Jahrzehnten unisono die Abkehr von dieser Sichtweise vertritt. scheint sie in der Kultur vieler Gesundheitseinrichtungen immer noch die „normale" Haltung (und wird z. T. auch juristisch gefordert).

3.3.2 Sequenzielle Modelle

Sequenzielle Modelle stellen Unfälle als das Ergebnis einer Serie individueller Schritte dar, die in der zeitlichen Reihenfolge ihres Auftretens angeordnet sind. Der letzte Schritt ist der Schaden, der durch das Ereignis entsteht. Sequenzielle Modelle gehen von der Annahme aus, dass ein System in seine Einzelteile zerlegt und die Betrachtung der Einzelteile isoliert vom Ganzen erfolgen kann. Am Anfang jeder Sequenz ist eine initiale Ursache zu finden (die sogenannte „root cause"), welche die darauf folgende

Ereigniskaskade auslöst. Diese Ursache lässt sich in der rückwärtsgerichteten Aufarbeitung eines Unfalls identifizieren und gegebenenfalls eliminieren. Sequenzielle Modelle sind sehr attraktiv, weil Menschen gerne in Kausalketten und nicht in kausalen Netzen denken (Dörner 1989).

> Sequenzielle Modelle der Unfallentstehung sind attraktiv, weil Menschen gerne in Kausalketten und nicht in kausalen Netzen denken.

Die erste und bekannteste Darstellung eines sequenziellen Modells wurde von Herbert William Heinrich (Heinrich 1941) entworfen. Heinrich verstand die Schädigung die infolge eines Unfalls als den Schlusspunkt einer Ereignisserie, die er mit einer Reihe hintereinandergestellter Dominosteine verglich. Sobald ein Stein umfiel, würde dieser zwangsläufig alle folgenden mit sich reißen. Anhand von fünf Dominosteinen (Abb. 3.3) beschrieb er eine Ereigniskette, bei der

- die Herkunft einer Person beziehungsweise deren soziale Umgebung ihre Fertigkeiten, Sichtweisen und Charakterzüge nachteilig verändert,
- sodass diese Person unaufmerksam oder fahrlässig wird, und dadurch
- eine unsichere Handlung begeht.
- Diese unsichere Handlung resultiert in einem Unfall, welcher
- zu Verletzungen oder Verlust des Lebens führen kann.

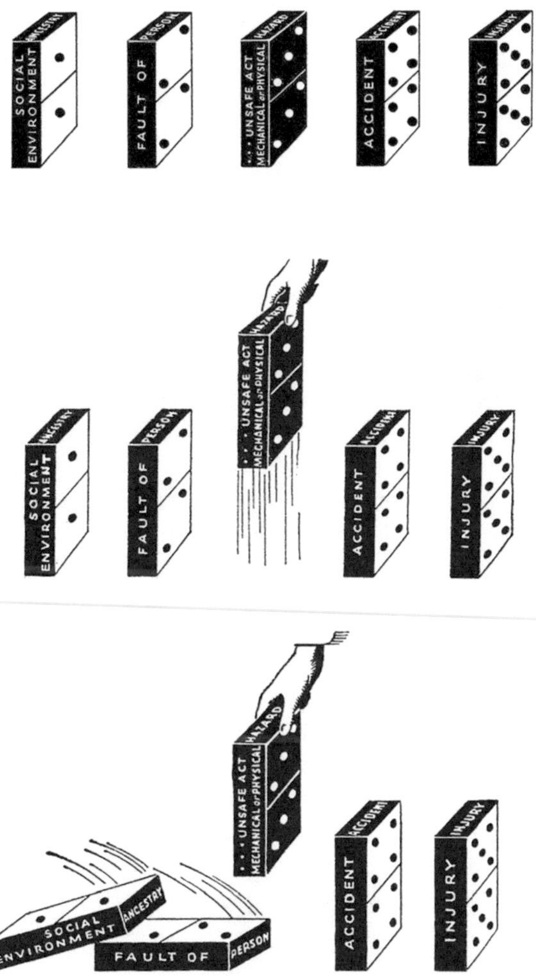

Abb. 3.3 Modell der Unfallentstehung nach William Herbert Heinrich („Domino-Modell"): Die Entstehung eines Unfalls ist als Serie hintereinandergestellter Dominosteine gedacht. Faktoren der Herkunft und sozialen Prägung prägen Mitarbeitende negativ („fault of person"), sodass diese unsichere Handlungen („unsafe acts") begehen oder sich in unangemessener Weise physischen Gefahren aussetzen (mechanical or physical hazard). Kommt es in Folge zu einem Unfall, kann dieser zu einem Schaden führen (oben). Industrielle Unfälle können wirksam verhindert werden, wenn es nicht mehr zu unsicheren Handlungen kommt (Mitte). Ein Umfallen von Dominosteine wird dann frühzeitig beendet und führt nicht mehr zu einem Unfall mit dem damit verbundenen Schaden (unten). (mod. nach Heinrich 1941)

Die Relevanz dieser Analogie lag für Heinrich in der Möglichkeit, die Ereigniskaskade dadurch unterbrechen zu können, dass ein oder mehrere Steine entfernt werden. Der Fokus von Heinrich lag dabei auf dem Mitarbeiter und dessen unsicherer Handlung (*„unsafe act";* von Heinrich als einziger Dominostein schwarz gezeichnet!), die er durch strikte Vorgaben und konsequente Sanktionen verhindern wollte (Dekker 2019). Referenzen zu Heinrichs Domino-Modell finden sich heute noch im Kontext grafischer Illustrationen von Risikomanagement- und Critical-Incident-Reporting-Systemen.

3.3.3 Sequenzielle Modelle mit systemischen Anteilen

Auch sequenzielle Modelle mit systemischen Anteilen beschreiben Unfälle auf dem Hintergrund eines Ursache –Wirkungsprinzips und mit einer linearen Richtung der Unfallentstehung. Die Entstehung wird dabei nicht mehr als das Umfallen einzelner Komponenten (Dominosteine) gedacht, sondern als im System enthaltende Energie, die Schaden herbeiführen kann, wenn dies nicht wirksam verhindert wird. Damit dieser Schaden nicht eintreten kann, beinhalten alle Modelle eine Reihe an Sicherheitsbarrieren, die je nach Autor in unterschiedlicher Anzahl vorhanden und unterschiedlich benannt sein können. Das bekannteste sequenzielle Modell mit systemischen Anteilen ist das „Käsescheibenmodell" *(„swiss cheese model")* von James Reason (1990, 2001; Abb. 3.4), welches aufgrund der weiten Verbreitung im Gesundheitswesen im Folgenden ausführlicher erläutert wirdl. In diesem Modell, welches über die Jahre mehrere substanzielle Veränderungen durchlaufen hat (Larouzee und Guarnieri 2015) ist die Entstehung eines Unfalls als Flugbahn eines Projektils beschrieben, das beim „Aufprall" seine Energie freisetzt und damit den Unfall auslöst. Um dies zu verhindern sind protektive Barrieren auf den Ebenen der Organisation, des Teams und der handelnden Personen zu finden. Wo immer das „Projektil der Unfallentstehung" auf Barrieren stößt, verhindert dies die Freisetzung von Energie: der Patient kommt nicht zu Schaden. Wäre jede Sicherheitsbarriere vollständig undurchlässig, würden in einer Organisation keine Unfälle mehr passieren und ein Streben nach „null Fehlern" wäre ein realistisches Ziel. Dies ist jedoch nicht der Fall. Der systemische Charakter des Käsescheibenmodells wird daran ersichtlich, dass die Sicherheitsbarrieren „Löcher" unterschiedlicher Größe haben. Diese Löcher entstehen einerseits durch latente Bedingungen, die bereits längere Zeit im System vorhanden sein können sowie andererseits durch aktive Fehler, die neue Durchlässigkeiten schaffen können. Darüber hinaus sind diese Barrieren nicht statisch, sondern in ständiger Bewegung zu denken. Zu einem Unfall kommt es erst in dem (höchst unwahrscheinlichen, aber dennoch möglichen) Moment, in dem Defekte in jeder der vorhandenen Barrieren so hintereinander zu liegen kommen, dass der Weg für das Projektil frei ist. Wichtig sind in dem Modell auch die zusätzlichen Faktoren *(local triggers),* die das Handeln mit beeinflussen. In der Akutmedizin kann dies z. B. eine Abweichung von der normalen Teamzusammensetzung sein, der Ausfall eins Geräts, oder auch äußere Faktoren wie eine bestimmte Wetterlage.

Beispiele für die Löcher in den Barrieren sind:

- **Latente Bedingungen auf der Ebene des Managements:** Entscheidungen des Managements oder Organisationsprozesse, die in bestimmter Hinsicht sinnvoll und zielführend, aus Sicht der Sicherheit jedoch als fehlerhaft zu bewerten sind. Z. B. Eine Organisationskultur, bei der Sicherheit eine untergeordnete Rolle spielt (Kap. 14, 15)
- **Psychologische Vorläufer ‚unsicherer Handlungen':** situationsbedingte Auslöser, Persönlichkeit des Handelnden, „Psycho-Logik" menschlichen Handelns (Kap. 4)
- **Sicherheitsgefährdende Handlungen:** aktive Fehler, Regelübertretungen

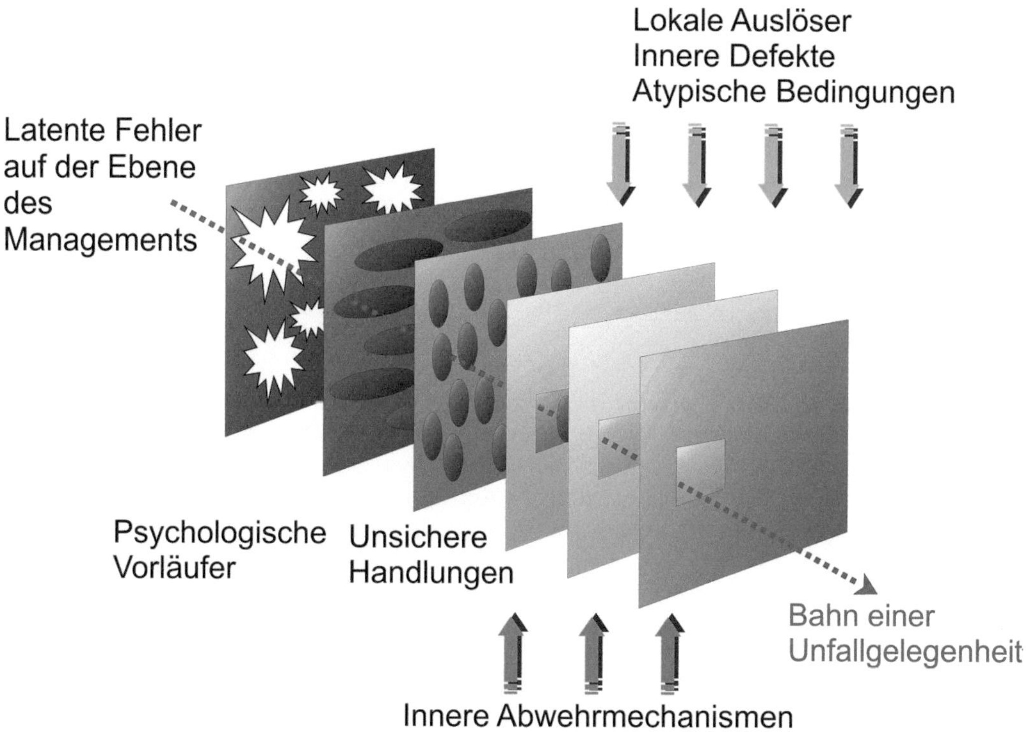

Abb. 3.4 Modell der Unfallentstehung nach James Reason: Eine komplexe Wechselwirkung von latenten Fehlern und einer Vielzahl an lokalen Faktoren führt zu einem Unfall. Die Bahn einer Unfallgelegenheit durchdringt dabei mehrere Abwehrsysteme. (Mod. nach Reason 1990)

Im Gegensatz zum personenbezogenen Modell geht die systemische Perspektive davon aus, dass in der Regel gut ausgebildete, kompetente und motivierte Personen in komplexen und fehleranfälligen Systemen arbeiten müssen. Unfälle sind nicht alleine aus dem Handeln einer Einzelperson erklärbar. Vielmehr machen Vorbedingungen und Handlungen auf allen Ebenen einer Organisation ein System so „verwundbar", dass dann eine Handlung ausreicht, um einen Zwischenfall entstehen zu lassen. In einem „vulnerablen System" rufen ähnliche Umstände ähnliche Fehler hervor, unabhängig davon, welche Person am Geschehen beteiligt ist. Das Modell zeigt auf, dass die psychologischen Vorläufer dieser Handlungen (also alles, was im Kopf eines Mitarbeiters vor sich geht), nur schwer zu kontrollieren sind. Ablenkung, Unaufmerksamkeit, Vergesslichkeit, Motivationsausrichtung und ein unvollständiges Bild der aktuellen Situation sind in einem komplexen Arbeitsumfeld keine Seltenheit. Damit sind sie aber auch nicht vorhersagbar. Latente Bedingungen hingegen liegen definitionsgemäß im System solange verborgen, bis sie zu einem Zwischenfall oder Unfall beitragen. Deshalb erscheint es wesentlich Erfolg versprechender, bei den Bemühungen um Patientensicherheit diese Bedingungen zu identifizieren und zu entschärfen, als sich auf die aktiven Fehler Einzelner zu konzentrieren (Eagle et al. 1992; Gaba et al. 1987).

▶ Die **systemische Perspektive** geht davon aus, dass gut ausgebildete, kompetente und motivierte Personen in komplexen und fehleranfälligen Systemen arbeiten müssen.

Zwischenfälle

Das „Käsescheibenmodell" wird häufig auch zur Analyse von Patientenschäden und in Fehlerberichtssystemen (Critical Incident Reporting Systems, CIRS) und zur grafischen Repräsentation der dort gewonnenen Ergebnisse hergenommen (Kap. 16). Durchschlägt das Projektil mehrere Verteidigungsbarrieren, wird aber aufgehalten, bevor es einen Unfall auslösen kann, spricht man von einem **Zwischenfall** (auch *„critical incident"* oder *„near miss"*). Kann keine Barriere den Verlauf stoppen, kommt es zum **Unfall.** Von ihrer Häufigkeit im Alltag her repräsentieren Unfälle die Spitze eines Eisberges. Sie sind gut sichtbar, zum Glück aber selten. Zwischenfälle sind derjenige Teil eines Eisbergs, der unter der Wasseroberfläche verborgen ist: Dieser Anteil ist zwar nicht sichtbar, stellt aber die Masse des Berges dar (Abb. 3.5). Während dieses Bild des Eisbergs die *quantitativen* Eigenschaften adäquat beschreibt (es gibt zum Glück deutlich weniger Unfälle als Zwischenfälle) so kommt es im Hinblick auf die *qualitativen* Eigenschaften von Zwischenfällen und Unfällen in komplexen sozio-technischen Systemen an seine Grenzen: Zwischenfälle sind qualitativ oft anders als Unfälle, und viele Unfälle brauchen keine defekten Komponenten als Voraussetzung, sondern entstehen durch die Interaktion normal funktionierender Systemkomponenten (Leveson 2011; Amalberti 2013; Besnard und Hollnagel 2014).

Da das Auftreten von Zwischenfällen durch die „Löcher" in den Sicherheitsbarrieren begünstigt wird, stellt die Identifikation dieser „Löcher" eine wertvolle Informationsquelle dar.

Wäre das Fallbeispiel vom Anfang des Kapitels in einem CIRS gemeldet worden, so könnte die Analyse folgendermaßen ausgesehen haben: Auf den ersten Blick scheint der Assistenzarzt ursächlich für den Zwischenfall verantwortlich. Seine fehlerhafte Einschätzung der Situation und seine unbemerkte Medikamentenverwechslung führen direkt die Asystolie des Patienten herbei. Bei einer tieferen Analyse der Bedingungen, die zu diesem Zwischenfall beigetragen haben, ergeben sich jedoch weitere Fragen:

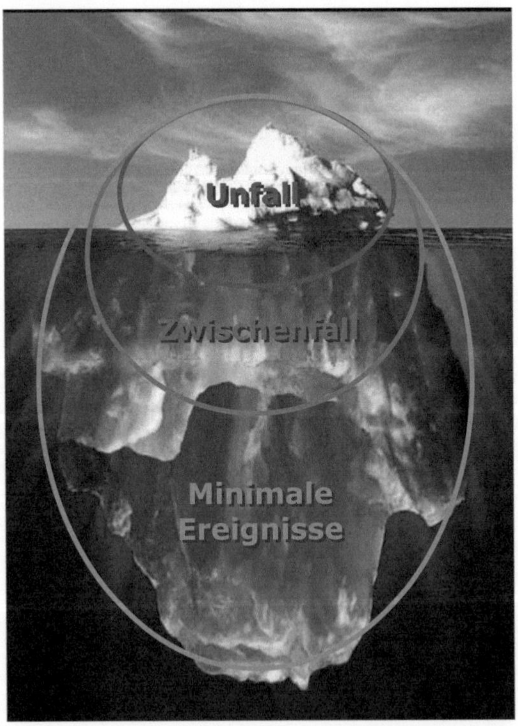

Abb. 3.5 Das Eisberg-Modell der Häufigkeitsverteilung von Unfällen, Zwischenfällen und minimalen Ereignissen. Unfälle stellen den sichtbaren Anteil unerwünschter Ereignisse in Organisationen dar. Wesentlich häufiger kommt es zu Zwischenfällen ohne Schaden, die dadurch aber in Organisationen nicht unmittelbar sichtbar sind

- Welches Teamverständnis herrscht in einem Operationssaal vor, in dem ein Operateur ohne Rücksprache mit seinem anästhesiologischen Kollegen Suprarenin in Reanimationsdosen lokal appliziert (Kap. 12)?
- Welche Beweggründe können einen unerfahrenen Arzt davon abhalten, Rücksprache mit einem Fach- oder Oberarzt zu nehmen, bevor hochpotente Antiarrhythmika appliziert werden (Kap. 7)?
- Warum war in all den Jahren bis zu dem Zwischenfall noch niemandem aufgefallen, dass zwei Medikamente mit zum Verwechseln ähnlicher Beschriftung nebeneinander in einem Medikamentenfach lagen (Abschn. 5.3)?
- Warum hat die herstellende Firma nicht schon lange die Beschriftung der Medikamente geändert, obwohl sie bereits mehrfach und von verschiedenen Stellen dazu gefordert worden war?

Jeder dieser Faktoren für sich genommen wäre noch keine hinreichende Bedingung für den Zwischenfall gewesen. Erst das Zusammentreffen aller Faktoren führte zu dem beinahe letalen Behandlungsfehler; das Projektil konnte die Barrieren durchschlagen.

Minimale Ereignisse

Sehr viel häufiger als zu Unfällen oder Zwischenfällen führen Fehler zu **„minimalen Ereignissen“**, bei denen weder Patienten zu Schaden kommen noch andere sichtbare Schäden entstehen. Diese Ereignisse bleiben also unterhalb der greifbaren „Oberfläche“ einer Organisation (Abb. 3.7).

Diese Ereignisse sind das Ergebnis normaler Anpassungsvorgänge in komplexen Systemen. Menschen in Organisationen sind ständig damit befasst, kleine Fehler zu korrigieren, sodass ihre Arbeitsergebnisse dem erwarteten Ergebnis entsprechen. Die Unkenntnis einer Schwesternschülerin kann dadurch ausgeglichen werden, dass eine Fachpflegekraft „zum rechten Zeitpunkt“ den Raum betritt. Das Problem eines auf Station fehlenden Pulsoxymeters wird dadurch gelöst, dass jemand losgeht und nach Ersatz auf einer anderen Station sucht. Situationen wie diese geschehen täglich unzählige Male. Normalerweise bleiben die minimalen Ereignisse und die permanent angebrachten Korrekturen unter der Ereignisschwelle. Sie werden korrigiert und vergessen. Von außen betrachtet scheint daher in der Organisation „nichts zu passieren“. Obwohl ständig Probleme behoben werden, sind an der „Oberfläche“ der Organisation keine Probleme wahrnehmbar. Die unvermeidbaren minimalen Ereignisse kann man somit als „kostenlose Lektion“ sehen, aus der Organisationen lernen können.

3.3.4 Systemische Modelle

Der Komplexität Rechnung tragen

Systemische Modelle der Unfallentstehung versuchen der Tatsache Rechnung zu tragen, dass Komplexität das definierende Charakteristikum moderner, hochtechnologisierter Systeme geworden ist (Dekker et al. 2011; Leveson 2011). Komplexität bedingt einerseits, dass das Verhalten des Systems ab einem gewissen Punkt für Menschen nicht mehr verstehbar und damit auch nicht antizipierbar ist, und dass komplexe System neue, ‚emergente‘ Eigenschaften entwickeln können, die nicht aus der Betrachtung der Einzelkomponenten erklärbar sind. Diese Eigenschaften können sowohl positiver (z. B. Sicherheit) als auch negativer Natur (z. B. Unfälle) sein. In komplexen Systemen besteht keine offensichtliche direkt Relation mehr zwischen dem Verhalten von einzelnen Systemkomponenten und dem Outcome auf Systemebene, sodass Unfälle auch durch das Zusammenspiel völlig funktionsfähiger Einzelkomponenten entstehen können (Leveson 2011; Snook 2000). Da in der systemischen Perspektive sowohl Sicherheit als auch Unfälle aus der Interaktion des ganzen soziotechnischen Systems entstehen und nicht durch die isolierte Betrachtung der Funktion oder Fehlfunktion von Einzelkomponenten zu erklären sind, wird in den entsprechenden Modellen darauf verzichtet, das System in seine Einzelbestandteile (z. B. einzelne Barrieren) zu zerlegen.

Auch menschliches Handeln wird nicht isoliert betrachtet und auf ‚Fehlfunktionen' hin untersucht, sodass in systemischen Modellen die Erklärung eines Unfalls durch individuelle Handlungen oder Unterlassungen („Human Error") als nicht zielführend angesehen wird (Woods et al. 1994).

Komplexität bedingt des Weiteren, dass eine Beschreibung „was genau" sich denn bei einem Unfall ereignet hat, nicht möglich erscheint (Cilliers 1998). Aus systemischer Perspektive gibt es nicht *die eine* objektive Realität, die es mit einer Analyse zu rekonstruieren und zu beschreiben gilt *(„Konstruktivismus")*. Vielmehr stellt jede Analyse eine individuelle Konstruktion dar, deren Inhalt maßgeblich davon bestimmt wird, mit welchen Erwartungen, Motiven und konkreten Fragestellungen der Untersucher an das Geschehen herantritt. Man findet immer das, wonach man (unbewusst) sucht (Rasmussen 1990). Daher können verschiedene Untersuchern unterschiedliche Ergebnisse haben.

▶ Aus systemischer Perspektive gibt es nicht *die eine* objektive Realität, die mit einer Analyse rekonstruiert und beschrieben werden kann. Jede Analyse stellt eine individuelle Konstruktion dar, deren Inhalt von den Erwartungen, Motiven und konkreten Fragestellungen des Untersuchers bestimmt wird. Die Ergebnisse einzelner Analysen konkurrieren dabei nicht um ‚die richtige Deutung', sondern stellen komplementäre Sichtweisen dar.

Menschliche Variabilität und Adaptivität

Lineare Modelle der Unfallentstehung, in denen menschliches Handeln analog einer technischen Systemkomponente verstanden wird, unterteilen Handeln binär in entweder ‚richtig' (erwünschter Funktionsmodus) oder ‚falsch' (defizitärer Funktionsmodus). Die Tatsache, dass Menschen fast jede Aufgabe auf verschiedene Art und Weise erledigen können *(Variabilität des Handelns)* wird im Sinne menschlicher Unzuverlässigkeit als Problem gesehen und für die Entstehung von Unfällen verantwortlich gemacht. Aus dieser Perspektive erscheint es sinnvoll, die Variabilität des Handelns auf ein notwendiges Minimum zu reduzieren und richtiges Verhalten durch Vorschriften und Verfahrensanweisungen zu präzisieren. Abweichungen von diesen Anweisungen sind dann Regelverletzungen (s. u.). Wesentlich erscheint, dass diese Annahmen eine stabile, unveränderliche und sich konstant verhaltende Arbeitsumgebung voraussetzen.

In systemischen Modellen hingegen wird die Fähigkeit von Menschen, Aufgaben auf verschiedene Art und Weise erledigen zu können, sprich Handeln dynamisch an wechselnde Umstände anzupassen, Kompromisse einzugehen und mit Störungen und Überraschungen erfolgreich umgehen zu können, als wesentlicher Faktor für Sicherheit in komplexen Systemen gesehen (Rasmussen 1997). Diese Art der Anpassung an aktuelle Arbeitsbedingungen geschieht in Organisationen ständig (Amalberti et al. 2006a, b; Catchpole 2013) und stellt die Grundlage für Effizienzsteigerung und Prozessoptimierung dar. Dieses Auseinanderklaffen zwischen theoretischen Vorstellungen, wie Arbeit getan werden sollte und den Anpassungen, die Menschen täglich vornehmen um trotz Ressourcenknappheit, Zielkonflikten und suboptimalen Arbeitsroutinen dennoch erfolgreich zu sein, wird in der Sicherheitsliteratur als Unterschied zwischen der imaginierten Arbeit *(work-as-imagined)* und der tatsächlich vor Ort geleisteten Arbeit *(work-as-done)* thematisiert (Hollnagel 2014, 2016). Was eingangs zum Fehler gesagt wurde gilt jedoch auch hier: die gleiche Anpassung kann entweder zur Effizienzsteigerung oder aber zu einem Zwischenfall führen. In ersterem Falle würde man die handelnde Person zur Prozessoptimierung beglückwünschen, in letzterem Fall jedoch eine Regelverletzung attestieren. Die Tatsache, dass menschliche Variabilität und Adaptivität im Alltag viel häufiger zu erfolgreichen Ergebnissen als zu Zwischenfällen führt, hat dazu geführt, dass manche Sicherheitsforscher der Betrachtung von gut gelingenden Prozessen mittlerweile eine höhere Bedeutung beimessen als der Analyse von Schadensereignissen (*„Safety-II";* Hollnagel 2014).

Der „Drift in Richtung Versagen"

Menschliche Variabilität und Adaptivität ist in komplexen Arbeitssystemen notwendig, weil es beständig gilt, Ressourcen- und Zielkonflikte auszubalancieren. Der Bereich, in dem Organisationsmitglieder ihr Handeln variieren, ist jedoch nicht beliebig, sondern wird durch die Faktoren

- der Wirtschaftlichkeit
- der maximalen persönlichen Arbeitsbelastung
- der Grenze sicheren Arbeitens,
- der Grenze akzeptabler Systemperformance
- den aktiven Bemühungen um Sicherheit, und
- der in jeder Organisation vorhandenen Ausübung von Macht limitiert (Abb. 3.6, nach Rasmussen 1997; Cook und Rasmussen 2005).

Diese Faktoren beeinflussen bewusst und unbewusst die Entscheidungsprozesse innerhalb einer Organisation:

- **Wirtschaftlichkeit:** Wenn eine Organisation von sich sagt: „Bei uns steht Sicherheit an oberster Stelle", so täuscht dies darüber hinweg, dass jede Organisation zu nächst einmal existiert, um ökonomisch zu überleben und Gewinn zu machen. Optimale Performance, Wettbewerbsfähigkeit, die Möglichkeit technische Innovationen einzuführen und sich als Organisation weiter zu entwickeln sind Imperative, denen sich Organisationen gegenüber sehen. Was innerhalb dieser wirtschaftlichen Grenze liegt, ist für Organisationen ökonomisch machbar. Die Bemühungen einer Organisation gehen dahin möglichst weit entfernt von der Grenze der Wirtschaftlichkeit zu arbeiten. Die Auswirkungen des Strebens nach Wirtschaftlichkeit spüren Mitarbeitende am Kostendruck, an den Bemühungen um Effizienzsteigerung und an den Ressourcen (Personal, Infrastruktur) welche ihnen zur Verfügung gestellt werden – oder eben auch nicht.
- **Akzeptable Arbeitsbelastung:** Jeder Mensch hat Grenzen psychischer und physischer Belastbarkeit. Jenseits dieser Grenze drohen körperliche Erkrankung oder Burnout. Entsprechend dem menschlichen Ökonomieprinzip (Kap. 6) wählen Menschen unbewusst in dem Spannungsfeld zwischen Effizienz (Ökonomie) und Anstrengung (Gründlichkeit) den Weg möglichst geringer Anstrengung, um nicht beständig am Limit ihrer Leistungsfähigkeit arbeiten zu müssen.
- **Grenze sicheren Arbeitens:** Im Gesundheitswesen wird diese Grenze durch hausinterne Verfahrensanweisungen, Leitlinien von Fachgesellschaften und Festlegungen der Rechtsprechungen aufgezeichnet. Jenseits dieser Grenze wird Handeln unsicher, führt aber nicht notwendigerweise zum Schaden – das System hat Sicherheitspuffer. Ein Schaden tritt erst dann auf, wenn die
- **Grenze der akzeptablen Systemperformance** überschritten wird. Da soziotechnische Systeme nicht an diesem Limit arbeiten sollen, sollte der Abstand zwischen der Grenze sicheren Arbeitens und der akzeptablen Systemperformance ausreichend groß sein. Um dies zu erreichen, muss eine Organisation im Gesundheitswesen
- aktive Anstrengung um **Patientensicherheit** zeigen. Dieser Faktor soll den Kräften entgegenwirken, die durch das Streben nach Wirtschaftlichkeit entstehen, als auch durch die menschlichen Tendenz, sich den Arbeitsaufwand zur Erfüllung einer Aufgabe möglichst niedrig zu halten. Um die Kräfte kompensieren zu können, kostet Patientensicherheit jedoch immer Geld und Mühe – eine Erkenntnis, die nicht überall bereitwillig aufgenommen wird.
- Zu guter Letzt haben die **Machtverhältnisse** sowohl zwischen Verwaltung/Management und Mitarbeitenden als auch innerhalb und zwischen den Berufsgruppen einen erheblichen Einfluss auf die Sicherheit. Der Einfluss dieser Machtverhältnisse *(power relations)* auf das tägliche Handeln sind den im Gesundheitswesen Tätigen aus eigenem Erleben nur zu bewusst. Sie werden jedoch immer noch nur selten in den Diskussionen um Patientensicherheit berücksichtigt (Antonsen 2009).

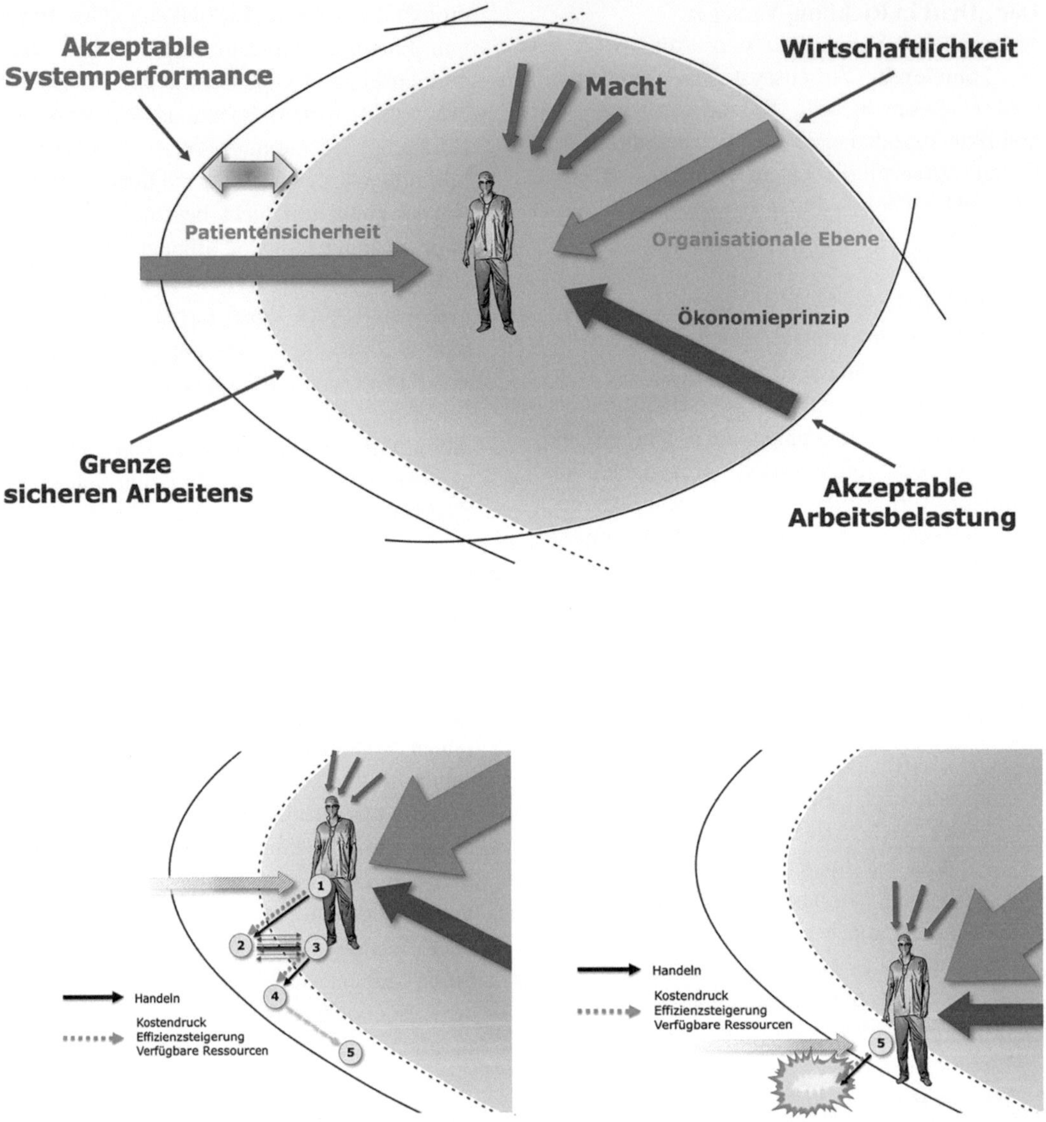

Abb. 3.6 Der „Drift in Richtung Versagen" (nach Rasmussen 1997; Cook und Rasmussen 2005): Der Bereich in dem Mitarbeitende ihr Handeln variieren, wird durch die Notwendigkeit wirtschaftlich zu arbeiten, durch Belastungsgrenzen, durch Machtverhältnisse und durch schriftlich fixierte Grenzen sicheren Arbeitens begrenzt. Die handelnde Person erlebt diese Einflusskräfte als ökonomischen Druck, als unbewusstes Streben nach möglichst effizienten Arbeitsabläufen und als „Machtspiele" innerhalb der Organisation. Diese Kräfte drängen in Richtung der Grenze sicheren Arbeitens, wie sie in SOPs und Leitlinien niedergelegt sind (oben). Das aktive Bemühen um mehr Patientensicherheit wirkt diesen Kräften entgegen, kann jedoch ein Abdriften in Richtung Grenze sicheren Arbeitens nicht immer verhindern ①. Da ein Überschreiten dieser Grenze ② nicht unmittelbar zu einem Schaden führt, kommt es immer häufiger zu einer Grenzüberschreitung ③, die nach einiger Zeit normal wird ④ (unten links). Da die Einflusskräfte jedoch auch unter geänderten ‚Normalbedingungen' nicht nachlassen ⑤ kann ein erneutes Nachgeben zu einem Überschreiten der akzeptablen Systemperformance und damit zu einem Unfall führen (unten rechts)

Die ökonomische Konkurrenzsituation innerhalb des Gesundheitswesens bedingt, dass Behandelnde versuchen, dem beständigen Druck nach mehr Wirtschaftlichkeit dadurch gerecht zu werden, dass sie die Durchführung ihrer Arbeit so adaptieren, dass diese auch noch mit geringeren Ressourcen möglich ist. Die Ökonomie menschlichen Handelns begründet das beständige Bestreben, den Konflikt zwischen Effizienz und Gründlichkeit in Richtung Effizienzsteigerung aufzulösen (Hollnagel 2009) und dadurch die Arbeitsbelastung zu reduzieren: Da das Befolgen von Regeln ist oft mit einem zusätzlichen Aufwand an Zeit und Anstrengung verbunden ist, streben Menschen (unbewusst) danach, aufwendigere Regeln nicht zu befolgen und stattdessen alternative Wege zum gleichen Ziel zu suchen. Dieses Vorgehen „spart Energie" und stellt einen normalen psychologischen Prozess dar (Kap. 6). In Folge dessen wird das Handeln unweigerlich in Richtung auf die Grenze sicheren Arbeitens abdriften. Dieses adaptive Verhalten wird in der englischsprachigen Sicherheitsforschung als „migrations" (Rasmussen 1997; Amalberti et al. 2006a, b) „practical drift" (Snook 2000), oder „drifting into failure" (Reason 1997; Dekker und Pruchnicki 2013) bezeichnet.

Abb. 3.6 stellt den Prozess dieses Abdriftens dar. Relevant ist, dass es sich bei den eingezeichneten Grenzen weder um scharfe Grenzziehungen handelt, noch dass diese Demarkierungen im Alltag in irgendeiner Weise sichtbar wären. Daher führen die Bemühungen um Effizienzsteigerung beziehungsweise Aufrechterhaltung des Arbeitsbetriebs dazu, dass diese Grenze wiederholt überschritten wird. Die damit verbundenen Regelübertretungen werden vom Management und der Kultur einer Organisation akzeptiert, wenn nicht sogar stillschweigend erwartet. Da es jedoch nicht unmittelbar zu negativen Konsequenzen kommt, wird diese Überschreitung im Laufe der Zeit zur neuen Norm (*normalization of deviance;* Vaughan 1997), mit der künftig gearbeitet wird. Da die Einflusskräfte nicht nachlassen, sind Mitarbeitende auch an dieser neuen Stelle im System dem anhaltenden Druck ausgesetzt. Sie werden weiterhin versuchen, durch Variabilität des Handelns die Arbeit zu ermöglichen. Wenn diese Variabilität jedoch die Grenze der akzeptablen Systemperformance überschreitet, können Unfälle resultieren.

Regelverletzungen und „Routineübertretung"

Auf dem Hintergrund der geschilderten Dynamik dürfte verständlich geworden sein, dass Regelverletzungen trotz der in der Umgangssprache negativen Bedeutung so gut wie nie ihren Ursprung in menschlicher Bösartigkeit haben (Lawton 1998). Bösartige Handlungen (wie Sabotage oder Vandalismus), bei denen ein Schaden an Patienten, Mitarbeitenden, Ausrüstungsgegenständen oder der Institution bewusst angestrebt wird, stellen zum Glück die Ausnahme bei den Regelverletzungen dar, auch im Gesundheitswesen. Vielmehr sind Regelverletzungen (unbewusste) Versuche, in unerwarteten Situationen oder angesichts von Zielkonflikten handlungsfähig zu bleiben. In der Sicherheitsliteratur werden verschiedene Arten von Regelverletzungen diskutiert (z. B. Health und Safety Executive 1995; Catchpole 2013; Tab. 3.1).

Ein Balanceakt: Systemische Sicht und persönliche Verantwortlichkeit

Die zunehmende Verbreitung einer systemischen Sichtweise (überwiegend anhand des Schweizer Käse-Modells von James Reason) hat

Tab. 3.1 Verschiedene Arten von Regelverletzungen

Außergewöhnliche Regelverletzung	Selten; ereignen sich am ehesten, wenn sich Menschen in Situationen ohne bekannten Lösungsansatz wiederfinden Es wird versucht, das akut aufgetretene Problem dadurch zu lösen, dass man auf eine verbotene Handlung zurückgreift
Anstrengungsbedingte Regelverletzungen	Ökonomieprinzip menschlichen Handelns Es werden Alternativen gesucht, um mit weniger Aufwand das gleiche Ziel zu erreichen
Situationsbedingte Regelübertretung	Der Arbeitsprozess soll weitergeführt werden, obwohl Umgebungsfaktoren eine Einhaltung der Regeln erschweren
Routineübertretung	Resultat anhaltender Kräfte, die situationsbedingte Regelübertretungen notwendig machen Die resultierende Vorgehensweise ist normaler Bestandteil des Arbeitsprozesses geworden

in der Medizin in den vergangenen zwei Jahrzehnten zu einem Umdenken in Bezug auf die Entstehung von Zwischenfällen und Unfällen geführt. Viele Publikationen zum Thema Patientensicherheit machten systemische Faktoren (z. B. in Form von latenten Bedingungen) zum Schwerpunktthema. Die Person am „scharfen Ende“ geriet damit zunehmend aus dem Fokus. Diese Entwicklung hat teilweise zu einer zu unbedenklichen und unkritischen Anwendung des Modells geführt, bei der die Schuld ausschließlich in organisationalen Faktoren gesucht wurde. James Reason selbst hat diese (Fehl-) Entwicklung kritisiert und vorgeschlagen, dass sowohl die Organisationspathologie als auch der Mensch am scharfen Ende gleichermaßen betrachtet wird (Reason et al. 2006). Eine zu einseitig und damit falsch verstandene Anwendung des Modells würde nicht zu einer Kultur der Sicherheit, sondern lediglich zu einem Austausch der Objekte in einer Kultur der Schuldzuweisung führen (Reason 1997; Reason et al. 2006; siehe auch Shorrock et al. 2003). Dies gilt verstärkt für die Anwendung systemischer Modelle in der Akutmedizin, da diese Modelle die handelnden Personen teils gar nicht mehr in den Blick nehmen. Der ganzheitliche Blick auf die Entstehung und Vermeidung von Fehlern im Gesundheitssystem soll weiter gefördert werden, darf jedoch nicht als Ausrede für individuelle Fahrlässigkeit oder Sorglosigkeit dienen. Latente Bedingungen sind wichtig, und das Handeln von Menschen spielt nach wie vor eine auslösende Rolle. Das Konzept der „gerechten Kultur“, welches in den letzten Jahren an Relevanz gewonnen hat (*„just culture“* z. B. Reason 1997; Boysen 2013; Dekker 2012; Wachter und Pronovost 2009; Weick und Sutcliffe 2001), versucht die Balance zwischen individueller und organisationaler Verantwortung neu zu justieren (Kap. 15).

3.4 Bewertung von Fehlern: Im Nachhinein sieht man mehr

„Wie konnte der Assistenzarzt den Zusammenhang zwischen Adrenalingabe und ventrikulären Arrhythmien nicht kennen? Er hätte auch sofort seinen Fach- oder Oberarzt fragen sollen! Es ist unverantwortlich, die beiden Medikamente in der gleichen Schublade aufzubewahren, wo doch die Verwechslungsmöglichkeiten schon so lange bekannt sind!“ So verständlich diese Gedanken sein mögen, so hinderlich sind sie doch, wenn es darum geht zu verstehen, warum sich eine Situation in einer bestimmten Weise entwickelt hat.

Grundsätzlich gilt: Zu sagen, was hätte getan werden sollen, erklärt nicht, warum etwas passiert ist. Dass Menschen dazu neigen, bei der Analyse von Zwischenfällen über Dinge zu sprechen, die eben *gerade nicht* passiert sind, liegt an dem perspektivischen Unterschied zwischen Handelndem und Betrachter (Cook et al. 1998):

- Als **Handelnder** besitzt man eine **Innenperspektive** zu dem Geschehen, und die Entwicklung der Situation liegt in einer unbekannten Zukunft: Man wird mit Situationsmerkmalen und klinischen Entwicklungen konfrontiert, die häufig unbestimmt und vieldeutig sind und für den Betroffenen zu diesem Zeitpunkt lediglich Informations-, aber keinen Warncharakter haben. Man bildet ein mentales Modell der Situation (Kap. 6) und vor diesem Hintergrund macht die gewählte Entscheidung Sinn. Die im Nachgang ersichtlichen Warnzeichen eines nahenden Zwischenfalls sind für den Handelnden zunächst nicht mehr als Daten. So wird man von dem Zwischenfall überrascht.
- Als **Betrachter** (z. B. als Vorgesetzter, Analysand von Incident-Reports, als Gutachter) ist man gleich doppelt im Vorteil: Man kann das Geschehene aus einer Außenperspektive betrachten und man weiß um den kritischen Ausgang. Wenn man vom Ergebnis zurück auf den Anfang blickt, kann man selektiv diejenigen Punkte identifizieren, die zum unerwünschten Ereignis beigetragen haben (Abb. 3.7). Der in der Rückschau bewertende Betrachter steht dadurch in der Gefahr, verzerrt zu urteilen (Dekker 2006): Einerseits kann man nicht verstehen, warum das, was für „jeden Vernünftigen“

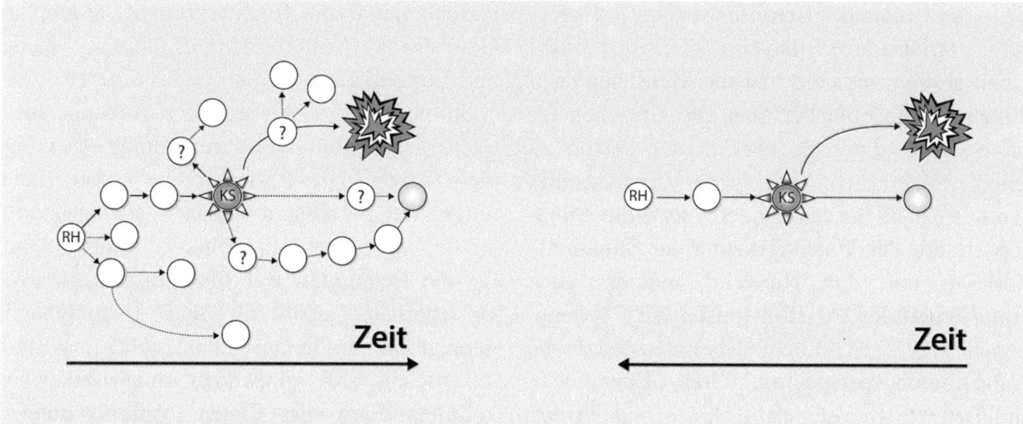

Abb. 3.7 Der Einfluss des Rückschaufehlers auf das Verständnis eines Zwischenfalls. Der am Zwischenfall Beteiligte blickt nach vorne (linke Abbildung; Zeitpfeil zeigt nach rechts). Für ihn entwickelt sich eine kritische Situation (KS) aus Routinehandeln (RH) heraus. Die erkennbaren Handlungsoptionen sollen dazu dienen, die Sicherheit wiederherzustellen (grauer Kreis), sind aber komplex und in ihrem Ausgang ungewiss (?). Die gewählte Handlungsoption führt zum Zwischenfall (Explosion). Ein Betrachter hingegen blickt im Wissen um den Zwischenfall zurück auf die Situation (rechte Abbildung; Zeitpfeil zeigt nach links). In seiner Rekonstruktion des Unfallhergangs wird die Komplexität nicht abgebildet, sodass das Geschehen auf die Alternative zwischen richtiger und falscher Handlung reduziert wird

offensichtlich hätte sein müssen, von den Betroffenen nicht wahrgenommen wurde und sieht daher die Ursache in persönlichen Mängeln des Handelnden. Weil der in der Rückschau bewertende Betrachter um das Resultat der Handlung weiß, kann er sich den davorliegenden Prozess nicht mehr unvoreingenommen ansehen. Die Schwere des Outcomes beeinflusst beim Betrachter dabei die Bereitschaft, ein härteres Urteil abzugeben. Eine Entscheidung wird im Auge des Betrachters häufig allein deswegen eine Fehlentscheidung, weil man weiß, welche Konsequenzen sie hatte (Caplan et al. 1991). Es fällt Menschen schwer zu sagen, dass richtig gehandelt wurde, wenn sie gleichzeitig wissen, dass durch dieses Handeln ein Schaden entstand. Andererseits verschiebt sich der Fokus in dem Wissen um die begangenen Fehler eher auf die Menschen, die unmittelbar am Zwischenfall beteiligt waren. Damit ist man aber mehr auf das „scharfe Ende" fixiert. Latente fehlerbegünstigende Bedingungen werden ohne ernsthafte Analyse seltener in Betracht gezogen.

▶ Als rückschauender Betrachter weiß man mehr als die Handelnden – das verzerrt die Beurteilung. Zudem sieht man eher die Personen, weniger die Situationen. Diese beiden zusammenhängenden psychologischen Mechanismen nennt man Attributionsfehler und Rückschaufehler.

3.4.1 Attributionsfehler

Wenn Menschen mit dem Verhalten anderer Menschen konfrontiert werden, erklären sie sich dieses anhand eines Musters von Ursache und Wirkung: „Weil das so und so ist, darum hat er so gehandelt!" Dieses Zuweisen von Ursachen zu bestimmten Verhaltensweisen oder Ergebnissen wird in der Psychologie als Attribution bezeichnet (Heider 1958). Attribution erfolgt prompt und unbewusst und wird von den zur Verfügung stehenden Informationen beeinflusst. Grundsätzlich kann ein Ergebnis (Erfolg oder Misserfolg) dem Einfluss äußerer Umstände zugeschrieben werden **(externale Attribution),** oder den Faktoren (Anstrengung, Fähigkeiten), die in der Person des Betreffenden liegen **(internale Attribution).** Psychologische Studien haben gezeigt, dass die meisten Menschen dazu neigen, bei anderen Personen die Ursachen für ein negatives Ergebnis eher in der Person zu sehen, während man das eigene Verhalten eher durch äußere Umstände oder durch die Situation erklärt. Die Unterschätzung der Situationseinflüsse auf das Handeln anderer, auch **„fundamentaler Attributionsfehler"** genannt (Ross 1977), ist durch die unterschiedliche Wahrnehmungsperspektive von Handelnden und Betrachtern verursacht (Jones und Nisbett 1972). Für den Kontext der Akutmedizin heißt das: Befindet man sich in einer kritischen Situation, so erlebt man die situativen Anforderungen und die Charakteristika der Notfallsituation. Die eigene Person tritt nicht in den Fokus der Wahrnehmung. Ein Beobachter hingegen, für den die Charakteristika der Situation nicht bekannt sind, kann nur auf die beobachtete Person und deren beobachtbares Verhalten fokussieren.

3.4.2 Rückschaufehler („hindsight bias")

Die Bewertung des Zwischenfalls soll zwar die Vergangenheit erklären, wird aber in der Gegenwart durchgeführt. Wissen Menschen um den Ausgang einer Situation, so sind sie nicht mehr in der Lage, die Handlungen der Beteiligten und ihre Beweggründe so zu beurteilen, wie sie es getan hätten, wenn sie von dem Ausgang nicht erfahren hätten (Rückschaufehler oder *hindsight-bias,* Fischhoff 1975).

Das Wissen um die Konsequenzen färbt die Beurteilung von Motivation und Handeln („er hätte doch aufpassen müssen, da lagen doch zwei ähnlich aussehende Medikamente nebeneinander"). Zudem überschätzt der Betrachter systematisch die Möglichkeiten der Akteure ein Ereignis vorauszusehen und zu verhindern. Weil man sich aufgrund des Wissensvorsprungs vorstellen kann, dass sich die Dinge anders hätten entwickeln *können,* geht man davon aus, dass sie sich anders hätten entwickeln *müssen* – und verfehlt damit die Realität zum Zeitpunkt des Geschehens *(„counterfactual fallacy";* Miller und Turnbull 1990).

In der Rückschau aus der Außenperspektive ergeben sich meist geradlinige, stimmige Geschichten. Die Entscheidungen und Handlungen der Beteiligten scheinen „zwangsläufig" zu dem bekannten Ergebnis zu führen. Doch für die Beteiligten war die Situation, die von Unsicherheit, Zeitdruck und Eigendynamik geprägt war, keine Geschichte, sondern bestand aus vielen, nicht unbedingt miteinander verknüpften Elemente (Daten, Wahrnehmungen, Probleme, …). Eine Bewertung aus der Rückschau konstruiert dann leicht eine fiktive Situation, in der man eigentlich nur die Wahl zwischen richtigem und falschem Handeln hatte und sich gegen das richtige Handeln entschied (Abb. 3.7). Dass die Betroffenen „das für alle Offensichtliche" nicht sahen oder taten, wird dann internal attributiert.

3.5 Fehler – Auf einen Blick

Überblick

- Fehler können als unerwünschtes Ergebnis einer Handlung gesehen werden, bei der es einen qualitativen Zusammenhang zwischen Wirkung und Ursache gibt.
- Fehler können als falsche Handlung gesehen werden, bei der die zugrunde liegende Handlung und die Konsequenz strikt getrennt sind. Faktoren außerhalb der Person (der Kontext) entscheiden darüber, ob eine Fehlhandlung banale oder schwerwiegende Konsequenzen hat.
- Fehler können als normale Arbeitsweise des Gehirns verstanden werden, die untrennbar mit menschlicher Intelligenz verbunden sind. Fehler sind das Resultat normaler kognitiver Strategien, mit denen das Gehirn versucht, Handeln an wechselnde Umgebungsbedingungen anzupassen.
- Die meisten Fehlerklassifikationen unterscheiden ob ein Fehler bei der Ausführung oder bei der Planung auftritt.

- Ausführungsfehler sind meist fertigkeitsbedingt; Planungsfehler können regel- oder wissensbasiert (Fehler beim Problemlösen) sein.
- Im Verlauf der letzten 100 Jahre haben sich die Modelle der Unfallentstehung und die daraus resultierenden Methoden und Ziele der Unfallanalyse verändert.
- Personenbezogene Modelle erklären Unfälle durch Defizite der beteiligten Personen.
- Sequenzielle Modelle stellen Unfälle als das Ergebnis einer Serie individueller Schritte dar, die in der zeitlichen Reihenfolge ihres Auftretens angeordnet sind.
- Systemische Modelle der Unfallentstehung versuchen der Tatsache Rechnung zu tragen, dass Komplexität das definierende Charakteristikum moderner, hochtechnologisierter Systeme geworden ist.
- In systemischen Modellen wird die Fähigkeit von Menschen, Handeln dynamisch an wechselnde Umstände anzupassen, als wesentlicher Faktor für Sicherheit in komplexen Systemen angesehen.
- Bei der Betrachtung von Fehlern anhand des Modells von James Reason sind Fehler, die „vorne" am Patienten begangen werden, „aktive" Fehler. Entscheidungen hingegen, bei denen Sicherheit nicht Priorität hatte, können als „latente Bedingungen" ohne unmittelbare Auswirkungen bleiben.
- Latente Bedingungen schlummern unter Umständen lange Zeit im System, bis sie in der Kombination mit anderen Faktoren und lokalen auslösenden Ereignissen dazu beitragen, dass die Verteidigungsbarrieren des Systems durchbrochen werden und so ein Unfall entsteht.
- Bei der Betrachtung von Fehlern anhand des Modells von James Reason sind aktive Fehler nicht im Detail vorhersagbar und der Umgang mit ihnen ist schwierig; latente Bedingungen eignen sich besser als Angriffspunkt für die Verbesserung der Sicherheit, da sie schon in der Organisation existieren, bevor ein Fehler auftritt.
- Bei manchen neueren Theorien zur Unfallentstehung sind Fehler nur von nachgeordnetem Interesse, sodass Fehlertaxonomien keine Rolle spielen.
- Der wirtschaftliche Druck führt dazu, dass das Handeln langsam zur Grenze sicheren Arbeitens abdriftet. Dies ist teilweise nur mit Hilfe von Regelverstößen möglich, die von der Organisation toleriert oder stillschweigend erwartet werden.
- Regelverstöße spiegeln meist kein bösartiges Verhalten wieder, sondern entstehen durch normale psychische Prozesse: Es konkurrieren Produktivität und Patientensicherheit
- Das Konzept der „gerechten Kultur" versucht die Balance zwischen individueller und organisationaler Verantwortung zu justieren.
- Weiß ein Betrachter um die Konsequenzen eines Fehlers, so verändert dieses Wissen die Beurteilung von Motivation und Handeln der Akteure und man überschätzt systematisch die Möglichkeiten, welche die Betroffenen hatten um ein Ereignis voraus zu sehen und zu verhindern
- Bewertet man retrospektiv ein Ereignis, so erklärt man damit noch lange nichts. Die Entstehung von Fehlern kann man nur dann wirklich verstehen, wenn man versucht, sich so gut wie möglich in die Lage der Menschen innerhalb der Ereigniskette zu versetzen. Andernfalls läuft man Gefahr, einen Kontext zu konstruieren, der für die Beteiligten nie existierte.

Literatur

Amalberti R (2013) Navigating safety: necessary compromises and trade-offs-theory and practice. Springer, Heidelberg

Amalberti R, Vincent C, Auroy Y, de Saint Maurice G (2006a) Violations and migrations in health care: a framework for understanding and management. Qual Saf Health Care 15(Suppl1):i66–i71

Amalberti R, Vincent C, Auroy Y, de Saint Maurice G (2006b) Framework models of migrations and violations: a consumer guide. Qual Saf Healthc 15(suppl 1):i66–i71

Antonsen S (2009) Safety culture and the issue of power. Saf Sci 47(2):183–191

Barrett J, Gifford C, Morey J, Risser D, Salisbury M (2001) Enhancing patient safety through teamwork training. J Healthcare Risk Manag 21:57–65

Besnard D, Hollnagel E (2014) I want to believe: some myths about the management of industrial safety. Cogn Tech Work 16:13–23

Boysen PG (2013) Just culture: a foundation for balanced accountability and patient safety. Ochsner Journal 13:400–406

Burnham JC (2009) Accident prone. A history of technology psychology and misfits of the machine age. The University of Chicago Press, Chicago

Caplan RA, Posner KL, Cheney FW (1991) Effect of outcome on physician judgments of appropriateness of care. JAMA 265(15):1957–1960

Catchpole K (2013) Toward the modelling of safety violationns in healthcare systems. BMJ Qual Saf 22:705–709

Cilliers P (1998) Complexity and postmodernism. Understanding complex systems. Routledge, London

Cook RI, Rasmussen J (2005) "Going solid": a model of system dynamics and consequences for patient safety. Qual Saf Health Care 14(2):130–134

Cook RI, Woods DD, Miller C (1998) A tale of two stories: contrasting views of patient safety. Report from a workshop on assembling the scientific basis for progress on patient safety. National health care safety council of the national patient safety foundation at the AMA

Dekker S (2006) The field guide to understanding human error. Ashgate, Farnham

Dekker S (2012) Just culture: balancing safety and accountability. Ashgate, Hampshire

Dekker S (2019) Foundations of safety science. A century of understanding accidents and disasters. Taylor & Francis, CRC Press, Boca Raton

Dekker S, Leveson NG (2014) The bad apple theory won't work: response to 'Challenging the systems approach: why adverse event rates are not improving' by Dr Levitt. BMJ Qual Saf 23(12):1050–1051

Dekker S, Pruchnicki S (2013) Drifting into failure: theorising the dynamics of disaster incubation. Theor Issues Ergon Sci 15(6):534–544

Dekker S, Cilliers P, Hofmeyr JH (2011) The complexity of failure: implications of complexity theory for safety investigation. Saf Sci 49(6):939–945

Dörner D (1989) Die Logik des Misslingens. Rowohlt, Reinbek bei Hamburg

Dörner D (1999) Bauplan für eine Seele. Rowohlt, Reinbek bei Hamburg

Dörner D, Schaub H (1995) Handeln in Unbestimmtheit und Komplexität. Organisationsentwicklung 14:34–47

Dörner D, Kreuzig HW, Reither F, Stäudel T (1983) Lohhausen: Vom Umgang mit Unbestimmtheit und Komplexität. Huber, Bern

Eagle CJ, Davies JM, Reason J (1992) Accident analysis of large-scale technological disasters applied to an anaesthetic complication. Can J Anaesth 39:118–122

Fischhoff B (1975) Hindsight equals not foresight: the effect of outcome knowledge on judgment under uncertainty. J Exp Psychol 1(3):288–299

Freud S (1901) Psychopatholgie des Alltagslebens. Fischer, Frankfurt a. M. (Reprint 1948)

Gaba DM, Maxwell M, DeAnda A (1987) Anesthetic mishaps: breaking the chain of accident evolution. Anesthesiology 66:670–676

Gilbert C, Amalberti R, Laroche H, Paries J (2007) Errors and failures: towards a new safety paradigm. J Risk Res 10(7):959–975

Health and Safety Executive (1995) Improving compliance with safety procedures: reducing industrial violations. HSE Books, London. http://www.hse.gov.uk/humanfactors/topics/improvecompliance.pdf. Zugegriffen: 1. Apr. 2014

Heider F (1958) The psychology of interpersonal relations. Wiley, New York

Heinrich HW (1941) Industrial Accident Prevention. A scientific approach, 2. Aufl. McGraw-Hill, New York

Hofinger G (2012) Fehler und Unfälle. In: Badke-Schaub P, Hofinger G, Lauche K (Hrsg) Human Factors. Psychologie sicheren Handelns, 2., aktual. Aufl. Springer, Heidelberg, S 37–55

Hollnagel E (2002) Understanding accidents-from root causes to performance variability. In: Proceedings of the 2002 IEEE 7th conference on human factors and power plants. https://ieeexplore.ieee.org/abstract/document/1042821

Hollnagel E (2009) The ETTO principle: efficiency-thoroughness trade-off: why things that go right sometimes go wrong. Ashgate, Burlington

Hollnagel E (2014) Safety-I and Safety-II. The past and future of safety management. Ashgate, Burlington

Hollnagel E (2016) Why do our expectations of how work should be done never correspond exactly to how work is done. In: Hollnagel E, Braithwaite J, Wears R (Hrsg) Resilient healthcare Band 3: reconciling work-as-imagined and work-as-done. Taylor and Francis Group, CRC Press, Boca Raton, pp xvii–xxxv

Hollnagel E, Amalberti R (2001) The emperor's new clothes: or whatever happened to "human error"? In: Proceedings of the 4th international workshop on human error, safety and systems development, Linköping University, Linköping, Sweden

Jones EE, Nisbett RE (1972) The actor and the observer: divergent perceptions of the causes of behavior. In: Jones EE et al (Hrsg) Attribution: perceiving the causes of behavior. General Learning Press, Morristown

Kahneman D, Slovic P, Tversky A (1982) Judgement under uncertainty: heuristics and biases. Cambridge University Press, Cambridge

Larouzee J, Guarnieri F (2015) From theory to practice: itinerary of Reasons' Swiss Cheese Model. ESREL 2015. CRC Press, Zürich

Lawton R (1998) Not working to rule: understanding procedural violations at work. Saf Sci 28(2):77–95

Leveson NG (2011) Applying systems thinking to analyze and learn from events. Saf Sci 49(1):55–64

Levitt P (2014) Challenging the systems approach: why adverse event rates are not improving. BMJ Qual Saf 23(12):1051–1052

Manser T (2009) Teamwork and patient safety in dynamic domains of healthcare: a review of the literature. Acta Anaestesiol Scand 53(2):143–151

Miller DT, Turnbull W (1990) The counterfactual fallacy: confusing what might have been with what ought to have been. Soc Justice Res 4:1

Morey JC, Simon R, Jay GD, Wears RL, Salisbury M, Dukes KA, Berns SD (2002) Error reduction and performance improvement in the emergency department through formal teamwork training: evaluation results of the MedTeams project. Health Serv Res 37:1553–1581

Norman DA (1981) Categorization of action slips. Psychol Rev 88(1):1–15

Rasmussen J (1990) Human error and the problem of causality in analysis of accidents. Phil Trans R Soc Lond 327(1241):449–462

Rasmussen J (1997) Risk management in a dynamic society: a modelling problem. Saf Sci 27:183–213

Rasmussen J, Duncan K, Leplat J (Hrsg) (1987) New Technology and Human Error. Wiley, New York

Reader T, Flin R, Mearns K, Cuthbertson BH (2009) Developing a team performance framework for the intensive care unit. Crit Care Med 37(5):1787–1793

Reason J (1990) Human error. Cambridge University Press, Cambridge

Reason J (1997) Managing the risk of organisational accidents. Ashgate, Aldershot

Reason J (2001) Understanding adverse events: the human factor. In: Vincent C (Hrsg) Clinical risk management. Enhancing patient safety. BMJ Books, London, S 9–30

Reason J, Hollnagel E, Paries J (2006) Revisiting the Swiss cheese model of accidents. J Clin Eng 27:110–115

Ross Lee (1977) The intuitive psychologist and his shortcomings: Distortions in the attribution process. In: Berkowitz L (Hrsg) Advances in experimental social psychology. Academic, New York, S 174–220

Schmutz J, Manser T (2013) Do team processes really have an effect on clinical performance? A systematic literature review. Br J Anaesth 110(4):529–544

Sharit J (2006) Human error. In: Salvendy G (Hrsg) Handbook of human factors and ergonomics, 3. Aufl. Wiley, Hoboken, S 708–760

Shojania KG, Dixon-Woods M (2013) Bad apples': time to redefine as a type of systems problem? BMJ Qual Saf 22(7):528–531

Shorrock S, Young M, Faulkner J (2003) Who moved my (Swiss) cheese? Aircraft and Aerospace 2005:31–33

Snook SA (2000) Friendly fire. The accidental shootdown of U.S. Black Hawks over northern Iraq. Princeton University Press, Princeton

Vaughan D (1997) The challenger launch decision: risky technology culture and deviance at NASA. University of Chicago Press, Chicago

Visser E, Pijl YJ, Stolk RP, Neeleman J, Rosmalen JG (2007) Accident proneness, does it exist? A review and meta-analysis. Accid Anal Prev 39(3):556–564

Wachter RM, Pronovost PJ (2009) Balancing "no blame" with accountability in patient safety. N Engl J Med 361(14):1401–1406

Wallace B, Ross A (2006) Beyond human error. Taxonomies and safety sciences. Taylor & Francis, Boca Raton

Weaver SJ, Rosen MA, DiazGranados D, Lazzara EH, Lyons R, Salas E, Knych SA, McKeever M, Adler L, Barker M, King HB (2010) Does teamwork improve performance in the operating room? A multilevel evaluation. Jt Comm J Qual Patient Saf 36(3):133–142

Wehner T (1992) Sicherheit als Fehlerfreundlichkeit. Westdeutscher Verlag, Opladen

Wheelan SA, Burchill CN, Tilin F (2003) The link between teamwork and patients' outcomes in intensive care units. Am J Crit Care 12:527–534

Weick K, Sutcliffe K (2001) Managing the unexpected. Jossey-Bass, San Francisco

Woods DD, Johannesen L, Cook RI, Sarter N (1994) Behind human error: cognitive systems, computers and hindsight. Columbus, Ohio (CSERIAC)

4 Die Psychologie menschlichen Handelns

Schußwechsel mit zwei Verletzten
Während einer nächtlichen Verkehrskontrolle gibt ein PKW-Fahrer ohne Vorwarnung mehrere Schüsse auf die kontrollierende Polizistin ab. Das Feuer wird von dem zweiten Streifenbeamten sofort erwidert, er trifft den Täter mit Schüssen in den Brustkorb und den Bauch. Über die Rettungsleitstelle werden ein NEF, ein RTW und ein KTW alarmiert. Acht Minuten später trifft der Notarzt ein und findet eine 28-jährige bewusstseinsklare Polizeibeamtin vor, die nach einem Durchschuss des Oberarms aus der A. brachialis blutet und über eine komplette Gefühllosigkeit des Arms klagt. Weitere Verletzungen sind offenbar nicht vorhanden, da die Beamtin eine kugelsichere Weste trägt. Mithilfe eines Druckverbands kommt die Blutung zum Stillstand. Zu diesem Zeitpunkt liegt der nicht-invasiv gemessene Blutdruck bei 90/50 mmHg und die Herzfrequenz bei 95/min. Der Notarzt legt bei der Patientin einen periphervenösen Zugang und beauftragt den Notfallsanitäter, sich um den verletzten Fahrer zu kümmern. Der Notfallsanitäter findet einen bewusstseinsgetrübten, tachypnoeischen Patienten mit schwach tastbaren Pulsen am Boden liegend vor.

Da sich die Venenpunktion bei der Polizistin schwieriger gestaltet, beauftragt der Notarzt die Besatzung des KTW, bei dem Täter einen i. v.-Zugang zu legen und mit der Infusion von Kolloidallösungen zu beginnen. Außerdem soll er 6 l Sauerstoff über eine Gesichtsmaske erhalten. Der Notarzt begleitet die Patientin in den RTW, wo er ihr einen zweiten periphervenösen Zugang legt und die klinische Untersuchung komplettiert. Diese ergibt außer einer Zerreißung der A. brachialis und einer Instabilität des Humerus keine weiteren Verletzungen. Erst jetzt, 15 min nach Eintreffen am Einsatzort, widmet er sich der Behandlung des Täters, der inzwischen vollständig eingetrübt ist. Auf dem entkleideten Brustkorb und über dem Epigastrium sind mehrere Einschusswunden zu sehen, aus denen es blutet. Der Patient hat nur schwach tastbare Pulse der A. carotis. Der Notarzt legt zwei weitere periphervenöse Zugänge und intubiert den Patienten. Bei der Auskultation der Lunge stellt er ein deutlich abgeschwächtes Atemgeräusch rechts fest. Aufgrund eines beginnenden Hautemphysems legt er auf der rechten Seite eine Thoraxdrainage ein, aus der sich Luft und 600 ml Blut entleeren.

M. St.Pierre und G. Hofinger, *Human Factors und Patientensicherheit in der Akutmedizin*,
https://doi.org/10.1007/978-3-662-60485-4_4

Der Notarzt entscheidet, die Patientin aus dem RTW in den KTW zu verladen und den Patienten mit der Diagnose eines perforierten Thorax- und Abdominaltraumas mit dem RTW in das 20 min entfernte Krankenhaus der Maximalversorgung zu transportieren. Der Patient hat während des gesamten Transports einen instabilen Kreislauf und verliert laufend Blut über die Thoraxdrainagen, sodass der Notarzt beginnt, unter den erschwerten Bedingungen des Transports weitere periphervenöse Zugänge zu legen. Da der arterielle Blutdruck auch unter massiver Volumensubstitution nicht stabilisiert werden kann, entschließt sich der Notarzt zur Bolusgabe von verdünntem Suprarenin. Da ihn die Patientenbehandlung ganz in Beschlag nehmen, fällt dem Notarzt erst kurz vor dem Eintreffen im Schockraum ein, dass er die Zielklinik eigentlich vorab hatte informieren wollen, dass der Patient perforierende Thoraxverletzungen hat und ein Thoraxchirurg im Schockraum anwesend sein sollte. Da diese Information erst verspätet weitergegeben wird, kann die Thoraxchirurgin erst einige Minuten nach Eintreffen im Schockraum das Behandlungsteam verstärken. Der Erstbefund im Schockraum bestätigt die klinische Verdachtsdiagnose eines Hämatopneumothorax und einer massiven Ansammlung von freier Flüssigkeit im Bauchraum. Trotz sofortiger operativer Intervention verstirbt der Patient wenig später noch auf dem Operationstisch an unstillbaren Blutungen. Die Polizistin wird ebenfalls in der gleichen Nacht operiert und behält eine Restschwäche des rechten Arms.

Ein Notarzt hat nach einem Schusswechsel eine leicht- und eine schwerverletzte Person zu versorgen: Auf der einen Seite eine kreislaufstabile weibliche Polizeibeamtin mit einer arteriellen Blutung nach perforierender Gefäßverletzung, auf der anderen Seite einen männlichen Täter im Volumenmangelschock aufgrund perforierender Verletzungen des Thorax und Abdomens. Entgegen der medizinischen Dringlichkeit beginnt der Notarzt mit der Versorgung der leichter verletzten Person. Er belegt das wirksamere Rettungsmittel (RTW) mit der leichter verletzten Patientin und widmet sich anschließend ausführlich ihrer Versorgung. Dies geschieht zu einem Zeitpunkt, an dem der Akutmediziner über das Verletzungsmuster des Täters und die damit verbundene vitale Bedrohung informiert ist. Die notärztliche Behandlung des polytraumatisierten Patienten beginnt sehr spät und wird durch die notwendige Umbelegung der Rettungsfahrzeuge weiter verzögert. Erst mit deutlicher zeitlicher Verzögerung wird der kreislaufinstabile Patient im Schockraum abgegeben; eine sofortige chirurgische Intervention kann ihn nicht mehr retten. Die zeitliche Verzögerung war möglicherweise prognoseentscheidend, da perforierende Thoraxverletzungen aufgrund der Notwendigkeit einer sofortigen Thorakotomie eines der wenigen Verletzungsmuster sind, bei denen ein rascher Transport in die nächste geeignete Klinik *(scoop-and-run)* möglicherweise eine bessere Prognose für Patienten erbringt als eine längere Versorgung vor Ort *(stay-and-play)*.

4.1 Die „Psycho-Logik" von Denken, Wollen und Fühlen

Beim Lesen des Fallbeispielsgewinnt man den Eindruck, dass der Notarzt gleich eine Reihe an Entscheidungen traf, die in ihrer Gesamtheit zu einer suboptimalen Behandlung des Traumapatienten und möglicherweise auch zu dessen Tode führten. Einige dieser Entscheidungen erscheinen dem Betrachter als „unlogisch" und „irrational" und man fragt sich, was in dem Arzt vorgegangen sein mag, als er sich auf die geschilderte Vorgehensweise festlegte. Diese „irrationale" Vorgehensweise steht im Kontrast zu dem Anspruch, den die moderne Medizin an Diagnose und Therapie stellt. Die moderne Medizin nimmt für sich in Anspruch, jederzeit eine rational begründbare Therapie durchführen zu können, die frei ist von emotionalen oder anderweitigen psychischen Einflüssen.

Ein solches, grob vereinfachendes Modell einer **Logik des Handelns** impliziert, dass menschliches Handeln seinen Ursprung **ausschließlich in sachlogisch begründeten kognitiven** Prozessen hat, die als Reaktion auf Umweltreize entstehen und die nach klar nachvollziehbaren Kriterien operieren. Medizinische Diagnostik, Entscheidungen und therapeutisches Handeln, so die Logik dieses Modells, können allein durch die Vernunft reguliert werden und sollen dies auch (Abb. 4.1a). Ganz offensichtlich folgt aber das Handeln des Notarztes nicht diesem Modell: Entgegen der medizinischen Dringlichkeit widmet er zunächst seine ganze Aufmerksamkeit der leicht verletzten Person. Über die Gründe für dieses Verhalten kann man spekulieren: Möglicherweise hat es für ihn eine Rolle gespielt, dass die Patientin Opfer eines Gewaltverbrechens ist, dass sie eine Uniform trägt und von einem besorgten Polizeibeamten begleitet wird oder dass es sich um eine junge Frau handelt. Welcher Grund auch immer zutreffen mag, als unbeteiligter Beobachter gewinnt man den Eindruck, dass eine Reihe „un-logischer" Faktoren seine Prioritäten bestimmt und sein Handeln geleitet haben. Dieser Eindruck deckt sich in der Tat mit den Ergebnissen der psychologischen Forschung:

▶ Es gibt kein Handeln, das ausschließlich durch Vernunft gesteuert wird; Handeln entspringt immer einer komplexen Interaktion von Denken, Wollen und Fühlen.

Daher ist es angemessen, von einer **Psycho-Logik menschlichen Handelns** zu sprechen (Abb. 4.1b).

Diese „Psycho-Logik", in der Denken, Motive und Gefühle gemeinsam dazu beitragen, zu welcher Handlung sich ein Mensch entschließt, betrifft alltägliche Situationen und Notfälle gleichermaßen. Im Alltag bestimmen Persönlichkeit, aktuelle Gefühlslage, Bedürfnisse und die Situation selbst, welche der drei Faktoren am stärksten in die Begründung von Handlungen eingehen. In den komplexen und dynamischen Anforderungen der Akutmedizin ist es vor allem eine Verschiebung der

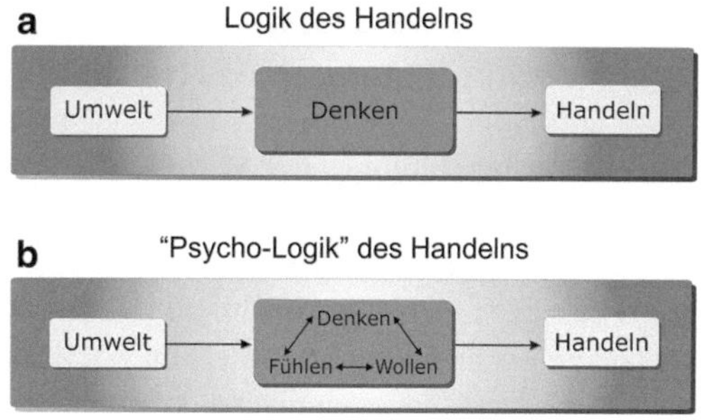

Abb. 4.1 Logik des Handelns. Anstelle des oft angenommenen, rein rationalen Handelns in Antwort auf Probleme der Umwelt (**a**) spielen bei der Antwort auf Umwelteinflüsse Denken, Wollen und Fühlen eine Rolle (**b**)

Gewichtung innerhalb dieser „Psycho-Logik", die hilft, Notfallsituation zu bewältigen. Angesichts von Stress und Zeitdruck sind es weniger das zeitaufwendige und ressourcenverbrauchende bewusste Denken, als vielmehr die emotionale Einschätzung der Situation und persönliche Motive, die in die Gesamtbewertung eingehen. Durch die emotionale, ganzheitliche Bewertung können Entscheidungen schneller gefällt werden. Die Kehrseite dieser „Psycho-Logik" ist allerdings, dass eine emotionale Bewertung so stark werden kann, dass Handeln nicht mehr an medizinischen Standards und Leitlinien ausgerichtet wird. Dies trifft auch auf den Notarzt im einleitenden Beispiel zu: Er war – unbewusst – von Gefühlen und Bedürfnissen mehr als vom Denken geleitet. Die Entscheidungen des Notarztes im Nachhinein als „unlogisch" und „irrational" zu bewerten, trifft deshalb nicht den Kern.

4.2 Grundlagen menschlichen Handelns

Um die in diesem Kapitel skizzierte „Psycho-Logik" besser verstehen zu können, werden einige grundlegende Annahmen und Definitionen vorausgeschickt. Diese orientieren sich an den handlungspsychologischen Modellen von Hacker (1986) und Dörner (1999, 2008; Dörner und Güss 2013).

4.2.1 Bio-psycho-soziale Voraussetzungen des Handelns

Menschen sind **biologische Wesen,** die zur Befriedigung biologischer Bedürfnisse sowohl ihren Geist als auch ihren Körper einsetzen. Durch ihre geistigen Kapazitäten, die Menschen vor anderen Säugetieren auszeichnen, sind sie vor allem aber **„psychologische Wesen“.** Sie nehmen ihre Welt subjektiv wahr und wollen subjektive psychische Bedürfnisse befriedigen. Darüber hinaus leben Menschen in Gemeinschaften und sind somit **„soziale Wesen“,** die zum Überleben auf Kooperation angewiesen sind. Die genannten biologischen, psychologischen und sozialen Prozesse haben sich entwicklungsgeschichtlich in unterschiedlicher Geschwindigkeit parallel entwickelt. Die Parallelität der Entwicklung und die Abhängigkeit voneinander sind die Begründung dafür, dass wir beim Menschen auch von einer „bio-psycho-sozialen Einheit“ reden können (Kleinhempel et al. 1996; Brenner 2002). Sie erklären auch die charakteristische Art und Weise, wie Denken und Handeln des Menschen bestimmt wird. Ein anderer, in der Psychologie bevorzugter Begriff dafür, ist der der **„Handlungsregulation“.**

1. **Biologisch** sind es das menschliche Gehirn, das periphere Nervensystem und der menschliche Körper, die für Handlungen verantwortlich sind und diese ausführen. Die Grenzen, innerhalb derer sich menschliches Handeln abspielen kann, sind durch die phylogenetisch geprägte Struktur neuronaler Prozesse und die funktionelle Anatomie des Menschen vorgegeben. Nicht alles, was biologischen Organismen möglich ist, steht auch uns Menschen zur Verfügung. Dies wird beispielsweise daran deutlich, welche Sinnesreize Menschen in ihrer Umgebung wahrnehmen (Kap. 5) und welche Begrenzungen die Stressreaktion (Kap. 9) für sie darstellt.
2. **Psychologisch** gesehen sind es vor allem Denken und Sprache, die dem Menschen als Handlungsinstrumente zur Verfügung stehen. Sprache ist hierbei von besonderer Bedeutung, da sie den Inhalt des Denkens vorgibt als auch das wichtigste Instrument ist, um in Beziehung zu anderen zu treten und diese Beziehungen zu regulieren. Denken ist zudem, wie eingangs erwähnt, untrennbar mit Gefühlen und Motiven verbunden.
3. Wie sich ein Mensch als psychisches Individuum entwickelt, ist untrennbar mit seiner **sozialen** Entwicklung innerhalb seiner Bezugsgruppen verbunden. Diese beeinflusst die Individualentwicklung deswegen so stark, weil Menschen Gruppenwesen sind, die biologisch auf Fürsorge und Kooperation, psychologisch auf sprachlichen Austausch von Gedanken und Ideen mit Mitmenschen und sozial auf das Gefühl, Teil einer stabilen sozialen Gemeinschaft zu sein, angewiesen sind.

4.2.2 Handeln

Handeln ist durch Umweltanforderungen und psychische Prozesse bedingt
Keine Notfallsituation gleicht einer anderen. Welche Möglichkeiten zum Handeln man hat, wird daher durch die **Eigenschaften der Notfallsituation** mitbestimmt: Wo sich der Notfall ereignet hat, mit welcher Art der Schädigung man es zu tun hat, wie der klinische Zustand des Patienten ist und welche technischen und personellen **Ressourcen** zur Verfügung stehen. Pläne machen nur dann Sinn, wenn sie auf die Situation zugeschnitten sind und damit umsetzbar sind, und mit Ressourcen die man nicht hat, kann man auch nicht arbeiten. **Wissen** und Erfahrung sind die nächste Einflussgröße auf notfallmedizinisches Handeln. Je vertrauter eine Situation ist, desto sicherer wird der Umgang mit dem Notfall. Zuletzt wird Handeln aber auch von der genannten **„Psycho-Logik“ des Handelns** bestimmt, also jener Trias aus **Gedanken, Gefühlen und Absichten.** Da die Interaktion von Denken, Wollen und Fühlen mit einer Situation immer in menschliches Handeln mündet,

heißt der Begriff ganz bewusst Psycho-Logik **„des Handelns“.**

Handeln ist bewusst und zielgerichtet

In der Psychologie versteht man unter Handeln eine Abfolge von Aktionen, die auf ein Ziel hin ausgerichtet sind. Eine Handlung im psychologischen Sinne ist „die kleinste abgrenzbare Einheit bewusst gesteuerter Tätigkeit“ (Hacker 1986). Handlungen sind zielgerichtete geistige Prozesse, die durch Bedürfnisse veranlasst und aufrechterhalten werden. Handeln ist nach dieser Definition nicht zwingend darauf angewiesen, dass Menschen die Umwelt durch körperliche Tätigkeit oder durch den Gebrauch der Sprache in ihrem Sinne beeinflussen oder verändern. Bereits rein gedankliche Operationen, wie das Planen oder die Erzeugung einer Vorstellung von Objekten, wären aus psychologischer Sicht Handlungen, vorausgesetzt, dass sie mit einem Ziel verbunden sind.

Handeln als Regelkreis

Theoretische Modelle des Handelns gehen davon aus, dass man geistige Prozesse als Regelkreise beschreiben kann (Miller et al. 1960; Neisser 1976). Was getan werden muss und welche Handlungen dafür notwendig sind, wird durch die Erfüllung von gedanklich vorweggenommenen Ziel- oder Soll-Zuständen bestimmt: Man tut etwas so lange, bis ein jeweils übergeordnetes Ziel erreicht ist. Um ein übergeordnetes Ziel zu erreichen, ist es i. d. R. notwendig, dieses Ziel auf viele kleine praktische Unterziele (und damit Einzelhandlungen) herunterzubrechen. Während man diese gedankliche Struktur abarbeitet, laufen die Denkprozesse zwischen den hierarchisch geordneten Zielen (Kap. 7) „auf und ab“. Im Fallbeispiel bestand die gedankliche Struktur des Notarztes aus einem Oberziel (den Patienten am Leben zu erhalten), das in etliche Teil- und Zwischenziele (Anlegen venöser Zugänge, Intubation, Einbringen einer Thoraxdrainage) zerfiel. Unbewusst stellt man also eine gedankliche Ordnung auf, in der die Unterziele der Dringlichkeit entsprechend hintereinander abgearbeitet werden, bis das Oberziel erreicht ist (Hacker 1986).

Handeln ist Informationsverarbeitung

Die Art und Weise, wie verschiedene Faktoren das Handeln des Menschen bestimmen **(Handlungsregulation),** kann als eine Form der Informationsverarbeitung verstanden werden (Klix 1971; Dörner 1976). In diesem Verständnis sind alle Motive, Gefühle und das Denken eines Menschen verschiedene Formen der Informationsverarbeitung. Ein wichtiges Ziel dieser Informationsverarbeitung ist es, die Beziehungen des Menschen zu seiner Umwelt aufrechtzuerhalten, sodass er oder sie seine Bedürfnisse befriedigen kann. Wie Wollen, Fühlen und Denken das Handeln bestimmen, ist dem Bewusstsein nicht vollständig zugänglich. Ohne dass sich der Notarzt dessen bewusst ist, beeinflussen sein Wollen, Fühlen und Denken die Beziehungen zwischen ihm selbst und seiner Umwelt. Weil dieser Einfluss auf das eigene Handeln für ihn verborgen geschieht, spricht man auch von **autonomer Handlungsregulation.**

Handeln ist in einen sozialen Zusammenhang eingebettet

Für den psychologischen Handlungsbegriff ist wichtig, dass individuelles Handeln immer in einem sozialen Umfeld geschieht. Die Ziele individueller Tätigkeiten stehen immer in Zusammenhang mit Zielen dieser sozialen Gemeinschaft. Denken und Tun dienen daher immer sowohl der individuellen Bedürfnisbefriedigung als auch der Aufrechterhaltung von produktiven Gruppenbeziehungen. Man möchte sowohl „auf seine eigenen Kosten kommen“ als auch anerkanntes Mitglied der jeweiligen Gruppe sein. Der Wunsch, Beziehungen innerhalb der Gruppen aufrecht und stabil zu halten, ist ein starkes soziales Bedürfnis. Möglicherweise entspringt die bevorzugende Behandlung der Polizistin eben diesem Wunsch, eine produktive Gruppenbeziehung zu staatlich ausführenden Organen aufrecht zu erhalten.

Handeln lässt sich nur auf der Ebene beobachtbaren Tuns beschreiben

Wie der Notarzt gehandelt und was er in welcher Reihenfolge getan hat, lässt sich beobachten und beschreiben. Anhand dieser Beobachtungen können wir uns eine persönliche Meinung darüber bilden, ob wir seine Maßnahmen für angemessen halten oder nicht. Was allerdings in ihm vorgegangen ist, welche internen Kräfte sein Handeln gesteuert haben, was ihn letztlich bewogen hat, so und nicht anders zu handeln, das hingegen bleibt uns verborgen. Weil wir nicht in den Arzt hineinsehen können, bleiben einige der wirklich interessanten Fragen ungeklärt: Warum hat er angesichts der beiden Trauma-Patienten dieses Verhalten gewählt? War ihm klar, was er tat, oder war er so im Augenblick gefangen, dass er mit seinen Gedanken ausschließlich bei seiner Patientin war? War ihm bewusst, dass die aktuellen medizinischen Empfehlungen zur Versorgung von Patienten mit perforierender Thoraxverletzung ihm ein anderes Vorgehen nahegelegt hätten?

Um einer Antwort näherzukommen, müssen wir auf Theorien der menschlichen Handlungsregulation zurückgreifen, deren Bestandteile bereits ausgeführt wurden. Da aus ihr ersichtlich wird, wie Kognition, Motivation und Emotion in die Kontrolle menschlichen Verhaltens in komplexen und dynamischen Situationen integriert sind (Dörner 1999, 2008), lassen sich einige Postulate ableiten, die für das Verständnis von Fehlern in der Akutmedizin bedeutsam sind. Manche Handlungsweisen des Notarztes werden dadurch möglicherweise verständlich.

Handeln, das im Rückblick fehlerhaft war, wird mit einer ganz konkreten Absicht begangen.

Medizinisch gesehen hat der Notarzt einen Fehler begangen, als er die leicht verletzte Polizistin und nicht den schwerer verletzten PKW-Fahrer zuerst versorgt hat. Daraus lässt sich jedoch nicht der Umkehrschluss ziehen, dass der Notarzt den polytraumatisierten Patienten bewusst schädigen wollte. Vielmehr war der späte Versorgungsbeginn dadurch verursacht, dass sich der Notarzt beim Eintreffen am Unfallort zwischen mehreren konkurrierenden Absichten entscheiden musste. Neben offensichtlichen, externen Kriterien für diese Entscheidung (das Verletzungsmuster beider Patienten) gab es für ihn noch weitere, interne Bedürfnisse (nett zu einer verletzten jungen Frau zu sein?), die um den Rang der stärksten Absicht konkurrierten. Existieren konkurrierende Absichten, so muss sich das autonome System für eine entscheiden, und im geschilderten Fall war es nicht die Versorgung des schwerverletzten Patienten. Da die Entscheidung jedoch autonom erfolgte, war dem Arzt die Gewichtung seiner Absichten möglicherweise nicht bewusst.

Aus medizinischer Sicht war das Handeln des Notarztes falsch. Der Weg zu dieser falschen Entscheidung wurde jedoch nicht durch einen pathologischen Denkmechanismus („menschliches Versagen“) welcher parallel zu richtigem Denken existiert, sondern durch reguläre psychische Prozesse gebahnt – der Wahl zwischen zwei konkurrierenden Absichten.

Ganz allgemein lässt sich sagen, dass Handlungsfehler nicht irrationalen oder anpassungsgestörten psychischen Mechanismen entspringen. Vielmehr nehmen sie ihren Ursprung in normalen psychologischen Prozessen und folgen daher, genau wie Handlungen mit richtigem Ergebnis, der Psycho-Logik des menschlichen Handelns. Die Beweggründe für das Handeln fühlen sich für den Handelnden stimmig an; sie sind „lokal rational“ (Woods und Cook 1999).

Handlungsfehler sind nicht schicksalhaft

Obwohl Handlungsfehler normalen psychischen Prozessen entspringen, sind sie kein unvermeidbares und damit „schicksalhaftes“ Ereignis, das man machtlos hinnehmen müsste. Umstände, die Handlungsfehler begünstigen („latente Faktoren“, Reason 1997) können im Vorfeld analysiert und entschärft werden (Kap. 3); Arbeitsplätze sowie Organisationsstrukturen können langfristig so umgestaltet werden, dass sie Fehler vermeiden helfen. Und selbst Fehler, die der Psycho-Logik des Handelns entspringen, können dadurch entschärft werden, dass Individuen aufmerksam für ihre eigenen Denkprozesse werden und dass Teammitglieder ermächtigt sind, das Agieren der anderen zu hinterfragen.

Bevor im Folgenden die für die Handlungsregulation bedeutsamen psychischen Prozesse beschrieben werden, fassen wir die Voraussetzungen zusammen, die Handeln bestimmen:

Handeln

- …ist nur aus der „Psycho-Logik" der Handlungsregulation zu verstehen.
- …vereint biologische, psychologische und soziale Prozesse.
- …ist von der Entwicklungsgeschichte des Menschen (Phylogenese), der individuellen Geschichte (Ontogenese) und dem „kulturellen Erbe" beeinflusst.
- …ist bewusst und zielgerichtet.
- …ist als Tun beobachtbar, wohingegen die zugrunde liegenden „autonomen" Prozesse (Motivation, Emotion, Kognition) dies nicht sind.
- …ist als Informationsverarbeitung erklärbar.
- …dient individuellen und sozialen Bedürfnissen.
- …dient auch dann der Befriedigung von Bedürfnissen, wenn es zu sachlichen Fehlentscheidungen führt; diese entspringen somit normalen und nicht irrationalen psychischen Prozessen.

▶ Auch **Handeln, das zu Fehlern führt, wird mit einer ganz konkreten Absicht (absichtsvoll) begangen.** Allgemein lässt sich sagen, dass Handlungsfehler nicht irrationalen oder anpassungsgestörten psychischen Mechanismen entspringen. Vielmehr nehmen sie ihren Ursprung in normalen psychologischen Prozessen. Handlungsfehler folgen eben auch, genau wie richtige Handlungen, der Psycho-Logik des menschlichen Handelns.

4.3 Motivation

4.3.1 Vom Bedarf zur Absicht

Bedarf, Bedürfnis, Motiv

Jeder menschliche Organismus ist beständig damit beschäftigt, den Unterschied zwischen dem, was er hat, und dem, was er benötigt, auszugleichen **(physiologische Ist-Soll-Differenz).** Kann der Körper diese Differenz nicht mehr durch Rückgriff auf eigene Reserven decken, so wird der physiologische **Bedarf** vom Menschen als **Bedürfnis** wahrgenommen (Bischof 1985). Hunger ist ein solches Bedürfnis, das auf einem Bedarf an Nährstoffen beruht, der nicht mehr aus den Körperspeichern gedeckt werden kann. Sobald ein Bedürfnis wahrgenommen wird, veranlasst dies zum Handeln. In der Psychologie sind in den vergangen 100 Jahren etliche Listen möglicher Grundbedürfnisse erstellt worden (z. B. Reiss 2004). Letzten Endes können sie auf wenige Klassen von Grundbedürfnissen zurückgeführt werden: Existenzielle Bedürfnisse, Sexualität, soziale Bedürfnisse (z. B. Nähe/Affiliation, Status, Legitimität) und informationelle Bedürfnisse (z. B. Wissen, Sicherheit, Neugier, Kompetenz; Dörner 1999; Dörner und Güss 2013). Die nicht-physiologischen Bedürfnisse beruhen auf einem Bedarf an Informationen über die unmittelbare Umwelt, an Beziehungssignalen aus dem sozialen Umfeld und an dem Gefühl, unter den momentanen Anforderungen handlungsfähig zu sein.

Während Bedürfnis vom wahrgenommenen Bedarf her definiert ist, bezeichnet ein **Motiv** ein Bedürfnis, das mit einem Zielzustand verbunden ist. Das Ziel eines Motivs ist geeignet, das Bedürfnis zu befriedigen (Bischof 1985). Für ein Bedürfnis gibt es aber nicht nur einen, sondern meistens mehrere mögliche Zielzustände, unter denen je nach situativen Umständen ausgewählt wird. Hunger kann durch den Gang in die Kantine oder durch einen Apfel aus der Kitteltasche befriedigt werden. Deshalb unterscheiden sich Menschen trotz gleicher Grundbedürfnisse in dem, was sie im Leben anstreben und wie sie diese Bedürfnisse befriedigen. Bei der Ausbildung von Motiven spielen Kultur, Lerngeschichte und Angebote der Umwelt eine wichtige Rolle.

Absichten als „Motivamalgame"

Unter den möglichen Zielzuständen wird jedoch nicht nur ausgewählt. Häufig wird eine ganze Reihe davon gleichzeitig angegangen. Wenn mehrere Bedürfnisse zugleich befriedigt werden, sind entsprechend mehrere Motive aktiv. Geht man beispielsweise in die Kantine, anstatt für sich alleine einen Apfel zu essen, so tut man das sowohl zur Befriedigung des Hungers als auch, um möglicherweise Kollegen zu treffen, Neuigkeiten zu hören oder Informationen miteinander auszutauschen. Solche mehrfach determinierten Handlungsziele wie „in die Kantine essen gehen" bezeichnet man als Absichten: Eine **Absicht** ist ein „Motivamalgam", das aus verschiedenen Motiven gebildet wird (Abb. 4.2). Absichten entstehen permanent neu – je nach Veränderungen der physiologischen und psychologischen Bedarfslage des Organismus – und treten in Konkurrenz zu anderen Absichten (Dörner 1999).

- **Menschen haben physiologische und psychologische Bedürfnisse.**
- Bedürfnisse, die ein geeignetes Ziel kennen, nennen wir **Motive.**
- Handlungsziele, die durch mehrere Motive gekennzeichnet sind, nennen wir **Absichten.**

Lösung der Absichtskonkurrenz

Abraham Maslow (1943) vertrat die bekannt gewordene Theorie, dass Bedürfnisse hierarchisch gegliedert seien. Innerhalb dieser als Pyramide darstellbaren Hierarchie unterschied er fünf aufeinander aufbauende Arten von Bedürfnissen. Die Basis der Pyramide bilden grundlegende physiologische Bedürfnisse, während psychologische Bedürfnisse (Selbstverwirklichung) an der Spitze zu finden sind. „Höhere" Bedürfnisse können nach Maslow (jedenfalls langfristig) erst gestillt werden, wenn die der jeweils darunterliegenden Stufe befriedigt wurden. Diese Theorie nach wie vor sehr weit verbreitet, obwohl sie seitens der Psychologie breit kritisiert (z. B. Zimbardo und Gerrig 2008; Heckhausen 2010) und in

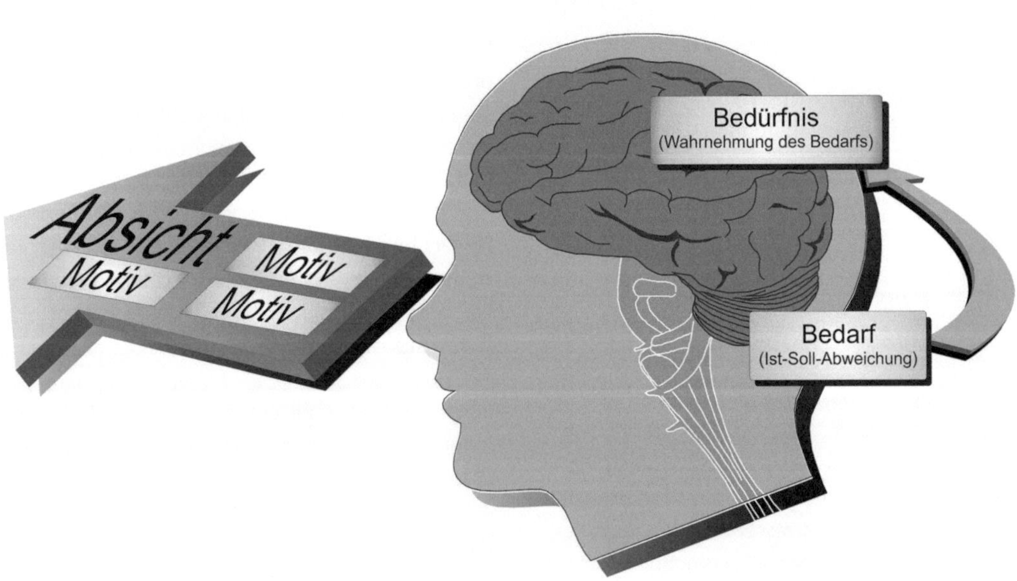

Abb. 4.2 Vom Bedarf zur Absicht

empirischen Studien (z. B. Wahba und Bridwell 1976) schon früh widerlegt wurde. Dass sie so nicht stimmen kann weiß jede und jeder in der Akutmedizin aus eigenem Erleben, wo man sich in Situationen befand, in denen man über Stunden weder essen noch auf die Toilette gehen muss, weil ein Patient die volle Aufmerksamkeit beansprucht. Wenn Bedürfnisse in Konkurrenz zueinander stehen können, es aber **keine eindeutige Hierarchie** gibt, anhand derer dieser Konflikt gelöst werden kann, muss auf einen anderen Auswahlmechanismus zurückgegriffen werden. Hier wird

- die Auswahl nach **Wichtigkeit und Erfolgserwartung** und
- die Idee der **Abschirmung der aktuellen Absicht**

vertreten (Dörner 1999; Kuhl 1983). In diesem Auswahlmechanismus erhält jede Absicht ein „Aktualitätsgewicht", das sich (multiplikativ) aus der aktuellen Wichtigkeit und der Erfolgserwartung bestimmt. Wenn etwas komplett unwichtig ist oder wenn man keine Hoffnung auf Erfolg hat, wird es nicht getan (Gewicht = 0). Ist eine Absicht hingegen wichtig und der Erfolg bei der Durchführung so gut wie sicher, wird es getan. Die Aussicht auf Erfolg wird dabei wesentlich von der Einschätzung der eigenen Kompetenz (s. u.) beeinflusst und ist nichts, was objektiv gegeben wäre (Dörner und Güss 2013). Sind mehrere Absichten gleichzeitig vorhanden, wird diejenige mit dem höchsten Gewicht ausgeführt. Somit gewinnt jeweils eine Absicht die Oberhand und verdrängt weniger wichtige Absichten. Besteht nur ein bestimmtes Zeitfenster zur Erledigung einer Absicht, nimmt mit der Zeit – wenn sie dringlich wird – das Gewicht dieser Absicht zu. Dringlichkeit setzt den Wichtigkeitsfaktor hoch. Weniger wichtige Absichten erhalten dadurch zu bestimmten Zeiten eine Chance auf Erledigung, wenn eben gerade „nichts Wichtigeres ansteht"; sie können aber auch permanent ins Hintertreffen geraten (Dörner 1999). Dass scheinbar unwichtige Vorhaben wie Telefonanrufe, Dokumentation und andere „Kleinigkeiten" entfallen, hat weniger mit Vergessen als mit der **Absichtsdynamik** zu tun: Es gibt eben ständig wichtigere Absichten.

Sind die Konsequenzen der unbewussten Absichtskonkurrenz im Alltag oftmals nur ärgerlich (indem man beispielsweise Mahnungen über unbezahlte Rechnungen erhält), können sie sich in kritischen Situationen verhängnisvoll auswirken. Wie im Folgenden ersichtlich wird, können nicht sachbezogene Absichten wie die Aufrechterhaltung des Kompetenzempfindens statt der Absicht, ein akutes medizinisches Problem zu lösen, handlungsleitend werden.

4.3.2 Kompetenzempfinden und Kontrollmotivation

Bei jeder Erledigung von Absichten werden **spezifische** Motive befriedigt. Parallel dazu, quasi in jede Absicht amalgamiert, findet sich bei Menschen ein sehr starkes und **unabhängiges** Bedürfnis nach **Kompetenz.** Damit ist gemeint, dass jeder Mensch ein existenzielles Bedürfnis danach hat, seine Umwelt im Sinne der eigenen Ziele beeinflussen zu können (z. B. Bandura 1977; Flammer 1990; Flammer und Nakamura 2002; Dörner 1999). Psychologen sprechen hier auch von der **„Kontrollmotivation".** Menschen wollen mit Bestimmtheit wissen, was um sie herum geschieht, sie wollen Klarheit über Fakten und Gewissheit über zukünftige Entwicklungen haben. Das Kompetenzempfinden erscheint subjektiv entweder als Gefühl, den Anforderungen einer Situation gewachsen zu sein, oder als Gefühl der Hilflosigkeit und Angst. Hat eine Person angesichts einer bedrohlichen Situation das Gefühl, den weiteren Verlauf der Dinge in keiner Weise beeinflussen zu können, so kann das Maß an empfundener Hilflosigkeit weit über alltäglich erlebte Gefühle hinausgehen und für die menschliche Psyche existenziell bedrohlich werden (Seligman 2000).

Der jeweilige Zustand der Kompetenz wird als **Kompetenzgefühl** wahrgenommen. Sinkt es ab, weil man sich inkompetent, unsicher und nicht mehr handlungsfähig fühlt, wird das

Kontrollmotiv aktiv. Aufgrund seiner existenziellen Bedeutung „gewinnt“ das Kontrollmotiv häufig gegen andere Motive – das konkrete Handeln wird dann (unbewusst) durch das Ziel der Wiedererlangung des Kompetenzgefühls bestimmt und nicht mehr von den (bewussten) Sachzielen.

Kompetenz und Kontrolle

- **Kontrollmotivation und Kompetenzbedürfnis** beschreiben das existenzielle Bedürfnis jedes Menschen, Sicherheit über den Zustand der gegenwärtigen Situation, Gewissheit über zukünftige Entwicklungen und Einflussmöglichkeiten auf die Umwelt im Sinne der eigenen Ziele zu haben.
- Das **Kompetenzgefühl** ist die Wahrnehmung der eigenen Kontrollmöglichkeiten.
- Das **Kompetenzbedürfnis** wird handlungsleitend, wenn das Kompetenzgefühl bedroht ist.

Notfälle in der Akutmedizin sind ein Beispiel für schlecht durchschaubare Situationen, in denen es für Menschen schwer sein kann, ihre Umwelt erfolgreich zu beeinflussen. Die Möglichkeit, den weiteren Verlauf zu kontrollieren, ist oftmals gering. Weil geringe Kontrollierbarkeit einer Situation das Kompetenzgefühl stark beeinträchtigt, gilt für das Handeln unter komplexen und dynamischen Umweltbedingungen grundsätzlich, dass man (unbewusst) die Undurchsichtigkeit und Unbestimmtheit einer Situation nicht zuletzt auch deswegen reduzieren möchte, damit die Bedrohung für das eigene Gefühl der Kompetenz verschwindet. Wie erfolgreich jemand darin ist, hängt von Wissen, Fähigkeiten und Fertigkeiten und dem Zutrauen in die eigenen Fähigkeiten ab.

▶ Handeln unter komplexen und dynamischen Umweltbedingungen ist immer auch auf eine Verringerung von Unbestimmtheit durch die Kontrolle der Handlungsumwelt gerichtet.

Fehleinschätzungen der Kompetenz

Das Zutrauen in die eigenen Fähigkeiten unterliegt jedoch Fehleinschätzungen, sodass die Einschätzung der eigenen Kompetenz und die tatsächlichen Handlungsfähigkeiten deutlich voneinander abweichen können.

- Im Falle der **Überschätzung** fühlt man sich in der Lage, etwas zu tun, obwohl die tatsächlichen Fähigkeiten hinter der Einschätzung zurück bleiben und plant daher tendenziell riskantere Handlungen.
- Im Falle einer **Unterschätzung** der eigenen Kompetenz agiert man defensiv und unterlässt möglicherweise hilfreiche Handlungen.

Kompetenzschutzbezogene Rationalität

Undurchsichtige Notfallsituationen in Verbindung mit geringen Erfolgsaussichten des eigenen Handelns können zum Absinken des Kompetenzgefühls und zur Aktivierung des Kontrollmotivs führen. Es wird dann (kurzfristig) das Ziel priorisiert, das Gefühl der Kompetenz wiederzuerlangen (Abb. 4.3). Man tut dann das, was man sicher kann und was unter vergleichbaren Bedingungen früher erfolgreich war. Um einer weiteren Bedrohung des Kompetenzgefühls vorzubeugen, suchen Menschen nur noch nach Information, die ihre momentane Vorstellung über die Realität und über das zugrunde liegende Problem bestätigen (*confirmation bias,* Kap. 6), und blenden solche Informationen aus, die diese Vorstellung in Frage stellen könnten. Somit wird aber das Gefühl der Handlungskompetenz und nicht mehr das Problem des Patienten Ziel des Handelns.

Kommen im weiteren Verlauf der Patientenversorgung zur hohen Unbestimmtheit noch Misserfolge und Bedrohungserlebnisse dazu, kann die Sicherung des Kompetenzempfindens zum alles bestimmenden Motiv werden. Eine sachbezogene Auseinandersetzung mit der kritischen Situation wird dann unmöglich, weil Handlungen nicht mehr zum Wohle des Patienten, sondern nur noch zur eigenen Verteidigung ausgewählt werden. Die dabei entstehenden Handlungsfehler finden ihre psychologische Begründung in der **kompetenzschutzbezogenen Rationalität** (Strohschneider 1999, 2002).

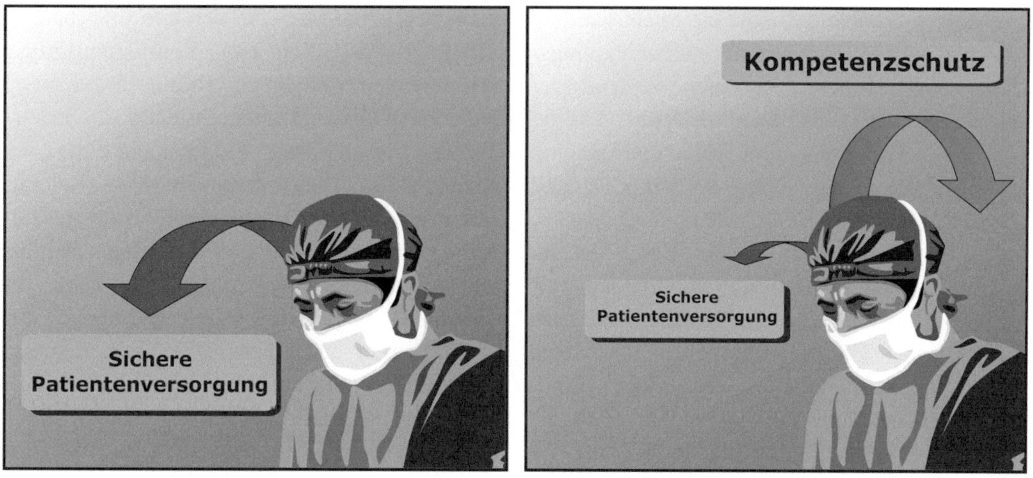

Abb. 4.3 Kompetenzschutzbezogene Rationalität

▶ **Kompetenzschutzbezogene Rationalität:** Menschen versuchen, durch Handeln das Gefühl der Handlungskompetenz zurückzugewinnen, wenn die Sachprobleme unlösbar scheinen. Sie nehmen beispielsweise selektiv diejenige Information wahr, die sie in ihrem Bild der Situation bestätigt.

4.4 Emotionen

Neben dem Denken und den Motiven spielen Emotionen eine wichtige Rolle in der Regulation des menschlichen Handelns. Während Motive bestimmen, **was** wir tun, beeinflussen Emotionen die Art und Weise **wie** wir es tun (Dörner und Güss 2013). Sie dienen dazu, das Handeln an die jeweilige Situation anzupassen (Güss und Dörner 2017).

4.4.1 Was sind Emotionen und Gefühle?

Gefühle werden oft als etwas Eigenständiges erlebt, etwas vom Denken Getrenntes, das aus dem „Bauch" heraus entsteht und sich in den Vordergrund drängen will. Da Gefühle ungefragt erscheinen und gelegentlich sehr heftig werden können, wirken sie wie eine unwillkommene Störung des Denkens. Man kann Emotionen aber auch als eine **andere Art von Informationsverarbeitung** auffassen, ein „Denken neben dem bewussten Denken" (*„System 1 Prozesse";* Kap. 6). In dieser Perspektive sind Emotionen eine **unbewusste, schnelle, ganzheitliche Bewertung** der aktuellen Situation oder eines Ereignisses (z. B. Cochran et al. 2006; Evans 2008). Diese Bewertung verläuft augenblicklich und automatisch ab und verarbeitet wesentlich mehr Informationen, als der bewussten Wahrnehmung zugänglich sind (Kap. 5).

▶ Emotionen stellen eine unbewusste, schnelle und ganzheitliche Bewertung der aktuellen Situation dar, ein „Denken neben dem bewussten Denken".

Diese „zusammenfassende Situationsbewertung" wird immer entweder von Lust oder Unlust begleitet und führt zu einer physiologischen Aktivierung (z. B. Scherer und Ekman 1984; Dörner 1999). Die Gesamtheit der Situationsbewertung mit Aktivierung und Lust/Unlust bezeichnet man als **Gefühl.** Wenn sich die gefühlsmäßige Bewertung einer Situation und die Bewertung durch das bewusste Denken unterscheiden, so liegt dies häufig daran, dass beide unterschiedliche Informationen verwenden und daher auch zu unterschiedlichen

Ergebnissen kommen. Sobald sie erlebt werden, können Gefühle wie andere Wahrnehmungsinhalte auch weiter verarbeitet werden. Der Ursprung eines Gefühls kann analysiert und die Intensität des Erlebens durch Metakognition und Selbstinstruktionen verändert werden (Güss und Dörner 2017).

Gefühle begleiten nicht nur das Handeln, sie können auch das Ziel von Handlungen werden. So kann man Entscheidungen verzögern, weil man die Unlustgefühle eines erwarteten Misserfolgs vermeiden möchte oder Handlungen herbeiführen, weil man sich durch die erwarteten Erfolgsgefühle beflügelt fühlt.

In Situationen, in denen die kognitiven Ressourcen überlastet sind, kommt es, wie bereits ausgeführt, zu einer Verschiebung der Gewichtung innerhalb der „Psycho-Logik des Handelns“. Menschen führen eine kognitive Analyse der Sachlage nur noch ansatzweise durch und schalten stattdessen auf einen emotionalen Handlungsstil um (z. B. Lantermann 1985; Spering et al. 2005). Es werden dann schnelle und einfache Lösungen bevorzugt, die danach beurteilt werden, ob sie „emotional stimmig“ sind. Dies führt besonders dann zu sachlich inadäquaten Entscheidungen, wenn das Handlungsziel (unbewusst) vor allem die Aufrechterhaltung des eigenen Kompetenzgefühls ist oder in der Vermeidung weiterer negativer Emotionen liegt.

4.4.2 Emotionen und Handlungsregulation

Es ist eine alltägliche Erfahrung, dass der emotionale Zustand einer Person großen Einfluss darauf hat, wie an eine Aufgabe herangegangen wird. Ist ein Mensch verärgert, so wird sich seine Planung durch eine starke „Macher-Tendenz“, geringe Vorausschau und großzügige Annahmen bezüglich der Ausführbarkeit des Plans auszeichnen. Bei einem „ärgerlichen“ Planer beeinflussen Emotionen die Art und Weise des Planens in anderer Weise, als es bei einem ruhig-konzentriert vorgehenden Menschen der Fall sein wird. Der Unterschied liegt darin begründet, dass die gefühlte Einschätzung der Lage vor allem zwei Beurteilungsgrößen verändert hat: Die Frage, ob eine Situation als unvorhersehbar und undurchsichtig erlebt wird, und die Einschätzung, wie kompetent man sich angesichts der Anforderungen fühlt (Belavkin und Ritter 2003). Das Ergebnis beider gefühlsbedingten Einschätzungen hat einen Einfluss darauf, welche Handlungen ausgewählt und wie diese dann durchgeführt werden (Dörner 1999; Dörner und Güss 2013). Sieht man sich die geänderte Einschätzung der Fremdheit einer Situation und der eigenen Kompetenz darauf hin an, welche Parameter der Wahrnehmung, des Denkens und Handelns (psychische Einstellgrößen) durch Emotionen verändert werden, so sind es

- Aktivierung,
- Auflösungsgrad,
- Selektionsschwelle und
- Externalisierung.

Aktivierung
Manche Gefühle (z. B. Ärger, Freude, Angst) verleihen Menschen einen „Energieschub“. Dieses als **allgemeines unspezifisches Sympathikussyndrom** (AUSS) bekannte Phänomen führt zu einer erhöhten Wahrnehmungs- und Handlungsbereitschaft, Sensibilisierung der Sinnesorgane, muskulärer Vorspannung und zu höherer Herz- und Atemfrequenz (Kap. 9). Andere Gefühle wie Trauer verringern die Aktivierung. Die Aufregung einer Notfallsituation ist meistens mit erhöhter Aktivierung verbunden.

Auflösungsgrad
Je nach emotionaler Situation wird ein Wahrnehmungs- oder Denkprozess mit einem anderen Auflösungsgrad und folglich unterschiedlich genau ablaufen. Mit dem Begriff „Auflösungsgrad“ ist der Grad an Differenzierung und Diskriminierung von Wahrnehmung und Kognition gemeint (Dörner 1999). Die „Bewertung der Fakten“ kann detailliert und unter eingehender Prüfung ablaufen (hoher Auflösungsgrad), oder indem einfach einige wenige, besonders hervorstechende Eigenschaften der Situation in die

Bewertung einbezogen werden (niedriger Auflösungsgrad). Wie gründlich man sich mit einer Situation auseinandersetzt, hängt neben den Emotionen auch noch von der Wichtigkeit der Situation und dem subjektiv empfundenen Zeitdruck ab. Für die Akutmedizin bedeutet dies, dass der Einfluss der Gefühle ein unterschiedlich grobes oder detailreiches Bild der Situation liefern kann. Nimmt man sich einer Aufgabe nur widerwillig an, so werden Wahrnehmung und Denken von einem geringeren Auflösungsgrad begleitet sein, als wenn man sich seiner Lieblingsbeschäftigung widmen darf. Die widerwillige Beschäftigung mit einer Aufgabe ist dann eher oberflächlich und „grobkörnig".

Selektionsschwelle: Konzentration
Gefühle beeinflussen die Wahrscheinlichkeit, mit der von außen kommende Information die Aufmerksamkeit einer Person auf sich ziehen und sie zu einer Änderung ihres Handelns bewegen können (Häufigkeit von Absichtswechsel): Eine starke Aktivierung **erhöht** die Auswahlschwelle (Selektionsschwelle), ab der ein neues Motiv das handlungsleitende „verdrängen" kann. Wenn die Auswahlschwelle hoch ist, ist man ganz und gar bei einer Sache, ohne ständig abgelenkt zu sein. Ist sie zu hoch, ist man nicht mehr fähig, auf externe Auslöser zu reagieren: Weder Monitoralarme noch Anfragen von Teammitgliedern können diese „Mauer der Aufmerksamkeit" durchbrechen (Kap. 8). Solange die Sorge um die verletzte Beamtin groß war, hat der Notarzt möglicherweise nur an ihre Versorgung und nicht an den zweiten Patienten gedacht. Hilflosigkeit hingegen **senkt** die Auswahlschwelle, man tut alles, was einem gerade in den Sinn kommt, in der Hoffnung, irgendetwas zu bewirken: Man beginnt „herumzuwurschteln".

Externalisierung des Handelns
Gefühle beeinflussen das Ausmaß, mit dem sich die Aufmerksamkeit nach außen auf die Situation oder nach innen auf Denken, Planen und Reflexion richtet. Dies wiederum entscheidet darüber, wie sehr man von einer Situation „getrieben" wird. Ärgerliche Personen beispielsweise werden sich auf den Auslöser ihres Ärgers konzentrieren (und wie man ihn los wird), anstatt ihr Denken auf ein Problem zu richten: Teammitglieder anzuschreien, anstatt konstruktive Fragen zu stellen, kann ein Resultat von Externalisierung sein.

Eine Veränderung dieser vier Parameter wird immer von Empfindungen der Lust oder Unlust begleitet sein.

4.5 Wissen, Gedächtnis und Lernen

4.5.1 Wissen und Schemata

Unser Wissen besteht aus den Dingen, die wir gelernt und im Laufe unseres Lebens erfahren haben. Wissen ist nicht in Form von ungeordneten Einzelinformationen, sondern in kleinen sinnvollen Einheiten, sog. **Schemata** (Selz 1913; Bartlett 1932) gespeichert. Schemata sind in neuronalen Netzen vorliegende Datenstrukturen, in denen die Regelmäßigkeiten in der Welt und persönliche Erfahrungen mit der Umwelt abgespeichert sind (Cohen 1989). Schemata liegen allen Aspekten des menschlichen Wissens und Könnens zugrunde und verleihen aller Wahrnehmung ihre Struktur (Kap. 6): Sie beinhalten die Bedeutung sensorischer Eindrücke (**sensorisches Wissen**), das Wissen darüber, wie etwas gemacht wird (*„Know-how"*, **Prozesswissen**), und das Wissen, mit welchen Begriffen Objekte, Tätigkeiten und Fakten beschrieben werden können (*„Know-what";* **Begriffswissen**).

Darüber hinaus können Schemata auch Erwartungen bezüglich der Umwelt beinhalten (**Erwartungsschema**): Das kognitive System des Menschen reagiert auf jede Situation mit Wissensstrukturen, die vieles von dem, was wohl erscheinen wird, vorwegnehmen (**Erwartungshorizont**, Kap. 8). Manchmal „sehen" oder „hören" wir sogar Dinge, wie die Bestätigung einer Anweisung, einfach deswegen, weil wir sie erwartet haben. Dadurch haben Schemata auch eine interpretative und schlussfolgernde Funktion, die aus den zugrunde liegenden Informationen mehr macht als „eigentlich" vorhanden ist. Fehlende Daten werden durch Erwartungswerte aufgefüllt. Diese Eigenschaften der Schemata spielen bei der Wahrnehmung (Kap. 5) eine entscheidende Rolle.

▶ Unter Schema fasst man das allgemeine Wissen über ein Ereignis oder einen Gegenstand, das auf der Grundlage vorausgegangener Erfahrung entstanden ist.

Das in Schemata gespeicherte Prozesswissen bildet die Grundlage für menschliches Handeln. Es besteht aus „Wenn-Dann"-Abläufen, die anhand von Erwartungen und dem Ergebnis einer Handlung überprüft werden **(Aktionsschema):** Ist ein bestimmter Sachverhalt gegeben, dann soll etwas Bestimmtes getan werden, und sobald dies getan ist, wird etwas Erwartetes eintreten.

Werden mehrere Aktionsschemata aneinandergereiht, so erhält man ein **Verhaltensprogramm** oder **Skript** (Schank und Abelson 1977). Verhaltensprogramme sind die Folge von Wahrnehmungs-, Klassifizierungs-, Bewertungs- und Entscheidungsschritten, in denen Menschen für ähnliche Umweltanforderungen eine Reihe von erfolgreichen Denk- und Handlungsroutinen abgelegt haben. Verhaltensprogramme können einerseits ohne großen Aufwand in den entsprechenden Situationen „abgefeuert", andererseits aber auch situativ angepasst und verändert werden. Verhaltensprogramme von Akutmedizinern sind die Auskultation, das Blutdruckmessen, das Legen peripher-venöser Zugänge oder die Intubation. Beide Skripten bestehen aus vielen Einzelschritten und können je nach den Besonderheiten des Patienten modifiziert werden.

4.5.2 Gedächtnis

Mit dem Gesagten ist auch schon eine einfache Struktur des menschlichen **Gedächtnisses** beschrieben (Überblick in Anderson 2014; Dörner und van der Meer 1994; Dörner 1999): Wissen liegt in neuronalen Netzwerken aus Schemata zusammengesetzt vor und wird durch die Verbindung von Sensorik mit Motorik und Motivation in Verhaltensprogrammen wirksam. Die einzelnen Inhalte des Gedächtnisses sind assoziativ miteinander verknüpft, was einen ungemein schnellen Aufruf relevanter Information erlaubt.

Das Gedächtnis ist aufgrund dieser Struktur **aktiv** und damit kein Computer, bei dem Information als Wissen auf eine Festplatte kopiert wurde, welches bei Bedarf nur abgelesen werden muss. Die im Gedächtnis „abgelegten" Inhalte werden vielmehr kontinuierlich verändert und umorganisiert, so wie es den aktuellen Bedürfnissen und der Lebenssituation am besten entspricht. Erinnerungen sind somit eher Rekonstruktionen als Datenabrufe. Gedächtnisinhalte werden also verändert, aber auch neu hinzugefügt und auch wieder vergessen. Welche Informationen wann und in welcher Form ins Gedächtnis übernommen und ob und wie sie wieder abgerufen werden, ist abhängig von Vorerfahrungen, Gefühlen, der Situation oder der Tagesform. Auch **Gewohnheiten** beeinflussen das Gedächtnis: Schemata, die häufig aktiviert werden, können leichter und schneller wieder aufgerufen werden.

▶ Das Gedächtnis ist kein Computer, bei dem Information als Wissen auf eine Festplatte kopiert und bei Bedarf abgelesen wird. Vielmehr werden die im Gedächtnis „abgelegten" Inhalte kontinuierlich verändert und umorganisiert, sodass Erinnerungen eher Rekonstruktionen als Datenabrufe sind.

Das menschliche Gedächtnis ist keine homogene Funktionseinheit, die im Gehirn lokalisiert werden könnte. Die meisten Wissenschaftler stimmen aber darin überein, dass es verschiedene Gedächtnisfunktionen gibt (Überblick in Anderson 2014; Wickens 1992): Sensorischer Input wird nur für sehr kurze Zeit gespeichert **(„sensorisches Gedächtnis")** Der Inhalt dieses Inputs kann weiter verarbeitet werden und wird so zu bedeutsamen Wahrnehmungen, die in das Arbeitsgedächtnis oder ins Langzeitgedächtnis transferiert werden können. Die Struktur des Gedächtnisses wird in Kap. 5 ausführlicher dargestellt.

Da Denken nur dann funktionieren kann, wenn Menschen ihr momentanes Erleben mit vorhergehender Erfahrung vergleichen können, müssen sie in der Lage sein, sowohl auf die überdauernden Informationen im **„Langzeitgedächtnis“** als auch auf die kurzfristig verfügbaren Gedächtnisinhalte der Wahrnehmung zuzugreifen. Die Gedächtnisinhalte, die in einem Moment aktiviert sind, und mit denen das Denken arbeitet, werden als **„Arbeitsgedächtnis“** bezeichnet (früher Kurzzeitgedächtnis). Das Arbeitsgedächtnis ist kein eigener Speicher, sondern eine Benennung der aktuell aktiven Schemata. Es gibt viele komplexe Interaktionen auf dem Weg von einem situativen Hinweis (oder Reiz) zu einer Reaktion. In Kap. 5 wird auf die vereinfachten Interaktionen zwischen Wissen (z. B. Langzeitgedächtnis), Wahrnehmung (z. B. sensorische Reize) und Denken (z. B. Arbeitsgedächtnis) näher eingegangen.

Um das eben Erlebte in das Gedächtnis aufnehmen zu können, verfügen Menschen über eine Art „Protokoll“ des Geschehens. Dieses **„Protokollgedächtnis“** (Dörner 1999) hält die aktuellen gedanklichen Operationen fest und filtert Einheiten heraus, die wichtig und relevant sind. Wichtig und relevant ist, was zielführend und lustvoll oder im Gegenteil erfolglos und schmerzhaft war. Damit funktioniert auch das Gedächtnis nicht logisch, sondern „psycho-logisch“: Es werden diejenigen Geschehnisse aus dem Protokollgedächtnis langfristig gespeichert, die etwas mit der erfolgreichen Befriedigung oder dem starken Ansteigen von Bedürfnissen zu tun haben. Der Auswahlprozess anhand dieser wenigen Kriterien genügt, um das menschliche Erfahrungs- und Handlungsrepertoire erheblich auszuweiten. Der irrelevante Rest fällt schnell dem Vergessen anheim.

▶ Auch das Gedächtnis arbeitet „psycho-logisch“: Es werden vor allem diejenigen Informationen langfristig gespeichert, die etwas mit der erfolgreichen Befriedigung oder dem starken Ansteigen von Bedürfnissen zu tun haben.

4.5.3 Absichten und Gedächtnis: Prospektives Gedächtnis

Da ihn die Therapie des kreislaufinstabilen Patienten ganz in Beschlag nimmt, fällt dem Notarzt erst kurz vor dem Eintreffen im Schockraum ein, dass er die Zielklinik eigentlich vorab hatte informieren wollen, dass ein Thoraxchirurg im Schockraum anwesend sein sollte: Er hatte sich etwas vorgenommen, dann aber seine Intention wieder „vergessen“. Erst die Vorstellung des ihn erwartenden Schockraumteams lässt ihm wieder „einfallen“, dass da noch etwas gewesen war, was er hatte tun wollen. Sein **prospektives Gedächtnis** hatte ihn im Stich gelassen.

Als prospektives (vorausschauendes) Gedächtnis (Absichtsgedächtnis) bezeichnet man die Fähigkeit, sich zur richtigen Zeit an eine zuvor gefasste Handlungsabsicht zu erinnern, gewissermaßen eine Erinnerung an die Zukunft zu behalten. (Brandimonte et al. 1996). Streng genommen ist die Bezeichnung prospektives „Gedächtnis“ etwas irreführend, da das prospektive Gedächtnis auf vielen kognitiven Funktionen beruht, die über die reine Gedächtnisfunktion hinausgehen:

- Zielbildung,
- Planen,
- das Management der Aufgabe und
- Aufmerksamkeitssteuerung

spielen hierbei eine wichtige Rolle. Viele Aktivitäten des alltäglichen Lebens erfordern prospektive Gedächtnisleistungen, angefangen von der Frage, wo man sich mit einem Freund treffen wollte bis hin zur regelmäßigen Einnahme von Medikamenten. Weil dieses verzögerte Realisieren von Intentionen eine der im Alltag am häufigsten in Anspruch genommenen Gedächtnisfunktionen ist, verwundert es nicht, dass prospektive Gedächtnisfehler (landläufig als „Vergesslichkeit“ bezeichnet) mehr als die Hälfte der alltäglichen Gedächtnisprobleme ausmachen (Kliegel und Martin 2010): Wir nehmen uns etwas vor, aber vergessen dann, es zum gegebenen Zeitpunkt in die Tat umzusetzen; wir wissen noch, dass wir jetzt irgendetwas machen wollten, aber haben keinen Schimmer mehr, was genau das eigentlich war. Typischerweise ist der Zeitraum zwischen unserem Entschluss und dem kurzen Zeitfenster, innerhalb dessen das Vorhaben ausgeführt werden soll, mit Tätigkeiten angefüllt, die in keiner Beziehung zu dem Vorhaben stehen. Ein wesentlicher Aspekt des prospektiven Gedächtnisses besteht somit darin, dass niemand anderes uns explizit daran erinnert, dass es Zeit ist, die momentane Handlung zu unterbrechen und die gespeicherte Intention aus dem Gedächtnis abzurufen. Wir müssen „daran denken, an etwas zu denken".

▶ Als prospektives (vorausschauendes) Gedächtnis bezeichnet man die Fähigkeit, sich zur richtigen Zeit an eine zuvor gefasste Handlungsabsicht zu erinnern, gewissermaßen „daran zu denken, an etwas zu denken". Prospektive Gedächtnisfehler (landläufig als „Vergesslichkeit" bezeichnet) machen mehr als die Hälfte der alltäglichen Gedächtnisprobleme aus.

Patientenversorgung in der Akutmedizin fordert häufig, sich etwas vorzunehmen, das man nach anderen Tätigkeiten zu einem bestimmten Zeitpunkt tun will: Rechtzeitig an die perioperative Antibiose vor dem Hautschnitt denken, wiederholt den Serumkaliumspiegel überprüfen, wenn ein Kaliumperfusor läuft oder die Heparinisierung am Ende einer gefäßchirurgischen Operation zu antagonisieren. In jedem dieser Fälle muss eine Absicht trotz der Konkurrenz anderer Motive aufrechterhalten werden und es muss Information im Arbeitsgedächtnis aktiv bereitgehalten oder wieder bereitgestellt werden, die jetzt im Moment nicht relevant ist. Manchmal wird eine Handlung unterbrochen, weil sich eine gute Gelegenheit bietet, zwischendurch etwas anders zu erledigen – und dann vergisst man, zur ersten Handlung zurückzukehren (Dörner und Güss 2013).

Während für die zivile Luftfahrt ein Zusammenhang zwischen Unfällen und prospektiven Gedächtnisfehlern schon frühzeitig festgestellt werden konnte (Übersicht bei Dismukes 2008), ist die Relevanz des prospektiven Gedächtnisses für die Patientensicherheit in der Akutmedizin erst in den letzten Jahren in den Fokus gerückt (z. B. Dieckmann et al. 2009; Glavin 2011; Grundgeiger et al. 2013). Diese Studien zeigen, dass es eine ganze Reihe an Faktoren gibt, die momentan Wesensbestandteil des Gesundheitswesens sind, aber zugleich einen negativen Einfluss auf das prospektive Gedächtnis haben: hohe Intensität der augenblicklichen Aufgabe, Ablenkung, parallele Aufgaben, Verspätungen und der Einfluss von Müdigkeit, Unterbrechungen. Am Beispiel der Unterbrechungen wird die nicht sicherheitsförderliche Organisation der Arbeit besonders deutlich: beispielsweise kann es in einem Operationssaal im Durchschnitt zu mehr als 4 Unterbrechungen je OP bzw. fast 10 Unterbrechungen je Stunde kommen (Antoniadis et al. 2014). Dass Unterbrechungen die Fehlerhäufigkeit erhöhen, wurde inzwischen vielfach gezeigt (z. B. aktuell Sanderson et al. 2019). Auch wenn die Auswirkungen je nach Art und Anlass der Unterbrechung unterschiedlich sind (für ICU: Drews et al 2019), erhöhen Unterbrechungen die Risiken für Patienten. Hinzu kommt: Wenn zwei Aufgaben gleichzeitig ausgeführt werden, werden diese nach einer Unterbrechung langsamer und mit Fehlern wieder aufgenommen (Sasangohar et al 2017).

4.5.4 Lernen

Lernen ist untrennbar mit dem Gedächtnis verbunden. Umgangssprachlich kann unter Lernen der Erwerb von Wissen, Fertigkeiten und Können verstanden werden. In der Lernpsychologie gibt es zwei grundlegende Herangehensweisen an Lernen: Lernen wird untersucht als Verhaltensänderung oder als Informationsverarbeitungsprozess. Die erste Lesart fasst Lernen als relativ überdauernde **Veränderung von Verhalten oder Verhaltensmöglichkeiten** auf, die durch **Erfahrung** und Übung erfolgt (also nicht durch Krankheit, Drogen, Ermüdung, Reifung etc.; z. B. Zimbardo und Gerrig 2008). Aus einer kognitionspsychologischen Sicht ist Lernen ein Informationsverarbeitungsprozess und bedeutet, Denken oder Handeln zu verändern. Dies geschieht durch **Erweiterung oder Anpassung kognitiver Schemata,** der Organisationseinheiten unseres Wissens und unserer Handlungsprogramme (z. B. Piaget 1976; Anderson 2009). Schemata werden ausdifferenziert oder verändert. Etwas ist gelernt worden, wenn es im Gedächtnis gespeichert und (willentlich oder unwillkürlich) abrufbar ist. Lernen bedeutet also zusammenfassend, unser Repertoire an Schemata, also unsere Verhaltensoptionen und unser Wissen über die Umwelt, zu vergrößern.

> Wir lernen immer – jede Handlung, jede Beobachtung, die „relevant" oder „angenehm" ist, wird in unserem Gedächtnis abgespeichert, verfeinert die Qualität unserer Schemata und vergrößert die Menge an Schemata, die uns zu Verfügung stehen.

Es gibt eine Fülle an Lerntheorien, die teilweise zu sehr unterschiedlichen Ergebnissen kommen (Überblick in Lefrancois 2005). Im Hinblick auf den Erwerb neuer Verhaltensweisen scheint ein Sachverhalt jedoch von nahezu allen Forschungsgruppen akzeptiert: **Erfahrungen** bestimmen unsere Motivation und unser Verhalten, und die Konsequenzen unseres Tuns beeinflussen die nächste Handlung: Ist ein Verhalten erfolgreich oder ruft es angenehme Gefühle hervor, so werden wir bei nächster Gelegenheit versuchen, es zu wiederholen. Psychologen nennen diese positive Rückmeldung „Verstärkung". Handlungen, die nicht zum erwünschten oder einem unangenehmen Ergebnis führten, werden hingegen in Zukunft vermieden. Positive und negative Verstärkung veranschaulichen die oben erwähnte enge Verbindung zwischen Motivation und kognitiven Prozessen. Motivation ist notwendig, um Verhalten zu ändern. Neben Vergnügen (Lust) und der Vermeidung von Unbehagen (Unlust) kann das Bedürfnis nach Aufrechterhaltung der Kompetenz und nach Sicherheit Lernen motivieren.

Haben Handlungen nicht den gewünschten Erfolg, kann dies zu zwei Arten von Lernen führen: Die Handlung, die nicht erfolgreich oder fehlerhaft war, wird verändert. Oder die mentalen Modelle oder auch die Ziele, die der Handlung zugrunde lagen, werden verändert. Die beiden Prozesse, die auch single-loop- und double-loop-Lernen genannt werden (Argyris und Schön 1999), werden in Kap. 16, wenn es um das Lernen in Organisationen geht, genauer besprochen.

Lernen ist keinesfalls auf das individuelle Verhaltensrepertoire beschränkt. Da Menschen soziale Geschöpfe sind, lernen sie viel durch die Beobachtung anderer. Was diese erleben und berichten, kann im eigenen Gedächtnis hinzugefügt werden. Nicht nur in der Medizin lernen Anfänger nicht zuletzt dadurch, dass sie erfahrenere Kollegen beobachten sowie Teammitgliedern und anderen Mitarbeitenden zuhören. Neben dem offensichtlichen Fakten- und Erfahrungswissen eignen sie sich dabei unbewusst auch Wissen über die Kultur, in der sie arbeiten, an. Zu lernen „wie die Dinge hier laufen" hilft Menschen dabei, mit der Kultur ihrer Organisation vertraut zu werden (Kap. 15).

Was muss gelernt werden, um in kritischen Situationen in der Akutmedizin angemessen zu handeln? Relevant sind:

- **Wissen** z. B. über die Wirkung eines Medikaments oder Risiken eines Eingriffs,
- **Fertigkeiten,** wie z. B. delegieren zu können oder sicher zu intubieren,
- **Metakognition,** die es dem Handelnden erlaubt, sein Urteilen und Entscheiden auf unbewusste Einflüsse durch die „Psycho-Logik" des Handelns, Heurismen und kognitiven Verzerrungen hin zu überprüfen,
- **persönliche Einstellungen** und **Werte** wie die Bereitschaft um Rat zu fragen oder aus Fehlern lernen zu wollen.

Der oben erwähnte Unterschied von Verhalten und Verhaltensmöglichkeit ist dabei auch in der Akutmedizin relevant: In Teamtrainings könnte z. B. ein Teilnehmer erfahren, dass frühzeitiges um Hilfe bitten die Patientensicherheit erhöht. „Frühzeitig Hilfe rufen" kann als Wissen gespeichert werden (Erweiterung von Schemata), eine Einstellung kann geändert werden. Durch Übungen kann konkretes Verhalten, z. B. eine gewünschte Formulierung, gelernt werden. Ob diese Person dann in einer kritischen Situation auch um Hilfe bittet, hängt aber von vielen Faktoren ab, z. B. von dem erlebten Stress, der aktuelle Risikoeinschätzung, den erwarteten Folgen und auch von der Organisationskultur (Kap. 15).

Es gibt einige Humanfaktoren, die nicht dem Lernen zugänglich sind und nicht in gezielten Lehr-Lernprozessen verändert werden können. Dazu gehören

- basale Funktionsweise der Wahrnehmung (Kap. 5),
- Prinzipien der Informationsverarbeitung (Kap. 6),
- die Funktionsweise unseres Gedächtnisses und
- etliche Aspekte der Aufmerksamkeit (Kap. 8),
- Grundmotive und
- unsere Physiologie.

Allerdings ändern sich manche dieser Prozesse über die Lebensspanne (z. B. verändern sich Wahrnehmungsschwellen, Aufmerksamkeitsspanne und Schlafbedürfnis mit höherem Alter).

Will man Sicherheit in der Akutmedizin erhöhen, muss man unveränderbare Faktoren bei den Mitarbeitendern berücksichtigen, indem beispielsweise Arbeitsplätze und -prozesse angepasst werden (Hofinger und Knigge 2010). Für veränderbare Human Factors gilt es, gezielt Lernprozesse anzustoßen und die Umsetzung des Gelernten dann auch zu ermöglichen. Dabei sollte bedacht werden, dass etwas Neues zu lernen stets einfacher ist als bereits Vorhandenes umzulernen. Gewohnheiten können derart verfestigt sein, dass sie kaum noch verändert oder völlig vergessen werden können (Quinn et al. 2010).

4.6 Denken

Denken im engeren Sinne bezeichnet alle höheren kognitiven Funktionen, die menschliches Handeln beim Planen, bei der Erwartungsbildung und beim Entscheiden steuern. Denken ist eine begrenzte Ressource, weil es i. d. R. an Sprache gebunden ist und sequenziell abläuft: Es kann immer nur ein Gedanke auf einmal gedacht werden.

4.6.1 Denken als Prozess

Denken ist die interpretierende und **ordnungsstiftende** Verarbeitung von Informationen (z. B. Selz 1913/22; Guilford 1967; Klix 1971; Dörner 1976, 1999). Das zeigt sich in basalen Funktionen wie Erkennen und Identifizieren (Kap. 5), Bewertung oder Begriffsbildung ebenso wie beim Schlussfolgern, Planen und Entscheiden oder allgemeiner: Problemlösen. Diese Denkoperationen werden über Gedächtnisschemata ausgeführt, die gebildet, umorganisiert, ergänzt und in Zusammenhang gebracht werden.

Nicht-sprachliches Denken kann in **assoziativem** Verknüpfen von Schemata nach gefühlsmäßiger Zusammengehörigkeit bestehen. **Analytisches** Denken hingegen ist an Sprache gebunden. Da nur ein Gedanke zur selben Zeit sprachlich gedacht werden kann, ist das Denken relativ langsam (Kap. 6). Es erfordert außerdem Aufmerksamkeit (Kap. 8), eine Ressource, die in einem medizinischen Notfall ebenfalls knapp ist. Häufig wirken assoziatives und analytisches Denken zusammen, wie beispielsweise beim Finden von Analogieschlüssen. Eine Idee entspringt aus Assoziationen und wird dann analysiert. Sprachliches Denken operiert mit Begriffen. Die Ordnung von Wissen in Oberbegriffe, Unterbegriffe und Nebenordnung (Klix 1971) ist für die Organisation des Wissens wichtig.

Selbstreflexion: Denken über das Denken
Denken muss sich nicht notwendigerweise auf externe Gegenstände oder Situationen beziehen.

Denken kann auch auf sich selber angewendet werden, indem man die eigenen Denkprozesse analysiert und bewertet. Diese Fähigkeit, einen Blick auf die eigenen Denkprozesse werfen zu können, innerlich „einen Schritt zurückzutreten“ und „über das Denken zu denken“, wird als **„Metakognition“** oder Selbstreflexion bezeichnet. Das Konzept der Metakognition entstammt der pädagogischen Psychologie (Flavell 1979) und bezieht sich auf höher organisiertes Denken, mit dem eine Person zu erfassen sucht, wie sie gerade lernt, welche Einflussgrößen Lernen erleichtern oder behindern und dann auf diese Prozesse aktiv Einfluss nehmen. Diese Lernprozesse sind jedoch nicht auf den pädagogischen Kontext beschränkt, sondern finden ganz allgemein da statt, wo man in einer Situation mit neuen Eindrücken konfrontiert wird: Sobald der Notarzt am Ort des Geschehens eingetroffen ist und einen Eindruck von der Situation bekommen hat, beginnt er sich sinngemäß zu fragen: „Weiß ich bereits alles über die Situation und den Patienten oder gibt es etwas, das ich noch wissen muss, um zu einer guten Entscheidung zu kommen?“ Metakognition spielt somit eine wesentliche Rolle bei der Bildung und Aufrechterhaltung von Situationsbewusstsein (Kap. 8).

▶ Denken kann auf sich selber angewendet werden, indem man die eigenen Denkprozesse analysiert und bewertet. Diese Fähigkeit, einen Blick auf die eigenen Denkprozesse werfen zu können, innerlich „einen Schritt zurückzutreten" und „über das Denken zu denken", wird als „Metakognition" bezeichnet.

Aber auch wenn der Notarzt sich nach dem Einsatz fragt: „Wie habe ich meine Entscheidungen getroffen? Warum habe ich den Patienten so und nicht anders behandelt? Warum habe ich mich nicht früher um das perforierende Thoraxtrauma gekümmert?“, ist er auf der metakognitiven Ebene aktiv. In diesem Fall hat er die Chance, einen Teil seiner **Beweggründe** aufzuklären. Darüber hinaus kann er überlegen, mit welcher Strategie er die Notfallsituation eigentlich strukturiert hat und somit **erfolgreiche Handlungsmuster** identifizieren. Diese Art der Selbstreflexion ist als Lernmöglichkeit für komplexe Arbeitsbereiche, in denen Lernen über Versuch und Irrtum zu riskant ist, sehr wichtig. Metakognition hilft, schlechte und gute Entscheidungen zu verstehen und Ansatzpunkte für Veränderungen zu finden. Sie ist eines der hervorstechendsten Kennzeichen menschlicher Intelligenz. Diese Fähigkeit unterscheidet nicht nur das Denken eines Erwachsenen von dem eines Kindes, sondern auch das Denken von Experten und Anfängern. Tab. 4.1 fasst die wesentlichen Komponenten der Metakognition zusammen, die einen Experten ausmachen.

4.6.2 Sicherheitsgefährdende Einstellungen

Auch wenn jemand „eigentlich“ Patientensicherheit (oder auch Arbeitssicherheit) wichtig findet, kann er oder sie bestimmte Einstellungen haben, die dazu führen, dass in kritischen Situationen nicht sicher gehandelt wir. Solche Einstellungen können als fehlerbegünstigende „latente Bedingung“ angesehen werden. Sicherheitsgefährdende Einstellungen stellen eine Mischung aus situationsunangemessenen Bewertungen (Denken), starken Gefühlen und Handlungsimpulsen (Motiven) dar und illustrieren somit als klassisches Beispiel die „Psycho-logik des Handelns“: Die Bewertungen der Situation sind stark gefühlsbetont, häufig schwer in Worte zu fassen und damit dem Bewusstsein und der Reflexion schwer zugänglich. Sie werden von charakteristischen Motiven geleitet, die dazu beitragen, dass nicht Sicherheit, sondern Aspekte der eigenen Person das handlungsleitende Motiv werden (Hovland und Rosenberg 1960).

Eine weit verbreitete Unterscheidung benennt fünf riskante Haltungen, bei denen jeweils ein anderes Motiv im Vordergrund steht (Jensen 1995):

- **Die Macho**-Haltung: bravouröse Handlungen, die von anderen wahrgenommen werden, sollen das Kompetenzgefühl stärken.

Tab. 4.1 Wesentliche Eigenschaften der Metakognition. (In Anlehnung an Klein 1992)

Metakognition versetzt Menschen in die Lage …	
…das große Bild zu haben	Experten zeichnen sich durch ihr Situationsbewusstsein aus. Sie bemerken frühzeitig, wenn ihr Situationsbewusstsein erlischt, sie dabei sind, das große Bild zu verlieren, und nehmen entsprechend Anpassungen vor. Sie sind in der Lage, vom unmittelbaren Problem gedanklich zurückzutreten und über die Gesamtsituation mit all ihren Verzweigungen nachzudenken
…sich eine angemessene Strategie auszusuchen	Kliniker werden mit einer großen Bandbreite an klinischen Problemen konfrontiert und haben entsprechend eine Fülle an Möglichkeiten, darauf zu reagieren. Experten sind in der Lage, über ihre Denkprozesse nachzudenken und dadurch neuartige Strategien zu wählen. Die gewählten Strategien beinhalten dabei auch die Aspekte, wie Entscheidungen gefällt werden, worauf sich die Aufmerksamkeit richten soll, wie Teamarbeit verbessert werden kann, und wie sich die Arbeitsbelastung reduzieren lässt. Darüber hinaus sind Experten ständig bemüht, ihre Erwartungen und Vorurteile zu hinterfragen
…sich der Grenzen des eigenen Gedächtnisses bewusst zu sein	Experten wissen um die Leistungsgrenze ihres Gedächtnisses (Arbeits-und Langzeitgedächtnis), welche entscheidend dafür ist, welche gedankliche Last in einem bestimmten Moment verarbeitet werden kann. Experten können sowohl das Ausmaß ihrer augenblicklichen Wachheit als auch ihre Fähigkeit, aufmerksam zu sein, einschätzen. Beide sind starke Einflussfaktoren auf das Gedächtnis. Die Limitationen ihres Gedächtnisses versuchen Experten mithilfe von Gedächtnishilfen (z. B. geschrieben, digital) auszugleichen, die die gedankliche Last reduzieren helfen
…selbstkritisch zu sein	Experten wissen um die Gefahr zu großen Selbstvertrauens. Sie pflegen ihre Fähigkeit, über Entscheidungen nachzudenken, und zeigen große Bereitschaft, Entscheidungen im Lichte neuer Informationen oder von Input durch Teammitglieder zu überprüfen. Das Handeln von Experten ist beständiger als das von Berufsanfängern; deshalb bemerken sie sehr schnell, wenn sie keine gute Arbeit leisten, und haben eine Vorstellung davon, warum dies so ist. Darüber hinaus erlaubt Erfahrung dem Experten, zu beurteilen, wo ein Plan unangemessen oder falsch ist

Das eigene Selbstbild ist das eines Menschen, dem alles gelingt und dem keinen Schwierigkeiten begegnen.

- Wer eine **anti-autoritäre** Haltung einnimmt, setzt sich über Regularien hinweg, da er das Gefühl vermeiden möchte, von anderen Menschen kontrolliert zu werden.
- **Impulsivität** als Haltung bedeutet, dass es schwerfällt, mehrere Handlungsoptionen zu generieren, bevor man zur Tat schreitet. Jemand meint, dass „schnell etwas tun" immer besser ist als erst einmal nichts zu tun und nachzudenken.
- Wer sich mangels Unfallerfahrung für **unverletzlich hält,** zeigt eine ausgeprägte Tendenz zum risikoreichen Handeln.
- Eine **resignierte Haltung bedeutet,** bei Schwierigkeiten rasch aufzugeben. Das Kompetenzgefühl ist so niedrig, dass man nur noch auf Hilfe von anderen wartet.

Diese Einstellungen sind in allen Branchen sicherheitsgefährdend. Bei der Arbeit mit Patienten können noch abwertende Einstellungen gegenüber diesen und deren Angehörige hinzukommen. Werden Patientinnen und Patienten oder deren Angehörige nicht ernst genommen, so kann deren Kompetenz für sich selbst und ihre Aufmerksamkeit für Fehler nicht wirksam werden. „Das ist normal, dass man sich ein paar Tage nach einer großen Bauchoperation nicht so gut fühlt, machen Sie sich mal keine Sorgen!" als lapidare Antwort auf einen Angehörigenhinweis bezüglich des schlechten Allgemeinzustandes ihres Mannes mag dann dazu führen, dass klinische Hinweise auf eine Anastomoseninsuffizienz erst spät bemerkt werden. Gleiches gilt für den Umgang mit jüngeren oder unerfahrenen Teammitgliedern (Kap. 11): „Ich operiere hier seit 25 Jahren, Sie sollen hier nur den Mund und die Haken halten!"

wischt den Hinweis einer Famulantin auf den OP-Plan hinweg, auf dem sie eine andere Seite als die gerade abgestrichene gelesen hatte. Wäre ihr Einwand ernst genommen worden, hätte man eine Seitenverwechslung verhindern können. Insbesondere bei Ärztinnen und Ärzten kommen oft gefährliche Einschätzungen der eigenen Verantwortung bzw. des eigenen Handlungsspielraums hinzu, die auch als **Verantwortungshochmut** („Es liegt nur an mir") und **Verantwortungskleinmut** („Es liegt nur an den anderen") bezeichnet wurden (Wehner 2014).

4.7 Fertigkeiten – Regeln – Wissen: Handlungsformen in kritischen Situationen

Kritische Situationen erfordern Handeln. Menschen handeln jedoch nicht immer auf die gleiche Art – die Bekanntheit der Situation ist entscheidend dafür, ob man auf gespeicherte Handlungsmuster zurückgreifen kann, oder ob ein Problem erst definiert und Lösungen aus dem vorhandenen Wissen neu entwickelt werden müssen.

Nach Rasmussen (1983, 1987) werden drei aufeinander aufbauende kognitive Kontrollebenen des Handelns unterschieden, welche auf unterschiedliche Arten von Information antworten: „Fertigkeiten – Regeln – Wissen" (Abb. 4.4). Diese Unterscheidung hat sich bei der Einordnung der kognitiven Mechanismen hinter verschiedenen Fehlerkategorien als hilfreich erwiesen (Kap. 3). Bekannte Aufgaben in bekannten Situationen werden weitgehend ohne bewusste Steuerung durch **Automatismen,** mittels „eingeschliffener" Fertigkeiten erledigt. Dazu gehören fast alle Tätigkeiten im Alltag. Auf dieser Stufe wird Information als kontinuierliche biophysikalische Signale *(signals)* wahrgenommen, die keine „Bedeutung" haben, sondern als kontinuierliches Feedback dienen, um Handeln mit der Umwelt zu synchronisieren. Auf der Ebene des regelbasierten Handelns wird Information als Zeichen *(signs)* wahrgenommen, welche sich auf vorherige Erfahrungen oder erlernte Konventionen beziehen: Sobald eine Situation bestimmte Merkmale *(signs)* aufweist, werden vorgefertigte Handlungen aktiviert oder modifiziert.

Werden Menschen mit Situationen konfrontiert, die für sie unbekannt sind und in denen sie auf keine vorgefertigten Handlungspläne zurückgreifen können, müssen sie problemlösendes Denken anwenden. Um dies tun zu können muss die Information der Umwelt dem

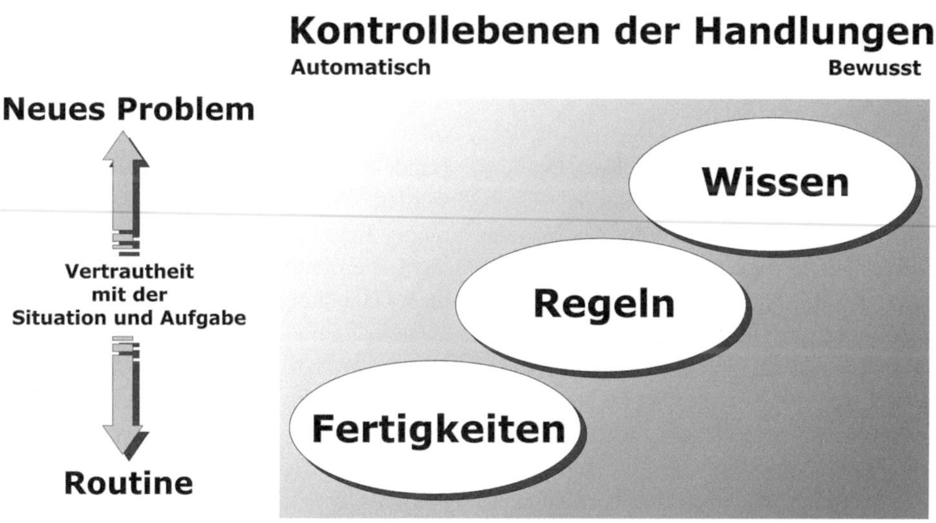

Abb. 4.4 Kontrollebenen des Handelns. (Nach Rasmussen 1983)

Problemlöser in irgend einer Form verständlich sein *(symbols),* damit er die in der Umwelt präsentierten Informationen als Konzepte identifizieren, mit vorhandenem Wissen abgleichen und problemlösendem Denken zuführen kann: Nur wenn sich dem Handelnden erschließt, mit welchem Problem er oder sie es zu tun hat, können in einem nächsten Schritt neue Lösungen erdacht, gedanklich geprüft und dann angewendet werden.

In einer kritischen Situation wendet man selten nur Fertigkeiten, nur Regeln oder nur Wissen an. Notfallmanagement besteht vielmehr aus einem beständigen Wechsel zwischen den verschiedenen Handlungsformen.

Berufsanfänger unterscheiden sich von erfahrenen Klinikern hinsichtlich:

- „eingeschliffener" Fertigkeiten,
- dem Abstraktionslevel, auf dem Probleme gelöst werden,
- der zur Verfügung stehenden erlernten Regeln sowie
- Wissen und Problemlösestrategien.

Erfahrene Kliniker bilden den Problemraum auf abstrakterem Niveau ab als Anfänger, deren Aufmerksamkeit sich mehr auf die **Oberflächenmerkmale** einer Notfallsituation richtet. Darüber hinaus verfügen Experten über eine weitaus größere Sammlung von Problemlöseregeln, die ebenfalls auf einem abstrakteren Repräsentationsniveau formuliert wurden.

4.7.1 Fertigkeitsbasiertes Handeln

In kritischen Situationen werden wie beim Routinehandeln Fertigkeiten gebraucht, die so überlernt sind, dass sie mehr oder weniger automatisiert ausgeführt werden. Diese Verhaltensweisen müssen kaum bewusst überdacht oder verbalisiert werden (und sie können auch kaum noch verbalisiert werden). In der Akutmedizin gehören dazu Handlungen wie die Intubation, das Legen peripher- und zentralvenöser Zugänge oder das Einlegen einer Thoraxdrainage. Solche Handlungen werden meist geplant oder zumindest vorhersehbar durchgeführt. Sie werden in kritischen Situationen erst als wichtig bewusst, wenn die erforderlichen Fertigkeiten fehlen, falsch ausgeführt werden oder aus sonstigen Gründen nicht anwendbar sind. Es ist dennoch klar, was getan werden müsste. Dann steigen die Anforderungen: Das Problem muss erkannt und eingestanden werden, Alternativen müssen gefunden und eventuell neu aufgetretene Probleme mit bearbeitet werden. Sind die Handlungen ausführbar, ist die Anforderung vor allem das sorgfältige Ausführen und die stete Kontrolle auf Abweichungen.

4.7.2 Regelbasiertes Handeln

Es gibt Probleme, von denen man zwar weiß, dass sie prinzipiell auftreten können, aber nicht, ob und wann dies der Fall sein wird. Für solche Situationen versucht man, **regelbasierte Handlungsfolgen vorherzuplanen.** In der Situation selbst muss diese Regelfolge, ein Algorithmus, nur noch abgerufen und umgesetzt werden. Für viele Probleme sind daher von den Fachgesellschaften Algorithmen offiziell festgelegt worden, die dann nur noch abgearbeitet werden müssen (z. B. Algorithmus für den schwierigen Atemweg); andere Algorithmen (z. B. rasche Anwendung des intraossären Zugangswegs bei frustraner Venenpunktion beim Säugling) haben eher den Charakter von Empfehlungen.

Erfahrene Mediziner bilden für eine Vielzahl von Problemen ihre persönlichen Algorithmen. Im Gegensatz zu fertigkeitsbasiertem Handeln können diese Regeln verbalisiert werden. Das Problem an Situationen, die vorrangig Regelwissen verlangen, ist dabei primär nicht, die richtige Handlung zu finden. Pläne für diese Handlungen sind i. d. R. abgespeichert, „warten" geradezu nur darauf, abgerufen und angewendet zu werden. Problematisch ist vielmehr die **Diagnose des Problems.** Die Situation muss identifiziert werden (was bei selten auftretenden Ereignissen schwierig sein kann und wo der Übergang zu wissensbasiertem Handeln fliessend ist) und eine **Entscheidung** über das weitere Vorgehen muss rasch getroffen werden.

Ein gutes Beispiel für eine solche kritische Situation ist das Auftreten eines Spannungspneumothorax. Sowohl das Krankheitsbild als auch die Therapie sind jedem Akutmediziner bekannt. Es gilt daher lediglich, unspezifische Parameter wie ein Sättigungsabfall, ein Anstieg der Beatmungsdrucke und einen Blutdruckabfall als Symptome dieser Pathophysiologie zu diagnostizieren. Die Therapie mittels Einlage einer Thoraxdrainage wird als Regelsatz abgerufen und auf der Fertigkeitsebene ausgeführt.

4.7.3 Wissensbasiertes Handeln und Problemlösen

Es gibt kritische Situationen, **auf die man so nicht vorbereitet ist.** Die Ursache dafür kann im klinischen Ausbildungsstand einer Person liegen. Sie kann auch durch die Ökonomie des menschlichen Gedächtnisses mit seinem Hang zum Vergessen selten gebrauchten Wissens bedingt sein. Wesentlich häufiger liegt sie jedoch in der Komplexität des Geschehens – vor allem in Intransparenz, Vernetztheit und Zeitverzögerung. Durch eine unerwartete und unbekannte Kombination von Faktoren wird dem Akutmediziner eine „unangenehme Überraschung" mit vitaler Bedrohlichkeit beschert. Selbst wenn im Rahmen der Berufsausbildung verschiedene Typen von Notfällen und ein möglicher Umgang damit gelernt wurden, sind Situationen dieser Art im Voraus „so" nicht bekannt oder zumindest nicht im Detail vorhersehbar gewesen. Es sind also immer Ereignisse, auf die man nicht mit dem Abruf von eingeübten Routinen antworten kann. Weil der Problemraum für den Handelnden weitgehend unbekannt ist, muss er, anstatt Regeln abzurufen oder Fertigkeiten anzuwenden, **Probleme lösen.** Problemlösendes Denken ist jedoch ein langsamer, mühsamer und in seinen Ressourcen begrenzter Verarbeitungsprozess, der unter Zeitdruck nicht optimal abläuft.

Da die Situationen darüber hinaus unerwartet eintreten, ist der **Überraschungseffekt** bedeutsam. Fehler im Management ergeben sich aus einer komplizierten Wechselwirkung zwischen der begrenzten Rationalität von Entscheidern (Tversky und Kahnemann 1974; Kahnemann et al. 1982), ihren unvollständigen oder unzutreffenden mentalen Modellen der Situation und einer starken emotionalen Komponente: Die Gefährlichkeit einer Situation, in der einerseits ein schnelles Eingreifen erforderlich ist, andererseits aber keine bekannten sicheren Handlungsmöglichkeiten vorhanden sind, ist stark emotional belastend. In den vergangenen Jahren haben die mit diesem Überraschungseffekt verbundenen Veränderungen der somatischen und mentalen Antwort unter dem Konzept des ‚startle and surprise' (engl.: Erschrecken und Überraschung) verstärkt Aufmerksamkeit erhalten (Kap. 9).

Notfälle bestehen meist aus etlichen einzelnen kritischen Situationen, sodass alle Handlungsebenen benötigt werden. Das Management von Notfällen kann erleichtert werden, wenn möglichst viele Handlungen auf den Ebenen der Fertigkeiten und Regeln ausgeführt werden. Durch gut eingeübtes Fachwissen, automatisierte Handgriffe, Pläne für verschiedene vorstellbare Zwischenfälle, Anwendung von Leitlinien etc. wird der Kopf frei zum Problemlösen.

▶ Bekannte Aufgaben in bekannten Situationen werden weitgehend ohne bewusste Steuerung durch **Automatismen,** „eingeschliffene" Fertigkeiten, erledigt. Reichen Automatismen nicht aus, werden **„wenn-dann"-Regeln** angewendet, die eine Situation mit gelernten Handlungsplänen verknüpfen. Nur wenn eine Problemsituation neu ist, wird durch **Wissen und problemlösendes Denken** eine neue Lösung gefunden.

4.8 Grundlagen des Handelns – Auf einen Blick

Überblick

- Handeln folgt nicht allein sachlogischen Argumenten, sondern einer „Psycho-Logik".
- Psycho-Logik bedeutet, dass die Interaktion eines Menschen mit seiner Umwelt nur aus dem Zusammenspiel von

Kognition, Motivation und Emotion zu erklären ist.

- Die äußere, beobachtbare Ordnung des Handelns bezeichnet man in der Psychologie als Handlungs**organisation;** die innere, für Außenstehende nicht erkenntliche Ordnung des Handelns hingegen, wird Handlungs**regulation** genannt.
- Diese Handlungsregulation erfolgt teilweise autonom, d. h. der Einfluss von Denken, Fühlen und Handeln auf das eigene Verhalten ist für den Betreffenden oft verborgen.
- Jedes Handeln ist motiviert, es dient der Befriedigung von Bedürfnissen; neben den existenzsichernden Bedürfnissen (physiologische, Sicherheit) gibt es soziale (Nähe, Legitimität) und informationelle Bedürfnisse (Kompetenz, Neugier, Ästhetik).
- Emotionen sind ganzheitliche, schnelle Situationsbewertungen, sie werden als Gefühl bewusst; Emotionen sind als Veränderung der Parameter der Handlungsregulation (Auflösungsgrad, Auswahlschwelle, Aktivierung, Externalisierung) beschreibbar.
- Denken ist das sprachliche Operieren mit Gedächtnisinhalten, die in Schemata organisiert sind.
- Das Gedächtnis ist mehr als ein passiver Informationsspeicher, es ist vielmehr eine mentale „Werkbank", die Stelle, an der unsere bewusste Wahrnehmung erwacht; es spielt eine wichtige Rolle für die bewusste Interaktion mit unserer Umwelt.
- Als prospektives (vorausschauendes) Gedächtnis bezeichnet man die Fähigkeit, sich zur richtigen Zeit an eine zuvor gefasste Handlungsabsicht zu erinnern. Die Intensität der augenblicklichen Aufgabe, Unterbrechungen, Ablenkung, parallele Aufgaben, Verspätungen und Müdigkeit haben einen negativen Einfluss auf das prospektive Gedächtnis.
- Lernen bedeutet die Vergrößerung der prozeduralen und deklarativen Schemata und damit der Verhaltensoptionen und des Wissens eines Menschen.
- Das wichtigste Prinzip des Lernens ist: Fühlt sich das Resultat einer Handlung gut an, wird die Handlung in Zukunft wiederholt; tut sie das nicht, werden Menschen versuchen, die Handlung von nun an zu vermeiden.
- Metakognition oder Selbstreflexion beschreibt die Fähigkeit von Individuen, in ihren eigenen Denkprozess hineinzusehen, gedanklich einen Schritt zurückzutreten und „über das Denken nachzudenken".
- Die Fähigkeit zur Metakognition kennzeichnet menschliche Intelligenz und unterscheidet das Denken von Erwachsenen und Kindern sowie von Experten und Anfängern.
- Sicherheitsrelevante Einstellungen entstehen aus der Interaktion von Denken, Motivation und Emotion.

Literatur

Anderson JR (2014) Cognitive psychology and its implications, 8. Aufl. Palgrave Macmillan, New York

Antoniadis S, Passauer-Baierl S, Baschnegger H, Weigl M (2014) Identification and interference of intraoperative distractions and interruptions in operating rooms. J Surg Res 188:21–29

Argyris C, Schön DA (1999) Die Lernende Organisation. Grundlagen, Methode, Praxis. Klett-Cotta, Stuttgart

Bandura A (1977) Self–efficacy mechanisms in human agency. Am Psychol 37:122–147

Bartlett FC (1932) Remembering. Cambridge University Press, Cambridge

Belavkin RV, Ritter FE (2003) The use of entropy for analysis and control of cognitive models. In: Proceedings of the fifth international conference on analysis and control of cognitive modeling, Universitaets-Verlag, Bamberg, S 75–80

Bischof N (1985) Das Rätsel Ödipus. Piper, München

Brandimonte M, Einstein GO, McDaniel MA (Hrsg) (1996) Prospective memory: theory and applications. Erlbaum, Mahwah

Brenner HP (2002) Marxistische Persönlichkeitstheorie und die ‚bio–psychosoziale Einheit Mensch'. Pahl-Rugenstein Nachfolger, Köln

Cochran RE, Lee FJ, Chown E (2006) Modeling emotion: arousal's impact on memory. In: Proceedings of the 2h annual conference of the cognitive science society. Vancouver BC, Canada, S 1133–1138

Cohen G (1989) Memory in the real world. Erlbaum, London

Dieckman P, Madsen MD, Reddersen S, Rall M, Wehner T (2009) Remembering to do things later and resuming interrupted tasks: prospecitve memory and patient safety. In: Flin R, Mitchell L (Hrsg) Safer surgery. Analysing behaviour in the operating theatre. Ashgate, Farnham, S 339–352

Dismukes RK (2008) Prospective memory in aviation and everyday settings. In: Kliegel M, McDaniel MA, Einstein GO (Hrsg) Prospective memory: cognitive, neuroscience, developmental, and applied perspectives. Lawrence Erlbaum, New York, S 411–431

Dörner D (1976) Problemlösen als Informationsverarbeitung. Kohlhammer, Stuttgart

Dörner D (1999) Bauplan für eine Seele. Rowohlt, Reinbek

Dörner D (2008) Emotion und Handeln. In: Badke-Schaub P, Hofinger G, Lauche K (Hrsg) Human Factors, Psychologie sicheren Handelns in Hochrisikobranchen. Springer, Heidelberg, S 94–112

Dörner D, Güss D (2013) PSI: A computational architecture of cognition, motivation, and emotion. Rev Gen Psychol 17(3):297–317

Dörner D, van der Meer E (Hrsg) (1994) Das Gedächtnis. Probleme – Trends – Perspektiven. Hogrefe, Göttingen

Drews F, Markewitz B, Stoddard J, Samore M (2019) Interruptions and delivery of care in the intensive care unit. Hum Factors 61:564–576

Evans JSBT (2008) Dual-processing accounts of reasoning, judgment and social cognition. Annu Rev Psychol 59:255–78

Flammer A (1990) Erfahrung der eigenen Wirksamkeit. Einführung in die Psychologie der Kontrolle. Huber, Bern

Flammer A, Nakamura Y (2002) An den Grenzen der Kontrolle. Z Pädag 44(2):83–107

Flavell JH (1979) Metacognition and cognitive monitoring: a new area of cognitive-developmental inquiry. Am Psychol 34:906–911

Glavin RJ (2011) Human performance limitations (communication, stress, prospective memory, fatigue). Best Pract Res Cl Anaesthesiol 25(2):193–206

Grundgeiger T, Sanderson PM, Orihuela CB, Thompson A, MacDougall HG, Nunnink L, Venkatesh B (2013) Prospective memory in the ICU: the effect of visual cues on task execution in a representative simulation. Ergonomics 56(4):579–89

Guilford JP (1967) The nature of human intelligence. McGraw–Hill, New York

Güss D, Dörner D (2017) The importance of motivation and emotion for explaining human cognition. Behav Brain Sci 40:38–39

Hacker W (1986) Arbeitspsychologie: Psychische Regulation von Arbeitstätigkeiten. Huber, Bern

Heckhausen Jutta (2010) Motivation und Handeln, 4., überarb. u. aktualisierte Aufl. Springer, Heidelberg

Hofinger G, Knigge I (2010) Wie lernen wir? Individuelle Lernprinzipien kurzgefasst. In: Mistele P, Bargstedt U (Hrsg) Sicheres Handeln lernen – Kompetenzen und Kultur entwickeln. Verlag für Polizeiwissenschaft, Frankfurt a. M., S 3–17

Hovland CI, Rosenberg MJ (1960) Attitude, organization and change: an analysis of consistency among attitude components. Yale University Press, New Haven CT

Jensen RS (1995) Pilot judgement and crew resource management. Ashgate, Vermont

Kahneman D, Slovic P, Tversky A (1982) Judgement under uncertainty: Heuristics and biases. Cambridge University Press, Cambridge NY

Klein G (1992) A recognition-primed decision (RPD) model of rapid decision making. In: Klein G, Orasanu J, Calderwood R, Zsamboka E (Hrsg) Decision making in action: Models and methods. Ablex Publishing, New Jersey, S 138–147

Kleinhempel F, Möbius A, Soschinka HU, Waßermann M (Hrsg) (1996) Die biopsychosoziale Einheit Mensch. Festschrift für Karl-Friedrich Wessel. Kleine, Bielefeld

Kliegel M, Martin M (2010) Prospective memory research: Why is it relevant? Int J Psychol 38(4):193–194

Klix F (1971) Information und Verhalten. Kybernetische Aspekte der organismischen Informationsverarbeitung. Huber, Bern

Kuhl J (1983) Motivation, Konflikt und Handlungskontrolle. Springer, Berlin

Lefrancois GR (2005) Theories of human learning: what the old woman said. Wadsworth Publishing, New York

Lantermann ED (1985) Emotion und reflexivität. Urban & Schwarzenberg, München

Maslow AH (1943) A theory of human motivation. Psychol Rev 50:370–396

Miller GA, Galanter E, Pribram KH (1960) Plans and the structure of behavior. Holt, New York

Neisser U (1976) Cognition and reality: principles and implications of cognitive psychology. WH Freeman, Times Books und Henry Holt & Co., San Francisco

Piaget J (1976) Die Äquilibration der kognitiven Strukturen. Klett, Stuttgart

Quinn JM, Pascoe AT, Wood W, Neal DT (2010) Can't control yourself? Monitor those bad habits. Pers Soc Psychol Bull 36:499–511

Rasmussen J (1983) Skills, rules, knowledge – signals, signs and symbols and other distinctions in human performance models. IEEE Trans Syst Man Cybern SMC-13(3):257–267

Rasmussen J (1987) Cognitive control and human error mechanisms. In: Rasmussen J, Duncan K, Leplat J (Hrsg) New technology and human error. Wiley, Chichester, S 53–61

Reason J (1997) Managing the risks of organizational accidents. Ashgate, Aldershot

Reiss S (2004) Multifaceted nature of intrinsic motivation. The theory of 16 basic drives. Rev Gen Psychol 8:179–183

Sanderson PM, McCurdie T, Grundgeiger T (2019) Interruptions in healthcare: assessing the connection with error and patient harm. Hum Factors 61:1025–1036

Sasangohar F, Donmez B, Easty A, Trbovich P (2017) Effects of nested interruptions on task resumption: a laboratory study with intensive care nurses. Hum Factors 59:628–639

Schank RC, Abelson R (1977) Scripts, plans, goals, and understanding. Erlbaum, Hillsdale

Scherer K, Ekman P (Hrsg) (1984) Approaches to emotion. Erlbaum, Hillsdale

Seligman ME (2000) Erlernte Hilflosigkeit, 2. Aufl. Beltz, München

Selz O (1913) Über die Gesetze des geordneten Denkverlaufs. Spaemann, Stuttgart (Erstveröffentlichung 1912)

Spering M, Wagener D, Funke J (2005) The role of emotions in complex problem-solving. Cogn Emotion 19:1252–1261

Strohschneider S (1999) Human Behavior and complex systems: Some aspects of the regulation of emotions and cognitive information processing related to planning. In: Stuhler EA, deTombe DJ (Hrsg) Complex problem solving: Cognitve psychological issues and environmental policy applications. Hampp, München, S 61–73

Strohschneider S (2002) Kompetenzdynamik und Kompetenzregulation beim Planen. In: Strohschneider S, von der Weth R (Hrsg) Ja, mach nur einen Plan: Pannen und Fehlschläge – Ursachen, Beispiele, Lösungen, 2. Aufl. Huber, Bern, S 35–51

Tversky A, Kahneman D (1974) Judgement under uncertainty: heuristics and biases. Science 185:1124–31

Wahba MA, Bridwell LG (1976) Maslow reconsidered a review of research on the need hierarchy theory. Organ Behav Hum Perform 15:212–240

Wehner T (2014) „Qualität: mit Sicherheit!" – Beides verlangt Verantwortung, beides erzeugt Verantwortungsdiffusion! Vortrag auf dem gemeinsamen Kongress für Patientensicherheit, Hamburg, 4.4.2014

Wickens CD (1992) Engineering Psychology and Human Performance. Harper Collins, New York

Woods DD, Cook RI (1999) Perspectives on human error: hindsight biases and local rationality. In: Durso FT, Nickerson R, Schvaneveldt R (Hrsg) Handbook of applied cognition. Wiley, New York, S 141–171

Zimbardo PG, Gerrig RJ (2008) Psychologie, 18, aktualis Aufl. Pearson Studium, München

Teil II
Individuelle Faktoren des Handelns

Kritische Situationen erfordern zu ihrer Bewältigung in unterschiedlichem Ausmaß bewusstes Denken, Planen und Entscheiden. Ob man dabei vertraute Handlungsroutinen anwenden kann oder ob man neue Problemlösungen finden muss, hängt von zwei Faktoren ab:

1. Wie **komplex** ist eine kritische Situation?
2. Gibt es **Erfahrungswerte** mit vergleichbaren Situationen auf die man zugreifen kann?

Je weniger Erfahrung man mit einer kritischen Situation hat und je mehr Komplexität und Dynamik zunehmen, desto notwendiger wird es, von einer Regelanwendung zur kreativen Problemlösung überzugehen. Bewusstes, problemlösendes Handeln in der Akutmedizin lässt sich nach der Art der notwendigen Denktätigkeit in einzelne Schritte der Handlungsorganisation gliedern. Auf dem Hintergrund der „Psycho-Logik" von Denken, Wollen und Fühlen und des Wissens um Fehler werden diese Schritte in Teil II näher betrachtet. Die Darstellung konzentriert sich hier auf Einzelpersonen. Entscheidungsprozesse und das Handeln von Teams werden in Teil III betrachtet.
Stufen der Handlungsorganisation (nach Dörner 1989) sind:

- Informationsverarbeitung und Modellbildung
- Zielbildung
- Planen
- Entscheiden

Die jeweiligen Kapitel zu diesen „Stufen" der Handlungsorganisation werden von Kapiteln über die unbewussten Prozesse, die das Handeln mitbestimmen und beeinträchtigen können, eingerahmt. Diese sind:

- Wahrnehmung
- Aufmerksamkeitssteuerung
- Stress

5 Menschliche Wahrnehmung: Die Sicht der Dinge

Extubation
Gegen Ende einer total intravenösen Anästhesie (TIVA) beginnt ein Patient, gegen seinen Tubus zu husten. Der Anästhesist stellt daraufhin das Beatmungsgerät von einem kontrollierten Beatmungsmodus auf einen Spontanatmungsmodus um, indem er den entsprechenden Funktionsschalter drückt und mit einem Druckknopf das Programm bestätigt. Die Aufmerksamkeit des Anästhesisten wird für kurze Zeit von einem anderen Problem in Beschlag genommen. Als er sich wieder dem Patienten zuwendet, zeigt dieser alle Zeichen einer ausreichenden Spontanatmung: Bei gleichmäßigen Thoraxexkursionen und einer regelmäßigen CO_2-Atemkurve auf dem Monitor hat der Patient ein ausreichendes Atemminutenvolumen. Weil der Patient erneut gegen den Tubus hustet, entschließt sich der Anästhesist, ihn zu extubieren. Kurz nach der Extubation beginnt die pulsoxymetrisch gemessene Sättigung zu fallen und der Patient wird zyanotisch. Jetzt erst bemerkt der Anästhesist, dass sein Beatmungsgerät immer noch volumenkontrollierte Atemhübe abgibt, weil es nicht wie beabsichtigt in den Spontanatmungsmodus umgesprungen war. Der Patient wird daraufhin mit der Maske kontrolliert beatmet, bis die Spontanatmung wenige Minuten später einsetzt.

Ein Anästhesist möchte seinen Patienten extubieren und überprüft zuvor dessen Fähigkeit zur Spontanatmung. Aufgrund eines Bedienungsfehlers wird das Beatmungsgerät jedoch nicht wie beabsichtigt in einen Modus umgeschaltet, der dem Patienten eine eigene Atemtätigkeit erlaubt. Stattdessen wird der Patient weiterhin kontrolliert beatmet. Alles, was der Anästhesist sowohl am Monitor als auch beim Patienten wahrnimmt, bestätigt ihn in seiner Meinung, dass sein Gerät dem Patienten die Eigenatmung erlaubt: Thoraxexkursionen, eine regelmäßige CO_2-Atemkurve und ein adäquates Atemminutenvolumen sprechen für eine ausreichende Spontanatmung. Widersprüchliche Parameter wie die Druck/Zeit-Kurve und die Flow/Zeit-Kurve, die eindeutig eine volumenkontrollierte Beatmung anzeigen, werden von dem Anästhesisten zu diesem Zeitpunkt nicht wahrgenommen. Da er seine Wahrnehmung ohne Konflikt als Spontanatmung deutet, entfällt jede weitere kritische Überprüfung.

M. St.Pierre und G. Hofinger, *Human Factors und Patientensicherheit in der Akutmedizin*,
https://doi.org/10.1007/978-3-662-60485-4_5

Wahrnehmung dient dazu, den Menschen effizient mit Informationen aus demjenigen Bereich der Wirklichkeit zu versorgen, der für sein Überleben notwendig ist. Wahrnehmung hat nicht zum Ziel, ein exaktes Abbild der Welt wiederzugeben. Wahrnehmung dient der Orientierung in der Umwelt, sodass wir unsere Bedürfnisse befriedigen können.

Die verbreitete Analogie der menschlichen Wahrnehmung und Informationsverarbeitung mit einem Computer ist daher falsch: Die Augen sind keine Kameras, die Reizvorlagen abscannen und die daraus gewonnenen Bilder im Gedächtnis auf eine Art Festplatte brennen. Das Gegenteil ist der Fall: Die Reizvorlage wird gar nicht erst vollständig abgetastet, sondern der Vorgang wird beendet, sobald sich die Vermutung, um was es sich handeln könnte, subjektiv bestätigt hat. Das was menschliche Sinneszellen von „draußen" oder aus dem Körperinneren melden, wird bei jedem Schritt der Weiterleitung gefiltert, bewertet und umorganisiert. Sinnesinformationen sind akustisch (hören), visuell (sehen), olfaktorisch (riechen), gustatorisch (schmecken), haptisch (fühlen), nozizeptiv (Schmerz), kinästhetisch (Bewegung spüren) und propriozeptiv (Wahrnehmung der Körperlage). Diese Sinnesinformationen verschiedener Modalitäten stehen nicht isoliert für sich, sondern sind aufeinander bezogen und werden kontinuierlich abgeglichen (Multi-sensorische Wahrnehmung, Drewing 2016). Wenn Wahrnehmung im Folgenden vor allem anhand des visuellen und akustischen Systems besprochen wird, so dient dies der Vereinfachung und Veranschaulichung. Die genannten Mechanismen treffen auch auf andere Sinnesmodalitäten zu.

Wahrnehmung, beispielsweise der Weg von dem Anblick der CO_2-Kurve am Beatmungsmonitor zu dem Gedanken „der Patient hat eine ausreichende Spontanatmung" verläuft in drei, allerdings nicht scharf zu trennenden Schritten (Abb. 5.1).

▶ Es ist **kein** Ziel von Wahrnehmung, ein exaktes Abbild der Welt wiederzugeben. Wahrnehmung dient der Orientierung in der Umwelt, sodass wir unsere Bedürfnisse befriedigen können.

5.1 Vom Reiz zum Neuron: Sinnesphysiologie

Umweltreize, die auf unseren Organismus treffen (z. B. Schallwellen, Lichtwellen, Wärme, Duftstoffe, taktile Reize), werden von den verschiedenen Sinneszellen erfasst – biologischen Strukturen, die diese Reize in zelluläre Aktionspotenziale übersetzen. Das durch Verarbeitung des sensorischen Stimulus entstandene sensorische Signal wird über verschiedene neuronale Bahnen zu spezifischen Regionen des Rückenmarks und des Kortex übertragen. Die Interpretation des sensorischen Inputs durch das Zentralnervensystem (ZNS) hängt von verschiedenen Faktoren ab: welche Bahnen das Signal weiterleiten, in welchen spezifischen Gehirnarealen Informationen abgebildet werden und wie die funktionellen Areale des ZNS vernetzt sind. Dieser Prozess des **Sinneseindrucks** beschreibt allerdings nur die ersten Schritte eines weitaus komplexeren Prozesses der **Wahrnehmung:** Sensorische Informationen und früher erlernte Informationen werden miteinander verbunden, sodass sich ein Mensch Urteile über Qualität, Intensität und Relevanz des Wahrgenommenen bilden kann.

Die Gesamtheit der menschlichen Sinnesorgane verhält sich wie ein evolutionär entstandener **Filter:** Er reduziert die unfassbar große Fülle möglicher Sinneseindrücke und ermöglicht dem Menschen den Zugang zu dem für ihn relevanten Ausschnitt der Welt. Deshalb können Menschen kein ultraviolettes Licht sehen, sich nicht anhand der Magnetfelder der Erde orientieren und auch nicht auf 100 m

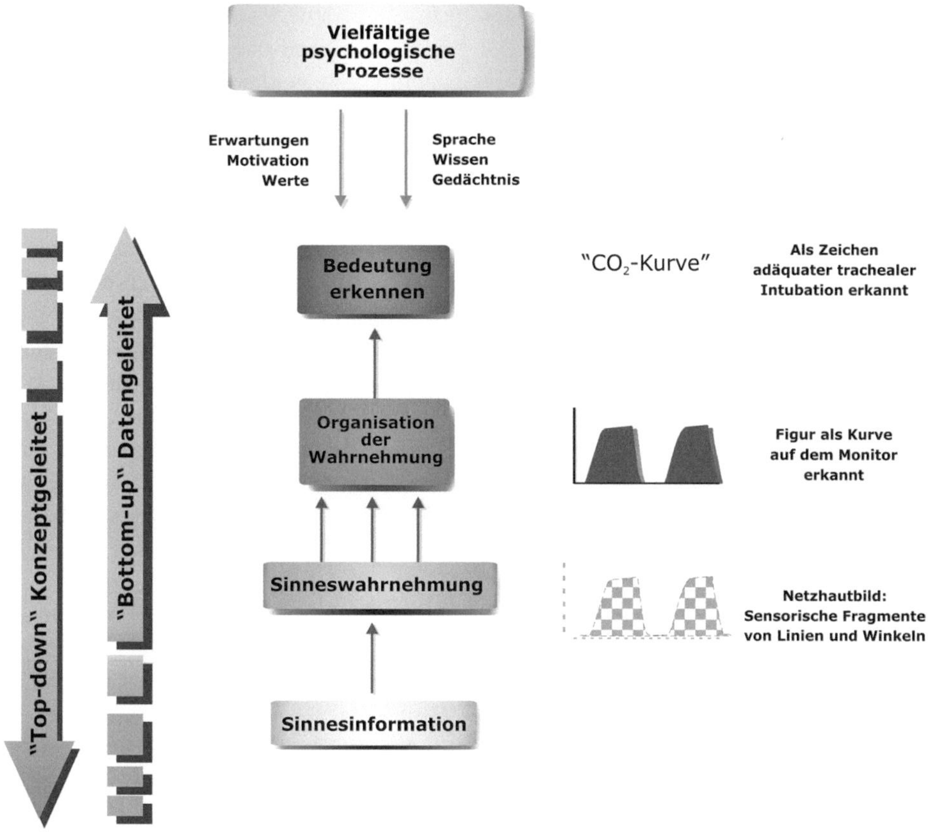

Abb. 5.1 Mehrstufiger Prozess der Wahrnehmung (nach Zimbardo und Gerrig 2018). Top-down (konzeptgeleitete) und bottom-up (datengesteuerte) Prozesse wirken vielfach verschränkt (und noch weitgehend unverstanden) ineinander

Entfernung eine Maus im Acker erspähen. Jedoch sind die menschlichen Sinnesorgane und die Weiterverarbeitung des sensorischen Inputs bestens geeignet um Menschen am Leben zu halten und ihnen eine effektive Erkundung der Welt zu gestatten (Klix 1971; Ramachandran und Blakeslee 2001). Der Verarbeitungsprozess von Reizen in den Sinneszellen kann an anderer Stelle nachgelesen werden (zur Sinnesphysiologie z. B. Birbaumer und Schmidt 2010; Goldstein 2007; Wendt 2014).

Wahrnehmungsschwellen

Alle Sinnesorgane sind in ihrer Ansprechbarkeit durch relative und absolute **Schwellen** begrenzt. Aufeinanderfolgende Reize müssen sich deutlich genug voneinander unterscheiden, um als getrennt wahrgenommen zu werden **(relative Schwelle).** Hier gilt, dass der Unterschied umso größer sein muss, je stärker der schon vorhandene Reiz ist (**Webersches Gesetz,** nach Zimbardo und Gerrig 2018). Im Lärm des Schockraums wird ein Alarm, der im OP mühelos gehört werden kann, diese Unterschiedsschwelle vielleicht nicht überwinden und ungehört bleiben.

Absolute Schwellen legen fest, ab welcher und bis zu welcher Stärke (z. B. Helligkeit, Lautstärke) Reize überhaupt wahrgenommen werden können. Wahrnehmungsschwellen können **dauerhaft** durch Schädigung der Nerven verändert werden (durch Traumatisierung oder Alterungsprozesse). **Kurzfristig** verändern sich Schwellen sowohl durch Prozesse der Adaptation als auch durch motivationale Prozesse, die die Aufmerksamkeit regulieren

(Abschn. 4.4; Kap. 8). Für die Entstehung von Wahrnehmungsfehlern auf der Ebene der Sinneszellen sind die neurophysiologischen Mechanismen der **Adaptation** und **Ermüdung** relevant: Dauertöne werden zunehmend leiser und gleichbleibende Gerüche innerhalb von Minuten immer weniger intensiv wahrgenommen. Adaptationsprozesse dienen teilweise der Feineinstellung der Wahrnehmung (wie beispielsweise die Hell-dunkel-Adaptation des Auges), teilweise verschwindet ein Sinnesreiz (wie Gerüche), wenn er seine Alarmierungsfunktion ausgeübt hat.

Salienz von Reizen

Reize werden eher wahrgenommen und bewusst verarbeitet, wenn sie für die Person auffällig sind. Diese Auffälligkeit nennt man **„Salienz“** von Reizen oder Merkmalen. Das bedeutet, ein Reiz hebt sich von anderen ab durch bestimmte Eigenschaften. Zu diesen gehören beispielsweise:

- **Kontrast** (Figur-Grund-Unterscheidung, siehe unten)
- **Intensität** (z. B. Lautstärke, Helligkeit, bestimmte Farbtöne)
- **Neuigkeit**
- **(deutlicher) Widerspruch zu Erwartungen**
- **Relevanz für eigenen Ziele oder Bedürfnisse** (z. B. das Grün des Notausgangsschilds, wenn man einen Fluchtweg sucht)

Manche Merkmale eines Reizes sind für alle Menschen (mit funktionieren den Sinnesorganen) salient (z. B. plötzliche große Lautstärke, stechender Geruch), manche sind individuell und situationsabhängig (z. B. Bezug zu aktuellen Zielen, Neuheit).

5.2 Vom Sinneseindruck zum Bewusstsein: Grundkonzepte des Gedächtnisses

Unser sensorisches System wird permanent mit Sinneseindrücken bombardiert. Es wird mit viel mehr Daten konfrontiert, als unser Gehirn auf einmal verarbeiten könnte. Aus diesem Grund wird der sensorische Input ständig dahin gehend geprüft und gefiltert, ob relevante Informationen enthalten sind. Das kognitive System muss entscheiden, welche Reize aus der Umwelt aufgrund ihrer Relevanz eine eingehendere Betrachtung „verdienen“ und welche Stimuli ruhig ignoriert werden können. In der Psychologie bieten verschiedene Theorien verschiedene Modelle dieser Informationsverarbeitung an, die in dem Maße weiter vervollständigt werden als die menschliche Kognition besser erforscht wird. In diesem Buch wollen wir uns mit den Komponenten und Prozessen zufriedengeben, über die generell Einigkeit herrscht und die durch Forschungsergebnisse belegt sind (Abb. 5.2). Gedächtnistheorien im Überblick finden sich in Lehrbüchern zur Allgemeinen Psychologie (z. B. Hoffmann und Engelkamp 2013; Müsseler 2007; Spada 2005; Myers und DeWall 2018; spezifisch zu Gedächtnis siehe Gruber 2018).

Nachdem ein Stimulus kodiert und an den Kortex übertragen wurde, wird die Information aus jedem sensorischen System entsprechend gespeichert.

Sensorisches Gedächtnis (Ultrakurzzeitgedächtnis)

Das sensorische Gedächtnis kann die Eindrücke einer sensorischen Information aufbewahren, nachdem der ursprüngliche Reiz verschwunden ist, sodass sie weiter verarbeitet und „wahrgenommen“ werden können. Dieser sensorische Speicher ist in der Lage, eine große Menge an unverarbeiteter sensorischer Information aufzunehmen, allerdings nur für einen sehr kurzen Zeitraum: visuell wahrgenommene Informationen im ikonografischen Gedächtnis bleiben weniger als eine halbe Sekunde erhalten, das echoische Gedächtnis speichert auditiven Input etwa 3–4 s (Abb. 5.3). Angesichts der riesigen Anzahl an Reizen, die in jedem Augenblick auf unser sensorisches System einströmen, müssen wir uns auf die Reize, die für unsere aktuelle Absicht relevant sind, fokussieren und ihnen Beachtung schenken. Diese Selektion ist teilweise durch Daten aus der Umwelt

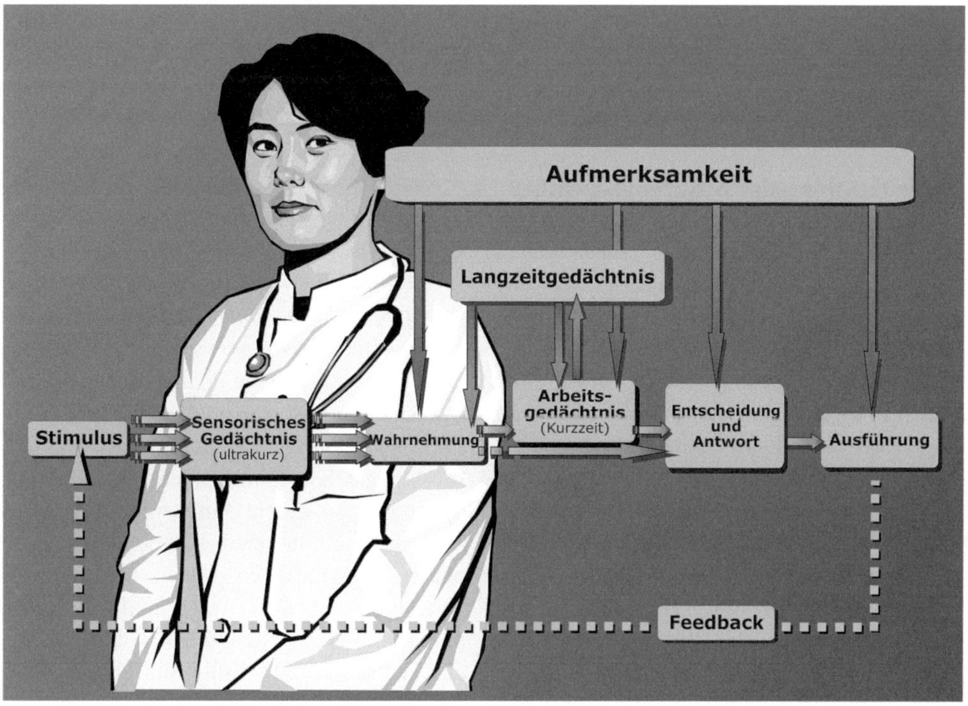

Abb. 5.2 Sensorische Information wird im sensorischen Gedächtnis aufgenommen und in kodierter Form an das Arbeitsgedächtnis weitergeleitet. Das Arbeitsgedächtnis interagiert mit dem Langzeitgedächtnis, um die Informationen begrifflich fassen und somit wahrnehmen zu können. Sobald eine Antwort auf die Wahrnehmung erfolgt ist, versorgt eine Feedback-Schleife das sensorische System mit neuen Stimuli. (In Anlehnung an Wickens 1992)

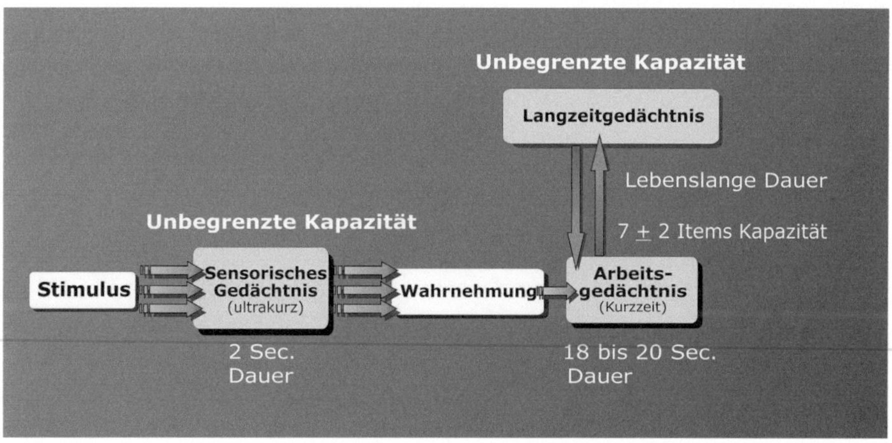

Abb. 5.3 Speicherkapazität der verschiedenen Subsysteme und Zerfallsdauer für Informationen

beeinflusst *(„bottom-up")*, teilweise ist sie durch Erwartungen und Konzepte gesteuert, die wir aufgrund früherer Erfahrungen gebildet haben *(„top-down")* (Abb. 5.1). Der selektive Aufmerksamkeitsprozess bildet die Basis für Situationsbewusstsein, einer essenziellen Komponente der sicheren Patientenversorgung (Kap. 8).

Selektive Aufmerksamkeit bestimmt, welche Informationen zu der nächsten Verarbeitungsebene weitergegeben werden, dem Arbeitsgedächtnis.

Arbeitsgedächtnis (oder Kurzzeitgedächtnis)
Das Arbeitsgedächtnis empfängt, hält, und verarbeitet Information aus dem sensorischen Gedächtnis, bevor sie in das Langzeitgedächtnis transferiert und dort gespeichert werden kann. Die Anzahl von Reizen, die unser sensorisches System aufnehmen kann, wird als unbegrenzt erachtet. Laut den wegweisenden Arbeiten von Miller (1956) beträgt die „magische Zahl" der Einheiten, die das Arbeitsgedächtnis gleichzeitig verarbeiten kann, 7 ± 2. Ergebnisse späterer Untersuchungen weisen aber darauf hin, dass wir uns wohl 5 ± 2 Items merken können, wobei diese Zahl auch kulturabhängig ist. Das Arbeitsgedächtnis hat also eine eingeschränkte Speicherkapazität, zudem verliert es Informationen sehr schnell wieder: Die Informationen „verblassen" innerhalb von 3–30 s, sofern sie nicht bewusst organisiert, überprüft und für einen Transfer ins Langzeitgedächtnis kodiert werden. Außerdem ist das Arbeitsgedächtnis äußerst anfällig für Fehler, die durch Ablenkungen und Unterbrechungen einer Aufgabe hervorgerufen werden. Ablenkungen und Unterbrechungen können Informationen „löschen" oder „überschreiben", bevor sie vollständig verarbeitet wurden, was dazu führen kann, dass eine unterbrochene Aufgabe nicht abgeschlossen wird (*prospective memory failure;* Abschn. 4.5).

▶ Das Arbeitsgedächtnis ist äußerst anfällig für Fehler, die durch Ablenkungen und Unterbrechungen einer Aufgabe hervorgerufen werden. Ablenkungen und Unterbrechungen können Informationen „löschen" oder „überschreiben", bevor sie vollständig verarbeitet wurden, sodass eine unterbrochene Aufgabe nicht abgeschlossen wird.

Im Alltagsleben führen solche Gedächtnisfehler meist nur zu einem kurzzeitigen Ärgernis, in kritischen Situationen können sie katastrophale Auswirkungen haben. Unser Arbeitsgedächtnis ist aber viel mehr als nur eine passive Datenspeicherungseinheit. Es spielt eine entscheidende Rolle für unsere bewusste Interaktion mit unserer Umwelt: Im Wesentlichen ist das Arbeitsgedächtnis unsere mentale „Werkbank", hier erwacht unsere bewusste Wahrnehmung. Die Interaktion wird dadurch ermöglicht, dass sensorischer Input durch Organisation und Wiederholung von Elementen für die „Werkbank" bereitgestellt werden, während Daten aus unserem Hauptgedächtnisspeicher abgerufen und dem Arbeitsgedächtnis zur Verfügung gestellt werden (Abb. 5.4).

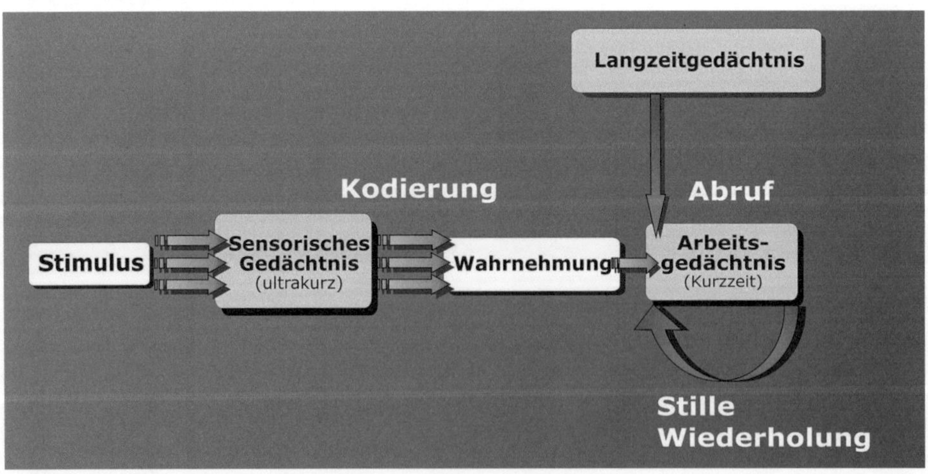

Abb. 5.4 Die drei wesentlichen Prozesse, mit denen das Arbeitsgedächtnis mit Informationen versorgt wird

- **Kodierung:** Sensorischen Reizen, die das sensorische Gedächtnis erreichen, wurde „Beachtung geschenkt“. Die Information wird dann in eine Form gebracht, die im Arbeitsgedächtnis weiter verarbeitet werden kann. Information wird in „Klumpen“ (*„chunks“*) organisiert, sodass die Gesamtkapazität bei gleichbleibender Zahl von 7±2 Einheiten wesentlich höher wird. Die Klumpenbildung *(„chunking“)* als Gedächtnismechanismus kann auch in unserem täglichen Leben beobachtet werden: Anstatt zu versuchen, uns eine Nummer als 19890815110 zu merken, gruppieren wir die Zahlen als 1989, 0815 und 110. Jetzt müssen wir uns nicht elf einzelne Einheiten merken, sondern haben eine Mnemonik mit drei Items generiert, die auch noch einfacher zu erinnern ist, da jedes Item eine zusätzliche Bedeutung in sich trägt: das Jahr des Mauerfalls, „08/15“ und den Notruf 110.
- **Stille Wiederholung** *(„maintenance rehearsal“):* Wie der ältere Name besagt, besitzt das Kurzzeitgedächtnis nur eine begrenzte Speicherkapazität und -dauer. Wird die Information nicht überprüft oder anderweitig bewusst beachtet und kodiert, um ins Langzeitgedächtnis transferiert zu werden, verblasst sie rasch. Um dies zu verhindern, wird Information, die kodiert werden soll, im Stillen wiederholt: Wir sprechen mit uns selbst und wiederholen die Information solange, bis wir denken, sie uns gemerkt zu haben. Diese stille Wiederholung ist jedoch weder effektiv noch effizient, da in dem Zeitraum, in dem sie stattfindet, keine andere neue Information bewusst aufgenommen werden kann.

▶ Für emotional bedeutsame Inhalte ist keine Wiederholung nötig, sie werden sofort und dauerhaft gemerkt.

- **Verbindung mit/Abruf von vorhandenem Wissen:** Für einen *„top-down“* gesteuerten Wahrnehmungsprozess wird Information aus dem Langzeitgedächtnis abgerufen, um eine Wiedererkennung zu unterstützen. Unser Vorwissen beeinflusst, wie wir sensorische Information wahrnehmen, und unsere Erwartungen in Anbetracht einer bestimmten sensorischen Erfahrung leiten unsere Interpretation.

Langzeitgedächtnis (LZG)
Das Langzeitgedächtnis erhält neue Informationen aus dem Arbeitsgedächtnis, seine Kapazität ist praktisch unbegrenzt. Der Vorteile des LZG ist, dass wir Informationen nicht ständig wiederholen müssen, um sie zu behalten. Das LZG beinhaltet alles Gelernte und alle Erinnerungen unserer Lebenserfahrungen. Es stellt quasi die „Datenbank“ unseres Lebens dar. Das Wissen, das wir in dieser Datenbank abspeichern, wirkt sich auf unsere Sicht der Welt aus und beeinflusst, welcher Information aus der Umwelt wir Beachtung schenken. Die Interaktion von Gedächtnis bzw. Wissen und Erwartungen mit verschiedenen Wahrnehmungsprozessen wird im Folgenden erläutert.

5.3 Gestalten und Muster: Organisation der Wahrnehmung

Das Langzeitgedächtnis ist nicht nur die Datenbank all unserer Lebenserfahrungen und die Interpretationshilfe für Umweltreize, die sensorische Informationen mit ihrer gespeicherten Entsprechung abgleicht. Es spielt außerdem eine wichtige Rolle darin, in welcher Form der sensorische Input wahrgenommen wird und als was er wahrgenommen wird: Sensorische Daten werden nicht unverändert weitergeleitet, sondern durchlaufen einen aktiven Prozess der Zusammenfassung, Ergänzung, Vereinfachung, Kombination und Organisation. Dies soll exemplarisch am Beispiel der Organisation der visuellen Wahrnehmung erläutert werden.

Das Ergebnis menschlicher Erfassung und Verarbeitung visueller Daten ist kein Pool unzusammenhängender Daten, sondern ein sinnvolles Ganzes, die sog. **Gestalt** (zur Gestaltpsychologie Wertheimer 1923, 1925; Metzger 1936, 1982; Eysenck 1942; Köhler 1971; Überblick in Hartmann und Poffenberger 2006).

Was für Menschen **relevante** Eindrücke sind, ist teils evolutionär gegeben, teils wird es im Laufe des Lebens erlernt. Als Folge dieses Organisationsprozesses sehen Menschen immer mehr als das, was ihre Sinnesorgane an Daten liefern: Sie nehmen nicht Sinneseindrücke wahr, sondern eine Gestalt, die für sie Sinn ergibt. Diese Gestalt ist immer „mehr als die Summe ihrer Teile". Der Wahrnehmungsprozess fügt Erfahrung und angeborene Interpretationsmuster zu sensorischen Eindrücken hinzu. Außerdem ist die Bedeutung eines Items auch von dem Kontext abhängig, in dem es erscheint. Dieses fundamentale Prinzip ist nicht nur auf die visuelle Wahrnehmung beschränkt.

> Was für Menschen relevante Eindrücke sind, ist teils evolutionär gegeben, teils wird es im Laufe des Lebens erlernt. Menschen sehen somit immer mehr als das, was ihre Sinnesorgane an Daten liefern: Sie nehmen nicht Sinneseindrücke wahr, sondern eine Gestalt, die für sie Sinn ergibt.

Gestalten sind „transponierbar", d. h. sie werden erkannt, auch wenn sich die Teile verändern, aus denen sie bestehen (v. Ehrenfels 1890 nach Vukovich 2000). Dass ein Herz schlägt, wird daran erkannt, dass sich auf einem Ultraschallmonitor weißgraue Pixel rhythmisch bewegen; ein EKG wird auf einem Rhythmusstreifen auch dann noch als solches erkannt, wenn die Linie auf dem Papier mangels Farbe nur gestrichelt ist. Wissen wir einmal, was zu erwarten ist, können wir tatsächlich biologische Organe statt Striche auf dem Papier „sehen". An diesem Fundamentalprinzip menschlicher Wahrnehmung wird offensichtlich, dass es unsere Umwelt nicht einfach „gibt", sondern dass das, was Menschen als ihre Welt erleben, im Zusammenspiel von angeborenen neuronalen Mechanismen, erlernten Mustererkennungsprozessen und aktueller Motivationslage durch das Gehirn **konstruiert** wird. Dieses grundlegende Prinzip ist auch dann relevant, wenn in der Aufarbeitung eines Unfalls im Wissen um den Verlauf und Ausgang einer Situation festgestellt wird, welche Informationen als „objektive Realität" zu dem damaligen Zeitpunkt vorhanden waren und von den Betroffenen hätten wahrgenommen werden sollen. Die Differenz zwischen der subjektiven Konstruktion der Wirklichkeit, die für die handelnde Person damals „lokal rational" (Woods und Cook 1999) war und der post-hoc konstruierten „objektiven Realität" wird dann zum ‚Verlust des Situationsbewusstseins' deklariert (Kap. 8; Dekker 2015).

> Es ist ein Fundamentalprinzip menschlicher Wahrnehmung, dass es unsere Umwelt nicht als objektive Realität „gibt", sondern dass das, was Menschen als ihre Welt erleben, im Zusammenspiel von angeborenen neuronalen Mechanismen, erlernten Mustererkennungsprozessen und aktueller Motivationslage durch das Gehirn konstruiert wird.

Diese Konstruktion erfolgt bereits anhand einiger weniger Inputs, sodass ein Objekt keineswegs vollständig sensorisch erfasst sein muss, bevor es erkannt wird. **Gestaltwahrnehmung** bezeichnet daher das Phänomen, dass auch eine unvollständige Reizvorlage schnell und eindeutig erkannt werden kann. Die Gestaltwahrnehmung folgt Regeln, den sog. Gestaltgesetzen, nach denen das Wahrnehmungssystem entscheidet, welche sensorischen Eindrücke zusammengehören und eine Gestalt bilden: Gestaltgesetze beschreiben zwei allgemeine Wahrnehmungsprinzipien, anhand derer Informationen so organisiert werden, dass sie beispielsweise eine **Orientierung im Raum** ermöglichen, **Figuren vor Grund** erkennbar machen und **sinnvolle Gestalten** erkennen lassen:

- Die **Auswahl** einiger weniger möglicher Gestalten aus der Vielzahl theoretisch möglicher Interpretationen einer Reizkonfiguration
- Die **Ordnungsbildung** durch das Bevorzugen von „guten" Gestalten

Dieses zweite Prinzip, das in verschiedenen Einzelgesetzen konkretisiert wird, ist die **Tendenz zur guten Gestalt,** auch **Prägnanzprinzip** genannt: Wenn eine Reizkonfiguration, also die augenblickliche Summe aller sensorischen Eindrücke, mehrere alternative Deutungen zulässt, setzt sich stets die größtmögliche Ordnung durch, die „beste" Gestalt. Die beste Gestalt ist jeweils die einfachste, einheitlichste, symmetrischste, geschlossenste von allen möglichen.

▶ Wenn ein Sinneseindruck mehrere alternative Deutungen zulässt, setzt sich stets diejenige Struktur durch, die von allen möglichen die geordnetste „beste" Gesamtgestalt (z. B. die einfachste oder einheitlichste) annimmt. Das Prägnanzprinzip wird durch die Gestaltgesetze konkretisiert.

Anstatt also nur weiterzuleiten, was als sensorischer Input erfasst wurde, konstruiert die menschliche Wahrnehmung gute Gestalten, wodurch eine optimale Abhebung und Gliederung eines Gebildes aus dem Gesamt eines Wahrnehmungsfelds bewirkt wird. Alles, was Menschen sehen, wird durch konstruktive Aktivität spontan zu einem sinnhaften Ganzen ergänzt. Auch aus einer „objektiv" ungeordneten Reizvorlage werden Gestalten gebildet. **Funktional** gesehen dient dies der schnellen und ausreichend sicheren Orientierung. Ein Beispiel für das Prägnanzprinzip gibt Abb. 5.5, in der ein Würfel gesehen wird, der nur durch Aussparungen in anderen Figuren „gezeichnet" ist. Die Tendenz, immer gute Gestalten zu bilden, lässt uns nicht existente weiße Linien auf dem weißen Hintergrund „sehen".

Die Gestalttheorie zeigte schon vor bald 100 Jahren die menschliche Tendenz, ein visuelles Feld oder Problem durch „Gruppierung" ähnlicher oder nahe gelegener Objekte zu interpretieren. Die Gruppierung der Reize, das Sehen eines „organisierten Ganzen" (Wertheimer 1923; Metzger 1936; Metz-Göckel 2016) folgt den **Gestaltgesetzen.** Die wichtigsten sind:

- **Figur-Grund-Beziehung:** Wir neigen dazu, unsere Wahrnehmungen durch die Unterscheidung von Figur und Hintergrund zu organisieren.

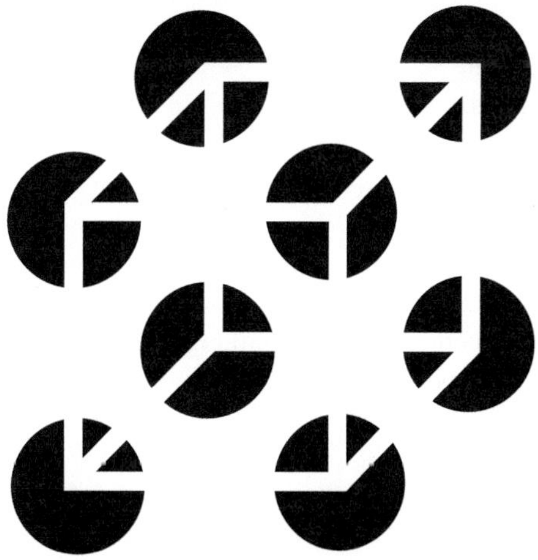

Abb. 5.5 Der Necker Würfel. Das Prägnanzprinzip erleichtert die Identifikation der unvollständigen Reizvorlage. Der Beobachter hat den Eindruck eines im Raum schwebenden Würfels; je nach Blickwinkel zielt dieser nach rechts oben oder nach links unten

- **Gesetz der Nähe:** Dinge, die nahe beieinander sind, werden als zusammengehörig wahrgenommen.
- **Gesetz der Ähnlichkeit:** Dinge, die einander ähnlich sind, werden als zusammengehörig wahrgenommen.
- **Gesetz der Kontinuität:** Eine Figur wird als Zusammenschluss möglichst sinnvoller Linien wahrgenommen; das menschliche Gehirn kann z. B. sich überkreuzende Linien auf Monitoren als solche wahrnehmen.
- **Gesetz der Geschlossenheit:** Nicht vorhandene Teile eines Reizganzen werden in der Wahrnehmung ergänzt, unvollständige Figuren als ganze gesehen.
- **Gesetz der Einfachheit:** Items werden in einfachen Figuren nach Symmetrie, Gleichmäßigkeit und Ebenmäßigkeit organisiert.

Die Gestaltgesetze scheinen nicht unabhängig voneinander zu operieren, sie beeinflussen sich vielmehr gegenseitig, sodass die letztendliche Wahrnehmung ein Ergebnis aller zusammenarbeitenden Gestaltgruppierungsgesetze ist.

Die Gestalttheorie lässt sich nicht nur auf Wahrnehmung und Problemlösen anwenden, sondern auch auf jeden anderen Aspekt menschlichen Lernens.

Hypothesengesteuerte Wahrnehmung

Die Leistung der Wahrnehmung geht aber über das Ergänzen nur teilweise vorhandener oder verdeckter Vorlagen zu ganzen Gestalten hinaus: Auch die Wahrnehmung von vollständig vorhandenen Objekten erfolgt unvollständig! Bereits mit dem ersten sensorischen Input werden im Abgleich mit Gedächtnisinhalten unbewusste Hypothesen darüber gebildet, um welches Objekt es sich handeln könnte (**hypothesengesteuerte Wahrnehmung,** Bruner und Postman 1951; Dörner 1999a). Dabei sind manche Hypothesen aufgrund der Erfahrung im Gedächtnis „vorgebahnt". Womit wir uns häufig beschäftigen, das nehmen wir schneller und sicherer wahr. Diejenige Hypothese, die aufgrund der Erfahrung und des Kontextes als die wahrscheinlichste erscheint, wird im Wahrnehmungsprozess „weiterverfolgt": Es wird eine Erwartung gebildet, was an einer bestimmten Stelle des Blickfeldes zu sehen sein müsste, und diese Erwartung wird dann überprüft. Nach einer ausreichenden Zahl von Treffern wird der Prozess abgebrochen und das Objekt wird erkannt: Es ist also nur zum Teil gesehen worden, zum Teil wird es quasi halluziniert. Man sieht also, was man (unbewusst) sehen will oder zu sehen gewohnt ist; „Ep…in" auf einem Etikett reicht, damit er Anästhesist, der eine Hypotonie während einer Spinalanästhesie behandeln will, „Ephedrin" erkennt. Bis heute werden immer wieder Epinephrin und Ephedrin verwechselt, auch wenn die Etiketten farblich unterschiedlich gestaltet sind. Analog zum Sehen hören wir auch, was wir erwarten zu hören, z. B. den Namen des Patienten, der auf dem OP-Plan steht. Wissen und Erwartungen bestimmen folglich maßgeblich, wie Menschen ihre Umgebung Welt wahrnehmen.

Hat man etwas erkannt, also eine Festlegung auf eine unbewusste Wahrnehmungshypothese getroffen, erfordert es für eine Korrektur bzw. Umdeutung eine deutliche Abweichung in der Reizvorlage oder bewusstes Kontrollieren – einen zweiten Blick. Die bewusste Überprüfung des Gesehenen und Gehörten wird unter Zeitdruck und Stress seltener erfolgen als in Ruhe. Die nützliche Fähigkeit unseres Gehirns, auf Grundlage von wenig Input sinnhafte Wahrnehmungen zu erzeugen, wird also unter ungünstigen Bedingungen zur Fehlerquelle. „Falsch" ist aber nicht der Wahrnehmungsprozess, sondern die Tatsache, dass nicht ausreichend Zeit zur Verfügung steht und es im Augenblick keinen Grund dafür gibt, an der Richtigkeit der augenblicklichen Wahrnehmung zu zweifeln und dadurch motiviert zu werden, einen zweiten Blick auf das Ganze zu werfen.

▶ Die nützliche Fähigkeit unseres Gehirns, auf Grundlage von wenig Input sinnhafte Wahrnehmungen zu erzeugen, kann unter ungünstigen Bedingungen zur Fehlerquelle werden. Der Fehler liegt aber nicht in dem Wahrnehmungsprozess, sondern in der nicht zur Verfügung stehenden Zeit oder dass es im Augenblick keinen Grund dafür gibt, einen zweiten Blick auf das Ganze zu werfen.

Wissensabhängigkeit der Hypothesen

Die Hypothesen, die den Wahrnehmungsprozess steuern, werden Großteils aufgrund vorhandenen Wissens gebildet. Vertrautes wird schneller und sicherer erkannt als Unvertrautes. Je erfahrener jemand ist, desto schneller und genauer wird er beispielsweise eine zyanotische Verfärbung der Haut als Zeichen einer ungenügenden Atemtätigkeit sehen, während ein Laie einfach nur ein blau angelaufenes Gesicht wahrnimmt.

Auch Hypothesen, die aus bewusstem Denken entstehen, können die Wahrnehmung leiten. Oft führt sogar erst das bewusste Wissen um das, was da sein soll, zum Sehen (Abb. 5.6).

Der Mechanismus der hypothesengesteuerten Wahrnehmung nimmt als Preis für Schnelligkeit und Sparsamkeit Irrtümer in Kauf. Der Satz: „Was wahrscheinlich ist, ist wahrscheinlich", scheint nicht nur eine Hausarztregel zur Auswahl von Diagnosen, sondern **die** Auswahlregel unseres Gehirns schlechthin zu sein.

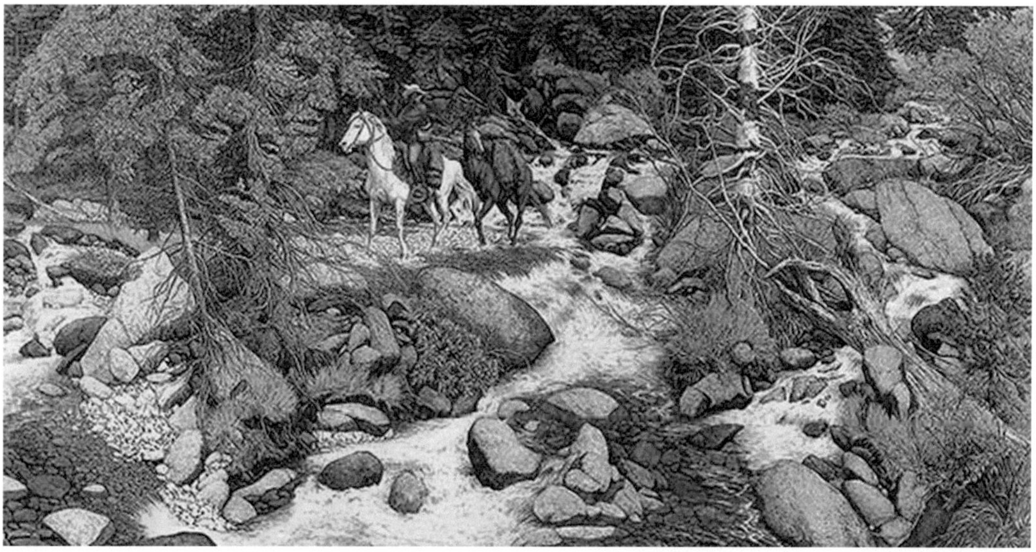

Abb. 5.6 Beispiel für das Gesetz der Vertrautheit: „Der Wald hat Gesichter" (Bild von Bev Doolittle). Auf dem Bild werden der Wald und die Felsformationen zunächst als Bäume und Felsen gesehen. Erwartet man jedoch Gesichter in ihnen wiederzufinden, so ergeben die einzelnen Elemente des Bildes einen ganz neuen Sinn. Insgesamt sind 13 Gesichter zu erkennen

Eine Vielzahl an optischen Täuschungen zeigt allerdings, wie leicht unser Wahrnehmungssystem dadurch in die Irre geführt werden kann. Evolutionär scheint jedoch eine schnelle Musterbildung in einer Umwelt, in der optische Täuschungen selten sind, gegenüber einer hundertprozentigen Abtastung der Reizvorlage, die zwar fehlerfrei, dafür aber langsamer arbeiten würde, von Vorteil gewesen zu sein. Dieser natürlichen Tendenz, alles schon zu erkennen, ehe man es wirklich gesehen hat, kann man durch Steuerung der Aufmerksamkeit (Abschn. 8.1) z. T. begegnen. Die gegenseitige Ergänzung im Team kann manche solcher Fehler abfangen, wenn und weil die Teammitglieder durch ihre unterschiedliche Erfahrung unterschiedliche Erwartungen und Wahrnehmungsvorlieben haben.

Der Mechanismus der hypothesengesteuerten Wahrnehmung erklärt, warum Medikamentenverwechselungen gerade in kritischen Situationen häufig zu fehlerhaften i.v.-Gaben führen: Zeitdruck reduziert die Zeitspanne, bis eine Hypothese als Fakt akzeptiert wird. Unterscheiden sich beispielsweise Ampullen von hochpotenten Medikamenten nicht deutlich, nimmt man sich unter Zeitdruck oftmals nicht mehr die Zeit, genau hinzusehen. Da der Auflösungsgrad der Wahrnehmung unter diesen Umständen grob ist (Kap. 4), „sieht" man das Medikament, das man zu sehen erwartet, und nimmt es. Entfällt unter Stress dann auch noch die bewusste Handlungskontrolle, wird der Fehler auch bei der Gabe des Medikaments nicht korrigiert. Ein bekanntes Beispiel dafür ist die Beschriftung der Medikamente Beloc und Lidocain, die jahrelang sehr ähnlich war (Abb. 5.7, Fallbeispiel Kap. 3).

Die genannten Wahrnehmungsmechanismen wie Gestaltgesetze erklären jedoch nicht nur Handlungsfehler. Aus der Kenntnis der Gestaltgesetze können auch ergonomische Anforderungen für die Konstruktion von Monitoren und die Entwicklung von Software abgeleitet werden. Werden diese beachtet, so können Informationen besser lesbar und leichter interpretierbar dargestellt werden. Dieses Herangehen entspricht dem in Kap. 1 geforderten Systemdesign unter Berücksichtigung der Human Factors.

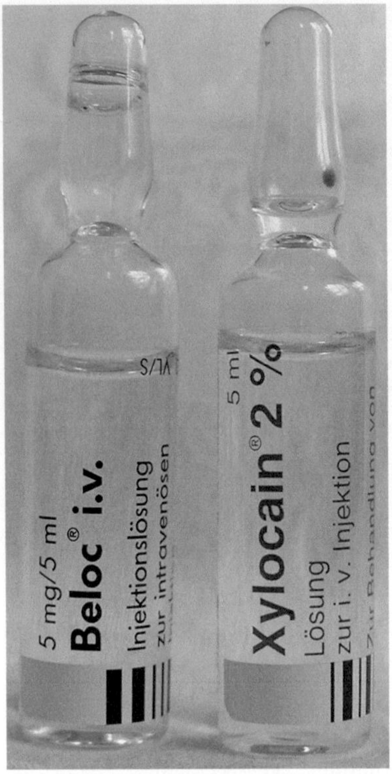

Abb. 5.7 Beloc und Xylocain wurden aufgrund fast identischer Ampullenbeschriftungen häufig verwechselt

5.4 Erkennen und Bedeutung schaffen

Die dritte Stufe der Wahrnehmung fügt der Musterbildung das **Erkennen** und **Bedeutung zuweisen** hinzu. Die Wahrnehmungsinhalte werden anhand von im Langzeitgedächtnis gespeicherten Schemata (Kap. 4) **identifiziert** und in Kategorien unseres Wissens **eingeordnet.** Vorausgesetzt, die Wahrnehmungsinhalte sind dem Handelnden vertraut, erhält alles Wahrgenommene seine sprachliche Benennung. Auf dieser Stufe wird dem Wahrgenommenen seine Bedeutung zugewiesen und es wird in einen größeren Zusammenhang eingefügt: Aus visuellen Reizen wird eine Kapnografiekurve auf dem Bildschirm und daraus folgt der Gedanke „der Patient atmet spontan“. Erst bei diesem letzten Schritt, nachdem die Wahrnehmungsinhalte bereits vielfach gefiltert und verarbeitet wurden, wird Wahrnehmung bewusst. Trotz der vielstufigen, subjektiven Verarbeitung fühlt sich Wahrnehmung objektiv an: Menschen meinen, die Welt zu sehen, zu hören und zu spüren, wie sie ist. Die drei Wahrnehmungsstufen laufen so schnell ab, dass sie nicht getrennt wahrgenommen werden. Diese **gefühlte Objektivität** macht es schwer, die Täuschbarkeit der Sinneswahrnehmung nicht nur abstrakt einzusehen, sondern diese Erkenntnis auf sich selbst anzuwenden.

Erwartungen: „Das ist typisch!“
Das Erkennen und Einordnen von Wahrnehmungsinhalten in Kategorien wird durch **Voreinstellungen** und durch **Erwartungen** (***mind sets,*** **Erwartungsschemata)** wesentlich erleichtert: Da in einem bestimmten Zusammenhang einige Wahrnehmungen **wahrscheinlicher** sind als andere, werden sie neuronal voraktiviert. „Wahrscheinlicher“ heißt in diesem Fall, dass in der persönlichen Erfahrung eine Wahrnehmung bei einem entsprechenden sensorischen Eindruck öfter als andere vorgekommen und damit für diese Situation oder diesen Kontext typisch geworden ist. Durch die neuronale Voraktivierung werden die Einordnung und das Erkennen schneller und sicherer. Unerwartetes hingegen muss länger und eingehender betrachtet werden, ehe es zweifelsfrei erkannt wird. Die Voraktivierung ist **erfahrungsabhängig:** Das Wissen bestimmt, was in einer Situation wahrscheinlich ist. Damit ist jedoch immer die Gefahr verbunden, nur das zu sehen, was man immer schon gesehen hat, und nicht außerhalb eingefahrener Gleise denken zu können.

Teil des Erfahrungswissen ist auch, in welchem Kontext welche Bedeutung eines Wahrnehmungsinhaltes wahrscheinlich ist. Eine junge Frau die ans Krankenbett kommt, könnte z. B. von einem älteren Patienten sofort als Pflegekraft identifiziert werden, auch wenn sie die chirurgische Assistenzärztin ist. Erfahrungs- und Kontextabhängigkeit der Wahrnehmung kann gerade auch in Teams mit Mitgliedern verschiedener (Herkunfts-, Berufs- oder Geschlechterkulturen) problematisch sein, wenn über die unterschiedlichen unbewussten Erwartungen nicht gesprochen und reflektiert wird.

Eine Voraktivierung kann auch **motivational** erfolgen (Dörner 1999a): Ist ein bestimmtes Bedürfnis aktiv, so werden vorrangig diejenigen Dinge wahrgenommen, die zur Befriedigung des Bedürfnisses führen. Möchte ein Radiologe möglichst rasch die aktuelle Untersuchung zu Ende bringen, weil das Essen in der Kantine wartet oder er müde ist, so wird er (ohne bewusste Entscheidung dazu) vielleicht eher geneigt sein, diskrete Veränderungen auf dem Bildschirm zu übersehen oder als Normalbefund zu deuten: Der Wunsch wird zum Vater des Gedanken.

Das Erkennen, also die Einordnung von Wahrnehmungsinhalten in Kategorien, erfolgt wie schon die Gestaltbildung hypothesengesteuert, wobei die zugrunde liegenden Hypothesen aufgrund von Erfahrung oder Motiven gebildet werden. Mit der Einordnung in Kategorien und der Benennung als „etwas" geht Wahrnehmung ins Denken über bzw. steht nun den bewussten Denkprozessen zur Verfügung (Kap. 6).

> **Wichtig**
> Die Voraktivierung ist **erfahrungsabhängig:** Das Wissen bestimmt, was in einer Situation wahrscheinlich ist.
>
> Das Erkennen, also die Einordnung von Wahrnehmungsinhalten in Kategorien, erfolgt wie schon die Gestaltbildung hypothesengesteuert, wobei die zugrunde liegenden Hypothesen aufgrund von Erfahrung oder Motiven gebildet werden.

5.5 Wahrnehmung und Gefühle

Die Wahrnehmung von Ereignissen in kritischen Situationen ist von Emotionen begleitet (Scherer und Ekman 1984). Aus **allen** Wahrnehmungsinhalten wird eine **emotionale Bewertung** der Situation gebildet – auch aus denen, die nicht ins Bewusstsein gelangen (Kap. 4, 8). Das Gefühl, das aus solchen Bewertungen entsteht, ist häufig unklar und sprachlich nicht gut fassbar. Da sie auf unbewussten Wahrnehmungen beruhen, sind Gefühle schwer analysierbar. Da sie aber trotzdem durch Wahrnehmungen entstehen, sollten sie ernst genommen werden: Sie sind **„Rauchzeichen"** für Feuer, die „hinter dem Horizont" der bewussten Wahrnehmung brennen.

> „Ein ungutes Gefühl" zu haben, bedeutet, dass die Bewertung „hier stimmt etwas nicht" getroffen wurde, aufgrund welcher Informationen auch immer. Es lohnt sich, noch einmal genau hinzusehen und den Grund für das Gefühl herauszufinden.

Auch für Entscheidungen in kritischen Situationen sind emotionale Bewertungen von Wahrnehmungen wichtig; wir werden dieses Thema in Kap. 6 und 10 wieder aufgreifen.

Gefühle gelangen wie andere „Meldungen" aus dem Organismus als eigener Wahrnehmungsinhalt ins Bewusstsein. Deshalb werden sie wie ein Ereignis von außen erlebt und nicht etwa wie eine eigene Konstruktion. Fängt ein Patient nach einer längeren Narkose wieder an zu atmen, sieht der Anästhesist nicht nur die CO_2-Kurve: Er verspürt auch so etwas wie Erleichterung über diesen Sachverhalt. Der Grund dafür liegt in der Bedeutung, die er diesem Sinneseindruck gibt: Der Patient ist bald wieder wach und damit war die Narkose erfolgreich.

5.6 Tipps für die Praxis

- Wahrnehmung ist subjektiv. Vertrauen Sie lieber auf vier Augen als auf zwei, wenn es um etwas Wichtiges geht.
- Rechnen Sie damit, dass Ihre Wahrnehmung Sie manchmal in die Irre führt. Erhöhen Sie deshalb in kritischen Situationen den Auflösungsgrad – sehen Sie bewusst genauer hin, um Irrtümer zu entdecken.
- Wahrnehmung wird durch Erwartungen geleitet. Machen Sie sich Ihre Erwartungen bewusst, das ermöglicht Ihnen eine genaue Prüfung.

- Emotionale Bewertungen von Wahrnehmungen spielen auch für Entscheidungen in kritischen Situationen eine wichtige Rolle. Rechnen sie damit.
- Emotionen sind wie „Rauchzeichen", die darauf hinweisen, dass „hinter dem Horizont" der bewussten Wahrnehmung ein Feuer brennt. „Ein ungutes Gefühl" zu haben, bedeutet, dass die emotionale Bewertung „hier stimmt etwas nicht" getroffen wurde. Es lohnt sich, dieses Gefühl dahin gehend zu analysieren, auf welcher Grundlage es möglicherweise entstanden ist. Häufig wird man auf sicherheitsrelevante Informationen aufmerksam.
- Verwenden Sie möglichst viele Sinnesmodalitäten, um ein genaues Bild der Situation zu bekommen – hören **und** sehen **und** riechen **und** fühlen Sie, wie es Ihrem Patienten geht.
- Gefühle werden nicht durch die Situation hervorgerufen, sondern durch ihre Bewertung – nehmen Sie diese ernst und suchen Sie nach Ursachen. Denken Sie bei starken unangenehmen Gefühlen auch daran, dass Sie Gefühlen nicht hilflos ausgeliefert sind, weil Sie diese Bewertungen verändern können.

5.7 Wahrnehmung – Auf einen Blick

Überblick

Aus dem eben Gesagten lassen sich die folgenden Prinzipien zusammenfassen, die auf allen Stufen menschlicher Wahrnehmung wirken:

Wahrnehmung …

- **… ist ein Prozess,** der sensorische Informationen, früher gelernte Informationen und andere Sinneseindrücke integriert und Menschen befähigt, Beurteilungen über die Qualität, Intensität und Relevanz des Wahrgenommenen zu treffen.
- **… befähigt Menschen, sich in der Welt zu orientieren.** Wahrnehmung ist nicht auf Wahrheit, sondern auf Nützlichkeit angelegt; Menschen konstruieren sich aus unvollständig erfassten Sinneseindrücken diejenigen Teile der Wirklichkeit, die für ihr Überleben notwendig sind.
- **… erfolgt in drei interagierenden Schritten:** Verarbeitung von Sinnesreizen in den Sinnesorganen, Organisation der Wahrnehmung (Gestaltwahrnehmung und Musterbildung) sowie Bedeutungszuweisung und Erkennen; diese drei Prozesse beeinflussen sich gegenseitig und sind wissensabhängig.
- **… wird durch absolute und relative Schwellen begrenzt.** Einige diese Schwellen sind biologisch vorgegeben, andere sind durch Motivation und durch bewusste Steuerung der Aufmerksamkeit veränderbar.
- **… erfolgt hypothesengesteuert:** Erwartungen über das, was da sein müsste, steuern den Wahrnehmungsvorgang und ersetzen teilweise auch das tatsächliche Abtasten der Reizvorlage; für das menschliche Gehirn ist keine Unterscheidung von konstruierten und real vorhandenen Daten möglich; die zugrunde liegenden Hypothesen entstehen durch Vorbahnungen aufgrund von Erfahrungen und Motiven.
- … **nimmt Fehleranfälligkeit in Kauf,** um Effizienz und Schnelligkeit zu erreichen: Die hypothesengesteuerte Organisation von Sinnesreizen dient einer schnellen, eindeutigen, stabilen und damit sicheren Orientierung im Raum; damit ist eine Anfälligkeit für Irrtümer und Täuschungen untrennbar verbunden.

Literatur

Birbaumer N, Schmidt RF (2010) Biologische psychologie, 7. Aufl. Springer, Heidelberg

Bruner JS, Postmann L (1951) An approach to social perception. In: Dennis W, Lipitt R (Hrsg) Current trends in social psychology. University of Pittsburgh Press, Pittsburg

Dekker SWA (2015) The danger of losing situation awareness. Cogn Technol Work 17(2):159–161

Dörner D (1999a) Bauplan für eine Seele. Rowohlt, Reinbek bei Hamburg

Dörner D (1999b) Die Logik des Misslingens. Rowohlt, Reinbek bei Hamburg

Drewing K (2016) Multisensorische Verarbeitung. In: Müsseler J, Rieger M (Hrsg) Allgemein Psychologie. Springer, Heidelberg, S 75–101

Eysenck H (1942) The experimental study of the „good gestalt": a new approach. Psychol Rev 49:344–364

Goldstein EB (2007) Wahrnehmungspsychologie. Spektrum, Heidelberg

Gruber T (2018) Basiswissen Psychologie: Gedächtnis, 2. Aufl. Springer, Berlin

Hartmann GW, Poffenberger AT (Hrsg) (2006) Gestalt psychology: a survey of facts and principles. Kessinger, Whitefish

Hoffmann J, Engelkamp J (2013) Lern- und Gedächtnispsychologie. Springer, Berlin

Klix F (1971) Information und Verhalten. Kybernetische Aspekte der organismischen Informationsverarbeitung. Huber, Bern

Köhler W (1971) Die Aufgabe der Gestaltpsychologie. De Gruyter, Berlin

Metz-Göckel H (Hrsg) (2016) Gestalttheorie und kognitive Psychologie. Springer, Wien

Metzger W (1936) Gesetze des Sehens. Kramer, Frankfurt a. M.

Metzger W (1982) Möglichkeiten der Verallgemeinerung des Prägnanzprinzipes. Gestalt Theor 1(1982):3–22

Miller G (1956) The magical number seven, plus or minus two: some limits on our capacity for processing information. Psychol Rev 63:81–97

Müsseler J (Hrsg) (2007) Algemeine Psychologie, 2., neu bearbeitete Aufl. Spektrum, Heidelberg

Myers D, DeWall CN (2018) Psychology, 12. Aufl. Worth, New York

Ramachandran V, Blakeslee S (2001) Die blinde Frau, die sehen kann. Rätselhafte Phänomene unseres Bewusstseins. Rowohlt, Reinbek

Scherer K, Ekman P (Hrsg) (1984) Approaches to emotion. Erlbaum, Hillsdale, NJ

Spada H (Hrsg) (2005) Lehrbuch Allgemeine Psychologie, 3. Aufl. Huber, Bern

Vukovich A (2000) Christian v. Ehrenfels: „Über, Gestaltqualitäten'". In: Schmale H (Hrsg) Hauptwerke der Psychologie. Kröner, Stuttgart

Wendt M (2014) Allgemeine Psychologie – Wahrnehmung. Hogrefe, Göttingen

Wertheimer M (1923) Untersuchungen zur Lehre von der Gestalt. Psycholog Forsch 4:301–350

Wertheimer M (1925) Über Gestalttheorie. Verlag der philosophischen Akademie, Erlangen (Reprint: Gestalt Theory 7:99–120)

Wickens CD (1992) Engineering Psychology and Human Performance. Harper Collins, New York

Woods DD, Cook RI (1999) Perspectives on human error: hindsight biases and local rationality. In: Durso FT, Nickerson R, Schvaneveldt R (Hrsg) Handbook of applied cognition. Wiley, New York, S 141–171

Zimbardo P, Gerrig R (2018) Biologische psychologie, 21, aktualisierte Aufl. Pearson Studium, München

6 Informationsverarbeitung und Modellbildung: Weltbilder

Arterielle Hypotonie
Das Meldebild der Rettungsleitstelle lautet: „Ein Verkehrsunfall mit mehreren Verletzten". Beim Eintreffen am Unfallort findet die Notärztin zwei PKWs vor, von denen einer aus ungeklärtem Grund von der Fahrbahn abgekommen und seitlich in das entgegenkommende Fahrzeug hineingefahren ist. Die beiden Insassen des einen Fahrzeuges sind leicht verletzt, der Fahrer des Unfallwagens zeigt äußerlich keine Verletzungsspuren, ist aber komatös und hat peripher nur schwach tastbare Pulse. Da der Fahrer nicht eingeklemmt ist, kann die technische Rettung aus dem Fahrzeug rasch erfolgen. Die Notärztin legt zwei periphervenöse Zugänge und beginnt rasch mit der Volumenzufuhr. Sie intubiert den Patienten und beatmet ihn kontrolliert. Auch nach mehreren Litern Volumensubstitution sind die zentralen Pulse nicht stärker tastbar, sodass die Notärztin einen Adrenalinperfusor startet. Ihr fallen deutlich gestaute Halsvenen auf, sodass sie sich bei beidseits schwachem Auskultationsbefund für die Anlage einer Thoraxdrainage entschließt.

Der Rettungsassistent weist die mit der Thoraxdrainage beschäftigte Notärztin auf eine Sternotomienarbe hin, die eine vorangegangene koronare Bypassoperation anzeigen könnte. Die Notärztin geht darauf nicht ein. Unter weiterer Volumengabe wird der Patient mit der Verdachtsdiagnose eines Volumenmangelschocks in die Notaufnahme der nächsten Klinik gebracht. Bei weiterhin schlechten Blutdruckwerten, 2500 ml Volumenersatz und einer hohen Katecholamindosierung liefert der Abdomen-Ultraschall keinen Hinweis auf freie intraabdominelle Flüssigkeit, klinisch und radiologisch ergibt sich kein Hinweis auf eine knöcherne Verletzung und der Röntgenthorax zeigt eine beidseits adäquat ventilierte Lunge mit Zeichen einer ausgeprägten kardialen Stauung. Es wird eine transösophageale Echokardiografie durchgeführt, die eine ausgeprägte Akinesie im Vorder- und Hinterwandbereich des Herzens zeigt. Der Patient verstirbt kurze Zeit später im therapierefraktären kardiogenen Schock auf der Intensivstation.

Eine Notärztin wird mit einem scheinbaren Routineeinsatz konfrontiert: Ein Verkehrsunfall mit zwei leicht- und einem schwerer verletzten Patienten. Die Versorgung des Patienten mit den klinischen Zeichen eines Volumenmangelschocks erfolgt routiniert: Mehrere periphervenöse

M. St.Pierre und G. Hofinger, *Human Factors und Patientensicherheit in der Akutmedizin*,
https://doi.org/10.1007/978-3-662-60485-4_6

Zugänge werden gelegt und eine Notfallnarkose mit Intubation und kontrollierter Beatmung eingeleitet. Die Notfallsituation weist jedoch einige Besonderheiten auf, die von der Notärztin nicht wahrgenommen werden. Weder der ungeklärte Unfallhergang, die fehlenden äußeren Verletzungszeichen noch die Sternotomienarbe, die auf eine Herzoperation hinweist, bringen die Notärztin ins Nachdenken darüber, ob es neben der Anfangsdiagnose „traumatisch bedingter Volumenmangelschock" noch eine andere Erklärung für den hämodynamischen Zustand des Patienten gibt. Zu keinem Zeitpunkt wird eine nicht-traumatologische Ursache wie beispielsweise ein akuter Myokardinfarkt als Unfallursache in Erwägung gezogen. Offen vorhandene Informationen werden von ihr während des gesamten Einsatzes nicht wahrgenommen.

Dieses Phänomen der Blindheit für das scheinbar Offensichtliche begegnet Akutmedizinern in ihrer täglichen Praxis gar nicht so selten. Wie ist zu erklären, dass die Notärztin erst nach Einsatzende und nicht schon während der Patientenversorgung sehen konnte, dass die äußeren Umstände des Verkehrsunfalls auch ganz anders hätten gedeutet werden können? Im Rückblick festzustellen, dass sie sich nicht so frühzeitig hätte festlegen dürfen, sondern stattdessen Differenzialdiagnosen in Betracht hätte ziehen müssen, trifft nicht das Wesentliche des Geschehens. Sowohl die Situationsbewertung als auch die resultierenden Handlungen machten für die Notärztin in dem Moment der Versorgung Sinn. Ihr Handeln war unter diesen Rahmenbedingungen „lokal rational" (Woods und Cook 1999). Wäre dies nicht der Fall gewesen, hätte sie eine andere Strategie eingeschlagen. Wie aber kam sie zu ihrer Entscheidung und warum konnte diese relativ lange von widersprüchlichen Informationen unberührt bleiben? Diese Frage berührt den Kern menschlicher Informationsverarbeitung.

▶ Entscheidungen von Menschen können als „lokal rational" verstanden werden, wenn man die in dem Moment der Entscheidung zur Verfügung stehenden Informationen, Erwartungen und Zielkonflikte betrachtet. Die Tatsache, dass die Entscheidung im Rückblick betrachtet fehlerhaft war, ändert daran nichts.

Menschliches Denken benutzt Informationen, die durch die Wahrnehmung und durch das Gedächtnis bereitgestellt werden (Kap. 4 und 5). Wissen steht Menschen jedoch nicht in der gleichen Weise zur Verfügung wie Informationen, die von einer Computerfestplatte gelesen werden. Der Zugriff auf Wissen erfolgt vielmehr selektiv und unterliegt dabei ähnlichen Prinzipien wie die Wahrnehmung (zusammenfassend Anderson 1995):

- Was **häufig** vorkommt, wird besser erinnert.
- **Erwartetes** wird voraktiviert und ist leichter abrufbar.
- **Verwandtes** wird gemeinsam aktiviert (Assoziation).
- **Wichtiges** wird besser erinnert und schneller abgerufen.
- **Stark gefühlsmäßig** Bewertetes wird besser erinnert und schneller abgerufen.

Die Selektivität besteht somit vor allem in der Mühelosigkeit *(accessibility),* mit der sich Informationen dem Entscheider „nahelegen". Die Mühelosigkeit des Abrufs beeinflusst somit in hohem Maße, welche (unbewussten) Entscheidungen getroffen werden: Leicht zugängliche Informationen werden in Betracht gezogen, während solche, die nicht unmittelbar in den Sinn kommen, überwiegend ignoriert werden. Unglücklicherweise sind die Eigenschaften, die am leichtesten zugänglich sind, nicht unbedingt auch diejenigen, die für eine gute Entscheidung am wichtigsten sind (Kahneman 2003).

▶ Die Mühelosigkeit, mit der sich Informationen dem Entscheider „nahelegen" bestimmt häufig, welche Entscheidungen getroffen werden. Leider sind die Eigenschaften, die am leichtesten zugänglich sind, nicht unbedingt auch diejenigen, die für eine gute Entscheidung am wichtigsten sind.

Bewusste Denkprozesse wie Urteilen, Planen, Analogiebildung oder die Bildung von Prognosen über den Verlauf von Geschehnissen bauen auf einer Vielzahl unbewusster Schritte der Informationsverarbeitung auf. In diesem Punkt gleicht das Denken der Wahrnehmung, bei der ebenfalls dem bewussten Erkennen eine Vielzahl an unbewussten Verarbeitungsschritten vorausgehen. Grundlegende Denkleistungen, die auf der Basis der Gedächtnisarchitektur ablaufen, sind z. B. (Lompscher 1972; Selz 1922):

- Identifizieren und Klassifizieren von Objekten oder Ereignissen
- Bewerten
- Verknüpfen
- Assoziieren
- Imaginieren/Vorstellen

Aus den genannten Abrufbedingungen für Wissen und den grundlegenden Denkleistungen lassen sich einige fundamentale Prinzipien der Informationsverarbeitung ableiten. Diese tragen sowohl zur enormen Leistungsfähigkeit als auch zu vielen Fehlern des menschlichen Denkens bei.

6.1 Organisation des Wissens: Schemata und mentale Modelle

Jedes menschliche Wissen – sensorisches und motorisches Wissen, Handlungswissen und Faktenwissen – ist im Gedächtnis anhand von **Schemata** organisiert (Kap. 4). Schemata sind kognitive Strukturen, mit denen Informationen geordnet und erklärt werden, sozusagen Zusammenfassungen, „Wissenspakete" über Dinge, Situationen oder Handlungen. Sie können entweder begrifflich („alles, was zur Intubation gehört") oder als **Skripte** für Situationen („wie man intubiert") angelegt sein (Bartlett 1932; Schank und Abelson 1977). Schemata weisen die folgenden elementaren Eigenschaften auf (Bartlett 1932; Anderson 1995):

- Schemata sind **unbewusste mentale Strukturen.** Menschen sind sich der Tatsache nicht bewusst, dass die Kodierung, Speicherung und der Abruf von Information, genau wie die Wahrnehmung der Realität, von übergeordneten Wissensstrukturen geleitet wird und nicht primär vom Input aktueller Informationseinheiten abhängt.
- Übergeordnete Wissensstrukturen setzen sich aus **Wissen** und **vergangenen Erfahrungen** zusammen. Menschen versuchen, neues Material in vorhandene Wissensstrukturen zu integrieren und mit bereits Bekanntem zu vergleichen. Daher können sie nur diejenigen Items sofort erkennen und klassifizieren, die ihnen vertraut sind oder Ähnlichkeit mit Bekanntem aufweisen.
- Schemata sind in einem hierarchischen System gespeichert, an dessen Spitze **primäre Regeln zum Problemlösen** stehen und danach **sekundäre Regeln** und **Ausnahmen von den Regeln.** Während Anfänger nur mit einer begrenzten Anzahl an Schemata arbeiten können, die meist auf primären Regeln beruhen, haben Experten eine Vielzahl an sekundären Regeln und Ausnahmen gemeinsam mit den primären Regeln gespeichert.
- Bei einem Abruf aus dem Langzeitgedächtnis werden **vergangene Erfahrungen aktiv rekonstruiert** und nicht einfach als unveränderte Rohdaten von der „Festplatte" des Gehirns gelesen. Folglich sind bestimmte vorhersagbare Verzerrungen in der Erinnerung normal, da die Rekonstruktion so erfolgt, dass sie für die aktuelle Handlungsregulation nützlich ist.
- Menschen neigen dazu, dargebotene Daten im Rahmen ihrer **eigenen Erwartungen** und **etablierten Denkgewohnheiten** zu interpretieren.
- Der Abruf von Schemata folgt dem **Prinzip der Ökonomie,** welches versucht, sein Ziel mit dem geringsten möglichen Aufwand zu erreichen. Das Schema, das sich am stärksten „aufdrängt", wird gewählt und auf eine anstrengende Suche nach Alternativen wird verzichtet.

- Die Stärke eines Schemas hängt davon ab, wie viel **Zeit** seit seiner letzten Verwendung **vergangen ist** und wie **regelmäßig** es benutzt wird. Der Einfluss des Prinzips der Ökonomie kann durch bewusste Anstrengung und Zeitaufwand aktiv überwunden werden. Beide Ressourcen sind aber gerade in Notfallsituationen knapp.

Die Organisation der einzelnen Wissensbestandteile in Schemata (z. B. „Narkoseeinleitung und Intubation“) erlaubt es, Bestandteile der aktuellen Situation:

- **zu erkennen und einzuordnen** („Der Patient ist bewusstlos und lässt sich mit der Maske beatmen, bisher verläuft alles regelgerecht“),
- **zu erklären** („Die Bewusstlosigkeit ist durch das Thiopental bedingt“),
- **vorherzusagen** („Wenn ich Thiopental gebe, wird der Patient bewusstlos werden“).

Die Gesamtheit der Schemata, die sich auf einen bestimmten Realitätsbereich beziehen, bezeichnet man als **mentales Modell** (Johnson-Laird 1983; Norman 2014): Menschen entwickeln durch die Interaktion mit ihrer Umwelt oder spezifischen Systemen (unbewusst) Modelle dieses Systems oder dieses Ausschnitts der Umwelt. Das Modell ist nicht vollständig – wir bilden die Realität so ab, dass wir darin handeln können. Darin ähneln mentale Modelle der Wahrnehmung: Funktionalität und Verringerung von Komplexität ist wichtiger als Vollständigkeit. Mentale Modelle erlauben auch Vorhersagen (Fullough und Gillan 2018), z. B. darüber, wie sich eine Krankheit entwickelt oder ein Gerät sich bei einer bestimmten Eingabe verhält. Da mentale Modelle Wissen auf stabile und vorhersagbare Weise organisieren, ermöglichen sie planvolles Handeln: Weil man sich in der Welt auskennt, kann neue Informationen in bereits vorhandene mentale Modelle eingefügt werden und als Grundlage für Entscheidungen dienen. Experten analysieren eine Situation schnell, indem sie Muster mit ihrer mentalen Bibliothek vorangegangener Erfahrungen abgleichen (Klein 1992). Eine wesentliche Eigenschaft dieser mentalen Bibliothek besteht darin, dass in ihr unsere Erfahrungen mit der Welt kontextualisiert, „Wissensbücher“ also immer zusammen mit dem Kontext abgelegt wurden, für den sie ursprünglich zutrafen. Wissen ist im ursprünglichen Kontext deshalb auch leichter und schneller abrufbar. Allerdings können diese Modelle auch dann aktiviert werden, wenn sich der aktuelle vom ursprünglichen Kontext unterscheidet. Insbesondere unter Stress und Zeitdruck (wie im eingangs aufgeführten Fallbeispiel) wird eine genauere Überprüfung unterbleiben.

▶ Menschen entwickeln durch die Interaktion mit ihrer Umwelt unbewusst mentale Modelle von diesem Ausschnitt der Umwelt. Das Modell ist nicht vollständig – wir bilden die Realität so ab, dass wir darin handeln und Vorhersagen machen können.

Da mentale Modelle auf Wissen beruhen, das durch **persönliche Erfahrungen** geprägt wurde, unterscheiden sie sich zwangsläufig von Mensch zu Mensch. Daraus ergibt sich für Notfallsituationen die Notwendigkeit, die verschiedenen mentalen Modelle der Einzelnen miteinander abzugleichen. Geschieht dies nicht, so besteht die Gefahr, dass jedes Teammitglied auf der Basis ganz unterschiedlicher Voraussetzungen handelt (Kap. 11).

▶ Mentale Modelle einer Situation können sich von Mensch zu Mensch unterscheiden, da sie durch persönliche Erfahrungen geprägt wurden. Damit jedes Teammitglied nicht auf der Basis ganz unterschiedlicher Voraussetzungen handelt ist es wesentlich, die verschiedenen mentalen Modelle der Einzelnen miteinander abzugleichen.

Umgang mit neuer Information

Werden Menschen mit neuer Information konfrontiert, so wird diese, wann immer möglich, in bereits vorhandene mentale Modelle eingefügt **(Assimilation).** Lernen bedeutet in diesem Fall, dass bestehende mentale Modelle erweitert werden, ohne dass ihre Struktur verändert werden muss. Eine arterielle Hypotension in Zusammenhang mit einem Verkehrsunfall „passt“ als Erweiterung in das Grundmodell „Volumenmangel“. Neue Information kann jedoch auch in einem so großen Widerspruch zu bereits Bekanntem stehen, dass sie nicht einfach in ein bestehendes Modell eingepasst werden kann. In diesem Fall müssen mentale Modelle umorganisiert und in ihrer Struktur so verändert werden, dass sie sich den neuen Gegebenheiten anpassen (**Akkomodation,** Piaget 1976). Lernen bedeutet in diesem Fall, dass man die Welt anders als bisher wahrnehmen muss und dass man gezwungen ist, bisherige Vorgehensweisen zu ändern. Da Menschen jedoch Gewohnheitstiere sind und es generell bevorzugen, ihre bestehenden mentalen Modelle aufrechtzuerhalten, erfolgt dieser Lernprozess häufig nur sehr widerstrebend.

6.2 Informationsverarbeitung: Kopf und Bauch

6.2.1 Theorie der dualen Prozesse

Dass Menschen Gewohnheitstiere sein können, wird auch an der Notfallversorgung des Traumapatienten ersichtlich: Für die Notärztin war es eine Augenblicksdiagnose, weil sie Situationen wie diese bereits mehrfach erlebt hatte: der Patient in dem verunfallten PKW war aufgrund einer inneren Verletzung im Volumenmangelschock und eine aggressive Volumentherapie hatte bisher immer geholfen. Aus dem augenblicklichen Erkennen und Beurteilen der Situation ergab sich die Therapieentscheidung wie von selbst. Da auch die gestauten Halsvenen mit einer traumatologischen Genese in Einklang gebracht werden konnten und vertrautes Handeln (Anlage einer Thoraxdrainage) zur Folge hatte, gab es für die Notfallmedizinerin keine innere Notwendigkeit, ihr augenblickliches Modell kritisch zu hinterfragen und Fakten und Handlungsoptionen systematisch zu analysieren. Erst im Nachhinein wurde ihr bewusst, dass sie sich auf ihren Ersteindruck festgelegt hatte und dass sie mit einer bewussten und kontrollierten Herangehensweise vermutlich zu anderen Ergebnissen gekommen wäre.

Sieht man sich das Fallbeispiel und die skizzierte Alternative an, so gewinnt man den Eindruck, dass Menschen zwei grundlegend verschiedene Prozessmodi der Entscheidungsfindung zur Verfügung stehen, wenn sie mit Problemen konfrontiert werden: **intuitive, automatische Prozesse** auf der einen und **bewusste, kontrollierte Prozesse** auf der anderen Seite. Konvergierende experimentelle Ergebnisse aus verschiedenen wissenschaftlichen Disziplinen konnten überzeugend belegen, dass unsere kognitiven Prozesse in der Tat zwei verschiedenen funktionalen Systemen zugeordnet werden können. Dies führte zur Formulierung mehrerer Zwei-Prozess-Theorien (oder auch „Theorie der Dualen Prozesse“, *„dual process theory“;* Übersicht bei Evans 2008). Etliche Publikationen haben die Zwei-Prozess-Theorie unter dem Aspekt von „Bauchgefühlen“ und „Intuition“ einer breiteren Öffentlichkeit nahe gebracht (z. B. Gigerenzer 2004; Kahnemann 2012; s. a. Kap. 4). Obwohl es in der Gegenüberstellung der zwei Systeme nicht immer klare Gegensätze und gelegentlich sogar funktionelle Überschneidungen gibt, können die beiden Prozesse gut voneinander abgegrenzt werden (Tab. 6.1). Wesentlich für das Verständnis der zwei Prozessmodi erscheint die Tatsache, dass es sich bei den intuitiven Prozessen *(„System 1“)* um eine Vielzahl an neuralen Netzen in den evolutionsbiologisch älteren Teilen des Gehirns handelt, die dadurch zu einer (unbewussten) parallelen Verarbeitung von Information in der Lage sind. Ein analytischer, bewusster Denkvorgang hingegen *(„System 2“)* ist an eine Aktivierung des Kortex gebunden und kann zeitgleich nur einen einzigen Informationsstrang verarbeiten.

System 2 Prozesse sind als evolutionsbiologisches junges System an die Kapazität des Arbeitsgedächtnisses gekoppelt und aufgrund einer limitierten Kapazität nur zu einer relativ langsamen und sequenziellen Informationsverarbeitung in der Lage. Sie kommen vor allem dann zum Tragen, wenn mehr Ressourcen (z. B. Zeit, Informationen) zur Verfügung stehen und

Tab. 6.1 Unterscheidung der kognitiven Prozesse, die nach der Theorie der dualen Prozesse zwei verschiedenen Systemen zugeordnet werden können

System 1 Prozesse	System 2 Prozesse
Unbewusst (Vorbewusst)	Bewusst
Implizit	Explizit
Automatisch	Kontrolliert
Mühelos	Anstrengend
Schnell	Langsam
Hohe Kapazität	Geringe Kapazität
Holistisch, intuitiv wahrnehmend	Analytisch, Reflektierend
Evolutionär alt	Evolutionär jung
Kaum verbalisierbar	An Sprache gebunden
Assoziativ	Regelbasiert
Spezifisch für einen Bereich	Auf alle Bereiche zutreffend
Kontextualisiert	Abstrakt
Pragmatisch	Logisch
Parallele Verarbeitung	Sequenzielle Verarbeitung
„Bauchgefühl"	„Rational"
„Intuitiv"	„Analytisch"
Unabhängig von allgemeiner Intelligenz	Mit allgemeiner Intelligenz verknüpft
Unabhängig vom Arbeitsgedächtnis	Begrenzt durch das Arbeitsgedächtnis

führen in Folge zu robusteren Entscheidungen. *System 2 Prozesse* sind jedoch kein Garant für richtige Entscheidungen, da zugrunde liegendes Wissen fehlen oder unvollständig sein kann und angewandte Regeln gelegentlich falsch sind. *System 2 Prozesse* sind derjenige Teil unseres Vernunftapparates, der sich im Laufe des Lebens durch Sozialisation und formale Ausbildung weiterentwickelt und durch Training im kritischen und logischen Denken verfeinert werden kann. Werden vergleichbare Probleme dem *System 2* wiederholt präsentiert, kann sich der Entscheidungsmodus in das *System 1* verlagern: Durch Übung und Verfestigung kann wissensbasiertes Handeln zunächst in regelbasierte Handlungsfolgen und dann in automatisierten Handlungen überführt werden: Handeln wird „automatisch" (Kap. 2). Dieser Prozess führt auch dazu, dass Experten ein großer Teil ihres Wissens nicht mehr sprachlich zugänglich ist (Abb. 6.1).

6.2.2 *System 1 Prozesse* und Heurismen

Die Stärke der *System 1 Prozesse* besteht darin, dass sie autonom sind und aufgrund einer Umgehung des Arbeitsgedächtnisses kaum kognitive Ressourcen verbrauchen. Wahrnehmungen sind ganzheitlich, als „Gestalt" oder als Emotion (Kap. 5), und Handlungen werden assoziativ ausgelöst. Dass Menschen einen Großteil aller Entscheidungen durch *System 1 Prozesse* treffen, hat seinen Grund: Sie ersparen uns Zeit und Mühe und sind Ausdruck des grundlegenden Prinzips der Ökonomie (s. u.). Das ist auch in der Akutmedizin nützlich:: Ein Traumapatient mit livider Gesichtsfarbe in Verbindung mit fehlenden Atemexkursionen wird ohne weitere Überlegungen als „Atemstillstand" „gesehen" und unmittelbar die Indikation zur Beatmung gestellt. Nach vielen Jahren klinischer Erfahrung macht man sich tatsächlich „keine Gedanken mehr darüber", man tut es einfach. Im Hinblick auf ihre Entscheidungskomponente werden solche intuitiven Einschätzungen auch als **Heurismen** bezeichnet.

▶ Ein Heurismus ist ein schnelles, einfaches und in aller Regel unbewusstes „Findeverfahren" für Bewertungen, Interpretationen oder Entscheidungen, eine Art „mentaler Daumenregel".

Diese „mentale Daumenregel" ist jedoch im Gegensatz zu einer klinischen Daumenregel, die man irgendwann als Merksatz lernt, unbewusst. Es ist ein intuitives, sprachlich kaum fassbares Findeverfahren. Mit Heurismen wird ein Teil der prinzipiell verfügbaren Informationen ignoriert (in unserem Fallbeispiel die Sternotomienarbe, der ungeklärte Unfallmechanismus etc.), um aufgrund übergreifender impliziter Regeln schnell und einfach zu einer Entscheidung zu kommen (Kahnemann 2003). Anstatt mit viel Aufwand sämtliche Alternativen zu recherchieren und

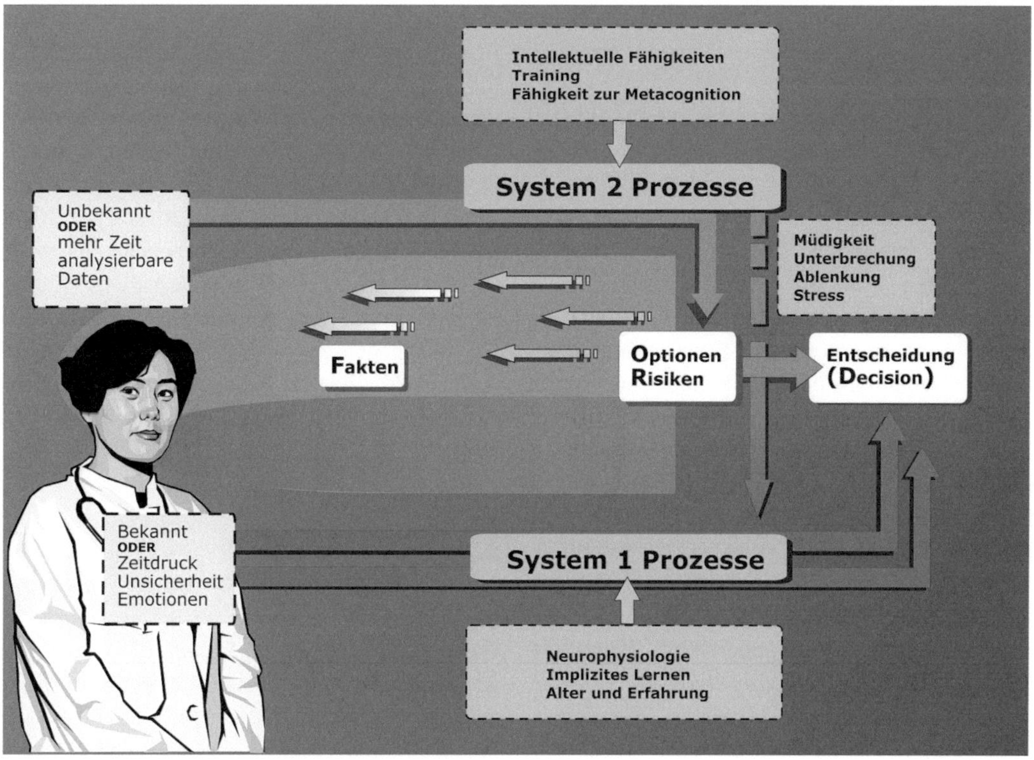

Abb. 6.1 Entscheidungsfindung anhand der Theorie der dualen Prozesse. Dargestellt sind *System 1 Prozesse* und *System 2 Prozesse* und ihre Interaktionen. (Modifiziert nach Croskerry 2008). Müdigkeit, Unterbrechung, Ablenkung und Stress führen dazu, dass System 1 Prozesse bevorzugt eingesetzt werden

zwischen diesen dann aufgrund erst noch festzulegender Kriterien abzuwägen, wird quasi über den Daumen gepeilt und damit die begrenzte Ressource „Denken" eingespart. Dies ist auch der Grund, warum wir Heurismen häufig in Situationen einsetzen, in denen unter Zeitdruck und mit unvollständiger Information Entscheidungen getroffen werden müssen. In Abschn. 6.5 werden beispielhaft Heurismen für die Abschätzung von Wahrscheinlichkeiten beschrieben.

Heurismen werden in Alltagssituationen fasst überall und meist erfolgreich eingesetzt – sonst hätten wir sie nicht. Ihren sprachlichen Ausdruck finden Heurismen beispielsweise in Sprichwörtern und Sinnsprüchen. „Alltag" bedeutet hier, dass wiederholt Erfahrungen gemacht werden, die die Gültigkeit der Heurismen oder der intuitiven Entscheidungsmuster unter gleichbleibenden Umweltbedingungen bestätigen. Die Gültigkeit für einen gewissen Kontext bedeutet, dass Heurismen auch nur unter bestimmten Randbedingungen erfolgreich angewendet werden, während sie bei Veränderungen des Kontexts wirkungslos oder sogar gefährlich werden können. Findet man sich in einem vergleichbaren Kontext wieder, so ist der Weg von präsentierten Informationen zur Entscheidung und Handlung mühelos und ohne bewusste Intention oder Wahrnehmung. I. d. R. ist sich die Person dieser Prozesse nicht bewusst, sondern nur ihrer Ergebnisse. Heurismen als Vereinfachungsverfahren sind per se weder schlecht noch gut: die Frage ist vielmehr, ob sie zu der aktuellen Situation passen oder nicht. Aufgrund der Mühelosigkeit, mit der sich die Deutung dem Beobachter anbietet, „erkennt" man immer nur diejenige Deutung, die subjektiv am wahrscheinlichsten ist. Entsprechend wählen Experten kaum jemals bewusst zwischen mehreren Optionen, weil ihnen in den meisten Fällen ohnehin nur eine Option in den Sinn kommt (Klein 1992).

▶ Heurismen können nur unter bestimmten Randbedingungen erfolgreich angewendet werden. Ändert sich der Kontext, so kann die Anwendung von Heurismen wirkungslos oder sogar gefährlich werden.

Dass Wahrnehmung, Interpretation und Entscheidung in *System 1 Prozessen* sich subjektiv sicher anfühlen, hat weitreichende Konsequenzen für jeden Entscheidungsprozess: Zweifel und die bewusste Generierung alternativer Handlungsoptionen können nur durch das *System 2* ins Spiel gebracht werden, da sie Reflexion und Metakognition voraussetzen (Kahneman 2003). Der Preis, den Menschen für die Mühelosigkeit intuitiver Entscheidungen bezahlen müssen, liegt somit ganz wesentlich in der fehlenden Überprüfung ihres Inhalts: systematische Abweichungen von rationalen Entscheidungen bleiben unerkannt (**Kognitive Verzerrung;** engl.: *„cognitive bias"*).

Gelegentlich setzen Menschen Heurismen ein, wenn sie eigentlich analytisch reflektieren möchten, dies aber aufgrund von Müdigkeit, Unterbrechung, Ablenkung, Stress und ähnlichen Faktoren nicht können. Da in diesen Fällen die Anwendung durch ein Versagen von *System 2 Prozessen* bedingt ist, kann häufig nur ein systemischer Ansatz (z. B. Verhinderung von Unterbrechungen bei wichtigen Aufgaben, Arbeitszeitgestaltung etc.) zur Lösung beitragen.

▶ Der Preis, den Menschen für die Mühelosigkeit intuitiver Entscheidungen bezahlen müssen, liegt in der fehlenden Überprüfung ihres Inhalts: systematische Abweichungen von rationalen Entscheidungen bleiben unerkannt.

6.3 Sind wir denkfaul und uneinsichtig? Ökonomie, Kompetenz und Sicherheit

Manche Fehler kommen daher, dass falsches Wissen für den Denkprozess herangezogen oder mit richtigem Wissen falsch umgegangen wird (Kap. 3). Viele Fehler haben ihren Ursprung jedoch in den genannten Limitationen der *System 1 Prozesse,* die zu systematischen Abweichungen von analytischen Entscheidungen führen. Wenngleich deskriptive Auflistungen von kognitiven Verzerrungen (populärwissenschaftlich oft als „Denkfehler" bezeichnet; z. B. Dobelli 2011; vgl. Kap. 10) sehr umfassend werden können (z. B. Croskerry 2008), lassen sich die beobachtbaren Fehler neben der Psycho-Logik menschlichen Verhaltens (Kap. 4) auf drei grundlegende Prinzipien zurückführen, die sich gegenseitig beeinflussen: Die Rede ist von den Prinzipien der Ressourcenschonung, des Kompetenzschutzes und der Suche nach Ordnung (Abb. 6.2).

6.3.1 Denkfaulheit? Ressourcenschonung!

Bewusstes Denken *(„System 2 Prozesse")* ist zwar das mit Abstand effektivste Werkzeug im Umgang mit neuen Situationen und unbekannten Problemen, hat aber den Nachteil, dass es nur sehr langsam funktioniert und nicht in der Lage ist, viele verschiedene Informationseinheiten gleichzeitig zu verarbeiten. In Folge dessen ist die Kapazität des bewussten Denkens begrenzt. Deshalb setzen Menschen gezwungen diese knappe Ressource so effizient wie möglich ein. Im (häufig unbewussten) Zwiespalt zwischen Effizienz und Gründlichkeit wird als „Standardmodus" immer die Effizienz und nur bei bewusster Entscheidung die Gründlichkeit gewählt (*„efficiency-thoroughness trade-off";* ETTO-Prinzip; Hollnagel 2009). Im „Standardmodus" wird bewusstes Denken wann immer möglich vermieden und stattdessen werden *System 1 Prozesse* „bevorzugt": Man wählt entweder eine gedankliche Abkürzung oder greift auf fertigkeits- oder regelbasiertes Handeln (Kap. 2) und emotionsbasiertes Entscheiden zurück (Kap. 10). Viele Fehler in unserem Denkprozess lassen sich auf diese Tendenz des möglichst sparsamen Einsatzes der begrenzten Ressource „Denken" zurückführen. Dabei macht dieses **Prinzip der Ökonomie** im Alltag durchaus Sinn: Immer dann, wenn man etwas bereits zu wissen meint, muss man es

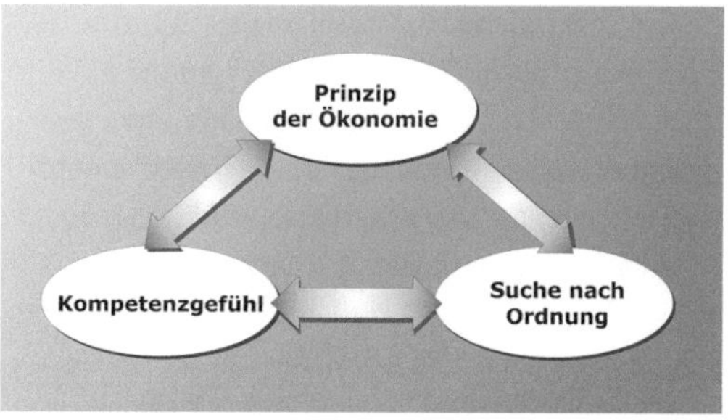

Abb. 6.2 Die drei grundlegenden Faktoren, die sich bei der Bildung mentaler Modelle gegenseitig beeinflussen

nicht mehr bewusst ansehen oder darüber nachdenken. Gleiches gilt für Notfallsituationen: Ein Verkehrsunfall ist dann ein Verkehrsunfall, so wie man ihn schon oft erlebt hat, eine arterielle Hypotonie muss durch einen Volumenmangel verursacht sein, wie schon so viele Male zuvor. Was Menschen wahrnehmen, wird maßgeblich davon bestimmt, was sie wahrzunehmen erwarten. Fehlen Daten, die diese Erwartung bestätigen, so werden die Lücken mit Hilfe von Wissen aus vorangegangenen Situationen aufgefüllt und Information gewissermaßen in das Ereignis „hineingelesen". Dieses Ergänzungsprinzip geht in der Tat sehr sparsam mit dem Einsatz von bewusstem Denken um. Es führt aber zu Fehlern, wenn der Abgleich der Realität mit dem schon Gewussten zu oberflächlich war und deshalb Wissen, das in der aktuellen Situation falsch oder unpassend ist, in die Situation hineingelesen wird.

> Was Menschen wahrnehmen, wird maßgeblich davon bestimmt, was sie wahrzunehmen erwarten.

Heurismen kommen an ihre Grenzen, wenn Menschen an ihre Grenzen kommen: Unter Stress oder hoher emotionaler Anspannung wird der Abgleich des mentalen Modells mit der Wirklichkeit immer oberflächlicher: Die Wahrscheinlichkeit für das Auftreten von Fehlern wie Übersehen, Verwechseln und Verhören steigt (Kap. 9).

Kognitive Ressourcen werden auch dadurch eingespart, dass Informationen auf der Basis von Emotionen verarbeitet werden (**Affektheuristik,** Slovic et al. 2002). Da es evolutionsbiologisch von Vorteil war zu beurteilen, ob Objekte gut (und man sich ihnen nähern kann) oder schlecht waren (und damit gemieden werden sollten), erfolgte das unbewusste Urteil dahin gehend, ob etwas in mir ein gutes oder schlechtes Gefühl auslöste. Damit ein emotional getroffenes Urteil (Kap. 4) vor dem Entscheider bestehen kann, werden häufig *System 2 Prozesse* herangezogen, um die Entscheidungen nachträglich mit Argumenten zu unterfüttern (rationalisieren).

> System 2 Prozesse können nicht nur Entscheidungen logisch fundieren, sondern auch emotional getroffene Entscheidungen nachträglich mit Argumenten unterfüttern (rationalisieren).

6.3.2 Bloß nicht untergehen! Kompetenzschutz

Um effizient handeln zu können, benötigen Menschen ein stabiles mentales Modell, mit dem sich eine Situation hinreichend erklären lässt. Daher wird an einer einmal gefundenen geistigen Ordnung möglichst lange festgehalten, damit man nicht ständig Neues denken oder von vorne anfangen muss. Das ist durchaus sinnvoll. Nicht-Wissen scheint aber auch direkt das Kompetenzgefühl anzugreifen, sodass Umdenken-Müssen auch als eine unmittelbare Bedrohung erlebt werden kann. Da der Mensch aber ohne Kompetenzgefühl nicht handlungsfähig ist, hat Kompetenzschutz eine wichtige Funktion in der Regulation der menschlichen Psyche (Kap. 4). Menschen halten nicht zuletzt auch deswegen an ihren mentalen Modellen fest, weil sie für sich selbst das Gefühl brauchen, die Entwicklungen in einer halbwegs stabilen Umwelt zu durchschauen und diese Umwelt in ihrem Sinne beeinflussen zu können (Dörner 1999).

Neben der **Stabilität** des mentalen Modells begründet Kompetenzschutz aber auch dessen **Form:** Je klarer und einfacher Modelle sind, desto mehr Sicherheit verleihen sie und desto mehr vermitteln sie Menschen das Gefühl, sich auszukennen und Herr(in) der Lage zu sein. Sich hingegen auf komplexe und differenzierte Welterklärungen einzulassen, würde nur unnötig Zweifel und Unsicherheit in eine Situation bringen. Beide Aspekte des mentalen Modells, die notwendige Stabilität und die möglichst einfache Form, erklären gut, warum Menschen die Komponenten und die Dynamik von unübersichtlichen Situationen unangebracht vereinfachen (Dörner 1989). Diese Vereinfachung zeigt sich darin, dass Menschen in kritischen Situationen dazu übergehen:

- Informationen zu übersehen, die darauf hindeuten, dass man von falschen Annahmen ausgeht **(Fixierungsfehler),**
- mögliche Entwicklungen und Langzeitauswirkungen einer kritischen Situation nicht zu beachten: man löst das Problem, das man hat, und befasst sich nicht mit denen, die man noch nicht hat – aber vielleicht genau deshalb bekommen wird **(Überwertigkeit aktueller Probleme),**
- die Auswirkungen ihrer Handlungen nicht zu überprüfen und „ballistisch" zu handeln: sie „feuern" ihre Maßnahmen wie Kanonenkugeln ab, ohne den weiteren Verlauf der Ereignisse zu kontrollieren (**ballistisches Verhalten;** Dörner 1989).

Je bedrohlicher eine Situation erlebt wird, desto mehr kann der Schutz des Kompetenzgefühls (unbewusst) zum dominierenden Handlungsmotiv werden. Sein Gesicht zu wahren kann in extremen kritischen Situationen plötzlich wichtiger werden, als dass der Patient nicht sein Leben verliert. Für den Betreffenden unbemerkt tritt die angemessene Behandlung des medizinischen Problems hinter die Kontrolle der eigenen Gefühle zurück.

▶ Menschen halten auch deswegen an ihren mentalen Modellen fest, weil sie für sich selbst das Gefühl brauchen, die Entwicklungen in ihrer Umwelt zu durchschauen und diese Umwelt in ihrem Sinne beeinflussen zu können. Je klarer und einfacher diese Modelle sind, desto mehr vermitteln sie Menschen das Gefühl, sich auszukennen und Herr(in) der Lage zu sein.

6.3.3 Sicherheit und Ordnung: Vermeidung von Unbestimmtheit

Mentale Modelle fassen das Wissen über die Umwelt nicht irgendwie zusammen: Vielmehr ordnen sie die Eindrücke der Außen- und Innenwelt, indem sie ähnliche Erfahrungen zusammenfassen, diese Zusammenfassung mit einer eindeutigen Interpretation versehen und daraus ein in sich stimmiges Weltbild erstellen. Somit tendieren mentale Modelle zu Geschlossenheit und Stabilität. Erst diese beiden Eigenschaften ermöglichen eine verlässliche Erklärung des Bestehenden und eine aussichtsreiche Vorhersage des Zukünftigen. Die resultierende Ordnung der Welt ist ein starkes Motiv, da sie Sicherheit schafft. Um diese Sicherheit nicht selbst zu torpedieren, suchen Menschen die Eindeutigkeit und vermeiden Mehrdeutigkeit und Unbestimmtheit, wo immer es geht (**Ambiguitätsaversion,** Camerer und Weber 1992; Heath und Tversky 1991; Jungermann et al. 2009). In der Akutmedizin wird das Bedürfnis nach Ordnung beispielhaft in der Suche nach einer *eindeutigen* Diagnose sichtbar: Diese Eindeutigkeit ist eben nicht nur für die Behandlung des Patienten, sondern auch für das Denken des Arztes nötig.

Aber nicht nur für den Wunsch nach Sicherheit, sondern auch für die Effizienz des Gedächtnisses und des Denkens ist Ordnung zentral: Geordnetes kann man sich besser merken und leichter wieder abrufen. Sind Menschen gezwungen, größere Informationsmengen zu verarbeiten, so gelingt dies nur, wenn die Informationen in geordnetem Zusammenhang stehen. Denken kann daher in seiner Summe als ein Prozess beschrieben werden, mit dem Menschen Ordnung bilden (Selz 1922).

6.4 Wunsch und Wirklichkeit: Informationsverzerrungen

Um das eigene Weltbild nicht infrage stellen zu müssen, biegen Menschen unbewusst Informationen so lange zurecht, bis sie „passen“. Dieser sachlich unangemessene Umgang mit Informationen kann mehrere Formen annehmen (Abb. 6.3).

Selektive Informationssuche
Es werden vor allem Informationen gesucht, mit denen sich vorhandenes Wissen oder Annahmen untermauern lassen (***confirmation bias,*** Kahneman et al. 1982). Daten, die bisherige Vorstellungen von einem Problem infrage stellen, müssen nachdrücklicher präsentiert werden, um wahrgenommen zu werden, als solche, die das mentale Modell bestätigen. Hätte jemand der Notärztin aus dem Fallbeispiel davon berichtet, dass der Patient kurz vor dem Unfall über retrosternalen Brustschmerz klagte, wäre die Diagnose sicherlich anders ausgefallen. Ohne diesen äußeren Anlass werden Informationen, die den eigenen Annahmen widersprechen, jedoch nur selten aktiv gesucht: Auch die Notärztin war hier keine Ausnahme. Dabei sind Zweifel an der eigenen Meinung und eine grundlegende Skepsis darüber, dass man mit der ersten Diagnose bereits ins Schwarze getroffen hat, oft der einzige Weg, selbst einen Fehler zu bemerken.

▶ Ohne äußeren Anlass werden Informationen, die den eigenen Annahmen widersprechen, selten aktiv gesucht. Um fehlerhafte Grundannahmen zu entdecken hilft es, sich zur Gewohnheit zu machen sich regelmäßig zu fragen: „Was spricht gegen meine Annahme?“.

Verzerrung und Ausblendung
Wird eine kritische Situation als stark kompetenzbedrohend erlebt, kann das Bedürfnis, bestehendes Wissen aufrechtzuerhalten, überwertig werden: Widersprüchliche Information wird dann so **uminterpretiert,** dass sie das vorhandene Wissen bestätigt. Dies kann so weit gehen, dass unangenehme Informationen komplett **ausgeblendet** werden.

Minimale Informationsaufnahme
Nicht nur Kompetenzschutz, sondern auch Überforderung des Denksystems durch die Fülle, Vernetztheit, Intransparenz und Unsicherheit der einströmenden Daten (Kap. 2) beeinträchtigen die Modellbildung. Kommen Menschen an die

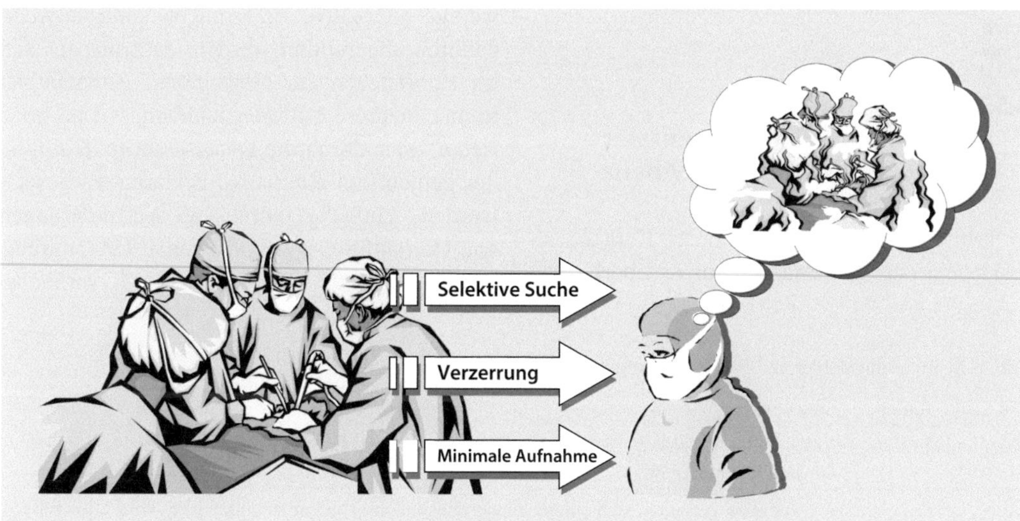

Abb. 6.3 Informationsverzerrungen führen zu inadäquaten mentalen Modellen

Grenzen ihrer kognitiven Verarbeitungskapazität, versuchen sie, die Belastung dadurch zu reduzieren, dass die Informationsaufnahme auf ein Minimum reduziert wird. Entscheidungen werden dann auf einer unvollständigen Datenlage aufgebaut und eine Diagnose wird auf den ersten **Ankerreiz** hin gefällt. Eine einmal getroffene Entscheidung wird nicht mehr anhand nachträglich gewonnener Information revidiert.

6.5 Trugbilder: Inadäquate mentale Modelle

Ressourcenschonung, Kompetenzschutz und Unbestimmtheitsvermeidung sind für viele Fehler verantwortlich. Andere Fehler passieren, weil der Umgang mit Wahrscheinlichkeiten für Menschen grundsätzlich schwierig ist. Gemeinsam ist ihnen allen das Erscheinungsbild: Das, was jemand über ein Problem im Kopf hat, entspricht nicht der Wirklichkeit, wie sie sich in Daten zeigt und im Rückblick erkennbar ist. Für die Notärztin aus dem Fallbeispiel war erst im Nachhinein ersichtlich, dass sie die ganze Zeit über das eigentliche Problem nicht erkannt hatte.

Es gibt eine überbordende Literatur zu „Denkfehlern". Im Folgenden werden daraus die Phänomene besprochen, die Entscheidungen in der Akutmedizin häufig beeinflussen.

6.5.1 Fixierungsfehler: Aufrechterhalten mentaler Modelle gegen die Evidenz

In kritischen Situationen können Kompetenzerhalt und eine drohende kognitive Überlastung dazu führen, dass der Wunsch nach einem stabilen mentalen Modell alles Handeln bestimmt. Hat man einmal eine Lageeinschätzung getroffenen, bleibt man darauf fixiert, auch wenn hinreichend Informationen auf das Gegenteil hinweisen: Menschen bekommen einen **kognitiven Tunnelblick.** Aus kognitionspsychologischer Sicht stellt diese Engführung einen ‚normalen' Schutzmechanismus dar, aus Sicht der Patientensicherheit kann diese Fixierung jedoch eine adäquate Diagnose und Therapie unmöglich machen. Diese daher nicht ganz zutreffend als Fixierungs „fehler" bezeichneten Prozesse (DeKeyser und Woods 1990; Gaba 1992) sind dadurch charakterisiert, dass bestätigende Informationen gesucht und Informationen zur Aufrechterhaltung mentaler Modelle verzerrt werden (Tab. 6.2).

Besonders deutlich wird dies, wenn eine bestimmte Hypothese entschieden abgelehnt wird („Alles, nur das nicht"). Neben der Notwendigkeit, seine Lageeinschätzung vor der Realität zu verteidigen, ist die entscheidende Motivation, die Kontrolle über die Umstände nicht zu verlieren: Wenn diese Situation „das" wäre, hätte man es mit einem schwerwiegenden Problem zu tun und wäre möglicherweise hilflos.

Die geschilderte Engführung des Denkens und Fixierung auf eine einzige oder auf wenige alternative Erklärungen kann entweder dadurch abgemildert werden, dass man es sich im Berufsleben zur Gewohnheit gemacht hat, immer mehrere Differenzialdiagnosen zu generieren, oder durch die Diskussion im Team, bei der gemeinsam alternative Erklärungen gesucht werden. Einfache moralische Aufforderungen, wie sie häufig Gegenstand von CRM-Trainings sind („Vermeide Fixierungsfehler") verkennen

Tab. 6.2 Fixierungsfehler und ihre Bedeutung. (Nach DeKeyser und Woods 1990)

Fixierungsfehler	Bedeutung
Dies und nur dies	Anhaltendes Versagen, eine Diagnose oder Plan zu revidieren, obwohl es ausreichend Evidenz für das Gegenteil gibt
Alles, nur das nicht	Anhaltendes Versagen, sich einem schwerwiegenden Problem zu widmen; es wird alles außer einem Notfall in Betracht gezogen
Es ist alles o.k.	Anhaltender Glaube, dass alles in Ordnung ist, obwohl es ausreichend Evidenz für das Gegenteil gibt

die Natur dieses kognitiven Phänomens und sind als konstruktiver Lösungsansatz wenig sinnvoll.

6.5.2 Zu einfache mentale Modelle über komplexe Probleme

Bei alltäglichen Problemen führt die Konstruktion möglichst einfacher mentaler Modelle oft zum Ziel. Weil sich einfache Modelle im Alltag bewähren und ressourcensparend sind, suchen Menschen auch noch bei komplexen Problemen, die ein komplexes Verständnis verlangen, nach einfachen Lösungen (Dörner et al. 1983; Dörner 1989; Vester 1980; Gomez und Probst 1987). Dadurch werden:

- Probleme nicht in ihrem Umfang erkannt,
- Vernetzungen ignoriert und die Elemente eines Problems als Einzelteile behandelt, wodurch man sich Nebenwirkungen erkauft,
- Entwicklungsdynamiken unterschätzt und Zeitdruck somit erst erzeugt,
- zu einfache Kausalitätsannahmen getroffen,
- Prognosen so getroffen, als ob der aktuelle Zustand einfach linear in die Zukunft weiter ginge (lineare Extrapolation); werden Menschen dann plötzlich mit einer nichtlinearen Entwicklung konfrontiert, sind sie überrascht.

▶ Weil sich einfache Modelle im Alltag bewähren und ressourcensparend sind, suchen Menschen auch noch bei komplexen Problemen nach einfachen Lösungen.

6.5.3 Wissensfehler

Ein mentales Modell oder Teile davon können falsch sein, **man weiß etwas Falsches.** Wissen wird zwar richtig abgerufen, es hilft jedoch nicht weiter, weil es falsch ist. So mag ein Notarzt eine Herzrhythmusstörung richtig diagnostizieren, sich aber dann bei der Wahl des Antiarrhythmikums irren, weil das Wirkprofil des Medikaments für diese Art der Erregungsstörungen nicht geeignet ist.

Häufig passiert es auch, dass man **etwas Richtiges weiß,** das Wissen allerdings nicht zum Problem passt. Ärzte können sehr schnell in diese Fehlerfalle tappen, wenn sie handeln, bevor sie ausreichend Zeit in die Bildung eines angemessenen mentalen Modells der Situation investiert haben. In diesem Fall werden vertraute Handlungsmuster nur durch wenige Situationscharakteristika veranlasst: Eine großzügige Volumentherapie ist in der Tat bei einem hypovolämischen Schock nach einem Verkehrsunfall indiziert – vorausgesetzt, der Schock ist durch Volumenmangel und nicht durch ein globales kardiales Pumpversagen bedingt. Man arbeitet schnell mit einem unangemessenen mentalen Modell, wenn man aufgrund einiger weniger Eigenschaften einer Situation vertraute Handlungsschemata (Kap. 4.) abruft, anstatt zuvor die ganze Situation zu analysieren. Vor allem erfahrene Kliniker neigen zu dieser Art von Fehler: Jahrzehntelange Praxis hat ihnen zu einer Fülle an Situationsmustern verholfen, die es ihnen erlaubt, auf einen Ankerreiz hin ein Handlungsschema abzurufen. Gerade weil sich dieses Vorgehen bewährt hat, besteht die Gefahr, dass die spontane Situationseinschätzung nicht mehr hinterfragt wird.

▶ Man arbeitet schnell mit einem unangemessenen mentalen Modell, wenn man aufgrund einiger weniger Eigenschaften einer Situation vertraute Handlungsschemata abruft, anstatt zuvor die ganze Situation zu analysieren.

Einzelfallspezifisches Handeln wird durch den **Methodismus des Erfahrenen** ersetzt. Diese Anwendung etablierter, althergebrachter Verhaltensmuster ist natürlich sehr viel ökonomischer als in jedem Einzelfall die genauen spezifischen lokalen Bedingungen in den Prozess der Auswahl einer Handlung mit einzubeziehen. In vielen kritischen Situationen ist die Berücksichtigung einiger scheinbar typischer Eigenschaften der Situation nicht der springende Punkt. Stattdessen muss die spezifische, individuelle Konfiguration dieser Eigenschaften betrachtet und eine „maßgeschneiderte" Handlungssequenz entwickelt werden.

Häufig werden Annahmen über Diagnosen und Behandlungsmöglichkeiten erst **im Prozess der Behandlung falsch:** Weil sich eine Notfallsituation dynamisch verändert, haben sich auch die Voraussetzungen des Handelns gewandelt – Nitroglyzerin ist die Therapiemaßnahme der Wahl zur Behandlung von pektanginösen Beschwerden bei kreislaufstabilen Patienten. Werden die Schmerzen durch einen Myokardinfarkt verursacht und nehmen die Kontraktilität und damit der Systemdruck ischämiebedingt weiter ab, so kann die resultierende arterielle Hypotonie zu einer Kontraindikation für das gleiche Medikament werden. Wird der Blutdruck nicht regelmäßig überprüft, könnte es zu einem potenziell fatalen Behandlungsfehler kommen. Zu wissen, wo genau in einer kritischen Situation man sich befindet, ist somit eine entscheidende Fähigkeit, um Fixierungsfehler zu vermeiden und das mentale Modell einer Situation korrigieren zu können.

6.6 Wahrscheinlichkeiten, Unsicherheit und Risiko

Für das Bewältigen einer kritischen Situation muss man den aktuellen Stand der Situation kennen und darauf aufbauend zwischen verschiedenen Behandlungsoptionen eine Auswahl treffen. Um herauszufinden, was zu tun ist, muss man einen beabsichtigten Handlungsablauf in die nahe Zukunft projizieren und Wahrscheinlichkeiten für Erfolg und Misserfolg abschätzen.

„Wahrscheinlichkeit" im psychologischen Sinn kann als die auf den verfügbaren Informationen basierende subjektive Überzeugung definiert werden, dass eine Aussage wahr ist oder ein Ereignis eintreten wird (Kahnemann et al. 1982). Diese subjektiven Überzeugungen können falsch sein, wenn die Informationen nicht ausreichen oder falsche Schlüsse gezogen wurden. Trotzdem können Akutmediziner nicht umhin, im Rahmen der Diagnosefindung und Therapieplanung Wahrscheinlichkeiten und Risiken abzuschätzen und gegeneinander aufzuwiegen. Therapieoptionen werden nach ihrem wahrscheinlichen Nutzen und ihrem potenziellen Risiko bewertet. Dabei wird die Häufigkeit, mit der ein Ereignis (z. B. eine Nebenwirkung) vorkommt, und die Relevanz (z. B. Schwere der Erkrankung, Wirksamkeit der Therapie) in Beziehung gesetzt:

- Je häufiger ein mögliches negatives Ereignis eintritt und je gravierender dessen Auswirkungen ist, desto schwerer würde seine Vermeidung im Entscheidungsprozess wiegen.

In der Realität ist die Abschätzung von Handlungsfolgen aber nicht immer möglich (Abb. 6.4). Kann man die Konsequenz einer Handlung sicher vorhersagen (also unter Sicherheit entscheiden), so bedeutet dies, dass die Wahl zwischen Alternativen gleichbedeutend mit der Wahl zwischen Konsequenzen ist: Wenn man,

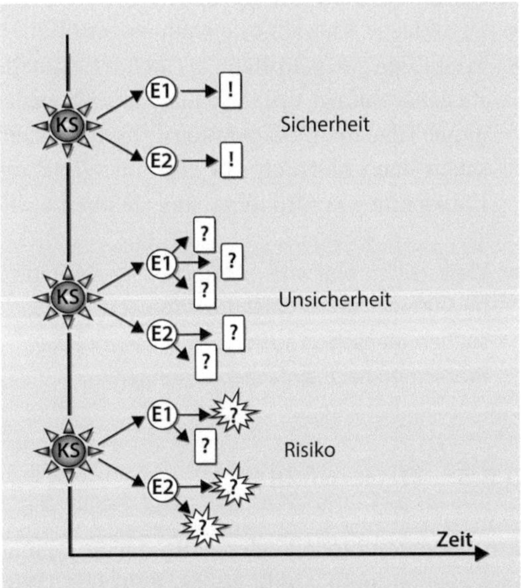

Abb. 6.4 Entscheidungen unter Sicherheit, Unsicherheit und Risiko. Aufgrund einer kritischen Situation (KS) sind Entscheidungen (E) notwendig. Bei Entscheidungen unter Sicherheit ist die Wahl einer Handlungsoption gleichbedeutend mit der Wahl einer Konsequenz („!"). Unter Unsicherheit ist das Resultat der Entscheidung unbekannt („?"). Bei Entscheidungen unter Risiko können die Konsequenzen einer Entscheidung Patienten gefährden kann („gezackte Figur")

wie im Fallbeispiel, einem Traumapatienten ein Hypnotikum verabreicht, um ihn zu intubieren, wird er das Bewusstsein verlieren.

Im Alltag und erst Recht in kritischen Situationen sind aber Konsequenzen von Handlungen oder der Eintritt von Ereignissen meist nicht mit Sicherheit vorhersagbar. Diese Art von Entscheidungen wird als „Entscheidung unter Unsicherheit“ bezeichnet. „Entscheidung unter Unsicherheit“ sagt aber lediglich etwas über die Bedingungen des Entscheidens und nichts über die Risiken für den Patienten aus. Risiko im Kontext der Akutmedizin bedeutet, dass nicht nur das Handlungsergebnis unsicher ist, sondern dass mindestens eine der möglichen Konsequenzen für den Patienten gefährlich werden können.

Bei einer Entscheidung Unsicherheit zu verspüren, ist – wie oben beschrieben – psychologisch unangenehm. Das Bewusstsein, dass eine Entscheidung für den Patienten gefährlich werden kann, ist noch belastender und kann die Entscheidungsfähigkeit beeinträchtigen. Denn möglicherweise ist die riskante Option die einzige, die dem Patienten in seinem momentanen Zustand helfen wird.

6.6.1 Wahrscheinlichkeitsabschätzung: Daumenregeln für den Alltag

Menschen können generell schlecht mit Wahrscheinlichkeiten umgehen. Die meisten Entscheidungstheorien gehen davon aus, dass sich Entscheidungen aus der Abschätzung zukünftiger Ergebnisse und verschiedener Optionen und Alternativen unter einer Kosten-Nutzen-Analyse ergeben. Da diese Analyse allerdings viel Zeit sowie mentale Anstrengung kosten kann, könnten die Anwendung von **Heuristiken** und der Einfluss starker Emotionen sowie Motivation eine größere Rolle spielen als ein sachrationales Abwägen verschiedener Optionen.

Diese subjektive Abschätzung der Wahrscheinlichkeit erfolgt für den Handelnden in aller Regel unbewusst. Für die Akutmedizin ist hierbei weniger die mathematisch gefasste Information von Bedeutung als die Tatsache, dass alle unsicheren Informationen als Wahrscheinlichkeitsaussage aufgefasst werden können.

Wenn unsichere Informationen verarbeitet und Wahrscheinlichkeiten bestimmen werden müssen, wenden Menschen zwei grundlegende Daumenregeln **(Heurismen)** an (Tversky und Kahneman 1974; Gigerenzer und Gaissmaier 2011). Es sind die gleichen heuristischen Prinzipien, die bereits im Rahmen des Umgangs mit Informationen beschrieben wurden. Und auch hier zeigt sich, dass Daumenregeln, die im Alltagsleben nützlich sind, in kritischen Situationen systematisch in die Irre führen können. Die Heurismen der Risikobeurteilung sind:

- **Repräsentativität:** Ob sich zwei Situationen (und damit deren vermutetes Risiko) gleichen, wird auf der Basis ihrer Ähnlichkeit mit einer prototypischen Situation („*der* VU, *der* Myokardinfarkt“) beurteilt. Die Abschätzung dieser Ähnlichkeit beruht auf den „typischen“ Eigenschaften der Situation („Patient bewusstlos und stark blutend“) und weniger auf einer eingehenden Analyse. Eine Ähnlichkeit einiger Situationsmerkmale lässt glauben, dass die Situationen gleich sind.
- **Verfügbarkeit:** Menschen schätzen die Häufigkeit oder Wahrscheinlichkeit eines Ereignisses anhand der Leichtigkeit ein, mit der ihnen Belege oder Vorkommnisse dieser Art in den Sinn kommen (z. B. wie leicht sie erinnert werden können).

Repräsentativitätsheuristik

Die Einschätzung, ob der Patient aus dem Fallbeispiel einen Volumenmangelschock hat, wird von der Notärztin danach getroffen, wie „typisch“ das Wahrgenommene für das Schema „Verletzte Person nach Verkehrsunfall“ ist. Finden sich in einer Situation **einige Eigenschaften** wieder, die für eine bestimmte Kategorie repräsentativ sind, nehmen Menschen an, dass die Situation damit auch in diese Kategorie gehört. Die Zuordnung der aktuellen Notfallsituation zur Kategorie „Verkehrsunfall mit Personenbeteiligung“ erfolgt also aufgrund der Ähnlichkeit zum Prototyp (**Repräsentativitätsheuristik,** Kahnemann et al. 1982; ***similarity***

matching, Reason 1990). Aufgrund dieser Einschätzung wird die Maßnahme mit der höchsten Erfolgswahrscheinlichkeit, die aggressive Volumenersatztherapie, eingeleitet. Das ist klinisch durchaus relevant: Wenn man aufgrund der Ereigniskonstellation „Ein Patient hat nach einem Frontalaufprall mit seinem PKW nur noch schwach tastbare Pulse" sofort die Diagnose „vital bedrohlicher Volumenmangelschock" trifft, kann die lebensrettende Behandlung ohne lange Analyseprozesse unmittelbar begonnen werden.

Diese Abkürzung verleitet aber dazu, sich nur auf wenige Merkmale der Situation zu konzentrieren. Die Repräsentativitätsheuristik wird besonders dann irreführend, wenn sie im Umkehrschluss verwendet wird: „Was nicht aussieht wie ein typischer Herzinfarkt, kann auch keiner sein". Da die Notärztin dem klassischen Infarktpatienten i. d. R. im häuslichen Umfeld begegnet, ist ein Myokardinfarkt für sie unter den geschilderten Bedingungen sehr ungewöhnlich: Dass so etwas dennoch passieren kann, ist zwar unwahrscheinlich, ereignet sich aber doch mit sehr geringer Inzidenz. Was für eine Situation typisch ist, hängt somit vom Wissen ab. Je differenzierter die mentalen Modelle einer Situation sind, desto mehr Merkmale können zur Beurteilung herangezogen werden.

Verfügbarkeitsheuristik

Als wie wahrscheinlich man ein Ereignis einschätzt, wird neben der Ähnlichkeit auch davon bestimmt, wie leicht sich die entsprechenden Schemata aus dem Gedächtnis abrufen lassen: Das, woran man sich am leichtesten erinnern kann, wird zur wahrscheinlichsten Deutung der momentanen Situation; was im Kopf vorhanden ist, muss – so die unbewusste Schlussfolgerung – auch in der Umwelt vorhanden sein ***(rule of availability)***. Die Leichtigkeit, mit der sich diese Deutungen anbieten, wird durch zwei Eigenschaften des Gedächtnisses begünstigt:

- Gedächtnisinhalte, mit denen wir uns regelmäßig beschäftigen, werden besser und schneller abgerufen als selten gebrauchte. Die Verfügbarkeit von Schemata hängt also von der **Häufigkeit,** mit der sie benutzt werden, ab. Deshalb werden Schemata, die alltägliche und häufige Situationen kodieren, häufiger aktiviert als Schemata seltener Ereignisse. Dies begründet die Nützlichkeit des Verfügbarkeitsheurismus für viele Alltagssituationen.
- Ereignisse, die i. d. R. gemeinsam auftreten, werden über **assoziative Verbindungen** verknüpft und damit verstärkt (Tversky und Kahneman 1974). Tritt eines der Ereignisse auf, so wird „stillschweigend" davon ausgegangen, dass es sich um eine Situation „so wie immer" handelt und daher auch vom Vorhandensein des anderen Ereignisses ausgegangen werden kann. Die Assoziation von „Schock" und „Volumenmangel" bei Trauma wäre ein Beispiel dafür.

Neben den genannten Faktoren der Häufigkeit und der assoziativen Verbindung beeinflussen auch:

- Auffälligkeit,
- Wichtigkeit (für die Person selbst) und
- Zeit seit dem letzten Abruf

die Leichtigkeit, mit der ein Gedächtnisinhalt abgerufen werden kann. Hat man erst kürzlich einen Weiterbildungsartikel zu einem bestimmten klinischen Problem gelesen, so wird man für einige Zeit hinter einer klinischen Veränderung häufiger genau dieses Problem vermuten. Problematisch an dieser Heuristik ist der Umstand, dass gerade Berufsanfänger dazu neigen, besonders eindrucksvolle und für sie neue Erkrankungen (augenzwinkernd auch „Faszinome" genannt) hinter alltäglichen Symptomen zu vermuten, da sie die Häufigkeit in der Grundgesamtheit *(„base rate")* überschätzen. „Wenn du Hufgetrappel hörst, denk an Pferde, nicht an Zebras!" wäre eine klinische Maxime, die den Kliniker an das Problem dieser Heuristik erinnern soll.

6.6.2 Probleme im Umgang mit (statistischen) Wahrscheinlichkeiten

Dass Menschen Wahrscheinlichkeiten falsch einschätzen, liegt nicht nur an einer unangemessenen Motivation oder an der Ökonomie der mentalen Modelle: Die meisten Menschen kommen mit einigen grundlegenden Prinzipien des Rechnens mit Wahrscheinlichkeiten nicht zurecht. In der Akutmedizin ist dies vor allem dann relevant, wenn Entscheidungen anhand von Daten begründet werden müssen. Die Auswahl einer von zwei Behandlungsmethoden aufgrund der geringeren Nebenwirkungsrate wäre eine solche Situation. Es gibt etliche Bücher, die sich mit den alltäglichen Fehlern im Umgang mit Wahrscheinlichkeiten befassen, davon einige explizit mit medizinischen Themen (Beck-Bornholt und Dubben 2001; Gigerenzer 2004; Kahneman 2012). Auch wenn Wahrscheinlichkeit nicht in Zahlen, sondern verbal ausgedrückt wird, lauern bei der Beurteilung und Bewertung einige Denkfehler:

- **Vorsicht vor „gefühlter Wahrscheinlichkeit"!** Die emotionale Einschätzung von Wahrscheinlichkeiten ist hochgradig fehlerhaft, vor allem wenn zwei Wahrscheinlichkeiten verknüpft werden (dann gibt es oft kontra-intuitive Ergebnisse). So könnte beispielsweise ein neuer, wirksamerer Blutdrucksenker von einem Arzt deswegen nicht verschrieben werden, weil eine bestimmte Nebenwirkungen „doppelt so häufig" auftritt wie beim bisher verschriebenen Präparat. Das klingt gefährlich, aber wenn die Rate 2 aus 10.000 statt wie bei dem bisherigen Präparat 1 aus 10.000 beträgt, wäre die Verdoppelung für die Therapieentscheidung eventuell nicht so relevant wie die möglichen Vorteile. Auch Wissenschaftler sind nicht gut darin, Wahrscheinlichkeiten intuitiv zu schätzen (Kahneman 2012)
- **Vorsicht vor Scheingenauigkeit!** Wenn Vorinformation fehlt und man beispielsweise Annahmen über die grundsätzliche Wahrscheinlichkeit von Risiken treffen muss, dann rechnet man mit Zahlen und erhält am Ende eine „exakte" Zahl. Diese gibt jedoch nichts Anderes wieder als persönliche Annahmen und (Vor-)Urteile. Vorsicht insbesondere bei der Verknüpfung (Multiplikation) von Näherungen!
- **Vorsicht vor der Verwechslung von Ursache (Kausalität) und Zusammenhang (Korrelation)!** Das gemeinsame Auftreten von zwei Ereignissen oder Merkmalen sagt nichts über die Verursachung aus. Wie das Fallbeispiel vom Anfang des Kapitels zeigt kann ein Patient nach einem Verkehrsunfall äußere Verletzungen aufweisen (Korrelation), ohne dass diese jedoch für den aktuellen klinischen Zustand verantwortlich sind (Kausalität).
- **Vorsicht vor Umkehrschlüssen!** Wenn A aus B folgt, heißt das nicht, dass ohne B auch A nicht sein kann. Wenn typische Symptome einen Myokardinfarkt anzeigen, ist der Umkehrschluss – wenn keine typischen Symptome, dann auch kein Infarkt – nicht zulässig. Dieser ungültige Umkehrschluss ist einer der Gründe dafür, warum der Myokardinfarkt bei Diabetikern, die aufgrund ihrer Neuropathie keine Schmerzen empfinden, häufiger übersehen wird.
- **Erfolgs- und Fehlerraten in Bezug zur Grundgesamtheit setzen!** Man muss die Wahrscheinlichkeit für das untersuchte Ereignis (z. B. eine Diagnose) in der Grundgesamtheit kennen und die Erfolgs- oder Fehlerquote eines Tests oder eines Medikaments, um den Nutzen oder die Fehlerrate sinnvoll bewerten zu können (Basisratenfalle; *base rate fallacy*). Wenn eine Krankheit in der Bevölkerung nur bei 1 % der Menschen vorhanden ist und ein Test diese Krankheit mit 95 % Zuverlässigkeit erkennt, ist die Wahrscheinlichkeit, dass eine Person mit positivem Ergebnis diese Krankheit hat, weniger als 2 %. Dieses Phänomen betrifft – mit anderen Werten – z. B. die Interpretation von Mammografie-Screenings. Die Beurteilung ohne Beachtung der Basisrate führt zu unnötigen Ängsten und Behandlungen.

6.6.3 *No risk, no fun?* Der Umgang mit Risiko

Weil Komplexität Unsicherheit über den Ausgang einer geplanten Handlung beinhaltet ist

Risiko ein unvermeidlicher Bestandteil ärztlichen Handelns. Die Frage kann in der Akutmedizin daher nicht sein, **ob überhaupt** risikoreich gehandelt wird, sondern nur, **in welchen Fällen** und aus welchen Gründen.

Weil nicht das tatsächliche, sondern nur das wahrgenommene Risiko die Grundlage für eine Risikoabschätzung bildet, erfolgt diese Bewertung subjektiv. Für geplante Handlungen in der Akutmedizin ist eine **absolute** Risikoabschätzung nicht möglich, wohl aber die **relative** Abschätzung beim Vergleich mehrerer Handlungsalternativen. Muss man sich in einer kritischen Situation zwischen mehreren Handlungsalternativen entscheiden, so sollte dies nicht spontan erfolgen. Vielmehr sollten an jede Handlungsoption drei Fragen gestellt werden, die helfen können, das Risiko für eine Handlung abzuschätzen:

- Wie hoch ist die Wahrscheinlichkeit für das Auftreten eines unerwünschten Ereignisses als Komplikation der angestrebten Maßnahme?
- Wie hoch ist die Wahrscheinlichkeit, dass man mit diesem unerwünschten Ereignis dann nicht zurechtkommt?
- Welchen Preis muss der Patient (und man selbst) im Falle einer Komplikation zahlen?

Die Sicherheit des Patienten hängt somit in hohem Maße davon ab, inwieweit der behandelnde Arzt seine Entscheidung, ein Risiko einzugehen, kontrolliert und bewusst trifft. Welches Risiko die Entscheidung dann tatsächlich für den Patienten mit sich bringt, hängt ab von:

- dem **Wissen** um die Gefahr,
- den **Erfahrungen** mit vergleichbaren Situationen und
- der tatsächlichen **Handlungskompetenz.**

Trotz der unvermeidbaren Notwendigkeit, risikobehaftete Entscheidungen zu treffen, können die oben aufgeführten Fragen dabei helfen, ein Verhalten zu entwickeln, das unnötige Risiken bewusst vermeidet. Unter dieser als **Risikoaversion** bezeichneten Haltung versteht man die Abneigung einer Person, Handlungen mit hoher Belohnung und ungewissem Ausgang vorzunehmen, und stattdessen Handlungen mit sicheren Konsequenzen aber möglicherweise geringerer Belohnung zu wählen.

▶ Weil Komplexität immer Unsicherheit über den Ausgang einer geplanten Handlung beinhaltet ist Risiko ein unvermeidlicher Bestandteil ärztlichen Handelns. Die Frage ist daher nicht, ob man in risikoreiche Handlungen einwilligen möchte, sondern lediglich in welchen Fällen und aus welchen Gründen man dies tut.

Motivation

Nicht selten leiten jedoch andere Motive als die Sicherheit des Patienten ärztliche Entscheidungen: Das Bedürfnis, Langeweile zu vermeiden *(„no risk, no fun“)*, das Verlangen, autonom zu entscheiden, selbst auf die Gefahr hin, Standards zu ignorieren, oder der Wunsch, durch ungewöhnliches Handeln ein „Held“ zu werden – das alles kann eine **Risikounterschätzung** begünstigen. Der Schlüssel für risikobewusstes Handeln liegt damit sowohl in einer realistischen Einschätzung der eigenen Handlungskompetenz als auch in der Kontrolle derjenigen Motive, die eine riskante Entscheidung begünstigen. Man sollte es sich daher zur grundlegenden (Arbeits-)Philosophie machen, Situationen bewusst zu vermeiden, in denen man nur am Limit seiner persönlichen Handlungskompetenz die Sicherheit eines Patienten gewährleisten kann. Teamkollegen können sich gegenseitig auf unnötiges Inkaufnehmen von Risiken hinweisen.

Heurismen

Da auch die Abschätzung von Risiken eine Wahrscheinlichkeitsbewertung darstellt, erfolgt sie ebenfalls mithilfe von Heurismen. Die für die Risikobeurteilung relevanteste Heuristik ist die **Verfügbarkeitsheuristik** (oben). Man hält eine Komplikation für umso wahrscheinlicher, je leichter man sie sich vorstellen kann. Die gesteigerte Vorstellungskraft kann dabei aus der eigenen Erfahrung, aus Gesprächen oder einem kürzlich gelesenen Fallbeispiel herrühren. Man **überschätzt** das Risiko für ein Ereignis, wenn man erst gestern darüber geredet hat oder bereits eine vergleichbare Komplikation erlebt hat (und diese noch in lebhafter Erinnerung ist); man **unterschätzt** das Risiko, wenn man eine Komplikation noch nie gesehen hat oder wenn man mit riskanten Handlungen bisher gute Erfahrungen gemacht hat und sich daher nicht vorstellen kann, warum ausgerechnet dieser Fall eine Ausnahme sein soll.

6.7 Tipps für die Praxis

Sowohl als Individuum als auch im Team kann man durch bewusste Steuerung der Informationsaufnahme die Fallen der Ökonomie und des Kompetenzschutzes oft vermeiden. Die folgenden Ideen sind im Prinzip einfach umzusetzen – sie erfordern jedoch, dass man sich bewusst gegen die eigenen Denkgewohnheiten wendet. Das kostet Energie und ist manchmal unangenehm!

Informationssammlung und mentale Modelle

- Seien Sie selbstkritisch in Bezug auf jede einzelne „Tatsache", auf die sich Ihr mentales Modell stützt. Prüfen Sie, ob die Umstände tatsächlich so sind, wie Sie es annehmen.
- Suchen Sie aktiv nach Argumenten, die Ihrer Annahme widersprechen: Die Wahrscheinlichkeit, dass eine anfängliche Diagnose mithilfe einer (vereinfachenden) Daumenregel getroffenen wurde, ist hoch. Möglicherweise werden dabei wesentliche Aspekte der Situation übersehen. Man sollte daher immer aktiv nach Informationen suchen, die eine Erstdiagnose widerlegen könnten. Das Infragestellen von Anfangshypothesen gerade in kritischen Situationen ist aufgrund weniger externer Korrekturmöglichkeiten besonders wichtig, wegen Stress aber auch besonders schwer. Deshalb, sollte man es sich bereits im klinischen Alltag zur Gewohnheit machen: Wurden Fakten übersehen? Passen neue Daten noch zur ursprünglichen Annahme? Hat sich Wesentliches in letzter Zeit verändert? Warum könnten die ursprünglichen Annahmen falsch sein? Die Fähigkeit, die Unvollständigkeit und Falschheit von Information und Rückschlüssen in Betracht zu ziehen, ist eine wichtige Voraussetzung im Umgang mit komplexen Situationen.
- Generieren Sie diagnostische und therapeutische Alternativen: Fixierungsfehler lassen sich leichter vermeiden, wenn bereits mehrere Differenzialdiagnosen und Handlungsmöglichkeiten ausgesprochen im Raum stehen. Sprechen situative Umstände für eine Alternative, so gilt: Die Revision einer anfänglich getroffenen Diagnose oder Entscheidung ist kein Zeichen von Schwäche, sondern von Kompetenz.

Wahrscheinlichkeitsabschätzung und Risikobeurteilung

- Gehen Sie Risiken immer aus den richtigen Gründen ein und auch nur dann, wenn Sie dabei ruhig und überlegt handeln können. Gehen Sie niemals ein Risiko ein, wenn Sie ärgerlich, verletzt, deprimiert oder ängstlich sind. Gehen Sie niemals ein Risiko ein, nur um sich jemand anderem gegenüber zu beweisen oder jemand anderen durch diese Handlung in Nachteil zu bringen.
- Machen Sie sich den Preis, den Ihr Patient im Falle eines Versagens zahlen muss, genauso bewusst wie den potenziellen Gewinn Ihrer geplanten Handlung. Solange Sie nicht genau wissen, was die negativen und positiven Konsequenzen sein könnten, haben Sie das Risiko nicht verstanden.
- Besondere Vorsicht ist bei allen Entscheidungen zu unwiderruflichen Handlungen geboten. Will man beispielsweise Patienten die Spontanatmung nehmen, sie relaxieren oder extubieren, sollte man immer einen Moment innehalten und sich fragen: „Will ich das jetzt wirklich tun?"
- Riskante Entscheidungen sollten immer nur von den Personen getroffen werden, die auch in der Lage sind, die daraus resultierenden Konsequenzen zu bewältigen. Auf den klinischen Alltag übertragen bedeutet dies, dass nie der Assistenzarzt, sondern immer

der Fach- oder Oberarzt diese Entscheidung trifft.
- „Ein herausragender Anästhesist zeichnet sich dadurch aus, dass er herausragendes Urteilsvermögen anwendet, um Situationen zu vermeiden, in denen herausragende Fähigkeiten benötigt werden, um wieder herauszukommen" (Erlanger Sprichwort).
- Aus der Luftfahrt kennen wir das Akronym „CAREFUL": *Consciously Accept Risks Evaluated with Forethought, Understanding and Logic* (Akzeptiere bewusst Risiken, nachdem sie mit Voraussicht, Verständnis und Logik bewertet wurden).
- Gehen Sie, wenn möglich, immer nur ein Risiko auf einmal ein. Versuchen Sie nur in wirklichen Ausnahmefällen, Risiken kombinieren zu müssen. Gleichzeitig mehrere risikobehaftete Handlungen vorzunehmen kann Menschen ängstigen und verwirren und ihre Entscheidungsfähigkeit lähmen. Im Falle eines Zwischenfalls kann es darüber hinaus schwierig werden, eine angemessene Fehleranalyse durchzuführen.
- Setzen Sie sich für alle Handlungen ein Minimum an Sicherheit – und unterschreiten Sie dieses niemals. Bedenken Sie: *„If it is not worth doing safely, it is not worth doing!"*
- Bei allem was Sie tun, sollten Sie ein klares Ziel vor Augen haben, denn nur mit einem Ziel wissen Sie, wann Sie angekommen sind. Gerade wenn Sie ein Risiko eingehen müssen, sollten Sie im Nachhinein wissen, ob Ihre riskante Handlung erfolgreich war oder nicht.

6.8 Informationsverarbeitung und Modellbildung – Auf einen Blick

Überblick

- Bewusstes Denken baut auf basalen, unbewussten Prozessen der Informationsverarbeitung auf.
- Wissen ist in Schemata (z. B. Ereignisschemata, Erwartungsschemata, Begriffswissen) und mentalen Modellen organisiert; mentale Modelle erlauben, Ereignisse zu erkennen, zu erklären und vorherzusagen.
- Menschen benutzen zwei verschiedenen Modi der Informationsverarbeitung, die beide Stärken und Schwächen haben: einen eher analytischen, sprachgebundenen Prozess und einen eher intuitiven ganzheitlichen. Beide ergänzen sich.
- Viele Handlungsfehler beruhen auf grundlegenden Funktionen der Informationsverarbeitung: kognitive Ökonomie (Schonung der begrenzten Ressource bewusstes Denken), Kompetenzschutz und Suche nach Ordnung bzw. Vermeidung von Unbestimmtheit.
- Heurismen sind Strategien, die einen Teil der verfügbaren Information ignorieren, um schneller und einfacher zu Entscheidungen zu kommen.
- Heurismen kommen an ihre Grenzen, wenn Menschen an ihre Grenzen kommen: Unter Stress oder hoher emotionaler Anspannung wird der Abgleich des mentalen Modells mit der Wirklichkeit immer oberflächlicher: Die Wahrscheinlichkeit für das Auftreten von Fehlern wie Übersehen, Verwechseln und Verhören steigt.
- Häufige Probleme der Informationssammlung sind selektive Informationssuche (Suche nach bestätigender Information), Verzerrung und Ausblendung „unerwünschter" Information, minimale Informationsaufnahme.
- Mentale Modelle können dem Problem unangemessen sein; Fixierungen, zu einfache Modelle, Wissensfehler und Methodismus beeinträchtigen das Problemlösen.
- Der Umgang mit unsicherer Information und Wahrscheinlichkeiten ist für Menschen schwierig; Menschen greifen auf Heurismen zurück und beurteilen Wahrscheinlichkeiten nach der Repräsentativität von Ereignissen und ihrer Verfügbarkeit im Gedächtnis: Diese führen trotz ihrer Nützlichkeit häufig in die Irre.
- Beim Kopfrechnen mit Wahrscheinlichkeiten entstehen Fehler dadurch, dass Rechnen mit Wahrscheinlichkeiten oft kontra-intuitiv ist.
- Risiken in Kauf zu nehmen, ist in der Akutmedizin unvermeidbar; Risiken

werden aus motivationalen Gründen oder wegen der Anwendung von Wahrscheinlichkeitsheuristiken unter- oder überschätzt.
- Die Fähigkeit, irrtümliche Annahmen einzugestehen und erste Diagnosen oder Entscheidungen zu revidieren, ist ein Zeichen der Weisheit und Kompetenz, nicht der Schwäche.

Literatur

Anderson JR (1995) The architecture of cognition, reprint Aufl. Harvard University Press, Cambridge

Bartlett FC (1932) Remembering. Cambridge University Press, Cambridge

Beck-Bornholt HP, Dubben HH (2001) Der Schein der Weisen. Irrtümer und Fehlurteile im täglichen Denken. Rowohlt, Reinbek bei Hamburg

Camerer C, Weber M (1992) Recent developments in modeling preferences: uncertainty and ambiguity. J Risk Uncertainty 5:325–370

Croskerry P (2008) Cognitive and affective dispositions to respond. In: Croskerry P, Cosby KS, Schenkel SM, Wears RL (Hrsg) Patient safety in emergency medicine. Lippincott Williams & Wilkins, Philadelphia, S 219–227

DeKeyser V, Woods DD (1990) Fixation errors: failures to revise situation assessment in dynamic and risky system. In: Colombo AG, Bustamante AS (Hrsg) Systems reliability assessment. Kluwer, Dordrecht

Dobelli R (2011) Die Kunst des klaren Denkens. 52 Denkfehler, die sie besser anderen überlassen. Hanser, München

Dörner D (1989) Die Logik des Misslingens. Rowohlt, Reinbek bei Hamburg

Dörner D (1999) Bauplan für eine Seele. Rowohlt, Reinbek bei Hamburg

Dörner D, Kreuzig H, Reither F, Stäudel T (1983) Lohhausen. Vom Umgang mit Unbestimmtheit und Komplexität. Huber, Bern

Evans JSBT (2008) Dual-processing accounts of reasoning, judgment and social cognition. Annu Rev Psychol 59:255–278

Furlough C, Gillan D (2018) Mental models: structural differences and the role of experience. J Cogn Eng Decis Making 12:1–19

Gaba D (1992) Dynamic decision-making in anesthesiology: cognitive models and training approaches. In: Evans DA, Patel VL (Hrsg) Advanced models of cognition for medical training and practice. Springer, Heidelberg, S 123–148

Gigerenzer G (2004) Das Einmaleins der Skepsis. Über den richtigen Umgang mit Zahlen. BTV, Berlin

Gigerenzer G, Gaissmaier W (2011) Heuristic decision making. Annu Rev Psychol 62:451–482

Gomez P, Probst G (1987) Vernetztes Denken im Management: Eine Methodik des ganzheitlichen Problemlösens (Die Orientierung 89). Schweizerische Volksbank, Bern

Heath C, Tversky A (1991) Preference and belief: ambiguity and competence in choice under uncertainty. J Risk and Uncertainty 4:5–28

Hollnagel E (2009) The ETTO principle: efficiency-thoroughness trade-off: why things that go right sometimes go wrong. Ashgate, Burlington

Johnson-Laird PN (1983) Mental model towards a cognitive science of language, interference, and consciousness. Cambridge University Press, Cambridge

Jungermann H, Pfister HR, Fischer K (2009) Die Psychologie der Entscheidung. Spektrum Akad, Heidelberg

Kahneman D (2012) Thinking, fast and slow. Penguin, London

Kahneman D (2003) A perspective on judgment and choice. Mapping bounded rationality. Am Psychol 58(9):697–720

Kahnemann D, Slovic P, Tversky A (1982) Judgement under uncertainty: heuristics and biases. Cambridge University Press, Cambridge

Klein G (1992) A recognition-primed decision (RPD) model of rapid decision-making. In: Klein G, Orasanu J, Calderwood R, Zsamboka E (Hrsg) Decision-making in action: models and methods. Ablex, Norwood, S 138–147

Lompscher J (1972) Theoretische und experimentelle Untersuchungen zur Entwicklung geistiger Fähigkeiten. Volk und Wissen, Berlin

Norman DA (2014) Some observations on mental models. In: Gentner D, Stevens A (Hrsg) mental models. Erlbaum, New Jersey, S 7–14

Piaget J (1976) Die Äquilibration kognitiver Strukturen. Klett, Stuttgart

Reason J (1990) Human Error. Cambridge University Press, Cambridge

Schank RC, Abelson R (1977) Scripts, plans, goals, and understanding. Erlbaum, Hillsdale

Selz O (1922) Über die Gesetze des geordneten Denkverlaufs. Spemann, Stuttgart (Erstveröffentlichung 1913)

Slovic P, Finucane ML, Peters E, MacGregor DG (2002) The affect heuristic. In: Gilovich T, Griffin D, Kahnemann D (Hrsg) Heuristics and biases: the psychology of intuitive judgment. Cambridge University Press, New York, S 397–420

Tversky A, Kahneman D (1974) Judgment under uncertainty: heuristics and biases. Science 185:1124–1130

Vester F (1980) Neuland des Denkens. Deutsche Verlagsanstalt, Stuttgart

Woods DD, Cook RI (1999) Perspectives on human error: hindsight biases and local rationality. In: Durso FT, Nickerson R, Schvaneveldt R (Hrsg) Handbook of applied cognition. Wiley, New York, S 141–171

Ziele und Pläne: Weichenstellung für den Erfolg

7

Leberperforation

Ein polytraumatisierter, adipöser Patient wird nach seiner operativen Erstversorgung mit den Diagnosen einer Lungenkontusion, einer offenen Unterarmfraktur und einer Oberschenkelfraktur auf die Intensivstation verlegt. Der Patient ist normoventiliert und hat einen Hb-Gehalt von 12,5 g%. Auf der Intensivstation entwickelt er wenige Stunden nach der Aufnahme zunehmend hohe Atemwegsdrucke. Trotz einer F_iO_2 von 0,7 fällt die pulsoxymetrisch gemessene Sättigung langsam. Zu diesem Zeitpunkt ist der Patient hämodynamisch stabil. Der zuständige Assistenzarzt vermutet aufgrund eines deutlich abgeschwächten Atemgeräusches auf der rechten Thoraxseite einen Pneumothorax und legt ohne vorherige Rücksprache mit seinem Oberarzt eine Thoraxdrainage. Da der Assistenzarzt mit dieser Technik keine Erfahrung hat und auch keinen erfahrenen Kollegen zur Aufsicht dazu holt, setzt er die Thorakotomiestelle zu tief an und perforiert mit dem Trokar der Thoraxdrainage die Leber. Über die Drainage entleert sich Blut, was von dem Assistenzarzt als Bestätigung seiner Diagnose eines Hämatopneumothorax gesehen wird. Das Einbringen der Thoraxdrainage verbessert allerdings weder die Beatmungsdrucke noch die Oxygenierung. Aus dieser Tatsache zieht der Intensivarzt jedoch keine Konsequenz.

Als sich innerhalb von 20 min weitere 1500 ml Blut über die Drainage entleeren, beginnt der arterielle Blutdruck zu fallen. Der Assistenzarzt legt daraufhin zwei weitere periphere Venenzugänge und beginnt mit der Zufuhr von kristalloidem und kolloidalem Volumenersatz. Zeitgleich wird die Intensivpflegekraft beauftragt, einen Adrenalinperfusor bereitzustellen, eine arterielle Blutgasanalyse durchzuführen und Gefrierplasmen in der Blutbank zu bestellen. Obwohl der Hb-Wert in der Blutgasanalyse 7,9 g% beträgt, bestellt der Assistenzarzt aus ungeklärtem Grund keine Erythrozytenkonzentrate. Er ordnet die weitere Gabe von Volumenersatzmitteln an und lässt erst zu diesem Zeitpunkt seinen Oberarzt verständigen. Noch bevor dieser eintrifft, wird der Patient drucklos und zeigt auf dem Überwachungsmonitor eine pulslose elektrische Aktivität. Es gelingt nach kurzzeitiger Reanimation, den Kreislauf des Patienten wiederherzustellen. Anhand der Lage der Drainage und des klinischen Verlaufs vermutet der Oberarzt eine iatrogene Perforation der Leber und stellt die Indikation zur Notfall-Laparotomie.

M. St.Pierre und G. Hofinger, *Human Factors und Patientensicherheit in der Akutmedizin*,
https://doi.org/10.1007/978-3-662-60485-4_7

Es gelingt unter massivem Einsatz von Volumenersatzmitteln und ungekreuzten Blutprodukten, den Patienten auf niedrigem Niveau hämodynamisch zu stabilisieren und in den Operationssaal zu transportieren. Bei der Laparotomie finden sich ein blutgefülltes Abdomen und eine anhaltende Blutung aus einer Stichverletzung der Leber. Die Blutung kann erst nach kurzfristiger Unterbindung der Blutzufuhr zur Leber und durch eine Lebersegmentresektion kontrolliert werden. Der Patient entwickelt aufgrund der Massivtransfusion ein akutes Lungenversagen und muss mehrere Wochen beatmet werden. Als Ursache für die anfängliche Beatmungsproblematik findet sich noch intraoperativ bronchoskopisch ein dicker Blutkoagel, der den rechten Hauptbronchus fast vollständig verlegt.

Ein Assistenzarzt wird mit einem intensivmedizinischen Beatmungsproblem konfrontiert. Die Symptomkonstellation eines erhöhten Atemwegsdrucks, eines einseitig veränderten Atemgeräusches und einer langsam abfallenden Sättigung deutet er als Zeichen eines Pneumothorax. Obwohl es für diese Symptomkonstellation mehrere Differenzialdiagnosen gibt und der Patient zu diesem Zeitpunkt nicht vital gefährdet ist, beginnt der Assistenzarzt auf seine erste Verdachtsdiagnose hin zu handeln. Er sucht weder nach alternativen Ursachen für das Beatmungsproblem, noch holt er sich eine zweite Meinung ein. Da er die Anlage der Thoraxdrainage ohne Aufsicht eines erfahrenen Kollegen durchführt, zieht er bei seiner Planung die Möglichkeit von Komplikationen offensichtlich nicht in Betracht. Als es doch zu Komplikationen kommt, erkennt er diese zunächst nicht. Im weiteren Verlauf der Behandlung werden aus Veränderungen (z. B. abfallender Hb-Gehalt) keine therapeutischen Konsequenzen gezogen. Dadurch wird der Patient reanimationspflichtig und kann nur durch eine forcierte Volumengabe und eine intraoperative Massivtransfusion mit Blutprodukten hämodynamisch stabilisiert werden. Infolge der Massivtransfusion verschlechtert sich die pulmonale Situation des Patienten erheblich und er entwickelt ein akutes Atemnotsyndrom des Erwachsenen (ARDS). Die eigentliche Ursache des anfänglichen Beatmungsproblems, ein Blutkoagel im rechten Hauptbronchus, hätte ohne Gefährdung des Patienten bronchoskopisch entfernt werden können. Dadurch, dass sich der Assistenzarzt vorschnell auf das Ziel „Thoraxdrainage einlegen“ festlegt und die Ausführung dieser Handlung ungenügend plant, setzt er leichtfertig das Leben des Patienten aufs Spiel. Sowohl die **Zielbildung** als auch die **Planung** finden bei ihm nur ungenügend statt.

Ziele und Pläne sind in die Zukunft gerichtete Gedanken – vorweggenommene Zustände und Handlungen. **Ziele** sind dabei Zustände, die Bedürfnisse befriedigen (Güss und Dörner 2017) oder genauer: Die Vorstellung (mentale Repräsentation) von solchen Zuständen. **Pläne** sind die Wege zu eben diesen Zuständen. Weil wir uns auch Bedürfnisse vorstellen können, die noch in der Zukunft liegen, sind geplante zielgerichtete Handlungen nicht unbedingt an die Erfüllung von Bedürfnissen gekoppelt, die man im Augenblick verspürt. Man kann sich beispielsweise heute hinsetzen und lernen, um in einigen Monaten eine Prüfung zu bestehen. Während man von den aktuell aktiven Bedürfnissen eher in eine bestimmte Richtung geschoben wird, gleichsam als „Push“-Motivation, wird man von der Vorstellung eines erwünschten Zielzustands von der Zukunft hergezogen („Pull“-Motivationen). Weil letztere sich aber nicht mit der gleichen Deutlichkeit aufdrängen wie aktuelle Bedürfnisse und darüber hinaus von Bewusstsein und Sprache abhängig sind, sind sie bezüglich ihrer Erfüllung wahrscheinlich fragiler. In der Zukunft liegende Ziele verlangen nicht selten Selbstdisziplin und Willenskraft (Brandstätter et al. 2018)

In der Akutmedizin werden Ziele verfolgt, die vorrangig dem Wohl der Patienten dienen. Im Fallbeispiel wäre dies die Sicherstellung einer adäquaten Oxygenierung. Das Handeln ist also nicht durch existenzielle Bedürfnisse der Behandelnden selbst motiviert, sondern durch andere Bedürfnisse (Kap. 4). Infrage kommen vorrangig soziale Motive wie „helfen wollen", aber auch Statusgewinn durch Exzellenz, Existenzsicherung durch Geld verdienen, Sicherheit durch Befolgen von Regeln, Kompetenzgewinn durch erfolgreiche Behandlung etc. Diese Motive, die immer eine Rolle spielen, sind dem Entscheider – im Gegensatz zu den medizinischen Zielen für den Patienten – häufig nicht bewusst, beeinflussen aber Zielbildung und Planen auf vielfältige Weise (Dijksterhuis und Aarts 2010; Dörner 1989). Dabei wird ein Ziel umso energischer verfolgt, je näher am eigenen Selbstkonzept es liegt *(commitment)*. Selbstreflexion über den augenblicklichen Einfluss von nicht-patientenbezogenen Zielen auf das eigene Denken und Handeln (Metakognition; Kap. 10) stellt eine zentrale Fähigkeit dar, mit deren Hilfe der Akutmediziner seinen Planungs-, Zielbildungs- und Entscheidungsprozess verbessern kann.

Ziele sind zwar Bestandteile von Plänen, aber das Bilden von Zielen stellt Menschen vor andere kognitive Anforderungen als das Planen. Weil darüber hinaus bei der Zielbildung und beim Planen jeweils andere spezifische Fehler begangen werden, werden die beiden Punkte im Folgenden getrennt behandelt.

▶ Je näher ein Ziel am eigenen Selbstkonzept liegt, desto energischer wird dieses Ziel verfolgt!

7.1 Zielbildung und Zielklärung

Über den Umgang mit Zielen nachzudenken, scheint auf den ersten Blick in der Akutmedizin ein unnötiges Unterfangen. Wozu sich Gedanken über ein Ziel machen, das angesichts der Verpflichtung des ärztlichen Handelns zur Aufrechterhaltung und Wiederherstellung der Gesundheit offensichtlich erscheint? Ziele, die in eine grundsätzliche Richtung weisen, nennt man **Oberziele** – wie etwa das Ziel, bei dem adipösen, polytraumatisierten Patienten „die Beatmung zu normalisieren". Über derartige Oberziele gibt es selten Zweifel oder Konflikte. Wenn aber konkreter Oberziele in Behandlungspläne umgesetzt werden sollen, kann dies bereits anders aussehen. Hier beginnt auch für den Intensivarzt aus dem Fallbeispiel die Unsicherheit: Ganz offensichtlich hat der Patient ein unklares Problem, aufgrund dessen sich mehrere mögliche konkrete Behandlungsziele ergeben. Einerseits könnten die Symptome durch ein rasch progredientes Problem (Spannungspneumothorax) bedingt sein, in welchem Falle das Ziel eine „rasche Entlastung" der intrapleuralen Luft wäre. Andererseits könnte eine Reihe anderer, weniger rasch progredienter Ursachen für die Symptome verantwortlich sein. Für das Ziel „Ursachenklärung" bräuchte er allerdings Zeit, die er nicht hat, wenn sich das Problem doch rasch verschlechtern sollte. Entscheidet er sich für die Anlage einer Thoraxdrainage, so ist diese Maßnahme in der Hand eines Unerfahrenen komplikationsträchtig. Ruft er mit dem Ziel „maximale Sicherheit" einen erfahrenen Kollegen dazu, riskiert er möglicherweise, dass ein Weiterbildungsziel „Eingriff selbst durchführen" gefährdet wird. Zwischen all diesen Zielen, die teils in Widerspruch zueinander stehen, muss der Intensivarzt nun ausbalancieren. Genau diese **Zielpluralität** (Kap. 2.) ist auch die grundsätzliche Problematik von Zielen in der Akutmedizin. Zielpluralität bedeutet, dass man nicht nur eine Sache wollen kann, sondern mehreren, unter Umständen widersprüchlichen Anforderungen gerecht werden muss.

▶ Zielpluralität bedeutet, dass man nie nur eine Sache wollen kann. In der Regel ist es notwendig, einen Kompromiss zwischen mehreren, unter Umständen widersprüchlichen Anforderungen zu finden oder eines der Ziele zu priorisieren.

Das Dilemma der Zielpluralität wird für den Assistenzarzt durch die **Intransparenz des Realitätsbereichs** verschärft. Ein erhöhter Atemwegsdruck, veränderte Atemgeräusche und eine langsam abfallende Sättigung sind Veränderungen, die verschiedene Ursachen haben können. Auch in diesem Fall zeigt sich, dass die Datenlage, die Akutmediziner zur Bildung von Zielen heranziehen müssen, oftmals unklar ist. Wenn Menschen jedoch nicht wissen, was eigentlich das Problem ist, fällt es ihnen schwer zu sagen, wohin genau sie eigentlich möchten. Der ungenaue Umgang mit Zielen ist nicht nur im vorliegenden Fall eine Quelle von Fehlern.

Darüber hinaus darf nicht vergessen werden, dass der Intensivarzt wie alle Ärztinnen und Ärzte nicht nur **Ziele für den Patienten** hat. Handeln von Ärzten, Ärztinnen, Pflegenden und Rettungsdienstpersonal ist immer auch **selbstbezogen,** da Handeln generell der Befriedigung von Motiven dient (Kap. 4). Sich kompetent fühlen zu wollen, etwas ausprobieren zu wollen (z. B. eine Thoraxdrainage zu legen), das eigene Ansehen schützen, erfolgreich helfen wollen, fertig zu werden – all diese Motive beeinflussen (unbewusst) die Zielbildung und damit die Entscheidung des Intensivarztes für oder gegen eine Maßnahme. Dass persönliche Motive sachliche Entscheidungen beeinflussen, ist unvermeidbar und auch nicht schlimm. Problematisch wird es erst, wenn, wie im vorliegenden Fall, diese nicht-fachlichen Motive das Handeln unkontrolliert bestimmen. Nicht-fachliche Ziele werden oft erst dann sichtbar, wenn das Handeln zu medizinischen Problemen führt und auf der Sachebene Fehler sichtbar werden.

7.1.1 Ziele: Leuchtfeuer des Handelns

Ein Ziel zu haben bedeutet: Wissen, wie man ein bestimmtes Bedürfnis befriedigen kann. Ziele geben dem Handeln Richtung, sie dienen als „Leuchtfeuer des Handelns" (Abb. 7.1; Dörner 1989). Sie sind gelernt, und sie können auch durch Anweisungen und Änderungen der Situationsbedingungen verändert werden (Sun 2009, Kap. 4).

Gute Ziele sind solche, die möglichst vielen Bedürfnissen zugleich dienen, ohne dabei neue Probleme zu schaffen. Die Ziele des Intensivarztes erfüllen diese Kriterien leider nicht. Bei komplexen Problemen ist es deshalb eine nicht zu unterschätzende Aufgabe, gute Ziele zu bilden. Mitunter ist dies bei komplexen Problemen sogar die **zentrale kognitive Tätigkeit,** die das Planen und die Entscheidungsfindung entscheidend mitbestimmt (Dörner 1989). Mit „guten" Zielen ist dabei nicht eine inhaltlich-ethische Bewertung, sondern die Brauchbarkeit eines Ziels, handlungsleitend zu sein, gemeint.

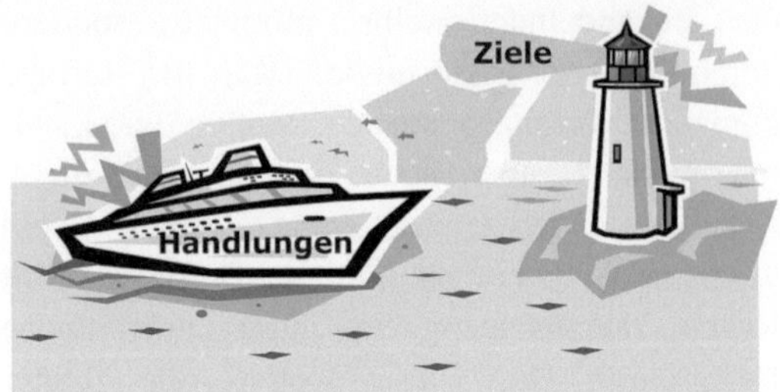

Abb. 7.1 Ziele als Leuchtfeuer des Handelns

Gute Ziele erfüllen somit klare Kriterien (von der Weth 1990). Sie sind:

- **positiv formuliert:** Gute Ziele formuliert man als **Anstrebensziel,** aus dem ersichtlich wird, was man erreichen möchte, anstatt eines **Vermeidungsziels,** das lediglich besagt, was man nicht will.
- **klar benannt:** Bei klaren Zielen gibt es Kriterien dafür, wann das Ziel erreicht ist; Kriterien können numerisch („Die Sättigung soll bei einer F_iO_2 von 0,5 wieder über 95 % liegen") oder qualitativ („Der Patient soll wieder normale Atemwegsdrucke haben") festgelegt werden.
- **gegliedert:** Ein großes Ziel („Oberziel") besteht immer aus mehreren Unterzielen: Um zu erreichen, dass ein Patient wieder normale Atemwegsdrücke hat (Oberziel), muss man bestimmte Zustände (Änderungen der Lungenphysiologie, Einstellungen am Intensivrespirator) anstreben; darüber hinaus sollten Ziele in Zwischenziele zerlegt werden, die immer konkreter werden, bis sie Handlungsschritte beinhalten.
- **nach Prioritäten geordnet:** Ziele benötigen eine inhaltliche und zeitliche Festlegung: Welches Ziel soll unbedingt erreicht werden, notfalls auch auf Kosten anderer? Und wenn

ja, auf Kosten welcher anderer (z. B. Normokapnie vs. Spitzendrucke)?
- in einem **realistischen Zeitrahmen** angesiedelt: Bei der Festlegung eines guten Zieles muss die Zeit berücksichtigt werden, die zur Ausführung der Handlung zur Verfügung steht; unrealistische Zeitpläne wirken von Beginn an demotivierend und machen deren Umsetzung unwahrscheinlich.
- **auf Widersprüche und Konflikte geprüft:** Welche Ziele schließen sich gegenseitig aus? Dies zu wissen ist besonders wichtig, wenn es um Nebenwirkungen des Handelns geht: Etwas alleine zum ersten Mal auszuprobieren und gleichzeitig sicher handeln zu wollen, schließt sich aus; man sollte nicht erst im Nachhinein merken, dass das Erreichen eines Zieles ein anderes Ziel unmöglich gemacht hat.
- **flexibel gehandhabt:** Die Entwicklung der aktuellen Situation ist oft nicht genau vorhersagbar; wenn Ziele flexibel bleiben, erlauben sie, Gelegenheiten zu nutzen, die sich „unterwegs" ergeben. Auch die Fähigkeit, von einem Ziel abzulassen, wenn es sich als unerreichbar oder zu kostenreich erweist, gehört zu erfolgreichem Handeln dazu (Brandstätter et al. 2018).

Diese Kriterien gelten für kurz- und langfristige Ziele. Im Projektmanagement beispielsweise finden sich seit den 80er Jahren die sogenannten SMART-Kriterien (Doran 1981). Gut formulierte Projektziele sind demnach:

- S – spezifisch (konkret, genau formuliert)
- M – messbar
- A – akzeptiert
- R – realistisch
- T – mit einem klaren Termin (time bound).

Die **Akzeptanz** von Zielen im sozialen Kontext ist auch für die kurzfristige Zielsetzung der Akutmedizin relevant: Wenn das Behandlungsziel zwischen Patient und Behandelnden oder innerhalb des Behandlerteams nicht geteilt wird, kann es im Verlauf zu Konflikten kommen.

Eigenschaften von guten Zielen
- Positiv formuliert
- Klar benannt, konkret und mit Kriterien
- Gegliedert
- Nach Prioritäten geordnet
- Vorgabe eines realistischen Zeitrahmens
- Auf Widersprüche und Konflikte geprüft
- Flexibel gehandhabt
- Akzeptiert

7.1.2 Probleme der Zielbildung

Die **bewusste Formulierung von Zielen** wird im klinischen Alltag selten praktiziert. In Akutsituationen kann sich dies unangenehm bemerkbar machen, da Fehler in der Zielbildung das resultierende Handeln ineffektiv werden lassen. Gerade in Teams ist die Gefahr groß, dass nicht über Ziele kommuniziert wird. Ziele erscheinen dann für alle Beteiligten selbstverständlich und erst hinterher merkt man, dass jeder der Beteiligten „sein eigenes Süppchen gekocht hat". Untersuchungen zu Problemen bei der Zielbildung in kritischen Situationen konnten die im Folgenden aufgeführten kritischen Punkte identifizieren (z. B. Dörner et al. 1983; Dörner 1989; Dörner und Schaub 1994, 1995; Schaub 2000, 2006; Hofinger 2014).

Keine Zielbildung: Aktionismus
Zielbildung soll dazu dienen, dem Handelnden die Kontrolle über eine kritische Situation (zurück) zu geben. Übersteigt das Stressniveau die Bewältigungskapazität einer Person oder eines Teams, können die Anforderungen so groß werden, dass man „kopflos" zu handeln beginnt **(Aktionismus).** Ohne sich Ziele gefasst zu haben, werden spontane Ideen in die Tat umgesetzt: In der Lage zu sein, etwas zu tun, gibt einem in einer schwierigen Situation ein gutes Gefühl. Die Folge ist, dass der Planungsprozess nicht durch Ziele gesteuert wird, sondern durch die Wahrnehmung der Effekte der

eigenen Handlungen. Menschen neigen dazu, ihre Kompetenz durch Handlungen zu demonstrieren, die (kurzfristig) stark wirken – „etwas tun“ fühlt sich momentan besser an als nichts tun, aber dieses „etwas“ muss nicht gut für den Patienten sein.

Keine Prioritätensetzung, Unklarheit über Zielkonflikte

In komplexen und zeitkritischen Situationen werden immer mehrere Ziele erzeugt, um die man sich kümmern muss. Dabei gibt es Ziele, die jedes für sich genommen gerechtfertigt sind, sich aber gegenseitig widersprechen können, z. B. die parallele technische Rettung und medizinische Versorgung an einem Unfallort oder das Nebeneinander von Diagnostik und Therapie während einer Versorgung im Schockraum. Ziele können miteinander kollidieren,

- weil mit der Erreichung des einen Ziels das andere unerreichbar wird
- weil der gegebene Zeitrahmen nur die Verfolgung eines Zieles erlaubt oder
- weil die Ressourcen (z. B. Personal, Material) nicht ausreichen, um allen Situationsanforderungen zu begegnen.

Da es also unmöglich ist, alle Ziele gleichzeitig zu erreichen, müssen Prioritäten gesetzt werden. Das schwierige an Prioritätensetzung ist, dass die Entscheidung für ein Ziel immer zugleich die Entscheidung gegen andere Ziele beinhaltet. Manchmal hilft es, Probleme nach ihrer **Wichtigkeit** und **Dringlichkeit** zu organisieren und *zeitlich* zu priorisieren – je nach verfügbarer Zeit können weniger dringliche Probleme nach hinten geschoben werden, weniger wichtige können delegiert werden.

Wenn Ziele mit den verfügbaren Ressourcen einander ausschließen, ist Prioritätensetzung (oder Kompromissbildung) besonders schmerzhaft. Besteht keine Klarheit über diese Konflikte, wird die Lösung dem Zufall, der Hierarchie oder dem Zeitdruck überlassen. Prioritätensetzung ist deshalb eine Führungsaufgabe.

▶ Das schwierige an Prioritätensetzung ist, dass die Entscheidung für ein Ziel immer zugleich die Entscheidung gegen andere Ziele beinhaltet.

Im Normalfall wird ein Teamleiter, wenn er oder sie mit multiplen Problemen konfrontiert wird, Probleme oder Aufgaben delegieren. Hierbei muss er oder sie aber unbedingt zwischen „Probleme delegieren“ und „Verantwortung an andere abgeben“ unterscheiden. Ist dem Arzt nicht klar, welche Handlung die oberste Priorität hat, wird die Prioritätensetzung oft unbewusst dem Assistenzpersonal übertragen, welches mit einer Flut von Anordnungen überschüttet wird. Im vorliegenden Fall überträgt der Assistenzarzt seiner Intensivpflegekraft mehrere Anordnungen gleichzeitig. Da die Anordnungen jedoch ohne Prioritäten mitgeteilt werden, überlässt er der Pflegekraft die Entscheidung, welche der vielen Direktiven sie zuerst ausführen möchte. Ihre Prioritätensetzung wiederum kann dann die verschiedensten Motive haben: Sie tut das, was am einfachsten oder vertrautesten ist, was von ärztlicher Seite zuerst oder zuletzt gesagt wurde, oder das, was sie selbst möglichst lange möglichst weit weg von dem blutenden Patienten bringt. Möglicherweise trägt diese Entscheidung jedoch nicht dazu bei, das dringlichste Problem zu beheben.

▶ Es ist unmöglich, alle Probleme zeitgleich zu lösen. Daher muss die Liste der Probleme nach ihrer Wichtigkeit und Dringlichkeit organisiert werden, bevor Handlungen geplant, delegiert und ausgeführt werden. Bei Zielkonflikten ist die Priorisierung Führungsaufgabe.

Fehlende Prioritätensetzung zeigt sich ebenfalls im **„Reparaturdienstprinzip“:** Was gerade als Problem auffällt, darum kümmert man sich. Dadurch werden immer nur die dringlichsten, augenfälligsten Probleme gelöst. Die Hauptkonsequenz des Reparaturdienstverhaltens ist, dass die falschen Probleme gelöst werden: Kriterien wie Offensichtlichkeit oder persönliche Kompetenz bestimmen die Auswahl eines Problems. Die Umstände prägen das eigene Handeln und nicht das eigene Handeln die Umstände: Das Reparaturdienstprinzip ist reaktiv und läuft den Entwicklungen hinterher. Da das Reparaturdienstverhalten nicht die zukünftige Entwicklung einer Situation berücksichtigt, eignet es sich nicht für den Umgang mit der Dynamik komplexer Situationen.

▶ Handeln ohne Prioritäten führt in der Regel dazu, dass die Umstände das eigene Handeln und nicht das eigene Handeln die Umstände prägen.

Mangelnde Konkretisierung von Zielen
Das häufigste Problem bei der Zielbildung ist, dass sie zu früh abgebrochen wird und Ziele damit zu vage und allgemein bleiben, um handlungsleitend zu werden. Ein Ziel zu spezifizieren anstatt es unbestimmt zu lassen, erhöht die wahrgenommene Komplexität eines Problems und wird daher unbewusst vermieden. Unklare Ziele haben auch den psychischen Vorteil, dass ihre Erreichung nicht überprüft werden kann: Man kann sich auch angesichts schwieriger Probleme kompetent fühlen. Dadurch bleibt aber unklar, was genau durch wen und wann geschehen soll. Unklare Ziele werden auch von Teams gerne geteilt, da sie keinen Widerspruch erzeugen – „wir wollen für unseres Patienten das Beste". Zielbildungen dieser Art dienen damit eher der **Konfliktvermeidung** als der Vorbereitung der Planung.

Ungenügende Zwischenzielbildung
Grundsätzlich besteht Klarheit darüber, wohin sich der Zustand des Patienten weiterentwickeln soll, **konkret** wurde jedoch nicht darüber nachgedacht, wie die verschiedenen Schritte auf dem Weg zu diesem „großen Ziel" hin aussehen sollen. Zwischenziele dienen dazu, die Planung einzelner Handlungsschritte zu erleichtern. Fehlen sie, kann die Abfolge von Handlungen leicht willkürlich und planlos werden.

Fehlendes Bewusstsein über „nicht-sachliche" Ziele
Explizit formulierte medizinische Ziele sind vordergründiger Motor des Handelns. Gleichzeitig gibt es aber auch Motive und implizite Ziele wie Kompetenzerhalt, Kontrolle, Statusgedanken, Angst vor Misserfolg, Konkurrenzgefühle und schlichtweg Bequemlichkeit. Es liegt an der „Psycho-Logik" menschlichen Handelns (Kap. 4), dass es keine „rein sachlich" begründeten Entscheidungen gibt: In allem, was man tut, kümmert man sich um eigene Belange **(Selbstregulation),** nimmt auf Beziehungen zu Mitmenschen Rücksicht **(soziale Regulation)** und möchte sich so wenig Arbeit wie möglich mit einem Problem machen **(kognitive Ökonomie).** Dort, wo nicht-sachliche Ziele für den Entscheider unbewusst bleiben, können sie die heimliche Herrschaft über das Handeln in kritischen Situationen gewinnen. Dies ist mitunter für Außenstehende leichter zu erkennen als für den Handelnden selbst, der oft erst im Rückblick diese Einsicht gewinnt.

Frühe Festlegung endgültiger Ziele
Ein einmal festgelegtes Ziel wird auch dann nicht revidiert, wenn neue Information dies erforderlich machen würde. Die Tatsache, dass sich weder die Beatmungsdrucke noch die Oxygenierung auf die Drainagenanlage hin verbessern, hätte den Assistenzarzt an der Richtigkeit seiner Diagnose und des resultierenden Ziels zweifeln lassen müssen. Eine Meinung zu korrigieren, wird unbewusst als mangelnde Kompetenz bewertet. Mangelnde Kompetenz jedoch gestehen sich Menschen ungern ein. Dadurch, dass keine Zweifel aufkommen dürfen, wird die Handlungsweise rigide und ist nicht mehr für Veränderungen der Situation offen.

Fixierung auf Negativziele
Durch gedankliche Auseinandersetzung mit negativen Zielen **(Vermeidungszielen)** statt mit positiven Zielen **(Anstrebenszielen)** wird versucht, eine kritische Situation zu entschärfen („Die Oxygenierung des Patienten darf sich auf gar keinen Fall weiter verschlechtern!"). Dadurch bleibt offen, was denn stattdessen erreicht werden soll, und planvolles Handeln wird erschwert. Zudem besteht die Gefahr, dass durch die intensive gedankliche Beschäftigung mit dem Negativziel das zu Vermeidende überhaupt erst herbeigeführt wird.

Häufige Fehler bei der Zielbildung
- Keine Zielbildung: Aktionismus
- Keine Prioritätensetzung, Unklarheit über Zielkonflikte
- Mangelnde Konkretisierung von Zielen
- Ungenügende Zwischenzielbildung
- Fehlendes Bewusstsein über „nicht-sachliche" Ziele
- Frühe Festlegung endgültiger Ziele
- Fixierung auf Negativziele

7.2 Planen

Planen ist eine geistige Tätigkeit: Es ist „Probehandeln" (Freud 1961), gewissermaßen eine vorgestellte Annäherung an das Ziel (Funke und Fritz 1995), wobei das Finden angemessener Ziele bereits Teil des Planens sein kann. Planen müssen wir immer dann, wenn wir keine vorgefertigten Handlungswege haben, also nicht auf Grundlage von Fertigkeiten und Regeln handeln können (Kap. 2; vgl. Dörner und Güss 2013).

Planen heißt (vgl. Hacker 1986; Strohschneider und von der Weth 2001),

- verfügbare Handlungsoptionen zu **erkennen,**
- Handlungsoptionen zu **bewerten** (Risiken und Vorteile, Durchführungswahrscheinlichkeit, Rahmenanforderungen) und
- Handlungsschritte (was, wann, wo) **im Zeitverlauf festzulegen.**

Beim Planen kann man sich überlegen, unter welchen **Bedingungen** eine Maßnahme „funktioniert", welche **Konsequenzen** eine Handlung haben wird, man kann **Alternativen** erwägen und **Risiken abwägen.** Auf diese Art bedeutet Planen auch, dass man a priori lernt – man kann sich an eine Situation anpassen, die noch gar nicht stattgefunden hat (Dörner und Güss 2013). Der Vorteil des Planens ist, dass all das vollkommen gefahrlos ist, denn es ist ja nicht real. Der Nachteil des Planens ist, dass es nicht real ist: Ob ein Plan aufgeht, weiß man erst hinterher.

▶ Der Vorteil des Planens ist, dass jede Handlungsoption gefahrlos ergriffen werden kann, denn sie ist ja nicht real. Der Nachteil des Planens ist, dass das Handeln nicht real ist: Ob ein Plan zum gewünschten Ziel führt, weiß man erst hinterher.

Ein Plan kann sich auf unmittelbar bevorstehende Einzelhandlungen oder auf weit in die Zukunft reichende Handlungsketten beziehen. In jedem Fall besteht ein Teilstück eines Plans aus den Elementen „Bedingung für die Maßnahme X – Maßnahme X – Folgen der Maßnahme X": „Falls es gelingt, bei dem adipösen Patienten einen weiteren i. v.-Zugang zu legen, bekommt er unverzüglich 500 ml kristalloide Lösung und dann wird der Blutdruck ansteigen." Wenn aus einer Handlung mehrere Zustände resultieren können, kann sich der Plan „verzweigen" (Dörner 1999): „Wenn es gelingt, bei dem adipösen Patienten einen weiteren i.v.-Zugang zu legen, können wir darüber die Volumentherapie laufen lassen, anderenfalls versuchen wir es am anderen Arm nochmals oder wir punktieren intraossär." Da in der Akutmedizin Handlungsfolgen oft nicht genau bestimmbar sind, würde eine konsequente Planung aller möglichen Verzweigungen sehr schnell unüberschaubare Bäume ergeben. Man wird deshalb nicht zu viele Schritte im Voraus festlegen, sondern eher bis zu wichtigen Zwischenzielen planen und die weitere Entwicklung der Situation abwarten (Lindblom 1959; Abb. 7.2). Im Kontext umfangreicherer Planungen, z. B. im Projektmanagement, wird diese Vorgehensweise seit einiger Zeit als „agil" bezeichnet. Die flexible (agile) Reaktion auf Veränderungen der Anforderungen oder der Situation ist einer der Kernpunkte (z. B. Beck et al. 2001).

Planen kann darüber hinaus nach der Richtung unterschieden werden, in der die Planungsgedanken gehen: **Vorwärts- und Rückwärtsplanen** (Dörner 1989):

- Vorwärts zu planen bedeutet, vom **momentanen Zustand** aus zu denken: Dies ist die augenblickliche Situation des Patienten; wie geht es von hier aus weiter in Richtung auf das Ziel?

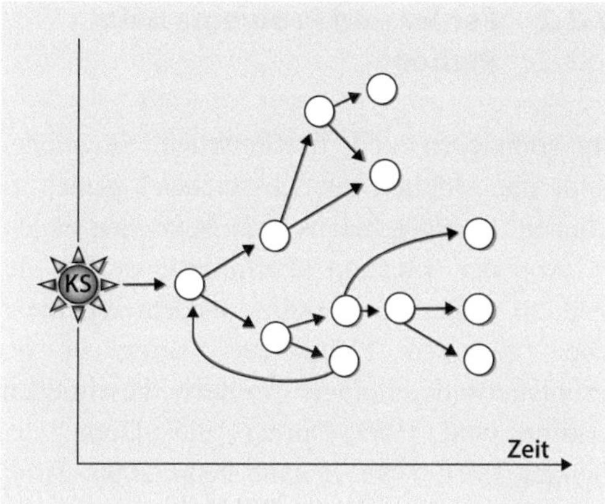

Abb. 7.2 Verzweigter Plan (nach Dörner 1999). Die Ausgangslage des verzweigten Plans ist eine kritische Situation (KS). Die Pfeile symbolisieren Handlungsschritte, die Kreise Ereignisse

- Rückwärts planen heißt, **vom Ziel aus** zu denken: Was muss vorher erreicht sein, wenn man dieses Ziel erreichen will? Rückwärts planen kann man nur, wenn das Handlungsziel klar ist und wenn der Weg dorthin in konkrete Zwischenziele gegliedert ist; gleichsam als Etappen, an denen entlang man rückwärts denkt.

Planen in kritischen Situationen läuft i. d. R. nicht nach einer der beiden Planungsarten ab, sondern erfordert eine Kombination beider Vorgehensweisen.

Eine zusätzliche Planungsanforderung entsteht bei der Behandlung von Akutpatienten durch interdisziplinäre Teams: Hier kommt zu der Notwendigkeit, die eigenen Behandlungsschritte im Kopf haben zu müssen, auch noch die Anforderung hinzu, die eigenen Pläne mit denen der anderen Berufsgruppen abzustimmen. Auf die damit verbundene Möglichkeit von Zielkonflikten und deren Lösungsmöglichkeiten wird in Kap. 11 eingegangen.

7.2.1 Angemessenes Planen in komplexen Situationen

Komplexe Problemsituationen in der Akutmedizin sind oft durch Intransparenz und eine hohe Eigendynamik gekennzeichnet (Kap. 2). Genau wie der Assistenzarzt in dem Fallbeispiel findet man sich in einer Situation wieder, in der man genau genommen nicht genug über einen Patienten weiß, um „vernünftig" planen zu können. Neben der Undurchsichtigkeit der momentanen Situation ist auch die weitere Zukunft nicht absehbar. Damit kann man sich nicht auf einen Plan festlegen, ohne gleichzeitig zu riskieren, dass sich die Situation bereits verändert, während man noch über die Problemlösung nachdenkt. Schließlich stellen auch die Folgen des eigenen Handelns einen Unsicherheitsfaktor für die Planung dar: Gelegentlich stellt sich erst nach einiger Zeit heraus, dass das Tun nicht den gewünschten Erfolg gebracht hat. Entsprechend ging auch der Assistenzarzt lange Zeit davon aus, erfolgreich eine Thoraxdrainage gelegt zu haben.

▶ Planen unter den Bedingungen der Komplexität erlaubt nicht, den Weg von einer gegebenen Situation bis zu einem Ziel in allen Einzelheiten im Voraus festlegen zu können. Komplexität macht es erforderlich, Pläne je nach Zustand des Patienten oder des Fortgangs der Situation zu verändern.

Zusammenfassend lässt sich festhalten, dass man unter den Bedingungen der Komplexität keine langfristigen und vollständigen Pläne erstellen kann. Planen unter diesen besonderen Rahmenbedingungen schließt daher grundsätzlich aus, den Weg von einer gegebenen Situation bis zu einem Ziel in allen Einzelheiten im Voraus festlegen zu können. Komplexität macht es erforderlich, Pläne je nach Zustand des Patienten oder des Fortgangs der Situation zu verändern. Auch wenn diese Flexibilität eine der Kernanforderungen an das Planen sein muss, so kann man dennoch einige Grundregeln formulieren, die als Fixpunkte für gutes Planen gelten können (von der Weth 2001). Gutes Planen in der Akutmedizin ist:

- **... in Maßen „verzweigt geplant".**
  Die Komplexität einer kritischen Situation ist nicht durch nur *einen* gedachten Handlungsweg von A nach B reduziert, sondern es werden Alternativen mitgeplant. Dazu braucht man in der Planung „Sollbruchstellen", an

denen man entscheidet, ob das bisherige Vorgehen effektiv ist oder ob es geändert werden muss. Hat man Zwischenziele mit Kriterien formuliert, können diese als solche Kontrollpunkte dienen: Wenn ein Zwischenziel nicht erreicht werden kann, muss der Gesamtplan überprüft werden. Ein solches Zwischenziel hätte beispielsweise die Normalisierung der Beatmungswerte nach Anlage der Drainage sein können.

- **… auf Neben- und Fernwirkungen des Handelns geprüft.**
  Da mit einer Maßnahme ein bestimmtes Ziel erreicht werden soll, ist man häufig zufrieden, wenn das Erwünschte eintritt. Jede Behandlung hat jedoch ihre Risiken und unerwünschten Nebenwirkungen. Eine Anforderung an gutes Planen ist deshalb, nicht nur den Behandlungsweg, sondern auch die – unter Umständen erst später auftretenden – negativen Konsequenzen im Auge zu haben. Neben- und Fernwirkungen des Handelns wurden bei der Planung der Thoraxdrainage offensichtlich nicht berücksichtigt.
- **… mit Puffern geplant.**
  Gerade weil sich kritische Situationen dynamisch verändern, kann man sich unvermutet mit einer unerwarteten Entwicklung konfrontiert sehen. Um diese Entwicklung abfangen zu können, bevor sie den Patienten schädigt, ist es nötig, seinen Handlungsspielraum mit Puffern zu versehen. Puffer in der Akutmedizin sind vor allem Zeit, zusätzliches Personal und materielle Ressourcen. Puffer werden jedoch in der momentanen Situation des Gesundheitswesens oftmals als überflüssiger Luxus angesehen. Planen ohne Puffer erhöht aber die Risiken für schwere Unfälle und Zwischenfälle, da Abweichungen vom Plan nicht mehr aufgefangen werden können.

Zeichen guten Planens
- In Maßen „verzweigt geplant“
- An Neben- und Fernwirkungen des Handelns gedacht
- Mit Puffern geplant

7.2.2 Fehler und Probleme beim Planen

In komplexen und dynamischen Situationen fehlt die Möglichkeit, weitreichend planen zu können. Darüber hinaus sind Menschen zudem oft von der Situation überfordert. Ist dies der Fall, so planen sie verkürzt und eingeschränkt. Die folgenden Phänomene wurde in der Problemlösepsychologie vielfach beschrieben: (Dörner et al. 1983; Dörner 1989; Dörner und Schaub 1994, 1995; Schaub 2000, 2006; Strohschneider und von der Weth 2001):

- **Fehlendes Planen: Methodismus**
  Hat sich ein medizinisches Vorgehen einmal bewährt, wird diese Handlung mit einer positiven Verstärkung gelernt. Tritt eine ähnliche Situation das nächste Mal auf, besteht eine starke Tendenz, wieder so vorzugehen, getreu dem Motto: „Was sich einmal hat bewährt, darauf greift man gern zurück!“ Durch die damit bewirkte Verstärkung können positive Erfahrungen bereits mittelfristig zu starrem regelbasiertem Problemlösen führen, zum sogenannten Methodismus. Methodismus als Ersatz für situationsspezifisches Planen kann zu einer Gefahr werden, die besonders den Erfahrenen ereilen kann. Unbewusst lautet dann die Situationseinschätzung: „Diese Situation kenne ich, das habe ich schon so oft erlebt, da weiß ich, wie die Behandlung geht“ und man tut, was man oft schon erfolgreich getan hat (Handlungsroutinen, Kap. 4). Über bewährte Vorgehensweise nicht weiter nachzudenken ist im Alltag oft sinnvoll und weithin erfolgreich. Es funktioniert aber nur, wenn die aktuelle Situation „gleich“ ist wie viele andere bisher. Wenn der aktuelle Patient oder die aktuelle Situation sich in unauffälligen, aber wichtigen Details vom Bekannten unterscheidet und man dies im Druck der Akutbehandlung nicht bemerkt, resultieren Handlungen nach dem Motto „Bewährt, aber falsch“ (*‚strong-but-wrong‘ schemata;* Reason 1990).

- **Planen ohne Alternativen, mit nur einem Schwerpunkt**
Es wird nur ein Handlungsweg bedacht, ohne mögliche Verzweigungen oder denkbare Alternativen zu berücksichtigen. Verläuft der Handlungsweg nicht wie geplant, wird man von der Entwicklung überrascht und muss mangels Alternativen erneut mit dem Planungsprozess beginnen. Der weitere Verlauf der Patientenversorgung nach der vermeintlich erfolgreichen Punktion des Pneumothorax wäre ein klassisches Beispiel dafür, wie man im Falle des Scheiterns einer Idee ganz neu mit dem Planen beginnen muss und sich nun mit wesentlich größerem Zeitdruck konfrontiert sieht.
- **Planen ohne Fern- und Nebenwirkungen zu bedenken, unvernetzt planen**
„Man kann nie nur eines wollen" – und man kann in der Medizin auch nie „nur eines tun"! Dieser Satz mag banal klingen, ist jedoch von elementarer Bedeutung für den Umgang mit Planungsprozessen in komplexen Situationen. Viele Handlungen und Behandlungsmethoden haben unerwünschte Neben- und Fernwirkungen, die beachtet und in der persönlichen „Kosten-Nutzen-Rechnung" berücksichtigt werden müssen. Der Preis, den Patienten für die Behandlung bezahlen müssen, darf nicht höher sein als die Kosten ihrer Erkrankung; daran sollte sich jeder Plan orientieren. Die Maxime „man kann nie nur eines wollen" wird aber oft missachtet, weil es geistig unbequem ist, die Komplexität eines Problems dadurch zu erhöhen, dass man auch noch Fern- und Nebenwirkungen einkalkuliert. Gelegentlich treten (bei der Patientin oder dem Patienten oder bei den Behandelnden) in Folge dieser Reflexion Zweifel an bisherigen Therapiemaßnahmen auf und zwingen zur Neuorientierung. Darüber hinaus kostet dieses Nachdenken Zeit und Kraft, eine Ressource, die nicht in jedem Fall in ausreichender Menge zur Verfügung steht.
- **Unterplanen**
Einen Plan in detaillierte Handlungsabschnitte zu untergliedern, erfordert viel mentale Kapazität. In Verbindung mit der Notfallsituation ist die mentale Belastung jedoch oft so hoch, dass Pläne bevorzugt auf einem sehr vagen Niveau formuliert werden („jetzt schaun wir mal, dann sehen wir schon"). Das ist in komplexen Situationen mit sehr vielen unbekannten Parametern oder Entwicklungsmöglichkeiten als „muddling-through" oder „durchwursteln" durchaus sinnvoll und zu akademischen Ehren gekommen (Lindblom 1959; Dörner 1989), weil man so flexibel reagieren kann. Allerdings erscheinen manche Optionen nur so lange erstrebenswert, so lange man sich noch keine Gedanken über die konkrete Umsetzung gemacht hat. Unterplant man eine Situation, so läuft man Gefahr, einen Weg einzuschlagen, der sich mangels Durchführbarkeit als Sackgasse herausstellt.
- **Planoptimismus**
Sobald der Wunsch Vater des Gedanken wird und Scheitern nicht vorstellbar ist, wird Planoptimismus das Handeln bestimmen: „Die Anlage der Thoraxdrainage wird gut gehen, weil es gut gehen muss". Die Wahrnehmung über Rückmeldungen aus dem System (Blutung; unveränderte Beatmungssituation) wird selektiv erfolgen; man sieht nur, was man sehen möchte, weil man zu wissen meint, dass der einmal gefasste Plan erfolgreich sein wird. Die schwerwiegendste Variante des Planoptimismus ist das völlige Außerbetrachtlassen der Möglichkeit, dass Komplikationen (wie die Perforation der Leber) oder kritische Situationen auftreten könnten. Wer nicht mit einem Scheitern rechnet, wird möglicherweise „kalt erwischt" und muss dann nicht nur unter Zeitdruck neue Pläne bilden, sondern auch das eigene Scheitern verarbeiten.

▶ Planen sollte nicht nur den Benefit des Behandlungswegs, sondern auch dessen Risiken im Auge haben. Der Preis, den Patienten für die Behandlung bezahlen müssen, darf nicht höher sein als die Kosten ihrer Erkrankung; daran sollte sich jeder Plan orientieren.

Häufige Fehler beim Planen
- Fehlendes Planen: Methodismus
- Planen ohne Alternativen, mit nur einem Schwerpunkt
- Planen ohne Fern- und Nebenwirkungen zu bedenken, unvernetzt planen
- Unterplanen
- Planoptimismus

7.3 Tipps für die Praxis

Ziele

- Setzen Sie sich realistische Ziele! Bedenken Sie, dass eine gute Entscheidung nur dann gut ist, wenn man auch die Zeit hat, sie in die Tat umzusetzen.
- Wenden Sie Ihre Mühe auf die Klärung von Zielen und Kriterien ihrer Erreichung: Woran genau werden Sie merken, dass Sie Ihre Ziele erreicht haben?
- Klären Sie für sich die Priorität Ihrer Ziele, bevor Sie sich an Ihr Assistenzpersonal wenden.
- Seien Sie sich selbst gegenüber kritisch, welche nicht-medizinischen Absichten oder Ziele Ihr Handeln bestimmen.
- Formen Sie, wo immer möglich, ein negatives Ziel in ein positives Ziel um. Wo Sie mit dem Patienten hin möchten ist entscheidend und nicht, wo Sie nicht hin möchten.
- Bedenken Sie immer, dass Sie in komplexen Situationen nicht nur eines machen, nicht nur ein Ziel anstreben können. Seien Sie wachsam gegenüber Zielkonflikten.
- Nutzen Sie das Sprechen über Behandlungsziele als Möglichkeit, im Team besser zusammenzuarbeiten: Gemeinsame Ziele sind die Voraussetzung gemeinsamen Handelns!

Planen

- Erhoffen Sie das Beste, aber planen Sie für das Schlimmste! Wenn man ein *„worst case“*-Szenario bei seiner Planung berücksichtigt, wird man nicht von unangenehmen Entwicklungen überrascht.
- Denken Sie immer daran: Alles kann auch Ihnen passieren! Dass auch dem kompetentesten Kliniker Pläne scheitern, liegt in der Natur des Planens, nicht in der Person des Planers.
- Planen Sie mit Alternativen und mit Puffern (Zeit, Ressourcen, Personal).
- Denken Sie an unbeabsichtigte Nebenwirkungen Ihres Handelns.
- Vergessen Sie nicht, dass Planen eine geistige Tätigkeit und somit anstrengend ist. Es benötigt ein Minimum an Ausgeruhtheit und Muße, auch in kritischen Situationen. Wo immer möglich, sollte der Erfahrenste alle manuellen Tätigkeiten delegieren, um den Kopf zum Planen frei zu haben.

7.4 Ziele und Pläne – Auf einen Blick

Überblick
- Ziele sind Zustände, die die Vorstellung (mentale Repräsentation) von Bedürfnissen befriedigen. Pläne sind die Wege zu eben diesen Zuständen.
- Ein Ziel zu haben bedeutet: Wissen, wie man ein bestimmtes Bedürfnisse befriedigen kann; gute Ziele sind solche, die möglichst vielen Bedürfnissen zugleich dienen, ohne dabei neue Probleme zu schaffen.
- Je näher ein Ziel am eigenen Selbstkonzept liegt, desto energischer wird dieses Ziel verfolgt *(commitment)*.
- Ziele geben dem Handeln die Richtung vor, sie dienen als „Leuchtfeuer“ des Handelns.
- Gute Ziele sind gegliedert in Ober-, Teil- und Zwischenziele, geordnet nach Prioritäten und auf Konflikte geprüft; sie sind positiv formuliert, klar benannt und mit Kriterien der Erreichung formuliert.
- Flexibilität ist in dynamischen Situationen besonders wichtig.

- Häufige Probleme bei der Zielbildung sind Aktionismus, fehlende Prioritätensetzung, Unklarheit über Zielkonflikte, mangelnde Konkretisierung und Gliederung, zu frühe Festlegung und Fixierung auf Negativziele.
- Nicht-fachliche Ziele spielen beim Handeln häufig eine Rolle; vor allem Kompetenzschutz kann in kritischen Situationen unbewusst das Handeln bestimmen.
- Planen ist die vorgestellte Annäherung an ein Ziel; Planen bedeutet, Handlungsoptionen zu erkunden, zu bewerten und Handlungsschritte festzulegen.
- Planen muss man immer dann, wenn man keine vorgefertigten Handlungswege hat und nicht auf Grundlage von Fertigkeiten und Regeln handeln kann.
- Unter den Bedingungen der Akutmedizin sind vollständige, langfristige Pläne selten möglich; gute Pläne in der Akutmedizin sind in Maßen verzweigt, mit Puffern versehen und auf Fern- und Nebenwirkungen geprüft.
- Häufige Planungsfehler sind Methodismus, Planen ohne Alternativen, fehlende Beachtung von Nebenwirkungen, Unterplanen und Planoptimismus.

Literatur

Beck K, Beedle M, Beenekum A, Cockburn A et al (2001) Manifesto for agile software development. https://agilemanifesto.org. Zugegriffen: 18. Aug. 2019

Brandstätter V, Schüler J, Puca RM, Lozo L (2018) Ziele, Volition und Handlungskontrolle. In: Brandstätter V, Schüler J, Puca RM, Lozo L (Hrsg) Motivation und emotion. Allgemein Psychologie für Bachelor. Springer, Heidelberg, S 129–159

Dijksterhuis A, Aarts H (2010) Goals, attention, and (Un) consciousness. Annu Rev Psychol 61:467–90

Doran GT (1981) There's a S.M.A.R.T. way to write management's goals and objectives. Manage Rev 70(11):35–36

Dörner D (1989) Die Logik des Mißlingens. Rowohlt, Reinbek bei Hamburg

Dörner D (1999) Bauplan für eine Seele. Rowohlt, Reinbek bei Hamburg

Dörner D, Güss D (2013) PSI: A computational architecture of cognition, motivation, and emotion. Rev Gen Psychol 17(3):297–317

Dörner D, Schaub H (1994) Errors in planning und decision making and the nature of human information processing. Appl Psychol: An Int Rev 43:433–453

Dörner D, Schaub H (1995) Handeln in Unbestimmtheit und Komplexität. Organisationsentwicklung 14:34–47

Dörner D, Kreuzig H, Reither F, Stäudel T (1983) Lohhausen. Vom Umgang mit Unbestimmtheit und Komplexität. Huber, Bern

Freud S (1961) Formulierungen über die zwei Prinzipien des psychischen Geschehens. Gesammelte Werke, Bd VIII. Fischer, Frankfurt a. M. (Erstveröffentlichung 1911)

Funke J, Fritz A (1995) Über Planen, Problemlösen und Handeln. In: Funke J, Fritz A (Hrsg) Neue Konzepte und Instrumente zur Planungsdiagnostik. Deutscher Psychologen Verlag, Bonn, S 1–45

Güss D, Dörner D (2017) The importance of motivation and emotion for explaining human cognition. Behav Brain Sci 40:38–39

Hacker W (1986) Arbeitspsychologie. Deutscher Verlag der Wissenschaften, Berlin

Hofinger G (2014) Fehler und Fallen im Umgang mit komplexen Problemen. In: Schaub H, Strohschneider S, Heimann R (Hrsg) Entscheiden in kritischen Situation – Umgang mit Unbestimmtheit. VS Verlag, Frankfurt a. M., S 3–22

Lindblom CE (1959) The science of muddling through. Public Adm Rev 19:79–88

Reason J (1990) Human Error. Cambridge University Press, Cambridge

Schaub H (2000) Menschliches Versagen. Die Rolle des Faktor „Mensch" bei großtechnischen Katastrophen aus psychologischer Sicht. Memorandum 35 des Instituts für Theoretische Psychologie der Universität Bamberg, Bamberg

Schaub H (2006) Störungen und Fehler beim Denken und Problemlösen. In: Funke J (Hrsg) Enzyklopädie der Psychologe. C/II/8: Denken und Problemlösen. Hogrefe, Göttingen, S 447–482

Strohschneider S, von der Weth R (Hrsg) (2001) Ja, mach nur einen Plan: Pannen und Fehlschläge – Ursachen, Beispiele, Lösungen. Huber, Bern

Sun R (2009) Motivational representations within a computational cognitive architecture. Cogn Comput 1:91–103

Von der Weth R (1990) Zielbildung bei der Organisation des Handelns. Lang, Frankfurt a. M

Von der Weth R (2001) Management der Komplexität. Huber, Bern

8 Aufmerksamkeit: Im Fokus des Bewusstseins

Re-Intubation
Ein Intensivarzt hat die letzte Schicht in seiner Nachtdienstwoche. Es ist 3 Uhr morgens und die vergangenen Stunden waren aufgrund von arbeitsintensiven Patienten sehr anstrengend. Dementsprechend müde fühlt sich der Assistenzarzt. Er hat vor, sich kurz hinzulegen, visitiert jedoch zuvor nochmals einen Patienten mit einem neu aufgetretenen hämodynamischen Problem. Während er noch über eine Problemlösung nachdenkt, wird er in das Nachbarzimmer zu einem Notfall gerufen: Ein Intensivpatient ist bei einer Lagerungsmaßnahme versehentlich extubiert worden. Der Assistenzarzt folgt der Pflegekraft in das Zimmer, wo eine weitere Pflegekraft den Patienten mit der Maske beatmet. Die pulsoxymetrisch gemessene Sättigung liegt bei 85 %. Der Assistenzarzt übernimmt die Maskenbeatmung und lässt die Re-Intubation vorbereiten. Da der Patient verwirrt ist und sich gegen die Maskenbeatmung wehrt, möchte der Assistenzarzt die bereits laufende Analgosedierung mit Fentanyl und Midazolam vertiefen. Zu diesem Zweck greift der Assistenzarzt nach dem Perfusor und dreht mit der Hand einige Milliliter des Spritzeninhaltes hinein. Wenige Sekunden später beginnt der Patient tachykard zu werden und der Monitor gibt Alarm. Ein Blick auf den Bildschirm zeigt eine Herzfrequenz von 180/min und einen arteriellen Druck von 260/150 mmHg. Anstatt einen Bolus Fentanyl-Midazolam zu geben hat der Assistenzarzt versehentlich den Perfusor mit Epinephrin bedient. Mit der Bolusgabe eines Nitrats kann der Assistenzarzt eine weitere Blutdrucksteigerung kupieren und wenige Minuten später mit der geplanten Intubation fortfahren.

Ein Intensivmediziner wird am Ende einer Nachtdienstwoche im müden Zustand mit einem Notfall konfrontiert. Die Anforderung erreicht ihn in einem Moment, wo seine Aufmerksamkeit von einem anderen Problem in Beschlag genommen wird. Erschöpft und noch in Gedanken muss er eine Notfallsituation bewältigen, in der er sich auf eine Maskenbeatmung und die Vorbereitung einer Re-Intubation konzentrieren muss. Als er dem Patienten manuell einen Bolus mit Analgosedierung geben möchte, vergreift er sich in der Wahl der Perfusorspritze und appliziert dem Patienten eine größere Menge eines Katecholamins. Durch die sofortige medikamentöse Intervention kann der Assistenzarzt eine Patientenschädigung durch einen exzessiven Blutdruck- und Herzfrequenzanstieg verhindern.

M. St.Pierre und G. Hofinger, *Human Factors und Patientensicherheit in der Akutmedizin*,
https://doi.org/10.1007/978-3-662-60485-4_8

8.1 Steuerung des Handelns: Aufmerksamkeit, Vigilanz und Konzentration

Menschliches Denken, Wahrnehmen und Handeln kann bewusst kontrolliert und gesteuert werden. Diese bewusste Steuerung ist besonders für die analytische Bewältigung von **Problemen** und für alle Tätigkeiten, die **Genauigkeit** und **Dauerhaftigkeit** verlangen, relevant. Die dafür notwendige zentrale Ressource ist die **Aufmerksamkeitslenkung**. Mit ihrer Hilfe gelingt es Menschen, ganz bei einer Sache zu sein. Aufmerksamkeit ist jedoch eine anfällige Ressource: Lässt sie nach oder ist sie wie im Fallbeispiel müdigkeitsbedingt gestört, fehlt Menschen oftmals die Kontrolle über die Ausführung von Handlungen. Fehler werden dann häufiger begangen.

In der Forschung zu Human Factors werden:

- als **Eigenschaften von Aufmerksamkeit** die phasische und tonische Aktivierung, Daueraufmerksamkeit und Vigilanz, und
- als **Störungen der Aufmerksamkeit** Müdigkeit, Ermüdung und Monotonie diskutiert.

8.1.1 Aufmerksamkeit

Der Intensivarzt verabreicht das falsche Medikament, weil er einen Moment lang nicht aufmerksam ist. Ihm wird die Fehlhandlung erst dann bewusst, als Monitoralarme ihn auf eine Abweichung des geplanten vom tatsächlichen Verlauf aufmerksam machen. Obwohl er ganz bei der Notfallsituation ist, gewissermaßen „ganz aufmerksam" die Patientenversorgung koordiniert, entgeht dennoch ein Teil der damit verbundenen Handlung, die Medikamentenapplikation, seiner Aufmerksamkeit. Wie soll man sich daher Aufmerksamkeit vorstellen, wenn man zwar „ganz da" sein kann, aber dennoch manche Handlungen außerhalb der bewussten Kontrolle sind? „Was Aufmerksamkeit ist, das weiß man einfach", sagte bereits 1890 der Bewusstseinspsychologie William James: „Aufmerksamkeit ist die willkürliche Ausrichtung der Wahrnehmung und des Denkens auf einen Gegenstand (James 1890)." Trotz dieser einleuchtenden Erklärung gibt es bis heute keine klare Definition von Aufmerksamkeit (Weeß et al. 1998; Beispiele: Eysenck und Keane 2000; Styles 2006). Statt einer Definition finden sich in der Literatur zumeist Metaphern, die Aspekte der Aufmerksamkeit beschreiben (Zimbardo und Gerrig 2008). Die drei wichtigsten Metaphern sind der **Scheinwerfer**, der **Filter** und der **Flaschenhals** (Abb. 8.1).

Metaphern der Aufmerksamkeit
Durch die **Scheinwerfer-Metapher** wird deutlich: **Nicht alles, was gerade in der Umgebung vorhanden ist, wird von Menschen bewusst wahrgenommen.** Nur das, was im Fokus der Aufmerksamkeit steht, kann ein Mensch bewusst ansehen oder anhören und darüber nachdenken. Der „Scheinwerfer Aufmerksamkeit" ist eng mit dem Bewusstsein verknüpft. Was nicht aufmerksam wahrgenommen und verarbeitet wird, kann über **Gefühle** dennoch teilweise ins Bewusstsein gelangen. Dies geschieht allerdings in verschlüsselter Form, da Gefühle als blitzartige Zusammenfassung und Bewertung einer Situation ihre Ursache nicht erklären (Kap. 4).

Die **Metapher des Filters** zeigt, dass **nicht alles, was ein Mensch wahrnimmt, auch ins Bewusstsein gelangt** (Kap. 5). Bekannt wurde die Formulierung der Filtertheorie als Flaschenhals (Broadbent 1958): Da die Aufmerksamkeit eine limitierte Ressource ist, gehe alles, was nicht bewusst verarbeitet wird und folglich nicht durch den Flaschenhals gelangt, verloren. Empirisch gestützt ist die modifizierte Form dieser Theorie: Die bewusste Verarbeitung hängt zwar von der Aufmerksamkeit ab, aber es wird auch das, was nicht bewusst wahrgenommen wird, zumindest teilweise analysiert. Dies geschieht dadurch, dass Wahrnehmungsinhalte, die nicht von der Aufmerksamkeit aus dem Datenstrom gefiltert und im Kortex verarbeitet werden, in anderen Gehirnzentren auf Relevanz geprüft und in Schemata eingeordnet werden (Ramachandran und Blakeslee 2001). Wird eine Wahrnehmung als „relevant" bewertet, erfolgt eine unwillkürliche Zuwendung der Aufmerksamkeit auf die Reizquelle hin (**Orientierungsreaktion,**

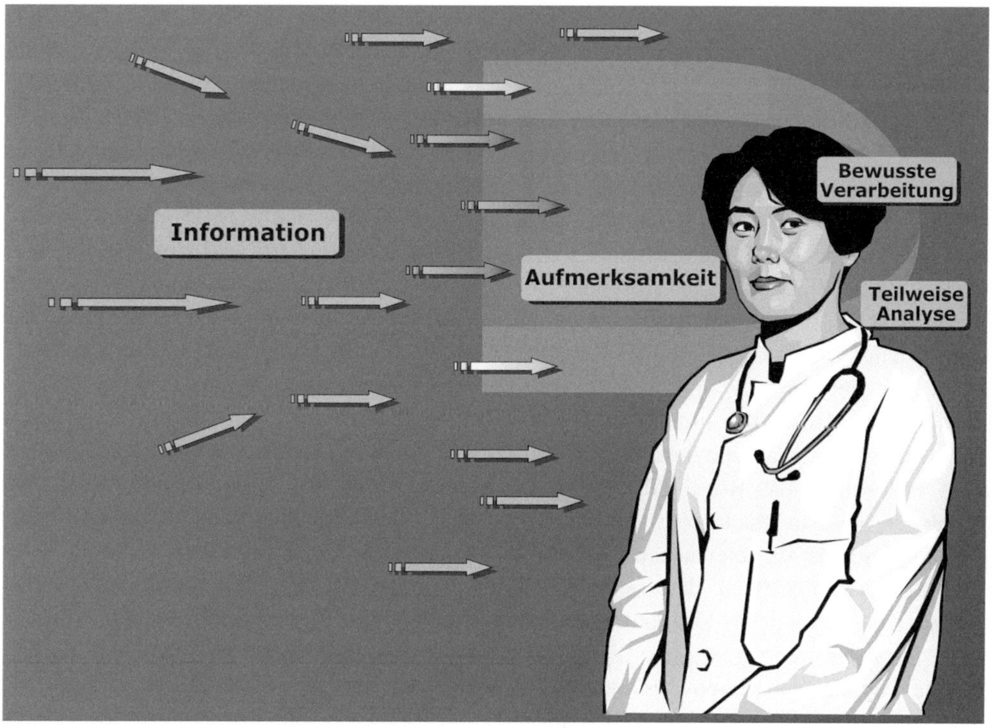

Abb. 8.1 Aufmerksamkeit als „Scheinwerfer“ oder „Filter“: Was in ihrem Fokus ist, gelangt ins Bewusstsein

Sokolov 1963). Der Monitoralarm einer Blutdrucküberschreitung ist eine solche Reizquelle, an der sich der Assistenzarzt orientiert. Der Alarmton ist für ihn eine relevante Wahrnehmung.

▶ Nicht alles, was gerade in der Umgebung vorhanden ist, wird von Menschen bewusst wahrgenommen, und nicht alles, was ein Mensch wahrnimmt, gelangt auch ins Bewusstsein.

Physiologie der Aufmerksamkeit

Physiologisch ist Aufmerksamkeit an zentralnervöse Aktivierung gebunden. Es gibt zwei Grundformen von Aktivierung, die tonische und die phasische (zur Differenzierung siehe Krummenacher und Müller 2016, S. 106):

- **Tonische Aktivierung** beschreibt, wie „wach“ jemand ist. Diese Aktivierung unterliegt nicht der bewussten Kontrolle, sondern ist vom zirkadianen Rhythmus und vom Schlafmangel abhängig. Zum Zeitpunkt des Notfalls ist die tonische Aktivierung des Intensivarztes niedrig.
- **Phasische Aktivierung** ist ein Anstieg der zentralnervösen Aktivierung, der auf ein Signal oder einen Warnreiz hin erfolgt. Physiologisch zeigt sich die phasische Aktivierung in einem Anstieg von Herzfrequenz und Blutdruck, in einer Abnahme des Hautwiderstands und in einer Erweiterung der Pupillen. Als er von dem Notfall im Nebenzimmer erfährt, erfolgt bei dem Assistenzarzt eine phasische Aktivierung.

Im Gegensatz zur zentralnervösen Aktivierung unterliegen die Aufmerksamkeitsaspekte Vigilanz, selektive Aufmerksamkeit und geteilte Aufmerksamkeit zumindest teilweise der bewussten Kontrolle des Organismus (Weeß et al. 1998).

8.1.2 Vigilanz

Vigilanz (Wachsamkeit) ist die Bereitschaft, die Aufmerksamkeit über einen längeren Zeitraum auf einem hohen Niveau zu halten und auf seltene und zufällig auftretende Reize zu reagieren. Der Neurologe Sir Henry Head hielt bereits Anfang des letzten Jahrhunderts fest, dass man unter Vigilanz „das Ausmaß" versteht, „in dem ein bestimmter Teil des zentralen Nervensystems zu einem beliebigen Zeitpunkt Zeichen der integrativen und absichtsvollen Anpassung [auf Außenreize hin; Anm. d. Hrsg] zeigt" (Head 1923). Während des Zweiten Weltkrieges beauftragte die Royal Air Force den Psychologen Norman Mackworth, die Effizienz des Radarpersonals zu untersuchen. Ausgangspunkt war die Beobachtung, dass Soldaten, die am Sonargerät feindliche U-Boote aufspüren sollten, insbesondere gegen Ende der Wache schwache Signale auf ihren Monitoren entgingen. Mackworth untersuchte systematisch, wann genau und warum dieses Phänomen auftrat. Er fand heraus, dass die Genauigkeit der Signaldetektion bereits nach 30 min um etwa 15 % gesunken war und in der verbleibenden Zeit der Schicht einen eher graduellen Abfall aufwies. Dieses Phänomen der nachlassenden Leistung bei der konstanten Aufgabe der Signaldetektion bezeichnete er als **Aufmerksamkeitsverfall** (*vigilance decrement;* Mackworth 1948). Erklärt wurde dieses Phänomen durch die mental unterfordernde und unterstimulierende Aufgabengestaltung. Diese Sicht wird heute nicht mehr geteilt. Es gilt als gesichert, dass Vigilanzaufgaben hohe Anforderungen an die menschliche Informationsverarbeitung stellen und mit einem beachtlichen Grad an subjektiver Arbeitsbelastung und Stress verbunden sind (Mackworth 1970; Warm et al. 2008). Somit kann die „Ressource Aufmerksamkeit" zu einem limitierenden Faktor in der Auseinandersetzung mit Außenreizen werden. Verfällt die Vigilanz im Laufe einer Aufgabe, so liegt dies nicht daran, dass die Aufgabe langweilig ist, sondern daran, dass die Arbeitsbelastung, die Vigilanzaufgaben mit sich bringen, den Betreffenden ermüdet.

Das Interesse an den Möglichkeiten und Grenzen der Vigilanz ist in vielen Hochrisikobereichen aufgrund vermehrt eingesetzter Automatisierung gestiegen. Der technische Fortschritt hat die Rolle des Menschen und damit die Anforderungen an seine Tätigkeiten verändert: Während ein Arbeitnehmer früher ein System aktiv steuerte und wusste, wo genau im Prozess man sich gerade befand, so beschränkt sich heute vielerorts seine oder ihre Aufgabe nur noch darauf, das System zu überwachen und bei Problemen einzugreifen. Ein vergleichbares Anforderungsprofil von Überwachung und Eingreifen ist in manchen Bereichen der Akutmedizin zu finden. War beispielsweise die Anästhesie früher durch eine ständige klinische Interaktion zwischen Patient und Arzt oder Schwester charakterisiert (Gesichtsfarbe wahrnehmen, Pupillen kontrollieren, Puls fühlen, Lunge auskultieren), so ist diese Interaktion durch die Beobachtung von Monitoren und Anzeigen von Vitalzeichen ersetzt worden. Symptomatisch für diese generelle Entwicklung stieg die Anzahl von Anzeigen, Alarmen und Kurven auf hoch entwickelten Monitoren von etwa vier in den 1970er Jahren auf 23 im Jahre 2000 (Beatty 2000). Alle diese Monitore bedürfen einer vigilanten Überwachung, um Änderungen im System rasch erkennen zu können. Einige anästhesiologische Fachgesellschaften tragen dieser Tatsache mit der Erwähnung von Vigilanz in ihrem Leitmotiv Rechnung: „Vigila et ventila" („Sei wachsam und beatme").

Leistungsabfälle während einer langen Vigilanzaufgabe – wie das Beobachten von Monitoren – manifestieren sich in Herabsetzung der Reaktionszeit sowie einer verminderten Wahrscheinlichkeit der visuellen und auditiven Signalentdeckung (Krueger 1994). Vigilanz ist zwar eine notwendige Bedingung für gutes Handeln in der Akutmedizin, ihre Bedeutung in der Zusammenschau mit anderen Faktoren sollte jedoch nicht überschätzt werden (Howard und Gaba 1997). Eine sehr hohe (z. B. Stress) sowie eine sehr niedrige Aktivierung (z. B. Erschöpfung und Müdigkeit) senken die Vigilanz.

▶ Vigilanz (Wachsamkeit) ist die Bereitschaft, die Aufmerksamkeit über einen längeren Zeitraum auf einem hohen Niveau zu halten und auf seltene und zufällig auftretende Reize zu reagieren.

8.1.3 Selektive Aufmerksamkeit und Konzentration

Wenn wir unsere Aufmerksamkeit bewusst auf einen Bereich lenken, sprechen wir von „selektiver Aufmerksamkeit". Aus allen möglichen Wahrnehmungsinhalten (sowie der im Gedächtnis gespeicherten Information) trifft man eine bewusste Auswahl und blendet störende Reize aus. Dadurch werden bestimmte Informationen dem Bewusstsein und der störungsfreien Steuerung des Denkens und Handelns zugänglich (Krummenacker und Müller 2016). Wird diese Ausrichtung länger aufrechterhalten, sprechen wir von Konzentration. Um sich auf eine Sache voll konzentrieren zu können, muss das aktuelle Motiv von anderen Motiven, die auch aktiv werden wollen, abgeschirmt werden (Kap. 4). Zudem verlangt Konzentration die Erhöhung der Wahrnehmungsschwellen, da man sonst leicht durch andere Reize abgelenkt wird. Konzentration ist selten absolut, das wäre gefährlich – sehr auffällige oder subjektiv wichtige Reize dringend durch die Abschirmung hindurch.

▶ Konzentration ist die dauernde Ausrichtung der Aufmerksamkeit auf einen bestimmten, bewusst ausgewählten Bereich des Denkens und Wahrnehmens.

8.1.4 Geteilte Aufmerksamkeit

Von geteilter Aufmerksamkeit spricht man, wenn jemand zwei oder mehr Aufgaben zugleich bearbeiten muss (Krummenacher und Müller 2016). Ob dies gelingt, hängt maßgeblich davon ab, welcher Natur die entsprechenden Aufgaben sind. Die meisten Menschen sind nicht in der Lage, mehrere Aufgaben, die jeweils eine bewusste Verarbeitung notwendig machen, parallel abzuarbeiten. Sie können sich nur dann mehreren Aufgaben gleichzeitig widmen, wenn höchstens eine davon bewusstes Denken erfordert und die andere Aufgabe großteils „automatisiert" abläuft (Schneider und Shiffrin 1977). Dies wird am Vorgehen des Intensivarztes aus dem Fallbeispiel deutlich: Seine Aufmerksamkeit gilt der Maskenbeatmung und der Vorbereitung zur Re-Intubation. Die Bolusgabe der vermeintlichen Analgosedierung erfolgt dagegen auf dem Fertigkeitslevel (Kap. 2) ohne gezieltes Hinsehen. Läuft eine Handlung so ab, so wendet sich die Aufmerksamkeit diesem Automatismus nur an „Kontrollpunkten" zu, um die korrekte Ausführung zu überprüfen. In der verbleibenden Zeit ist die Aufmerksamkeit auf die Maskenbeatmung und die geplante Intubation gerichtet, weil diese Aufgaben bewusstes Denken erfordern. Da der Intensivarzt jedoch müde ist, beanspruchen diese Aufgaben seine Aufmerksamkeit stärker als sonst. Dies hat zur Folge, dass die „Kontrollpunkte" der Medikamentengabe übersprungen werden und die Perfusormanipulation unkontrolliert abläuft. Dadurch entsteht die geschilderte kritische Situation.

Mehrere Aufgaben zeitgleich ohne Leistungseinbußen zu bearbeiten ist auch dann leichter möglich, wenn verschiedene Sinnesmodalitäten zur Bewältigung der Situation eingesetzt werden können. So kann der Assistenzarzt gleichzeitig sowohl Anweisungen für die Intubation geben als auch auf den Signalton des Pulsoxymeters hören, der ihm als Rückmeldung über die Effizienz seiner Maskenbeatmung dient. Wäre er jedoch mit einer Aufgabe konfrontiert, die so neuartig und ungewohnt ist, dass er auf analytisches Denken zurückgreifen müsste, so würde diese Aufgabe seine volle Konzentration abverlangen und möglicherweise zu einer Abschottung von allen anderen Aufgaben führen.

Die Notwendigkeit, seine Aufmerksamkeit zwischen mehreren gleichzeitig zu bearbeitenden Aufgaben aufzuteilen, ist nicht nur während medizinischen Notfällen gegeben. Vielmehr ist es ein Charakteristikum der Akutmedizin, dass Behandler regelmäßig und häufig in ihren Handlungen unterbrochen werden (Antoniadis et al.

2014) und auch zusätzlich „hereinkommenden“ Aufgaben ihre Aufmerksamkeit zuwenden müssen (Chisholm et al. 2000).

Aufmerksamkeit muss auch dann aufgeteilt werden, wenn eine Handlung für die Zukunft gemerkt und dann innerhalb eines kurzen Zeitfensters erinnert und ausgeführt werden soll (**Prospektives Gedächtnis;** Kap. 4). Prospektive Gedächtnisinhalte werden vermutlich dadurch erinnert, dass Menschen einen Teil ihrer Aufmerksamkeit darauf verwenden, die Intention „im Hintergrund“ aktiv zu halten, während sie gleichzeitig anderen Tätigkeiten nachgehen. Der Hinweis darauf, dass der Zeitpunkt gekommen ist, die intendierte Handlung auszuführen, kann

- **zeitbasiert** (z. B. „um 13:00 Uhr muss ich in die Besprechung mit der Verwaltungsdirektorin“),
- **ereignisbasiert** (z. B. „wenn ich den Kollegen sehe, frag ich ihn, ob er sich schon um die Reparatur der defekten Ferno-Trage vom RTW gekümmert hat“) oder
- **handlungsbasiert** (z. B. „wenn ich mit dem Arztbrief fertig bin, muss ich mir nochmals die Wunde von Patient XY ansehen“) erfolgen.

Aufmerksamkeit muss folglich auch dafür geteilt werden, dass die Umgebung auf relevante Schlüsselreize für das prospektive Gedächtnis abgetastet werden kann (Smith 2003; West et al. 2011).

Es herrscht Übereinstimmung darin, dass derartige Überwachungsprozesse das Arbeitsgedächtnis und Aufmerksamkeitsressourcen beanspruchen und geteilte Aufmerksamkeit das prospektive Gedächtnis beeinträchtigt (Harrison et al. 2014): Je mehr man ganz auf eine Sache konzentriert ist, desto eher kann es geschehen, dass man eine geplante Handlung vergisst. Eine Umwandlung von zeitbasierten in ereignisbasierte Hinweise (z. B. akustische Terminerinnerung mittels Smartphone) hilft, das prospektive Gedächtnis von der begrenzten Aufmerksamkeitskapazität unabhängiger zu machen.

8.1.5 Begrenzte Aufmerksamkeitskapazität

Da es sich bei der Aufmerksamkeit um eine von Natur aus begrenzte Ressource handelt, die je nach Situation auch noch auf verschiedene Aufgaben aufgeteilt werden muss, steht für eine bestimmte Aufgabe oft nur ein begrenztes Maß davon zur Verfügung. In dem Wunsch, die Ressource zu vergrößern, wurde bereits früh mit Versuchen begonnen, die menschliche Aufmerksamkeitskapazität durch Training zu steigern. Untersuchungen in der zivilen Luftfahrt haben jedoch gezeigt, dass Trainingsmaßnahmen zu keiner nennenswerten Vergrößerung der Kapazität führen. Vielmehr steht jedem Menschen in der Tat nur eine begrenzte Menge an Aufmerksamkeit zur Verfügung (Wickens 1984). Die Kapazität gleicht damit einem Eimer, dessen Inhalt zwar nicht vergrößert, wohl aber verschieden verteilt werden kann. Wie genau man sich diesen „Eimer“ an Aufmerksamkeitskapazität vorstellen muss und auf welcher Ebene der Verarbeitung die Begrenzung liegt, darüber existieren verschiedene theoretische Modelle. Für viele Autoren stellt Aufmerksamkeit eine Art „Zentralbank“ dar, die Ressourcen für alle Aufgaben zur Verfügung stellt, die mit mentaler Anstrengung verbunden sind. Das bekannte Arbeitsgedächtnismodell von Baddeley (2003) nimmt an, dass die Verteilung der Aufmerksamkeit an die verschiedenen unabhängigen funktionierenden Sinnesmodalitäten (im Arbeitsgedächtnis) zentral gesteuert wird – hier wird die Verknüpfung von Arbeitsgedächtnis und Aufmerksamkeit evident: worauf sich die Aufmerksamkeit richtet, das kann aktiv verarbeitet werden. Andere Theorien hingegen gehen von multiplen spezialisierten Ressourcen aus, die den Sinnesmodalitäten (z. B. Sehen, Hören) zugeordnet sind. Einig sind sich die Modelle jedoch darin, dass es nur ein begrenztes Maß an Aufmerksamkeit zu verteilen gibt.

Die Konsequenzen dieser Erkenntnis haben unmittelbaren Einfluss auf die Struktur der Patientenversorgung im Team: Die Person mit der meisten Erfahrung sollte ihre

Aufmerksamkeit nicht dadurch binden, dass sie manuelle Tätigkeiten am Patienten durchführt und deren Ausführung überwacht. Stattdessen sollte die Aufmerksamkeit uneingeschränkt der Analyse und Problembewältigung zur Verfügung stehen.

▶ Aufmerksamkeitspotenzial kann zwar nicht maßgeblich vergrößert, aber sinnreich verteilt werden.

8.2 Offen für Neues: Hintergrundkontrolle und Erwartungshorizont

Für die meisten Tätigkeiten der Akutmedizin ist es notwendig, die Aufmerksamkeit ganz auf die aktuelle Absicht auszurichten: Nur das, womit man sich im Moment beschäftigt, soll zählen. Um dies zu erreichen wird die übrige Umgebung kurzerhand „ausgeblendet" und störende Einflüsse ignoriert. So wichtig dieser Fokus auf das Wesentliche ist, so groß ist doch gleichzeitig die Gefahr, dass diese Konzentration absolut wird und man dann weder **gute Gelegenheiten** für andere Absichten noch **Gefahren** oder drohende Komplikationen mitbekommt. Um diese Entwicklung zu vermeiden, führt unser kognitives System eine **Hintergrundkontrolle** (Dörner 1999) durch. Damit ist gemeint, dass Menschen ihre Umgebung in regelmäßigen Intervallen auf Wichtiges überprüfen. Sie tun dies, indem ihre Aufmerksamkeit für sehr kurze Zeit schweifend auf die Umgebung gerichtet wird und dann zur eigentlichen Handlung zurückkehrt. Hintergrundkontrolle erfolgt ohne bewusste Planung und wird dem Handelnden meist auch nicht bewusst. Bei sehr wichtigen Absichten und unter Stress entfällt die Hintergrundkontrolle jedoch weitgehend. In diesen Situationen ist es umso wichtiger, dass Akutmediziner sich bewusst und regelmäßig zu dieser Hintergrundkontrolle entschließen.

Neben den Einflüssen durch die Situation wird Hintergrundkontrolle auch durch das **Kompetenzgefühl** beeinflusst. Wenn jemand sich inkompetent fühlt, wird er oder sie entweder weniger kontrollieren, um die Entdeckung bedrohlicher Ereignisse zu vermeiden **(Einkapselung)**, oder aus Angst vor Fehlern sehr häufig kontrollieren **(Sprunghaftigkeit** und **Unkonzentriertheit)**.

In welchem Ausmaß Menschen Hintergrundkontrolle durchführen, hängt von der subjektiv empfundenen Sicherheit der Umgebung, von der Schwierigkeit der aktuellen Handlung und von den Erwartungen an den weiteren Fortgang der Ereignisse, dem **Erwartungshorizont** ab (Abb. 8.2).

Unter dem Erwartungshorizont versteht man die Prognose des zu Erwartenden, die Extrapolation der Gegenwart in die Zukunft.

Für den Intensivarzt besteht der Erwartungshorizont in einer problemlosen Fortführung der Intubationsvorbereitungen. Als der Erwartungshorizont bricht, weil die Herzfrequenz ansteigt und Monitoralarme ausgelöst werden, ruft dies Erstaunen, möglicherweise Erschrecken hervor. Es kommt zu einer Ausrichtung der Aufmerksamkeit **(Orientierungsreaktion)** und zum Nachdenken über die Situation: „Was geschieht

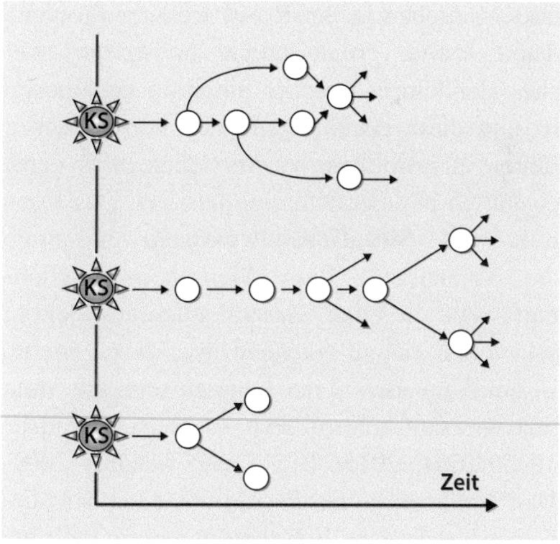

Abb. 8.2 Erwartungshorizont (nach Dörner 1999, S. 196). Für jede kritische Situation (KS), in der sich ein Mensch befindet, wird eine Extrapolation in die Zukunft vorgenommen. Die Kreise repräsentieren Geschehnisse, die Pfeile alternative Handlungen oder Entwicklungen. Mit wachsender Entfernung von der Gegenwart werden immer mehr Möglichkeiten vorstellbar, Erwartungen also immer unpräziser

hier gerade? Warum tritt das nicht ein, von dem ich angenommen hatte, dass es passiert?“

Der Erwartungshorizont ist für die Aufmerksamkeitssteuerung wichtig: Ereignisse, die man sicher erwartet, werden nicht bewusst kontrolliert. Es genügt eine gelegentliche Kontrolle, um das Situationsbild aufzufrischen. Ereignisse hingegen, deren Entwicklung man nicht gut vorhersagen kann, müssen genauer verfolgt werden. Je ungenauer die Erwartungen für die Zukunft sind **(unbestimmter Erwartungshorizont),** desto häufiger kontrollieren Menschen den Situationshintergrund.

▶ Unter dem Erwartungshorizont versteht man die Prognose des zu Erwartenden, die Extrapolation der Gegenwart in die Zukunft.

8.3 Situationsbewusstsein

Die Human Factors Forschung diskutiert seit einigen Jahrzehnten Situationsbewusstsein *(„situation awareness“)* als Faktor für die Vermeidung von Fehlentscheidungen in komplexen Systemen. Hintergrund dafür ist die Tatsache, dass Menschen in der Regel weniger Probleme damit haben, grundsätzlich zu wissen, welches Handeln in welcher Situation angemessen ist und diese Handlungen auch korrekt auszuführen, als vielmehr zu verstehen, was genau eigentlich in einer Situation passiert. Das Konstrukt des **Situationsbewusstsein** beschreibt die Vorstellung, dass Menschen möglichst umfassend in einer Gesamtsituation orientiert sein sollen, um zu erkennen, was davon wichtig ist um dann auch in der Lage zu sein, die Situation wirksam kontrollieren zu können (Endsley 1995, 2004, 2015; Biella und Schäfer 2002). Das Verständnis einer Person von einer Situation beeinflusst, welche Entscheidungen sie trifft und entsprechen wie sie handelt. *„Knowing what is going on so you can figure out what to do“* wäre eine sehr einprägsame englische Kurzdefinition für Situationsbewusstsein (Adam 1993).

Die Auseinandersetzung mit Situationsbewusstsein seit Anfang der 90er Jahre des letzten Jahrhunderts diente dazu, die Schnittstellen zwischen Technik und Mensch so zu verbessern, dass es Menschen leichter gemacht wird, ein umfassenderes Bild der Situation entwickeln zu können. Die Leichtigkeit (oder Mühe), mit der Menschen ein Situationsbewusstsein erlangen und aufrechterhalten können, ist in hohem Maße von der Gestaltung eines Arbeitsplatzes abhängig und davon, wie notwendige Information präsentiert wird: Eine unübersichtliche Gestaltung von Monitoranzeigen erschwert den Aufbau oder die Auffrischung des Situationsbildes erheblich (Biella und Schäfer 2002). Werden hingegen das kognitive System des Nutzers und seine Verhaltensweisen bei der Gestaltung von medizinischem Equipment berücksichtigt, so können integrierte grafische Anzeigen sowie ein intelligentes Design von Monitoralarmen das Situationsbewusstsein unterstützen (z. B. Drews und Westenskow 2006; Edworthy und Hellier 2006; Michels et al. 1997).

Problematisch ist jedoch, dass ‚Situationsbewusstsein‘ neben dem ursprünglich funktionalistischen Ansatz („Wie verbessere ich die Informationsdarstellung für den Anwender?) mittlerweile auch in einem normativen Ansatz („Dies war die Situation, das hätte die Crew wissen müssen!“) im medikolegalen Diskurs Einzug gehalten halt. Regelmäßig werden Zusammenhänge zwischen ‚ungenügendem‘ oder ‚verloren gegangenem‘ Situationsbewusstsein und unsicheren Handlungen und Unfallbeteiligung postuliert und erhebliche strafrechtliche Konsequenzen daraus gezogen (Dekker 2015).

▶ Situationsbewusstsein: *Knowing what is going on so you can figure out what to do.*

Voraussetzungen für Situationsbewusstsein

Eine entscheidende Voraussetzung für das Entstehen von Situationsbewusstsein ist die Fähigkeit von Individuen, ihren eigenen Denkprozess zu reflektieren, zur Seite zu treten und „über ihr Denken nachzudenken“ **(Metakognition).** Metakognition schafft Situationsbewusstsein, indem Klarheit darüber geschaffen wird (vgl. Endsley 1995):

- mit welcher Art von **Geschehen** man es zu tun hat,
- welche **Elemente** an der Situation beteiligt sind,
- was die aktuellen Geschehnisse für eine **Bedeutung** haben und
- welche **Entwicklung** die Situation vermutlich nehmen wird.

Um Situationsbewusstsein zu entwickeln und zu halten, müssen Menschen zunächst ein **Situationsbild** aufbauen, indem sie alle für die Situation relevanten Objekte, Parameter und Ereignisse erfassen. Um das Situationsbild immer auf dem aktuellsten Stand zu halten und damit ein hohes Maß an Situationsbewusstsein zu wahren, sind zwei Prozesse nötig:

- Das Situationsbild muss **regelmäßig aufgefrischt** werden. Das ist der oben beschriebene Prozess der Hintergrundkontrolle. Für den Aufbau eines Situationsbewusstseins muss diese Kontrolle allerdings bewusst erfolgen, indem ihr Aufmerksamkeit zugewiesen wird.
- Die wahrgenommenen Elemente müssen auf ihre **Relevanz** hin bewertet werden. Um diese Bewertung durchführen zu können, ist allerdings Klarheit über die eigenen Ziele in der Situation notwendig, da eine Relevanzprüfung immer die Frage beantworten muss: „Relevant wofür?“

Situationsbewusstsein ist wie alle anderen Aufmerksamkeitsprozesse anfällig für Störungen, vor allem unter Müdigkeit und Schlafunterbrechungen (s. u.), Stress oder hoher Arbeitsbelastung. Stress scheint hierbei eine besondere negative Auswirkung zu haben (Sneddon et al. 2013). Darüber hinaus beeinflusst die Komplexität einer Situation

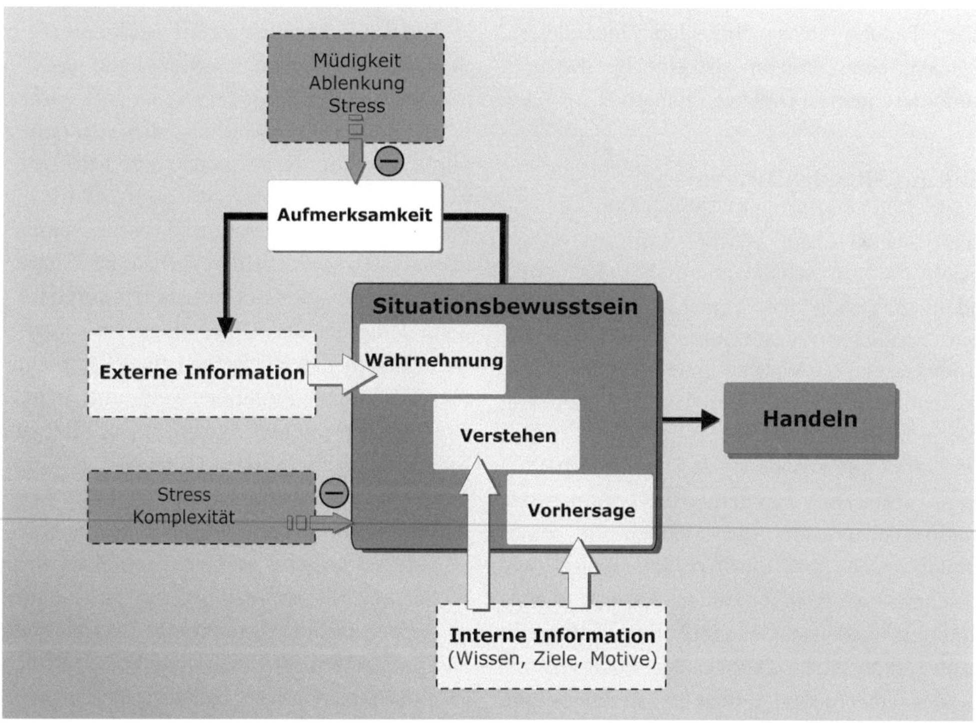

Abb. 8.3 Situationsbewusstsein hilft Menschen, sich in der Gesamtsituation zu orientieren. Um dies zu können, müssen sie wahrnehmen, mit welcher Art von Geschehen sie es zu tun haben, verstehen, welche Bedeutungen die einzelnen Elemente der Situation haben und antizipieren, wohin sich die Situation entwickeln wird. Müdigkeit, Ablenkung, Stress und Komplexität der Situation erschweren die Bildung eines adäquaten Situationsbewusstseins

und der Aufgabe die Bildung eines angemessenen Situationsbewusstseins (Abb. 8.3).
Auch wenn nur einzelnen Menschen Bewusstsein haben, spricht die Forschung doch von **„geteiltem Situationsbewusstsein"** oder *„team situation awareness"*. Dieses kann nur erreicht werden, wenn die Teammitglieder gemeinsame mentale Modelle haben. Nur ein gemeinsames Modell schafft einen Kontext, in dem Entscheidungen getroffen und die kognitiven Ressourcen des gesamten Teams ausgeschöpft werden können (Stout et al. 1997). Studien aus verschiedenen Bereichen zeigen, dass gerade Teams, die unter Akutbedingungen arbeiten (z. B. Feuerwehrleute, Vidal und Roberts 2014) geteiltes Situationsbewusstsein erreichen können. Das geteilte Situationsbewusstsein hat einen positiven Einfluss auf die Teamleistung, wobei dies auch von der Organisationsstruktur abhängt (Sorensen und Stanton 2013).

► Die Bildung eines geteilten mentalen Modells eines Problems ist eine der Kernanforderungen an effektive Teamarbeit.

Kritik an „Situation Awareness"
Bereits früh wurde das Theoriekonzept von Situationsbewusstsein dafür kritisiert, dass es sich um ein wissenschaftliches Konstrukt handelt, das sich aus verschiedenen psychischen Prozessen zusammensetzt (Gedächtnis, Aufmerksamkeit, Wahrnehmung, Motivation, Antizipation, etc.) und eher das Entstehen von Fehlern beschreibt als es zu erklären (Flach 1995; Sarter und Woods 1991; Stanton 2010).

Das zentrale Problem des Konstrukts Situationsbewusstsein liegt jedoch in seiner Grundannahme über die Art und Weise, wie Menschen die Welt erkennen können („Epistemologie"). Diese Grundannahme entspricht der philosophischen Theorie des Positivismus, d. h. der Überzeugung, dass es so etwas wie eine objektive Realität gibt, eine „Grundwahrheit", die unabhängig von jeder Person existiert. Diese objektive Realität kann man im Idealfall vollständig erfassen und die Bemühungen um Situationsbewusstsein dienen dem Ziel, dass die subjektive Vorstellung einer Person möglichst genau dieser objektiven Realität entspricht. Je weiter sich jemand von diesem Bild entfernt ist, so die Vertreter dieser Position, desto mehr ‚verliert' er sein Situationsbewusstsein (Parasuraman et al. 2008).

Diese positivistische Sichtweise wird jedoch nicht dem Wesen menschlicher Wahrnehmung gerecht: Wahrnehmung ist nicht ein Erfassen einer objektiven Realität, und „die Situation" ist immer eine subjektive Konstruktion, ein aktives Suchen nach Informationsreizen, welches durch unsere Vorerfahrungen und Erwartungen geleitet wird (Neisser 1976). Die Wahrnehmung und Interpretation der Situation setzt Aufmerksamkeit voraus. Diese wird von den dem gesteuert, was für die Person in dem Moment wichtig ist. Damit ist auch bei ausreichender Zeit und gründlichem Hinsehen das Situationsverständnis immer subjektiv. Unter Zeitdruck und Stress wird die Aufmerksamkeitssteuerung durch Motive und Emotionen noch deutlich selektiv wirken.

Die Tatsache, dass in der Aufarbeitung eines Schadensfalles gezeigt werden kann, dass Informationen in der Umwelt *physikalisch vorhanden* waren heißt eben nicht, dass diese zu dem Zeitpunkt für den Betreffenden *subjektiv relevant* waren. „What is going on" ist daher oft nur im Nachhinein definierbar, und der in Gutachten oftmals diagnostizierte ‚Verlust an Situationsbewusstsein' („loss of situation awareness") ist dann lediglich der Unterschied zwischen dem, was man in der Rückschau im Wissen um den Ausgang einer Situation weiß und dem, was einer Person in einer dynamischen, vieldeutigen Situation zugänglich war (Kap. 4).

► Die Theorie des „Situationsbewusstseins" setzt voraus, dass es die eine objektive Realität gibt, die unabhängig von jeder Person existiert und die man im Idealfall vollständig erfassen kann. Wahrnehmung ist jedoch nicht ein Erfassen einer objektiven Realität, sondern eine subjektive Konstruktion, ein aktives Suchen nach Informationsreizen, welches durch Vorerfahrungen, Erwartungen, Motive und Emotionen geleitet wird.

Zusammenfassend lässt sich festhalten, dass die aufgeführten Elemente von Situationsbewusstsein sowohl zur Gestaltung eines Arbeitsplatzes hilfreich sein können als auch als Ansatzpunkte dafür dienen können, wie die persönliche Informationsverarbeitung in einer Situation unterstützt werden kann. Wesentlich bleibt jedoch, dass die Frage nach der Wichtigkeit und Bedeutung einer physikalisch vorhandenen Information von subjektiven Faktoren abhängt, sodass ‚die Realität' weder postuliert noch als Norm für das Handeln herangezogen werden kann.

8.4 Störungen der Aufmerksamkeit

Die bewusste Handlungskontrolle kann von vielen Faktoren beeinträchtigt sein. Etliche somatische wie psychische Krankheiten (z. B. Depression, Schizophrenie) verändern die Aufmerksamkeitssteuerung. Auch gibt es Menschen, die habituell eine unzureichende Aufmerksamkeitssteuerung zeigen (*cognitive failure*, Broadbent et al. 1982). Dieses Versagen scheint ein relativ stabiler Persönlichkeitszug und damit eine chronische Störung zu sein. Im Zusammenhang mit der Akutmedizin geht es bei Störungen der Aufmerksamkeit mehr um akute Veränderungen durch Müdigkeit, Ermüdung, Monotonie oder „Einkapselung".

Allen diesen Beeinträchtigungen ist gemeinsam, dass sie die allgemeine Leistungsfähigkeit herabsetzen und zu mehr Fehlern führen.

8.4.1 Rien ne va plus: Ermüdung

Der Begriff „Ermüdung" beschreibt in der Arbeitspsychologie die nachlassende Leistungsfähigkeit bei kognitiver und körperlicher Anstrengung, die durch mentale oder muskuläre Arbeit entsteht. Ermüdung ist eine Schutzfunktion des Körpers, wenn Leistungspotenziale verbraucht sind (Münzberger 2004). Sie zeigt sich als reversible Minderung der Leistungsfähigkeit und wird von Gefühlen der physischen Erschöpfung (muskuläre Ermüdung) und von einem subjektiven Müdigkeitsgefühl (mentale Ermüdung) begleitet. Im Gegensatz zur Monotonie kann Ermüdung nur durch **Erholung** ausgeglichen werden, nicht etwa durch Wechsel der Tätigkeit (Ulich 2001). Ermüdung führt zu **körperlichen Symptomen:** Dazu gehören ein erhöhter Puls (Ermüdungspuls), flache Atmung, eine Verringerung der Kraft und ein erhöhter Sauerstoffverbrauch bei gleicher Arbeit (Münzberger 2004). Die Abnahme der **geistigen Leistungsfähigkeit** durch Ermüdung zeigt sich empirisch an folgenden Symptomen, die ähnlich auch bei Müdigkeit zu finden sind (Zimbardo und Gerrig 2008; Ulich 2001; Münzberger 2004):

- **Abnahme der tonischen Aktivierung und der Aufmerksamkeit:** Menschen finden es zunehmen schwieriger, sich länger auf eine Aufgabe zu konzentrieren und ertappen sich immer häufiger dabei, dass ihre Gedanken „abschweifen".
- **Störung der Auge-Hand-Koordination:** Die Bewegungen werden ungenauer und ungeschickter.
- **Zunahme der Reaktionszeit:** die Zeit, die man zur Reaktion auf einen Außenreiz benötigt, nimmt zu.
- **Einschränkungen bei der Entscheidungsbildung:** Da wissensbasiertes Entscheiden zunehmend als anstrengend erlebt wird, greift man bevorzugt auf regelbasiertes Entscheiden zurück (Ökonomieprinzip; Kap. 6).
- **Beeinträchtigung des Gedächtnisses:** Es kommt zu einer Einschränkung der Fähigkeit, Neues zu lernen und sich an Gelerntes zu erinnern.
- **Veränderungen der visuellen Wahrnehmung:** Die Spannbreite reicht von einfachen Perzeptionsstörungen (Veränderung der Empfindlichkeitsschwellen des Auges) bei normaler Müdigkeit bis hin zu Wahrnehmungsstörungen (Illusionen, Halluzinationen) bei anhaltendem schwerem Schlafentzug. Der Auflösungsgrad der Wahrnehmung sinkt, sodass einem müden Individuum wichtige Details entgehen können.

- **Denkstörungen:** Man nimmt es mit vielen Dingen nicht mehr so genau, weil das „Genau nehmen" zu anstrengend wird. Dies äußert sich in einer Nachlässigkeit bei der Meinungsbildung, einer höheren Toleranz gegenüber eigenen Fehlern und in voreilig getroffenen Entscheidungen.
- **Veränderung des sozialen Verhaltens:** Menschen sind zunehmend weniger in der Lage, ihre Affekte zu kontrollieren, sodass sie von ihren Mitmenschen als mürrisch, launisch und aufbrausend erlebt werden. Man macht sich nicht mehr die Mühe, Informationen an andere weiter zu geben, sondern behält sie für sich.

Ermüdung und Erholung folgen exponentiellen Kurven: Ermüdung nimmt erst langsam und dann sehr stark zu. Hingegen geschieht Erholung am Anfang sehr schnell, bis zur vollständigen Erholung dauert es jedoch lange. Aus diesem Grunde scheint es sinnvoller und effektiver zu sein, wenn häufige und kürzere Pausen genommen werden als eine lange Pause am Ende der Aufgabe. Dies scheint umso wichtiger, da es Menschen schwerfällt, das Maß ihrer Ermüdung zuverlässig einzuschätzen. Forschungsergebnisse weisen darauf hin, dass zwischen dem subjektiven Bericht über Müdigkeit und objektiven Messungen der physiologischen Verfassung eine signifikante Diskrepanz besteht (Howard et al. 2002). Das **Gefühl der Ermüdung** hinkt somit dem Abbau der physischen und psychischen Leistungsfähigkeit hinterher, sodass Menschen auch dann noch meinen, uneingeschränkt einsatzfähig zu sein, wenn sie in Wirklichkeit bereits ein deutliches Leistungsdefizit aufweisen.

Ärzte scheinen aufgrund ihrer Berufskultur besonders anfällig für diese Art von Fehleinschätzung zu sein. Im Gegensatz zu anderen Berufsgruppen wie Piloten, aber auch im Gegensatz zu Pflegekräften geben Ärzte häufiger an, auch dann noch voll leistungsfähig zu sein, wenn sie ermüdet sind (Flin et al. 2003; Helmreich und Merritt 1998; Abb. 8.4).

Weil das subjektive Gefühl kein verlässlicher Indikator für Ermüdung ist, verspüren Menschen Ermüdung erst, wenn Leistungsminderungen eingetreten sind. Daher werden Pausen oft zu spät gemacht. Erholung benötigt dann mehr Zeit, als wenn man frühzeitig Pause

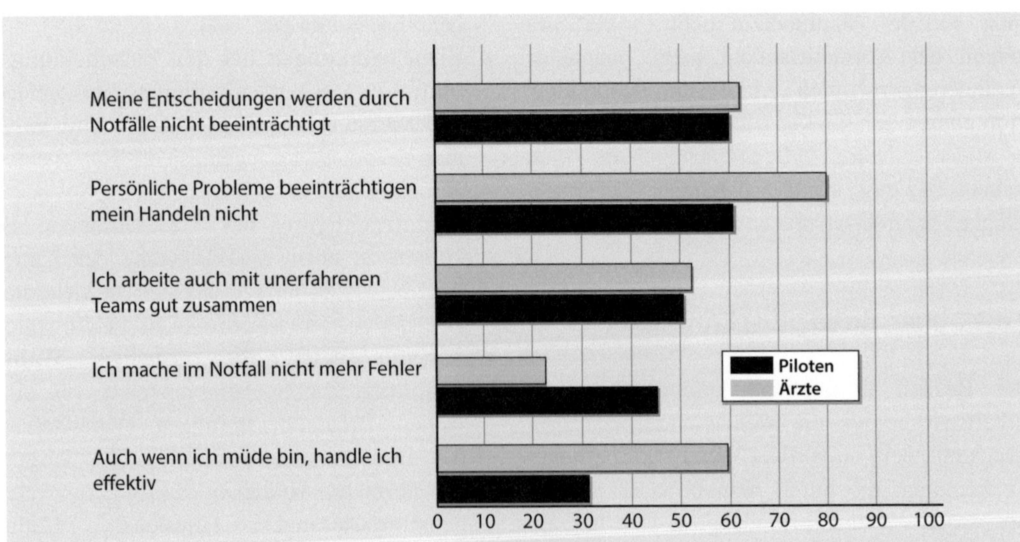

Abb. 8.4 Prozentsatz an Ärzten und Piloten, die eine unrealistische Einstellung bezüglich ihrer persönlichen Leistungsfähigkeit haben. Zwei von drei Ärzten verneinen einen negativen Einfluss von Ermüdung auf ihr Handeln. (Modifiziert nach Helmreich und Merritt 1998)

macht. Unter diesem Aspekt ist es im Sinne der Patientensicherheit wichtig, dass alle im Gesundheitswesen Tätigen auf ausreichende und rechtzeitige Pausen achten.

> Das Gefühl der Ermüdung hinkt dem Abbau der physischen und psychischen Leistungsfähigkeit hinterher, sodass Menschen auch dann noch meinen, uneingeschränkt einsatzfähig zu sein, wenn sie in Wirklichkeit bereits ein deutliches Leistungsdefizit aufweisen.

8.4.2 Wenn Schlaf zur Mangelware wird: Müdigkeit

Ermüdung entsteht durch Arbeit oder allgemein durch Belastung. Müdigkeit dagegen entsteht durch das Bedürfnis zu schlafen. In der Schlafforschung ist die begriffliche Unterscheidung häufig nicht eindeutig und so werden beide Begriffe oft synonym verwendet: mit Ermüdung kann auch die „Müdigkeit am Arbeitsplatz" oder „Tagesmüdigkeit" gemeint sein (Caldwell et al. 2008; Monk 1991). Im Englischen wird häufig *„fatigue"* für beide Phänomene gebraucht. Definiert man Müdigkeit jedoch genau, so ist Müdigkeit eine natürliche Funktion des Tagesrhythmus, die Menschen veranlasst, schlafen zu gehen. Müdigkeit ist ein Teilaspekt des natürlichen Schlaf-Wach-Zyklus, der mit dem 24 h umfassenden zirkadianen Rhythmus synchronisiert ist. Dieser zirkadiane Rhythmus, dessen Taktgeber der Nucleus suprachiasmaticus ist, zeigt einen zweigipfligen Verlauf mit Phasen erhöhter Schlaftendenz während der Nacht und am frühen Nachmittag. Phasen maximaler Wachheit liegen am späten Vormittag und am späten Abend. Der Hauptfaktor, der den Rhythmus am Tag aktiviert und nachts Schlaf induzierend wirkt, ist das Tageslicht. Daneben sind eine Reihe anderer physiologischen Variablen und Hormonen beschrieben, die innerhalb von 24 h zu verschiedenen Zeitpunkten steigen oder fallen.

Ausreichend viel und ausreichend guter Schlaf ist essenziell für die Erholung von Körper und Geist – deshalb sind in der Luftfahrt mittlerweile *fatigue management*-Systeme vorgeschrieben (IACO 2019). Schlafmangel kann sowohl das Resultat eines längerfristigen, ungenügenden Schlafverhaltens sein als auch das Ergebnis einer einzigen durchwachten Nacht sein. Chronisch reduzierter Schlaf (z. B. weniger als fünf Stunden täglich) erzeugt ein kumulatives Schlafdefizit, das innerhalb einer Woche die physiologische und kognitive Leistungsfähigkeit herabsetzt (Dinges et al. 1997). Entgegen der gelegentlich noch in der Medizin anzutreffenden Sichtweise, dass man sich durch konstanten Schlafentzug in Verbindung mit angemessener Motivation und Professionalität an zu wenig Schlaf gewöhnen könne, belegen Studien hinreichend: physiologische Faktoren erzeugen Müdigkeit; Faktoren die weder durch Stolz noch durch Professionalität überwunden werden können. Somit können sich Menschen weder an unzureichenden Schlaf anpassen noch entstandene Defizite durch andere Faktoren ausgleichen (Caldwell et al. 2008). Auch mit zunehmendem Alter wird der Bedarf an Schlaf nicht geringer, im Gegenteil: Der Anteil an Tiefschlafphasen nimmt ab und die Wahrscheinlichkeit für nächtliches Erwachen zu: Der Schlaf wird weniger erholsam.

> Entgegen der gelegentlich noch in der Medizin anzutreffenden Sichtweise, dass man sich durch konstanten Schlafentzug in Verbindung mit angemessener Motivation und Professionalität an zu wenig Schlaf gewöhnen könne, belegen Studien hinreichend: physiologische Faktoren erzeugen Müdigkeit und diese Faktoren können weder durch Stolz noch durch Professionalität überwunden werden.

Auswirkungen von Schlafmangel

Die negative Auswirkung auf die Leistungsfähigkeit lässt sich bereits nach einer einzigen Nacht ohne Schlaf feststellen und ist in ihrer Auswirkung mit dem Konsum von Alkohol zu vergleichen: Schlafmangel ist im Hinblick auf das Gedächtnis ebenso wirksam wie Alkohol, hinsichtlich der sedierenden Wirkung sogar signifikant potenter. Zwei Stunden weniger

Schlaf hatten äquivalente sedative Effekte wie die Aufnahme von 360 ml Bier, acht Stunden Schlafmangel entsprechen sogar dem Konsum von 1,2 Litern Bier (Roehrs et al. 2003). Die psychomotorischen Funktionseinbußen nach Schlafentzug wurden ebenfalls mit denjenigen nach Alkoholeinnahme verglichen: Nach 17 h Wachheit war die Leistungsfähigkeit in Funktionstests dem eines Probanden mit 0,5 ‰ Blutalkoholkonzentration vergleichbar. Nach 24 h ununterbrochener Wachheit korrelierte die psychomotorische Leistungsfähigkeit mit einem Blutalkoholspiegel von 1 ‰ (Dawson und Reid 1997). Die Tatsache, dass Pflegepersonal und Ärzte nach einer Nachtschicht ein höheres Risiko haben, einen Verkehrsunfall auf dem Nachhauseweg zu erleiden (Barger et al. 2005) hat zu der Forderung geführt, dass Arbeitgeber Schlafmöglichkeiten unmittelbar nach Schichtende anbieten sollten (AAGBI 2013).

Trotz der generellen negativen Auswirkungen von Schlafmangel auf die Leistungsfähigkeit scheint einigen Menschen Müdigkeit weniger auszumachen als anderen. Diese nachweislichen Unterschiede scheinen durch den sog. Chronotypus des Menschen erklärbar: Menschen, die lieber früh am Tag aktiv sind, sind oft anfälliger für die Auswirkungen von Schlafentzug, als Menschen, die spät aufstehen und in den Abendstunden zur persönlichen Höchstform auflaufen. In diesem Sinne scheinen persönliche Charakteristika („Frühaufsteher" vs. „Nachteule") auch die psychomotorische Leistung am Arbeitsplatz zu beeinflussen (Caldwell et al. 2008).

> Schlafmangel ist im Hinblick auf das Gedächtnis ebenso wirksam wie Alkohol, hinsichtlich der sedierenden Wirkung sogar signifikant potenter.

Nachtarbeit

Müdigkeit während der Arbeit stellt ein Sicherheitsrisiko dar. Dieses Risiko besteht immer dann, wenn Menschen:

- lange in einer Schicht arbeiten müssen,
- mehrere aufeinanderfolgende Tage lange Schichten haben,
- unvorhersehbare oder unregelmäßige Arbeitspläne haben,
- unmittelbar vor der Schicht nicht ausreichend schlafen,
- unter kumulativen Schlafmangel leiden.

Da die genannten Punkte auf Ärzte und Pflegekräfte i. d. R. zutreffen, ist das müdigkeitsbedingte Sicherheitsrisiko ein systemimmanentes Problem des Gesundheitswesens. Eine Fülle an Untersuchungen hat sich mit den Auswirkungen dieses systemimmanenten Problems (Nacht- und Bereitschaftsdienste) auf die Leistungsfähigkeit und Fehleranfälligkeit von Ärztinnen und Ärzten beschäftigt (Übersichten bei Howard et al. 2002; Samkoff und Jacques 1991): Die Teilnahme an Bereitschaftsdiensten macht Ärzte anfällig für Fehler (Landrigan et al. 2004), wobei sich mit jeder aufeinanderfolgenden Nachtschicht die Unfallwahrscheinlichkeit erhöht (Knauth 1995; Spencer et al. 2006). Das mehrmalige Aufstehen während des Nachtdienstes führt zu **partiellem Schlafentzug.** Auch wenn dies selbst nach mehreren Wochen nicht zu den massiven Beeinträchtigungen eines vollständigen Schlafentzugs führt (Wilker et al. 1994), leiden Assistenzärzte mit unterbrochenem Nachtschlaf an chronischem Schlafmangel. Untersuchungen zur Leistungsfähigkeit von Chirurgen (Taffinder et al. 1998; Grantcharov et al. 2001) und Anästhesisten (Howard et al. 1995) nach Schlafentzug konnten zeigen, dass die Fehlerhäufigkeit durch Schlafmangel ansteigt. Wenngleich eine eindeutige Kausalität Korrelation zwischen Übermüdung und einer direkten Patientenschädigung nicht nachweisbar ist, ist dieser Zusammenhang subjektiv durchaus gegeben: Mehr als die Hälfte der Anästhesisten, die zu diesem Zusammenhang befragt wurden, erinnerten sich an einen Handlungsfehler, der aufgrund von zu starker Müdigkeit begangen wurde (Gaba et al. 1994; Gravenstein et al. 1990). Vergleichbare Ergebnisse wurden auch aus anderen medizinischen Feldern berichtet (Baldwin und Daugherty 2004).

In den letzten Jahren wurde versucht, die negativen Effekte der Schichtarbeit auf den zirkadianen Rhythmus zu verringern, indem ergonomische Schichtpläne entworfen wurden (Überblick in: Flin et al. 2008; Nelson 2007). Elemente solcher mitarbeiterfreundlichen Schichten sind:

- **Fortlaufende Schichtrotation:** Schichten an aufeinanderfolgenden Tagen werden möglichst so gelegt, dass sie vorwärts durch einen 24-h Tag fortschreiten (z. B. erste Schicht morgens, zweite nachmittags, dritte nachts).
- **Schichtwechsel:** Ein System mit drei Schichten zu 10, 8 und 6 h innerhalb von 24 Stunden ist schlaffreundlicher als drei gleichlange Schichten von je 8 h.
- **Einteilung zum Bereitschaftsdienst** nicht öfter als einmal in fünf Nächten
- **Nickerchen** *(„Napping"):* Kurze Schlafphasen während eines Nachtdienstes können Veränderungen des zirkadianen Rhythmus minimieren (Smith-Coggins et al. 2006).

Jedoch zeigen selbst Änderungen der Arbeitszeit nicht immer sofort den erhofften positiven Effekt: Trotz einer Reduktion der Arbeitszeit waren bei 70 % der Assistenzärzte einer Intensivstation nach wie vor schwere Müdigkeitserscheinungen nachweisbar (Reddy et al. 2009).

Ähnlich wie mit der subjektiven Einschätzung der Müdigkeit haben Menschen bei Schlafmangel das Problem, dass sie sich ihrer herabgesetzten Aufmerksamkeit und ihres kognitiven Defizits nicht bewusst sind, obwohl sie aus neurophysiologischer Sicht bereits pathologisch schläfrig sind: In einem experimentellen Untersuchungsdesign glaubte jeder zweite Proband, während der gesamten Dauer des Experiments wach gewesen zu sein, obwohl EEG-/EOG-Ableitungen eindeutig zeigten, dass jeder Proband zu irgendeinem Zeitpunkt kurz eingeschlafen war (Howard et al. 1995).

▶ Schlafmangel bewirkt, dass sich Menschen ihrer herabgesetzten Aufmerksamkeit und ihres kognitiven Defizits nicht bewusst sind, obwohl sie aus neurophysiologischer Sicht bereits pathologisch schläfrig sind.

Eine weitere Fehlerquelle während Nachtschichten ist die **Schlaftrunkenheit** unmittelbar nach dem abrupten Aufwachen aus dem Schlaf: Der Piepser geht, man springt auf und man macht sich „rein mechanisch" auf den Weg zur Station oder ins Notarzteinsatzfahrzeug, merkt aber, dass man nicht in der Lage ist, auch nur einen klaren Gedanken zu fassen. Das Ausmaß und die Dauer dieser Schlaftrunkenheit hängen direkt mit dem Schlafstadium zusammen, aus dem man beim Wecken gerissen wird: Personen, die aus dem tiefsten Schlaf heraus erwachten, zeigten die langsamsten Reaktionszeiten. Auch wenn die Adrenalinausschüttung in Notfallsituationen das Schlafbedürfnis kurzzeitig unterdrücken kann, kann es bis zu 20 min dauern, bis man wieder vollständig orientiert ist und einen Notfall optimal bewältigen kann. Die ICAO empfiehlt deswegen, *naps* (kurze Schläfchen) während des Dienstes auf 20 min zu begrenzen und nach Schlafeinheiten von länger als 20 min mindestens 10–15 min vor sicherheitskritischen Handlungen (und Autofahren) abzuwarten (IACO 2019). Das Auftreten von Schlaftrunkenheit nach Schlafphasen im Dienst weist darauf hin, dass es keine einfachen Rezepte für die Erhöhung der Patientensicherheit gibt: Sowohl wenn man die Nacht arbeitet (und man damit unter Schlafentzug leidet) als auch wenn man während des Bereitschaftsdienstes zum Schlafen kommt (und man durch Schlaftrunkenheit beeinträchtigt wird), ist die Inzidenz von Handlungsfehlern erhöht.

▶ Schlaftrunkenheit ist eine weitere mögliche Fehlerquelle in Nachtschichten. Die Adrenalinausschüttung kann das Schlafbedürfnis nur kurzfristig unterdrücken. Nach dem Erwachen aus dem Schlaf dauert es bis zu 20 min, bis eine vollständige und für den Notfall effiziente Orientierung gegeben ist.

Neben der Aufmerksamkeit und der kognitiven Leistungsfähigkeit verändert Schlafmangel auch die Motivation: Das Bedürfnis nach Schlaf kann so übermächtig werden, dass Menschen alle anderen Absichten so schnell wie irgend möglich ausführen, um endlich schlafen zu können.

Wachmacher?
Da ein gestörter zirkadianer Rhythmus der Preis ist, den Menschen für Schicht- und Bereitschaftsdienst zahlen müssen, versuchen viele, diese Störung mit aufmerksamkeitssteigernden Substanzen oder Schlafmitteln zu „behandeln".

Das am weitesten verbreitete aufmerksamkeitssteigernde Mittel ist Koffein. Koffein erhöht bei ermüdeten Menschen die Vigilanz und verbessert die psychomotorische Leistung, insbesondere wenn diese normalerweise einen geringen Kaffeekonsum haben. Koffein hat keine unerwünschten Nebenwirkungen, kann aber aufgrund seiner Halbwertszeit mit dem Erholungsschlaf am Tag interferieren, wenn es gegen Ende der Nachtschicht konsumiert wird. In einer US-weiten Befragung gaben 6 % der anästhesiologischen Assistenzärzte zu, „etwas anderes als Koffein" zu sich zu nehmen, um im Bereitschaftsdienst wach zu bleiben (Hanlon et al. 2009). Amphetamine (wie Dextroamphetamin) haben das höchste Abhängigkeitsrisiko und sollten deshalb nicht zur Therapie des Schlafmangels eingesetzt werden.

Der Schlafmangel während der Nachtschichten sollte eigentlich den Tagesschlaf erleichtern. Da die gedankliche Auseinandersetzung mit dem Erlebten nach einer Nachtschicht häufig noch anhält, greifen immer mehr Ärzte und Pflegekräfte auf pharmakologische (Ein-)Schlafhilfen zurück: in Studien berichteten 20–30 % der Notfallmediziner über regelmäßigen Gebrauch schlaferleichternder Substanzen (z. B. Alkohol und schlafinduzierende Medikamente), die ihnen helfen, nach einer Nachtschicht in den Schlaf zu finden (Bailey und Alexandrov 2005; Handel et al. 2006).

Schlafmangel, Sozialleben und eigene Gesundheit
Schlafmangel hat neben der direkten auch durch die Beeinträchtigung des Privatlebens eine indirekte Auswirkung auf die Leistungsfähigkeit im Beruf. Die Tatsache, dass persönliche und soziale Aktivitäten zurückgeschraubt sowie bedeutsame persönliche Freuden vernachlässigt werden müssen wird als deutliche Einbuße in der Lebensqualität erlebt und kann sich somit als weiterer chronischer Stressfaktor auf die Leistungsfähigkeit des Betreffenden auswirken (Papp et al. 2004).

Zusammenfassend lässt sich feststellen, dass die Tätigkeit während Bereitschafts- und Nachtdiensten die Lebensqualität und Gesundheit aus den verschiedensten Gründen stark beeinträchtigen kann. Rettungsdienstpersonal, Pflegekräfte und Ärzte, die kritische erkrankte oder verletzte Patienten behandeln, müssen jedoch auch darauf achten, sich um ihre eigene Gesundheit und nicht nur um die Gesundheit ihrer Patienten zu kümmern. Werden die kumulativen Effekte eines chronischen Schlafmangels ignoriert, kann dies die Entstehung eines Burn-out-Syndroms beschleunigen und die Anzahl der Jahre begrenzen, in denen hervorragend ausgebildete und trainierte Menschen ihren Beruf ausüben können (Nelson 2007).

8.4.3 Viel Lärm um nichts: Alarmmüdigkeit

Akutmedizinische Patientenversorgung ist untrennbar mit dem elektronischen Monitoring von Vitalparametern verbunden. Auf Intensivstationen es kann durch die Vielzahl der Geräte und Parameter zu 700 Alarmen pro Tag und Patient kommen, also ca. alle 2 min. (z. B. Schwab et al. 2018). Insbesondere bei sich bewegenden Patienten (Intensivstation, RTW) und unter dem Einfluss chirurgischer Maßnahmen (Elektrokauterisierung, Manipulation am Patienten) wird ein hoher Prozentsatz dieser Alarme durch Artefakte ausgelöst. Außerdem führen zu eng gestellte Grenzwerte zu häufigen Grenzwertüberschreitungen und werden ebenso als Fehlalarm wahrgenommen. Auf Intensivstationen betrug der Anteil an Fehlalarmen zwischen 72–99 % (Übersicht bei Borowski et al. 2011), und in der Kardioanästhesie wurden Alarme mit einer Häufigkeit von 1,2 Alarmen pro Minute ausgelöst, von denen aber 80 % keine therapeutische Auswirkung hatten (Schmid et al. 2011). Auf diesem Hintergrund ist es nachvollziehbar, dass die häufigen Fehlalarme von Pflegekräften und Ärzten gleichermaßen als beständiges Ärgernis erlebt und deswegen Alarmfunktionen deaktiviert werden. Ähnlich wie dem Hirtenjungen in Aesops Fabel, der zu häufig Dorfbewohner mit einem fiktiven Wolfsangriff täuschte und dann keine Hilfe mehr erhielt, als dies tatsächlich der Fall war, erhalten Alarme dann keine Aufmerksamkeit mehr, wenn sie auf eine reale Gefährdung hinweisen („*cry wolf effect*", Bretznitz 1984). Einen Einblick in die Dimension dieses Problems gab ein Bericht der US-Amerikanischen Gesundheitsbehörde, die allein in den Jahren 2005–2008 566 Meldungen erhalten hatte, in denen der Tod von Patienten im Zusammenhang mit deaktivierten und nicht beachteten Monitoralarmen stand (FDA 2011).

> Bei der Alarmmüdigkeit („*alarm fatigue*") handelt es sich genau genommen nicht um eine Störung der Aufmerksamkeit, sondern um einen motivational bedingten Schutz der Aufmerksamkeit: was beständig zu Unrecht die eigene Aufmerksamkeit in Anspruch nimmt, verliert an Wertigkeit.

Weil man sich aufgrund der Erfahrung sicher ist, dass die Alarme keine Relevanz haben, verändert sich der Erwartungshorizont: eine Orientierungsreaktion zu den akustischen Signalen unterbleibt und die aktuelle Aufgabe wird fortgeführt.

Strategien zur Prävention der Alarmmüdigkeit sind vor allem im technologischen Bereich zu suchen (Borowski et al. 2011): Intelligente Algorithmen, die eine Reihe an Parametern berücksichtigen, die Dynamik der Veränderung einberechnen und die Alarme nicht unmittelbar nach Grenzwertverletzung, sondern erst nach kurzen Latenzzeiten auslösen, können die Anzahl an Fehlalarmen reduzieren.

8.4.4 Nichts zu tun: Monotonie

Als Monotonie wird ein Zustand herabgesetzter psychischer Aktivität und körperlicher Aktiviertheit bezeichnet (Ulich 2001). Dieser Zustand entsteht, wenn Menschen in reizarmen Situationen gleichförmige Tätigkeiten, die Aufmerksamkeit erfordern, häufig wiederholen. Diese Tätigkeiten können nicht automatisiert werden, verlangen aber auch kein Nachdenken.

Im Gegensatz zur Ermüdung (die der Erholung bedarf) verfliegt Monotonie bei Tätigkeitswechsel sofort. Monotonie kann am wirksamsten durch einen Wechsel der Aufgaben, durch Musik und durch körperliche Bewegung verhindert werden. Monotonie ist allerdings ein Phänomen, das in der Akutmedizin selten vorkommt. Aufgaben wie die Überwachung von Monitoren erzeugen nicht Monotonie, sondern erfordern Vigilanz.

8.4.5 Zu viel Konzentration: Fehlende Hintergrundkontrolle

Bis hierher wurde beschrieben, wie eine **zu geringe Aktivierung** die Aufmerksamkeit beeinträchtigen kann. Doch auch das Gegenteil kann der Fall sein, da eine **übermäßige Konzentration** auf eine einzige Tätigkeit eine angemessene Verteilung der Aufmerksamkeit auf alle infrage kommenden Aufgaben erschwert. Konzentriert man sich zu sehr auf eine einzige Aufgabe, so entfällt das gelegentliche Absuchen der Umgebung nach relevanten Informationen **(Hintergrundkontrolle).** Ist man aber nicht mehr offen für Hinweise aus der Umgebung, dass sich die Situation verändert hat oder Neues eingetreten ist, so bemerkt man auch nicht mehr, wenn durch die Änderung ein anderes Problem dringender geworden ist als dasjenige, dem man sich gerade uneingeschränkt zuwendet. Man lebt dann wie unter „Scheuklappen" und wird von den Entwicklungen überrascht (vgl. Ausführungen zu Stress, Kap. 9).

8.5 Tipps für die Praxis

- Nehmen Sie die Auswirkungen von Müdigkeit ernst. Subjektive Wachheit kann täuschen. Wenn Sie nicht mehr sicher arbeiten können, sollten Sie dies Ihrem Team signalisieren und sich ablösen lassen. Der Patient hat ein Recht darauf, von einer ausgeruhten und leistungsfähigen Person betreut zu werden.

- Das Müdigkeitsgefühl ist ein Spätsymptom. Warten Sie daher nicht mit Pausen, bis es nicht mehr anders geht, weil Sie sich völlig ermüdet fühlen. Versuchen Sie stattdessen, regelmäßig (kurze) Pausen zu nehmen. Versuchen Sie ebenfalls, die Ermüdung von Teamkollegen dadurch zu vermeiden, dass Sie sich gegenseitig kurz auslösen.
- Bevor eine Person einen Auftrag von Ihnen bekommt, sollten Sie sicherstellen, dass Ihr Gegenüber aufmerksam ist.

8.6 Aufmerksamkeit – Auf einen Blick

Überblick

- Aufmerksamkeit ist die willentliche Ausrichtung des Wahrnehmens und Denkens auf einen Gegenstand.
- Informationen können über einen direkten und einen indirekten Weg ins Bewusstsein gelangen: Der direkte Weg führt über die willentliche Ausrichtung der Aufmerksamkeit auf den Gegenstand; der indirekte Weg führt über die vorbewusste Verarbeitung und Relevanzprüfung der Information, die dem Betreffenden als Gefühl bewusst wird.
- Relevante Reize führen zu einer unwillkürlichen Ausrichtung der Aufmerksamkeit.
- Vigilanz (Wachsamkeit) ist die Bereitschaft, die Aufmerksamkeit über einen längeren Zeitraum auf einem hohen Niveau zu halten und auf seltene und zufällig auftretende Reize zu reagieren.
- Konzentration ist die dauernde Ausrichtung der Aufmerksamkeit auf einen bestimmten, bewusst ausgewählten Bereich des Denkens und Wahrnehmens; sie beinhaltet selektive Aufmerksamkeit, Motivabschirmung und die Erhöhung der Wahrnehmungsschwellen.
- Der Erwartungshorizont ist eine Prognose darüber, was Menschen von einer Situation erwarten; er ist die Extrapolation der Gegenwart in die Zukunft.
- Der Erwartungshorizont ist für die Aufmerksamkeitssteuerung wichtig: Ereignisse, die man sicher erwartet, werden nicht bewusst kontrolliert; eine gelegentliche Kontrolle reicht aus, um das Bild der Situation aufzufrischen.
- Situationsbewusstsein ist die Fähigkeit, Elemente einer Situation wahrzunehmen, einzuschätzen und ihre zukünftige Entwicklung zu antizipieren: *„Knowing what is going on so you can figure out what do do"*.
- Mit Situationsbewusstsein wird nicht eine objektive Realität wahrgenommen, sondern es entsteht eine subjektive Konstruktion, ein aktives Suchen nach Informationsreizen, welches durch individuelle Vorerfahrungen, aktuelle Erwartungen, Motive und Emotionen geleitet wird.
- Situationsbewusstsein ist wie alle anderen Aufmerksamkeitsprozesse anfällig für Störungen durch Müdigkeit, Schlafunterbrechungen, Stress und hohe Arbeitsbelastung.
- Ermüdung zeigt sich als reversible Minderung der Leistungsfähigkeit und kann nur durch Erholung, nicht aber durch Wechsel der Tätigkeit ausgeglichen werden.
- Ermüdung ist eine protektive physiologische Reaktion, die nicht durch Motivation, Training oder Willenskraft überwunden werden kann.
- Müdigkeit entsteht durch das Bedürfnis zu schlafen und ist eine natürliche Funktion des Tagesrhythmus.
- Müdigkeit ist ein physiologischer Vorgang und kann weder durch Stolz noch durch bestimmte Vorstellungen von Professionalität überwunden werden.
- Das Gefühl der Müdigkeit ist kein verlässlicher Indikator; Menschen verspüren Müdigkeit erst, wenn bereits Leistungsminderungen eingetreten sind.
- Schlafmangel tritt auf, wenn ein Mensch nicht die Menge an Schlaf bekommt,

die nötig ist, um das ZNS vollständig zu regenerieren.

- Nach 24 h ununterbrochener Wachheit entspricht die psychomotorische Leistungsfähigkeit der mit einem Blutalkoholspiegel von 1 ‰.
- Menschen können den eigenen müdigkeitsbedingten Leistungsabfall nicht verlässlich einschätzen.
- Ärzte sind anfällig für Fehleinschätzungen ihrer Leistungsfähigkeit; viele von ihnen glauben, auch dann noch voll leistungsfähig zu sein, wenn sie müde sind.
- Monotonie bezeichnet einen Zustand herabgesetzter psychischer Aktivität und körperlicher Aktiviertheit.
- Es gibt individuelle Unterschiede bezüglich der Anfälligkeit für Müdigkeit.
- Es existiert kein „Zaubermittel" (außer ausreichend Schlaf) gegen Müdigkeit.
- Es gibt verlässliche Strategien gegen Müdigkeit, die die Sicherheit und Produktivität erhöhen, vorausgesetzt, sie werden richtig eingesetzt.
- Bei der Alarmmüdigkeit handelt es sich um einen motivational bedingten Schutz der Aufmerksamkeit: was beständig zu Unrecht die eigene Aufmerksamkeit in Anspruch nimmt, verliert an Wertigkeit.

Literatur

AAGBI Association of Anaesthetists of Great Britain & Ireland (2013) Fatigue and Anaesthetists 2013. London. http://www.aagbi.org/sites/default/files/webversionfatigue04.pdf. Zugegriffen: April 2014

Adam EC (1993) Fighter cockpits of the future. In: Proceedings of 12th IEEE/AIAA Digital Avionics Systems Conference (DASC), 318–323

Antoniadis S, Passauer-Baierl S, Baschnegger H, Weigl M (2014) Identification and interference of intraoperative distractions and interruptions in operating rooms. J Surg Res 188:21–29

Baddeley AD (2003) Selective Attention and Performance in Dangerous Environments. Nat Rev Neurosci 4:829–839

Bailey B, Alexandrov L (2005) A survey to describe sleep-facilitating substances used by Canadian emergency physicians. CJEM 7(2):93–102

Baldwin DC, Daugherty SR (2004) Sleep deprivation and fatigue in residency training:results of a national survey of first- and second-year residents. Sleep 27:217–223

Barger LK, Cade BE, Ayas NT, Cronin JW, Rosner B, Speizer FE, Czeisler CA (2005) Extended work shifts and the risk of motor vehicle crashes among interns. N Engl J Med 352(2):125–34

Beatty P (2000) Advances in patient monitoring. In: Weissberg P (Hrsg) Horizons in Medicine 12. Royal College of Physicians of London, London, S 395–407

Biella M, Schäfer H (2002) Situationsbewusstsein: Definitionen und messtheoretischer Zugang. Aktuelle Projekte und Vorhaben in den DLR-Instituten für Flugführung und Verkehrsführung. (Unveröffentlichtes Manuskript)

Borowski M, Görges M, Fried R, Such O, Wrede C, Imhoff M (2011) Medical device alarms. Biomed Tech 56:73–83

Bretznitz S (1984) Cry wolf: the psychology of false alarms. Erlbaum, Hillsdale

Broadbent DE (1958) Perception and communication. Pergamon, London

Broadbent DE, Cooper PF, Fitzgerald P, Parkes KR (1982) The Cognitive Failures Questionnaire (CFQ) and its correlates. Br J Clin Psychol 21:1–16

Caldwell JA, Caldwell JL, Schmidt RM (2008) Alertness management strategies for operational context. Sleep Med Rev 12:257–73

Chisholm CD, Collison EK, Nelson DR, Cordell WH (2000) Emergency department workplace interruptions:are emergency physicians "interrupt-driven" and "multitasking"? Acad Emerg Med 7:1239–1243

Dawson D, Reid K (1997) Fatigue, alcohol and performance impairment. Nature 388:235

Dekker SWA (2015) The danger of losing situation awareness. Cogn Technol Work 17(2):159–161

Dinges DF, Pack F, Williams K, Gillen KA, Powell JW, Ott GE, Aptowitcz C, Al Pack (1997) Cumulative sleepiness, mood disturbance, and psychomotor vigilance performance decrements during a week of sleep restricted to 4–5 hours per night. Sleep 20(4):267–77

Dörner D (1999) Bauplan für eine Seele. Rowohlt, Reinbek

Drews FA, Westenskow DR (2006) The right picture is worth a thousand numbers: data displays in anesthesia. Hum Factors 48:59–71

Edworthy J, Hellier E (2006) Alarms and human behaviour: implications for medical alarms. Br J Anaesth 97:12–17

Endsley MR (1995) Toward a theory of situation awareness in dynamic systems. Hum Factors 37:32–64

Endsley MR (2004) Situation awareness: progress and directions. In: Banbury S, Tremblay S (Hrsg) A cognitive approach to situation awareness: theory and application. Ashgate, Aldershot, S 317–341

Endsley MR (2015) Situation awareness misconceptions and misunderstandings. J Cogn Eng Decis Making 9(1):4–32

Eysenck MW, Keane MT (2000) Cognitive psychology, 4. Aufl. Psychology Press, Hove

FDA Patient safety news (2011) Alarming monitor problems: preventing medical errors. http://www.fda.gov/MedicalDevices/Safety/AlertsandNotices/TipsandArticlesonDeviceSafety/ucm222022.htm. Zugegriffen: 15. Apr. 2014

Flach JM (1995) Situation Awareness: Proceed with caution. Hum Fact 1995, 37(1):149–157

Flin R, Fletcher G, McGeorge P, Sutherland A, Patey R (2003) Anaesthetists' attitudes to teamwork and safety. Anaesthesia 58:233–42

Flin R, O'Connor P, Crichton M (2008) Safety at the sharp end.A guide to non-technical skills. Ashgate, Farnham

Gaba DM, Howard SK, Jump B (1994) Production pressure in the work environment: California anesthesiologists' attitudes and experiences. Anesthesiology 81:488

Grantcharov TP, Bardram L, Funch-Jensen P, Rosenberg J (2001) Laparoscopic performance after one night call in a surgical department: prospective study. BMJ 323:1222–1223

Gravenstein JS, Cooper JB, Orkin FK (1990) Work and rest cycles in anesthesia practice. Anesthesiology 72:737

Handel DA, Raja A, Lindsell CJ (2006) The use of sleep aids among emergency medicine residents: a web based survey. BMC Health Serv Res 19:136

Hanlon JG, Hayter MA, Bould MD, Joo HS, Naik VN (2009) Perceived sleepiness in Canadian anesthesia residents: a national survey. Can J Anaesth 56(1):27–34

Harrison TL, Mullet HG, Whiffen KN, Ousterhout H, Einstein GO (2014) Prospective memory: effects of divided attention on spontaneous retrieval. Mem Cog 42:212–24

Head H (1923) The conception of nervous and mental energy. II. Vigilance: a psychological state of the nervous system. Br J Psychol 14:126–47

Helmreich RL, Merritt AC (1998) Culture at work in aviation and medicine. National, organizational and professional influences. Ashgate, Aldershot

Howard SK, Gaba DM (1997) Human performance and patient safety. In: Morell R, Eichhorn J (Hrsg) Patient safety in anesthetic practice. Churchill Livingstone, New York, S 431–466

Howard SK, Gaba DM, Rosekind MR (1995) Evaluation of daytime sleepiness in resident anesthesiologists. Anesthesiology 83:A1007

Howard SK, Rosekind MR, Katz JD, Berry AJ (2002) Fatigue in anesthesia: implications and strategies for patient and provider safety. Anesthesiology 97:1281–94

ICAO (2019) Manual for the oversight of fatigue management approaches. Doc 9966. Second Edition, 2016 – version 2 (revided). International Civil Aviation Organization, Montreal. https://www.icao.int/safety/fatiguemanagement/FRMS%20Tools/9966_cons_en.pdf. Zugegriffen: 20. Aug. 2019

James W (1890) The principles of psychology. Holt, New York

Knauth P (1995) Speed and direction of shift rotation. J Sleep Res 4:41–46

Krueger GP (1994) Fatigue, performance and medical error. In: Bogner M (Hrsg) Human error in medicine. Erlbaum. Hillsdale, New Jersey, S 311–326

Krummenacher J, Müller HJ (2016) Aufmerksamkeit. In: Müsseler J, Rieger M (Hrsg) Allgemeine Psychologie, 3. Aufl. Springer, Heidelberg, S 103–151

Landrigan CP, Rothschild JM, Cronin JW, Kaushal R, Burdick E, Katz JT, Lilly CM, Stone PH, Lockley SW, Bates DW, Czeisler CA (2004) Effect of reducing interns' work hours on serious medical errors in intensive care units. N Engl J Med 351(18):1838–48

Mackworth NH (1948) The breakdown of vigilance during prolonged visual search. Q J Exp Psychol 1:6–21

Mackworth JF (1970) Vigilance and attention. Penguin, Hammondsworth

Michels P, Gravenstein D, Westenskow DR (1997) An integrated graphic data display improves detection and identification of critical events during anesthesia. J Clin Monit 13:249–259

Monk TH (1991) Sleep, sleepiness and performance. Wiley, Chichester

Münzberger E (2004) Modularer Lehrbrief»Einführung in die Arbeitsmedizin«, Abschnitt Arbeitsphysiologie. http://arbmed.med.uni-rostock.de/lehrbrief/arbphys.htm

Neisser U (1976) Cognition and reality: principles and implications of cognitive psychology. WH Freeman, New York

Nelson D (2007) Prevention and treatment of sleep deprivation among emergency physicians. Ped Emerg Care 23(7):498–503

Papp KK, Stoler EP, Sage P, Aikens JE, Owens J, Avidan A, Phillips B, Rosen R, Strohl KP (2004) The effects of sleep loss and fatigue on resident-physicians: a multi-institutional, mixed-method study. Acad Med 79:394–406

Parasuraman R, Sheridan TB, Wickens CD (2008) Situation awareness, mental workload, and trust in automation: viable, empirically supported cognitive engineering constructs. J Cogn Eng Decis Making 2(2):140–160

Ramachandran V, Blakeslee S (2001) Die blinde Frau, die sehen kann. Rätselhafte Phänomene unseres Bewusstseins. Rowohlt, Reinbek

Reddy R, Guntupalli K, Alapat P, Surani S, Casturi L, Subramanian S (2009) Sleepiness in medical ICU residents. Chest 135(1):81–5

Roehrs T, Burduvali E, Bonahoom A, Drake C, Roth T (2003) Ethanol and sleep loss: a "dose" comparison of impairing effects. Sleep 26(8):981–5

Samkoff JS, Jacques CH (1991) A review of studies concerning effects of sleep deprivation and fatigue on residents' performance. Acad Med 66:687–693

Sarter N, Woods DD (1991) Situation awareness: a critical but ill-defined phenomenon. Int J Aviat Psychol 1(1):45–47

Schmid F, Goepfert MS, Kuhnt D, Eichhorn V, Diedrichs S, Reichenspurner H, Goetz AE, Reuter D (2011) The wolf is crying in the operating room: patient monitor and anesthesia workstation alarming patterns during cardiac surgery. Anesth Analg 112:78–83

Schneider W, Shiffrin RM (1977) Controlled and automatic human information processing: I. detection, search, and attention. Psychol Rev 84:1–66

Schwab P, Keller E, Muroi C, Mack DJ, Strässle C, Karlen W (2018) Not to cry wolf: distantly supervised multitask learning in critical care. In: Proceedings of the 35th International Conference on machine learning, Stockholm, 2018

Smith RE (2003) The cost of remembering to remember in eventbased prospective memory: investigating the capacity demands of delayed intention performance. J Exp Psychol Learn Mem Cogn 29:347–61

Smith-Coggins R, Howard SK, Mac DT, Wang C, Kwan S, Rosekind MR, Sowb Y, Balise R, Levis J, Gaba DM (2006) Improving alertness and performance in emergency department physicians and nurses: the use of planned naps. Ann Emerg Med 48(5):596–604

Sokolov E (1963) Perception and conditioned reflex. Pergamon, Oxford

Sorensen LJ, Stanton NA (2013) Y is best: how distributed situational awareness is mediated by organisational structure and correlated with task success. Saf Sci 56:72–79

Spencer MB, Robertson KA, Folkard S (2006) The development of a fatigue/risk index for shift workers. HSE Books, London

Stanton NA (2010) Situation awareness: where have we been, where are we now and where are we going? Theor Issues Ergon Sci 11(1):1–6

Stout RJ, Salas E, Fowlkes JE (1997) Enhancing teamwork in complex environments through team training. Group Dyn 1:169–182

Styles E (2006) The psychology of attention. Psychology Press, Hove

Taffinder NJ, McManus IC, Gul Y, Russell RC, Darzi A (1998) Effect of sleep deprivation on surgeons' dexterity on laparoscopy simulator. Lancet 352:1191

Ulich E (2001) Arbeitspsychologie, 5. Vollst. überarb. u. erw. Auflage Aufl. Vdf, Zürich/Schäffer-Pöschel, Stuttgart

Vidal R, Roberts K (2014) Observing elite firefighting teams: the triad effect. J Conting Crisis Manag 22(1):18–28

Warm JS, Parasuraman R, Matthews G (2008) Vigilance Requires Hard Mental Work and Is Stressful. Hum Factors 50(3):433–41

Weeß HG, Lund R, Gresele C, Böhning W, Sauter C, Steinberg R (1998) Vigilanz, Einschlafneigung, Daueraufmerksamkeit, Müdigkeit, Schläfrigkeit. Die Messung müdigkeitsbezogener Prozesse bei Hypersomnien. Somnologie 2:32–41

West R, Scolaro AJ, Bailey K (2011) When goals collide: the interaction between prospective memory and task switching. Can J Exp Psychol 65:38–47

Wickens CD (1984) Processing resources in attention. In: Parasuraman R, Davies DR (Hrsg) Varieties of attention. Academic, New York

Wilker FW, Bischoff C, Novak P (Hrsg) (1994) Medizinische Psychologie, Medizinische Soziologie, 2. Aufl. Urban & Schwarzenberg, München

Zimbardo P, Gerrig R (2008) Psychologie, 18., aktualisierte Auflage Aufl. Pearson Studium, München

Stress: Ärzte unter Strom

9

Kindliches Polytrauma

Das Meldebild der Leitstelle lautet: „Kindlicher Fenstersturz". Bei Eintreffen am Unfallort findet der Notarzt, der einen seiner ersten Einsätze fährt und mit Patienten diesen Alters keine Erfahrung hat, ein 15 Monate altes bewusstloses Kleinkind mit Tachypnoe und schwachen zentralen Pulsen vor. Der Notarzt untersucht das Kind grob orientierend und diagnostiziert ein Gesichtsschädeltrauma und ein großes subgaleales Hämatom linksparietal. Passanten berichten, dass das Kind aus ungeklärtem Grund aus einem offenen Fenster im 3. Stock gestürzt sei. Während das Kind von einem Rettungsassistenten mit der Maske assistiert beatmet wird, bemüht sich der Notarzt um die periphere Venenpunktion. Diese bleibt jedoch trotz mehrerer Versuche frustran. Während der Punktionsversuche zeigt das Kind kurzzeitig bradykarde Episoden im EKG. Erst nach 10 min, als der Notarzt bereits erwägt, das Kind ohne weitere Versorgung in die Klinik zu begleiten, erfolgt vom Rettungsdienstpersonal der Hinweis auf die Knochenbohrmaschine, die sich im Kindernotfallkoffer befindet.

Obwohl der Notarzt diese Technik zwar im Simulationstraining, aber noch nie am Menschen angewendet hat, gelingt es ihm unter Hilfestellung durch den Notfallsanitäter mit der EZ-IO einen intraossären Zugang an der Tibia zu etablieren. Es erfolgt eine Narkoseeinleitung mit Atropin, S-Ketamin und Dormicum, bei der sich aufgrund des blutigen Rachens die Laryngoskopie und Intubation schwierig und protrahiert gestalten. Unmittelbar nach der Intubation beginnt die pulsoxymetrisch gemessene Sättigung zu fallen. Bei inzwischen deutlich geblähten Abdomen erfolgt eine erneute Laryngoskopie, die eine ösophageale Intubation erkennen lässt. Der Notarzt beatmet das Kind zwischenzeitlich mit der Maske und reintubiert erneut verzögert, diesmal jedoch erfolgreich. Darauf bleibt die Sättigung konstant bei Werten um 85 %. Erst die Entlastung des geblähten Abdomens mittels Magensonde führen zu einer Normalisierung der Oxygenierung. 75 min nach Eintreffen am Unfallort wird das Kind mit schwachem Druck und beidseits weiten und lichtstarren Pupillen in die Klinik eingeliefert.

Ein Notarzt wird zu einem kindlichen Polytrauma alarmiert. Aufgrund seiner kurzen Berufstätigkeit fehlt ihm für pädiatrische Patienten jegliche Erfahrung. Somit werden praktische Aspekte der Versorgung (erstmalige präklinische Anwendung der intraossären Bohrmaschine,

M. St.Pierre und G. Hofinger, *Human Factors und Patientensicherheit in der Akutmedizin*,
https://doi.org/10.1007/978-3-662-60485-4_9

Dosierung von Medikamenten, nasotracheale Intubation) für ihn zu einer extremen **fachlichen** Herausforderung. Daneben stellt der Einsatz auch eine **emotionale** Belastung dar, da er ein Kleinkind behandeln muss. Beide Faktoren zusammen setzen den Notarzt erheblich unter Stress. Dieser Stress wird dadurch verstärkt, dass im Laufe der notärztlichen Behandlung zeitkritische Maßnahmen (sicherer i.o.-Zugang, Intubation) spät und erst nach mehreren Fehlversuchen erfolgreich sind. Aufgrund der protrahierten Versorgung kann der Patient erst nach über einer Stunde und in einem kritischen Zustand in die Klinik transportiert werden; wertvolle Zeit ist verloren worden. Dieser Tatsache ist sich der Notarzt bewusst.

9.1 Was ist Stress?

Für den jungen Notarzt bedeutet die Versorgung des kindlichen Polytraumas Stress pur. Er sieht sich mit einer Situation konfrontiert, die ihn an die Grenze seiner fachlichen Kompetenz und emotionalen Belastbarkeit bringt. Die Ursachen für den **akuten Stress** lassen sich in diesem Fall klar benennen: Das Wissen um ein Missverhältnis zwischen den Anforderungen der Situation und seinem eigenen fachlichen Können, der Anblick eines schwerstverletzten Kleinkindes, Misserfolgserlebnisse im Verlauf einer Patientenversorgung, die als Wettlauf gegen die Zeit erlebt werden, und die als Belastung empfundene Verantwortung über Leben oder Tod. Und als ob dies nicht schon genug wäre, kommt der Assistenzarzt möglicherweise bereits mit „einer Portion Stress" belastet an den Unfallort: Private Probleme, fehlende Erholung aufgrund langer Arbeitszeiten und eine hohe Dienstbelastung in der Klinik, Konkurrenzverhalten unter Kollegen und wenig Unterstützung vonseiten seiner Vorgesetzten könnten seine Leistungsfähigkeit an diesem Tag bereits von Anfang an eingeschränkt haben. Kumulieren solche Belastungen über Wochen und Monate, können sie als **chronischer Stress** die Handlungsfähigkeit von Menschen nachhaltig beeinträchtigen.

Was aber ist Stress? Ganz allgemein gesprochen ist Stress ein Anspannungszustand, der als unspezifische **physische** und **psychische** Reaktion auf eine Beanspruchung hin eintritt (Selye 1936; Ulich 2001; Semmer 2003; Szabo et al. 2012). Unter **Beanspruchung** ist dabei ein Ereignis gemeint, das von Menschen eine sofortige Veränderung oder Anpassung ihres Handelns verlangt. Dieser Anspannungszustand bereitet den Organismus auf eine schnelle und zielgerichtete Handlung vor. Der Begriff „Stress" hatte im ursprünglichen Sinn keine negative Bedeutung, sondern beschrieb lediglich den Zustand einer körperlichen Aktivierung (Selye 1936) und geistigen Konzentration (Semmer et al. 2005). Stress ist eine Schutzreaktion, die Menschen in schwierigen Umständen und Umwelten überleben lässt (Kupriyanov und Zhdanov 2014). Der junge Notarzt erlebt Stress jedoch so, wie er heute auch in der Forschung verstanden wird, in Verbindung mit einem **unangenehmen Gefühl.** Dies liegt daran, dass die Ereignisse nicht nur eine Veränderung seines Handelns verlangen, sondern darüber hinaus als Bedrohung empfunden werden. Bedrohlich ist die Situation für ihn deswegen, weil er spürt, dass es ein **Ungleichgewicht** zwischen den Anforderungen der Notfallsituation und den ihm zur Verfügung stehenden Ressourcen gibt.

▶ Stress ist ein Anspannungszustand, der als physische und psychische Reaktion auf eine Beanspruchung hin eintritt. Unter Beanspruchung versteht man dabei ein Ereignis, das von Menschen eine sofortige Veränderung oder Anpassung ihres Handelns verlangt.

9.1.1 Ab wann wird es stressig? Eine Frage der Bewertung

Bewertung einer Situation

Ein wesentliches Merkmal der Akutmedizin ist die Tatsache, dass Menschen schlagartig mit einer für sie unbekannten Situation konfrontiert werden. Was Menschen von dieser neuen Situation innerhalb der ersten Augenblicke wahrnehmen, bewerten sie hinsichtlich dessen Bedeutung und dessen Einfluss auf das persönliche Wohlbefinden (*„Transaktionales Stressmodell“,* Lazarus und Folkman 1984). Dies trifft auch auf den Notarzt zu. Seine Bewertungen laufen schnell, unbewusst und ganzheitlich ab und werden von ihm als Gefühl wahrgenommen (Kap. 5). Da es sich um eine neue Sachlage handelt, lautet die primäre, auf die Situation bezogene Bewertung: **„Ist diese Situation für meine Ziele bedrohlich, neutral oder günstig?“**

Ob eine Lage als „bedrohlich“ empfunden wird, hängt unter anderem vom Können, Wissen, den Ressourcen, den eigenen Wertvorstellungen und von der persönlichen Tagesform ab. Da dem Notarzt jegliche Erfahrung mit Notfällen im Kindesalter fehlt, erlebt er diese Situation als bedrohlich. Diese Einschätzung trifft er jedoch nicht erst beim Eintreffen am Unfallort. Schon auf der Anfahrt setzt die Meldung der Leitstelle den Notarzt unter Stress, weil er um seine mangelnde Erfahrung weiß. Somit kann bereits die Erwartung, überfordert zu werden, und nicht erst das Erleben selbst, stressauslösend wirken (Greif 1989; Ulich 2001; Semmer 1997). Ein Notarzt, der als pädiatrischer Intensivmediziner oder als Kinderanästhesist im klinischen Alltag täglich Patienten dieser Altersgruppe betreut, hätte während der Anfahrt möglicherweise ganz andere Gefühle: Ihn könnte die zu erwartenden Notfallversorgung „beflügeln“.

Aus der Gegenüberstellung der möglichen Reaktionsweisen wird deutlich, dass die **subjektive Wahrnehmung** einer Situation und nicht die reale Situation selbst von entscheidender Bedeutung für die psycho-biologische Entstehung von akutem Stress ist: „Bewertet eine Person ihre Beziehung zu der Umwelt in einer bestimmten Art und Weise, wird damit eine bestimmte Emotion hervorgerufen, die im Zusammenhang mit dem vorliegenden Bewertungsmuster liegt“ (Lazarus 1991). Die unmittelbare Folge der Situationsbewertung ist ein positives oder negatives Gefühl (oder auch eine Mischung positiver und negativer Gefühle; Lazarus und Folkman 1984). Wird eine Situation als stark negativ oder sogar bedrohlich bewertet, kann dies für Menschen nicht so bleiben: Entweder die Situation muss verändert werden oder die handelnde Person selbst muss sich bzw. ihr Verhalten ändern. Auch diese Notwendigkeit zur Veränderung löst Stress aus (Lazarus und Folkman 1984; Semmer 2003; Ulich 2001).

▶ Die subjektive Wahrnehmung einer Situation und nicht die reale Situation selbst ist von entscheidender Bedeutung für die psycho-biologische Entstehung von akutem Stress.

Dieser ersten Bewertung folgt eine sekundäre (ebenso ganzheitliche und unbewusste), die sich auf die Art und den Umfang eigener Ressourcen bezieht (Abb. 9.1): **„Werde ich mit der Situation zurechtkommen?“.**

Je nachdem, wie sich der Akutmediziner diese Frage beantwortet, wird er oder sie mit unterschiedlichen Strategien auf die Situation reagieren. Fühlt er sich der Situation gewappnet, wird seine oder ihre Anspannung möglicherweise in gespannte Erwartung übergehen. Wird ihm jedoch bewusst, dass seine persönlichen Ressourcen unzureichend sind, um das Problem Erfolg versprechend zu lösen, wird sein Stressniveau steigen. Dies gilt in gleicher Weise für den Notarzt aus unserem Fallbeispiel: Um mit der Situation zurechtzukommen, müsste er seine zur Verfügung stehenden **Ressourcen** (Erfahrung, Fertigkeiten, Ausrüstung, Teammitglieder) größer einschätzen als die Anforderungen des kindlichen Notfalls. Doch auch die Beantwortung dieser Frage ist nicht so offensichtlich, wie sie zunächst scheint: Um zu wissen, ob Ressourcen ausreichen, muss man sich erst die Frage beantworten: „Ressourcen, wofür?“ Ob Ressourcen ausreichen, hängt daher neben der Einschätzung der Situation auch von dem Ziel ab, das man erreichen will: Möchte der Notarzt das polytraumatisierte Kind so rasch wie möglich irgendwie in das nächste geeignete Krankenhaus bringen *(„scoop and run“)* oder will er zunächst seinen kleinen Patienten nach allen Regeln der ärztlichen Kunst versorgen und dann erst (einschließlich eines leserlichen DIVI-Protokolls) im Schockraum an das behandelnde Team übergeben *(„stay and play“)?* Entscheidet sich der Notarzt für die erste Vorgehensweise, wird er möglicherweise

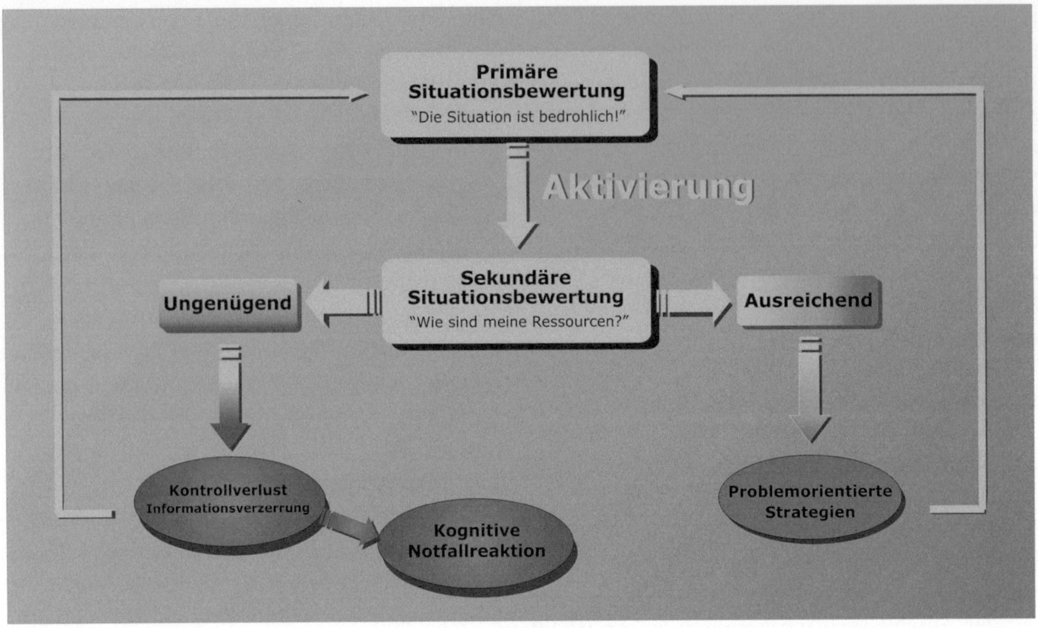

Abb. 9.1 Primäre und sekundäre Bewertung. (nach Lazarus 1991)

wesentlich zuversichtlicher sein, dies schaffen zu können als im Falle einer ausführlichen Versorgung vor Ort: Er hat seine Ziele nicht so hoch gesteckt. Je zahlreicher und konkreter Ziele werden, desto wahrscheinlicher wird es für den Notarzt, dass eines oder mehrere davon gefährdet sind. Gefährdete Ziele erzeugen jedoch Stress. Gefährdete Ziele können dabei von **Identitätszielen** („Ich will in jeder Situation ein guter Notarzt sein") über **globale Ziel** („Ich will, dass dieses Kind überlebt") bis hin zu **konkreten Zielen** („Ich will dieses Kind mit einem Tubus ID4.0 nasotracheal intubieren") reichen. Ziele, die unmittelbar das Leben eines Patienten betreffen, werden als besonders wichtig bewertet und lösen deshalb bei ihrer Gefährdung in besonderem Maße Stress aus.

9.1.2 Stressoren

Welche Faktoren Stress auslösen können und wie stark sie dies tun, hängt wie gesagt von der persönlichen Bewertung ab und ist somit sehr subjektiv. Darüber hinaus gibt es jedoch auch Faktoren, die für alle Menschen gleichermaßen die Wahrscheinlichkeit erhöhen, dass sie Stress erleben (Kühn et al. 2001; Semmer 1997). Solche Risikofaktoren für die Entstehung von Stress heißen Stressoren. Stressoren sind Ereignisse oder Einflüsse, die von den meisten Menschen als bedrohlich für wichtige Ziele oder für die körperliche Unversehrtheit erlebt werden. Manche Stressoren treten nur in kritischen Situationen selbst auf **(akute Stressoren),** während andere Stressoren länger bestehender Teil der familiären oder beruflichen Umwelt sind (**chronische Stressoren,** s. u.; Tab. 9.1).

Die Literatur unterscheidet **körperliche, physikalische, soziale** und **kognitive** Stressoren. Zu den körperlichen Stressoren gehören beispielsweise Durst, Hunger, Schlafmangel und Sauerstoffmangel. Bei den physikalischen Stressoren aus der (Arbeits-)Umwelt sind Hitze, Kälte, starke Gerüche und Lärm zu nennen – Einflüsse, die auch in der Akutmedizin häufig nicht zu vermeiden sind. Unter einem länger anhaltenden Einfluss von Hitze fällt es Menschen schwer, vigilant zu bleiben (Kap. 8), Gehörtes zu diskriminieren und komplexere

Tab. 9.1 Einige akute und chronische Stressoren der Akutmedizin

Akute Stressoren	Chronische Stressoren
Akustische Alarme, abfallender Sättigungston	Zu lange Arbeitszeiten
Zeitdruck, aktueller Produktionsdruck („Die OP muss jetzt beginnen“)	Chronischer Schlafmangel
Komplexität der Arbeitswelt (Abschn. 2.1)	Ständiger Produktionsdruck: „Schnelle Wechsel im OP, Patienten durchschleusen“
Verantwortung für Leben des Patienten	Arbeitsaufwand durch Bürokratie
Fachliche Überforderung	Wenig Unterstützung durch Vorgesetzte
Begangene Fehler (Kap. 3)	Abhängigkeit von Vorgesetzten (Karriere)
Müdigkeit (Kap. 8)	Konkurrenz unter Kollegen
Häufige Unterbrechungen von Routinetätigkeiten (Kap. 6)	Berufliches Selbstbild: Falsche Fehlerkultur und illusorische Dogmen („Kein Patient darf mir versterben“)
Arbeiten in schlechten Teambedingungen (Kap. 11)	Ständige Konfrontation mit Sterben und Leid
Unklare Kompetenzen	
Furcht vor medikolegalen Konsequenzen	

Aufgaben zu lösen. Kälte beeinflusst umgekehrt einfachere Aufgaben kaum, dafür gibt es aber signifikante Leistungseinbußen bei komplexeren Aufgaben. Darüber hinaus wirkt sie sich auf das Arbeitsgedächtnis und die Einspeicherung im Gedächtnis aus; Feinmotorik und taktile Sensitivität werden stark beeinträchtigt. Starke Gerüche (z. B. Exkremente, Erbrochenes, Verwesungsgeruch) können zu starken emotionalen Reaktionen führen und dem Behandler die angemessene Durchführung seiner Aufgabe erheblich erschweren. Lärm wirkt neben seiner Eigenschaft als Störgröße für Nachrichtenübertragungen (Kap. 12) vor allem auf die Aufmerksamkeit und auf komplexere Aufgaben. Intermittierender Lärm wird dabei als störender erlebt als ein kontinuierlich lauter Lärmpegel. Ab einer gewissen Lautstärke „übertönt“ Lärm jene innere Stimme, die bei bewusstem sprachlichem Denken vernommen wird, und der „innere Dialog mit sich selbst“ wird unmöglich *(„masking of speech“)*. Interessanterweise gibt es Hinweise darauf, dass auch eine Lärmreduktion im Operationssaal die Komplikationsrate senken kann (Engelmann et al. 2014). Soziale Stressoren können z. B. die Angst vor Bewertungen oder auch unerwünschte körperliche Nähe sein. Kognitive Stressoren sind Situationen, die neu, unvorhersehbar und unkontrollierbar sind.

Situationen in der Akutmedizin werden oft aufgrund ihrer Komplexität als stressig erlebt. In dieser Hinsicht sind die akutmedizinischen Tätigkeitsgebiete vergleichbar mit anderen hochdynamischen Arbeitsbereichen: In einer Befragung von Incident Management Teams auf Ölplattformen, was für sie denn die wichtigsten akuten Stressoren seien, gaben diese regelhaft **unbekannte** und **dynamische Ereignisse** in Verbindung **mit Verantwortlichkeit,** Angst davor **Fehler zu machen, Kommunikations-** und **Teamprobleme, unklare** oder **zu viele Information** und **Zeitdruck** an (Crichton et al. 2005). Diese Liste könnten sicherlich viele in der Akutmedizin Tätige unterschreiben. Gerade OP-Teams fühlen sich häufig gestresst (Arora et al. 2010; Sonoda et al. 2018). Aber auch ineffiziente Teamarbeit führt zu einem verstärktem Stresserleben der Operateure, Anästhesisten und Pflegekräfte (Halverson et al. 2011). Interessanterweise gilt umgekehrt: Stress beeinträchtigt auch die Teamarbeit, unter anderem die Kommunikation (für Chirurgie: Arora et al. 2010). Stress wiederum hat Auswirkungen auf die Performance von Chirurgen (Chrouser et al. 2018) und somit auf die Qualität und Sicherheit der Patientenversorgung.

Als chronische Stressoren in der Intensivmedizin führen Faktoren wie die Verfügbarkeit freier Betten und die zeitweise Überbelegung der Station, gefolgt von Gesprächen mit verzweifelten Angehörigen und dem Umgang mit Tod (Coomber et al. 2002).

Die Wirkung all dieser gerade genannten und weiterer Stressoren wird dann noch durch subjektive Prozesse modifiziert: Je weniger vorhersehbar und je unkontrollierbarer ein Faktor ist, desto stärker wird er als Stressor erlebt (z. B. Kinzl et al. 2007).

▶ Je weniger vorhersehbar und je unkontrollierbarer ein Faktor ist, desto stärker wird er als Stressor erlebt.

Wesentlich für das Verständnis von und dem Umgang mit akuten und chronischen Stressoren ist die Tatsache, dass sich beide Arten von Stressoren in ihrer Wirkung addieren (Abb. 9.2). Wer chronischen Stressoren ausgeliefert ist, benötigt i. d. R. weniger akuten Stress, um bereits Zeichen der Überforderung zu zeigen. Wer die Fähigkeit, akuten Stress erfolgreich zu bewältigen, stärken will, muss sich deshalb auch mit den Ursachen von persönlichem chronischem Stress auseinandersetzen und geeignete Bewältigungsstrategien entwickeln.

9.1.3 Die Stressreaktion: Kampf, Flucht, Fürsorge

Jedes Mal, wenn ein Organismus seine Umwelt als Bedrohung erlebt, muss er darauf reagieren. Die Stressreaktion (Cannon 1928; Selye 1936) ist die stereotype Antwort des menschlichen Körpers (und Geistes) auf ganz unterschiedliche Arten von Bedrohung: Jeder Sinnesreiz, der nach der initialen Bewertung als Bedrohung körperlicher Integrität oder persönlicher Ziele empfunden wird, setzt die Stressreaktion in Gang. Um sich einer Bedrohung stellen zu können, erhöht der Körper mit dieser Reaktion seine physische und psychische Leistungsbereitschaft. Die daran anschließende Auseinandersetzung mit der Bedrohung erfolgt entweder:

- durch **Kampf** (wenn die bestehende Gefahr als schwächer bewertet wird),
- durch Weglaufen bzw. **Flucht** (wenn ein Angriff aussichtslos erscheint) oder.
- durch **Nichtstun** bis hin zur völligen Erstarrung (wenn keine Entscheidung weder für den Kampf noch für die Flucht möglich ist).

Im Kontext der Akutmedizin ist diese *„fight, flight, or freeze-response“* (engl.: Kampf, Flucht oder Einfrieren) jedoch keine angemessene Reaktion im Hinblick auf den „Verursacher“ des akuten Stresses: Mit einem schwerverletzten Kind kann man weder körperlich kämpfen, noch kann man weglaufen oder bei seinem Anblick bewegungslos verharren. Vielmehr muss ein kindlicher Patient behandelt werden. Die körperliche Mobilisierung, welche die Stressreaktion bewirkt, geht somit ins Leere.

Als vierte grundlegende Reaktion auf Stress kann man **soziale Strategien** verstehen – sich an andere Menschen anschließen, sich kümmern und Freunde schaffen (*tend-and-befriend,* Taylor et al. 2000). Diese Reaktion auf Stress scheint bei Frauen häufiger zu sein als bei Männern.

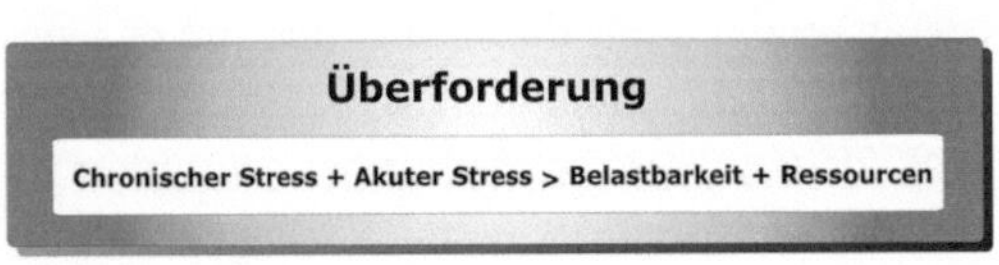

Abb. 9.2 Faktoren, die zu einer Überforderung in einer Notfallsituation führen. Ob eine Person mit einer Situation überfordert ist, ergibt sich aus dem Zusammenspiel aller vier Faktoren

Physiologie der Stressreaktion

Jedes Mal, wenn sich Menschen in einer für sie bedrohlichen Situation wiederfinden, wird ihr limbisch-hypothalamisches System aktiviert. Diese Aktivierung löst vom Hypothalamus ausgehend zwei Reaktionswege aus: Zum einen erfolgt eine Aktivierung des sympathoadrenergen Systems mit konsekutiver Adrenalinausschüttung aus dem Nebennierenmark. Dieser Weg ist „trocken“ (elektrische Impulse entlang neuronaler Bahnen) und sehr schnell. Die Funktion dieses Wegs ist ein „Ruf zu den Waffen“

(Kaluza 2018, S. 29): Herz, Kreislauf und Atmung werden aktiviert.

Wird die Situation mit dieser Reaktion nicht in den Griff bekommen, wird der zweite Reaktionsweg, die Hypothalamus-Hypophysen-Nebennierenrinden-Achse, aktiviert: Adrenokortikotropes Hormon (ACTH) wird aus dem Hypophysenvorderlappen freigesetzt, welches die Freisetzung von Glukokortikoiden aus der Nebennierenrinde und damit die Glukoneogenese stimuliert. Kortikoide wiederum hemmen Regenerations- und Aufbauprozesse und stellen Glukose für energieverbrauchende Vorgänge zur Verfügung, bildlich die Organisation von „Nachschub" (Kaluza 2018). Dieser Weg ist „nass" (Hormontransport über das Blut) und langsam. Die hormonelle Reaktion wird durch einen Rückkopplungsprozess geregelt, sodass sie nicht überschießt.

Als Resultat beider Reaktionswege werden das Gehirn und die quergestreifte Muskulatur besser durchblutet und mit Sauerstoff und Glukose versorgt. Die Stressreaktion entspricht damit einer evolutionär entstandenen Prioritätensetzung: Alle Körperfunktionen werden der Bewältigung einer Bedrohung zur Verfügung gestellt (Tab. 9.2). Cannon bezeichnete die Stressreaktion dementsprechend als „physiologische Notfallreaktion" (Cannon 1928).

Sobald die Bedrohungssituation abgeklungen ist, verschwinden die körperlichen Symptome im Laufe der nächsten 15 min. Da die primäre Zielgröße der Stressreaktion das Überleben des Organismus ist, ist sie optimal auf grobmotorisches **körperliches Handeln** angepasst. Die Feinmotorik hingegen wird dadurch erheblich beeinträchtigt (Tremor), wodurch die Stressreaktion in Situationen, die eben diese Feinmotorik erfordern (Notoperation, schwieriger i. v.-Zugang), selber zu einem Problem werden und den vorhandenen Stress verstärken kann.

Änderungen des Denkens und Fühlens

Müssten Akutmediziner lediglich mit der Tatsache klarkommen, dass die Stressreaktion einige unangenehme (und für die Patientenversorgung hinderliche) körperliche Symptome mit sich bringt, so wäre die Beeinträchtigung vermutlich durch Konzentration auf die vorliegende Aufgabe zu kompensieren. Akuter Stress verändert jedoch nicht nur die Physiologie des Menschen, sondern führt auch zu charakteristischen Veränderungen des Denkens, Fühlens und Verhaltens. Die physiologischen und kognitiven Auswirkungen der Stressreaktion lassen sich leicht durch das englische Akronym „BEST" merken: *„behavioral"* (Verhalten), *„emotional"* (Gefühle), *„somatic"* (Körperfunktionen) und *„thinking"* (Denken) (Tab. 9.2, nach Flin et al. 2008).

▶ Stress hat nicht nur physiologische Auswirkungen, sondern führt auch zu charakteristischen Veränderungen des Denkens, Fühlens und Verhaltens.

In gleicher Weise wie die körperlichen Reaktionen dienen auch die kognitiven Veränderungen dem Ziel, ein Überleben des Organismus sicherzustellen. Dies geschieht dadurch, dass:

- die Aufmerksamkeit sich auf das aktuelle Problem fokussiert und
- der Auflösungsgrad der Informationsverarbeitung verringert wird.

Beide Anpassungen führen dazu, dass unsere Fähigkeit, Erinnerungen aus dem Gedächtnis abzurufen, Informationen zu analysieren, Schlussfolgerungen zu ziehen und Entscheidungen zu treffen, vermindert wird. Wenn Aufmerksamkeit sich auf das aktuelle Problem fokussiert, so bedeutet dies einerseits, dass man sich ganz auf das Wesentliche **konzentriert.** Wenn ein anderes Motiv die „Regie übernehmen" will, so muss es erst eine hohe Schwelle überwinden, um Einfluss zu gewinnen (Kap. 4; Dörner 1999). Durch diese Konzentration auf ganz Weniges wird es für Menschen aber zunehmend schwieriger, ihr Bild von der Situation regelmäßig aufzufrischen. Das aber ist notwendig, wenn man nicht übersehen möchte, dass sich die Umstände mittlerweile geändert haben. Mit anderen Worten: Je mehr man auf ein Problem fokussiert, desto mehr konkurriert dies mit der Hintergrundkontrolle (Kap. 8). Menschen sehen und hören unter Stress nicht

Tab. 9.2 Anzeichen von akutem Stress, Einteilung in die vier **BEST**-Kategorien. (Behavioral, Emotional, Somatic, Cognitive nach Flin et al. 2008)

	„*Fight or flight*" (Kampf oder Flucht)	„*Freeze*" (Einfrieren/Verhaltenstarre)
Behavioral (Verhalten)	Externalisierung des Handelns	Teilnahmslosigkeit
	Aggressivität	Konkrete Ängste (Verlustangst/Angst vor Kontroll-/Machtverlust/Versagensangst)
Emotional (Gefühle)	Ängstlichkeit	Panik
	Reizbarkeit	
	Wutausbrüche	
Somatic (Körperfunktionen)	Stressreaktionen (Cannon 1928)	
	Beschleunigung der Herzfrequenz	Tremor
	Erhöhter Blutdruck	Erhöhter Muskeltonus/Verspannungen
	Schnelle Atmung	Bedürfnis zu urinieren/Durchfall
	Schwitzen, kühle Haut	Gastrointestinale Beschwerden („Schmetterlinge im Bauch")
	Trockener Mund	
Thinking (Denken)	Gedächtnisstörungen	Überforderung durch Informationsfülle
	Einschränkung des Urteilsvermögens	Verlust von Situationsbewusstsein
	Beeinträchtigungen beim Entscheiden	Berufung auf Automatismen und Regeln
	Rigides Denken (Scheuklappeneffekt)	Unmöglichkeit, irgendetwas zu denken („Blackout")
	Stark vereinfachtes Denken	

mehr alle Informationen, sondern nur noch diejenigen, die unmittelbar vor ihnen liegen. Im Nachhinein beschreiben Menschen manchmal diese Art von Erlebnis als „Tunnelblick". Unglücklicherweise garantiert die Fokussierung jedoch nicht, dass man tatsächlich alle relevante Information mitbekommt oder diese verarbeiten kann, da sich auch die Leistung von Arbeitsgedächtnis und Aufmerksamkeit verringern (Hancock und Szalma 2008).

▶ Je mehr man auf ein Problem fokussiert, desto mehr konkurriert dies mit der Hintergrundkontrolle. Menschen sehen und hören unter Stress nicht mehr alle Informationen, sondern nur noch diejenigen, die unmittelbar vor ihnen liegen.

Zusätzlich zu der eingeengten Wahrnehmung bedeutet Fokussierung aber auch **Einengung des Denkens:** Indem man sich ausschließlich mit dem aktuellen Problem beschäftigt und mit der Frage, wie man dieses lösen kann, wird das Handeln auf kurzfristige Ziele ausgerichtet. Damit verliert man den Blick für mögliche Probleme, die im weiteren Verlauf der Behandlung entstehen könnten (Lantermann et al. 1992; Lantermann und Otto 1994; Semmer 1997).

Eine weitere Konsequenz der Stressreaktion ist, dass Handlungen stärker **durch Gefühle** und weniger durch bewusstes Nachdenken **geleitet** werden. Eine tiefergehende Situationsanalyse entfällt und Entscheidungen werden unüberlegter getroffen (Schaub 1997; Semmer 1997; Dörner und Schaub 1994; Dörner und Pfeiffer 1993). Stehen Menschen unter Stress, so planen sie weniger, sondern greifen stattdessen auf Automatismen und „Daumenregeln" zurück (Kap. 2). Häufig reicht diese grobe Vereinfachung des Denkvorgangs aus, um entstandene Probleme erfolgreich zu lösen. Hat man es jedoch mit unbekannten und neuartigen Notfallsituationen zu tun, sieht dies anders aus. Ungeachtet der Andersartigkeit der Situation tut man unter Stress das, was man am besten kann oder schon immer getan hat. Möglicherweise ist dies jedoch nicht die Maßnahme, die dem Patienten am meisten geholfen hätte.

> Unter dem Einfluss von Stress planen Menschen weniger und greifen stattdessen auf Automatismen und „Daumenregeln" zurück. Man tut dann man das, was man am besten kann oder schon immer getan hat. Möglicherweise ist dies jedoch nicht die Maßnahme, die dem Patienten am meisten geholfen hätte.

Eigentlich sollten die genannten kognitiven Veränderungen dem Ziel dienen, mit bedrohlichen Situationen fertig zu werden. Häufig tragen sie jedoch dazu bei, die Wahrscheinlichkeit für Fehler zu erhöhen. Jeder begangene Fehler sorgt aber unmittelbar dafür, dass das Stressniveau weiter ansteigt und weitere Fehler begünstigt werden: Eine **Kette schlechter Entscheidungen** kann die Folge sein (Kap. 10).

‚Startle and Surprise'
Auch ein plötzliches Erschrecken kann zu einer Stressreaktion mit entsprechenden somatischen und mentalen Veränderungen führen, unter anderem mit einer verzögerten Reaktion auf ein Ereignis. Das Phänomen wird in der Luftfahrt unter dem Konzept des *‚startle and surprise'* (übers..: Erschrecken und Überraschung) zusammengefasst. Diese Art Stresserleben ist relevant geworden, weil durch die hohe technische Zuverlässigkeit der Flugzeuge (u. a. durch Automatisierung) die Besatzungen kaum noch neuartige oder kritische Ereignisses erwarten und sich in Sicherheit wiegen. Wird eine Crew dann doch mit einem unerwarteten Ereignis konfrontiert, so die zugrunde liegende Vermutung, ist das Ausmaß der Überraschung oder des Erschreckens, höher als zu Zeiten als Funktionsstörungen häufiger waren und die Piloten zudem selber den Flug durchführten (Martin et al. 2012; Rivera et al. 2014). Das Thema ist inzwischen in die CRM-Trainings der Luftfahrt (Kap. 16) aufgenommen worden. Crews sollen lernen, mit kognitiven Strategien gegenzusteuern, z. B. mit Wachsamkeit und Antizipation von Gefahren und nötigen Handlungen. In der Akutmedizin ist das Thema „überrascht werden von Problemen, während man dem System beim Arbeiten zusieht" momentan vorrangig in der Anästhesie relevant; es könnte durch verstärkte Automation häufiger werden und sollte deshalb bedacht werden. Jederzeit mögliche Zwischenfälle zu antizipieren, würde dem Ideal des umfassenden Situationsbewusstseins entsprechen (Kap. 8). Aber dass diese Form der Aufmerksamkeit dauerhaft aufrechterhalten werden kann, erscheint unwahrscheinlich.

Übertragung von Stress in andere Situationen
Sobald eine Person feststellt, dass die bedrohliche Situation vorbei ist, erfolgt durch das parasympathische Nervensystem eine Wiederherstellung des Gleichgewichts. Die akute Stressreaktion klingt üblicherweise nach wenigen Minuten ab und hat keine bleibenden Auswirkungen. Da aber der Abbau der Hormone häufig über die eigentliche Stresssituation hinaus andauert und auch die mentale Beschäftigung mit dem Problem nicht einfach abgeschaltet werden kann, kann Stress in andere Situationen verschleppt werden (z. B. von der Arbeit ins Privatleben und umgekehrt): Es kann zu einer „Stress-Aufschaukelung" kommen (Semmer 1997).

9.1.4 Chronischer Stress

Bleiben die Auslöser für die Stressreaktion erhalten, wird die akute Stressreaktion durch das **allgemeine Anpassungssyndrom** (AAS, Selye 1956) abgelöst. Diese „Widerstandsreaktion" ermöglicht die Adaptation an anhaltende Stressbedingungen. Es entsteht eine (scheinbare) Resistenz gegenüber den belastenden Faktoren, da alle Körperfunktionen durch anhaltend hohe Kortisolspiegel auf eine Dauerbelastung eingestellt werden. Körperliche Symptome können eine anhaltend hohe Pulsfrequenz, ein arterieller Hypertonus, anhaltend hohe Blutzuckerwerte und eine Schwächung des Immunsystems sein. Regenerations- und Aufbauprozesse bleiben gedämpft. Bleibt diese Aktivierung über Wochen oder Monate bestehen, so kann dies körperlich und psychisch die Gesundheit gefährden.

Auswirkungen von Langzeitstress
Die Anzeichen von chronischen Stress, können auch in die vier Kategorien des o. g. „BEST"-Modells eingeteilt werden. Bei der Einteilung ist es wichtig zu verstehen, dass die einzelnen Stresssymptome in unterschiedlicher Ausprägung und Kombination auftreten können. Die Veränderungen können so weit gehen, dass sich die physischen Auswirkungen von chronischem Stress in psychosomatischen Erkrankungen, Depressionen etc. zeigen. Aus diesem Grund gibt es nicht die klassische Stresskrankheit, vielmehr gibt jeder Mensch an seiner schwächsten Stelle nach (Überblick in Semmer 2003). Darüber hinaus verleitet Stress zu ungesundem Verhalten wie Rauchen, erhöhtem Alkoholkonsum und unausgewogener Ernährung, was seinerseits gesundheitsgefährdend sein kann. Einen Überblick über die somatischen und kognitiven Veränderungen unter chronischem Stress gibt Tab. 9.3.

Die Auswirkungen von chronischem Stress können die Patientensicherheit gefährden. Obwohl das Wissen um den Zusammenhang zwischen Stress und persönlicher Leistungsfähigkeit jedem Mediziner theoretisch bekannt ist, scheint dies wenig Einfluss auf das Verhalten im Beruf zu haben: Ärzte (vor allem Chirurgen) schätzten sich im Vergleich mit anderen Berufsgruppen als weniger stressanfällig ein (Sexton et al. 2000; Flin et al. 2008). Jeder zweite Arzt (in einigen Berufsgruppen bis zu 70 %) stimmte der Aussage zu: „Auch wenn ich erschöpft bin, handle ich effektiv" (Abb. 8.3).

Die in weiten Teilen der Ärzteschaft wirksamen **chronischen Stressoren** (lange Arbeitszeiten, hohe Dienstbelastung, wenig Schlaf, ausufernde Bürokratie, verständnislose Verwaltung) können darüber hinaus die persönliche Wahrnehmung der Welt verändern: Das **Lebensgefühl** wird von der Ohnmacht bestimmt, an den Umständen nichts ändern zu können **(Kontrollverlust)**. Damit wird auch die Fähigkeit zur Bewältigung von Belastungen untergraben. Chronisch überlastete Menschen können als persönlich unfähig erscheinen, Stress zu bewältigen, obwohl ihre Arbeitsbedingungen diese Unfähigkeit erst mit sich gebracht haben (Semmer 2003).

Tab. 9.3 Anzeichen von chronischem Stress, Einteilung in die vier **BEST**-Kategorien. (Behavioral, Emotional, Somatic, Cognitive nach Flin et al. 2008)

Behavioral (Verhalten)	Abwesenheit vom Arbeitsplatz	Suche nach Zerstreuung
	Sozialer Rückzug	Feindseliges und gereiztes Verhalten gegenüber anderen
	Teilnahmslosigkeit	Verhaltensstörungen wie Nägelkauen, nervöse Tics, Zähneknirschen
	Unachtsamkeit	
	Suchtverhalten (v. a. Alkohol und Tabak)	
Emotional (Gefühle)	Ängstlichkeit	Depressionen
	Ständiges Sorgen	Verwirrung
	Zynismus	Stimmungsschwankungen
	Schlechte Stimmung	Reizbarkeit
Somatic (Körperfunktionen)	Chronische Müdigkeit	Vernachlässigung des (körperlichen) Erscheinungsbildes
	Gesundheitsbeschwerden (chronische Infektionen)	
Thinking (Denken)	Konzentrationsstörungen	Vergesslichkeit
	Verringerte Aufmerksamkeit	Schlechte Zeitplanung

Vom Langzeitstress zum Burn-out-Syndrom
Entsteht chronischer (Arbeits-)Stress auf dem Boden eines besonderen Engagements, z. B. bei helfenden Berufen aufgrund langer Arbeitszeiten, nicht ausreichendem Schlaf, kann sich die Stressreaktion bis hin zum Gefühl des Ausgebrannt-Seins, dem sog. Burn-out-Syndrom steigern (Maslach 2003; Kühn et al. 2001).

Der amerikanische Psychologe Herbert J. Freudenberger prägte 1974 den Begriff „Burnout" und bezeichnete damit einen Prozess des körperlichen und geistigen Erschöpfungszustandes bei Berufen im Gesundheitswesen und in sozialen Arbeitsbereichen (Freudenberger 1974). Daran anschließend definierten Maslach und Jackson (1981) das Burn-out-Syndrom als eine nachhaltige Reaktion auf chronischen Arbeitsstress, die sich über verschiedene Phasen hinweg entwickelt. Diese Phasen beinhalten:

- **Überengagement:** Man kennt keine Distanzierung von der Arbeit, sondern „gibt alles".
- **Erste Erschöpfungsanzeichen:** Der Verlauf beginnt schleichend. Es zeigen sich jedoch bereits erste Symptome von emotionaler und körperlicher Erschöpfung, die einhergehen mit Gefühlen der Entfremdung, Zynismus, Ungeduld, aber auch mit zunehmender Distanz zu anderen Menschen. Man ist ständig angespannt und begeht häufiger Fehler.
- **Zunehmende Erschöpfung:** Personen in helfenden Berufen entwickeln negative Einstellungen gegenüber den Patienten, aber auch zum Beruf. Dies zeigt sich in reduziertem Engagement, sozialem Rückzug und weiteren emotionale Reaktionen, wie Schuld- und Ohnmachtsgefühle sowie Selbstmitleid.
- **„Ausgebrannt sein":** Bei anhaltend hohem Stresslevel fühlt man sich ausgebeutet und distanziert sich von der eigenen Arbeit. Die bestimmenden Gefühle sind Affektverflachung, Hilflosigkeit und Verzweiflung. Personen, die sich zuvor sehr um ihre Mitmenschen gekümmert haben, schirmen sich ab und sorgen sich nicht mehr um andere. Psychosomatische Krankheiten nehmen zu. Im Extremfall kommt es zur reaktiven Depression und zu Nervenzusammenbrüchen.

Das Burn-out-Syndrom ist somit durch die drei folgenden Dimensionen gekennzeichnet:

- **Emotionale Erschöpfung:** Aufgrund des chronischen Stresses werden emotionale Ressourcen erschöpft, sodass sich Mitarbeitende nicht mehr fähig fühlen, die Betreuung von anderen Menschen (Patienten) zu übernehmen, obwohl sie dies zuvor mit besonderem Engagement taten. Emotionale Erschöpfung stellt eines der Hauptkennzeichen des Burn-out-Syndroms dar.
- **Depersonalisierung:** Eine negative, gleichgültige und zynische Einstellung gegenüber den Adressaten (oder den zu betreuenden Personen) entwickelt sich. Eine abgestumpfte und sogar entmenschlichte Wahrnehmung von anderen Personen kann dazu führen, dass Mitarbeitende Patienten als Personen betrachten, die ihre gesundheitlichen Probleme verdient haben.
- **Reduzierte Leistungsfähigkeit bzw. negative Selbsteinschätzung:** Menschen mit Burn-out-Syndrom schätzen ihre beruflichen Leistungen negativ ein. Die zeigt sich insbesondere in der negativen Einschätzung ihrer Arbeit mit Patienten, die häufig von Gefühlen geringer Arbeitsleistungen und beruflichen Versagen begleitet wird.

Schon früh wurde diskutiert, dass Burn-out vor allem in Sozial- und Pflegeberufen mit hoher (emotionaler) Belastung und wenig Einflussmöglichkeiten auf die Arbeitsbedingungen auftritt (s. a. Elfering et al. 2005). Burn-out kann nach einem weit verbreiteten Modell (*effort-reward-imbalance,* Siegrist et al. 2004, Siegrist 2012) vor allem bei einem starken Ungleichgewicht von Anstrengung bzw. „Kosten" der Arbeit (Zeitdruck, Verantwortung, Arbeitsdichte etc.) im Vergleich zu den „Belohnungen" (Wertschätzung, Einkommen, etc.) entstehen.

Grundsätzlich scheinen Personen im Gesundheitswesen anfälliger für Burn-out zu sein als die übrige Bevölkerung (Tennant 2001). Dieses Risiko ist innerhalb des Gesundheitswesens ungleichmäßig verteilt und betrifft insbesondere pflegerisches und ärztliches Personal auf Intensivstationen: In einer Studie war jeder zweiter Intensivmediziner langfristig in Gefahr, an einem Burn-out-Syndrom zu erkranken. Insbesondere eine dauerhaft erhöhte Arbeitsbelastung (z. B. Anzahl an Nachtdiensten pro Monat) und Konflikte mit Kollegen und Pflegepersonal begünstigten das Auftreten des Burn-out-Syndroms (Embriaco et al. 2007). Die Schwere der Erkrankung von betreuten Patienten hingegen schien geringen Einfluss auf die Entstehung zu haben.

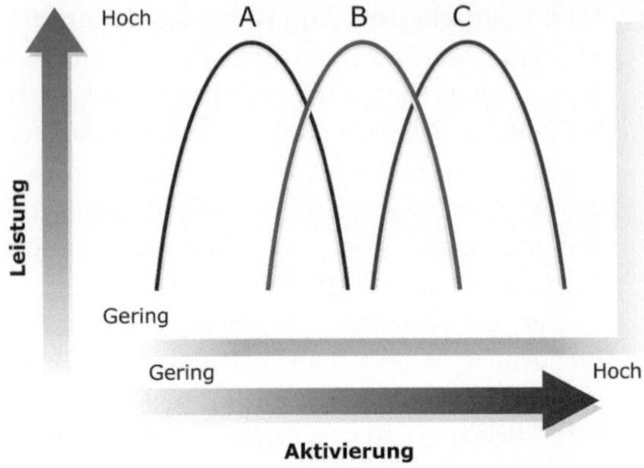

Abb. 9.3 Zusammenhang zwischen der Aktivierung und der erbrachten Leistung. Das für eine Höchstleistung optimale Maß an Stress hängt von der zu bewältigenden Aufgabe ab. (Modifiziert nach Yerkes und Dodson 1908)

9.1.5 Ein bisschen Stress muss sein!

Stress hat nicht nur negative Seiten. Im Gegenteil: Menschen brauchen ein Minimum an Aktivierung, um überhaupt Leistung erbringen zu können, und ein gutes Maß an Stress, um „zur Höchstform auflaufen“ zu können. Dies liegt daran, dass erst ein gewisses Maß an Stress über die oben genannten Mechanismen eine körperliche Aktivierung und kognitive Fokussierung auf das Wesentliche bewirkt (Selye 1974). Ständige Unterforderung hat zudem selber den Charakter eines Stressors: Man fühlt sich angespannt und belastet, gerade weil man zu wenig zu tun hat oder durch die Aufgabe unterfordert ist (Kap. 8).

Manche Theorien verwenden den Begriff „Eustress“, um auszudrücken, dass Stress nicht nur negative Folgen hat. Einige heben dabei die Bewertung der Stress-Situation hervor (z. B. Lazarus 1991). Ob man auf einen Stressor positiv reagieren kann (also z. B. eine schwierige Behandlung als Herausforderung und nicht als Überforderung wahrnehmen kann), hängt unter anderem von der wahrgenommenen Kontrollierbarkeit der Situation ab (LeFevre et al. 2006). Stressoren, die uns herausfordern, werden „*challenge stressors*“ genannt, Stressoren, die uns gefährden hingegen „*hindrance stressors*“; Widmer et al. 2012; LePine et al. 2005).

Andere Forschende (z. B. Selye 1974) sehen in „Eustress“ eher die positiven Konsequenzen der Stressreaktion, nämlich bessere akute Anpassung an die Forderungen der Umwelt und in der Folge einen Zuwachs an körperlichen und mentalen Ressourcen (Überblick in Kupriyanov und Zhdanov 2014).

Wie viel Stress zu einer maximalen Leistung führt, hängt von der Aufgabe und der Art der Stressoren ab. Jede Aufgabe hat einen spezifischen Erregungslevel, bei dem sie am besten bewältigt werden kann. Ist der Stress zu gering oder zu groß, verschlechtert sich das Ergebnis (Abb. 9.3).

▶ Die maximale Leistung unter Stress hängt von der Aufgabe und deren spezifischen optimalen Erregungslevel ab.

9.2 Vom Stress überwältigt

Bisher wurden die körperlichen und kognitiven Auswirkungen „normaler“ Stresssituationen beschrieben. Gelegentlich kommt es gerade in der Akutmedizin vor, dass der Stress einer Notfallsituation die Grenzen der persönlichen Leistungsfähigkeit überschreitet. Ist dies der Fall, fühlen sich Menschen von einer Situation überfordert. In solchen Überforderungssituationen kommt es zu einer charakteristischen Einengung des Denkens und Verhaltens. Diese Veränderung wurde in Anlehnung an die physiologische Reaktion in Stresssituationen als „kognitive Notfallreaktion“ (Dörner et al.

1983; Dörner 1989) oder „gedankliche Notfallreaktion" *(„intellectual emergency reaction"*, Reason 1990) bezeichnet.

9.2.1 Die kognitive Notfallreaktion

Sind Menschen mit einer Situation überfordert, weil ein Problem mit den ihnen zur Verfügung stehenden Ressourcen nicht bewältigt werden kann, bedroht diese Einschätzung unmittelbar ihr **Kompetenzgefühl** (Kap. 4). Da das Kompetenzgefühl aber nötig ist, um die eigene Handlungsfähigkeit zu erhalten, muss es geschützt werden. Um dies zu gewährleisten, macht das kognitive System „die Schotten dicht": Wichtiger als die **Lösung** eines noch so vitalen Problems wird die Aufrechterhaltung des **Gefühls,** die Sache im Griff zu haben oder wenigstens etwas in der Umwelt kontrollieren zu können. Jede weitere Belastung des Kompetenzgefühls, etwa durch Zweifel an dem eigenen mentalen Modell oder an der eigenen Planung, wird vermieden. Man sieht nur noch, was man sehen möchte (**Informationsverzerrung;** Kap. 6). Zugleich wird die eh schon belastete Ressource bewussten Denkens (Reflexion, Planen) sparsamer eingesetzt (**Prinzip der Ökonomie;** Kap. 6).

▶ Sind Menschen mit einer Situation überfordert, bedroht diese Einschätzung ihr Kompetenzgefühl. Da das Kompetenzgefühl aber nötig ist, um die eigene Handlungsfähigkeit zu erhalten, muss es geschützt werden. Wichtiger als die Lösung eines noch so vitalen Problems wird somit die Aufrechterhaltung des Gefühls, die Sache im Griff zu haben oder wenigstens etwas in der Umwelt kontrollieren zu können.

Die kognitive Notfallreaktion äußert sich in folgenden Symptomen (Dörner et al. 1983):

- **Externalisierung des Handelns**
  - Die Konzentration liegt weniger auf internen Prozessen (Denken, Planen), sondern mehr auf dem Handeln (Kap. 4).
  - Weil weniger gedacht und geplant werden kann, wird das Handeln durch Außenreize gesteuert, weniger durch Ziele; daraus resultiert ein sprunghaftes Vorgehen (**Reparaturdienstbetrieb).**
- **Schnelle Lösungen**
  - Es erfolgt ein Rückgriff auf **bekannte** Denk- und Handlungsschemata (**Methodismus).**
  - Es werden schnelle und einfache Lösungen bevorzugt.
- **Unangemessene Komplexitätsreduktion**
  - Es werden einfache und reduktionistische Denkmodelle gebildet.
  - Das eigene (reduzierte) Modell der Situation wird gegenüber anderen Sichtweisen geschützt; es resultieren Dogmatismus, Rechthaben wollen, Abwehr von Kritik und Zweifeln sowie die Vermeidung des Wörtchens „aber …".
  - Informationen werden nicht mehr analysiert oder nicht mehr beachtet, widersprüchliche Information wird aktiv ausgeblendet: Man versucht, sein Denkmodell vor der Realität zu schützen.
  - Die Verantwortung für Probleme wird der Dummheit oder den schlechten Motiven anderer Personen zugeschrieben statt der Komplexität des Realitätsbereichs (**Personalisierung).**
- **Verzicht auf Selbstreflexion**
  - Die Selbstreflexion ist deutlich reduziert. Es erfolgt keine eigene Prozesskontrolle mehr. Es werden nur noch einzelne Aufgaben ausgeführt, die nicht mehr in einem Zusammenhang stehen.

Für den Betroffenen läuft die kognitive Notfallreaktion in aller Regel unbewusst ab. Bewusst fühlt man in Einschränkungen in der Lage, das Problem mit eigenen Mitteln doch noch bewältigen zu können; in jedem Fall kann das Kompetenzgefühl gegen alle Anfeindungen verteidigt werden.

9.2.2 Am Boden zerstört: Die posttraumatische Belastungsstörung (PTBS)

Aufgrund seiner geringen Erfahrung mit pädiatrischen Patienten befürchtet der Notarzt von

Anfang an, bei der Versorgung des Kindes zu versagen). Und obwohl sich seine Versagensängste in den ersten frustranen Behandlungsversuchen zu bestätigen scheinen, gelingt es dem Notarzt doch, das Kind vital zu stabilisieren und in die Klinik zu transportieren. Schwere Traumata und der Tod von Patienten im Kindesalter gehören zu den nervenaufreibendsten und am schwierigsten zu verarbeitenden Erlebnissen in der Akutmedizin. In einigen Studien zu diesem Thema konnte gezeigt werden, dass während der Versorgung von schwerkranken bzw. schwerletzten Kindern bei den Behandlern psychische Abwehrmechanismen gesenkt werden, die emotionale Distanzierung abnimmt, empathisches Empfinden und eine Identifizierung mit den Leittragenden einsetzen (Sterud et al. 2008; Laposa und Alden 2003; Mahony 2001; Alexander und Klein 2001; Clohessy und Ehlers 1999; Dyregov und Mitchell 1992).

▶ Übersteigt das Ausmaß und die Intensität der erlebten Gefühle die Belastbarkeit eines Menschen, kann das Erleben derartig traumatisierend wirken, dass eine posttraumatische Belastungsstörung (PTBS) resultiert.

Die PTBS gehört nach ICD-10 (2012) zu den „Reaktionen auf schwere Belastung" und „Anpassungsstörungen", die „als verzögerte oder protrahierte Reaktion auf ein belastendes Ereignis oder eine Situation kürzerer oder längerer Dauer entsteht und mit außergewöhnlicher Bedrohung oder katastrophenartigem Ausmaß einhergeht, die bei fast jeder Person eine tiefe Verzweiflung hervorrufen würde" (ICD-10 2012). Zu diesen belastenden Ereignissen gehören neben den genannten Katastrophen mit vielen beteiligten Personen Anschläge von Selbstmordattentätern, schwerverbrandverletzte Patienten, Polytraumata mit Verstümmelungen und Situationen, bei denen Familienangehörige oder Freunde während der medizinischen Versorgung versterben (Gallagher und McGilloway 2007; Laposa und Alden 2003). Personen, die ein solches traumatisches Ereignis erlitten haben, entwickeln in 25–30 % eine PTBS. Nachdem sich die Forschung zu PTBS früher überwiegend mit **Opfern** von traumatischen Erlebnissen (Anschläge auf militärische Konvois, Vergewaltigungsopfer) befasst hatte, ist man in den letzten Jahren dazu übergegangen, das Augenmerk verstärkt auf die **professionellen Retter** (Katastrophenschutz, Feuerwehr, Rettungsdienst, Mitarbeitende in Notaufnahmen) zu richten. Auch wenn Mitarbeitende des Katastrophenschutzes aufgrund der Intensität der belastenden Eindrücke (z. B. Auslandseinsätze nach Naturkatastrophen) besonders anfällig für die Entwicklung von PTBS zu sein scheinen, zeigten die Forschungsergebnisse, dass auch eine regelmäßige Belastung durch „leichtere" kritische Situationen im Berufsalltag erheblich zur Entwicklung von PTBS beitragen kann. Bei Pflegekräften einer pädiatrischen Intensivstation, die an einer Befragung teilnahmen, konnten in 21 % Symptome einer posttraumatischen Belastungsstörung nachgewiesen werden (Czaja et al. 2012). Mehreren internationalen Studien zufolge konnten bei 10–22 % des Rettungsdienstpersonals Symptome einer PTBS nachgewiesen werden (Anderson et al. 1991; Clohessy und Ehlers 1999; Grevin 1996; Überblick bei Donelly und Siebert 2009). Bei Mitarbeitenden einer Notaufnahme lag die Häufigkeit von Symptomen einer PTBS bei 12 %. Diese und weitere Untersuchungen haben die Annahme erhärtet, dass Mitglieder dieser Berufsgruppen ein erhöhtes Risiko für die Entwicklung einer PTBS haben (Laposa und Aldem 2003).

Die charakteristischen Symptome einer PTBS sind von unangenehmer und aufdringlicher (nach ICD-10 2012):

- Das wiederholte Erleben des Traumas in sich aufdrängenden Erinnerungen (Nachhallerinnerungen; *flashbacks*)
- Träume oder Albträume
- Ein andauerndes Gefühl des Betäubtseins und der emotionalen Stumpfheit
- Gleichgültigkeit gegenüber anderen Menschen
- Teilnahmslosigkeit/Freudlosigkeit
- Vermeidung von Aktivitäten, die Erinnerungen an das Trauma wachrufen könnten
- Zustand vegetativer Übererregtheit mit Vigilanzsteigerung

- Übermäßige Schreckhaftigkeit
- Schlafstörungen
- Häufige Assoziation mit Angst und Depressionen

Der Beginn der Symptome folgt dem Trauma mit einer Latenz, die wenige Wochen bis Monate dauern kann. Der Verlauf ist wechselhaft, in der Mehrzahl der Fälle kann jedoch eine Heilung erwartet werden. In wenigen Fällen nimmt die Störung über viele Jahre einen chronischen Verlauf und geht dann in eine andauernde Persönlichkeitsänderung über.

Die Wahrscheinlichkeit, eine PTBS zu entwickeln, hängt von einer Vielzahl an Faktoren ab, wobei einige Faktoren die Entwicklung von PTBS eher fördern **(Risikofaktoren),** andere einer Entwicklung eher entgegenwirken **(Resilienzfaktoren).** Zur Unterstützung der Mitarbeitenden im Gesundheitswesen und zur Aufdeckung von PTBS bzw. deren aufkommenden Symptome wurden in Bezug auf die Aufarbeitung von traumatischen Erlebnissen einige praktische Schritte in medizinischen Richtlinien aufgenommen, wie z. B. Konfrontation und Besprechung von traumatischen Ereignissen (NICE 2005).

9.3 Wenn Teams unter Druck geraten

Die Art und Weise, wie Teams auf Situationen reagieren, in denen sie sich überfordert fühlen, gleicht im Prinzip den Reaktionsweisen einer Einzelperson: Auch als Team versucht man, negative Gefühle nicht übermächtig werden zu lassen und das Gefühl zu behalten, in irgendeiner Weise seine Umwelt beeinflussen zu können. Über die oben beschriebenen individuellen Verhaltensweisen hinaus zeigen Teams zusätzliche Verhaltensweisen, die zu einer Gefährdung der Patientensicherheit beitragen können (Badke-Schaub 2000, Kap. 11):

- Ziele werden nicht mehr diskutiert.
- Die Informationssammlung wird frühzeitig abgebrochen.
- Es werden keine Lösungsalternativen gesucht.
- Widerspruch wird unterdrückt; einzelne beugen sich dem Gruppendruck.
- Es werden tendenziell riskantere Handlungen begangen („Risikoschub").
- Keiner fühlt sich letztlich verantwortlich (Diffusion der Verantwortung).
- Die Koordination der Maßnahmen verschlechtert sich.
- Es erfolgt der Ruf nach einer starken Führung.

Neben diesen Reaktionsweisen des gesamten Teams neigen die jeweiligen Führungskräfte unter Stress zu einem **Alleingang** in ihren Handlungen: Bedingt durch die Fokussierung der Aufmerksamkeit laufen Führungskräfte Gefahr, sich ausschließlich auf das eigene Denken und Tun zu konzentrieren und die verbleibenden Teammitgliedern nicht mehr an ihren Gedankengängen teilhaben zu lassen *(„Doc goes solo").* Zusätzlich zu diesem gedanklichen Alleingang lässt sich bei Führungskräften weiterhin beobachten, dass sie unter Stress weniger an Teammitglieder delegieren: Weil sie sich von dem Verlust der Handlungsfähigkeit bedroht fühlen, möchten sie so rasch wie möglich wesentliche Aspekte der augenblicklichen Situation zum Guten wenden. Dies geht vermeintlich nur, wenn man die Angelegenheit selbst in die Hände nimmt (Kap. 13).

▶ Auch als Team versucht man, negative Gefühle nicht übermächtig werden zu lassen und das Gefühl zu behalten, in irgendeiner Weise seine Umwelt beeinflussen zu können.

9.4 Coping-Mechanismen: Formen der Stressbewältigung

Stressbewältigung umfasst alles, was jemand tut, um die spezifischen internen oder externen Anforderungen einer Situation zu bewältigen (***coping***; Lazarus 1991; Lazarus und Folkman 1984). Bewältigungsstrategien kann man danach unterscheiden, ob sie sich mit **dem Problem selbst** oder mit den eigenen Gefühlen und **der Wahrnehmung des Problems** beschäftigen.

Beides kann sich sowohl in der gedanklichen Auseinandersetzung als auch in sichtbarem Verhalten äußern (Semmer 2003). Entsprechend der ursprünglichen Flucht- oder Angriffsreaktion können Bewältigungsversuche sowohl:

- **vermeidend** sein (indem man ein Problem einfach ignoriert und Ärger „runterschluckt") oder sich dadurch auszeichnen, dass sie
- ein **Problem direkt angehen** („assertiv"; indem man konstruktiv handelt oder seinen Ärger zeigt).

Eine Vielzahl von Studien beschäftigt sich mit Bewältigungsstrategien bei berufsbedingtem Stress im Gesundheitswesen. Dabei zeigte sich, dass grundsätzlich **assertive, problemorientierte** Strategien erfolgreicher und gesünder sind. Welchen Weg man wählt, um eine Belastung zu bewältigen, ist sowohl von der Situation als auch von dem persönlichen Bewältigungsstil und den persönlichen Erfahrungen abhängig (Weber 2004). Dieser Stil ist darüber hinaus stark kulturell geprägt: Der offene Ausdruck von Ärger ist beispielsweise in südeuropäischen Ländern selbstverständlich, während er in asiatischen Kulturen als unangemessen und sogar als unhöflich empfunden wird.

Formen der Copingstrategien

- Problemorientiert vs. gefühlsorientiert
- Kognitive Strategien vs. Verhaltensstrategie
- Vermeidend vs. assertiv

9.4.1 Den Gefühlen freien Lauf lassen? Emotionale Bewältigungsstrategien

Akuter Stress löst starke Emotionen aus. Starke Emotionen wiederum „vernebeln" das klare Denken. Daher kann es zu Beginn eines Notfalls notwendig werden, erst die eigenen Gefühle in den Griff zu bekommen (wieder ruhig werden, „runterkommen"), bevor man ein Problem inhaltlich lösen kann. Aufgestaute Emotionen kann man auch dadurch loswerden, dass man sie z. B. in Form von Geschrei „rauslässt". Dieser Weg verschafft emotionale Entlastung, ist aber für die soziale Akzeptanz und die weitere Patientenversorgung kontraproduktiv (Billings und Moos 1984): Wer gerade seine Gefühle an Teammitgliedern ausgelassen hat, kann nicht damit rechnen, dass diese ihn im nächsten Moment vorbehaltlos unterstützen. Die Konzentration auf die eigenen Gefühle als Bewältigungsstrategie kann darüber hinaus die Intensität dieser Gefühle erst richtig verstärken: Weil man mit seinen Gefühlen beschäftigt ist, bleibt man mit seiner Aufmerksamkeit bei sich selbst und nimmt wahr, wie stark diese Gefühle sind. Diese Wahrnehmung fließt dann wieder in die Situationsbewertung ein, indem man noch verärgerter, ungehaltener etc. ist (Baumeister et al. 1994).

Der angemessene Umgang mit Emotionen besteht vielmehr darin, die Art und Intensität der Gefühle bewusst wahrzunehmen und nur den Teil davon einzubringen, der „kooperativ" verwendet werden kann (Weber 1994). Diese **Vorbearbeitung von Gefühlen** erfordert aber die Fähigkeit der Metakognition (Kap. 4), die nicht alle Teammitglieder in gleichem Maße besitzen, und ein Mindestmaß an Selbstkontrolle. Und sie ist nur solange möglich, wie der akute Stress einer Notfallsituation einen Menschen nicht überfordert.

▶ Wer gerade die eigenen Gefühle an Teammitgliedern ausgelassen hat, kann nicht damit rechnen, vom Team im nächsten Moment vorbehaltlos unterstützt zu werden. Der angemessene Umgang mit Emotionen besteht vielmehr darin, die Art und Intensität der eigenen Gefühle bewusst wahrzunehmen und nur den Teil davon einzubringen, der „kooperativ" verwendet werden kann

9.4.2 Dinge anders sehen! Kognitive Bewältigungsstrategien

Wenn im Alltag Ziele unerreichbar sind und man sich durch diesen Umstand „gestresst fühlt", so kann ein Weg zur Stressverringerung darin liegen, sich zu fragen, ob diese Ziele nicht von vorneherein unrealistisch waren und diese entsprechend anpassen. Bis dato unverrückbare Gegebenheiten kritisch zu hinterfragen, kann gerade für den Umgang mit chronischen Stressoren und für Menschen mit perfektionistischen Persönlichkeitszügen eine hilfreiche Bewältigungsstrategie sein. Viele Akutmediziner wenden diese kognitive Strategie unbewusst an (Larsson und Sanner 2010), wenngleich Charakteristika der Akutmedizin dieser Vorgehensweise Grenzen setzen: Manche Ziele können im Interesse des Patienten nicht aufgegeben werden. Wer beruflich eine Garantenstellung für den Patienten eingegangen ist, wird zwar immer wieder mit praktischen Schwierigkeiten bei der Ausführung dieser Ziele konfrontiert werden, der dadurch entstehende Stress kann jedoch nur zur Suche nach Handlungsalternativen und nie zur Aufgabe von Zielen führen.

9.4.3 Stressresistenz entwickeln: Eine vierfache Strategie

Die Tatsache, dass manche Menschen mit Stressoren besser fertig werden als andere, lässt sich durch die Widerstandsfähigkeit („Resilienz") der betreffenden Personen erklären. In der Kognitionspsychologie bezeichnet Resilienz ein bestimmtes Ausmaß an positiven Fähigkeiten und gedanklichen Prozessen, auf die eine Person bei der Bewältigung von Stressoren zurückgreifen kann. Diese bewirken, dass trotz des Stresses weniger schwerwiegende psychische Störungen entstehen. Resilienz beschreibt darüber hinaus den Sachverhalt, dass dieses Bewältigungssystem keine statische Größe darstellt. Geraten Menschen wiederholt unter Stress, dem sie sich emotional gewachsen fühlen, so kann durch diese Beanspruchung die Widerstandsfähigkeit gegen zukünftige negative Ereignisse sogar gestärkt werden.

Die psychologische Literatur verwendet den Begriff „Resilienz" bzw. „kognitive Resilienz" nicht einheitlich und auch mit anderer Schwerpunktsetzung als beispielsweise die Sicherheitsforschung (Kap. 15). So finden sich in der Literatur zu Stressbewältigung häufig eine Reihe von englischsprachigen Synonymen, wie beispielsweise *hardiness* („Widerstandfähigkeit"), *resourcefulness* („Einfallsreichtum im Umgang mit Stress"), *adaptive coping* („angepasste Bewältigungsstrategien"), *thriving* („Ausbau der eigenen Fähigkeiten im Umgang mit Stress") und *mental toughness* („Geistesstärke").

▶ Resilienz in der Psychologie bezeichnet ein bestimmtes Ausmaß an positiven Fähigkeiten und gedanklichen Prozessen, auf die eine Person bei der Bewältigung von Stressoren zurückgreifen kann.

Bei gegen Stress widerstandsfähigen („resilienten") Menschen finden sich im Besonderen folgende Eigenschaften (Semmer 2003):

- Eine generell optimistische Haltung, ohne dabei naiv zu sein
- Ein guter Umgang mit schwerwiegenden Veränderungen
- Eine große Hingabe, mit der persönliche Ziele verfolgt werden, ohne zugleich fanatisch zu sein; Ziele können flexibel den zur Verfügung stehenden Möglichkeiten angepasst werden
- Die Fähigkeit, neue Wege einzuschlagen, wenn die alten nicht mehr erfolgsversprechend sind
- Die Fähigkeit, Stressoren als Chance und positive Herausforderung zu betrachten
- Die Einstellung, dass der Erfolg ihres Handelns von ihnen abhängt **(internale Kontrollzuschreibung)** und nicht von äußeren Bedingungen diktiert wird **(externale Kontrollzuschreibung)**
- Die Fähigkeit, sich ganz in eine schwierige Aufgabe „reinzuhängen"
- Die Fähigkeit, alle vorhandenen Möglichkeiten auszuschöpfen
- Eine Einstellung, die sich von Widerständen nicht schnell entmutigen lässt („Wo ein Wille ist, da ist auch ein Weg") und die nach

Rückschlägen dafür sorgt, dass die Person wieder „rasch auf die Beine kommt“
- Eine Einstellung, die Misserfolge und Fehler als Normalität akzeptiert und sie nicht als Zeichen eigener Unzulänglichkeit deutet
- Ein gut funktionierendes soziales Netzwerk, das ihnen Rückhalt gibt

Wesentlich für das Verständnis von Widerstandsfähigkeit gegen Stress ist, dass nicht einige Menschen die genannten Merkmale „einfach so“ besitzen und andere wiederum nicht. Vielmehr können (und müssen) die bereits genannten kognitiven und sozialen Fähigkeiten und Einstellungen über einen längeren Zeitraum bewusst angestrebt und entwickelt werden. Es liegt folglich an den Mitarbeitenden in gefährdeten Arbeitsbereichen selbst, ganzheitliche proaktive Bewältigungsstrategien zu entwickeln, um ihre persönliche Widerstandsfähigkeit zu verbessern und ihre (psychische) Gesundheit zu fördern.

Gute Strategien der Stressbewältigung (Kaluza 2018, Kühn et al. 2001) können auf drei Ebenen greifen:

- **Kognitiv:** Man beginnt die eigene Einstellung und Wahrnehmung der Situation zu ändern; man entwickelt eine „innere Achtsamkeit“.
- **Problemorientiert:** Man arbeitet an persönlichen Problemlösestrategien und versucht die zur Verfügung stehenden Ressourcen zu vergrößern.
- **„Palliativ“-regenerativ:** Man versucht, die Pausen zur bewussten Entspannung zu verwenden und sich körperlich fit zu halten, beispielsweise indem man Ausdauersport betreibt.

Trotz aller aufgeführten Ansatzpunkte gibt es keine Patentlösung, mit der sich der akute Stress einer Notfallsituation reduzieren ließe. Ein gewisses Maß an Stress wird Akutmediziner ihr Berufsleben lang begleiten (Jackson 1999). Da die Überforderung in einer kritischen Situation das Zusammenspiel mehrerer Faktoren ist, lassen sich jedoch vier Ansatzpunkte definieren, mithilfe derer eine Überforderung mit kognitiver Notfallreaktion weniger wahrscheinlich wird (Abb. 9.4).

Reduktion von chronischem Stress

- Eine entspannte, gelassene Grundhaltung im Leben anstreben und so dadurch weniger chronischen Stress erleben
- Persönliche Stressoren erkennen und lernen, die eigene Reaktion einzuschätzen und die Faktoren gezielt zu beeinflussen

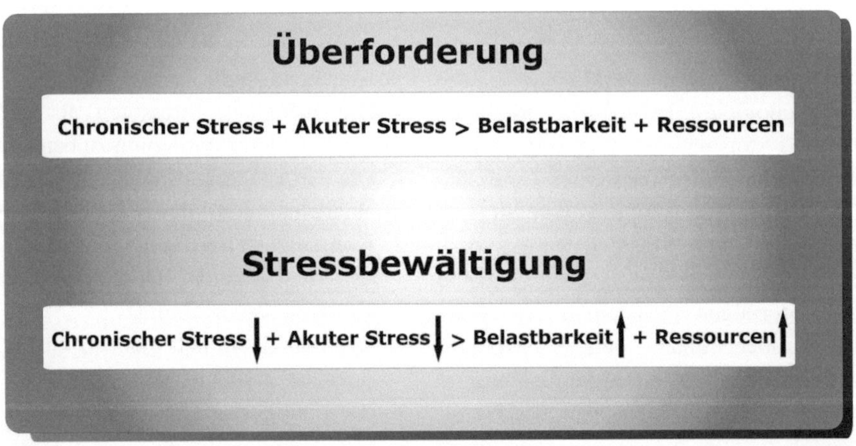

Abb. 9.4 Faktoren, die zu einer Überforderung in einer Notfallsituation führen, und praktische Ansatzpunkte, die Stressresistenz zu erhöhen

- Auf ausgeglichene Lebensbalance achten: Zeiten der Anspannung müssen sich mit Zeiten der Entspannung abwechseln.
- Für Hilfe durch Dritte offen sein: Coaching, Beratungsgespräche und therapeutische Behandlungen können gezielt dabei helfen, chronischen Stress abzubauen.

Reduktion von akutem Stress

- Vorausschauend planen hilft, Stress zu reduzieren; in Handlungspausen nächste Schritte vorbereiten (evtl. benötigte Perfusoren aufziehen etc.); das Motto für den klinischen Alltag könnte dabei lauten: *„Always stay ahead of the game“*
- Auf bewusste Kontrolle des Handelns achten, da diese unter Stress schnell entfallen kann; nicht Handlungsimpulsen nachgeben, sondern sich bewusst zum Nachdenken bringen
- Eine Strategie guten Handelns (Kap. 10) anwenden
- Die einengende Wirkung der Stressreaktion aufheben: Einen Schritt zurücktreten und eine andere Perspektive einnehmen, den Blick schweifen lassen, sich fragen: „Abgesehen von dem, was mich gerade beschäftigt. Was könnte noch wichtig sein?“
- Sicherstellen, dass man realistische, also unter den gegebenen Bedingungen erreichbare Ziele verfolgt
- Eine wichtige kognitive Strategie besteht darin, das Problem nicht übermächtig werden zu lassen (nicht in Panik zu geraten)
- Misserfolge als Einzelereignisse sehen und nicht im Sinne einer moralischen Wertung auf die eigene Person beziehen („Ich bin unfähig“)
- Kurzfristig körperorientierte Strategie anwenden: Bewusst und kontrolliert atmen, auf einen guten „geerdeten“ Stand achten

Erhöhung der persönlichen Belastbarkeit

- Eine vorsichtig optimistische Grundhaltung einnehmen
- Ausreichend Sport betreiben und auf gesunde Ernährung achten; dadurch können körperliche Ressourcen für Stresssituationen aufgebaut werden

Vergrößerung der Ressourcen

- Fertigkeiten trainieren, Wissen aneignen und Problemlösestrategien einüben; sich in jeder Hinsicht „auf dem neuesten Stand zu halten“ kann dazu beitragen, sich auch schwierigen Situationen gewachsen zu fühlen
- Zwischenfälle und Teamverhalten in realistischer Umgebung üben (Simulatortraining) (Kap. 15)
- Die eigene Arbeitsumgebung kennen und wissen, wo Ressourcen zu finden sind; dadurch können Arbeitsabläufe vereinfacht, Handlungsschritte unabhängiger von der Anwesenheit anderer Personen gemacht und wichtige Ressourcen schneller gefunden werden (z. B. Reanimationswagen, Ausrüstung für den „schwierigen Atemweg“)
- In kritischen Situationen frühzeitig das Team erweitern und Führungskräfte rufen

9.4.4 Teams aus dem Stress führen

Das Team ist die wichtigste Ressource im Notfall: Bei der Informationsbeschaffung, der Modell- und Zielbildung sowie bei der Ausführung können sich Teammitglieder gegenseitig unterstützen. Die Voraussetzungen dafür sind gute Kommunikation und ein gutes Klima untereinander. Führungskräfte sollten die Ressourcen des Teams gut verteilen und sich selbst um den Überblick über die Situation bemühen. Gestresste Teammitglieder brauchen klare Aufträge und wertschätzende Kommunikation. Im Stress muss die Führungskraft die Bildung gemeinsamer mentaler Modelle durch Benennung des Problems und Vorgabe der Richtung des Handelns erleichtern (Kap. 12 und 13).

9.5 Beitrag der Organisation zur Stressreduktion

▶ Aus arbeitspsychologischer Sicht spielt eine Organisation bei der Entstehung und Prävention von Stress eine ebenso wichtige Rolle wie das Verhalten von und Stressmanagement-Empfehlungen an Einzelpersonen.

Die Arbeitsbedingungen zu verändern, die als chronische Stressoren Arbeitnehmer prägen, ist effektiver, als viele einzelne Menschen zu Veränderungen zu veranlassen. In der Akutmedizin sind viele akute Stressoren unvermeidbar – der Anblick schwerstverletzter Menschen, die eigene Hilflosigkeit im Angesicht von Sterben und Tod. Ebenso sind chronische Stressoren wie Nachtarbeit oder Schichtdienst unvermeidbar. Andere Stressoren hingegen können durch organisationale Maßnahmen durchaus verändert werden. Organisationen können die Stressbewältigung ihrer Mitarbeitenden unter anderem durch folgende Maßnahmen unterstützen:

- Arbeitsplätze und Arbeitsmittel sollten so gestaltet sein, dass sie die Arbeit optimal unterstützen und nicht selber zur Belastung werden.
- Berufliche Anforderungen und gesundes Privatleben sollten miteinander vereinbar sein (z. B. durch flexible Arbeitszeiten, Jobsharing).
- Arbeitsbelastung und gefordertes Arbeitstempo sollten sich an den Fähigkeiten einer Arbeitskraft orientieren.
- Ein Klima der Unterstützung schaffen: Um Hilfe fragen ist selbstverständlich, man weiß jederzeit, wen man anrufen kann.
- Auf die Regeneration der Mitarbeitenden achten (Pausen und Dienstzeiten einhalten, angemessene Dienstzimmer, für gute Verpflegung sorgen)
- Debriefing oder konstruktive Beratung nach kritischen Situationen
- Regelmäßige Fortbildung und Fallkonferenzen

Darüber hinaus ist gut gestaltete Arbeit einer der besten Schutzfaktoren gegen vermeidbaren Stress (deshalb gibt es sogar eine Norm – DIN EN ISO 6385:2004 – zur Gestaltung von Arbeitsaufgaben). In dieser Norm enthalten sind beispielsweise die Vorgaben, dass Arbeitsaufträge vielfältige Anforderungen stellen sollen, Rückmeldungen gegeben werden, eine gewisse Autonomie vorhanden ist (Tätigkeitsspielraum) und Unterstützungsmöglichkeiten vorhanden sind (Humphrey et al. 2007).

9.6 Stress – Auf einen Blick

Überblick

- Stress ist ein Anspannungszustand, der als physische und psychische Reaktion auf eine Beanspruchung hin eintritt und den Organismus auf eine schnelle und zielgerichtete Aktion vorbereitet.
- Stress ist kein Ereignis, das von außen auf Menschen einstürmt; Stress ist vielmehr das Ergebnis einer aktiven Auseinandersetzung mit einer Situation und deren Bewertung.
- Ob und inwieweit eine Situation Stress auslösen kann, liegt an der persönlichen Beantwortung der beiden Fragen: „Ist diese Situation für meine Ziele bedrohlich, neutral oder günstig?" (Situationsbewertung) und „Werde ich mit der Situation zurechtkommen?" (Ressourceneinschätzung); diese Bewertung erfolgt meistens unbewusst und sehr schnell.
- Die Stressreaktion kann in vier Kategorien eingeteilt werden, die in dem Akronym BEST zusammengefasst sind: *Behavioral, emotional, somatic and thinking* (Verhalten – Gefühle – Körperfunktionen – Denken).
- Stress ist eine funktionale Reaktion auf eine wahrgenommene Gefahr, auch wenn die Folgen der Stressreaktion selber zum Problem werden können.
- Die Stressreaktion versetzt Menschen körperlich, geistig und emotional in einen Zustand, der rasches und zielgerichtetes

Handeln zur Abwehr einer Bedrohung ermöglicht; dies gilt auch dann, wenn die Situation weder Angriff noch Flucht verlangt, was bei einer Patientenversorgung in der Akutmedizin der Fall ist.
- Stress verändert nicht nur die Physiologie, sondern auch das Denken und Fühlen: Es findet eine Fokussierung auf das aktuelle Problem statt und der Auflösungsgrad der Informationsverarbeitung wird reduziert.
- Stress erschwert vernünftige Entscheidungen zwischen verschiedenen Alternativen und führt zu vorschnellen Erklärungs- und Lösungsmustern für komplexe Probleme.
- Physiologische Stressreaktionen, z. B. Tremor, können Stress in einer kritischen Situation zusätzlich erhöhen.
- Ein moderates Ausmaß an Stress kann auch positive Auswirkungen auf die eigene Leistung haben, ein zu hohes Ausmaß wirkt sich hingegen negativ aus.
- Chronischer Stress in der Akutmedizin kann gesundheitsschädlich wirken und zur Entwicklung eines Burn-out-Syndroms führen.
- Ein Burn-out-Syndrom ist durch drei Dimensionen charakterisiert: emotionale Erschöpfung, Depersonalisierung, reduzierte Leistungsfähigkeit bzw. negative Selbsteinschätzung.
- Werden Menschen von einer Notfallsituation überfordert, kommt es zu einer charakteristischen Einengung des Denkens und Verhaltens; diese Veränderung wird als „kognitive Notfallreaktion“ bezeichnet.
- Kompetenzschutz kann in Stresssituationen (unbewusst) wichtiger werden als die eigentliche Behandlung des Patienten.
- Die posttraumatische Belastungsstörung (PTBS) entsteht als verzögerte oder protrahierte Reaktion auf ein belastendes Ereignis oder eine Situation kürzerer oder längerer Dauer, das mit einer außergewöhnlichen Bedrohung oder katastrophenartigem Ausmaß einhergeht und die bei fast jedem Menschen eine tiefe Verzweiflung hervorrufen würde.
- Teams reagieren auf Stress ähnlich wie einzelne Personen; zusätzlich können jedoch einzelne Teammitglieder Verhaltensweisen zeigen, die die Patientensicherheit zusätzlich beeinträchtigen können.
- Der Beitrag der Organisation in der Entwicklung und Vorsorge von Stress ist genauso wichtig wie das Verhalten und die Bewältigungsstrategien einer einzelnen Person.

Literatur

Alexander DA, Klein S (2001) Ambulance personnel and critical incidents: impact of accident and emergency work on mental health and emotional well-being. Br J Psychiatry 178(1):76–81

Anderson HS, Christensen AK, Petersen GO (1991) Posttraumatic stress reactions amongst rescue workers after a major rail accident. Anxiety Res 4:245–251

Arora S, Sevdalis N, Nestel D, Woloshynowych M, Darzi A, Kneebone R (2010) The impact of stress on surgical performance: a systematic review of the literature. Surgery 147:318–330

Badke-Schaub P (2000) Wenn der Gruppe Flügel fehlen: Ungeeignete Informations– und Entscheidungsprozesse in Gruppen. In: Lehmann H, Pollheimer D, Mey H (Hrsg) Absturz im freien Fall oder Anlauf zu neuen Höhenflügen. vdf, Zürich, S 113–130

Baumeister RF, Heatherton TF, Tice DM (1994) Losing Control: how and Why People Fail at Self-Regulation. Academic, San Diego

Billings AG, Moos RH (1984) Coping, stress, and social resources among adults with unipolar depression. J Pers Soc Psychol 46:877–891

Cannon WB (1928) Bodily changes in pain, hunger, fear, and rage. Appleton-Century-Crofts, New York

Chrouser KL, Xu J, Hallbeck S, Weinger MB, Partin MR (2018) The influence of stress responses on surgical performance and outcomes: literature review and the development of the surgical stress effects (SSE) framework. Am J Surg 216:573–584

Clohessy S, Ehlers A (1999) PTSD symptoms, response to intrusive memories and coping in ambulance service workers. Br J Clin Psychol 38(3):251–265

Coomber S, Todd C, Park G, Baxter P, Firth-Cozens J, Shore S (2002) Stress in UK intensive care unit doctors. Br J Anaesth 89:873–881

Crichton M, Lauche K, Flin R (2005) Incident command skills in the management of an oil industry drilling incident: a case study. J Contingencies Crisis Manag 13(3):116–128

Czaja AS, Moss M, Mealer M (2012) Symptoms of posttraumatic stress disorder among pediatric acute care nurses. J Pediatr Nurs 27(4):357–365

Donnelly EA, Siebert DC (2009) Occupational risk factors in the emergency medical services. Prehospital and Disaster Medicine 24:428–435

Dörner D (1989) Die Logik des Misslingens. Rowohlt, Reinbek

Dörner D (1999) Bauplan für eine Seele. Rowohlt, Reinbek

Dörner D, Pfeiffer E (1993) Strategic thinking and stress. Ergonomics 36:1345–1360

Dörner D, Schaub H (1994) Errors in planning and decision-making and the nature of human information processing. Appl Psychol Int Rev 43:433–453

Dörner D, Kreuzig HW, Reither F, Stäudel Th (1983) Lohhausen: Vom Umgang mit Unbestimmtheit und Komplexität. Huber, Bern

Dyregov A, Mitchell JT (1992) Work with traumatized children – psychological effects and coping strategies. J Traum Stess 5:5–17

Elfering A, Grebner S, Semmer NK, Kaiser-Freiburghaus D, Lauper-Del Ponte S, Witsch I (2005) Chronic job stressors and job control: Effects on event-related coping success and well-being. J Occup Organ Psychol 78(2):237–252

Embriaco NE, Azoulay E, Barrau K, Kentish N, Pochard F, Loundou A, Papazian L (2007) High level of burnout in intensivists: prevalence and associated factors. Am J Respir Crit Care Med 175(7):686–692

Engelmann CR, Neis JP, Kirschbaum C, Grote G, Ure BM (2014) A noise-reduction program in a pediatric operation theatre is associated with surgeon's benefits and a reduced rate of complications: a prospective controlled clinical trial. Ann Surg 259:1025–1033

Flin RH, O'Connor P, Crichton M (2008) Safety at the sharp end. A guide to non-technical skills. Ashgate, Aldershot

Freudenberger HJ (1974) Staff burnout. J Soc Issues 30:159–165

Gallagher S, McGilloway S (2007) Living in critical times: the impact of critical incidents on frontline ambulance personnel-a qualitative perspective. Int J Emerg Ment Health 9(3):215–223

Greif S (1989) Stress. In: Greif S, Holling H, Nícholson N (Hrsg) Arbeits- und Organisationspsychologie. Internationales Handbuch in Schlüsselbegriffen. PVU, München, S 432–4439

Grevin F (1996) Posttraumatic stress disorder, ego defense mechanism and empathy among urban paramedics. Psychol Rep 79:483–495

Halverson AL, Casey JT, Andersson J, Anderson K, Park C, Rademaker AW, Moorman D (2011) Communication failure in the operating room. Surgery 149:305–310

Hancock P, Szalma JL (Hrsg) (2008) Performance under Stress. Ashgate, Aldershot

Humphrey SE, Nahrgang JD, Morgesson FP (2007) Integrating motivational, social, and contextual work design features: A meta-analytical summary and theoretical extension of the work design literature. J Appl Psychol 92:1332–1356

ICD-10 (2012) International classification of diseases. http://www.dimdi.de/static/de/klassi/icd-10-who/kodesuche/onlinefassungen/htmlamtl2013/index.htm. Zugegriffen: 1. Mai 2014

Jackson SH (1999) The role of stress in anaesthetists' health and well–being. Acta Anaesthesiol Scand 43:583–602

Kaluza G (2018) Gelassen und sicher im Stress, 7. Aufl. Springer, Berlin

Kinzl JF, Traweger C, Trefalt E, Riccabona U, Work Lederer W (2007) Stress and gender-dependent coping strategies in anesthesiologists at a university hospital. J Clin Anesth 19:334–338

Kühn D, Luxem J, Runggaldier K (Hrsg) (2001) Rettungsdienst. Urban & Fisher, Jena

Kupriyanov R, Zhdanov R (2014) The Eustress Concept: Problems and Outlooks. World J Med Sci 11(2):179–185

Lantermann ED, Otto JH (1994) Emotionale und kognifizierte Gefühlszustände und ihre Kontrollierbarkeit. Zt. für Experimentelle und Angewandte Psychologie 41:211–231

Lantermann ED, Döring-Seipel E, Schima P (1992) Ravenhorst – Gefühle. Werte und Unbestimmtheit im Umgang mit einem ökologischen System. Quintessenz, München

Laposa JM, Alden LE (2003) Posttraumatic stress disorder in the emergency room: exploration of a cognitive model. Behav Res Ther 41(1):49–65

Larsson J, Sanner M (2010) Doing a good job and getting something good out of it: on stress and wellbeing in anaesthesia. Br J Anaesth 105(1):34–37

Lazarus RS (1991) Emotion and adaption. Oxford University Press, Oxford

Lazarus RS, Folkman S (1984) Stress, appraisal, and coping. Springer, New York

LeFevre M, Kolt GS, Matheny J (2006) Eustress, distress and their interpretation in primary and secondary occupational stress management interventions: which way first? J Manag Psychol 21(6):547–565

LePine JA, Podsakoff NA, LePine M (2005) A meta-analytic test of the challenge stressor-hindrance stressor framework: an explanation for inconsistent relationships among stressors and performance. Acad Manag J 48(5):764–775

Mahony KL (2001) Management and the creation of occupational stressors in an Australian and a UK ambulance service. Aust Health Rev 24:135–145

Martin WL, Murray PS, Bates PR (2012). The effects of startle on pilots during critical events: a case study analysis. In: Proceedings of the 30th EAAP Conference: aviation psychology & applied human factors, 388–394

Maslach C (2003) Burnout. The cost of caring. Malor, Cambridge

Maslach C, Jackson SE (1981) The measurement of experienced burnout. J Occup behav 2:99–113

NICE: National Institute of Clinical Excellence (2005) Post-traumatic stress disorder (PTSD): the management of PTSD in adults and children in primary and secondary care. Clinical Guideline 26. http://www.nccmh.org.uk/guidelines_ptsd.html

Reason J (1990) Human error. Cambridge University Press, Cambridge
Rivera J, Talone AB, Boesser CT, Jentsch F, Yeh M (2014) Startle and surprise on the flight deck: similarities, differences, and prevalence. In: Proceedings of the human factors and ergonomics society annual meeting 58(1): 1047–1051
Schaub H (1997) Decision-making in complex situations: cognitive and motivational limitations. In: Flin R, Salas E, Strub ME, Martin L (Hrsg) Decision-making under stress. Emerging themes and applications. Ashgate, Aldershot, S 291–300
Selye H (1936) A syndrome produced by diverse noxious agents. Nature 138:32
Selye H (1956) The stress of life. McGraw-Hill, New York
Selye H (1974) Stress without distress. Lippincott, Philadelphia
Semmer N (1997) Stress. In: Luczak H, Volper W (Hrsg) Handbuch Arbeitswissenschaft. Schäffer-Pöschel, Stuttgart, S 332–340
Semmer N (2003) Individual differences, stress, and health. In: Schabracq MJ, Winnubst JA, Cooper CL (Hrsg) Handbook of work and health psychology, 2. Aufl. Wiley, Chichester, S 83–120
Semmer NK, McGrath JE, Beehr TA (2005) Conceptual issues in research on stress and health. In: Cooper CL (Hrsg) Stress medicine and health. CRC Press, Boca Raton, S 1–44
Sexton JB, Thomas EJ, Helmreich RL (2000) Error, stress, and teamwork in medicine and aviation: cross sectional surveys. BMJ 320:745–749
Siegrist J (2012). Effort-reward imbalance at work – theory, measurement and evidence. Universität Düsseldorf: Eigendruck. http://www.uniklinik-duesseldorf.de/fileadmin/Datenpool/einrichtungen/institut_fuer_medizinische_soziologie_id54/ERI/ERI-Website.pdf. Zugegriffen: 7. Apr. 2014
Siegrist J, Starke D, Chandola T, Godin I, Marmot M, Niedhammer I et al. (2004) The measurement of effort-reward imbalance at work: European comparisons. Soc Sci Med 58(8):1483–1499
Sonoda Y, Onozuka D, Hagihara A (2018) Factors related to teamwork performance and stress of operating room nurses. J Nurs Manag 26:66–73
Sterud T, Hem E, Ekeberg O, Lau B (2008) Occupational stressors and its organizational and individual correlates: a nationwide study of Norwegian ambulance personnel. BMC Emergency Medicine 8(16):1–11
Szabo S, Tache Y, Somogyi A (2012) The legacy of Hans Selye and the origins of stress research: A retrospective 75 years after his landmark brief "letter" to the editor of nature. Stress 15(5):472–478
Taylor SE, Klein LC, Lewis BP, Gruenewald TL, Gurung RA, Updegraff JA (2000) Biobehavioral responses to stress in females: tend-and-befriend, not fight-or-flight. Psychol Rev 107(3):411–429
Tennant C (2001) Work-related stress and depressive disorders. J Psychosom Res 51(5):697–704
Ulich E (2001) Arbeitspsychologie. 5. Vollst. Überarb. und erw. Aufl., Vdf, Zürich; Schäffer–Pöschel, Stuttgart
Weber H (1994) Ärger. Psychologie einer alltäglichen Emotion. Juventa, Weinheim
Weber H (2004) Explorations in the social construction of anger. Motiv Emotion 28:197–219
Widmer P, Semmer N, Kälin W, Jacobshagen N (2012) The ambivalence of challenge stressors: time pressure associated with both negative and positive well-being. J Vocat Behav 80(2):422–433
Yerkes RM, Dodson JD (1908) The relation of strength of stimulus to rapidity of habit-formation. J Comp Neurol Psychol 18:459–482

Handlungsstrategien: Wege zur guten Entscheidung

10

Perikardtamponade
Auf einer kinderkardiologischen Station verständigt eine Mutter die Stationsärztin, weil ihr Kind, das vor einer Woche an einem Herzfehler operiert wurde, im Laufe der letzten halben Stunde zunehmend über Unwohlsein und Schwindel klagt. Als die Assistenzärztin den 5-jährigen Jungen sieht, reagiert dieser kaum mehr auf Ansprache. Die Pädiaterin lässt das Kind in das Untersuchungszimmer fahren und an das Monitoring anschließen. Das Kind hat bei einem Blutdruck von 60/40 mmHg eine Herzfrequenz von 130/min. Die pulsoxymetrisch gemessene Sättigung schwankt zwischen 88–92 %. Da erst am gestrigen Tag die letzte Thoraxdrainage entfernt wurde, auskultiert die Ärztin die Lunge. Der Auskultationsbefund ergibt ein linksseitig abgeschwächtes Atemgeräusch bei insgesamt sehr leisen Herztönen. Auffallend sind deutlich gestaute Venen am Hals. Die Pädiaterin erwägt als Grund für die klinische Verschlechterung eine verspätete Komplikation der Operation, einen Spannungspneumothorax oder einen Perikarderguss. Das Kind erhält über eine Gesichtsmaske 6 l Sauerstoff pro Minute. Über den liegenden i. v.-Zugang wird kristalloide Lösung gegeben.

Da das Kind weiterhin auf Ansprache kaum reagiert und auch die Sättigung unverändert bleibt, überlegt sich die Assistenzärztin, das Kind noch an Ort und Stelle zu intubieren. Sie entscheidet sich dagegen, weil sich der Blutdruck bei zwei der möglichen Ursachen, dem Spannungspneumothorax und dem Perikarderguss, durch die Beatmung weiter verschlechtern könnte. Stattdessen beginnt sie mit der kontinuierlichen Zufuhr eines Katecholamins. Darunter steigt der Blutdruck und die Sättigung verbessert sich. Die Assistenzärztin verständigt die pädiatrische Intensivstation und begleitet das Kind dorthin. Dort wird sofort eine transthorakale Echokardiografie durchgeführt, in der bei global guter Pumpfunktion des Ventrikels ein breiter, teilweise gekammerter Flüssigkeitssaum um das ganze Herz mit einer deutlichen Komprimierung des rechtsventikulären Einflusstrakts zu sehen ist. Unter der Diagnose einer Perikardtamponade wird das Kind umgehend rethorakotomiert.

Die diensthabende Kinderärztin wird mit einem Notfall konfrontiert, dessen Symptome eine Reihe von Ursachen haben können. Die Problematik der Situation liegt für sie darin, dass die Ursachenzuschreibung aufgrund der Vieldeutigkeit der Symptome nicht eindeutig ist und dass

M. St.Pierre und G. Hofinger, *Human Factors und Patientensicherheit in der Akutmedizin*,
https://doi.org/10.1007/978-3-662-60485-4_10

einige Handlungen (Intubation, Anlegen einer Thoraxdrainage) ohne genaue Kenntnis der Ursache den Zustand des Patienten verschlechtern können. Obwohl ihr erster Impuls darin besteht, das Kind umgehend intubieren zu wollen, gibt sie diesem Impuls nicht nach, sondern überdenkt die Entscheidung. Sie kommt zu der Erkenntnis, dass die vitale Bedrohung und die Dynamik der Situation ein sofortiges Handeln nicht zwingend vorschreiben, und entscheidet sich gegen eine Narkoseeinleitung. Stattdessen stabilisiert sie die Vitalfunktionen des Patienten und bringt ihn damit in einen klinischen Zustand, der eine genauere Diagnostik erlaubt. Als die Ursache für die klinische Verschlechterung evident ist, kann die weitere Therapie gezielt erfolgen.

Weil die Assistenzärztin eine umsichtige und vorausschauende Verhaltensweise an den Tag legt und nicht dem ersten Handlungsimpuls nachgibt, kann sie verhindern, dass ihr Patient durch eine gut gemeinte, in diesem Kontext aber kontraproduktive Maßnahme weiter geschädigt wird. Mit ihrer Handlungsweise ist sie ein Beispiel dafür, wie menschliches Verhalten nicht nur die Quelle vieler Handlungsfehler, sondern auch die Sicherheitsressource für gutes Handeln ist. Der „Faktor Mensch" ist der entscheidende Grund dafür, warum die meisten Zwischenfälle erfolgreich bewältigt werden können.

10.1 Fünf Schritte einer guten Strategie

Die Versorgung des kritisch kranken Kindes konfrontiert die Kinderärztin mit einer neuartigen Situation, die sich ihr nicht intuitiv erschließt und auf die sie nicht einfach mit der Anwendung einer Regel antworten kann. Die Fragen, denen sie sich gegenüber gestellt sieht, lauten: „Was ist eigentlich das Problem?", „Was kann ich dagegen tun?" und „Was muss ich unter allen Umständen vermeiden?" Derartige Entscheidungssituationen sind sehr herausfordernd. Denn anstatt einfach Verhaltensprogramme zu aktivieren, muss bewusst nachgedacht und mithilfe von **Problemlösen,** einem relativ langsamen und in seinen Ressourcen begrenzten Prozess, die Aufgabe bewältigt werden. Die Versuchung ist daher sowohl für Anfänger wie Experten groß, in kritischen Situationen Ad-hoc-Entscheidungen zu treffen, um die Last des angestrengten Nachdenkens so schnell wie möglich loszuwerden. Während Anfänger, wie in Kap. 2 beschrieben, scheinbar passende Regeln anwenden, verlassen sich Experten auf Strategien, die sich nach ihrer Erfahrung in einem vergleichbaren Kontext als erfolgreich erwiesen haben. Wird dieser Kontext jedoch keiner bewussten Prüfung unterzogen, so können selbst Experten kritische Hinweise in einer Situation übersehen, die darauf hindeuten, dass in diesem Falle ein anderes Handeln angemessen wäre. Statt eine gute Strategie maßzuschneidern, erliegen sie dann dem „Methodismus des Erfahrenen". Eine Aufgliederung des Entscheidungsprozesses in systematische Schritte kann sowohl Anfängern als auch Experten helfen, ihr Handeln in kritischen Situationen zu verbessern. In der akutmedizinischen Literatur finden sich einige Entscheidungshilfen mit dieser Zielsetzung (Runciman 1988; Gaba 1992; Risser et al. 1999; Small et al. 1999; Murray und Foster 2000). Sie alle beinhalten auf die eine oder andere Weise die folgenden fünf Schritte einer guten Strategie:

1. Vorbereitet sein
2. Eigene Person und Situation analysieren
   - Selbstmonitoring
   - Problemdefinierung
   - Informationsmanagement
   - Modellbildung
3. Pläne entwerfen
   - Zielbildung
   - Risikoabschätzung
   - Planen
   - Entscheiden
4. Strategien umsetzen
5. Ergebnis überprüfen
   - Kontrolle der Handlungen
   - Kontrolle der Strategie
   - Selbstreflexion

▶ Wenn sich Experten auf Strategien verlassen, die in einem vergleichbaren Kontext erfolgreich waren, anstatt den aktuellen Kontext bewusst zu überprüfen, so unterliegen sie dem „Methodismus des Erfahrenen".

10.2 „Kopf" oder „Bauch": Wem soll man folgen?

Angesichts der akuten klinischen Verschlechterung und der Vieldeutigkeit der Symptome ist es keinesfalls selbstverständlich, dass die Assistenzärztin ein umsichtiges und vorausschauendes Verhalten an den Tag legt anstatt unbewusst Heurismen zu folgen (Kap. 6). Dieser Umsicht jedoch ist es zu verdanken, dass weiterer Schaden vom Patienten abgewendet werden kann. Unter anderen Umständen hätte der Entscheidungsprozess auch zu anderen Ergebnissen führen können. Mehrere Konstellationen sind hierbei denkbar:

- **Spontane Entscheidung bei klinischer Unerfahrenheit:** Die wenige klinische Erfahrung, die die Kinderärztin bisher mit respiratorisch kompromittierten Patienten sammeln konnte, haben in ihr zur Bildung einer Verhaltensregel geführt: Im Kontext einer reduzierten Sättigung (z. B. S_pO_2-Werte unter 90 %) in Verbindung mit reduzierter Vigilanz muss jeder Patient umgehend intubiert werden. Da sie noch keine Gelegenheit hatte, Ausnahmen zu dieser Regel im Kontext einer Herzbeuteltamponade zu bilden, hätte sie in dem reduzierten Bewusstsein und in der wechselnden Sättigung eine klare Indikation zur Intubation erkannt. Da sich diese Vorgehensweise der Ärztin aufgrund ihrer gefühlten Plausibilität einerseits und dem als bedrohlich empfundenen Stress andererseits „aufgedrängt" hätte (das Englische kennt hier den treffenden Begriff der *„strong-but-wrong"*-Entscheidung), wäre durch die Umsetzung dieser „Bauchentscheidung" eine vital bedrohliche Verschlechterung der klinischen Situation herbeigeführt worden.
- **Spontane Entscheidung bei klinischer Expertise:** Hätte eine Pädiaterin mit vielen Jahren klinischer Erfahrung in der postoperativen Betreuung kinderkardiochirurgischer Patienten in der gleichen Situation eine spontane „Bauchentscheidung" getroffen, so wäre sie zu einem anderen Ergebnis gekommen. Ihre ganzheitliche Einschätzung der Situation als „typisch" für eine Herzbeuteltamponade hätte dazu geführt, dass sie die invasive Beatmung so lange wie möglich hinauszögert. Mit der Umsetzung dieser „Bauchentscheidung" hätte sie eine vital bedrohliche Verschlechterung der klinischen Situation verhindert.

Aus dieser Gegenüberstellung wird ersichtlich, dass entgegen der landläufigen Einschätzung Begriffe wie „spontan" oder „intuitiv" im Zusammenhang mit Entscheidungsfindung nicht mit „schlecht" oder „irreführend" gleichgesetzt werden können. In beiden Szenarien folgen die Pädiater ihrer Intuition, aber das Resultat ist jedes Mal ein anderes. Der Unterschied zwischen beiden Situationen liegt darin, dass in dem einen Fall die spontane Erstbeurteilung der Situation inadäquat und das andere Mal zutreffend ist. In beiden Fällen stützt sich die Beurteilung auf Erfahrung mit Situationen, die in der Vergangenheit vergleichbare Merkmale aufwiesen (Dreyfus und Dreyfus 2000). Aufgrund des zugrunde liegenden „Erfahrungsschatzes" stellt eine „spontane" Entscheidung, die in einer vertrauten Umgebung getroffen wurde, für den Erfahrenen oft eine zufriedenstellende und durchführbare Option dar.

- **Unerfahrenheit und streng analytische Entscheidung:** Am anderen Ende des Spektrums kann man sich vorstellen, dass die Kinderärztin als Berufsanfängerin nicht in der Lage ist, das klinische Geschehen zu deuten. Sie ist sich der Unzulänglichkeit nur zu gut bewusst und vermeidet daher eine spontane Reaktion. Um dennoch zu einem Ergebnis kommen zu können, müsste sie bewusst über das Problem nachdenken *(System 2 Prozesse*; Kap. 6). Dieser Problemlöseprozess würde sich für sie als eine Reihe bewusst durchgeführter, mühsamer analytischer Schritte darstellen: Die Situation müsste analysiert, zutreffende Regeln gefunden und diese darauf angewendet werden. Im Falle einer Übereinstimmung kämen die Regeln zum Einsatz. Da die Anwendung der beiden entsprechenden Regeln zu widersprüchlichen Ergebnissen führen könnte und eigene Erfahrungen fehlen, wird es der Ärztin möglicherweise schwer fallen zu entscheiden, welche der beiden Regeln sie Vorrang gibt. In ihrer Extremform kann diese Kombination aus (über-) vorsichtigem Handeln und Bemühen nach möglichst vollständiger Analyse der Situation (um ja nichts falsch zu machen oder zu übersehen) in einer „Paralyse durch Analyse" enden. In diesem Zustand ist die Fähigkeit einer Person, zu irgendeiner Entscheidung zu kommen, vollständig blockiert.

- **Kombination aus „Bauchentscheidung" und analytischem Check:** Irgendwo in der Mitte zwischen „Bauchgefühl" und akribischer Analyse findet sich eine Vorgehensweise, die die Stärken von beiden Herangehensweisen vereinigt. So könnte die Kinderärztin zunächst Daumenregeln als mentale Abkürzungen verwenden, um Entscheidungsmöglichkeiten zu generieren, und dann, anstatt unmittelbar auf diese Eindrücke zu reagieren, analytisches Denken anwenden, um die gefundenen Lösungswege kurz zu überdenken und im Sinne einer Synthese beider Prozesse zu einer diagnostischen und therapeutischen Entscheidung zu kommen.

▶ Irgendwo in der Mitte zwischen „Bauchgefühl" und akribischer Analyse findet sich eine Vorgehensweise, die die Stärken von beiden Herangehensweisen vereinigt.

Nachdem lange Zeit „Bauchentscheidungen" oder „intuitive Entscheidungen" als irrational und fehlerträchtig verpönt waren, werden sie inzwischen im Kontext der Forschung zu Entscheiden in komplexen Situationen und zu Expertise rehabilitiert. Intuitive Bewertungen werden verstanden als „gefühltes Wissen" (Gigerenzer und Gaissmaier 2012; vgl. auch Kap. 6). Erfahrungen werden als Emotionen und diffuse Körpersignale – z. B. im „Bauch" lokalisiert – gespeichert („somatische Marker", Damasio 2002). Es sind starke, handlungsleitende Urteile, die im Bewusstsein rasch auftauchen und deren genaue Herkunft (zunächst) nicht bewusst ist. Diese Bewertungen sollten in jedem Fall achtsam wahrgenommen werden. Ob sie als Entscheidungsgrundlage ausreichen, kommt auf die Person und die Situation an: Wie anhand des Fallbeispiels beschrieben, ist das Bauchgefühl einer erfahrenen Person ein anders als einer unerfahrenen. Darüber hinaus kommt es auch darauf an, ob die Situation mit ihren Anforderungen den Situationen entspricht, in denen die Erfahrung gewonnen wurde. Dies erfordert eine (Arbeits-)Umwelt, die vorhersagbar ist und deren Regelmäßigkeiten durch langjährige Übungen gelernt werden können. Insbesondere die richtigen Intuitionen von Experten sind so erklärbar (Kahnemann 2012). In Teams kann es vor allem in dynamischen Situationen schwierig sein, eine Entscheidung auf der Grundlage eines Bauchgefühls so zu kommunizieren, dass das Team die Gründe nachvollziehen kann (vgl. Thielmann 2016). Das Aussprechen und Ernstnehmen von Bauchgefühlen wird in Teamtrainings geübt (Kap. 16).

10.3 Heuristik und kognitive Verzerrung: Erkenne, was dich bestimmt

Wie aber findet man zu dieser zuletzt dargestellten Vorgehensweise? Kann sie erlernt und trainiert werden? Denn obwohl Entscheidungsfindung eine der schwierigsten Herausforderungen in der Akutmedizin ist, ist die systematische Vermittlung von Grundkenntnissen klinischer Entscheidungsfindung und kritischem Denken selten Gegenstand der Aus- und Weiterbildung. Infolge dessen müssen Pflegepersonal, Rettungsdienstmitarbeitende und Ärzte bzw. Ärztinnen täglich Entscheidungen mit oft weitreichenden Konsequenzen für ihre Patienten treffen, ohne dass ihnen im Augenblick ihrer Entscheidungen bewusst wäre, welchen Einfluss die Psycho-Logik menschlichen Verhaltens

(Kap. 4) und *System 1 Prozesse* (Kap. 6) auf ihre Entscheidungsfindung ausüben.

Neben den Heuristiken haben vor allem systematische Verzerrungen von Informationen (**kognitive Verzerrungen;** *cognitive bias*) einen wesentlichen Einfluss darauf, dass Entscheidungsprozesse schnell und unbewusst zu Ende kommen. „Systematisch" impliziert, dass die Verzerrungen bei vielen Menschen auftreten und nicht individuell geprägt sind. Beispielsweise wird eigenes Wissen häufiger über- als unterschätzt, attraktive Menschen erscheinen uns automatisch kompetent, und die Gefahr, etwas zu verlieren, motiviert wesentlich stärker als die Aussicht auf Gewinn (Dobelli 2011). Wenngleich Begriffe wie „Verzerrung" oder „Bias" eine negative Konnotation tragen, so sind diese, wie auch Heurismen, das Resultat grundlegender Prinzipien menschlicher Handlungsregulation (Kap. 4 und 6) und als solche weder gut noch schlecht. Die Begrifflichkeit impliziert somit keine moralische Wertung und keine Schuldzuweisung. Systematische Abweichung von rationalen Entscheidungsprozessen in Diagnostik und Therapie ermöglicht dem Behandler, rasch und unbewusst zu entscheiden. Ein erster Schritt zur Stärkung der Urteils- und Entscheidungsfindung besteht somit darin, sich mit den häufigsten kognitiven Verzerrungen vertraut zu machen. Kennt der oder die klinisch Tätige sie, gibt es die Möglichkeit, ihren augenblicklichen Einfluss auf den eigenen Denkprozess zu entdecken. Tab. 10.1 gibt eine Übersicht über die häufigsten Heuristiken und kognitiven Verzerrungen und ordnet sie einigen im vorliegenden Buch erörterten handlungsregulatorischen Prinzipien zu.

Tab. 10.1 Übersicht über die häufigsten Heuristiken und kognitiven Verzerrungen und deren zugrunde liegenden handlungsregulatorischen Prinzipien

Heuristik und kognitive Verzerrung	Bedeutung	Handlungsregulatorisches Prinzip
Verfügbarkeitsheuristik	Menschen schätzen die Häufigkeit oder Wahrscheinlichkeit eines Ereignisses anhand der Leichtigkeit ein, mit der ihnen Vorkommnisse dieser Art in den Sinn kommen (z. B. wie leicht sie erinnert werden können)	Prinzip der Ökonomie
Repräsentativitätsheuristik	Die Wahrscheinlichkeit von Ereignissen wird danach bewertet, wie genau sie prototypischen Eigenschaften dieser Situation entsprechen	Prinzip der Ökonomie
Ankerheuristik	Die Beurteilung eines unklaren Symptoms/Situationsmerkmals orientiert sich an einer bekannten Information als Ankerwert, die möglicherweise aber in keinem Zusammenhang mit der Fragestellung steht	Suche nach Ordnung
Bestätigungsfehler *(confirmation bias)*	Informationen werden so ausgewählt und interpretiert, dass sie eigene Erwartungen bestätigen	Suche nach Ordnung Ambiguitätsaversion Informationsverzerrung
Fundamentaler Attributionsfehler *(correspondence bias)*	Die Ursache für beobachtetes Verhalten wird bei anderen Personen in deren Eigenschaften (internale Attribution) und bei sich selbst in äußeren Umständen (externale Attribution) gesucht	
Rahmungseffekt *(framing effect)*	Wie ein Problem dargestellt wird (z. B. als Gewinn oder Verlust für den Patienten) hat entscheidenden Einfluss darauf, zu welchen Resultaten der Entscheider kommt	Risikoaversion
Affektheuristik	Die Zustimmung oder Ablehnung zu einer Sache wird davon bestimmt, ob es sich gut oder schlecht anfühlt	Unlustvermeidung

Tab. 10.1 (Fortsetzung)

Heuristik und kognitive Verzerrung	Bedeutung	Handlungsregulatorisches Prinzip
Unwiderrufliche Kosten-Trugschluss *(sunk-cost fallacy)*	Je mehr Menschen bereits für das Erreichen eines Ziels (z. B. Differenzialdiagnose, Therapie) investiert haben, desto stärker halten sie an dem eingeschlagenen Weg fest, selbst wenn es objektiv keinen Sinn macht. Zu sagen „Ich habe mich getäuscht!" oder „diese Therapie hilft dem Patienten nicht!" ist nicht mehr möglich	Kompetenzgefühl
Vorzeitige Beendigung *(premature closure)*	Der Entscheidungsprozess wird beendet, sobald die erste geeignete Erklärung für die Fakten gefunden wurde. Eine Maxime in Notaufnahmen lautet daher auch: „Die am häufigsten übersehene Verletzung ist die Zweite"	Prinzip der Ökonomie
Selbstüberschätzungsfehler	Menschen überschätzen systematisch ihr Wissen und ihre Prognosefähigkeit. Dieser Effekt ist umso ausgeprägter, je mehr Expertise jemand auf einem Gebiet erworben hat	Kompetenzgefühl
Rückschaufehler *(hindsight bias)*	Wissen Menschen um den Ausgang eines Ereignisses, sind sie nicht mehr in der Lage, die Umstände und Gründe, die zu dem Ereignis führten, so zu beurteilen, wie sie es vor dem Bekanntwerden des Ereignisses getan hätten. Dies gilt sowohl für eigenes Handeln wie auch für das Handeln Anderer	Erwartungsgesteuerte Wahrnehmung
Halo-Effekt	Von bekannten Eigenschaften eines Menschen (z. B. Attraktivität, sozialer Status, aber auch: Adipositas, psychiatrische Erkrankung) werden auf unbekannte Eigenschaften (z. B. fachliche Kompetenz, Schweregrad der Erkrankung, problematische Persönlichkeit) geschlossen	Erwartungsgesteuerte Wahrnehmung

Wichtig

Heuristiken und systematische Verzerrungen von Informationen (kognitive Verzerrungen; cognitive bias) haben einen wesentlichen Einfluss darauf, dass Entscheidungsprozesse schnell und unbewusst zu Ende kommen.

Solche „Verzerrungen" sind, wie auch Heurismen, das Resultat grundlegender Prinzipien menschlicher Handlungsregulation und als solche weder gut noch schlecht.

10.4 Entscheidungsprozesse verbessern

Selbstmonitoring

Kognitive Interventionen des Selbstmonitorings stellen eine Möglichkeit dar, diagnostische Fehler zu vermeiden und den Entscheidungsprozess analytisch zu reflektieren. Unter kognitiven Interventionen versteht man Strategien, mit denen der Entscheider oder die Entscheiderin versucht, den aktuellen Einfluss kognitiver Verzerrungen und ähnlicher Faktoren bei sich zu erspüren, und diesen infolge bewusster Reflexion zu minimieren (Graber et al. 2012; Trowbridge 2008). Um dazu in der Lage zu sein muss er/sie

- **Kenntnis** über die häufigsten Heurismen und kognitiven Verzerrungen haben,
- zur **Selbstreflexion über deren augenblicklichen Einfluss** auf das eigene Denken und Handeln in der Lage sein (Metakognition),
- **Trigger** festgelegt haben, anhand deren die „Bauchentscheidung" einer bewussten Analyse unterzogen wird,

- den **Entscheidungsprozess systematisch strukturieren** und bei Bedarf auf Entscheidungshilfen zurückgreifen können.

Dieser bewusste Reflexionsprozess bedarf Zeit und kognitiver Ressourcen. Aber selbst bei dem größten Notfall ist – entgegen der „gefühlten Dringlichkeit" – die dafür notwendige Zeit gegeben:

- Man behandelt immer zuerst ein vital bedrohliches Symptom und keine fertige Diagnose und folgt dabei einem algorithmisierten Schema, um den Patienten vital zu stabilisieren.
- Bei diagnostischer Unklarheit ist das primäre Ziel, den Patienten in einen klinischen Zustand zu bringen, von dem aus man noch möglichst viele therapeutische Freiheitsgrade besitzt, die alle eine Aussicht auf Erfolg bieten (Prinzip der „Effizienz-Divergenz"; s. u.). Die Zeit, die man für eine bewusste Problemlösung mehr benötigt, ist gut investiert, wenn man bedenkt, wie schnell man sich durch eine „spontane" Handlung künftige Optionen verbaut.
- Nachdenken muss nicht lange dauern – eine kritische Frage an sich selber „Ist das wirklich so"? kann schon genügen

Da die Beurteilung einer Situation entscheidend von den genannten unbewussten Einflüssen bestimmt wird, sollte eine Situationsanalyse immer Hand in Hand mit einer Selbstanalyse gehen. Dies kann einerseits durch Metakognition geschehen (z. B. „Wozu fühle ich mich gedrängt? Wie wirkt der Patient auf mich? Löst das Geschehen Gefühle wie Angst, Ärger, Frustration aus?" etc.), andererseits, indem man sich Strategien für Entscheidungen aneignet.

▶ Da eine Situationsbeurteilung entscheidend von unbewussten Einflüssen bestimmt werden kann, sollte jede Situationsanalyse von einer Selbstanalyse begleitet sein: „Wozu fühle ich mich gedrängt? Wie wirkt der Patient auf mich? Löst das Geschehen Gefühle wie Angst, Ärger, Frustration aus?"

Hilfreiche Strategien anwenden

In der akutmedizinisch relevanten Literatur finden sich eine Reihe an empfohlenen Strategien, welche darauf ausgelegt sind, automatisiertes, heuristisches Denken zu reduzieren und stattdessen bewusst die Erwägung von alternativen Diagnosen und Therapieoptionen zu „erzwingen" *(cognitive forcing strategies).* Diese Strategien können gemeinsam mit Entscheidungshilfen (z. B. DECIDE, FOR-DEC; s. u.) angewendet werden.

Im Folgenden werden Strategien aufgeführt, die miteinander kombiniert und persönlich variiert werden können:

- **Für Ressourcen sorgen:** Bewusstes Denken ist anfällig für Störfaktoren. Zeitdruck, konkurrierende Aufgaben und Stress bewirken, dass *System 1 Prozesse* gedanklich übernehmen. Daher ist es wesentlich für eine gute Diagnose- und Entscheidungsfindung, freie kognitive Ressourcen zu haben. Können Aufgaben an Teammitglieder delegiert werden, wird der Kopf zum Denken frei.
- **Reevaluation bei Patientenübergaben:** Sowohl der Notarzt, der einen Patienten von der erstversorgenden RTW-Besatzung übergeben bekommt, als auch das Personal in der Notaufnahme, welches einen Patienten mit einer Diagnose erhält, steht in Gefahr, diese ungeprüft zu übernehmen. Erscheint der Patient unsympathisch (z. B. Verwahrlosung, Alkoholintoxikation, Adipositas permagna, psychiatrische Erkrankung), so besteht häufig beim Behandler eine zusätzliche Motivation, nicht weiter nachzufragen. Nicht um kategorisch alle bisherigen Überlegungen und diagnostischen Ergebnisse zu verwerfen und jedes Mal von vorne zu beginnen, sondern um die Verwundbarkeit des diagnostischen Prozesses (z. B. durch Bestätigungsfehler, vorzeitige Beendigung) abzufangen, kann man sich immer dann, wenn man einen Patient im Rahmen einer Übergabe erhält, die folgenden Fragen stellen (Stiegler und Tung 2014; Trowbridge 2008):

  - Beschäftige ich mich innerlich mit einer pathophysiologischen Störung (z. B. akute Atemnot), oder habe ich mich bereits auf eine Diagnose festgelegt (z. B. Asthmaanfall)?
  - Bin ich aufgrund eigener Überlegungen zu dieser Diagnose gekommen, oder habe ich sie vom Patienten, dessen Angehörigen, medizinischem Fachpersonal oder einem Arzt erhalten?
  - Habe ich die Diagnose dieses Patienten kritiklos übernommen?
  - Laufe ich Gefahr, mich mit dem Stereotyp dieser Erkrankung zufriedenzugeben, um keine weiteren Schritte unternehmen zu müssen?
  - Habe ich auch andere Organsysteme überprüft außer demjenigen, welches mir die Diagnose nahegelegt hat?
  - Stößt mich dieser Patient aus irgendwelchen Gründen ab oder fühle ich mich besonders zu ihm hingezogen?
- **Systematische Dekonstruktion des Problems:** Radiologen verwenden systematische Dekonstruktion als eine Strategie, um den Bestätigungsfehler zu bekämpfen: Jede radiologische Aufnahme wird unabhängig von der Fragestellung systematisch interpretiert, sodass jede Struktur beurteilt und nicht nur das in der Fragestellung aufgeworfenen Problem beantwortet wird. Dadurch wird nichts übersehen. Ein vergleichbares Vorgehen in der Akutmedizin stellt die in ATLS- und PHTLS-Kursen vermittelte priorisierte Abarbeitung nach dem „ABCDE"-Schema dar. Sie bewahrt den Helfenden davor, die offensichtlichste Verletzung für das bedrohlichste Problem zu halten und Informationen entsprechend zu gewichten.
- **„3-D-Regel"** (nach Stiegler und Tung 2014): Tritt eine klinische Veränderung bei einem Patienten auf, und man behandelt diesen unter einer bestimmten Vorstellung bezüglich der Ätiologie zweimal ohne Erfolg (z. B. Blutdruckabfall nach Narkoseeinleitung wird zweimal ohne erkennbare Wirkung mit einem Vasokonstriktor-Bolus therapiert) ist es nicht unwahrscheinlich, dass die zugrunde liegende Heuristik nicht passt. In diesem Fall sollte man kurz innehalten und **3 D**ifferenzialdiagnosen vor Gabe der **3. Dosis** generieren. Selbst wenn die Wahrscheinlichkeit für andere Ursachen nicht sehr hoch sein sollte, kann diese „erzwungene Berücksichtigung" von Alternativen dazu beitragen, Fixierungsfehler, frühzeitige Beendigung der Informationssuche, Bestätigungsfehler etc. zu verhindern.
- **Worst-case-Szenario ausschließen:** Wenn man mit einem Problem konfrontiert wird (z. B. akute Atemnot), werden sofort die Diagnosen mit den schwerwiegendsten Konsequenzen formuliert und ausgeschlossen. Dieses Vorgehen kann auch da Sinn machen, wo die klinische Präsentation wenig bedrohlich erscheint: die „erzwungene Erwägung" wird Teil des eigenen akutmedizinischen Vorgehens
- **Universales Antidot verwenden:** Ähnlich wie bei der Erwägung des worst-case-Szenarios kann auch die bewusst gestellte Frage „Könnte es nicht noch etwas Anderes sein?" dem Entscheider dabei helfen, nach Argumenten zu suchen, die die augenblicklich favorisierte Diagnose falsifizieren könnten. Werden diagnostische Tests notwendig (z. B. Notaufnahme, Intensivstation), sollen die Tests auch dazu dienen, etwaige Alternativen auszuschließen und nicht nur dazu, die anfangs getroffene Diagnose zu untermauern

▶ Bleibt eine Medikamentengabe auch nach der 2. Gabe ohne Erfolg, sollte man vor der **3. D**osis **3 D**ifferenzialdiagnosen generieren, die ebenfalls für die Symptomatik verantwortlich sein könnte (**3D**-Regel). Dies hilft, Fixierungsfehler, frühzeitige Beendigung der Informationssuche und Bestätigungsfehler zu vermeiden.

10.5 Zwischen-Ziel: Maximale „Effizienz-Divergenz"

Als die Assistenzärztin das Kind zum ersten Mal sieht, ist die weitere Entwicklung des Geschehens nicht absehbar. Alles, was ihr zur

Verfügung steht, um den Verlauf zu prognostizieren, ist der momentane klinische Zustand des Patienten. Dieser jedoch lässt Deutungen in viele Richtungen zu. Somit kann die Ärztin weder spontane Entwicklungen vorhersagen noch mit Sicherheit sagen, wie therapeutische Maßnahmen die Situation beeinflussen werden. Es kann sein, dass sie mit ihrer Entscheidung richtig liegt. Es kann aber auch sein, dass sie durch ihr Handeln die Situation verschlechtert. Angesichts dieser prognostischen Unsicherheit ist es Teil einer guten Strategie, sich nicht zu frühzeitig auf einen einzigen Behandlungsweg festzulegen, sondern einen Pfad einzuschlagen, mit dem man sich noch möglichst viele Türen offen hält. Dafür muss man die Bedeutung verschiedener Optionen nicht nur für den Moment, sondern auch für die Zukunft bedenken (Gunter 2011). Daher entscheidet sich die Pädiaterin gegen die sofortige Intubation, weil eine kontrollierte Beatmung die Vorlast des Herzens weiter reduziert und möglicherweise eine Verschlechterung des Blutdrucks bewirkt hätte. Stattdessen beginnt sie mit der kontinuierlichen Gabe von Katecholaminen zur Blutdrucksteigerung. Mit dem dadurch erzielten stabilen Blutdruck ist ein Zustand erreicht, von dem aus die Kinderärztin in viele Richtungen hin diagnostizieren und therapieren kann. Auch wenn das geschilderte Vorgehen gängiger Bestandteil akutmedizinischer Praxis ist, so kann es durchaus hilfreich sein, es sich jedes Mal aufs Neue **bewusst vorzunehmen,** solche Punkte „maximaler Effizienz-Divergenz" (Oesterreich 1981) anzustreben (Abb. 10.1).

> Angesichts der prognostischen Unsicherheit ist es Teil einer guten Strategie, sich nicht zu frühzeitig auf einen einzigen Behandlungsweg festzulegen, sondern einen Pfad einzuschlagen, mit dem man sich noch möglichst viele Türen offen hält.

Diese, zugegebenermaßen etwas komplizierte, Formulierung der „maximalen Effizienz-Divergenz" besagt, dass man in komplexen Situationen nach Möglichkeit Zustände ansteuern soll, von denen aus man noch möglichst viele Freiheitsgrade für das weitere Handeln hat (daher „Divergenz"), die alle eine hohe Aussicht auf Erfolg bieten (daher „Effizienz").

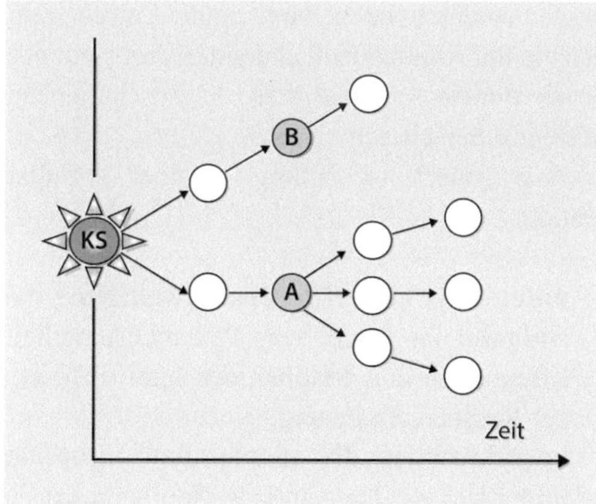

Abb. 10.1 Handlungsstrategie der maximalen Effizienz-Divergenz (Oesterreich 1981). Eine Patientenversorgung ist als Aufeinanderfolgen verschiedener klinischer Zustände gedacht (Kreis). Wird man mit einer kritischen Situation konfrontiert (KS), stehen i. d. R. mehrere Handlungsoptionen offen. Manche Ziele (B) erlauben jedoch nur die Weiterentwicklung des Handelns in eine Richtung. Strebt man hingegen einen Zustand maximaler Effizienz-Divergenz (A) an, hält man sich mehrere Handlungsoptionen offen

10.6 „Gute Entscheidungen" in der Akutmedizin

Was ist eine „gute Entscheidung" in einer Notfallsituation? Das Ziel der pädiatrischen Assistenzärztin ist es, ein schwerkrankes und vital bedrohtes Kind erfolgreich zu behandeln. Um jedoch **erfolgreich handeln** zu können, muss sie unter den Bedingungen der Komplexität und Dynamik zunächst einmal **gute Entscheidungen treffen.** Dies ist leichter gesagt als getan, da die Situation mit ihren Charakteristika der Komplexität, Undurchsichtigkeit und dynamischen Veränderungen ihre Entscheidungsfähigkeit und den Entscheidungsspielraum einengt. Die Umstände verhindern, dass das theoretisch Denkbare auch das realistisch Machbare werden kann. Wenn es angesichts der teils erheblichen Einschränkungen an Diagnostik und Therapie nicht die Wahl der „besten" Möglichkeit sein kann, stellt sich die

Frage, wodurch denn dann „gute Entscheidungen“ in der Akutmedizin charakterisiert sind. Folgende Punkte scheinen diese Eigenschaften am treffendsten zu beschreiben.

Eine „gute Entscheidung“ in einer Notfallsituation…

- **unterstützt eine effektive Bewältigung der Aufgabe** im Sinne von Patientensicherheit, Effektivität der Maßnahmen und Effizienz der Ressourcennützung.
- **berücksichtigt die momentane Situation,** in der sich die handelnde Person befindet; die Planungs- und Handlungsmöglichkeiten sind durch Zeit und begrenzte Ressourcen limitiert.
- **respektiert die „psychische Verfasstheit“ des Menschen:** Die Verarbeitungskapazität für Informationen ist begrenzt, Motivationen und Emotionen spielen beim Handeln eine Rolle: Gute Strategien überfordern den Handelnden nicht.
- bewirkt, dass die aus Entscheidungen resultierenden Handlungen **situations- und zeitgerecht realisierbar** sind. Nur eine Entscheidung, die man auch umsetzen kann, ist gut.
- **berücksichtigt Nebeneffekte** der Behandlung oder diagnostischen Intervention.
- integriert sowohl **„Bauchgefühl“** als auch **analytische** Herangehensweisen.

Eine gute Entscheidung ist daher **nicht** gleichbedeutend mit…

- **einem guten Ergebnis:** Entscheiden hat vor allem damit zu tun, **wie** man zu einem Ergebnis kommt. Häufig führen auch „Abkürzungen“ und bewusste Nichtbeachtung bestehender Regeln zu guten Ergebnissen, was sowohl Charakteristikum menschlicher Variabilität und Adaptivität sein, aber eben auch risikogeneigte Einstellungen verstärken kann (Kap. 3). Andererseits kann auch eine gute Entscheidung das „Restrisiko“ für den Patienten nicht aufheben: Auch nach einer erfolglosen Reanimation kann als Fazit die Erkenntnis bleiben, dass richtig entschieden und gehandelt wurde. Daneben gibt es auch Situationen, in denen man einfach Glück gehabt hat.
- **einer guten Absicht:** Gute Absichten garantieren kein gutes Ergebnis. Geplante Handlungen müssen auf ihre Risiken und die Wahrscheinlichkeit ihres Erfolges hin überprüft werden. Eine sofortige Intubation wäre eine solche gute Absicht gewesen, die möglicherweise mehr Schaden angerichtet als geholfen hätte. Absichten müssen zudem von dem Vermögen begleitet sein, sie auch realisieren zu können. „Das Hegen guter Absichten ist eine äußerst anspruchslose Geistestätigkeit“ (Dörner 1989).
- **der besten denkbaren Entscheidung:** Nach einer kritischen Situation finden sich oft noch bessere Lösungen. Sobald der Stress vorbei ist und andere Teammitglieder ihre Gedanken mitteilen, können vorher unberücksichtigte Optionen auftauchen. Unglücklicherweise waren diese Informationen, Ideen und Meinungen in der kritischen Situation selbst nicht verfügbar, die beste denkbare Entscheidung konnte deshalb nicht getroffen werden. Man sollte diese Einschränkung und die Macht sowohl des Rückschaufehlers *(hindsight bias)* als auch des Historikerirrtums *(outcome bias)* immer im Hinterkopf behalten, will man nicht Gefahr laufen, sich mit selbstquälerischen Gedanken im Sinne von „hätte ich diese Handlung anders gemacht, der Patient würde heute noch leben“; „das hätte mir niemals passieren dürfen, ich hätte es besser wissen müssen“ zu zerfleischen.

Kritische Situationen unterscheiden sich anhand der Anforderungen, die sie dem Handelnden auferlegen: Es kann sowohl der Einsatz von Fertigkeiten, die Anwendung von Regeln als auch das Finden neuer Lösungen erforderlich sein (Kap. 2). Eine gute Entscheidung in der Akutmedizin hängt davon ab, ob es mit ihrer Hilfe gelingt, in einer kritischen Situation den situativen Anforderungen gerecht zu werden.

▶ Das Hegen guter Absichten ist eine äußerst anspruchslose Geistestätigkeit (Dietrich Dörner).

10.7 Entscheidungshilfen

Erfahrungen aus anderen komplexen Arbeitswelten haben gezeigt, dass strukturierte Entscheidungsprozesse ein effektiver Weg zu sichererem Handeln in Hochrisikoumgebungen sind. Dies liegt daran, dass die vorgegebene Struktur Menschen hilft, ihrer Neigung zu vorschnellen Entscheidungen nicht nachzugeben. Alle publizierten Entscheidungsmodelle enthalten deshalb einen oder mehrere Schritte der Situationsanalyse vor einer Entscheidung (Hofinger et al. 2014). Entscheidungsprozesse können anhand einer Regel strukturiert und Schritt für Schritt „durchbuchstabiert" werden (Benner 1975; Orasanu und Connolly 1992; Jensen 1995). Damit der Anwender sich Entscheidungshilfen besser merken kann, sind diese häufig als Akronym formuliert. Übertragen auf die Akutmedizin bedeutet dies, dass immer dann, wenn eine Entscheidung oder ein Urteil unter Unsicherheit gefällt werden muss, die Anwendung einer Entscheidungshilfe dazu beitragen kann, dass nicht impulsiv gehandelt wird, Abkürzungen gewählt oder wesentliche Fakten übersehen werden.

▶ Strukturierte Entscheidungsprozesse sind ein effektiver Weg zu sichererem Handeln in Hochrisikoumgebungen.

Entscheidungshilfen für zeitkritische, eingegrenzte Probleme

Es werden zwei Beispiele aus nicht-medizinischen Hochrisikobereichen vorgestellt, die in die Akutmedizin übertragen wurden und sich auch dort bewährt haben:

- DECIDE aus der Brandbekämpfung (Tab. 10.2, Benner 1975): Der Schwerpunkt liegt bei diesem Modell auf dem **Sicherheitsaspekt** der Entscheidung
- FOR-DEC aus der Luftfahrt (Tab. 10.3, Hoermann 1995): Dieses Modell stellt den Weg zu einer **ausgewogenen Entscheidung** in den Vordergrund, bei der Ad-hoc-Entscheidungen vermieden werden.

Tab. 10.2 Entscheidungsmodell „DECIDE". (Nach Benner 1975)

	Frage/Aussage	Bedeutung
Detect	„Etwas hat sich verändert!"	Man entdeckt, dass der momentane Verlauf des Geschehens vom erwarteten Verlauf abweicht
Estimate	„Hat die Veränderung eine Bedeutung?"	Die wahrgenommene Veränderung wird auf ihre Bedeutung für den Patienten und den Verlauf des Geschehens hin untersucht
Choose	„Ich werde mich für eine sichere Handlung entscheiden!"	Man nimmt sich explizit vor, die kommende Entscheidung unter dem Aspekt der Patientensicherheit zu fällen
Identify	„Welche konkreten Handlungsmöglichkeiten habe ich?"	Es wird die Option mit den geringsten Risiken und besten Erfolgsaussichten ausgewählt Zugleich wird ein „Plan B" festgelegt, falls die erste Wahl versagt
Do	Ich handle nach den besten Alternativen!	Die Maßnahme wird konkret geplant und durchgeführt
Evaluate	„Was hat die Handlung bewirkt?"	Die Handlung wird überprüft Es erfolgt ein kritischer Vergleich der tatsächlichen und der erwarteten Wirkung Man sollte sich fragen: „Haben sich die Umstände inzwischen geändert? Ist dieser Plan der richtige?" Ggf. kehrt man zurück zu „Identify"

Tab. 10.3 Entscheidungsmodell „FOR-DEC“. (Nach Hörmann 1995; Hofinger et al. 2014; Soll et al. 2016)

	Frage/Aussage	Bedeutung
Facts	„Was ist das Problem?“	Der Entscheidungsbedarf wird erkannt Es erfolgt eine Situationsanalyse und eine Sammlung von Fakten Die Dringlichkeit wird bewertet: Wie viel Zeit steht zur Verfügung?
Options	„Welche Möglichkeiten haben wir?“	Realistische Handlungsmöglichkeiten werden von den Teammitgliedern zusammengetragen.
Risks/Benefits	„Was spricht für welche Handlung?“	Die Erfolgsaussichten der Handlungsmöglichkeiten und die Risiken der Handlungsmöglichkeiten und die Unsicherheitsfaktoren werden abgeschätzt
Gedankenstrich	Phasenübergang	Der Gedankenstrich hat zwei Funktionen: Ein Moment der „Denkpause“ – wenn alles abgewogen ist: Fühlt sich die Entscheidung richtig an? Im Team: Übergang von der Teamphase zur Entscheidung der Person, die letztlich die Verantwortung trägt
Decision	„Was tun wir also?“	Es wird die Option mit den geringsten Risiken und besten Erfolgsaussichten ausgewählt Zugleich wird ein „Plan B“ festgelegt, falls die erste Wahl versagt Vor der Ausführung erfolgt ein Re-Check: Ist die Situationsanalyse noch gültig?
Execution	„Wer macht wann, was und wie?“	Die Maßnahme wird konkret geplant und durchgeführt
Check	„Ist alles noch in Ordnung?“	Die Handlung wird überprüft Es erfolgt ein kritischer Vergleich der tatsächlichen und der erwarteten Wirkung Ggf. kehrt man zurück zu „Facts“

Beide Entscheidungshilfen beschreiben einen geschlossenen Regelkreis: Sobald eine Handlung ausgeführt wurde, erfolgte eine erneute Beurteilung der Situation: Haben sich die Umstände verändert oder bleibt das erwartete Ergebnis der Handlungen aus, beginnt man wieder von vorne. Da es sich um **Entscheidungs**hilfen handelt, die davon ausgehen, dass das Ziel der Handlung (die Korrektur der gestörten Vitalfunktionen) eindeutig ist, wird der Punkt der **Zielbildung** nicht besonders betont. In Notfallsituationen sind die Prioritäten und kurzfristigen Ziele „Patienten am Leben halten“, „Patientenstabilisieren“ meist klar – in anderen Situationen sollte der Zielbildung und Prioritätenbildung verstärkt Aufmerksamkeit gewidmet werden (s. u.). Man kann diese Frage z. B. in FOR-DEC „einbauen“, indem **„F“** um die **F**rage ergänzt wird: „Was sind die vordringlichsten Ziele?“

Der entscheidende Vorteil dieser Entscheidungshilfen ist, dass es allen Teammitgliedern ermöglicht wird, den gleichen Ansatz in der Entscheidungsbildung und im Handeln zu teilen. Verwenden alle Teammitglieder für ihren Entscheidungsprozess Entscheidungshilfen wie FOR-DEC oder DECIDE, so werden die Informationssammlung, das Generieren von Optionen und die Risikobewertung als Teamarbeit erledigt.

Entscheidungshilfen für komplexe Probleme mit mäßigem Zeitdruck

Neben akuten Problemen mit einer ausgeprägten Dynamik am einen Ende des Spektrums gibt es am anderen Ende des Spektrums auch Probleme, bei denen der Zeitdruck nicht sehr groß, hingegen die Komplexität ausgeprägt ist. Wenn das Problem gut definiert ist, es Regeln zur Bewertung von Lösungen gibt und eine Analyse zur Lösungsfindung mit vertretbarem Aufwand erstellbar ist, kann mit analytischen Entscheidungsverfahren gearbeitet werden.

Solche Verfahren werden z. B. in der Management-Lehre eingesetzt (Überblick Grünig und Kühn 2017), werden aber in der Akutmedizin selten einsetzbar sein. Hier sind die Ressourcen für Planung begrenzt und auch „mäßiger Zeitdruck“ erfordert baldiges Handeln. Dazu zählen beispielsweise Intensivpatienten, die sich kontinuierlich klinisch verschlechtern. Hier gewinnt die Bildung von Zielen eine große Bedeutung. Das folgende Modell (Dörner 1989; Dörner und Schaub 1995) kann zur Organisation des Handelns eingesetzt werden (Abb. 10.2).

Die Pfeile verdeutlichen, dass die Reihenfolge der Schritte nicht zeitlich festgelegt sind – je nach Problem muss man beispielsweise vor der endgültigen Festlegung von Teilzielen erst Informationen sammeln oder man muss während des Planungsprozesses die Ziele revidieren.

Das Modell der Handlungsorganisation dient also eher als Checkliste: Sind alle Stationen der Handlungsorganisation angemessen gründlich bearbeitet worden? Inhaltlich soll dieses Modell dabei helfen, die einzelnen Stationen für den jeweiligen Fall angemessen auszuarbeiten. Die einzelnen Punkte des Modells werden an dieser Stelle nicht weiter ausgearbeitet, wurden sie doch bereits in vorhergehenden Kapiteln gründlich abgehandelt:

- **Ziele, Pläne, Modelle** und der Umgang mit **Informationen** sind Gegenstand der Kap. 6 und 7.
- **Effektkontrolle** ist die Überprüfung der Handlungsergebnisse und ein zentraler Bestandteil aller Entscheidungshilfen. Sie

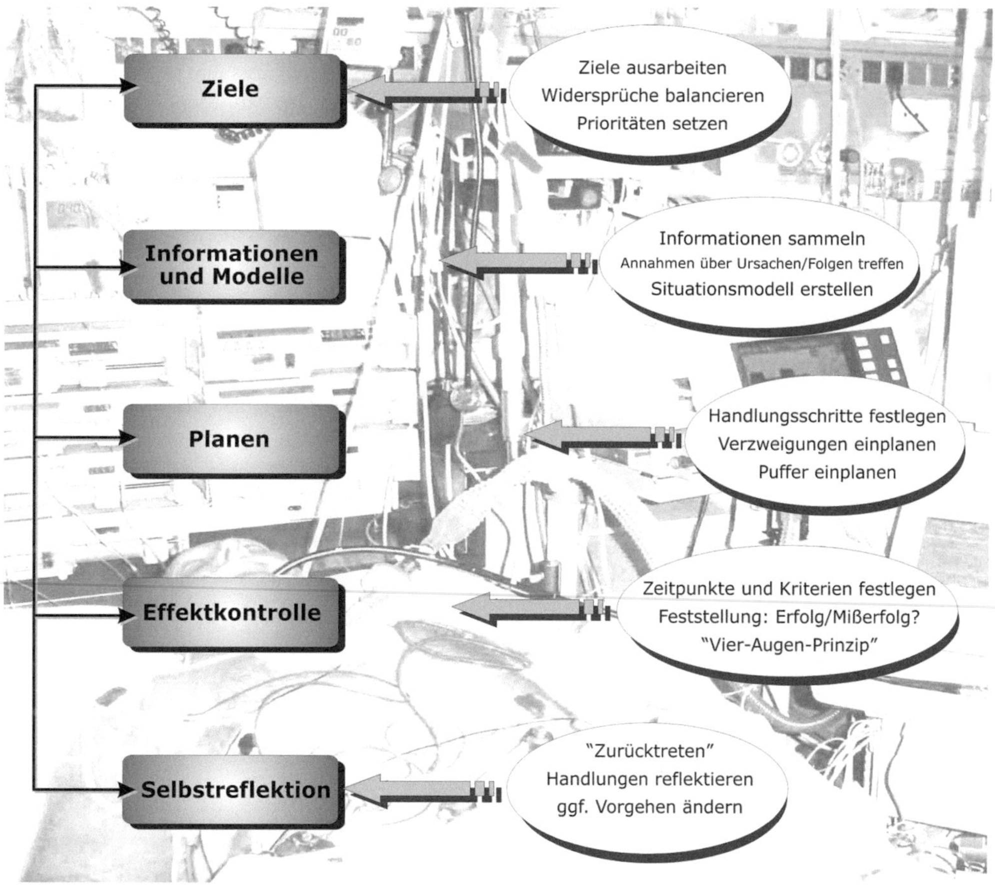

Abb. 10.2 Modell der Handlungsorganisation für Situationen mit mäßigem Zeitdruck und hoher Komplexität. (Modifiziert nach Dörner 1989)

wird erschwert durch Zeitverzögerungen (Kap. 2) und die Überlagerungen von Effekten verschiedener Handlungen. Effektkontrolle ist Informationsmanagement – es gelten hier alle Begrenzungen, die in Kap. 6 beschrieben wurden. Hinzu kommt, dass das Auslassen oder oberflächliche Durchführen von Kontrollen hilft, das Kompetenzgefühl zu schützen, insbesondere wenn Misserfolg droht.
- **Selbstreflexion** meint bewusste Analyse des eigenen Handelns (allein oder im Team). Dazu gehört, Ursachen für Erfolg und Misserfolg zu suchen und Veränderungen der Strategien für zukünftiges Handeln zu bedenken. Sie ist unbequem, und es ist häufig schwer, einen guten Zeitpunkt zu finden – **in** einer kritischen Situation kann man nur in Bruchstücken oder gar nicht reflektieren. Danach ist man meist schon mit anderen Problemen befasst und möchte sich u. U. auch nicht mehr mit abgeschlossenen Situationen beschäftigen. Trotzdem ist Reflexion für das Handeln in komplexen Arbeitsbereichen essenziell: Sie ermöglicht (bewusstes) Lernen und Veränderung.

Ein anderes allgemeines heuristisches Entscheidungsverfahren postulieren Grünig und Kühn (2017). Es umfasst sieben Schritte, die in rekursiven Schleifen abgearbeitet werden:

1. Verifizierung des entdeckten Entscheidungsproblems
2. Problemanalyse
3. Erarbeitung von Lösungsvarianten
4. Festlegung der Entscheidungskriterien
5. Evtl. Festlegung von Umfeldszenarien
6. Ermittlung der Konsequenzen der Varianten
7. Gesamtbeurteilung der Varianten und Entscheidung

Hier werden u. a. Planungsschritte hervorgehoben, die eine Bewertung von Optionen möglich machen, wie z. B. Festlegung von Kriterien und Vorausdenken der Konsequenzen.

Alle Entscheidungshilfen dienen als Einladung, nicht einfach mit der ersten Idee loszulegen, sondern reflektiert mit der in der verfügbaren Zeit möglichen Planung und Abwägung eine begründetet Entscheidung zu treffen.

▶ Alle Entscheidungshilfen sollen als Einladung verstanden werden, nicht einfach mit der ersten Idee loszulegen, sondern reflektiert, unter Berücksichtigung der verfügbaren Zeit und unter Abwägung möglichst vieler Optionen eine begründetet Entscheidung zu treffen.

10.8 Strategien im Umgang mit Fehlern

10.8.1 Fehler frühzeitig erkennen

Fehler sind absichtsvoll begangene Handlungen, die ihr geplantes Ziel nicht erreichen. Handlungsfehler entspringen nicht pathologischen psychischen Mechanismen, sondern nehmen ihren Ursprung in normalen psychologischen Prozessen (Kap. 3). Auf dem Hintergrund der im Entscheidungsmoment zur Verfügung stehenden Informationen, den Erwartungen und den als plausibel empfundenen Motiven macht die Entscheidung für den Handelnden immer Sinn (*„local rationality"*; Woods et al. 2010). Erst das unerwartete Ergebnis liefert den Hinweis darauf, dass die Informationsbasis möglicherweise unvollständig war oder relevante Faktoren nicht in Betracht gezogen wurden. Aufgrund der Begrenztheit der kognitiven Verarbeitungskapazität (*„bounded rationality"*; Simon 1982) ist es für Menschen **unmöglich, keine Fehler zu machen.** „100 % fehlerfreie Krankenhäuser" sind eine Illusion und sollten gar nicht erst angestrebt werden. Man sollte vielmehr anstreben, die **Auswirkungen** von unvermeidlichen Fehlern auf die Patientenversorgung so gering wie möglich zu halten. Um dies zu erreichen, müssen Fehler frühzeitig entdeckt und korrigiert werden. Aus Gründen, die in den vorangehenden Kapiteln ausführlich behandelt wurden, ist aber gerade dies für die fehlerhaft handelnde Person selbst nur eingeschränkt möglich. Menschen nehmen eine nur grobe Übereinstimmung zwischen ihrem aktuellen gedanklichen Modell der Situation und dem tatsächlichen Zustand der Welt allzu gerne hin und entdecken daher oft erst sehr spät, wenn sich das erreichte vom angestrebten Ziel unterscheidet.

Dennoch kann durch einige bewusst durchgeführte Strategien und vor allem durch die Einbeziehung anderer Teammitglieder das Erkennen von Fehlern verbessert und die Auswirkung von Fehlern auf den Patienten minimiert werden. Bei den im Folgenden aufgeführten Punkten handelt es sich um Vorschläge, die der oder die Einzelne auf sich und das eigene Handeln anwenden kann. Auf den Umgang mit Fehlern auf der Ebene von Organisationen wird in Kap. 14 näher eingegangen.

> **Wichtig**
> Es ist für Menschen **unmöglich, keine Fehler zu machen.** „100 % fehlerfreie Krankenhäuser" sind eine Illusion und sollten gar nicht erst fokussiert werden.
>
> Menschen nehmen eine grobe Übereinstimmung zwischen ihrem aktuellen gedanklichen Modell der Situation und dem tatsächlichen Zustand der Welt allzu gerne hin und entdecken daher oft erst sehr spät, wenn sich das erreichte vom angestrebten Ziel unterscheidet.

Damit rechnen, dass Fehler passieren

Da Fehler immer passieren werden, ist es wichtig, diese auch im eigenen Handeln zu erwarten. Eine selbstkritische und fehlerbewusste Einstellung kann dazu beitragen, hinter einer Abweichung tatsächlicher von geplanten Handlungen eine Fehlhandlung zu vermuten.

Die eigene Wahrnehmung verbessern – Fehler suchen

Bei Handlungen, bei denen man manuell tätig wird und dadurch eine unmittelbare Rückmeldung bekommt, kann man Fehler sofort bemerken (z. B. akzidentelle Punktion der A. carotis bei der Anlage eines Cava-Katheters). Viel schwieriger ist es hingegen, einen Fehler in klinischen Situationen zu bemerken, in denen es keine unmittelbaren Rückmeldungen über Erfolg oder Misserfolg gibt. Dies ist immer dann der Fall, wenn Maßnahmen an Dritte delegiert werden und sowohl die Ausführung als auch das Ergebnis aus dem eigenen Denkhorizont verschwinden können oder wenn zwischen Maßnahme und Auftreten der Komplikation eine zeitliche Latenz besteht (Kap. 2). Aber selbst wenn neu auftretende Symptome darauf deuten, dass der aktuelle Verlauf vom geplanten abweicht, so heißt das noch lange nicht, dass man hinter der Entwicklung einen Fehler vermutet. Im Grunde genommen möchten Menschen davon „gar nichts wissen", weil jeder Hinweis auf Fehler das Gefühl von Unsicherheit und Kontrollverlust verstärkt. Statt Fehlentwicklungen nachzuspüren, sucht man unbewusst nach Informationen, die das momentane Bild der Situation bestätigen *(confirmation bias).* Um sich dieser Tendenz bewusst entgegenzustellen, ist es von größter Wichtigkeit, dass Akutmediziner **aktiv** nach Informationen **suchen,** die ihrem derzeitigen mentalen Modell oder Plan widersprechen. Nur dann läuft man nicht Gefahr, sich die Situation nach Bedarf „zurechtzubiegen". Man sollte es sich daher bereits im Alltag zur Gewohnheit machen, in jeder Situation aktiv nach Anzeichen dafür zu suchen, dass das momentane Modell der Situation **nicht** zutrifft.

> Um sich der Tendenz nach Bestätigung eines einmal festgelegten Bildes der Wirklichkeit entgegenzustellen, sollte man es sich zur Gewohnheit machen, in jeder Situation aktiv nach Anzeichen dafür zu suchen, dass dieses Bild **nicht** zutrifft. Nur dann läuft man nicht Gefahr, sich die Situation nach Bedarf „zurechtzubiegen".

Mit dem „Unwiderruflichen Kosten-Trugschluss" *(sunk cost fallacy)* rechnen

Therapeutische Entscheidungen in der Akutmedizin werden häufig unter Unsicherheit getroffen. Im weiteren Verlauf kann die klinische Entwicklung darauf hindeuten, dass die initial getroffene Diagnose fehlerhaft und die resultierende Therapie unangemessen waren. Je mehr jedoch Menschen bereits in eine Angelegenheit (z. B. Bestätigung einer Diagnose, Umsetzung einer Therapie) investiert haben, desto stärker halten sie an dem eingeschlagenen Weg fest, selbst wenn es objektiv keinen Sinn macht. Zu sagen „Ich habe mich getäuscht!" oder „diese Therapie hilft dem Patienten nicht!" ist für sie dann nicht möglich. Der Grund dafür liegt in dem existenziellen Bedürfnis jedes Menschen, Sicherheit über den Zustand der gegenwärtigen Situation, Gewissheit über zukünftige Entwicklungen und Einflussmöglichkeiten auf die Umwelt im Sinne der eigenen Ziele zu haben (Kontrollmotivation und Kompetenzbedürfnis; Kap. 4). Droht es abzusinken, weil die Entwicklung nahelegt, dass man die bisherigen Investitionen vergeblich -weil unter fehlerhaften Annahmen- getätigt hat, wird das Kontrollmotiv aktiv und „gewinnt" gegen Sachargumente. Merkt man folglich bei sich, dass man sich in ein Problem oder eine Therapieoption „verbissen" hat, sollte man sich immer fragen: Beharre ich auf diesem Standpunkt, weil die Fakten dafür sprechen, oder weil ich mir nicht eingestehen kann, dass ich mich geirrt habe?

▶ Je mehr Menschen bereits in eine Angelegenheit (z. B. Bestätigung einer Diagnose, Umsetzung einer Therapie) investiert haben, desto größer ist die Gefahr, dass sie sich auch dann noch an dem eingeschlagenen Weg festhalten, wenn dies objektiv keinen Sinn mehr macht.

Um die Hilfe und Rückmeldung von Teamkollegen bitten

Andere Teammitglieder sind die wirksamste Ressource bei der Entdeckung von Fehlern und falschen Plänen (*cross-monitoring*; Vier-Augen-Prinzip; Risser et al. 1999). Der Grund dafür ist jedoch nicht, dass andere Teammitglieder mehr können als man selbst. Vielmehr ist es das genannte Zusammenspiel von Komplexität (Kap. 2), kognitiver Ökonomie und der Vermeidung von Unbestimmtheit (Kap. 6), das dazu führt, dass Menschen Schwierigkeiten haben, Veränderungen einer Situation frühzeitig zu erkennen. Dies gilt insbesondere dann, wenn man sich aufgrund der Dynamik der Situation anhand der zur Verfügung stehenden Information auf eine Deutung festgelegt und zu handeln begonnen hat. Abb. 10.3 verdeutlicht dies: Wird eine Routinehandlung von einer kritischen

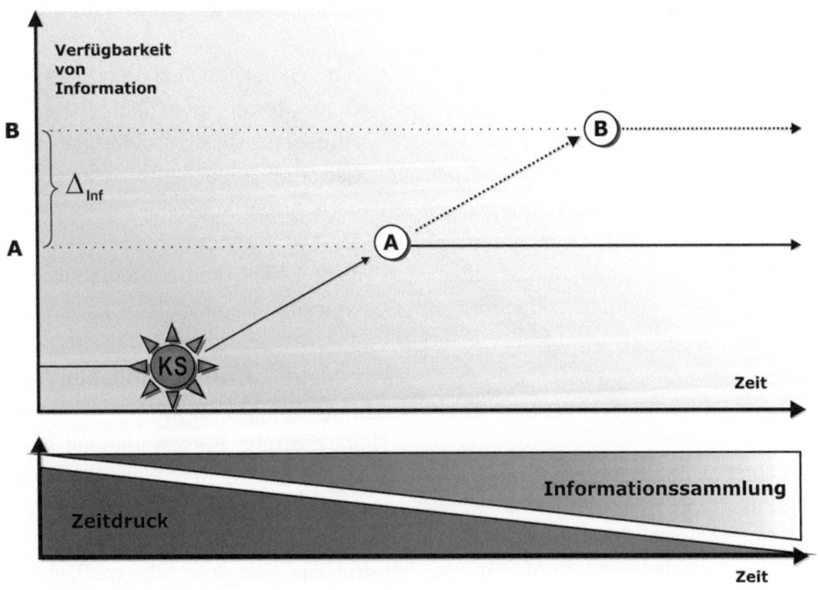

Abb. 10.3 Zeitdruck, Informationsbeschaffung und Vorteil, wenn eine zweite Person die Situation betritt. Das resultierende mentale Modell wird eine vollständigere Situationsbewertung beinhalten. Zeitdruck (roter unterer Keil) und die für eine erste Entscheidung zur Verfügung stehende Information (blauer oberer Keil) korrelieren invers: Es gibt keine vollständige Datensammlung unter ausgeprägtem Zeitdruck

Situation („KS") unterbrochen, beginnt man sofort damit, nach Informationen zu suchen („Was genau ist das Problem?") und gleichzeitig die Situation auf ihre Dringlichkeit hin zu bewerten („Bleibt noch Zeit, um noch mehr Daten zu sammeln, oder muss ich jetzt handeln?"). Abhängig von der Dringlichkeit kommt früher oder später der Moment, in dem sich die Person entscheidet zu handeln („A"). Die Entscheidung basiert dabei auf einem mentalen Modell, das aus den zu diesem Zeitpunkt zur Verfügung stehenden Informationen abgeleitet wurde. Kognitive Ressourcen werden vom Problemlösen zur Aufgabenausführung umgelenkt. Da aufgrund des Zeitdrucks möglicherweise nur wenig Information in die Modellbildung eingehen konnte, besteht die Gefahr, dass Veränderungen der Situation (und damit neu zur Verfügung stehende Information) nicht bemerkt und daher auch nicht berücksichtigt werden. Ein Teammitglied, das mit dem Szenario erst später konfrontiert wird („B"), ist nicht an früher entstandene Ideen gebunden. Ihm fällt es leichter, das neue Gesamtbild zu sehen, das sich möglicherweise in entscheidenden Punkten von dem von „A" entwickelten mentalen Modell unterscheidet. „Jemand, der zu einem späteren Zeitpunkt neu in die Situation eintritt, ist, zumindest am Anfang, noch nicht so theoriegebunden. Die Nacktheit des Kaisers sehen diejenigen sofort, die nicht glauben mussten, er sei bekleidet." (Reason 1994, S. 121). So kann jedes später hinzukommende Teammitglied, unabhängig von seiner Erfahrung, durch eine neue Perspektive zu einem neuen Verständnis der Situation beitragen.

▶ Wer zu einem späteren Zeitpunkt neu in die Situation eintritt, ist, zumindest am Anfang, noch nicht so theoriegebunden. Die Nacktheit des Kaisers sehen diejenigen sofort, die nicht glauben mussten, er sei bekleidet.

Unabhängig davon ist es in kritischen Situationen immer geboten, sich so rasch wie möglich Hilfe von erfahreneren Kollegen zu holen. Der Patient hat ein Recht darauf, mit der größtmöglichen Expertise betreut zu werden. Erfahrung ist darüber hinaus nicht an die Zugehörigkeit zu Berufsgruppen gebunden: Oftmals sind gerade erfahrene Pflegekräfte für Ärzte eine „Goldgrube" an klinischer Erfahrung, aus der sie gerne und reichlich schürfen. Im Idealfall wird gegenseitige Unterstützung in Teams und damit zwischen den Berufsgruppen und Fachdisziplinen zu einem festen Bestandteil der Sicherheitskultur einer medizinischen Einrichtung. In diesem Fall kann die gegenseitige Überwachung *(cross-monitoring)* effektiv zur Fehlervermeidung und zur Erhöhung der Patientensicherheit beitragen (Risser et al. 1999).

Unglücklicherweise wird gerade in der Medizin noch immer ein früher Ruf nach Hilfe als Zeichen der Inkompetenz und als Eingeständnis von Schwäche gesehen. Auch die Überwachung eigener Handlungen durch eine zweite Person kann schnell als unerwünschte Einmischung in die eigene Autonomie und nicht als notwendiger Tribut an die menschliche Fehlerhaftigkeit gesehen werden.

▶ Die Frage nach Hilfe zeugt nicht von Inkompetenz oder Schwäche, sondern zeigt eine positive Selbsteinschätzung, -reflexion und die Umsicht, den Patienten die größtmögliche Expertise zukommen zu lassen.

10.8.2 Die Wirkung von Fehlern abschwächen

Die „Kette schlechter Entscheidungen" durchbrechen

Handeln im medizinischen Kontext ist dadurch charakterisiert, dass oftmals keine weitere Sicherheitsbarriere zwischen den Behandelnden und dem Patienten existiert, sodass jede Handlung (z. B. eine Injektion) sich unmittelbar auf den Patienten auswirken kann. Kommt es hierbei zu einem Fehler, so führt dieser allein jedoch in den seltensten Fällen den deletären Ausgang eines Zwischenfalls herbei. Erst das Versagen mehrerer Sicherheitsbarrieren, die Aneinanderreihung schlechter Entscheidungen und das Unvermögen, diese Entscheidungen frühzeitig zu erkennen und zu beheben, führen zu Unfällen und zu einer Schädigung des Patienten. Die besondere Problematik mit Fehlentscheidungen liegt darin, dass sie nicht nur ungünstige Auswirkungen auf den Patienten haben, sondern auch auf die betreffende Person „zurückfallen". Dies liegt daran, dass fehlerhafte Entscheidungen:

- den Sicherheitsbereich für sicheres Handeln reduzieren,
- das Kompetenzempfinden untergraben und
- Gefühle wie Scham über das Fehlverhalten oder Schuld erzeugen und dadurch das Stressniveau erhöhen.

So erhöht ein Fehler die Wahrscheinlichkeit, dass eine Person weitere Fehler machen wird. Geschieht dies mehrfach in kurzem zeitlichem Abstand, so können sich Menschen so von ihren Gefühlen bedrängen lassen, dass ihr Handeln in einer Kette schlechter Entscheidungen (*poor judgement chain,* Jensen 1995) mündet: Durch vorhergehende Misserfolgserlebnisse verunsichert, beginnt man „kopflos" zu handeln. Dieser Kette schlechter Entscheidungen sind Menschen jedoch nicht hilflos ausgeliefert: Wer über das eigene Handeln und das Zustandekommen von Entscheidungen weiß, kann kritischen Situationen mit weniger Angst vor Fehlentscheidungen begegnen. In dem Maße, wie die Selbstwahrnehmung geschult wird („Ich merke, dass mich der Misserfolg frustriert und ich einfach nur irgendetwas tun will, damit das Gefühl verschwindet"), kann die Entscheidung bewusst getroffen werden, sich nicht von spontanen Eindrücken lenken zu lassen. Zudem kann gute Teamarbeit die Kette schlechter Entscheidungen an jeder Stelle unterbrechen.

▶ Ein einziger Fehler führt in den seltensten Fällen den deletären Ausgang eines Zwischenfalls herbei. Erst das Versagen mehrerer Sicherheitsbarrieren, die Aneinanderreihung schlechter Entscheidungen und das Unvermögen, diese Entscheidungen frühzeitig zu erkennen und zu beheben, führen zu Unfällen und zu einer Schädigung des Patienten.

Teamressourcen nutzen
Gerade wenn Fehlhandlungen Patienten betreffen, die bis zu diesem Zeitpunkt gesund waren, können in dem Zeitabschnitt, in dem das Problem des Patienten noch behandelt wird, Selbstvorwürfe und peinigenden Gedanken ein erhebliches Ausmaß annehmen. Horrorszenarien über mögliche Ausgänge des Zwischenfalls können lähmend wirken. Die antizipierten Auswirkungen von Fehlern können Akutmediziner dann bis an die Grenze ihrer psychischen und physischen Leistungsfähigkeit belasten und verhindern, dass in der Situation noch klar gedacht und zielsicher gehandelt werden kann. Daher sollten schwerwiegende Fehler nicht vom Verursacher alleine, sondern immer mit weiteren Teammitgliedern zusammen korrigiert werden. Gelegentlich kann es sogar notwendig werden, die betreffende Person komplett von dem Geschehen zu entbinden, wenn offensichtlich ist, dass diese gedanklich um das eigene Fehlhandeln kreist und nicht in der Lage ist, sich an einer konstruktiven Problemlösung zu beteiligen. Auch hier gilt: Wer erst spät in eine Situation dazu kommt, profitiert davon, dass er emotional nicht in dem Maße „gefangen" ist wie der zuerst Behandelnde und daher leichter eine problemorientierte Perspektive einnehmen kann.

Umgang mit begangenen Fehlern

- **Fehler frühzeitig erkennen**
  - Damit rechnen: „Es kann auch mir passieren!"
  - Die eigene Wahrnehmung verbessern: Suchen Sie ganz bewusst nach Informationen, die im Widerspruch zu Ihrem mentalen Modell stehen.
  - Um die Rückmeldung von Teamkollegen bitten
- **Wirkung eingetretener Fehler reduzieren**
  - Die „Kette schlechter Entscheidung" durchbrechen
  - Die Teamressourcen nützen

10.9 Tipps für die Praxis

- Wenden Sie die o. g. Entscheidungshilfen (DECIDE, FOR-DEC) im Team an.
- Wenn Sie Entscheidungshilfen in kritischen Situationen anwenden wollen, müssen Sie diese vorher gut geübt haben. In Stresssituationen

stehen nur vertraute Handlungsmuster zur Verfügung.

- Achten Sie in kritischen Situationen auf Ihr Bauchgefühl: Ein „schlechtes" Gefühl sollte nie vernachlässigt werden.
- „Nichts zu tun ist auch eine Entscheidung". Manchmal müssen Sie eine Entscheidung treffen und dabei das Risiko in Kauf nehmen, dass Sie sich falsch entschieden haben. Aus dieser Tatsache dürfen Sie jedoch nicht die Lizenz zum Leichtsinn ableiten.
- Korrigieren Sie jeden Fehler sofort – Verbesserung ist wichtiger als Rechtfertigung!
- Holen Sie sich frühzeitig Hilfe (Oberarzt, Kollegen), die „unbelastet" in der Situation handeln kann. „Bitte um Hilfe, es steht nur dein Stolz auf dem Spiel!"
- Bedanken Sie sich im Alltag bei Kollegen und Pflegekräften für jeden Hinweis auf mögliche Fehler. Tun Sie dies auch dann, wenn es gar keinen Fehler gibt. Mit diesem Verhalten bewirken Sie langfristig, dass andere Ihnen bei der Entdeckung von Fehlern helfen können (und dies auch möchten).
- Weisen Sie andere auf mögliche Fehler hin. Tun Sie dies, ohne die andere Person zu beurteilen, indem Sie Ihre Beobachtung und deren Bewertung mitteilen.

10.10 Handlungsstrategien – Auf einen Blick

Überblick

- Eine gute Entscheidung in der Akutmedizin bewirkt, dass man den Anforderungen der Notfallsituation gerecht wird.
- Heurismen sind weder gut noch schlecht, rational oder irrational. Ihre Genauigkeit hängt vom Kontext der Anwendung, von der Struktur der Umgebung ab.
- Kognitive Interventionen sollen Fehler dadurch verhindern helfen, dass sie automatisiertes, heuristisches Denken und Mustererkennung reduzieren und stattdessen bewusstes überlegtes Erwägen von Alternativen einführen.
- Teil einer guten Strategie ist es, sich nicht zu frühzeitig auf einen einzigen Behandlungsweg festzulegen; man sollte sich für eine Handlung entschließen, die einem noch möglichst viele Türen offen hält („maximale Effizienz-Divergenz").
- Eine gute Strategie beinhaltet fünf Schritte: Vorbereitet sein, die Situation analysieren, Ziele festlegen und Pläne entwerfen, Strategien umsetzen, Ergebnis überprüfen.
- Wissen, das auf Erfahrungen basiert, wird uns als Gefühl oder Intuition bewusst; es sollte, genau wie analytische Herangehensweisen, berücksichtig werden.
- Entscheidungshilfen (z. B. DECIDE, FOR-DEC) ermöglichen es, Entscheidungsprozesse anhand einer Regel zu strukturieren und „durchzubuchstabieren".
- Der große Vorteil von Entscheidungshilfen ist, dass alle Teammitglieder die gleichen Ansätze im Entscheiden und Handeln teilen; die Anwendung von Entscheidungshilfen (wie DECIDE oder FOR-DEC) in einer kritischen Situation ist Teil der Teamarbeit, nicht die Aufgabe eines Einzelnen.
- Aus Fehlern – die unvermeidbar sind – darf keine „Kette schlechter Entscheidungen" werden.

Literatur

Benner L (1975) D.E.C.I.D.E. in hazardous materials emergencies. Fire J 69:13–18

Damasio A (2002) Ich fühle, also bin ich – Die Entschlüsselung des Bewusstseins. Ullstein, München

Dobelli R (2011) Die Kunst des Klaren Denkens. 52 Denkfehler, die Sie besser anderen überlassen. Hanser, München

Dörner D (1989) Die Logik des Misslingens. Rowohlt, Reinbek bei Hamburg

Dörner D, Schaub H (1995) Handeln in Unbestimmtheit und Komplexität. Organisationsentwicklung 14:34–47

Dreyfus HL, Dreyfus SE (2000) Mind over machine: the power of human intuition and expertise in the era of the computer, 5. Aufl. Blackwell, Oxford

Gaba D (1992) Dynamic decision-making in anesthesiology: cognitive models and training approaches. In: Evans DA, Patel VL (Hrsg) Advanced models of cognition for medical training and practice. Springer, Heidelberg, S 123–148

Gigerenzer G, Gaissmaier W (2012) Intuition und Führung: Wie gute Entscheidungen entstehen. Bertelsmann Stiftung, Gütersloh

Graber ML, Kissam S, Payne VL, Meyer AND, Sorensen A, Lenfestey N, Tant E, Henriksen K, LaBresh K, Sing H (2012) Cognitive interventions to reduce diagnostic error: a narrative review. BMJ Qual Saf 21:535–557

Grünig R, Kühn R (2017) Prozess zur Lösung komplexer Entscheidungsprobleme. Fünfte, korrigierte und, überarbeitete Aufl. Springer Gabler, Berlin

Gunter RE (2011) The truth about making smart decisions. Pearson Education, Upper Saddle River NJ

Hoermann HJ (1995) FOR-DEC. A prescriptive model for aeronautical decision-making. In: Fuller R, Johnston N, McDonald N (Hrsg) Human factors in aviation operations. Proc of the 21st Conference of the European Association for Aviation psychology (EAAP), 3. Aufl. Avebury Aviation, Aldershot Hampshire, S 17–23

Hofinger G, Proske S, Steinhardt G, Sol H (2014) FOR-DEC et al – Entscheidungsmodelle in der Luftfahrt. In: Schaub H, Strohschneider S, Heimann R (Hrsg) Entscheiden in kritischen Situationen – Umgang mit Unbestimmtheit. Verlag für Polizeiwissenschaft, Frankfurt a. M., S 119–137

Jensen RS (1995) Pilot judgement and crew resource management. Ashgate, Vermont USA

Kahnemann D (2012) Schnelles Denken, langsames Denken. Siedler Verlag, München

Murray WB, Foster PA (2000) Crisis resource management among strangers: principles of organizing a multidisciplinary group for crisis resource management. J Clin Anesth 12:633–638

Oesterreich R (1981) Handlungsregulation und Kontrolle. Urban & Schwarzenberg, München

Orasanu J, Connolly T (1992) The reinvention of decision making. In: Klein G, Orasanu J, Calderwood R, Zsamboka E (Hrsg) Decision making in action: models and methods. Ablex Publishing, New Jersey, S 3–20

Reason J (1994) Menschliches Versagen. Spektrum, Heidelberg

Risser DT, Rice MM, Salisbury ML, Simon R, Jay GD, Berns SD (1999) The potential for improved teamwork to reduce medical errors in the emergency department. The MedTeams research consortium. Ann Emerg Med 34:373–383

Runciman WB (1988) Crisis management. Anaesth Intensive Care 16:86–88

Simon HA (1982) Models of bounded rationality: empirically grounded economic reason. MIT Press, Boston

Small SD, Wuerz RC, Simon R, Shapiro N, Conn A, Setnik G (1999) Demonstration of high-fidelity simulation team training for emergency medicine. Acad Emerg Med 6:312–323

Soll H, Proske S, Steinhardt G, Hofinger G (2016) FOR-DEC & Co: decision-making tools for aeronautical teams. Euro Aviat Psychol 6(2):101–112

Stiegler MP, Tung A (2014) Cognitive processes in anesthesiology decision making. Anesthesiology 120:204–217

Thielmann G (2016) Sind Bauchentscheidungen (intuitive Entscheidungen) in der Stabsarbeit möglich? In: Hofinger G, Heimann R (Hrsg) Handbuch Stabsarbeit. Führungs- und Krisenstäbe in Einsatzorganisationen, Behörden und Unternehmen. Springer, Heidelberg, S 117–121

Trowbridge RL (2008) Twelve tips for teaching avoidance of diagnostic errors. Med Teach 30:496–500

Woods DD, Dekker S, Cook R, Johannesen L, Sarter B (2010) Behind human error, 2. Aufl. Ashgate, Farnham

Teil III
Human Factors im Team

In Teil II wurden Faktoren besprochen, die das Handeln jedes Einzelnen beeinflussen. Die Patientenversorgung in der Akutmedizin erfolgt jedoch in den seltensten Fällen durch eine einzelne Person. Vielmehr arbeiten mehrere Menschen aus den unterschiedlichsten Berufsgruppen und Fachrichtungen zusammen, um als Team einen Patienten zu betreuen. Teams sind jedoch mehr als nur die Summe von Individuen. Teams haben ihre eigenen Stärken und Schwächen und können eine besondere Dynamik entwickeln. Teil III behandelt deshalb Teamarbeit unter dem Blickwinkel der Human Factors in kritischen Situationen. Die Leitfragen sind:

- Welche Anforderungen an Teams werden in der Akutmedizin gestellt?
- Welche Fehler entstehen typischerweise durch die Einflussfaktoren einer Gruppe?
- Kommunikation ist die zentrale Ressource der Teamarbeit. Was zeichnet gute Kommunikation in kritischen Situationen aus? Welche typischen Fehler in der Kommunikation gibt es?
- Welchen Einfluss hat Führung auf die Bewältigung von Notfällen? Was zeichnet gute Führung aus, welche Führungsprobleme gibt es in kritischen Situationen?

Teamarbeit hängt jedoch nicht nur von den Menschen ab, sondern wird durch die Organisation, in der die Menschen arbeiten, maßgeblich geprägt: Die Organisation setzt die Rahmenbedingungen für Teamarbeit, teilt Ressourcen zu und ermöglicht regelmäßige Teambesprechungen, Schulungen und praktische Simulationsübungen. Die Einbettung von Teams in Organisationen wird in Teil IV behandelt.

Teamarbeit: Der Schlüssel zum Erfolg

11

Unfall in der Druckerei

In einer Druckerei versucht ein Arbeiter, im laufenden Betrieb einen Fremdkörper von einer Druckwalze zu entfernen, als die Ärmel seines Arbeitskittels zwischen zwei tonnenschweren Walzen gezogen werden und beide Arme mitreißen. Trotz augenblicklicher Abschaltung der Druckwalzen durch Arbeitskollegen sind beide Arme zwischen den Walzen eingeklemmt. Der erstversorgende Notarzt, ein Assistenzarzt der inneren Medizin, findet einen bewusstseinsgetrübten Patienten vor, der an der Walze stehend von mehreren Arbeitskollegen gestützt wird. Die Einleitung einer Narkose ist unter diesen Bedingungen nicht möglich. Der Notarzt legt zwei großlumige Zugänge an den Füßen des Patienten und beginnt mit der Volumentherapie. Nach der fraktionierten Gabe von S-Ketamin ist es möglich, ein provisorisches Podest seitlich an den Walzen zu errichten, auf dem der Patient zu liegen kommt. Aus dem nahe gelegenen städtischen Krankenhaus fordert der Notarzt einen Chirurgen – einschließlich operativen Bestecks – sowie einen Anästhesisten nach, da nach einer ersten Lageeinschätzung durch den Betriebstechniker von einer langwierigen Demontage des Gerätes ausgegangen werden muss.

Eine primäre Amputation beider Arme zieht der Notarzt nach Rücksprache mit dem Chirurgen angesichts des jungen Alters des Patienten nicht in Betracht. Zur Unterstützung des Betriebstechnikers bei der Demontage des Gerätes lässt der Notarzt die Feuerwehr nachalarmieren. Nachdem der Anästhesist eine Narkose eingeleitet hat, können die Betriebstechnik und die Feuerwehr mit der Zerlegung des Gerätes beginnen. Nach weiteren drei Stunden können die beiden Arme des Mannes befreit werden; eine schlagartig einsetzende Blutung kann durch eine beidseitige Blutsperre am Oberarm zum Stillstand gebracht werden. Durch eine rasche operative Intervention können beide Extremitäten mit einer zufriedenstellenden Restfunktionalität erhalten werden.

Der Unfallmechanismus und das Verletzungsmuster dieses Arbeitsunfalls stellen eine komplexe Herausforderung sowohl an die ärztliche Versorgung als auch an die technische Rettung des eingeklemmten Patienten dar. Die optimale und koordinierte Bewältigung dieser Aufgabe ist nur durch Teamarbeit möglich. Das zufällig zusammengestellte Team aus Ärzten verschiedener Fachrichtungen, Feuerwehr, Betriebstechnik und Angestellten der Druckerei kann diese Herausforderung mit Erfolg bewältigen, da die anstehenden Aufgaben arbeitsteilig unter Nutzung der speziellen Fähigkeiten und Erfahrungen aller Beteiligten erfüllt werden.

M. St.Pierre und G. Hofinger, *Human Factors und Patientensicherheit in der Akutmedizin*,
https://doi.org/10.1007/978-3-662-60485-4_11

Dass Teamarbeit, auch interprofessionell, so gut funktioniert wie in dem Fallbeispiel, wird häufig vorausgesetzt. Welche Faktoren konkret zu einer gelungenen Zusammenarbeit in Notfallsituationen beitragen, interessiert jedoch häufig nicht – solange wie die Zusammenarbeit eben funktioniert. Erst in den beiden vergangenen Jahrzehnten hat man speziell in der Akutmedizin die Wichtigkeit erkannt, sich systematisch mit den Grundlagen guter Teamarbeit auseinanderzusetzen, um die Erkenntnisse in Trainingskonzepte einbinden zu können. Der Bedarf dafür scheint gegeben: Nicht selten scheitert die Teambildung und Teamarbeit in kritischen Situationen daran, dass ein gemeinsames Verständnis von Teamarbeit und einheitliche Rahmenbedingungen für das Verhalten aller Beteiligten fehlen. In Folge dessen beeinträchtigen Konflikte und Informationsverluste das Zusammenspiel, sodass vorhandene Ressourcen nicht ausgenutzt und zusätzliche Probleme möglicherweise erst geschaffen werden. Mangelhafte Teamarbeit steht neben ungenügender Kommunikation und Überarbeitung ganz vorne in der Liste der Human Factors, die zu unerwünschten Ereignissen und zur Gefährdung der Patientensicherheit beitragen (Übersicht bei Manser 2009).

Hier macht sich ein Ausbildungsdefizit bemerkbar: Ärzte, Rettungsdienst- und teilweise auch Pflegepersonal lernen zwar intensiv die Ausführung klinischer Einzelaufgaben, jedoch werden sie immer noch wenig mit den grundlegenden Verhaltensweisen vertraut gemacht, die Teamarbeit effizienter und sicherer gestalten. Diese Teamverhaltensweisen werden in anderen Hochrisikobereichen seit den 90er Jahren gelehrt und mit Erfolg angewendet (Helmreich und Merrit 1998; Stout et al. 1997; Thomas et al. 2003b).

11.1 Kennzeichen von Teams und Teamarbeit

Als Teamarbeit werden gemeinsame Bemühungen für das Erreichen eines gemeinsamen Ziels durch Mitglieder eines Teams oder einer Gruppe bezeichnet. Da Patienten in Anästhesie, Intensiv- und Notfallmedizin ausschließlich im Team versorgt werden, stellt Teamarbeit ein zentrales Thema in der Akutmedizin dar. Trotz dieser offensichtlichen Bedeutung wurde dieses Thema bis vor wenigen Jahren in der Medizin grundsätzlich vernachlässigt. Dafür gibt es viele Gründe.

Zunächst spiegelt die weitverbreitete Tendenz, vom Individuum und nicht vom Team her zu denken, eine in der westlichen Kultur und auch im Gesundheitswesen tief verwurzelte Sichtweise wieder. Die Bedeutung, die dem Individuum und seinem Streben nach Glück und Verwirklichung persönlicher Ziele zukommt, hat geprägt, wie unsere Gesellschaft zwischenmenschliche Beziehung und die Einbettung eines Individuums in einen größeren sozialen Kontext betrachtet. Dem entspricht auch, dass von Kindheit an die individuellen Fähigkeiten eines Menschen höher eingeschätzt werden als seine oder ihre Sozialkompetenz. Dadurch, dass nicht selten von Geburt an vor allem die kognitiven Fähigkeiten und manuellen Fertigkeiten unserer Kinder gefördert und gelobt werden, wird der Eindruck vermittelt, dass nur zählt, was eine Person allein leisten kann. Diese Grundannahme, dass das individuelle fachliche Wissen der Schlüssel zum Erfolg sei, spiegelt sich auch in der Lehre und Ausbildung von Ärzten und Pflegepersonal wider. Vor allem im ärztlichen Bereich wurden bis vor kurzem Fachwissen, klinische Algorithmen und praktische Fertigkeiten trainiert, ohne dabei der Tatsache Rechnung zu tragen, dass der Einsatz all dieser Fähigkeiten im Kontext eines Teams erfolgt. So trainiert immer noch die Mehrheit der im Gesundheitswesen Tätigen bis zum Beginn ihrer beruflichen Tätigkeit nicht die nötigen Kompetenzen für Kommunikation und Teamarbeit. Während die Rahmenbedingungen für eine Teamentwicklung in Wirtschaft und Industrie ausgiebig untersucht wurden, hat sich die medizinische Forschung erst in jüngerer Zeit mit den für sie relevanten Konzepten der Teamarbeit auseinandergesetzt. Einer der Gründe mag darin zu suchen sein, dass Medizin von je her „harte Fakten" respektiert hat, aber wenig Vertrauen zu „weichen

Fakten" aus Human-Factors-Forschung und aus Arbeits- und Organisationswissenschaften hatte (Rice 2009). Trotz der fehlenden Vertrautheit mit grundlegenden Konzepten und des offensichtlich resultierenden Lerndefizits wird im klinischen Alltag stillschweigend vorausgesetzt, dass Kommunikation und Zusammenarbeit innerhalb eines Teams problemlos funktionieren (Leonard et al. 2004). Erst in den vergangenen Jahrzehnten hat sich in der Akutmedizin die Erkenntnis verbreitet, dass ein Team von Experten noch lange keine erfolgreiche Teamarbeit garantiert und dass die hierfür notwendigen Fähigkeiten, wie alle anderen Fähigkeiten auch, gelehrt und gelernt werden müssen (Kap. 16).

▶ Teamarbeit in der Akutmedizin erfordert Sozialkompetenz.

Neben der kulturellen Problematik mit der einseitigen Betonung des Individuums und seiner intellektuellen Fähigkeiten sind die bestehenden hierarchischen Verhältnisse ein weiterer wesentlicher Faktor für die ungenügende Teamarbeit und unzureichende Kommunikation im Gesundheitswesen. Das vielerorts noch anzutreffende Konzept von Teamarbeit im Sinne einer Führungsperson und vieler „Untergebener" trägt sehr autoritäre Züge und spiegelt auf keinen Fall eine von gegenseitigem Respekt geprägte Zusammenarbeit erwachsener, mündiger Menschen wider (Firth-Cozens 2004). Der daraus resultierende „Autoritätsgradient" (Kap. 12) erschwert oder verunmöglicht einen offenen Dialog innerhalb eines Teams. In seiner extremen Ausprägung erzeugt er ein Teamklima, in dem Mitarbeitenden pauschal die Kompetenz und Berechtigung abgesprochen wird, sich mit Bedenken und Einwänden zu Wort zu melden. Neben einer unterschiedlichen Stellung von Ärzten und Pflegepersonal innerhalb der klinischen Hierarchie lassen sich auch kulturelle Unterschiede in der Wahrnehmung des Stellenwerts von Teamarbeit feststellen, welche beide Berufsgruppen im Hinblick auf ihr Kommunikationsfähigkeiten und Konfliktlöseverhalten unterscheiden (Makary et al. 2006; Thomas et al. 2003a; Undre et al. 2006). Diesbezüglich existieren aber auch Unterschiede zwischen jungen und altgedienten Ärzten der gleichen Fachrichtung (Flin et al. 2006) und zwischen Ärzten verschiedener Fachdisziplinen (Ummenhofer et al. 2001).

11.1.1 Warum Teamarbeit wichtig ist

Befragungen zur Qualität der Teamarbeit ergaben, dass die Mehrheit der Akutmediziner der Kommunikation und Teamkoordination den gleichen Stellenwert für effizientes Handeln in kritischen Situationen einräumen wie dem Beherrschen technischer Fertigkeiten. Diese Ergebnisse wurden und werden seit über 20 Jahren immer wieder bestätigt: für die Anästhesie (Flin et al. 2003a; Helmreich und Schaefer 1994; Schäfer et al. 1995; Sexton et al. 2006; St.Pierre et al. 2004), für Notaufnahmen (Barrett et al. 2001; Cole und Crichton 2006; Risser et al. 1999), Intensivstationen (Brown et al. 2003; Kaissi et al. 2003; Ohlinger et al. 2003; Reader et al. 2006; Sherwood et al. 2002; Thomas et al. 2004), Geburtshilfe (Brogaard et al. 2019; Guise und Segel 2008) und für die präklinische Notfallmedizin (Matera 2003; Castelao et al. 2013). Die subjektiv empfundene Bedeutung von Teamarbeit wird durch Ergebnisse aus zahlreichen Studien untermauert: So waren beispielsweise in retrospektiven Analysen von Incident-Berichten Aspekte von Teamarbeit und Kommunikation mit 32 % die häufigsten beitragenden Faktoren für unerwünschte Ereignisse auf Intensivstationen (Pronovost et al. 2006) und in einer Beobachtungsstudie im Operationssaal waren 30 % der Kommunikationsereignisse fehlerhaft und hatten Konsequenzen für den Patienten (Lingard et al. 2004). In einer in Notaufnahmen durchgeführten Studie war unzureichende Teamarbeit für 43 % aller Behandlungsfehler verantwortlich (wobei durchschnittlich 8,8 Fehler pro Patient gemacht wurden). Hier bestand der häufigste Fehler darin, dass Teammitglieder die Handlungen eines Kollegen nicht hinterfragten, obwohl Zweifel an der Richtigkeit von Diagnosen oder Handlung bestanden (Risser et al. 2000; Abb. 11.1).

Dass die Inzidenz von unerwünschten Ereignissen mit der Qualität der Teamarbeit korreliert, lässt sich auch im Umkehrschluss zeigen: Durch effektive Kommunikation und gute Teamarbeit ließ sich in einer Vielzahl an Studien die Qualität der akutmedizinischen Patientenversorgung verbessern und die Häufigkeit von Fehlern und Zwischenfällen reduzieren, sodass es heute als gesichert gelten darf, dass eine Korrelation zwischen der Güte der Teamprozesse einerseits und den Behandlungsprozessen und dem Patienten-Outcome andererseits besteht (Übersicht bei Weaver et al. 2010, 2013; Schmutz und Manser 2013; Salas et al. 2008).

▶ Der Vermittlung von Teamfähigkeiten und dem systematischen Teamtraining kommen eine wesentliche Bedeutung für die Patientensicherheit in der Akutmedizin zu.

11.1.2 Was ist ein Team?

Obwohl der Begriff „Team" im vorausgehenden Text wiederholt verwendet wurde, ist er nicht selbsterklärend. Vielmehr war die Definition von Team Gegenstand langer und kontroverser Diskussionen. Die Arbeitspsychologie kennt verschiedene theoretische Ansätze, um das arbeitsteilige und leistungsorientierte Wesen von Teams zu erfassen und es von anderen Formen gemeinsamer Aufgabenbewältigung zu differenzieren (z. B. Gruppe, Verein). Je nachdem, welche innere Verbundenheit und welche Arbeitsformen in Teams beobachten werden, lassen sich deren Charakteristika auf einem Kontinuum einordnen, das von „hochstrukturiert, eng kooperierend" auf der einen Seite bis hin zu „lose verbunden, unabhängig arbeitend" am anderen Ende reicht. Trotz der Vielfalt möglicher Definitionen gibt es gängige Kriterien, die ein „Team" von einer Arbeitsgruppe oder einer Organisation unterscheiden und für die Beschreibung von Teams in der Akutmedizin relevant sind (Nerdinger 2019; Kriz 2002; Katzenbach und Smith 1993; Risser et al. 2000; Salas et al. 1998).

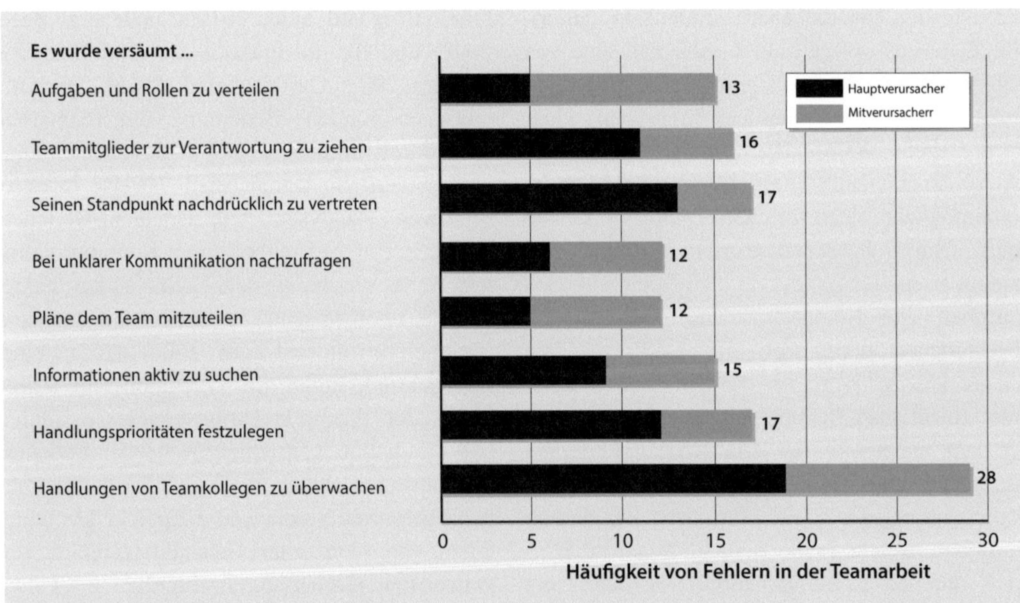

Abb. 11.1 Häufigste Behandlungsfehler in der Notaufnahme. Ursachen für Behandlungsfehler in 54 Fällen, in denen ungenügende Teamarbeit zur Fehlerentstehung beitrug. (Modifiziert nach Risser et al. 2000)

Ein akutmedizinisches Team…

- … besteht aus **mindestens zwei konkreten Personen** und ist an diese Personen gebunden. Das Team **ändert sich,** sobald ein Teammitglied ausscheidet. In diesem Punkt unterscheiden sich Teams von Organisationen oder Vereinen, die unabhängig von ihren konkreten Mitgliedern bestehen.
- … hat eine **gemeinsame Aufgabe.**
- … besteht meistens aus Mitgliedern **verschiedener Berufsgruppen und Fachdisziplinen.** Rollen und Funktionen differieren in Abhängigkeit von der Berufsgruppe und der vorhandenen Erfahrung.
- … ist darauf angewiesen, dass die Teammitglieder **miteinander reden** und in direktem Kontakt interagieren. Hierin unterscheiden sich Teammitglieder von Mitgliedern einer Arbeitsgruppe, die unabhängig voneinander arbeiten können.
- … besteht meist aus einer **Führungsperson** und mehreren **gleichberechtigten Teammitgliedern** (Rettungsdienstpersonal, Pflegekräfte), die eine Mischung aus verschiedenen Kompetenzen mit in die Aufgabenbewältigung bringen. Entscheidungen können entweder verteilt oder zentralisiert getroffen werden, je nachdem, welche Art von Kommunikation und Zusammenarbeit benötigt wird.
- … folgt in seinem Handeln **expliziten und impliziten Normen,** sodass Entscheidungen auf einer gemeinsamen Basis getroffen werden können.
- … hat in seiner aktuellen Konstellation eine **begrenzte Lebensdauer,** die die Zusammenarbeit in einem Notfall oder einem Einsatz („ad-hoc-Teams“ oder *„action teams“*) bis hin zu einer mehrjährigen Zusammenarbeit umfassen kann.

11.1.3 Die Stärken der Teamarbeit

Eine der wesentlichen, empirisch gut belegten Vorteile von Teamarbeit ist, dass gerade bei komplexen Problemen und unter Zeitdruck die Leistung eines Teams wesentlich höher ausfällt, als alleine von der Summe aller Einzelleistungen zu erwarten wäre. Einige Gründe könnten diese Stärke von Teams erklären:

- Die **verschiedenen Begabungen und Fähigkeiten** der Teammitglieder werden gezielt als Stärken und nicht als Konkurrenzfaktor eingesetzt.
- Aufgrund der vielen Augen, Ohren und „Mitdenker“ haben Teams eine **größere kognitive Kapazität;** es können mehr Informationen aufgenommen und verarbeitet werden; damit sind fundiertere Entscheidungen möglich.
- **Mehr Standpunkte und Handlungsalternativen** können eingebracht werden; es entsteht ein umfassenderes und differenzierteres Bild der Wirklichkeit, welches die Führungsperson in ihren Entscheidungen unterstützt.
- **Gegenseitiges Monitoring** kann verhindern helfen, dass Handlungsfehler eines Einzelnen unbemerkt bleiben.
- **Verteilte Arbeitsbelastung** kann die Überlastung eines Einzelnen vermeiden helfen und sicherstellen, dass alle geplanten Aufgaben zeitgerecht durchgeführt werden können.
- **Gegenseitige Unterstützung und Ermutigung** kann die Teammitglieder befähigen, auch mit schwierigen Situationen zurechtzukommen.

11.2 Team-Performance: Input-Faktoren

Forschungsarbeiten zur Teamarbeit haben trotz verschiedener theoretischer Ansätze einige grundlegende Faktoren definieren können, die Einfluss auf die erfolgreiche Bewältigung von Aufgaben haben. Bereits sehr früh wurde Teamarbeit mit einem Modell beschrieben, in dem die einzelnen Faktoren der Team-Performance jeweils drei Gruppen zugeordnet wurden: dem Input, dem Prozess und dem Output („IPO-Modell“ bzw. „Gruppenmodell“ nach McGrath 1964; vgl. Abb. 11.2).

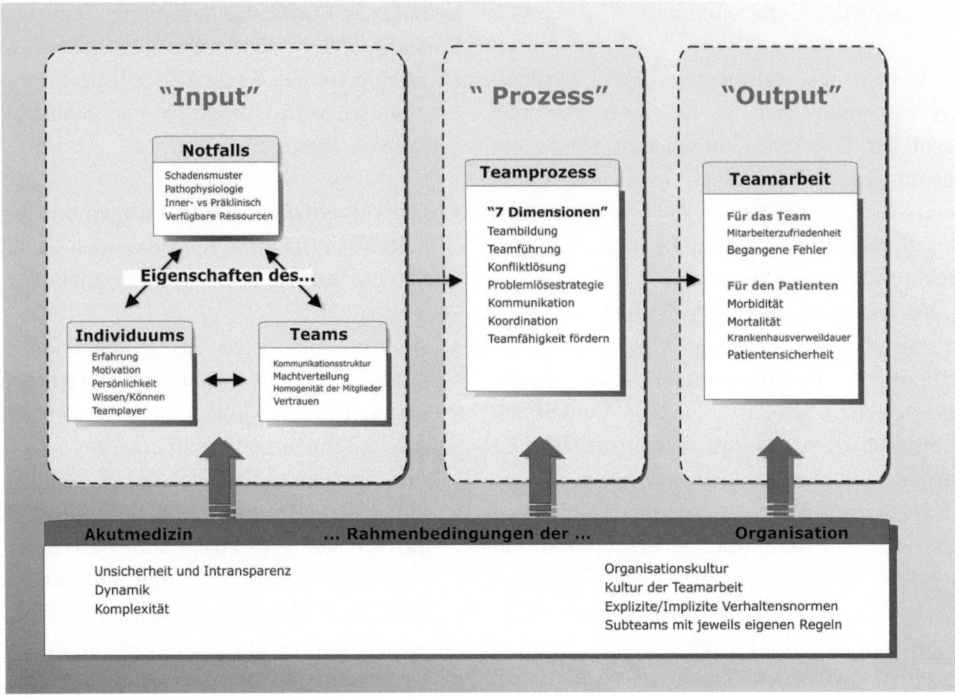

Abb. 11.2 Integrierendes Modell der Teamarbeit in der Akutmedizin. Erfolgreiche Teamarbeit ist das Ergebnis der Interaktion von situativen Merkmalen, den Menschen und Eigenschaften der Teams und dem Teamprozess. Die Rahmenbedingungen der Akutmedizin und der Organisationen beeinflussen alle drei Ebenen

Teamarbeit ist dadurch gekennzeichnet, wie (**„Prozess“**) das Team menschliche und technische Ressourcen (**„Input“**) in einer bestimmten Situation bzw. für eine bestimmte Aufgabe einsetzt. Im Rahmen einer Patientenversorgung kann das Ergebnis (**„Output“**) der Teamarbeit sowohl die sichere und qualitativ hochwertige Behandlung der Patienten sein als auch geringe Häufigkeit von Fehlern sowie das Arbeitsklima und die Zufriedenheit der Teammitglieder (Überblick bei Salas et al. 1998; Mickan und Rodger 2000; Paris et al. 2000). Eine Kenntnis dieser Faktoren ist notwendig, um Teamarbeit im Gesundheitswesen weiterentwickeln zu können. Darüber hinaus kann die Kenntnis dieser Faktoren als Richtschnur für die Entwicklung von akutmedizinischem Teamtraining dienen (Kap. 16). Sie stellen keinen Ersatz für klinische Fähigkeiten, Regeln und Fachwissen dar, sondern sind das Werkzeug, mit dem die „technischen Fertigkeiten“ zum Einsatz gebracht werden. Abb. 11.2 stellt ein integrierendes Modell der Teamarbeit in der Akutmedizin dar.

Zu den „Input-Faktoren“, die zu einer guten Teamarbeit beitragen können und im Folgenden besprochen werden, gehören unter anderem:

- Individuelle Voraussetzungen
- Eigenschaften des Teams
- Besonderheiten der Aufgaben („Notfall“)
- Rahmenbedingungen der Akutmedizin

11.2.1 Individuelle Voraussetzungen

Jedes Teammitglied bringt eine individuelle Mischung persönlicher Charakteristika (Persönlichkeit, grundlegende Einstellungen, aktuelle Motivation) und Kompetenzen (Fachwissen, klinische Erfahrungen, manuelle Geschicklichkeit) mit in das Team. Neben diesen individuellen Fähigkeiten benötigen Teammitglieder auch eine Reihe an Teamfähigkeiten, um mit anderen Teammitgliedern konstruktiv zusammenarbeiten zu können. Zu diesen **„nicht-technischen“ Fertigkeiten** gehören unter anderem die Fähigkeit (Burke et al. 2004):

- effektiv zu kommunizieren,
- sich an verschiedene situative Gegebenheiten anpassen zu können,
- Schwächen anderer Teammitglieder zu kompensieren,
- sich gegenseitig bei der Ausführung von Aufgaben zu überwachen,
- das Geben und Annehmen von Feedback.

Diese Teamfähigkeiten sorgen dafür, dass sich die einzelnen Teammitglieder mit ihren Fähigkeiten ergänzen und die zur Verfügung stehenden Ressourcen gebündelt werden können. Der Beitrag, den eine einzelne Person im Team leistet, lässt sich als Produkt der drei genannten Faktorengruppen beschreiben:

▶ Individuelle Leistung im Team = Persönliche Charakteristika × Individuelle Fähigkeiten × Teamfähigkeit

Aus der metaphorischen Formel wird ebenfalls deutlich, dass alle Faktorengruppen für eine erfolgreiche Teamarbeit wichtig sind und somit auch persönliche Konflikte oder mangelnde individuelle Fertigkeiten sich auf die Gesamtleistung eines Teams auswirken können.

Zu den Eigenschaften, die eine Person zu einem Teamplayer machen, gehören:

- zuhören und sich aktiv einbringen können,
- die richtigen Fragen zu stellen,
- sowohl eine eigene Meinung zu vertreten als auch von der eigenen Meinung abzurücken,
- die Fähigkeiten anderer einschätzen und wertschätzen können,
- einschätzen können, was man selbst gut kann und worin andere besser sind,
- Absprachen einhalten und sich mit der Aufgabe identifizieren können,
- selbstkritisch zu sein,
- Konflikte konstruktiv lösen können.

Teams, deren Mitglieder sich teamorientiert verhalten sind nachweislich erfolgreicher als Teams, die Erfolg mit Konkurrenz gleichsetzen (Driskell und Salas 1992).

11.2.2 Eigenschaften des Teams

Ein Team kann als Einheit betrachtet werden, welche durch verschiedene Faktoren bestimmt wird: Größe des Teams (eine der Hauptressourcen in kritischen Situationen), Zusammenhalt der Mitglieder („Gruppenkohäsion“), Machtverhältnisse innerhalb des Teams, Kommunikationsmuster der Teammitglieder, Unterschiedlichkeit oder Ähnlichkeit der Teammitglieder („Homogenität“ bzw. „Heterogenität“ der Teammitglieder), Bereitschaft, mit anderen Teams zu kooperieren, etc.

Für jedes dieser Merkmale konnte ein für die Teamprozesse positiver Bereich definiert werden. Da die Forschungsergebnisse jedoch an Teams gewonnen wurden, deren Besetzung über Wochen oder Monaten hin unverändert blieben, sind sie nicht ohne weiteres auf die Akutmedizin übertragbar. In stabilen Umfeldern – auch in der Medizin – können Merkmale des Teams so gestaltet werden, dass eine gute Zusammenarbeit möglich wird. Besondere Bedeutung hat dabei die heterogene Zusammensetzung der Gruppe, z. B. hinsichtlich Demografie (Alter, Geschlecht, Herkunft), Wissen, Werte und des sozialen Status (Nerdinger 2019).

Teams in der Akutmedizin werden jedoch oft ad hoc, häufig nach dem Zufallsprinzip zusammengesetzt (wer eben gerade zum Zeitpunkt des Notfalls Dienst hat), arbeiten i. d. R. nur sehr kurz zusammen und treffen in der identischen Konstellation häufig nicht mehr aufeinander. Die Wahrscheinlichkeit, dass das Team aus Rettungssanitätern, Ärzten und Feuerwehrmännern, die den Notfall in der Druckerei versorgte, sich noch einmal in identischer

Besetzung bei einem anderen Notfall trifft, ist sehr gering. Aus diesem Grund haben Teams in der Akutmedizin in Ergänzung und Erweiterung der allgemeinen Eigenschaften von Teams eine Reihe weiterer charakteristischer Merkmale und Probleme:

- **Teams in der Akutmedizin organisieren sich „unterwegs“:** In der Akutmedizin treffen häufig Menschen mit unterschiedlichem beruflichem Hintergrund aufeinander, die sich nicht kennen und auch keine Informationen über spezielle Fachkenntnisse und Ziele der anderen Mitglieder haben (Murray und Foster 2000). Die Anforderungen der Aufgabe („Behandlung des Patienten“) und soziale Belange („sich miteinander bekannt machen“) müssen parallel abgearbeitet werden. Im Gegensatz zu Teams in anderen komplexen Arbeitswelten hat das Team in der Druckerei keine Gelegenheit, sich vor einem Einsatz zu formieren. In dem Moment, als die Teammitglieder zusammentreffen, ist der Patient mit seiner schweren Verletzung bereits da.
- **Das Team am Patienten ist funktional vordefiniert:** Die Aufgabenverteilung während der medizinischen Versorgung und parallelen technischen Rettung ist durch Ausbildung und Status vorgegeben und muss nicht „ausgehandelt“ werden. Es können jedoch auch Funktionsänderungen während einer Behandlung vorgenommen werden. Beispielsweise delegiert der erstversorgende Notarzt die Narkoseführung an den Anästhesisten und überlässt die weitere Versorgung der Extremitäten dem Chirurgen. Dass Rollenerwartungen nicht in jedem Einzelfall neu definiert werden müssen, ist für *ad-hoc-Teams* (*„action teams“*; Manser 2009) wichtig, in denen Mitglieder bisher nur wenig (OP, Intensivstation) oder noch gar nicht (Rettungsdienst, Notarzt, Feuerwehr) miteinander gearbeitet haben.
- **Teams in der Akutmedizin sind hierarchisch:** Hierarchie ist durch die Notwendigkeit einer letztverantwortlich entscheidenen Person. In diesem Fall der Notarzt, begründet. Hierarchie unterstützt das Management von kritischen Situationen, kann jedoch zum Hindernis werden, wenn eine Problemlösung gefunden werden muss. In diesem Fall wird anstelle einer aktiven gemeinsamen Sammlung von Informationen und möglichen Lösungsoptionen die Entscheidung allein der Führungsperson überlassen.
- **Das Gesamtteam besteht häufig aus Subteams mit jeweils eigenen Regeln:** Jede der am Gesamtteam beteiligten Fachrichtungen (Notarzt, Anästhesist, Chirurg) oder Berufsgruppen (Rettungsdienst, Feuerwehr, Betriebstechnik) hat ihre berufsspezifischen Verhaltensregeln, die den anderen oftmals nicht explizit bekannt sind. Daraus können Konflikte entstehen, wenn die Subteams nicht auf eine gute Kommunikation achten.
- **Teams in der Akutmedizin sind interdisziplinär und interprofessionell:** Aufgrund der Zugehörigkeit zu unterschiedlichen Fachrichtungen und Berufsgruppen ist es nicht selbstverständlich, dass gemeinsame Vorstellungen über das Problem und eine gemeinsame Sprache vorhanden sind. Für den Notarzt und den Rettungsdienst werden medizinische Probleme im Vordergrund stehen, für die Feuerwehr hingegen Fragen der technischen Rettung. Zu den Voraussetzungen gelungener Teamarbeit gehören jedoch geteilte Ziele und gemeinsame mentale Modelle, auch in interprofessionellen Teams (Hofinger und Beck 2017).
- **Äußere Umstände erschweren Teamarbeit:** Teamarbeit in der Akutmedizin muss unter emotionaler Anspannung und unter großer körperlicher Nähe zu relativ Fremden funktionieren. Die medizinische Versorgung des Patienten im Fallbeispiel kann nicht in der Übersichtlichkeit eines RTW durchgeführt werden, sondern ist durch die eingeklemmten Arme an den Ort der Druckerwalzen „gebunden“. Oft müssen Entscheidungen

unter Zeitdruck getroffen werden, wobei der Preis für Fehlentscheidungen hoch ist.

- **Entscheidungen und die Ausführung von Handlungen laufen gemeinsam ab:** Die Aufgaben von Teams können sich darin unterscheiden, inwieweit das Fällen von Entscheidungen oder die Behandlung des Patienten für den weiteren Fortgang der Patientenversorgung von wesentlicher Bedeutung ist (Orasanu und Salas 1993). Für einige Teams stellt das Fällen von Entscheidungen eine zentrale Aufgabe dar, und ein direkter Patientenkontakt findet nicht statt (z. B. Einsatzleitungen bei Großschadensereignissen). Andere Teams hingegen, die unmittelbar in die Behandlung des Patienten eingebunden sind, müssen sowohl Entscheidungen treffen als auch die entsprechenden Handlungen ausführen.

▶ Hierarchie in Teams unterstützt das Management von kritischen Situationen, kann jedoch zum Hindernis werden, wenn eine Problemlösung gefunden werden muss.

11.2.3 Eigenschaften des Arbeitsfeldes und der Aufgabe „Notfall"

Eine Aufgabe ist, ganz allgemein gesprochen, eine Anforderung, auf die ein Team koordiniert und zeitgerecht reagieren muss. Zu welchen Handlungen sich ein Team entschließt, hängt maßgeblich von den Eigenschaften der Aufgabe ab. Medizinische Notfälle, verstanden als konkrete Aufgaben eines Teams, können sich hinsichtlich ihrer Komplexität, des Umfangs des Problems und der Vernetztheit mit anderen Problemen unterscheiden (Xiao et al. 1996). Darüber hinaus kann ein Notfall („Eingeklemmte Person in Druckerei") in unterschiedliche Teilaufgaben untergliedert sein, welche von unterschiedlichen Berufsgruppen bearbeitet werden müssen. Häufig erschweren äußere Umstände die Teamarbeit. Patienten müssen auf engstem Raum behandelt werden, ein Umstand der alle Beteiligten zur engen Koordination ihrer Maßnahmen zwingt. Insbesondere beim präklinischen Polytrauma-Management kann es für Rettungskräfte schwierig sein, direkten Zugang zu einem Patienten zu bekommen. Technische Rettungsmaßnahmen durch die Feuerwehr und medizinische Primärmaßnahmen durch den Rettungsdienst müssen dann abwechselnd am Patienten durchgeführt werden. Die notärztliche Einschätzung über die Dringlichkeit der Rettungsmaßnahmen entscheidet darüber hinaus, in welcher Geschwindigkeit Patienten aus ihrem Fahrzeug befreit werden müssen (in dringlichen Fällen eine „Crash-Rettung"). Auch in der Fallstudie muss die Versorgung des Patienten alternierend und in ungewohnter Umgebung erfolgen, da dieser im wahrsten Sinne des Wortes an die Druckerpresse gebunden ist. Das Problem, Patienten unter räumlich beengten Zuständen versorgen zu müssen, begegnet Akutmedizinern regelhaft auch bei Intensivpatienten. Diese können hinter Beatmungsgeräten, Perfusorbäumen, IABPs, ECMOs, Hämofiltrationsgeräten und Dutzenden von Schläuchen „eingemauert" sein und so den Bewegungsspielraum für Interventionen stark einengen.

11.3 7 Dimensionen erfolgreicher Teamarbeit

Mit der Charakterisierung guter Teamplayer und der Strukturen des Teams wurden bereits wesentliche Input-Faktoren benannt, die das Individuum als Voraussetzung für eine erfolgreiche Teamarbeit in den Teamprozess einbringt. Der Teamprozess selbst beschreibt das „wie" der Teamarbeit. Er bezieht sich darauf, wie aus einzelnen Mitgliedern ein Team wird, wie miteinander umgegangen wird und wie Aufgaben gelöst werden. Die Untersuchung von Teamprozessen stellt einen wichtigen Aspekt der Teamforschung dar, da die beobachteten Prozesse eine Prognose darüber erlauben, wie erfolgreich die Zusammenarbeit im Team sein wird. Die Teamforschung hat verschiedene Modelle zu Teamprozessen entwickelt (Überblick in Busch und von der Oelsnitz 2018). Bei aller Verschiedenheit der Systematik stimmen diese weitgehend in der Benennung erfolgreicher Prozessfaktoren überein. Gordon (2018) z. B. beschreibt als Faktoren erfolgreicher Teamarbeit positive Haltung, gemeinsame Ziele, Lernwillen, Vertrauen, und die „5 C",„culture, commitment, communication, connection, care".

Teamprozesse sind kein Selbstzweck, sondern Hilfsmittel, um die Versorgungsqualität der Patienten zu verbessern. Das Ziel der Teamarbeit in der Akutmedizin ist die bestmögliche Leistung für die Patienten, und ein Team ist das Mittel zu diesem Zweck. Darüber hinaus stellen Teamprozesse aber auch eine Art Sicherheitsnetz für das akutmedizinische Personal dar, in dem Fehler durch die aktive Mithilfe aller anderen Teammitglieder frühzeitig aufgefangen werden können (Sexton 2004). Auch für Teamprozesse gilt: Nur was im Alltag eingeübt wurde, wird auch in kritischen Situationen unter Stress als Verhalten verfügbar sein.

Ein für die Akutmedizin relevantes Modell guter Teamprozesse ist das der **„7 Dimensionen erfolgreicher Teamarbeit"** (Tab. 11.1; in Anlehnung an Risser et al. 2000).

▶ Für Teamprozesse gilt: Nur was im Alltag eingeübt wurde, wird auch in kritischen Situationen unter Stress als Verhalten verfügbar sein.

Teambildung und positives Arbeitsklima
Gute Teamarbeit ist zwar grundlegend für die Bewältigung von kritischen Situationen, sie „ergibt" sich aber nicht einfach. Vielmehr muss gute Teamarbeit gelehrt, bewusst herbeigeführt und aufrechterhalten werden. Teamarbeit gedeiht in einem vertrauensvollen und kooperativen Klima, das beispielsweise durch wertschätzende Kommunikation aktiv gefördert werden kann. Nur in einer für sie psychologisch sicheren Arbeitsumgebung werden Mitarbeiter auch scheinbar „unwichtige" Informationen mitteilen oder Bedenken bezüglich der Sicherheit von geplanten Maßnahmen äußern. Teambildung ist sowohl eine wesentliche Führungsaufgabe als auch die Verantwortung jedes einzelnen Teammitglieds. Der Zusammenhalt im Team („Kohäsion") und ein vertrauensvolles Klima können entscheidend zum erfolgreichen Notfallmanagement beitragen.

Teamführung etablieren
Um einem Team eine Richtung zu geben, muss es geführt werden (Kap. 13). Bei rein medizinischen Notfällen in gemischten Teams sollten Führungsaufgaben von Ärztinnen und Ärzten wahrgenommen werden. Versorgen mehrere vergleichbar qualifizierte Personen einen Notfallpatienten (z. B. mehrere Notfallsanitäter am Einsatzort), so sollte eine Person explizit mit der Führungsaufgabe *(„teamleader")* betraut werden. In der präklinischen Patientenversorgung (Fallbeispiel) kann die Teamführung je nach Situation und Aufgabe vorübergehend von wechselnden Personen besetzt werden (Notarzt und Einsatzleiter der Feuerwehr). Bei einem Massenanfall von Verletzten und Großschadenslagen sind Führungsaufgaben hingegen klar verteilt (LNA, OrgL etc.; Adams et al. 2012) und die Führungsperson ist als solche für Teammitglieder und für Außenstehende erkennbar.

Ein recht neues Modell der Teamführung ist *collective leadership,* also die Führung eines Teams durch die Mitglieder. Diese wird in jüngster Zeit auch auf die Medizin übertragen, da klassische Teamführungsmodele in der Medizin oft nicht erfolgreich sind (für die Pflege McAuliffe et al. 2019). Collective leadership verlangt gemeinsame Ziele, Vertrauen und Kommunikation – also Schlüsselfaktoren gelingender Teamarbeit. Ob diese Form des Teamführung sich auch in kritischen Situationen in der Akutmedizin bewährt, bleibt abzuwarten. Jedenfalls ist das Konzept eine Erweiterung der Denkmöglichkeiten in hierarchischen Systemen wie Krankenhäusern.

Konflikte konstruktiv lösen
Konflikte gehören zum Wesen der Teamarbeit. Immer dann, wenn eine Situation von mehreren Menschen erlebt wird, ergeben sich verschiedene Standpunkte, da jeder Einzelne nur ein begrenztes Bild der Wirklichkeit erfasst hat. Konflikte können hilfreich und konstruktiv sein, wenn sie sich auf fachliche Themen beziehen.

Tab. 11.1 „7 Dimensionen erfolgreicher Teamarbeit". Charakteristika eines guten Teamprozesses in der Akutmedizin (in Anlehnung an Risser et al. 2000)

Team-Prozess-Faktoren	Maßnahmen
1. Teambildung und positives Arbeitsklima	– Wir-Gefühl entwickeln – Wertschätzende Kommunikation üben – Gruppen-Kohäsion anstreben
2. Teamführung etablieren (sofern nicht durch Berufsgruppe vorgegeben)	– Ermutigung zu Führungsverhalten in kritischen Situationen – Führungsperson *(„teamleader")* festlegen – Rollen und Verantwortlichkeiten festlegen
3. Konflikte konstruktiv lösen	– Die positiven Seiten eines Konflikts sehen lernen – Vermeidung von Machtkämpfen mit anderen Teammitgliedern – „Was richtig ist" zählt, nicht „wer Recht hat"
4. Problemlösestrategien anwenden	– Wann immer möglich Problemlösestrategien (z. B. FOR-DEC, DECIDE) anwenden
5. Kommunikation mit dem Team und Bildung gemeinsamer mentaler Modelle	– Gemeinsame Vorbesprechung und Planung *(„briefing")* – Gemeinsame mentale Modelle entwickeln – Gemeinsames mentales Modell aufrechterhalten („Situationsbewusstsein") – Informationsmanagement: alle Beteiligten umfassend informieren und von allen Informationen einfordern – Eine „sichere Arbeitsumgebung" schaffen, in der Teammitglieder ihre Meinung und Bedenken äußern können
6. Koordination: Pläne gemeinsam ausführen und Arbeitsbelastung verteilen	– Geplante Handlungen absprechen – Kritische Punkte gezielt ansprechen – Maßnahmen von Teammitgliedern überprüfen *(„cross-monitoring")* – Hilfe anbieten und frühzeitig um Hilfe bitten – Handlungsschritte anderer Teammitglieder antizipieren
7. Teamfähigkeiten fördern	– Lernen ermöglichen (Feedback an Einzelne, Debriefing im Team) – Einzelne Teammitglieder coachen – Systematisches Training von Teamfähigkeiten

Sie werden destruktiv, sobald sie zu persönlichen Machtkämpfen werden. Entscheidend ist immer, welche Maßnahme für den Patienten richtig ist; nicht, von wem eine Entscheidung stammt *(„what is right, not who is right")*. **Beziehungskonflikte** sollten nicht in der Akutsituation gelöst werden, sondern in einer ruhigen Zeit danach. **Fachliche Konflikte** dagegen (z. B. die Wahl der richtigen Therapie) müssen sofort gelöst werden. Auch in hierarchischen Teams und unter Zeitdruck sollten von jedem Teammitglied Bedenken und Einwände vorgebracht und fachliche Positionen vertreten werden, damit alle Argumente und Informationen in die Entscheidungsfindung einfließen können. Während der Beitrag der Teammitglieder zur Entscheidungsfindung wesentlich ist, werden die fachlichen Konflikte selbst jedoch nicht demokratisch entschieden: die Entscheidung wird von der Führungskraft getroffen und von ihr verantwortet.

▶ Beziehungskonflikte zwischen handelnden Personen sollten nicht in der Akutsituation, sondern in einer ruhigen Zeit danach gelöst werden. Fachliche Konflikte wie beispielsweise Therapieentscheidungen müssen hingegen sofort gelöst werden.

Problemlösestrategien anwenden

Die Versorgung eines Patienten mit zwei eingeklemmten Armen ist kein alltägliches Problem. Die konkrete Vorgehensweise kann daher nicht einfach aus Regeln abgeleitet, sondern muss durch Problemlösen festgelegt werden. Um wesentliche Maßnahmen bei der Problemlösung nicht zu übersehen, sollte gezielt auf Problemlösestrategien zurückgegriffen werden. Diese enthalten, oft in Form eines Akronyms („DECIDE, FOR-DEC"; Kap. 10), alle wesentlichen Schritte zur Problemlösung. Alle Teammitglieder sollten diese Strategien kennen, sodass sie als Strukturierung des gemeinsamen Nachdenkens dienen können.

Kommunikation mit dem Team und Bildung gemeinsamer mentaler Modelle

Nur Informationen die von allen Teammitgliedern geteilt werden, können zu dem „großen Bild" der augenblicklichen Situation beitragen und somit zu fundierteren Entscheidungen führen (Leonard et al. 2004). Kommunikation hat somit in kritischen Situationen vor allem die Aufgabe, dieses „gemeinsame mentale Modell" zu ermöglichen. Der Begriff des „gemeinsamen (oder geteilten) mentalen Modells" (Kap. 8) bezieht sich auf das Wissen und die Überzeugungen der Teammitglieder in Bezug auf die vorliegende **Aufgabe,** die relevanten Gegebenheiten der **Situation,** die Rolle und **Funktion eines jeden Teammitglieds** und auf die zur Verfügung stehenden **Ressourcen** (Cannon-Bowers et al. 1993). Außerdem sollte es gemeinsames Wissen über die **Prozesse** und die **Rahmenbedingungen** des Handelns geben (Zinke und Hofinger 2016). Gemeinsame mentale Modelle ermöglichen es jedem Teammitglied, sich koordiniert, zeitgerecht und mit einem Minimum an expliziter Absprache in die laufende Patientenversorgung einzubringen. Um möglichst bereits von Anfang an ein gemeinsames Verständnis einer Situation zu haben, sollten sich Teams die Zeit nehmen (z. B. durch ein Team-time-out vor einer Operation), die folgenden Fragen zu klären:

- Was genau ist unsere Aufgabe? Welche Probleme liegen möglicherweise bei dem Patienten vor? (Aufgabenmodell)
- Welche Entwicklungen können wir im Verlauf erwarten? (Aufgabenmodell, Antizipation)
- Was werden wir tun und wie werden wir vorgehen? (Prozessmodell)
- Über welche Ressourcen verfügen wir bzw. können noch zusätzliche mobilisiert werden? (Equipment-/Ressourcenmodell)
- Wer ist im Team für was verantwortlich? (Teammodell)
- Unter welchen räumlichen und zeitlichen Bedingungen arbeiten wir? Was ist heute sonst noch wichtig? (Situationsmodell, Rahmenbedingungen)

Um keine Veränderungen der klinischen Lage zu übersehen, müssen Teams ihr gemeinsames mentales Modell im Verlauf der Behandlung regelmäßig aktualisieren.

Das notwendige Maß an Kommunikation hängt davon ab, inwieweit die Aufgaben verschiedener Subteams miteinander vernetzt sind und mithilfe intensiver Kommunikation gemeinsam abgearbeitet werden müssen. Im Falle eines Hausbrands, bei dem die Feuerwehr eingeschlossene Personen aus dem brennenden Gebäude rettet und diese an den Rettungsdienst übergibt, sind Teilaufgaben nur wenig miteinander vernetzt und beide Berufsgruppen können sich ganz auf ihre eigene Aufgabe konzentrieren. Kommunikation ist vor allem an den Schnittstellen beider Aktivitäten notwendig, da Notarzt und Rettungsdienstpersonal vom Schadensort räumlich getrennt die verletzten Personen versorgen. Überschneiden sich jedoch, wie in dem Fallbeispiel in der Druckerei, die Arbeitsbereiche der einzelnen Teams räumlich und sind deren Handlungen am Patienten eng gekoppelt, so muss intensiver miteinander kommuniziert werden, um Handlungen abzusprechen und einen stetigen Informationsfluss zu ermöglichen. Die Güte der Kommunikation entscheidet somit maßgeblich über die Effektivität und Sicherheit der erbrachten Leistung akutmedizinischer Teams (Coiera 2009).

Gemeinsame mentale Modelle sind förderlich für die Entwicklung eines gemeinsamen oder geteilten Situationsbewusstseins *(team situation awareness).* Gemeinsame mentale Modelle erlauben die schnellere Erfassung einer Situation, da sie Erwartungen und Interpretationsmuster vorgeben können. Weil Wissen darüber vorhanden ist, wer welche Information braucht, können gemeinsame mentale Modelle die zielgerichtete Weitergabe von Informationen erleichtern (Brenker 2017).

> Kommunikation hat in kritischen Situationen vor allem die Aufgabe, das „gemeinsame mentale Modell" zu ermöglichen.

Koordination: Pläne gemeinsam ausführen und Arbeitsbelastung verteilen
Aufgrund des hohen Zeitdrucks, der unterschiedlichen klinischen Erfahrung der Beteiligten und der Notwendigkeit, gelegentlich mehrere Arbeitsabläufe gleichzeitig abzuwickeln, ist Koordination von Handlungen unerlässlich. Koordination ist definiert als Management der Abhängigkeiten von Teilaufgaben durch reguliertes Handeln und Informationsfluss um ein gemeinsames Ziel zu erreichen (Boos et al. 2011, Übersetzung durch die Autoren). Handeln Teammitglieder auf der Basis eines gemeinsamen mentalen Modells, werden Handlungsabläufe überwiegend implizit koordiniert: jeder weiß, was zu tun ist, und handelt entsprechend. Forschungsergebnisse belegen, dass effektive implizite Koordination durch eine Reihe an Faktoren begünstigt wird (z. B. Xiao et al. 2004):

- Alle Teammitglieder besitzen redundantes Wissen (gemeinsame mentale Modelle).
- Alle Teammitglieder haben die Möglichkeit, die Aktivitäten der anderen Teammitglieder und die Arbeitsumgebung zu überwachen (Monitoring).
- Alle Teammitglieder sind kognitiv nicht überlastet, sodass sie Freiraum für das Mitteilen eigener Gedanken und Beobachtungen, für gegenseitiges Monitoring und gegenseitige Unterstützung haben.

Implizite Koordination kann gerade in Situationen mit hoher Arbeitsbelastung das Stressniveau deutlich reduzieren und Freiräume für gegenseitige Unterstützung und gegenseitiges Monitoring schaffen. Verlassen sich Teammitglieder jedoch zu sehr auf ihr „blindes Verstehen", so können der Rückgriff auf frühere Erfahrungen und Erwartungen dazu führen, dass man sein Handeln auf Annahmen und nicht auf aktuelle Informationen baut und die genannten Handlungen unterlässt, da man sie als nicht notwendig erachtet. **Explizite Koordination** hingegen holt alle Beteiligten „in das gleiche Boot" zurück und sorgt dafür, dass Arbeitsbelastungen gleichmäßig auf die Teammitglieder verteilt werden. Unter expliziter Koordination versteht man bewusst eingesetzte Verhaltensweisen die dazu dienen, Informationen auszutauschen und die Handlungen der Teammitglieder zielgerichtet aufeinander abzustimmen. Die Überblicksstudie von Castelao et al. (2013) zeigt für 63 untersuchte Studien, dass Teamkoordination für die erfolgreiche Reanimation essenziell ist. Die kontinuierliche Verbalisierung in Reanimationsteams ist hierbei vor allem für die Strukturierung von Aufgaben und damit für den Erfolg wichtig. Im Hinblick auf die Verbalisierung ist nicht die nur Menge der Information, sondern auch die Qualität der Kommunikation relevant (Kap. 12).

Im Gegensatz zu impliziter Koordination erfolgt explizite Koordination immer mittels verbaler Kommunikation und erfordert Zeit und Führungsverhalten. Ein guter Teamprozess zeichnet sich daher durch eine angemessene Balance zwischen impliziter und expliziter Koordination aus.

Teamfähigkeiten verbessern
Gute Teamarbeit ist erlernbar. Sie kann sowohl im Alltag geschult als auch in speziellen Trainingsmaßnahmen vermittelt werden (Kap. 16).

Das Erlernen neuer Teamverhaltensweisen **im Alltag** setzt voraus, dass Teammitglieder eine Rückmeldung über ihre augenblickliche Teamfähigkeit erhalten. Diese Rückmeldung kann in Form persönlicher Gespräche oder als

Nachbesprechung im gesamten Team erfolgen. Diese „Debriefings" (Kap. 16) im Anschluss an einen Einsatz oder Zwischenfall ermöglichen es den Teammitgliedern, unmittelbare Konsequenzen aus dem Erlebten zu ziehen. Darüber hinaus bieten sie die Gelegenheit, anderen Teammitgliedern zu ihrem Teamverhalten eine Rückmeldung zu geben und dadurch deren Lernprozess zu unterstützen. Damit dies aber möglich wird, müssen jede Art von Feedback und Kritik angemessen und mit persönlicher Wertschätzung vorgebracht werden.

> Gute Teamarbeit ist erlernbar. Sie kann sowohl im Alltag geschult als auch in speziellen Trainingsmaßnahmen vermittelt werden.

Die für Teamarbeit notwendigen sozialen und interpersonellen Fähigkeiten können **in Trainingsprogrammen** systematisch vermittelt und verbessert werden. Dazu wurden konkrete Verhaltensweisen für jede Teamfähigkeit („Verhaltensmarker") definiert. Damit Trainingsprogramme den speziellen Anforderungen der jeweiligen Arbeitsumgebung gerecht werden, können die zugrunde liegenden Verhaltensweisen nicht ohne weiteres von einer Umgebung auf eine andere übertragen werden (beispielsweise von der zivilen Luftfahrt auf die Akutmedizin, Kap. 15). Stattdessen sollten die für einen Arbeitsbereich notwendigen Fähigkeiten und Fertigkeiten:

- aus empirische Daten abgleitet worden sein, die in dem spezifischen Arbeitsbereich (z. B. Anästhesie, Chirurgie, Geburtshilfe) erhoben wurden,
- nach strukturierten Kategorien gegliedert sein und
- eine Beurteilungsskala beinhalten, die es ermöglicht, die erwünschten Fähigkeiten im Rahmen von Trainingsinterventionen oder Beobachtungen vor Ort zu bewerten.

Ausgehend von dem in der zivilen Luftfahrt entwickelten Verhaltensmarker-System NOTECHS (NOn-TECHnical-Skills; Flin et al. 2003b) wurden Verhaltensmarker-Systeme für die Akutmedizin entwickelt. Die aus dieser Weiterentwicklung entstandenen Verhaltensmarker-Systeme werden ANTS (für die Anästhesie; Fletcher et al. 2003), NOTSS (für die Chirurgie; Yule et al. 2006), OTAS (für Operationsteams; Healey et al. 2006) und UTNR (für die Pädiatrie; Thomas et al. 2004) genannt. Diese in solchen Systemen zusammengefassten Verhaltensweisen können gezielt durch Trainingsmaßnahmen geschult werden. Zur Objektivierung des Lernerfolgs werden die genannten Marker-Systeme eingesetzt (Übersicht bei Manser et al. 2018).

Als Trainingsmaßnahmen (Kap. 16) kommen in der Medizin überwiegend die folgenden Formate zum Einsatz:

- **CRM-basierte Trainingsprogramme,** bei denen das ärztliche und pflegerische Personal ganzer Abteilungen oder Kliniken geschult werden (Haerkens et al. 2015; Moffat-Bruce et al. 2015)
- **Simulatortraining:** Teamtraining-Programme bei denen „Full-Scale Simulatoren" zum Einsatz kommen (Überblick in St.Pierre und Breuer 2017)
- **Frontaler Unterricht** (Überblick bei Hunt et al. 2007; Sundar et al. 2007)

Während sich die Mehrzahl der simulationsbasierten Teamtrainings aus dem Crew Resource Management (CRM) der Luftfahrt entwickelt hat (z. B. ACRM; Howard et al. 1992) und meist eine vergleichbare Struktur aus Vorbesprechung, Szenario und videobasierter Nachbesprechung beinhalten, beruhen die klassischen Unterrichtseinheiten auf interaktiven Elementen wie Rollenspielen, Fallstudien und Diskussionen. Die meisten der Prinzipien und Verhaltensweisen sind in allen Trainingsprogrammen in vergleichbarer Weise vorhanden, wurden aber nicht in ähnlicher Weise wissenschaftlich validiert wie die aus NOTECHS abgeleiteten Verhaltensmarker. Mit dem Aufkommen der virtuellen Welten hat sich in den letzten Jahren eine dritte Trainingsmöglichkeit eröffnet: In einem Multiplayer-Modus können Teilnehmer als Avatar miteinander interagieren und gemeinsam sowohl innerklinische Szenarien (Youngblood et al. 2008; Theodoropoulos et al. 2007) wie auch präklinische Notfälle bis hin zum Massenanfall von Verletzten trainieren (Dev et al. 2007). Mixed-reality Simulation, die reale und virtuelle Welt möglichst nahtlos verschmilzt, erlaubt bereits heute auch Trainings multidisziplinärer Team, z. B. im OP (Stefan et al. 2018).

11.4 Warum Teamarbeit scheitern kann

Da man davon ausgehen kann, dass Teams über höhere kognitive Ressourcen im Vergleich zu Einzelpersonen verfügen, könnte man denken, dass Teams immer auch bessere Leistungen erzielen. Schließlich nehmen Teams mit mehr Augen und Ohren ihre Umgebung wahr und verfügen auch über mehr (geistige) Kapazitäten, um Informationen zu verarbeiten, gemeinsame mentale Modelle zu bilden und notwendige Maßnahmen zu koordinieren. Zusätzlich kann der Einzelne vor Überforderung geschützt werden, indem die Arbeitsbelastung auf alle Teammitglieder verteilt wird. Dennoch kommt es vor, dass die Leistung eines Teammitgliedes durch die Anwesenheit einer oder mehrerer weiterer Personen vermindert wird. Dies zeigt, dass Teams nicht nur Stärken haben, sondern auch scheitern können (z. B. Badke-Schaub und Hofinger 2017; Badke-Schaub 2000; Schulz und Frey 1998; Orasanu und Salas 1993). Sie zeigen dann Verhaltensweisen, die eine erfolgreiche Patientenversorgung ernsthaft gefährden Was aber ist über die zugrunde liegenden Mechanismen bekannt?

> Teams haben nicht nur Stärken, sondern können Verhaltensweisen zeigen, die eine erfolgreiche Patientenversorgung ernsthaft gefährden.

11.4.1 Am stärksten allein?

Teams können an ihren Aufgaben entweder dadurch scheitern, dass einzelnen Mitgliedern notwendiges Wissen oder Können fehlt, oder weil die betreffende Person nicht teamfähig ist. Während sich im ersten Fall ein Teammitglied noch so viel Mühe geben kann, fehlende Erfahrung durch Engagement zu kompensieren, wird sich im zweiten Fall die Person aus der gemeinsamen Teamversorgung „ausklinken“. Gründe für die **fehlende Teamfähigkeit** können:

- in einer besonderen Persönlichkeitsstruktur liegen oder in bestimmten Verhaltensmerkmalen (z. B. ausgeprägte Selbstbezogenheit, übersteigerter Perfektionismus),
- in fehlenden Kompetenzen für Teamarbeit, z. B. wenn die Führungsperson nie gelernt hat, wirklich gemeinsam zu arbeiten.

Neben der mangelnden Fähigkeit zur Teamarbeit gibt es jedoch auch – selten – eine **mangelnde Bereitschaft,** gemeinsam mit anderen im Team zu arbeiten. Gründe hierfür können sein:

- Im Team handeln zu müssen, obwohl man lieber alleine arbeitet
- Mit Menschen zusammen arbeiten zu müssen, die man nicht mag
- Persönliche Konflikte über eine Patientenbehandlung auszutragen
- Das Team für Eigeninteressen zu instrumentalisieren
- Sich auf formale Macht innerhalb des Teams zu fixieren
- Die eigene Arbeit zulasten aller anderen ineffektiv zu organisieren (Trittbrettfahrer)

11.4.2 Problematische Verhaltensweisen in Teams

Mangelnde Kommunikation

Um eine kritische Situation erfolgreich bewältigen zu können, muss ein **dynamischer Austausch** von Informationen und Ressourcen zwischen den Teammitgliedern und eine **Koordinierung** der gemeinsamen Aktivitäten stattfinden. Ohne Kommunikation ist es unmöglich, ein gemeinsames Verständnis der Situation und der Probleme zu entwickeln und gemeinsam zu handeln. Werden wesentliche Informationen nicht mitgeteilt, müssen Entscheidungen auf einer unvollständigen Datenlage aufgebaut werden. Missverständnisse können entstehen, weil mentale Modelle nicht ausgetauscht, geplante Handlungen nicht angekündigt und Annahmen, was Teammitglieder gemeint haben könnten, nicht hinterfragt werden (Stout et al. 1999).

Die wichtige Rolle von Kommunikation bei allen Vorgängen im Team wird in Kap. 12 näher behandelt.

▶ Ohne Kommunikation ist es unmöglich, ein gemeinsames Verständnis der Situation und der Probleme zu entwickeln und gemeinsam zu handeln.

Ungenügende Festlegung von Verantwortlichkeit

Ohne eine klare Festlegung der Verantwortlichkeit kommt es in kritischen Situationen regelmäßig zu einer **Verantwortungsdiffusion** (Darley und Latane 1968): Einige Aufgaben werden von allen gleichzeitig erledigt, obwohl eine Person dafür ausreichend gewesen wäre; andere Aufgaben bleiben unerledigt, weil jeder davon ausgeht, dass jemand anderes sich darum kümmern wird. Zeitlimits für kritische Aufgaben werden von Einzelnen nicht eingehalten, weil ihnen nicht klar ist, dass sie für die Ausführung verantwortlich sind. Wenn aufgrund der Anwesenheit von mehreren Ärzten nicht erkennbar ist, wer die letzte Verantwortung bei einem Notfall trägt, dann nimmt die Tendenz zu risikoreicheren Entscheidungen zu (*„Risikoschub“*, Kogan und Wallach 1969).

Gemeinsame Fehlüberzeugungen

Sobald Menschen in Teams arbeiten, erhöht sich die Wahrscheinlichkeit, dass der Urteils- und Entscheidungsprozess nicht mehr der logischen Konsistenz der Argumente, sondern dem Mehrheitsvotum folgt. Auch die anderen in diesem Buch beschriebenen kognitiven Verzerrungen und Heurismen (Kap. 6 und 10) können das ganze Team betreffen. Vor allem in erfolgreichen Teams erzeugt die **Illusion der Einmütigkeit** ein Gefühl der Unverwundbarkeit: Wenn alle etwas für richtig halten, kann es nicht falsch sein. Weil alle Beteiligten glauben, einer Meinung zu sein, werden nicht alle Lösungsmöglichkeiten diskutiert und die Lösungssuche wird frühzeitig abgebrochen. Auf das Einholen von Expertenmeinung außerhalb des Teams wird zugunsten des Gruppendenkens verzichtet.

Entstehen von Gruppendruck

Hat die Mehrheit der Teammitglieder sich eine Meinung gebildet, hält sie manchmal auch dann noch an ihr fest, wenn gegenteilige Informationen die Meinung als falsch und unrealistisch entlarven. Die Kritik Andersdenkender wird unterdrückt, Widerspruch als Störung empfunden. Teammitglieder werden überstimmt, nicht überzeugt. Die Gefahr des **Gruppendrucks** liegt darin, dass nicht alle Lösungsmöglichkeiten bedacht werden können, weil nicht relevante, sondern nur „passende“ Informationen zur Entscheidungsfindung herangezogen werden. Ein einmal eingeschlagener Weg wird nicht mehr geändert, weil niemand Zweifel äußert und kritische Fragen bezüglich der Richtigkeit des Weges stellt. Risiken werden falsch eingeschätzt und es fehlt ein „Plan B“.

„In-Group” und „Out-Group”

Durch das Zusammengehörigkeitsgefühl im Team können außergewöhnliche Leistungen vollbracht werden. So zeigen z. B. Kurmann et al. (2014), dass Vertrautheit die Team-Leistung verbessert. Zusammengehörigkeitsgefühl wird aber auch durch Abgrenzung von anderen erreicht. Wird diese Abgrenzung übersteigert gelebt, verhält man sich nur gegenüber dem eigenen Team positiv. Andere (Sub-)Teams werden nach anderen Maßstäben behandelt. Wer nicht im eigenen Team ist, erntet wenig Verständnis und Hilfsbereitschaft. Weil Gruppeninteressen so stärker wiegen können als das Bemühen um die Gesundheit des Patienten, wird Teamarbeit unter diesen Bedingungen nicht mehr alle an der Behandlung Beteiligten einschließen.

Gruppendenken *(„groupthink“)*

Gruppendenken findet sich insbesondere bei Gruppen mit einem hohen Zusammenhalt („Kohäsion“): Ist dieser gegeben, so wird um der Einigkeit im Team willen Konflikten aus dem Weg gegangen und einmal gefällte Entscheidungen werden nicht mehr hinterfragt. Ebenso werden Lösungsmöglichkeiten nicht mehr diskutiert noch analysiert (Tab. 11.2; Janis 1972).

Tab. 11.2 Die acht Symptome des Gruppendenkens („groupthink“; nach Janis 1972)

Illusion der Unverwundbarkeit	Es herrscht ein ungewöhnlich hoher Optimismus, aufgrund dessen selbst vor hohen Risiken nicht zurückgescheut wird
Illusion der Einstimmigkeit	Alle Signale aus der Gruppe werden als Bestätigung der Gruppenmeinung gewertet; aufgrund der Zensur von abweichender Meinung wird Schweigen als Zustimmung gewertet
Kollektive Rationalisierung von Warnsignalen	Warnungen, die der Gruppenmeinung widersprechen, werden übergangen; frühere Entscheidungen nicht hinterfragt
Moralische Richtigkeit der Gruppe	Die Gruppe ist anderen moralisch überlegen, daher sind ihre Ziele automatisch legitim; ethische und moralische Auswirkungen des Handelns dürfen ignoriert werden
Stereotypisierung Andersdenkender	Wer anderer Meinung ist, wird als böse, blind, arrogant, voreingenommen oder dumm betrachtet; er oder sie ist nicht würdig mit der Gruppe zu verhandeln
Direkter Anpassungsdruck auf Abweichler	Wer eine von der Gruppe abweichende Meinungen oder Einstellungen hat, ist illoyal und muss wieder auf Linie gebracht werden
Selbstzensur	Gruppenmitglieder neigen dazu eigene Zweifel herabzuspielen; abweichende Ideen oder Kritik werden nur andeutungsweise oder gar nicht geäußert
Gruppenisolation und Meinungswächter	Versuch der Gruppe, sich vor gegenteiliger Information zu schützen; die Selbstzufriedenheit in der Gruppe darf nicht von außen beeinträchtigt werden; Gruppenmitglieder schützen als „Meinungswächter“ den Leiter vor gegensätzlichen Meinungen

Obwohl eine hohe Kohäsion im Team noch immer als wichtigste Vorbedingung gilt, führt sie nur in Verbindung mit anderen Bedingungen zu Gruppendenken:

- **Strukturelle Mängel in der Organisation:** Isolierung der Gruppe, fehlende unparteiische Führung, fehlende Handlungsstandards, Homogenität des sozialen Hintergrunds und der Ansichten in der Gruppe
- **Auslösende situative Faktoren:** Hoher Stress, kürzlich vorgefallene Fehler; übermäßige Schwierigkeiten beim Treffen von Entscheidungen; ethisches Dilemma

Schwächen von Teams
- Mangelnde Kommunikation
- Ungenügende Festlegung von Verantwortlichkeit
- Gemeinsame Fehlkonzeption
- Entstehen von Gruppendruck
- *„In-Group“* und *„Out-Group“*
- Gruppendenken

11.4.3 Wenn Organisationen Teamarbeit erschweren

Auch wenn Teamfähigkeit gelernt und eine für gute Teamarbeit förderliche Umgebung geschaffen werden kann (z. B. Morey et al. 2002), so hängt Teamarbeit doch nicht nur an den Menschen vor Ort. Erfolgreiche Teamarbeit steht und fällt mit den Vorgaben, die eine Organisation ihren Mitarbeitenden macht (Kap. 14). Durch die Rahmenbedingungen, die Organisationen ihren Teams für die Ausführung ihrer Arbeit vorgeben, kann Teamarbeit erleichtert oder behindert werden. Dazu gehören unter anderem:

- Arbeitsklima
- Sicherheitskultur
- Führungsstrukturen
- Ressourcenzuteilung

Ist beispielsweise die Kultur eines Krankenhauses davon geprägt, dass verschiedene Fachdisziplinen geringschätzig miteinander umgehen, wird dies Auswirkungen auf die Zusammenarbeit in der Notaufnahme, im OP und auf Intensivstationen haben. Man hilft sich nicht mehr als unbedingt nötig, ein echtes Teamgefühl wird kaum entstehen. Hingegen wird das Beispiel einer Chefärztin, die ihre Assistenten bittet, sie auf etwaige Fehler hinzuweisen, eher zu einer positiven Sicherheitskultur (Kap. 15) führen.

Mangelhafte Rahmenbedingungen der Organisation müssen jedoch nicht zwangsläufig in einer Akutsituation zu schlechter Teamarbeit führen: Motivierte Teams können über längere Zeit Organisationsprobleme verdecken, indem sie beispielsweise Personalmangel auf einer Intensivstation durch engagierte gegenseitige Hilfe in der Pflege kompensieren. Langfristig zahlt sich dieses ungleiche Tauschgeschäft nicht aus: Irgendwann wird auch der engagierteste Mitarbeiter überlastet sein. Dann wird es zu sinkender Motivation, abnehmender Zufriedenheit mit der Arbeit und möglicherweise zu Burn-out-Problemen kommen (Kap. 9). Spätestens jetzt zeigen die organisationalen Rahmenbedingungen Auswirkungen auf die Qualität der Teamarbeit.

▶ Erfolgreiche Teamarbeit steht und fällt mit den Vorgaben, die eine Organisation ihren Mitarbeitenden macht.

11.5 Tipps für die Praxis

- Alle, die einen Patienten behandeln, sind das Team für den Patienten.
- Versuchen Sie, die „7 Dimensionen erfolgreicher Teamarbeit“ in Ihrem Alltag zu leben. In ihnen sind alle wesentlichen Ansatzpunkte für die tägliche Praxis enthalten.
- Wenn Sie den Eindruck haben, dass die Führungsperson in einem Notfall nicht eindeutig identifizierbar ist, so sollten Sie darauf drängen, dass diese Rolle explizit einer Person zugeordnet wird.
- Ohne Reden geht es nicht! Alle Teammitglieder müssen ein gemeinsames Situationsbewusstsein entwickeln und aufrechterhalten.
- Sie können nicht erwarten, dass andere Menschen Ihre Gedanken lesen können: Äußern Sie daher Ihre Meinung klar und deutlich.
- Um Arbeitsbelastung zu reduzieren, achten Sie darauf, ob Ihre Teammitglieder Hilfe brauchen und bitten Sie selbst frühzeitig und deutlich um Hilfe.
- Teamarbeit und Führung hängen voneinander ab: Viele Teamprobleme sind Führungsprobleme und umgekehrt.

11.6 Teamarbeit – Auf einen Blick

Überblick

- Teamarbeit ist die gemeinsame Zusammenarbeit von Teammitgliedern, um ein gemeinsames Ziel zu erreichen.
- Es kann heute als gesichert gelten, dass eine Korrelation zwischen der Güte der Teamprozesse einerseits und den Behandlungsprozessen und dem Patientenoutcome besteht.
- Teamarbeit ist ein systemimmanenter Bestandteil der Akutmedizin: Es gibt keine hochwertige und sichere Patientenversorgung ohne Teamarbeit.
- Herausragendes Fachwissen und breite klinische Erfahrung sind kein Garant für eine erfolgreiche Teamarbeit.
- Ein Team aus erfahrener Personen ergibt noch kein erfahrenes Team: Kommunikation ist wesentlich für erfolgreiche Teamarbeit; durch Kommunikation bildet sich ein Team und ohne Kommunikation kann kein Teamprozess stattfinden.
- Teamarbeit *(„output“)* ist ein Ergebnis davon, wie *(„throughput process“)* Teammitglieder ihre Ressourcen in einer bestimmten Situation aufteilen und verwenden *(„input“);* die Auswirkungen von erfolgreicher Teamarbeit und Teamleistung zeigen sich in der Ergebnisqualität, Patientensicherheit, geringer Fehlerwahrscheinlichkeit und Arbeitszufriedenheit der Teammitglieder.
- Wenn Menschen in einem Team zusammenarbeiten, wird Handeln in komplexen

Situationen und unter Zeitdruck wesentlich effektiver als das Tun eines Einzelnen.

- Teams in der Akutmedizin haben charakteristische Merkmale und Probleme.
- Akutmediziner messen der Teamarbeit in kritischen Situationen eine hohe Bedeutung zu; gegenwärtig sind jedoch noch viele Behandlungsfehler in der Akutmedizin auf ungenügende Teamarbeit und mangelnder Kommunikation zurückzuführen.
- Teamarbeit kann daran scheitern, dass einzelne Mitglieder eine mangelnde Fähigkeit oder eine mangelnde Bereitschaft zur Teamarbeit haben.
- Kommunikation dient dazu, ein gemeinsames mentales Modell der Situation zu bilden; diese mentalen Modelle dienen als Grundlage für die Interpretation neuer Information und als Basis für Entscheidungen.
- Es gibt kein „ich" in der Teamarbeit, nur ein „wir".
- Teams in der Akutmedizin können Verhaltensweisen zeigen, die eine erfolgreiche Behandlung des Patienten gefährden.
- Teamarbeit und die dazu notwendigen Fähigkeiten sind erlernbar.
- Organisationen beeinflussen über Rahmenbedingungen und Ressourcenzuteilung die Qualität der Teamarbeit.

Literatur

Adams HA, Flemming A, Hildebrand F (2012) Leitender Notarzt: Kursbuch. Lehmanns, München

Badke-Schaub P (2000) Wenn der Gruppe Flügel fehlen: Ungeeignete Informations- und Entscheidungsprozesse in Gruppen. In: Mey H, Lehmann Pollheimer D (Hrsg) Absturz im freien Fall oder Anlauf zu neuen Höhenflügen. Vdf, Zürich, S 113–130

Badke-Schaub P, Hofinger G (2017) Failure in Teams – why successful teams do not fail (so often). In: Kunert S (Hrsg) Failure management. Springer, New York, S 69–81

Barrett J, Gifford C, Morey J, Risser D, Salisbury M (2001) Enhancing patient safety through teamwork training. J Healthc Risk Manag 21:57–65

Boos M, Kolbe M, Kappeler P, Ellwart T (Hrsg) (2011) Coordination in human and primate groups. Springer, Berlin

Brenker M (2017) Strukturen und Determinanten der Kommunikation in multinationalen Teams: eine Analyse der Arbeitswelt der internationalen Handelsseefahrt. Universität Jena: Dissertation. https://www.db-thueringen.de/receive/dbt_mods_00033331. Zugegriffen: 24. Aug. 2019

Brogaard L, Kierkegaard O, Hvidman L, Jensen K, Musaeus P, Uödbjerg N, Manser T (2019) The importance of non-technical performance for teams managing postpartum haemorrhage: video review of 99 obstetric teams. BJHOG 126(8):1015–1023

Brown MS, Ohlinger J, Rusk C, Delmore P, Ittmann P (2003) Implementing potentially better practices for multidisciplinary team building: creating a neonatal intensive care unit culture of collaboration. Pediatrics 111:482–488

Burke CS, Salas E, Wilson-Donnelly K, Priest H (2004) How to turn a team of experts into an expert medical team: guidance from the aviation and military communities. Qual Saf Health Care 13(Suppl 1):i96–i194

Busch M, von der Oelsnitz D (2018) Teammanagement. Grundlagen erfolgreichen Zusammenarbeitens. Kohlhammer, Stuttgart

Castelao EF, Russo SG, Riethmüller M, Boos M (2013) Effects of team coordination during cardiopulmonary resuscitation: a systematic review of the literature. J Crit Care 28:504–521

Cannon-Bowers JA, Salas E, Coverse S (1993) Team mental models in expert team decision making. In: Castellan N (Hrsg) Individual and group decision making. Lawrence Erlbaum, Hillsdale, S 221–246

Coiera E (2009) Communication in emergency medical teams. In: Croskerry P, Cosby KS, Schenkel SM, Wears RL (Hrsg) Patient safety in emergency medicine. Lippincott Williams & Wilkins, Philadelphia, S 181–187

Cole E, Crichton N (2006) The culture of a trauma team in relation to human factors. J Clin Nurs 15:1257–1266

Darley JM, Latane B (1968) Bystander intervention in emergencies: diffusion of responsibility. J Pers Soc Psychol 8:377–383

Dev P, Youngblood P, Heinrichs WL, Kusumoto L (2007) Virtual worlds and team training. Anesthesiol Clin 25(2):321–336

Driskell JE, Salas E (1992) Collective behavior and team performance. Hum Factors 34:227–288

Firth-Cozens J (2004) Why communication fails in the operating room. Qual Saf Health Care 13:327

Flin R, Fletcher G, McGeorge P, Sutherland A, Patey R (2003a) Anaesthetists' attitudes to teamwork and safety. Anaesthesia 58:233–242

Flin R, Lynne M, Goeters KM, Hörmann J, Amalberti R, Valot C, Nijhuis H (2003b) Development of the NOTECHS (non -technical skills) system for assessing pilots' CRM skills. Hum Fact Aeros Safet 3(2):95–117

Flin R, Yule S, McKenzie L, Paterson-Brown S, Maran N (2006) Attitudes to teamwork and safety in the operating theatre. Surg J R Coll Surg Edinb Irel 4:145–151

Gordon J (2018) The power of a positive team. Proven principles and practices that make great teams great. Wiley, New York

Guise JM, Segel S (2008) Teamwork in obstetric critical care. Best Pract Res Clin Obstet Gynaecol 22(5):937–951

Haerkens MH, Kox M, Lemson J, Houterman S, van der Hoeven JG, Pickkers P (2015) Crew Resource Management in the Intensive Care Unit: a prospective 3-year cohort study. Acta Anaesthesiol Scand 59(10):1319–1329

Healey AN, Undre S, Vincent CA (2006) Defining the technical skills of teamwork in surgery. Qual Saf Health Care 15:231–234

Helmreich R, Schaefer H (1994) Team performance in the operating room. In: Bogner M (Hrsg) Human error in medicine. Lawrence Erlbaum, Hillsdale, S 225–253

Helmreich B, Merrit AC (1998) Culture at work in aviation and medicine. National, organizational and professional influences. Ashgate, Vermont

Hofinger G, Beck C (2017) Interorganisationale Zusammenarbeit: Erfolgsfaktor statt Krise. In: Badura B, Ducki A, Klose J, Mey X (Hrsg) Fehlzeitenreport 2017 Krise und Gesundheit – Ursachen, Prävention, Bewältigung. Springer, Heidelberg, S 103–110

Howard SK, Gaba DM, Fish KJ, Yang G, Sarnquist FH (1992) Anesthesia crisis resource management training: teaching anesthesiologists to handle critical incidents. Aviat Space Environ Med 63:763–770

Hunt EA, Shilkofski NA, Stavroudis TA, Nelson KL (2007) Simulation: translation to improved team performance. Anesthesiol Clin 25(2):301–319

Janis I (1972) Groupthink. Psychological studies of policy decisions and Fiascoes. Houghton Mifflin, Boston

Kaissi A, Johnson T, Kirschbaum MS (2003) Measuring teamwork and patient safety attitudes of high-risk areas. Nurs Econ 21:211–218

Katzenbach JR, Smith DK (1993) Teams. Der Schlüssel zu Hochleistungsorganisationen. Redline Wirtschaft, Wien

Kogan N, Wallach MA (1969) Risk taking. Holt, New York

Kriz WC (2002) Teamkompetenz. Konzepte, Trainingsmethoden, Praxis. Vandenhoeck & Ruprecht, Göttingen

Kurmann A, Keller S, Tschan-Semmer F, Seelandt J, Semmer N, Candinas D, Beldi G (2014) Impact of team familiarity in the operating room on surgical complications. World J Surg 38:3047–3052

Leonard M, Graham S, Bonacum D (2004) The human factor: the critical importance of effective teamwork and communication in providing safe care. Qual Saf Health Care 13(Suppl 1):i85–i90

Lingard L, Espin S, Whyte S, Regehr G, Baker GR, Reznick R, Bohnen J, Orser B, Doran D, Grober E (2004) Communication failures in the operating room: an observational classification of recurrent types and effects. Qual Saf Health Care 13:330–334

Makary MA, Sexton JB, Freischlag JA, Holzmueller CG, Millmann EA, Roven L, Provenost PJ (2006) Operating room teamwork among physicians and nurses: teamwork in the eye of the beholder. J Am Coll Surg 202:746–752

Manser T (2009) Teamwork and patient safety in dynamic domains of healthcare: a review of the literature. Acta Anaesthesiol Scand 53:143–151

Manser T, Schmutz J, Perry J (2018) Verhalten ist messbar: Behavioural Marker Systeme und Kompetenzentwicklung. In: St.Pierre M, Breuer G (Hrsg) Simulation in der Medizin, 2. Aufl. Springer, Heidelberg, S 159–176

Matera P (2003) The power of teamwork. J Emerg Med Serv 28:26

McAuliffe E, DeBrun A, Cunningham U (2019) Collective leadership and safety cultures: developing an alternative model of leadership for healthcare teams. Int J Integrated Care 19(4):55. https://doi.org/10.5334/ijic.s3055

McGrath JE (1964) Social psychology: a brief introduction. Rinehart and Winston, Holt

Mickan S, Rodger S (2000) Characteristics of effective teams: a literature review. Aust Health Rev 23:201–208

Moffatt-Bruce SD, Hefner JL, Mekhjian H, McAlearney JS, Latimer T, Ellison C, McAlearney AS (2015) What is the return on investment for implementation of a crew resource management program at an academic medical center? Am J Med Qual 32(1):5–11

Morey JC, Simon R, Jay GD, Wears RL, Salisbury M, Dukes KA, Berns SD (2002) Error reduction and performance improvement in the emergency department through formal teamwork training: evaluation results of the MedTeams project. Health Serv Res 37:1553–1581

Murray WB, Foster PA (2000) Crisis resource management among strangers: principles of organizing a multidisciplinary group for crisis resource management. J Clin Anesth 12:633–638

Nerdinger F (2019) Teamarbeit. In: Nerdinger F, Blickle G, Schaper N (Hrsg) Lehrbuch Arbeits- und Organisationspsychologie. Springer, Berlin, S 120–130

Ohlinger J, Brown MS, Laudert S, Swanson S, Fofah O (2003) Development of potentially better practices for the neonatal intensive care unit as a culture of collaboration: communication, accountability, respect, and empowerment. Pediatrics 111:471–481

Orasanu J, Salas E (1993) Team decision-making in complex environments. In: Klein G, Orasanu J (Hrsg) Decision-making in action: models and methods. Ashgate, New York, S 327–345

Paris CR, Salas E, Cannon-Bowers JA (2000) Teamwork in multi-person systems: a review and analysis. Ergonomics 43:1052–1075

Pronovost PJ, Thompson DA, Holzmueller CG, Lubomski LH, Dorman T, Dickman F, Fahey M, Steinwachs DM, Engineer L, Sexton JB, Wu AW, Morlock LL (2006) Toward learning from patient safety reporting systems. J Crit Care 21:305–315

Reader T, Flin R, Lauche K, Cuthbertson BH (2006) Non-technical skills in the intensive care unit. Br J Anaesth 96:551–559

Rice MM (2009) Teams and teamwork in emergency medicine. In: Croskerry P, Cosby KS, Schenkel SM, Wears RL (Hrsg) Patient safety in emergency medicine. Lippincott Williams & Wilkins, Philadelphia, S 177–180

Risser DT, Rice MM, Salisbury ML, Simon R, Jay GD, Berns SD (1999) The potential for improved teamwork to reduce medical errors in the emergency department. The MedTeams research consortium. Ann Emerg Med 34:373–383

Risser DT, Simon R, Rice MM, Salisbury ML (2000) A structured teamwork system to reduce clinical errors. In: Spath PL (Hrsg) Error reduction in health care. AHA press, Chicago, S 235–278

Salas E, Dickinson TL, Converse SA, Tannenbaum SI (1998) Toward an understanding of Team Performance and Training. In: Swezey RW, Salas E (Hrsg) Teams: their training and performance. Ablex Publishing, New Yersey, S 3–30

Salas E, DiazGranados D, Klein C (2008) Does team training improve team performance? A meta-analysis. Hum Factors. 50:903–933

Schaefer HG, Helmreich RL, Scheidegger D (1995) Safety in the operating theatre – part 1: interpersonal relationships and team performance. Curr Anaesth Crit Care 6:48–53

Schmutz J, Manser T (2013) Do team processes really have an effect on clinical performance? A systematic literature review. Br J Anaesth 110:529–544

Schulz S, Frey D (1998) Wie der Hals in die Schlinge kommt: Fehlentscheidungen in Gruppen. In: Ardelt-Gattinger E, Lechner H, Schlögl W (Hrsg) Gruppendynamik. Anspruch und Wirklichkeit der Arbeit in Gruppen. Verlag für Angewandte Psychologie, Göttingen, S 139–158

Sexton JB (2004) The better the team, the safer the world: golden rules of group interaction in high risk environments: evidence based suggestions for improving performance. Published by Swiss Re Centre for Global Dialogue Rüschlikon, Switzerland, and the Gottlieb Daimler and Karl Benz Foundation, Ladenburg, Germany

Sexton JB, Makary MA, Tersigni AR, Pryor D, Hendrich A, Thomas EJ, Holzmueller CG, Knight AP, Wu Y, Pronovost PJ (2006) Teamwork in the operating room: frontline perspectives among hospitals and operating room personnel. Anesthesiology 105:877–884

Sherwood G, Thomas E, Bennett DS, Lewis P (2002) A teamwork model to promote patient safety in critical care. Crit Care Nurs Clin North Am 14:333–340

Stefan P, Pfandler M, Wucherer P, Habert S, Fürmetz J, Weidert S, Euler E, Eck U, Lazarovici M, Weigl M, Navab N (2018) Teamtraining und Assessment im Mixed-reality-basierten simulierten OP. Aktueller Stand der Forschung im Bereich. Simulation in der Wirbelsäulenchirurgie am Beispiel des Projekts ATMEOS. Der Unfallchirurg 121(4):271–277

Stout RJ, Salas E, Fowlkes JE (1997) Enhancing teamwork in complex environments through team training. Group Dyn 1:169–182

Stout RJ, Cannon-Bowers JA, Salas E, Milanovich DM (1999) Planning, shared mental models, and coordinated performance: an empirical link is established. Hum Factors 41:61–71

St.Pierre M, Breuer G (Hrsg) (2017) Simulation in der Medizin Grundlegende Konzepte – Klinische Anwendung, 2. Aufl. Springer, Berlin

St.Pierre M, Hofinger G, Buerschaper C, Grapengeter M, Harms H, Breuer G, Schüttler J (2004) Simulatorgestütztes modulares Human Factor Training in der Anästhesie. Konzept und Ergebnisse des Moduls „Kommunikation und Teamarbeit". Anaesthesist 53:144–152

Sundar E, Sundar S, Pawlowski J, Blum R, Feinstein D, Pratt S (2007) Crew resource management and team training. Anesthesiol Clin 25(2):283–300

Theodoropoulos A, Kneebone R, Dornan B, Leonard R, Bello F (2007) Development and evaluation of a virtual intensive therapy unit – VITU. Stud Health Technol Inform 125:467–469

Thomas EJ, Sexton JB, Helmreich RL (2003a) Discrepant attitudes about teamwork among critical care nurses and physicians. Crit Care Med 31:956–959

Thomas EJ, Sherwood GD, Helmreich RL (2003b) Lessons from aviation: teamwork to improve patient safety. Nurs Econ 21:241–243

Thomas EJ, Sherwood GD, Mulhollem JL, Sexton JB, Helmreich RL (2004) Working together in the neonatal intensive care unit: provider perspectives. J Perinatol 24:552–559

Ummenhofer W, Amsler F, Sutter PM, Martina B, Martin J, Scheidegger D (2001) Team performance in the emergency room: assessment of inter-disciplinary attitudes. Resuscitation 49:39–46

Undre SN, Sevdalis AN, Healey S, Darzi A, Vincent CA (2006) Teamwork in the operating theatre: cohesion or confusion? J Eval Clin Pract 12:182–189

Weaver SJ, Rosen MA, DiazGranados D, Lazzara EH, Lyons R, Salas E, Knych SA, McKeever M, Adler L, Barker M, King HB (2010) Does teamwork improve performance in the operating room? A multilevel evaluation. Jt Comm J Qual Patient Saf. 36(3):133–142

Weaver SJ, Dy SM, Rosen MA (2014) Team-training in healthcare: a narrative synthesis of the literature. BMJ Qual Saf. 23:359–372

Xiao Y, Hunter WA, Mackenzie CF, Jefferies NJ, Horst R (1996) Task complexity in emergency medical care and its implications for team coordination. Hum Factors 38:636–645

Xiao Y, Seagull FJ, Mackenzie C, Klein K (2004) Adaptive leadership in trauma resuscitation teams: a grounded theory approach to video analysis. Cogn Technol Work 6:158

Youngblood P, Harter PM, Srivastava S, Moffett S, Heinrichs WL, Dev P (2008) Design, development, and evaluation of an online virtual emergency department for training trauma teams. Simul Healthc J Soc Simul Healthc 3(3):146–153

Yule S, Flin R, Paterson-Brown S, Maran N, Rowley D (2006) Development of a rating system for surgeons' non-technical skills. Med Educ 40:1098–1104

Zinke R, Hofinger G (2016) Lagebesprechungen und gemeinsame mentale Modelle. In: Hofinger G, Heimann R (Hrsg) Handbuch Stabsarbeit. Führungs- und Krisenstäbe in Einsatzorganisationen, Behörden und Unternehmen. Springer, Heidelberg, S 103–107

12 Kommunikation: Reden ist Gold

Reanimation auf einer Normalstation
Das Notfallteam einer Intensivstation wird am späten Nachmittag zu einer Reanimation auf eine allgemeinchirurgische Station gerufen. Das Team findet einen Patienten im Herz-Kreislauf-Stillstand vor, an dem drei Pflegekräfte und eine Schwesternschülerin eine Herz-Lungen-Wiederbelebung durchführen. Der Intensivarzt hat den Eindruck, dass die Reanimation unkoordiniert abläuft. Er übernimmt sowohl die Beatmung des Patienten als auch die Führung des Geschehens. Zuerst weist er allen Anwesenden je eine Aufgabe zu. Wenige Minuten nach dem Beginn der erweiterten Reanimationsmaßnahmen trifft der chirurgische Dienstarzt bei dem Patienten ein. Der Intensivarzt weist ihn in die aktuelle Lage ein und bittet um Unterstützung. Beide Ärzte tauschen sich über die Verdachtsdiagnose „Lungenembolie" aus, die aber nach Hinweis einer Pflegekraft auf eine am Morgen durchgeführte Splenektomie verworfen wird. Unter dem Verdacht eines hämorrhagischen Schocks wird die Reanimation um einen forcierten Volumenersatz erweitert. Dazu wird ein Shaldon-Katheter in die rechte V. jugularis interna eingelegt, 2500 ml Volumenersatz zugeführt und fraktionierte Boli von Suprarenin appliziert.

Die Spontanzirkulation des Patienten lässt sich wieder herstellen. Während der Intensivarzt den Patienten hämodynamisch stabilisiert und für den Transport vorbereitet, organisiert der chirurgische Dienstarzt telefonisch die Notfall-Laparotomie des Patienten. Das anästhesiologische und operative Team werden alarmiert, blutgruppengleich ungekreuzte Erythrozytenkonzentrate bestellt und ein Cellsaver für den OP geordert. Der Intensivarzt begleitet den Patienten auf einem raschen Transport in den OP, wo eine Übergabe des Patienten an das vollständig versammelte OP-Team erfolgt. Der Intensivarzt geht alle wesentlichen Fakten zum Patienten durch und das OP-Team nutzt die Anwesenheit des Notfallteams für weitere Fragen. Zu diesem Zeitpunkt beträgt der Hb-Wert des Patienten 3,8 g%. Der intraoperative Befund ergibt als Ursache für den Herz-Kreislauf-Stillstand eine massive Blutung aus der A. lienalis aufgrund einer gelösten Durchstichligatur. Mithilfe von neun Erythrozytenkonzentraten, zwei Thrombapheresekonzentraten und zwölf

M. St.Pierre und G. Hofinger, *Human Factors und Patientensicherheit in der Akutmedizin*,
https://doi.org/10.1007/978-3-662-60485-4_12

Gefrierplasmen gelingt es, eine adäquate Sauerstofftransportkapazität und eine normale Gerinnung wiederherzustellen. Postoperativ kommt der Patient in ein akutes Nierenversagen, von dem er sich nach drei Wochen ohne Residuen wieder erholt.

Ein Patient wird postoperativ reanimationspflichtig. Die resultierenden Wiederbelebungsmaßnahmen werden durch ein spontan zusammengesetztes Team durchgeführt, das sich nur teilweise kennt (**Ad-hoc-Team,** Kap. 11). Der Intensivarzt, der die Leitung des Reanimationsteams hat, muss mehrere Anforderungen gleichzeitig bewältigen. Er weist Teammitgliedern Aufgaben zu, koordiniert zeitgleich die Reanimationsmaßnahmen und muss alle verfügbaren Informationen zusammentragen, um eine Ursache für den Herz-Kreislauf-Stillstand zu finden. Aufgrund der Verdachtsdiagnose einer schweren intraabdominellen Nachblutung wird aus der Reanimation heraus die weitere anästhesiologische und operative Versorgung organisiert. Eine mündliche Übergabe des Patienten an das OP-Team gewährleistet, dass alle wesentlichen Informationen weitergegeben werden. Dass der Patient wenige Wochen später geheilt von der Intensivstation entlassen werden kann, ist zu einem großen Teil dem Gelingen der Teamarbeit und der guten Kommunikation in der Notfallsituation zuzuschreiben.

12.1 Das Chaos gestalten: Funktionen von Kommunikation

Die Übermittlung einer Botschaft von einer Person zu einer anderen stellt eine der grundlegenden Funktionen von Kommunikation dar. Das Fallbeispiel zeigt: Gute Kommunikation in einer Notfallsituation bedeutet weit mehr als nur reden. Kommunikation in einer Notfallsituation muss vier Funktionen erfüllen (Hofinger 2012a), um erfolgreich zum Notfallmanagement beitragen zu können.

Strukturierung eines Teams

Im Fallbeispiel erfolgt die Strukturierung des Teams durch den Intensivmediziner, der aufgrund seines Status als Arzt a priori dazu ermächtigt ist. Er kann Teammitgliedern Funktionen und Rollen zuweisen und festlegen, wer verantwortungsvolle Aufgaben wie die Herzdruckmassage und wer einfachere Tätigkeiten wie Botendienste übernimmt. Die Strukturierung eines Teams ist eine Voraussetzung für die effiziente Bearbeitung des Sachproblems „Herz-Kreislauf-Stillstand". Da in der Akutmedizin die Patientenversorgung oft durch multidisziplinäre Ad-hoc-Teams (Kap. 11) erfolgt, müssen auch einander unbekannte und wenig vertraute Personen in die Lage versetzt werden, erfolgreich miteinander zu arbeiten. Neben der Patientenversorgung müssen also auch soziale Anforderungen, wie z. B. sich miteinander bekannt machen, parallel zueinander bewältigt werden (Murray und Foster 2000). Aus der Teamstruktur muss klar hervorgehen, wer in welcher Rolle handelt und wessen Anweisungen Folge zu leisten ist.

Teamstrukturen sind teilweise durch berufsspezifische Rollen vorgegeben, andererseits ist gerade bei Anwesenheit von gleichrangigen Teammitgliedern (Intensivpflegekräfte, Ärzte) explizit eine Struktur der Zusammenarbeit bezüglich der Führung und Aufgabenverteilung festzulegen. Ist ein Team bereits strukturiert, kann Kommunikation diese Struktur **stabilisieren.** Teammitglieder mit wenig Notfallerfahrung (z. B. Pflegekräfte der Normalstation) erfahren dadurch zunehmende Sicherheit in der Ausübung ihrer Rollen.

▶ Da in der Akutmedizin die Patientenversorgung oft durch multidisziplinäre Ad-hoc-Teams erfolgt, müssen auch einander unbekannte und wenig vertraute Personen in die Lage versetzt werden, erfolgreich miteinander zu arbeiten.

Koordination von Arbeitsabläufen

In der geschilderten Reanimationssituation dient Kommunikation neben der Strukturierung auch der Koordination von Arbeitsabläufen. Eine Führungsperson koordiniert Arbeitshandlungen dadurch, dass sie den einzelnen Teammitgliedern Aufträge gibt, die sie entsprechend ihren Fähigkeiten bewältigen können. Je weniger vertraut die Führungsperson mit Notfallsituationen und dem konkreten Team ist, umso höher ist der Aufwand, der in Koordination bedeutet darüber hinaus, dass innerhalb des Teams jedes Mitglied über die Handlungen und Zwischenergebnisse der anderen Personen im Bilde ist.

Informationsaustausch

Der intensive Informationsaustausch und die Weitergabe von Informationen ist die dritte Funktion, mit der Kommunikation in dem vorliegenden Fallbeispiel zu einem erfolgreichen Arbeiten im Notfallteam und zur Kooperation mit dem OP-Team beiträgt. Ein adäquater Informationsaustausch ist entscheidend dafür, dass eine Situation angemessen bewertet und eine gute Handlungsstrategie festgelegt werden kann.

In Beziehung treten

Während des ganzen Reanimationsgeschehens erfüllt die Kommunikation noch eine vierte, ständig „mitlaufende" Funktion: Kommunikation schafft Beziehungen zwischen den Beteiligten. Wie sich diese Beziehungen im Lauf der Teambildung gestalten, hängt im Wesentlichen davon ab, welche formalen **Berufsrollen und Funktionen** die Beteiligten mitbringen, welche **Erwartungen** sie aneinander und an ihre Kommunikation haben und welches **Verhalten** sie zeigen. Die drei erstgenannten Funktionen von Kommunikation (Strukturierung, Koordination, Informationsaustausch) sind nicht ohne das In-Beziehung-treten denkbar. Man kann nicht rein sachlich Informationen austauschen, ohne zugleich eine Beziehung zwischen den Personen zu definieren, die an diesem Informationsaustausch beteiligt sind.

Dieser vierte Aspekt beeinflusst mittelbar die Patientensicherheit: Wer in einer Notfallsituation ein ruhiges und entschiedenes Verhalten an den Tag legt, erzeugt eine von Sicherheit, Vertrauen und Verantwortungsübernahme geprägte (Arbeits-)Beziehung unter den Teammitgliedern. Handeln Führungspersonen wiederholt in dieser Weise, geht ihnen ein Ruf voraus und Teammitglieder bilden entsprechende Erwartungen an den nächsten gemeinsamen Einsatz.

Erwartungen können den Verlauf von späteren Interaktionen prägen. Ist ein Arzt beispielsweise bei den Pflegekräften als „arrogant" bekannt, so erwartet man von ihm arrogantes Verhalten. Erteilt dieser Arzt in einer Notfallsituation schroffe Anweisungen, sehen die Pflegekräfte ihre Erwartungen bestätigt – es entsteht ein Teufelskreis aus Erwartung, Wahrnehmung, Bewertung und Reaktion. Würde ein Arzt, der als ruhig und entschieden gilt, die gleichen schroffen Anweisungen erteilen, würde dieses Verhalten vor dem Hintergrund einer „positiv gefärbten" Beziehung als vollkommen normal oder der Stresssituation geschuldet bewertet werden. Daher sind die „Beziehungsfragen" untrennbar mit dem Thema Kommunikation verbunden.

Grundfunktionen von Kommunikation in der Akutmedizin

- Strukturierung des Teams
- Koordination der Arbeitsabläufe
- Informationsaustausch und -weitergabe
- In Beziehung treten

12.2 Kommunikation verstehen

Wenn etwas schief geht – nicht nur in der Akutmedizin – ist eigentlich immer „Kommunikation" beteiligt. Sieht man aber genauer hin, zeigt sich, dass Kommunikation so viele verschiedene Bedeutungen hat dass die Aussage „Es gab ein Kommunikationsproblem" zunächst weder für das Verständnis des Geschehens noch für Ansätze zur Verbesserung hilfreich ist: Unter „Kommunikationsproblem" wird das Verschweigen von Information ebenso gefasst wie die Weitergabe falscher Information, das Fehlen von Teamgesprächsmöglichkeiten ebenso wie hierarchisch dominierte Gespräche, das Verhören und Versprechen ebenso wie Missverständnisse aufgrund von irrigen Annahmen, um nur einige Möglichkeiten zu benennen. Deshalb ist es hilfreich, genauer hinzusehen, was mit „Kommunikation" gemeint ist. In den verschiedenen Disziplinen innerhalb der Psychologie werden unterschiedliche

Betrachtungsweisen in Bezug auf Kommunikation vertreten. Einen aktuellen Überblick über Kommunikationsformen und Theorien geben Frindte und Geschke (2019). Den unterschiedlichen Theorien zu menschlicher Kommunikation ist gemeinsam, dass Kommunikation mit den beiden Aspekten der **Informationen** und der menschlichen **Interaktion** zusammenhängt (Hofinger 2012a; 2015). Im Folgenden werden psychologische Grundlagen zu Kommunikation dargestellt und zwei für die Akutmedizin nützliche Kommunikationstheorien näher beschrieben.

▶ Kommunikation hängt mit den beiden Aspekten der Informationen und der menschlichen Interaktion zusammen.

12.2.1 Grundlegende Annahmen über Kommunikation

Zu Kommunikation gibt es unterschiedliche theoretische Positionen, eine Vielzahl von Definitionen (Frindte und Geschke 2019; Merten 1977; Griffin 1999; Miller 2005) und noch mehr praktisch umsetzbare Empfehlungen (Knapp und Daly 2002; Hargie 2006). Wenn im Folgenden von Kommunikation die Rede ist, liegen folgende Annahmen zugrunde:

- Kommunikation ist immer **beabsichtigt.** Jemand will einer anderen realen Person etwas mitteilen. Diese beabsichtigte Mitteilung kann sowohl **durch Worte** als auch **durch andere Verhaltensweisen** (Kopfschütteln, Augenrollen, Räuspern etc.) erfolgen (Posner 1993).
- Zur Kommunikation gehören mindestens **zwei Personen.** Kommunikation heißt, das eigene Denken und Handeln in eine Beziehung zu anderen Personen zu bringen.
- Kommunikation findet im **Kontext einer aktuellen Situation** und ihrer Voraussetzungen und einer Beziehung statt (Hofinger 2015).
- In jeder Kommunikationssituation haben Sender und Empfänger aufgrund früherer Erfahrungen miteinander oder aufgrund von Rollenzuschreibungen **Annahmen** darüber, was der oder die andere weiß und denkt, und passen ihre Ausdrucksweise diesen Annahmen an. Zudem schwingt immer auch die Art und Qualität der Beziehung zwischen Sender und Empfänger mit (Watzlawick et al. 2011).
- Da menschliches Verhalten immer im Zusammenhang mit einer speziellen Situation stattfindet, kann jedes Verhalten von einem **Beobachter** wahrgenommen, interpretiert und auf sich selbst bezogen werden. Auch wenn der Intensivarzt manche der anwesenden Pflegekräfte nicht gesondert anspricht, können diese dennoch sein Verhalten auf sich beziehen, beispielsweise indem sie die fehlende Ansprache als „Der Arzt ignoriert mich" deuten. In diesem Fall liegt Kommunikation in einem weiteren Sinne vor: „Man kann nicht nicht kommunizieren" (Watzlawick et al. 1996).
- Weil Menschen keinen unmittelbaren Durchgriff auf das Denken ihres Gegenübers haben, ist Kommunikation **keine einfache Informationsübertragung** von einer Person zur anderen (Maturana und Varela 1987). Man kann zwar deutlich machen, was das **eigene Handlungsziel** in einer bestimmten Situation ist, aber was andere Personen mit dieser Äußerung anfangen, kann man nicht direkt beeinflussen. Der Intensivarzt des Eingangsbeispiels bittet beispielsweise die Schwesternschülerin, aus dem Notfallwagen einen Shaldon-Katheter zu holen. Da die Pflegekraft einen derartigen Katheter nicht kennt, hat die Aufforderung „holen Sie mir bitte einen Shaldon-Katheter" keinen Informationswert, der ihr Verhalten in der vom Arzt beabsichtigten Weise steuert. Der Intensivmediziner kann sein Handlungsziel bei der Schülerin auf diese Weise nicht erreichen – er kann keine Information übertragen.
- Wenn Menschen miteinander kommunizieren, haben sie keinen Einfluss darauf, wie ihre Worte und ihr Verhalten von ihrem Gegenüber **interpretiert** werden. Da alles, was ein Mensch ausdrücken möchte, von

anderen Menschen wahrgenommen und gedeutet wird, kann sich diese Deutung erheblich von der ursprünglichen Absicht des „Absenders" unterscheiden.
- Die Zusammenarbeit in Teams bringt häufig stabile und relativ unveränderbare Muster hervor, wie die Teammitglieder miteinander kommunizieren (Watzlawick et al. 1996). Derartige **Kommunikationsmuster** können mehr oder weniger gut zu den Anforderungen einer Situation passen: Wenn man es gewohnt ist, im Team immer gemeinsam alle Argumente für und wider eine Maßnahme zu diskutieren, kann dies bei der Therapieplanung von Intensivpatienten hilfreich sein. Bei der geschilderten Reanimationssituation wäre ein solches Verhalten dagegen dysfunktional.
- Als **gestört** bezeichnet man Kommunikationsmuster, bei denen die Personen gute Absichten haben, aber aus dem Zusammenspiel ein unproduktives und destruktives System entsteht. Ein typisches Denk- und Interpretationsmuster ist hierbei, die Schuld für misslingende Kommunikation eher bei der anderen Person und nicht bei sich selbst zu suchen. Die Verhaltensweisen beider Personen bilden jedoch ein System aus kreisförmigen Ursache-Folge-Beziehungen. Wenn zwei Personen unproduktiv miteinander arbeiten (und kommunizieren), liegt es nicht an **schwierigen Personen** (beispielsweise dem cholerischen Chirurgen oder der hysterischen Pflegekraft), sondern am **schwierigen Kommunikationsmuster.**

12.2.2 Von Sendern und Quadraten: Modelle der Kommunikation

Eine Reihe von theoretischen Modellen setzte sich mit dem Phänomen auseinander, dass in der Kommunikation Inhalte und Zeichen versendet wurden (Kalkofen 1983; Nöth 1985). Zwei Modelle sind in diesem Zusammenhang besonders geeignet, sowohl die regelhaften als auch problematischen Aspekte menschlicher Kommunikation zu erklären.

Das nachrichtentechnische Modell von Shannon und Weaver

Das Modell von Shannon und Weaver (1949) beschreibt Kommunikation anhand von Grundprinzipien der Nachrichtentechnik.

Jede Art der erfolgreichen Kommunikation besteht neben der Nachricht selbst aus **fünf** weiteren **Komponenten:**

1. **Informationsquelle** (Sender)
2. **Verschlüsselung,** die die Nachricht in ein Signal kodiert
3. Kanal, über den die **Übertragung** bzw. Vermittlung der Nachricht läuft
4. **Entschlüsselung,** die das Signal in die Nachricht **dekodiert**
5. **Empfänger**

Eine Voraussetzung hierfür ist, dass Sender und Empfänger über einen gemeinsamen Zeichensatz verfügen und die Codierungsvorschrift kennen, sodass eine vom Sender verschlüsselte Nachricht vom Empfänger auch wieder entschlüsselt werden kann. Für ihren Austausch bedienen sich beide eines Übertragungskanals, über den die Nachricht vermittelt wird. Die Empfangsqualität der Nachricht wird durch die Art des Kanals (der nicht unbedingt sprachlicher Natur sein muss), durch die Kanalkapazität und durch Störeinflüsse („Rauschen") im Kanal beeinflusst. Das Modell **„Sender – Übertragungskanal – Empfänger"** ist häufig auf die menschliche Kommunikation übertragen worden, obwohl es zu wenig Komponenten hat und zu wenig komplex ist, um den vielschichtigen Informationsprozessen gerecht zu werden, die in der Kommunikation zwischen Menschen ablaufen (Köck 1990).

Das nachrichtentechnische Modell kann aber bestimmte Kommunikationsprobleme verdeutlichen, die mit dem Übertragungskanal zu tun haben. Erfolgt beispielsweise eine Notfallversorgung in einer hektischen und lauten Atmosphäre, so können gesprochene Anweisungen nur unvollständig wahrgenommen oder gar nicht gehört werden. Wichtige Informationen gehen verloren und notwendige Handlungen finden dann möglicherweise nicht statt,

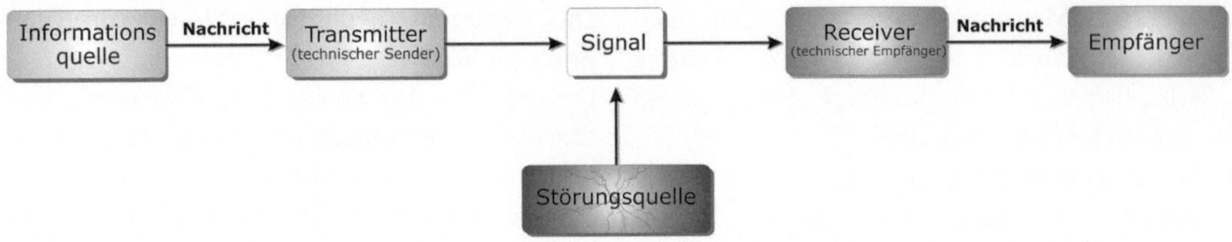

Abb. 12.1 Sender – Übertragungskanal – Empfänger. Ein nachrichtentechnisches Modell der Kommunikation. (Modifiziert nach Shannon und Weaver 1949)

weil die **Störung im Übertragungskanal** lag (Abb. 12.1). **Lärm** ist eine typische Störgröße für die Qualität der Nachrichtenübertragung, weil er wichtige Informationen überlagern und maskieren kann. Die **Begrenzung der Kanalkapazität** ist ebenfalls ein technisches Problem, das auf die menschliche Kommunikation übertragen werden kann. Diese Begrenzung bedeutet, dass jeweils nur eine Nachricht je Kanal unterwegs sein sollte. Reden alle gleichzeitig, ist die Kapazität des Übertragungskanals erschöpft.

Ein weiterer wichtiger Aspekt, der auch im zweiten Kommunikationsmodell näher beschrieben wird, betrifft die Nachricht selbst. Da es den beiden Autoren um die Darstellung einer neuen Informationstheorie ging, befasste sich der ursprüngliche Artikel hauptsächlich mit der Übertragung von Information. Diese Annahme wird dann problematisch, wenn man das nachrichtentechnische Modell auf die zwischenmenschliche Kommunikation überträgt. Die Annahme, dass auch hier ausschließlich Informationen kodiert, übermittelt und decodiert werden, ist irreführend, da Menschen nicht die „reine Information", sondern vielmehr deren Bedeutung verarbeiten. Ein weiterer Schwachpunkt des Modells von Shannon und Weaver ist die Annahme einer Linearität: Kommunikation erscheint hierbei als Prozess, der nur in eine Richtung verläuft. Menschliche Kommunikation hingegen basiert auf einer gleichzeitigen verbalen und non-verbalen Interaktion von mindestens zwei Personen.

Bei der Anwendung des nachrichtentechnischen Modells auf die Akutmedizin zeigt sich, dass noch ein weiterer Faktor einen Einfluss auf die Qualität und Effizienz der Nachricht hat: der **physische Kontext,** in dem die Nachricht übermittelt wird (Ort und Kommunikationsgerät; Kanki und Smith 1999): Befinden sich Sender und Empfänger im gleichen Raum, können sie auch non-verbale Signale (z. B. Gesichtsausdrücke, Gesten) für die Kommunikation nutzen. Besteht keine Möglichkeit zur non-verbalen Kommunikation (z. B. Funk, Telefon), muss verbale Kommunikation sowohl durch weitere Kommunikationsarten (z. B. paraverbale Kommunikation wie Intonation und Ausdrucksweise) ergänzt werden als auch über ein Schließen der Kommunikationsschleife der Informationsgehalt der Nachricht verifiziert werden.

Die vier Seiten einer Nachricht

Im Gegensatz zu diesem technischen Modell untersuchen **psychologische** Modelle der Kommunikation die Vorgänge, die sich zwischen Menschen abspielen, die miteinander **kommunizieren. Psychologische** Modelle unterscheiden zwischen

- dem Inhalt einer Botschaft **(Inhaltskomponente),**
- der Art, wie Menschen zueinander stehen **(Beziehungskomponente),** und
- der Deutbarkeit einer Nachricht **(Interpretationskomponente).**

Kommunikation ist nicht nur eine Frage von Senden und Empfangen, sondern ist abhängig davon, was gesagt wird, wie es gesagt wird und wie der Empfänger das Gesagte versteht (Bühler 1934; Searle 1971). Psychologische Kommunikationsmodelle heben hervor, dass Menschen nie rein sachlich kommunizieren können, sondern dass in jeder Nachricht auch eine Selbstkundgabe (auch Selbstoffenbarung) des Sprechers und eine Aussage darüber steckt, wie Sender und Empfänger zueinander stehen (Watzlawick et al. 1996; Griffin 1999).

Ein eingängiges Modell der Kommunikation, die **„vier Seiten einer Nachricht“** (Schulz von Thun 1981), unterscheidet zwischen vier Aspekten einer Botschaft: Sachinhalt, Selbstkundgabe, Beziehung und Appell (Tab. 12.1 und Abb. 12.2).

▶ Kommunikation ist nicht nur eine Frage von Senden und Empfangen, sondern ist abhängig davon, was gesagt wird, wie es gesagt wird und wie der Empfänger das Gesagte versteht.

Diese vier Aspekte einer Botschaft sind für Sender und Empfänger gleichermaßen relevant. Beide arbeiten mit diesen vier Seiten einer Botschaft. Welche Aspekte der Sender in den Vordergrund der Nachricht rückt, ist durch sein Denken, seine Absichten und Kommunikationsfähigkeiten bestimmt. Für den Empfänger besteht die Möglichkeit, auf jede der vier Seiten einer empfangenen Nachricht zu reagieren, aber welchen Aspekt der Hörer als besonders wichtig empfindet, ist wiederum seiner psychischen Verfassung zuzuschreiben.

Missverständnis entstehen, wenn der Hörer andere Aspekte für wichtiger hält als das vom Sender gemeint war. Ist sich der Hörer zusätzlich auch noch über die Bedeutung einer Botschaft im Unklaren, so hat er die Tendenz, in die unklaren Seiten einer Nachricht etwas „hineinzuhören“, was aus dem Schatz an eigenen Erfahrungen mit dem Gegenüber, aus Erwartungen und Befürchtungen herrührt. Das, was der Empfänger dann aus einer Botschaft „heraushört“, ist wahrscheinlich nicht das, was der Sender sagen wollte.

In jedem Fall von zwischenmenschlicher Kommunikation wird Information mit diesen vier Aspekten erzeugt und wahrgenommen. Menschen sprechen mit „vier Schnäbeln“ und hören mit „vier Ohren“, wodurch die Übereinstimmung während einer Kommunikation mitunter gering ist (Abb. 12.3).

Ein Beispiel mag dies verdeutlichen (Abb. 12.4, Blutdruckabfall intraoperativ).

Tab. 12.1 Vier Seiten einer Nachricht. (Nach Schulz von Thun 1981)

Sachinhalt	Information über den sachlichen Gegenstand, über Dinge und Geschehnisse
Selbstkundgabe	Information über den Sender als Person, dies kann in Form einer gewollten Selbstdarstellung oder einer unfreiwilligen Selbstenthüllung geschehen
Beziehungshinweis	Information über die Beziehung zwischen Sender und Empfänger; in der gewählten Formulierung, im Tonfall und in nichtsprachlichen Begleitsignalen gibt der Sender zu erkennen, wie er den Empfänger sieht und in welcher Beziehung er zum Empfänger steht
Appell	Information über eine Aufforderung zum Handeln: Jede Nachricht sagt dem Empfänger, was er tun oder lassen soll; der Sender fordert den Empfänger zu etwas auf

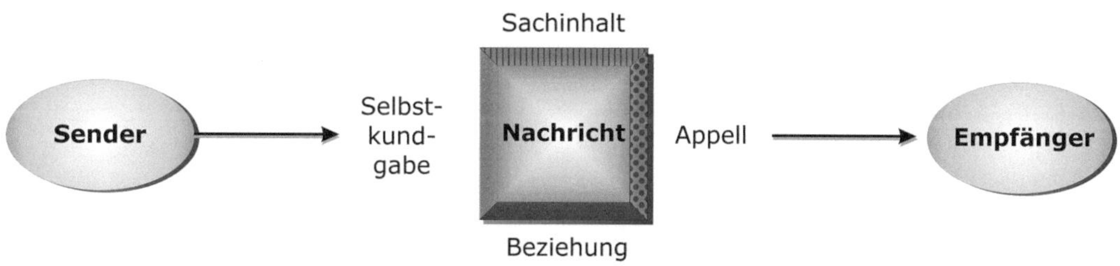

Abb. 12.2 Die vier Seiten (Aspekte) einer Nachricht. Ein psychologisches Modell der zwischenmenschlichen Kommunikation. (Modifiziert nach Schultz von Thun 1981)

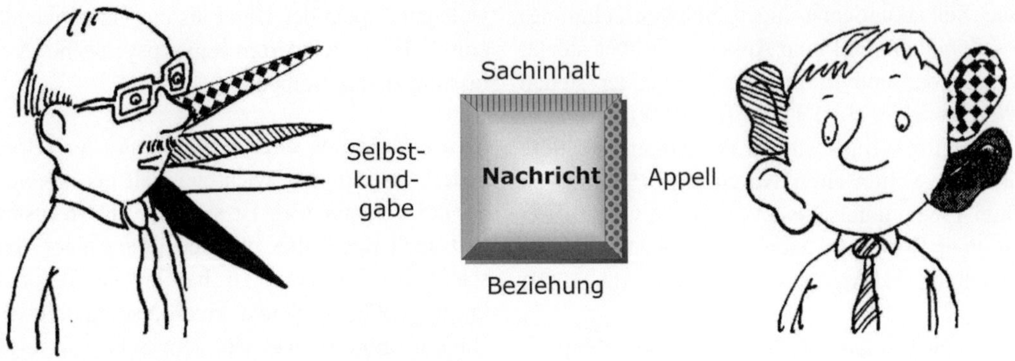

Abb. 12.3 Das Vier-Schnäbel und Vier-Ohren-Modell. (Aus Schulz von Thun et al. 2000)

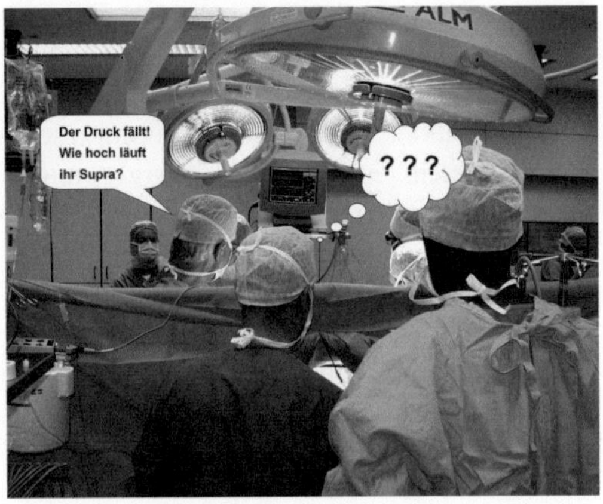

Abb. 12.4 Beispiel für Kommunikation in einer kritischen Situation. Die Reaktion des Anästhesisten auf die Frage des Operateurs wird davon abhängen, welcher der vier Aspekte einer Nachricht für ihn im Vordergrund steht

Blutdruckabfall intraoperativ

Während einer Bypassoperation sagt der Herzchirurg zum Anästhesisten: „Der Druck fällt! Wie hoch läuft Ihr Supra?" Aus der Sicht des Operateurs – des Senders – betrachtet geht es auf der **Sachebene** um eine Veränderung der Hämodynamik und der Frage nach einer adäquaten Katecholamintherapie. Gleichzeitig ist mit der Frage ein **Appell** an den Anästhesisten verbunden. Die Handlungsaufforderung könnte lauten: „Schauen Sie auf Ihren Perfusor und sagen Sie mir die eingestellte Laufrate an!" Die geäußerte Frage enthält drittens eine **Selbstkundgabe** über die psychische Befindlichkeit des Operateurs. Möglicherweise kommt hier die Besorgnis über den aktuellen Zustand des Patienten zum Ausdruck. Es könnte jedoch auch sein, dass es auf der **Beziehungsseite** um die Klarstellung von Rollen geht. Der Operateur sieht sich vielleicht in der Rolle des „Hauptverantwortlichen" und leitet daraus eine Zuständigkeit für alle Maßnahmen am Patienten ab. Er gibt durch Formulierung, Tonfall und Begleitmimik zu erkennen, was er von seinem anästhesiologischen Gegenüber hält: Ich als Hauptverantwortlicher traue dir nicht zu, diese Situation ohne meine Hinweise zu bewältigen. Ich halte dich für überfordert. Auch der Anästhesist – der Empfänger – wird die verschiedenen Aspekte der Botschaft seines operativen Kollegen wahrnehmen: Steht für ihn der **sachliche Aspekt** im Vordergrund, so wird er den Hinweis auf den Druckabfall hören und mit einer sachlich orientierten Angabe eines Perfusor-Wertes antworten. Nimmt der Empfänger die **Selbstkundgabe** des Sprechers besonders wahr, könnte die Frage nach dem „Supra" dazu führen, die Besorgnis des Operateurs zu zerstreuen, beispielsweise indem der Anästhesist sagt: „Ich kümmere mich um das Problem, Sie können beruhigt weiter operieren!" Möglicherweise hat der

Anästhesist aber auch für den **Beziehungshinweis** ein sensibles Ohr. Dann würde er die Frage des Operateurs als Einmischung in seinen Zuständigkeitsbereich ansehen und die Geringschätzung seiner Fachkompetenz vernehmen. Wie er den Beziehungsaspekt der Nachricht einschätzt, hat wiederum Konsequenzen für die Wahrnehmung des **Appells** und die anschließenden Maßnahmen.

12.2.3 Der Ton macht die Musik: Non-verbale und para-verbale Kommunikation

Menschliche Kommunikation nutzt gleichzeitig verschiedene Kanäle für die Verbreitung von Informationen: Neben der gesprochenen Sprache können Menschen auch **non-verbale** (Körpersprache, Haltung, Gestik) und **para-verbale** Mittel zur Kommunikation einsetzen (stimmliche Aspekte der Sprache, Lautstärke, Betonung, Sprechgeschwindigkeit). Kommunikation nutzt viele Verhaltensweisen: So kann beispielsweise ein Schweigen auf eine Frage hin „vielsagend" sein. Als Empfänger hat man es gelernt, allen drei Kanälen der Kommunikation die Informationen zu entnehmen, die in der aktuellen Situation für das gemeinsame Handeln relevant sind.

Die größte Bedeutung kommt dabei den Informationen auf dem non-verbalen und para-verbalen Kanal zu, der Menschen viel direkter „ansprechen" kann als Worte. Non-verbale und para-verbale Informationen helfen dem Empfänger, die Bedeutung einer Nachricht im Gesamtzusammenhang der Situation besser zu verstehen. Non-verbale Informationen sind wie ein Kommentar oder eine „Verstehensanleitung" für die gesprochenen Sätze. Die Frage: „Wie hoch läuft Ihr Supra?", begleitet von einem Stirnrunzeln, könnte der Anästhesist als Zweifel an seiner Kompetenz deuten. Die gleichen Worte in einer ruhigen und freundlichen Art gesprochen und mit einem interessierten Blick in die Augen würden ihm signalisieren, dass der Chirurg denkt: „Ich bin zuversichtlich, Sie kriegen das schon hin!" Diese Deutung erfolgt i. d. R. unwillkürlich: Der non-verbale und para-verbale Kanal sind stärker durch Einstellungen und Emotionen eingefärbt und stehen weniger unter der bewussten Kontrolle als die Informationsverarbeitung des verbalen Kanals (z. B. Argyle et al. 1970).

Empfindet der Empfänger, dass ihm auf dem verbalen und dem non-verbalen Kanal jeweils etwas anderes mitgeteilt wird, beide Botschaften also **inkongruent** sind, so wird er unbewusst der non-verbalen Information die größere Bedeutung beimessen. Was er als Empfänger in der Mimik, der Gestik und an Körpersignalen seines Gesprächspartners wahrnimmt, enthält für ihn im Zweifelsfall den entscheidenden Teil der Botschaft. Deshalb ist es in kritischen Situationen wichtig, dass die durch Körpersprache übermittelten Botschaften hochgradig mit den Botschaften der gesprochenen Sprache übereinstimmen **(Kongruenz).**

▶ Was der Empfänger in der Mimik, der Gestik und an Körpersignalen seines Gesprächspartners wahrnimmt, enthält für ihn im Zweifelsfall den entscheidenden Teil der Botschaft.

12.3 Allgemeine Kommunikationsstörungen

Im eingangs geschilderten Fallbeispiel der Reanimation auf einer Normalstation wurde Kommunikation erfolgreich für die Strukturierung und Koordinierung des Notfallteams eingesetzt. Häufig ist Kommunikation nicht so erfolgreich, sondern durch Kommunikationsstörungen sogar potenziell gefährlich für die Patientenversorgung. Die Ursachen dieser Störungen können:

- mit den Merkmalen der Information zusammenhängen,
- in dem Empfangs- und Deutungsprozess liegen oder
- auf die Beziehungsebene der beiden Gesprächspartner zurückzuführen sein.

12.3.1 Missverstehen

Durch Kommunikation machen sich Personen gegenseitig auf ihre Handlungsziele aufmerksam. Handelt ein Teammitglied nun auf eine Information oder Anordnung hin anders, als der Sender es gewollt hatte, liegt ein Missverständnis vor. Missverstehen kommt unter vertrauten Alltagsbedingungen selten vor, weil die Umgebung und der Sinnzusammenhang einer Handlung sowohl dem Sender als auch dem Empfänger gleichermaßen vertraut sind. Beide haben ein annähernd gleiches mentales Modell einer Situation, sodass sie die Aufforderungen zum gemeinsamen Handeln korrekt verstehen. Hinreichend mit der Situation und der anderen Person vertraute Personen wissen, welche Handlung ihr Gegenüber von ihnen erwartet, da sie selbst anstelle des Senders ähnlich handeln würden. Anders verhält es sich in Situationen, die für alle Beteiligten neuartig und unbestimmt sind. Hier kann niemand auf gemeinsame, vertraute Denkmuster zurückgreifen. Die Situation muss erst bewertet und erklärt werden, und auch zukünftige Entwicklungen müssen vorhergesagt werden (Kap. 6). Da dieser Prozess stärker durch Emotionen, Motive, Erfahrungen und dem zur Verfügung stehenden Wissen geprägt ist, wird sich ein mehr oder weniger überlappendes Bild bei Sender und Empfänger ergeben.

In alltäglichen Gesprächen können kleine Missverständnisse toleriert werden, auch vorsätzliche, wie Scherze und ironische Bemerkungen. In Hochrisikobranchen in denen komplexe Aufgaben, mit hoher Ambiguität und Zeitdruck bewältigt werden müssen, können jedoch bereits kleine Missverständnisse und Kommunikationsschwierigkeiten zu schwerwiegenden Konsequenzen führen. Verschiedene Ursachen können zu Missverstehen führen.

Sprachliche Mehrdeutigkeit

Sätze können missverstanden werden, weil Aussprache und Grammatik Sätzen eine Mehrdeutigkeit verleihen. Der Sinn einer Botschaft muss dann vom Empfänger je nach Zusammenhang erst erschlossen werden. Geschieht diese Sinn-Deutung unter störenden Randbedingungen wie Lärm, Zeitdruck und Ablenkung, kann es geschehen, dass ein mehrdeutiger Satz unangemessen interpretiert wird. Dies zeigt sich daran, dass die daraus abgeleitete Handlung nicht der Erwartung des Senders des mehrdeutigen Satzes entspricht.

Keine „quadratische Klarheit"

Da jede Nachricht vier verschiedene Aspekte beinhaltet (Abb. 12.3), ist Klarheit der Kommunikation eine vier-dimensionale Angelegenheit. Missverständnisse können entstehen, weil für den Hörer einer Botschaft nicht offensichtlich ist, auf welchen der vier Aspekte der Sender besonderen Wert legt. Hört er aus der Botschaft einen anderen Aspekt heraus, als vom Sender gewollt, liegt ein Missverstehen vor. Manchmal wollen Sender auch mehrdeutig und unklar kommunizieren, wie beispielsweise bei einer ironischen Bemerkung. Diese gewollte „quadratische Unklarheit" ist aber in kritischen Situationen der Akutmedizin unangemessen. Sollen Missverständnisse vermieden werden, sollte man auf die Frage, ob man Hilfe benötigt, nicht in einem verzweifelten Ton: „Siehst du nicht, hier ist doch alles in Ordnung?" antworten. Ob man auf so eine Antwort hin Hilfe erhält oder nicht, liegt dann nicht mehr in den eigenen Händen.

Verschiedene mentale Modelle

Eine komplexere Stufe des Missverstehens liegt vor, wenn eigene mentale Modelle und die darauf aufbauenden Handlungspläne stark von denen der anderen Teammitglieder abweichen. Ist dies der Fall, so geht man in einer kritischen Situation fälschlicherweise davon aus, dass alle Beteiligten die gleiche Situationseinschätzung haben. Missverstehen wird dadurch begünstigt, dass Teammitglieder ihre Beobachtungen, Bewertungen und Erwartungen bezüglich des weiteren Verlaufs nicht mitteilen. Damit ist für das einzelne Teammitglied nicht offensichtlich, welches Gesamtbild und welchen Erwartungshorizont die anderen Teammitglieder haben.

Je unabhängiger eigene Handlungspläne von verbalen Rückkopplungen mit anderen Personen werden, umso größer ist die Gefahr des Missverstehens. Ein Team ist dann zwar noch am gleichen Patienten tätig, aber jeder Einzelne behandelt möglicherweise ein anderes Problem. Informationen und Anweisungen werden dann zunehmend durch unpassende Handlungen beantwortet und die Behandlungspläne der Teammitglieder können „auseinander laufen".

- Missverstehen wird dadurch begünstigt, dass Teammitglieder ihre Beobachtungen, Bewertungen und Erwartungen bezüglich des weiteren Verlaufs nicht mitteilen.

Unterschiedliche Kommunikationsstile und -kulturen

Unterschiedliche Erwartungen an Kommunikation entstehen nicht nur durch individuelle Vorerfahrungen. Auch **Kulturen** prägen Kommunikationsmuster. Kultur kann Herkunfts-, Berufs-, Geschlechter-, Generationskultur (und noch einiges mehr) sein. **Kommunikationsstile** sind ein Beispiel für meist nicht bewusste Effekte von Kulturen. Sie sind in der Akutmedizin in vielfacher Weise relevant: in interprofessionellen und interdisziplinären Teams ebenso wie in Teams mit Mitgliedern verschiedener Herkunft. In der Medizin wird dieses seit einiger Zeit beispielsweise für die Kommunikation von Pflegenden und Ärztinnen oder Ärzten beschrieben. Überspitzt gesagt, bevorzugen Pflegende Information über Patienten in Form von Geschichten, Ärzte und Ärztinnen in Form von Zahlen, Daten und Fakten (Lingard et al. 2002). Dies wirkt sich auf den Alltag im Krankenhaus aus, wenn gegenseitig negative Stereotype erzeugt werden („Die interessieren sich nicht für den Patienten", „Die kommen nicht zum Ende"). Aber auch Informationstransfer in kritischen Situationen wie beispielsweise die postoperative Patientenübergabe auf Intensivstation kann beeinträchtigt werden. Smith et al. (2008) fanden z. B., dass Anästhesisten und Pflegende unterschiedliche Erwartungen an Inhalt und Zeitpunkt des Informationstransfers hatten. Solche unterschiedlichen Erwartungen führen zu Konflikten, die persönlich wirken, wenn Kulturunterschiede nicht erkannt werden. Die Lösung sollte nicht den Einzelpersonen aufgebürdet, sondern im organisationalen Rahmen gefunden werden; im Beispiel durch klar strukturierte Übergaben (Manser et al. 2013). Das Verständnis für (berufskulturell geprägte) Kommunikationsmuster kann dazu beitragen, sinnvolle Kommunikationsstandards zu etablieren.

12.3.2 Beziehungsstörungen

Kommunikationsverhalten hängt stark von sozialen und individuellen Beziehungsmustern ab. Entscheidend dafür ist das Verhältnis der Personen zueinander. Eine **symmetrische** Beziehung ist vorhanden, wenn die Personen gleich gestellt sind und die Kommunikation auf gleicher Ebene erfolgt. **Komplementäre** Beziehungen entstehen wenn Personen mit unterschiedlicher hierarchischer Stellung nicht auf Augenhöhe kommunizieren (Griffin 1999). Beide Beziehungsarten kommen in einer intakten Arbeitsumgebung vor, somit auch in der Akutmedizin (Watzlawick et al. 1974).

Weil Menschen häufig miteinander kommunizieren, bilden sie sehr differenzierte Kategorien und Modelle über die Persönlichkeitszüge und das Verhalten ihrer Mitmenschen. Treffen zwei Menschen das erste Mal aufeinander, ordnen sie die wahrgenommenen Verhaltensweisen ihres Gegenübers in ein Modell ein und übertragen Modellannahmen in Form von Erwartungen auf die nachfolgenden Begegnungen, Gespräche und Arbeitsprozesse.

Dies sind die berüchtigten **Schubladen,** in denen Menschen landen können. Daher ist der „erste Eindruck" (ob negativ oder positiv) so wichtig für die Kommunikation: Hier wird ein Modell des Gegenübers gebildet mit der Konsequenz, dass sich diese Personen **von nun an voreingenommen begegnen** werden. Aus Verhaltensbeobachtung, Einordnung in ein Modell und Erwartungen kann schnell ein Teufelskreis entstehen (wie oben beschrieben): Aus konkreten Erfahrungen folgt die Einordnung in ein Modell und daraus die Ableitung von Erwartungen. Erwartungen leiten die Wahrnehmung und diese wiederum die Reaktion auf die andere Person.

Menschen hinterfragen selten kritisch die eigenen Erwartungen, das eigene Verhalten und die Erfahrungen mit anderen Personen, sondern schreiben ein Nicht-Gelingen von oder Schwierigkeiten in der Kommunikation den (fehlenden) Eigenschaften ihres Gegenübers zu. Vor dem Hintergrund dieser modell- oder erfahrungsbasierten Erwartungshaltung wird eher verständlich, warum das kommunikative Miteinander im Berufsalltag eine Reihe an Störungen (**dysfunktionale Interaktionen**) bereithält. Es lassen sich drei Formen dysfunktionaler Interaktion unterscheiden: Reaktanz, symmetrische Eskalation und komplementäre Eskalation.

Reaktanz: „Du hast mir gar nichts zu sagen"
Unter Reaktanz versteht man eine Abwehrreaktion zur Wiederherstellung von Wahlfreiheit.

Reaktanz ist eine erlernte Schutzfunktion, die immer dann in Kraft tritt, wenn Menschen das Gefühl haben, dass die eigene Freiheit und die eigenen Handlungsspielräume durch Manipulation anderer Personen eingeschränkt werden (Brehm und Brehm 1981). Das, was verboten oder eingeschränkt werden soll, wird als wertvoller bewertet und „zum Trotz" weiterverfolgt; was vorgeschrieben wird, wird „jetzt grad nicht gemacht". Reaktanz kann in komplementären Beziehungen, beispielsweise, wenn eine Person gezwungen wird, eine bestimmte Ansicht zu teilen, aber auch in symmetrischen Beziehungen auftreten, z. B. wenn der Sender gar nicht Einfluss nehmen will, aber der Empfänger in der Botschaft einen Appell wahrnimmt. In beiden Fällen werden die betroffenen Personen reaktantes Verhalten zeigen, das im direkten Gegensatz zu dem Appell und den vorgegebenen Regeln steht und vermitteln soll: „Du hast mir gar nichts zu sagen". Ist dies der Fall, so zeigen Menschen Verhaltensweisen wie:

- Trotz
- Verweigerung
- Absichtliches Versagen
- Aggression
- Überheblichkeit

Menschen sind in unterschiedlichem Maße empfindlich dafür, wie schnell sie sich durch die Äußerungen einer anderen Person in ihrer Wahlfreiheit eingeschränkt fühlen. Relevant ist das **Reaktanz-Phänomen** bei der Art der Anweisungen, die Ärzte ihren Pflegekräften oder ihrem Rettungsdienstpersonal geben und bei Nachfragen oder Anordnungen fachfremder ärztlicher Kollegen. „Wie hoch läuft denn Ihr Supra?" wäre beispielsweise eine solche Frage, die bei manchem Anästhesisten reaktantes Verhalten auslösen könnte. Reaktantes Verhalten würde sich in diesem Fall in der Wortwahl und Intonation der Antwort zeigen.

Symmetrische Eskalation: „Was du kannst, kann ich schon lange"
Unter symmetrischer Kommunikation versteht man ein Interaktionsmuster, das auf der Gleichheit der beiden Partner beruht. Das Verhalten der einen Person ist spiegelbildlich zum Verhalten der anderen. Beide Partner bemühen sich darum, wahrgenommene Unterschiede zwischen sich und ihrem Gegenüber und Streitigkeiten zu verringern (Griffin 1999). Entsteht daraus ein Wettkampf, bei dem sich beide Partner zu überbieten versuchen, nimmt das an sich normale Beziehungsmuster dysfunktionale Formen an. Man spricht dann von **symmetrischer Eskalation** (Watzlawick et al. 1996). „Was du kannst, kann ich schon lange", lautet die Devise. Ein chirurgischer Oberarzt, der früher einen Teil seiner Assistentenzeit als Anästhesist gearbeitet hat, mag sich heute mit seinem anästhesiologischen Kollegen in einem symmetrischen Kommunikationsmuster „messen". „Als ich früher noch Narkosen gemacht habe, da haben wir uns die Patienten während der Narkose noch angeschaut und uns nicht auf die ganze Technik verlassen", könnte beantwortet werden mit: „Gerade weil Sie damals keine Technik hatte, sind so viele Patienten verstorben. Erst das Monitoring, das Sie so gering schätzen, hat die Anästhesie zu dem sicheren Verfahren gemacht, das es heute ist!" Setzen beide dieses symmetrische Muster fort, wird ihr Gespräch höchstwahrscheinlich in einem handfesten Streit und nicht in der Lösung eines gemeinsamen Problems enden.

Komplementäre Kommunikation: „Wie man in den Wald ruft, …"

Komplementäre Kommunikationsmuster beruhen auf einander ergänzenden Unterschiedlichkeiten der Partner. Auf den ersten Blick würde man bei komplementären Interaktionen von Gegensätzlichkeiten sprechen. Die besondere Qualität dieser Beziehungen besteht jedoch darin, dass beide Partner für das Verhalten des Gegenübers jeweils die **auslösende Bedingung** herstellen. Neben hierarchischen Strukturen und dem Machtgefälle kann auch die Wahrnehmung von Verhaltensweisen eine bestimmte Reaktion hervorrufen. Eine unselbstständige Pflegekraft „zwingt" einen Arzt zu engmaschigen Arbeitsanweisungen und Kontrollen, obwohl dieser Arzt gerade diese Verhaltensweisen (Anweisen, Vorgeben, Kontrollieren) möglicherweise gar nicht mag. Je kontrollierender er sich verhält, desto mehr wird die Pflegekraft sich auf das Ausführen von Anordnungen zurückziehen und den Eindruck der Unselbstständigkeit fördern. Auch hier besteht die Gefahr der Eskalation. Unter Umständen leiden beide Partner an diesem aufgezwungenen Verhalten, weil es in Widerspruch zu ihren persönlichen Überzeugungen, Vorlieben und Berufsrollenidealen steht.

12.4 Schlechte Kommunikation in kritischen Situationen

Neben diesen allgemeinen Beeinträchtigungen einer guten Kommunikation lässt sich eine Reihe an Verhaltensweisen identifizieren, die in Notfallsituationen häufig zu Problemen führen (Cushing 1994; Ungerer 2004; Hofinger 2012b).

Unklarer Adressat

In kritischen Situationen sollten Botschaften eindeutig einer Person zugeordnet werden. Stellt man Fragen und Anordnungen ohne klaren Adressaten in den Raum, ist niemand direkt angesprochen. Weil niemand direkt angesprochen ist, muss sich auch niemand verantwortlich fühlen. Die Prüfung, ob man selbst mit einer unklaren Formulierung gemeint war, ist bei hoher Arbeitsbelastung meist zu aufwendig und wird daher eher unterlassen: Man ist froh, wenn man nicht noch mehr zu tun bekommt oder durch einen schwierigen Arbeitsauftrag überfordert wird. Weil den Teammitgliedern jedoch nicht klar ist, wer mit einer Aufgabe oder Informationen betraut werden sollte, entsteht **Verantwortungsdiffusion** (Kap. 11). Eine unklare Adressierung wird an Formulierungen wie „könnte jemand…", „hat irgendeiner…", „ich würde gerne…" erkannt.

▶ In kritischen Situationen sollten Botschaften eindeutig einer Person zugeordnet werden. Wird niemand direkt angesprochen, muss sich auch niemand verantwortlich fühlen.

Sprach- und Sprechprobleme

Schlechtes Kommunizieren hat mit schlechtem Sprechen zu tun. Wenn zu leise oder zu schnell gesprochen, unsauber „genuschelt" und in Halbsätzen geredet wird oder Sätze grammatikalisch unvollständig bleiben, trägt das zu Missverständnissen bei. Die Verwendung von vagen, mehrdeutigen und von der allgemein akzeptierten Fachsprache abweichenden Begriffen kann für Verwirrung sorgen. Die Problematik der Verwendung von umgangssprachlichen Begriffen anstelle von Fachtermini (z. B. „Schnorchel" für Endotrachealtubus, „grillen" für defibrillieren, „Rohr verlegen" für das Legen einer Thoraxdrainage) fällt in der Zusammenarbeit mit vertrautem Personal möglicherweise nicht mehr auf. Solche informell etablierten Begriffe können jedoch in der Kooperation mit fremden Personen (z. B. im Notarztdienst) Ursache für Fehler sein, weil sie falsch interpretiert werden können. Zudem ist der Empfänger solcher Mehrdeutigkeiten jedes Mal gezwungen, die Bedeutung eines Ausdrucks durch direkte Nachfrage erst zu klären, was Zeit kostet und das Gefühl des Zeitdrucks erhöht.

Überlastung mit Informationen

Bezüglich des Informationsgehaltes von Botschaften besteht in kritischen Situationen eher die Gefahr eines Zuviel statt eines Zuwenig. Folgende Zeichen können ein Hinweis darauf sein, dass eine Botschaft mit Informationen überlastet ist (Ungerer 2004):

- Dichte Folge von Anweisungen für Handlungen, die voneinander unabhängig sind
- Kurze Pausen zwischen Sätzen (<2 s)
- Mehr als ein Verb und ein Objekt pro Satz
- Lange Listen mit Zahlen- und oder Dosierungsanweisungen
- Aggressiver und druckvoller Tonfall
- Lange, umständliche Erklärungen
- Mehrere Fragen in einem Satz

Wortkarg werden
In kritischen Situationen ist eine präzise und eindeutige Sprache angemessen. Wird die Verwendung der Sprache jedoch auf das Allernötigste beschränkt, ist dies ein Zeichen schlechter Kommunikation. Werden Teammitglieder in Führungspositionen wortkarg, so besteht die Gefahr, dass es in Kürze kein gemeinsames mentales Modell im Team gibt *(„doc goes solo“).* Typische Indikatoren einer frühzeitigen Verarmung der Sprache sind:

- Verzicht auf Erklärungen
- Keine Antworten auf Fragen der Teammitglieder
- Keine Mitteilung von Hintergrundinformationen
- Geschlossene Fragen
- Ein-Wort-Antworten
- Langes Schweigen

Lösen eines Konflikts durch Passivität und Aggressivität
Kommunikationsstile, die die darauf abzielen, Konflikte zu lösen, können auf einem Kontinuum angeordnet werden, das von der Sorge um das eigene Wohlbefinden auf Kosten anderer auf der einen Seite bis hin zur ausschließlichen Sorge um andere bei gleichzeitiger Vernachlässigung eigener Bedürfnisse reicht (Jentsch und Smith-Jentsch 2001). An beiden Enden des Kontinuums können Personen folgende Verhaltensweisen zeigen:

- **Passivität**: Passive Reaktionen in Form von Fragen übermitteln häufig in einer abgeschwächten Art die wahre Intention des Senders. Kritik wird mit „Zuckerguss“ geäußert und es wird um den heißen Brei geredet, anstatt kritische Aspekte direkt anzusprechen. Wichtige Aspekte verlieren so an Bedeutung und finden nicht die angemessene Aufmerksamkeit durch die Führungsperson oder die Teammitglieder.
- **Aggressivität**: Aggressive Aussagen sind eindeutig und übermitteln zweifellos die Intention des Senders. Da die Aussagen meist in anschuldigender und nicht respektvoller Weise geäußert werden und zudem mit unhöflichen Anmerkungen gespickt sein können, nehmen Teammitglieder diese Informationen oder Kritik i. d. R. nicht an, selbst wenn die angesprochenen Punkte zutreffend sind. Über Anregungen und Hinweise wird nicht nachgedacht, da durch die Form der Kommunikation eine defensive Haltung hervorgerufen wird.
- **Beharrlichkeit:** Bei schweren Konflikten ist es wichtig, die **goldene Mitte** zur Lösung der Konflikte zu finden (s. u.)

Schlechtes Zuhören
Kommunikation ist keine Einbahnstraße und hängt von Sender **und** Empfänger ab. Genauso wichtig wie die präzise Verteilung von Informationen oder Handlungsanweisungen ist die sorgfältige Aufnahme einer Botschaft durch den Empfänger. Dazu muss man jedoch zuhören können. Effektives Zuhören stellt eine Schlüsselfähigkeit der Kommunikation dar, kann jedoch auf vielfältige Weise gefährdet werden. Einige Indikatoren für schlechtes Zuhören sind in der folgenden Übersicht zusammengetragen (Jensen 1995; Transport Canada 1997).

Indikatoren für schlechtes Zuhören

- **Unterbrechen:** Wer den Kommunikationspartner fortwährend in dessen Rede unterbricht, ist mehr mit der eigenen Meinung und den eigenen Absichten befasst. Redepausen des Gegenübers werden für das Vorbringen des eigenen Standpunkts genutzt.
- **Ablenken:** Man schweift zu irrelevanten Details ab, weil man den Kern des Problems nicht wahrgenommen hat. Um Klarheit über den Standpunkt des

Gegenübers zu gewinnen, kann es notwendig sein, beharrlich nachzufragen.

- **Debattieren:** Der Grat zwischen kritischem Nachfragen und „Debattieren um des Debattierens willen" ist schmal.
- **Streit:** Aus einer normalen Entgegnung wird schnell Streit; die Auseinandersetzung auf der Beziehungsebene nimmt überhand.
- **Reaktanz:** Um das eigene Freiheitsgefühl zu verteidigen, lehnt man eine Meinung ab. In so einem Fall besteht kein Grund mehr, jemandem zuzuhören.
- **Abschalten:** Da man entweder bereits weiß oder nicht daran interessiert ist, was der oder die andere sagen wird, klinkt man sich innerlich aus dem Gespräch aus.

Vermischung von Beziehungsbotschaft und Sachinhalt

Werden in einer Notfallsituation Beziehungsbotschaft und Sachinhalt miteinander vermischt, so führt dies regelmäßig dazu, dass die Kommunikation aller Beteiligten unproduktiv wird. Dies passiert insbesondere dann, wenn Beziehungsbotschaften zwar harmlos formuliert werden, aufgrund von Tonfall und Gestik jedoch keine Zweifel an der eigentlichen Intention des Redenden lassen. Die Vermischung der Beziehungs- und Sachebene kann zu einem Zusammenbruch der Kommunikation führen, da die Aussage der Beziehungsebene für die anderen Teammitglieder in den Vordergrund rückt. Diese Vermischung tritt auf, wenn:

- persönliche Antipathie zwischen Menschen besteht,
- ein Klima geringer Wertschätzung vorherrscht,
- persönliche Vorlieben und Gewohnheiten durchgesetzt werden sollen,
- Intoleranz gegenüber Fehlern verbreitet ist,
- „Machtkämpfe" um einen sozialen Status ausgetragen werden.

Beziehungsbotschaften können dabei immer wieder wie „Stecknadeln von unten" (Abb. 12.5; Schulz v. Thun 1981) in der scheinbar sachorientierten Rede vorkommen. Beiträge in der Art der „Stecknadeln" können prinzipiell von allen Beteiligten, auch den vermeintlich statusniedrigen Personen im Team, angebracht werden.

▶ Werden in einer Notfallsituation Beziehungsbotschaft und Sachinhalt miteinander vermischt, so führt dies regelmäßig dazu, dass die Kommunikation aller Beteiligten unproduktiv wird.

Typische Beziehungsbotschaften, die eng mit der Sachebene in kritischen Situationen verwoben sind:

- **Entscheidungen im Alleingang:** Wer in kritischen Situationen plötzlich ohne das Team handelt, signalisiert: Ich halte euren Beitrag für unwesentlich. Ich kann es auch ohne das Team!
- **Durchsetzen per Lautstärke:** Wer die Teammitglieder nach der Devise: „Wer am lautesten brüllt, hat Recht!", behandelt, signalisiert: Ihr seid mir egal, was zählt ist allein meine Meinung.
- **Appell mit subtiler Herabsetzung:** Persönliche Antipathie kann auch in Form subtiler Beziehungsbotschaften ausgedrückt werden: „Herr Müller, damit auch Sie sich einmal

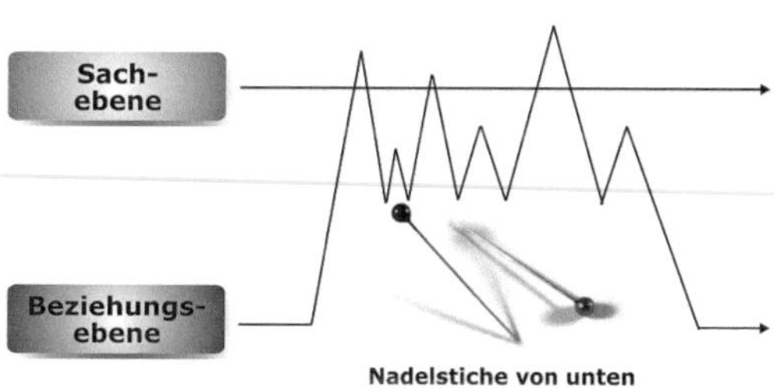

Abb. 12.5 Die Sachauseinandersetzung wird durch negative Beziehungsbotschaften („Stecknadeln von unten") gestört. (Modifiziert nach Schulz von Thun 1981)

nützlich machen können, holen Sie doch mal das Bronchoskop!"

- **Offene Beleidigung:** Führt ein Misserfolg in der Bewältigung kritischer Situationen zur Lockerung der Selbstkontrolle, fallen mitunter feindselige, persönlich beleidigende Äußerungen. Solche Äußerungen sind Ausdruck eines Mangels an Wertschätzung und Respekt vor anderen Menschen. Der Aufwand für eine Korrektur der Beziehungsstörung ist immens.

Beziehungsklärung zum falschen Zeitpunkt
Negative Beziehungsbotschaften haben in kritischen Situationen nichts verloren. Treten sie dennoch auf, ist die Klärung des Beziehungsproblems auf einen späteren Zeitpunkt zu verschieben. Das ist nicht defensiv oder konfliktvermeidend. Jede kritische Situation ist eine Arbeitsphase, die für eine nachhaltige Beziehungsklärung absolut ungeeignet ist. Auch wenn die Kommunikation in kritischen Situationen hinsichtlich des Ausdrucks und der Appellformen gelegentlich unangenehm werden kann (laut, harsch, kommandoartig) und in diesem Sinne die Teambeziehungen stört oder belastet, gilt die Regel: Erst die Situation gemeinsam bewältigen, danach über die Beziehungsseite und das persönliche Erleben diskutieren.

▶ Negative Beziehungsbotschaften haben in kritischen Situationen nichts verloren. Treten sie dennoch auf, ist die Klärung des Beziehungsproblems auf einen späteren Zeitpunkt zu verschieben.

12.5 Gute Kommunikation in kritischen Situationen

12.5.1 Dem Glück nachhelfen

Da Menschen immer mit „vier Schnäbeln" sprechen und mit „vier Ohren" hören (Abb. 12.2), scheint das Gelingen zwischenmenschlicher Kommunikation **eher ein Glücksfall als die Regel** zu sein. Werden hingegen einige grundlegende Aspekte der Kommunikation beherzigt, so kann man diesem Glück etwas nachhelfen. Gute und effektive Kommunikation liegt in der Verantwortung aller Beteiligten.

Kongruent kommunizieren
Die Botschaft der gesprochenen Sprache und die non-verbalen Begleitinformationen sollten übereinstimmen. Klafft zwischen beiden eine Lücke, so weiß der Empfänger einer Nachricht nicht, welcher Teilbotschaft er nun Glauben schenken soll. Für eine **kongruente Kommunikation** sorgt Übereinstimmung in Körpersprache, para-verbalen Signalen und gesprochener Sprache.

Gleiche Aspekte einer Botschaft selektieren
Kommunikationspartner können sich darum bemühen, möglichst den **gleichen Aspekt einer Botschaft zu selektieren** und zum gemeinsamen Gegenstand zu machen. Steht die sachliche Information im Vordergrund, sollten beide Kommunikationspartner das „Sachohr" und den „Sachschnabel" benutzen. Ist hingegen die Selbstauskunft besonders wichtig, ist es förderlich, wenn der Gesprächspartner auf die Ebene der persönlichen Mitteilung eingeht.

Aktives Zuhören
Häufig wird „Zuhören" als ein passives Unterfangen betrachtet, als ein „jetzt gerade nicht reden". Infolge dessen besteht „Zuhören" darin, dass man auf die Gelegenheit wartet, bis der Gesprächspartner mit seinen Ausführungen fertig ist, um dann seinerseits mit der Rede beginnen und dem Anderen sagen zu können, wie die Dinge wirklich sind. Aktiv zuhören zu können ist jedoch mehr; es bedeutet, dass jedes Teammitglied die Verantwortung dafür übernimmt, den Standpunkt des Gesprächspartners verstanden zu haben. Dies wird beispielsweise bei der Verwendung der „UBS-Wörter" (s. u.) notwendig, bei der der Adressat aktiv nachfragt: „Was macht dich unbehaglich, kannst du das genauer benennen?", „Worin genau besteht deine Besorgnis?" Aktives Zuhören, verstanden als ein Nachfragen, bis Unklarheiten beseitigt sind, ermöglicht es, den

Standpunkt des Gegenübers „aus erster Hand“ erklärt zu bekommen und sich nicht mehr auf Vermutungen verlassen zu müssen, was der Betreffende gemeint haben könnte. „Spiegeln“ bietet darüber hinaus die Möglichkeit, das Verstandene nochmals bestätigt zu bekommen: „Wenn ich dich richtig verstanden habe, dann befürchtest du, dass…“

Aktives Zuhören setzt voraus, dass ich die Person des Sprechers akzeptiere und ihr meine ungeteilte Aufmerksamkeit zukommen lasse. Nur wenn diese Bedingungen erfüllt sind, kann man der Rede des anderen folgen, gezielt nachfragen und durch non-verbale Signale das Gespräch beeinflussen. Folgende Verhaltensweisen helfen, gut zuzuhören (Transport Canada 1997):

Indikatoren für gutes Zuhören

- **Geduldig sein:** Man wartet mit einer Antwort, bis der Kommunikationspartner seine Rede beendet hat und unterbricht nicht. Während er redet, versucht man, seinen oder ihren Gedankengängen zu folgen.
- **Nachfragen:** Nachdem der Partner seine Rede oder ihre beendet hat, fragt man nach Details, Zusammenhängen, Erklärungen und Konsequenzen.
- **Beobachten und Blickkontakt halten:** Man versucht, auch non- und para-verbale Signale wahrzunehmen. Inkongruente Botschaften können frühzeitig erkannt werden.
- **Rephrasieren:** Wichtige Inhalte werden im Originalton wiederholt.
- **Spiegeln:** Man wiederholt, was man aus der Rede des Partners verstanden hat.
- **Unterstützend sein:** Ermutigen, Respekt ausdrücken, Dank sagen, Probleme anerkennen.

▶ Aktiv zuhören bedeutet: Ich übernehme die Verantwortung dafür, dass ich den Standpunkt meines Gesprächspartners verstanden habe.

Störungen der Kommunikation thematisieren

Kommunikationspartner sollten in der Lage sein, über ihre misslungene Kommunikation reden zu können. Häufig scheitert Kommunikation daran, dass:

- eine Beziehungsstörung auf der Sachebene ausgetragen wird oder
- eine Auseinandersetzung über die Beziehung vermieden wird, indem man vorgibt, es gäbe nur rein sachliche Kommunikation.

Sind Kommunikationspartner jedoch in der Lage (nach einer kritischen Situation), darüber zu reden, wie sie miteinander umgegangen sind und was sie aus den Worten des Gegenübers herausgehört haben, so lassen sich Schieflagen i. d. R. soweit reduzieren, dass ein produktives Zusammenarbeiten (wieder) möglich ist. Diese Fähigkeit zum Gespräch über das Gespräch wird **Metakommunikation** genannt.

Über diese allgemeinen Aspekte hinaus zeichnet sich ein guter Kommunikationsstil in einer kritischen Situation durch weitere Verhaltensweisen aus.

Kennzeichen eines guten Kommunikationsstils in kritischen Situationen

- Kongruent kommunizieren
- Gleiche Aspekte einer Botschaft selektieren
- Störungen der Kommunikation zum richtigen Zeitpunkt ansprechen
- Eine klare Sprache sprechen
- Kommunikationsschleife schließen
- Teammitglieder einweisen/briefen
- Informationen aktiv suchen
- Positionen vertreten
- Bedenken äußern
- Aktives Zuhören und Unterstützen von Teammitgliedern

12.5.2 Eine klare Sprache sprechen

Mehrdeutigkeit beseitigen

Sprache ist nicht frei von Mehrdeutigkeit. Hohe **Eindeutigkeit auf der Sachebene** ist daher ein Merkmal guter Kommunikation. Eine von allen Teammitgliedern geteilte Phraseologie ist hilfreich. Jeder Sprecher soll den Adressaten von Informationen eindeutig festlegen. Informationen sollten strukturiert und mit wenigen Elementen je Satz vorgebracht werden. Sätze sollten nicht aus mehreren Verben und Objekten bestehen. Alle inhaltlichen Schwierigkeiten oder unerwartete Probleme sind laut anzusagen („Ich sehe keine Vene, die ich punktieren kann").

Kommunikationsschleife schließen *(readback)*
Kommunikation kann aus vielerlei Gründen scheitern: Das, was jemand hört, kann etwas ganz Anderes sein als was gesagt wurde und das, was er hört, kann er ganz anders verstehen als es die Intention des Sprechers war („Gesagt heißt nicht gehört und gehört heißt nicht verstanden"). Um diese Art von Missverstehen zu eliminieren, sollte der Empfänger die Inhalte jeder Kommunikation mit dem Sender abgleichen, indem er die Kommunikationsschleife *(„communication loop")* schließt.

Abb. 12.6 zeigt am Beispiel einer Anordnung, wie dies funktioniert: Eine Intensivärztin gibt z. B. einer Pflegekraft im Rahmen einer Narkoseeinleitung die Anweisung zu einer Medikamentengabe: „Gib bitte 0,2 mg Fentanyl i. v." Die Pflegekraft wiederholt dann, was sie oder er gehört hat *(„readback")*: „0,2 mg Fentanyl i. v." und ermöglicht so der Intensivärztin zu erfahren, welche Anweisung bei der Pflegekraft angekommen ist. Stimmt die zurückgelesene Information mit der ursprünglichen überein, so bestätigt die Ärztin der Pflegekraft, dass dies der Fall ist *(„hearback")*: „Ja, 0,2 mg Fentanyl i. v." Dann erst, nach Schließen der Kommunikationsschleife, wird das Medikament von der Pflegekraft injiziert.

So ungewohnt diese Vorgehensweise zunächst erscheinen mag, so entlastend wirkt sie doch auf die Zusammenarbeit, da die Beteiligten immer wissen, dass sie sich im Hinblick auf ihr Gegenüber nicht auf Vermutungen verlassen müssen („Was hat er wohl damit gemeint? Hat sie mich wirklich richtig verstanden?"), sondern das Verständnis des Anderen „gespiegelt" bekommen haben. Bei komplexen Anweisungen ist ein gründliches „Zurücklesen" die einzige Möglichkeit, das vollständige Verstehen zu kontrollieren. Besser ist es, eine Anweisung durch Schließen

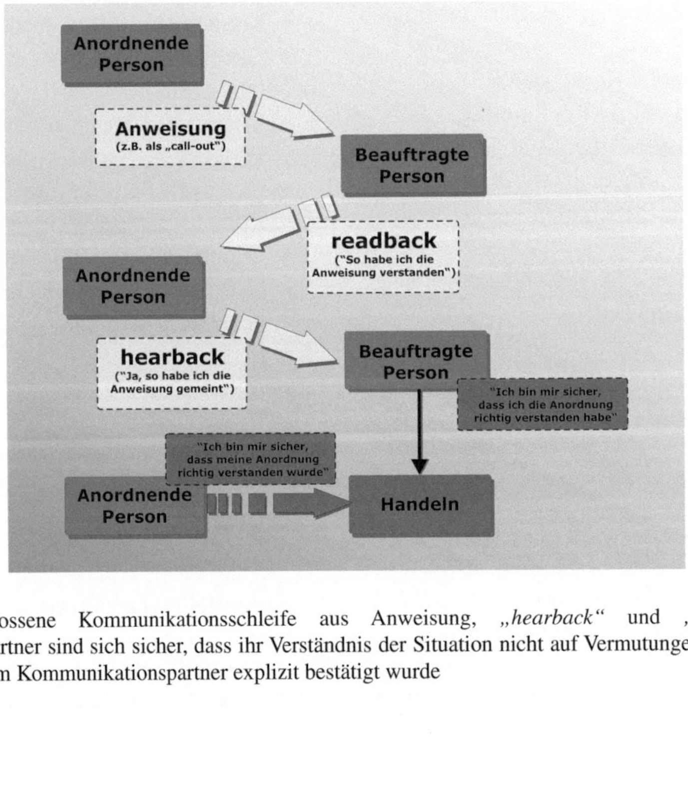

Abb. 12.6 Geschlossene Kommunikationsschleife aus Anweisung, *„hearback"* und *„readback"*. Beide Kommunikationspartner sind sich sicher, dass ihr Verständnis der Situation nicht auf Vermutungen oder Erwartungen basiert, sondern vom Kommunikationspartner explizit bestätigt wurde

von Kommunikationsschleifen sofort zu kontrollieren, als später während der Ausführung grobe Fehler, Fehlinterpretationen oder Auslassungen festzustellen. Und auch hier gilt wieder: nur was im Alltag selbstverständlicher Bestandteil der Teamkommunikation geworden ist, findet in Notfallsituationen seine Anwendung.

> **Wichtig**
> Gesagt heißt nicht gehört und gehört heißt nicht verstanden.
> Für das Schließen der Kommunikationsschleife gilt: nur was im Alltag selbstverständlicher Bestandteil der Teamkommunikation geworden ist, findet in Notfallsituationen seine Anwendung.

Teammitglieder einweisen: Briefing und Situationsbeschreibung

Obwohl Einweisungen in die Aufgabe, ***„Briefings“*** in vielen Hochrisikobereichen, wie der Luftfahrt oder beim Militär, schon lange als Standard angewendet werden, sind sie in der klinischen Medizin noch immer unüblich. Der Aufwand von nur ein paar Minuten zu Beginn einer Arbeitsschicht hilft dabei, für alle einen gemeinsamen Ausgangspunkt herzustellen, dadurch können unerwünschte Überraschungen vermieden und die Teamarbeit positiv beeinflusst werden (Leonard et al. 2004). Gemeinsame mentale Modelle sind die Basis für gemeinsames Handeln (Kap. 11). Es ist daher empfehlenswert, das Team vor Beginn von kritischen Maßnahmen in groben Zügen auf den geplanten Verlauf einzuweisen (Briefing). Dies gilt insbesondere für Maßnahmen, für die mehrere Handlungsalternativen existieren (z. B. Intubation bei möglicherweise schwierigem Atemweg, Um-Intubation, Abstimmung von technischer Rettung und medizinischer Versorgung). Dadurch wird jedes Teammitglied in die Lage versetzt, mitzudenken und vorausschauend den weiteren Verlauf des Geschehens mitzugestalten. Tritt in kritischen Situationen eine Phase geringer Arbeitsbelastung auf, sollte diese Zeit ebenfalls für eine aktuelle Bestandsaufnahme und für einen Ausblick auf den möglichen weiteren Verlauf genutzt werden. Briefings dienen der proaktiven Ausrichtung individueller Pläne und Absichten, dem Abgleich mentaler Modelle und schaffen einen Raum für Fragen, Bedenken und eigene Vorschläge.

Eine anderes Tool für Teamkommunikation, das hilft, gemeinsame mentale Modelle herzustellen, ist S-BAR(R). Mit dieser Methode können Patienten übergeben und Probleme geschildert werden, sodass verschiedenen Kommunikationskulturen und -bedürfnissen Rechnung getragen wird. Ursprünglich für die amerikanische Luftfahrt entwickelt, wurde es 2004 von Kaiser Permante an die Medizin angepasst (z. B. in King et al. 2008). Ein Problembericht wird in folgenden Schritten aufgeteilt:

- Situation: Wie geht es dem Patienten jetzt gerade?
- Background: Hintergrund, Vorgeschichte
- Assessment: (Eigene) Bewertung der Situation
- Recommendation: Empfehlung

Ergänzt zu S-BAR(R) wird das Verfahren durch Read-back/Response, das wie oben beschrieben der Verständnissicherung dient. Die Kommunikation in kritischen Situationen kann durch ein solches Gerüst und andere Teamtools (dazu siehe z. B. TeamSTEPPS: King et al. 2008) kurz und klar auf die wichtigen Punkte konzentriert sein und trotzdem das Teamverständnis fördern.

Informationen aktiv suchen

Gute Entscheidungen beruhen auf brauchbaren Informationen. Die Wahrscheinlichkeit, dass eine anfängliche Diagnose oder Entscheidung nur teilweise brauchbar ist, weil sie auf der Basis von unvollständigen Informationen gefällt wurde, ist in kritischen Situationen hoch (Kap. 6). Um der Gefahr einer frühzeitigen Fixierung auf die erste Diagnose und einer Suche nach bestätigenden Informationen *(„confirmation bias“)* vorzubeugen, sollte man es sich zur Angewohnheit machen, ganz bewusst nach Informationen zu suchen, die eine erste Annahme widerlegen könnten. Man kann sich selbst fragen: „Welcher Sachverhalt ist mit meiner augenblicklichen Diagnose nicht in Einklang zu bringen?“ oder man kann die anwesenden Teammitglieder über die eigenen Überlegungen informieren und sie um eine kritische Rückmeldung bittet: „Spricht aus eurer Sicht etwas dagegen?"

Benötigt man Information von anderen Personen, so sollte man so lange nachfragen, bis man sich sicher ist, dass man alle relevanten Informationen erhalten hat. Gerade Berufsanfänger stehen gelegentlich vor dem Dilemma, dass insistierendes Nachfragen als unerwünschte Störung, als Zeichen der Inkompetenz oder als Übervorsichtigkeit angesehen wird. Dies hat nicht selten zur Folge, dass der Gefragte beginnt, auf der Beziehungsebene herabsetzende Botschaften zu senden. Derartige Beziehungskonstrukte können zu gefährlichen Situationen beitragen, weil einerseits notwendige Information vorenthalten wird und andererseits eine spannungsgeladene Atmosphäre entsteht. Menschen neigen in solchen Situationen häufig dazu, Konflikten auszuweichen und sich um des Friedens willens mit unvollständiger Information zufriedenzugeben und alleine klarzukommen. Einer Frage aus Angst vor einem Konflikt nicht nachgegangen zu sein, kann für den Patienten und den Arzt sehr gefährlich werden.

▶ Um der Gefahr einer frühzeitigen Fixierung auf die erste Diagnose und einer Suche nach bestätigenden Informationen vorzubeugen, sollte man es sich zur Angewohnheit machen, ganz bewusst nach Informationen zu suchen, die eine erste Annahme widerlegen könnten.

12.6 Kommunikation in hierarchischen Teams: Vom „Autoritätsgradient" zum klaren Ansprechen

12.6.1 Der „Autoritätsgradient"

Diese Angst vor Konflikten ist unter dem Aspekt der Patientensicherheit unbegründet: Da jede Person nur einen begrenzten und persönlich gefärbten Ausschnitt der Wirklichkeit erfasst, ergeben sich zwangsläufig verschiedene Standpunkte, wenn die gleiche Situation von verschiedenen Menschen erlebt wird. Sachkonflikte gehören somit zum Wesen der Teamarbeit und bieten für jedes Teammitglied die Chance, „ungefragt" neue und für die Patientensicherheit entscheidende Informationen und Bewertungen zu erhalten. Dafür jedoch müssen Informationen ungehindert fließen können und Mitarbeitende Bedenken bezüglich der Sicherheit frei und offen äußern und ggf. auch mit Nachdruck vertreten dürfen. Das muss auch für Bedenken angesichts von Plänen und Handlungen von Führungskräften gelten. Teams in der Akutmedizin sind jedoch i. d. R. hierarchisch aufgebaut. Ist das Hierarchiegefälle zu stark („steil"), hat dies einen großen Einfluss auf die Patientensicherheit (Cosby und Croskerry 2004, Cosby 2010). Hawkins (1987) führte dafür den Begriff „Autoritätsgradienten" (als „Trans-Cockpit-Autoritäts-Gradient") in das Vokabular des „Crew Ressource Management" (CRM)-Trainings ein (Kap. 16). Dieser erschwert den offenen Dialog innerhalb eines Teams oder macht ihn gänzlich unmöglich. Unter dem Einfluss des Autoritätsgradienten wird die Annahme eines sicherheitsrelevanten Hinweises nicht von der logischen Konsistenz des Arguments, sondern von der Berufsgruppe, dem Berufsstand oder von der Stellung innerhalb der Krankenhaushierarchie oder der Hierarchie am Einsatzort abhängig gemacht. Im Extremfall wird dadurch ein Klima generiert, in dem ganzen Berufsgruppen (z. B. Pflegedienst, Rettungsdienstpersonal) oder Hierarchieebenen (z. B. Assistenzärzte) pauschal die Kompetenz und Berechtigung abgesprochen werden, sich mit Bedenken und Einwänden zu Wort zu melden. Wesentlich für das Verständnis des „Autoritätsgradienten" sind hierbei zwei Tatsachen:

- Der Begriff beschreibt keine abstrakte Einflussgröße, sondern Grundannahmen der Kommunikationspartner, die ihr Kommunikationsverhalten prägen und dazu führen, dass Bedenken nicht geäußert werden. Zu diesen Grundannahmen gehören vor allem Vorstellungen bezüglich der eigenen Rolle innerhalb der Hierarchie, Annahmen über die Wirksamkeit geäußerter Rede und Befürchtungen bezüglich persönlicher

Tab. 12.2 Auflistung möglicher Gründe dafür, dass sich „Beharrlichkeit" und „Fürsprache" verbunden mit „klärender Nachfrage" nur zögerlich in der Medizin durchsetzen

Teammitglieder befürchten möglicherweise dass …	Führungskräfte befürchten möglicherweise dass …
… ihre Frage als Inkompetenz gedeutet wird, weil die Antwort „offensichtlich" ist … sie durch ihre Nachfragen oder Einwände negative soziale Konsequenzen ernten … sie ihre Kompetenz unbefugt überschreiten … sie als besserwisserisch und bevormundend erscheinen … sie nicht die richtigen Worte finden und ihr Anliegen nicht adäquat formulieren können	… man ihre Autorität untergräbt und ihnen Inkompetenz unterstellt … eine ständige Einmischung in ärztliche Therapieentscheidung erfolgt … im Notfall zu viel debattiert und nicht konsequent gehandelt wird … Hierarchien dann aufgelöst werden, wenn sie dringend benötigt werden … sich bei entsprechender Persönlichkeit der Mitarbeitenden „selbsternannte Professuren" häufen

Konsequenzen. Während Teammitglieder insbesondere Sorge vor öffentlicher Bloßstellung oder negativen sozialen Sanktionen haben, scheint bei Führungspersonen der Aspekt der Infragestellung ihrer Kompetenz im Vordergrund zu stehen (Tab. 12.2). Diese Sorge sollte jedoch unbegründet sein: I. d. R. bezieht sich sicherheitsrelevante Kritik durch Teammitglieder nicht auf die grundsätzliche Kompetenz und Expertise der Führungsperson, sondern auf humanfaktorielle Einflussgrößen wie Aufmerksamkeit, Ablenkung, Missverstehen und auf eine vermutete unvollständige Informationsbasis. Auf einen dieser Aspekte hingewiesen zu werden, greift deshalb nicht die über Jahre gewachsene Expertise (Kap. 2) an, sondern zielt darauf ab, der Führungsperson zu einem möglichst umfassenden Bild der aktuellen Situation zu verhelfen.

- Ein „Autoritätsgradient" kann nicht nur dann wirksam werden, wenn die Autorität der Führungsperson als negativ erlebt wird (z. B. als „arrogant", „unnahbar", „streng"). Er greift auch in der Zusammenarbeit mit Kollegen und Vorgesetzten, die aufgrund ihrer Menschlichkeit, fachlichen Kompetenz und charismatischen Ausstrahlung geachtet und beliebt sind. In diesem Fall ist es dann weniger der „blinde Gehorsam", als vielmehr das „blinde Vertrauen" in die Oberärztin/den Notarzt („Sie/er wird schon wissen, was sie tut") der zu einer Gefährdung des Patienten beitragen kann (St.Pierre et al. 2012).

▶ Sachkonflikte gehören zum Wesen der Teamarbeit und bieten jedem Teammitglied die Chance, von anderen Teammitgliedern „ungefragt" neue, und für die Patientensicherheit entscheidende, Informationen und Bewertungen zu erhalten. Damit dies gelingen kann, müssen Informationen ungehindert fließen und alle Teammitglieder Einwände und Bedenken äußern können.

12.6.2 Fürsprache *(„advocacy")*, Beharrlichkeit *(„assertiveness")* und klärende Nachfrage *(„inquiry")*

Da in der Medizin, vergleichbar zu vielen anderen Hochrisikotechnologien, eine Korrelation zwischen ungenügender Kommunikation und schlechtem Patientenoutcome postuliert wird (Taylor-Adams und Vincent 2000; Wilson et al. 1995) hat man auf die positiven Erfahrungen aus anderen Hochrisikobranchen zurückgegriffen und Schulungskonzepte entwickelt, die Mitarbeitende ermächtigen sollten, ihre Verantwortung wahrzunehmen (AHRQ 2007; Barrett et al. 2001; Risser et al. 1999). Bei allen inhaltlichen Unterschieden teilen alle diese Programme wesentliche Grundannahmen bezüglich der Wahrnehmung der Verantwortung für die Sicherheit der Patienten:

- **Fürsprache:** Jede am Patienten tätige Person trägt unabhängig von seiner oder ihrer

Stellung innerhalb einer Hierarchie Verantwortung für dessen Sicherheit und darf diese Verantwortung nicht stillschweigend aufkündigen. Jeder Teammitglied ist somit Anwalt *(„advocat")* des Patienten und soll seine Stimme erheben, wenn er Bedenken bezüglich dessen Sicherheit hat *(„advocacy")*.

- **Beharrlichkeit:** Für eine effektive Teamarbeit ist es unerlässlich, dass Unklarheiten jederzeit angesprochen und die Absichten und Handlungen jedes Teammitglieds hinterfragt werden können. Diese Notwendigkeit schließt erfahrene Kollegen und Führungspersonen ausdrücklich ein (Kap. 13). Teammitglieder müssen eigene Bedenken und Anliegen solange aktiv, nachdrücklich und beharrlich vorbringen dürfen, bis sie sicher sind, dass deren Inhalte von der Führungskraft gehört und verstanden wurden *(„assertiveness"*, Lorr und More 1980; Jentsch und Smith-Jentsch 2001). Ziel ist es, dass alle sicherheitsrelevanten Fakten in die Meinungsbildung der Führungsperson einfließen können, bevor diese eine Entscheidung trifft. Als Teammitglied muss man die Entscheidung mittragen und will daher aufgrund von Fakten und nicht von Autorität von der Richtigkeit einer Maßnahme oder eines Plans überzeugt werden. Beharrlichkeit ist nicht gleichzusetzen mit Aggressivität, denn Beharrlichkeit bedeutet, Empfindungen, Ideen, Anliegen und Sorgen in einer klaren und deutlichen Weise zu kommunizieren, ohne den Gesprächspartner erniedrigen oder verletzen zu wollen (Tab. 12.3). Aufrichtigkeit und Fairness sind ein wesentlicher Bestandteil von Beharrlichkeit.
- **Klärende Nachfrage:** Kommunikationspartner dürfen sich nie auf Vermutungen bezüglich des mentalen Modells ihres Gegenübers verlassen („Mein/e Vorgesetzte/r wird schon wissen, was sie/er tut"), sondern müssen bei Zweifeln und Bedenken mit einer klärenden Nachfrage *(„inquiry")* ihre eigenen Annahmen explizit mit der Sichtweise des Gegenübers abgleichen. Dies gilt sowohl für das Teammitglied, das durch sein Nachfragen den Grund für eine als gefährlich eingestufte Handlung erfahren möchte, als auch für die Führungsperson, die das Unbehagen und die Bedenken des Teammitglieds aufgreift und diesem aktiv zuhört.

Tab. 12.3 Der Unterschied zwischen beharrlichem und aggressivem Verhalten

Beharrlichkeit	Aggressivität
Problemlösen steht im Vordergrund	Konfrontation steht im Vordergrund
Aufrichtiges Interesse an der Meinung anderer	Meinungen anderer werden ignoriert
Ernstnehmen der eigenen Person	Selbstaufwertung auf Kosten anderer
Eigene Gefühle werden geäußert	Andere sollen erniedrigt werden
Entscheidungen werden für die eigene Person getroffen	Entscheidungen werden für andere getroffen und diese werden dadurch entmündigt
Versucht, niemandem zu schaden (auch sich selbst) und für alle eine Gewinnsituation herzustellen *(„win-win")*	Versucht, anderen zu schaden, um selbst am Ende als Gewinner dazustehen
Erwünschte Zielen sollen erreicht werden; ist dies nicht möglich, wird über einen Kompromiss verhandelt	Ziele werden erreicht, indem bewusst „Kollateralschäden" in Kauf genommen wird, ein Kompromiss wird nicht angestrebt
Kommunikation erfolgt im üblichen Umgangston	Laute Sprache bis hin zum Geschrei
Augenkontakt wird gehalten	Andere Personen werden angestarrt
Offene Körperhaltung und empathischer Ausdruck, der andere wird nicht bedrängt	Verschränkte Arme und steife Körperhaltung; man dringt in den persönlichen Raum anderer ein
Sieht sich als Teil des Teams	Versucht, das Team zu kontrollieren

Bei den genannten Aspekten der „Beharrlichkeit“, „Fürsprache“ und „klärenden Nachfrage“ geht es somit nicht darum, dass Teammitglieder künftig stellvertretend für ihre Führungsperson entscheiden, sondern dass sicherheitsrelevante Informationen und Bedenken jederzeit frei und ohne Rücksicht auf Hierarchie respektvoll und in der Sache eindeutig geäußert werden können. Man hinterfragt auch nicht die Autorität, sondern lediglich die Grundlagen einer Entscheidung.

> Bei den Konzepten von „Beharrlichkeit“, „Fürsprache“ und „klärender Nachfrage“ geht es nicht darum, dass Teammitglieder künftig stellvertretend für ihre Führungsperson entscheiden, sondern darum, dass sicherheitsrelevante Informationen und Bedenken jederzeit frei und ohne Rücksicht auf Hierarchie respektvoll und in der Sache eindeutig geäußert werden können. Es wird nicht die Autorität der Führungsperson, sondern die sachliche Grundlage einer Entscheidung hinterfragt.
>
> Beharrlichkeit ist nicht gleichzusetzen mit Aggressivität, denn Beharrlichkeit bedeutet, Empfindungen, Ideen, Anliegen und Sorgen in einer klaren und deutlichen Weise zu kommunizieren, ohne seinen Gesprächspartner erniedrigen oder verletzen zu wollen.

12.6.3 Die Sprachlosigkeit überwinden

Seit mehreren Jahrzehnten beschäftigt sich die Organisationspsychologie mit den Faktoren, die Mitarbeitende einer Organisation dazu bringen, sich konstruktiv oder kritisch mit einer eigenen Meinung zu Wort zu melden (*„voice behaviour“; „speaking up“*) oder aber angesichts kritischer Sachverhalte oder offensichtlicher Ungerechtigkeit oder unethischen Verhaltens zu schweigen. Die Gründe dafür können individueller oder organisationaler Natur sein. Das Schweigen begünstigende Faktoren sind (Kolbe und Grande 2016; Morrison 2014):

Individuelle Ebene

- Eine Persönlichkeit, die durch eine gering ausgeprägte emotionale Stabilität (‚Neurotizismus‘) und dem Wunsch nach Verträglichkeit geprägt ist
- Fachliche Unsicherheit, ob ein Einwand medizinisch berechtigt ist
- Gering ausgeprägte Kommunikationsfähigkeit, die eine Person zweifeln lassen, ob sie die richtigen Worte finden kann
- Zugehörigkeit zu Minoritäten oder ein Teilzeit-Arbeitsverhältnis, welches die Gefahr eines Arbeitsplatzverlustes größer erscheinen lassen

Ebene der Gruppe und Organisation

- Ein Klima, welches Hierarchie, Selbstinteresse und Schweigen verstärkt (*„organizational silence“).*
- Negative Vorerfahrungen mit dem Ansprechen kritischer Punkte führen dazu, dass Mitarbeitende sich entschließen, künftig nichts mehr zu sagen („habituiertes Schweigen“)
- Verantwortungsdiffusion für *speaking up,* weil Mitarbeitende dieses Verhalten grundsätzlich zwar gut finden, die konkrete Ausführung aber von Kolleginnen oder Kollegen erwarten.

Die Wahrscheinlichkeit, dass sich Mitarbeiterinnen und Mitarbeiter mit Bedenken, Anfragen oder Kritik zu Wort melden steigt, wenn mehrere der folgenden Bedingungen gegeben sind:

Individuelle Ebene

- Eine Persönlichkeit, die durch Extroversion und Gewissenhaftigkeit geprägt ist
- Ein subjektives Gefühl von Autonomie, Kontrolle und Mitgestaltungsmöglichkeit am Arbeitsplatz
- Eine wertschätzende Einstellung gegenüber dem Adressaten, welche es der Person leichter macht, sich zu Wort zu melden
- Positive Erfahrungen mit der Wirksamkeit von „speaking up“

Ebene der Gruppe und Organisation

- Das Gefühl psychologischer Sicherheit, dass eigene Gedanken, Befürchtungen und Kritik auch Vorgesetzten gegenüber geäußert werden können, weil dies in der Organisation ein gewünschtes und verantwortungsvolles Verhalten darstellt.
- Inkludierendes Verhalten der Führungsperson, welches von einem respektvollen und wertschätzenden Miteinander geprägt ist und welches die Meinungen und Sichtweisen der Mitarbeitenden aktiv einfordert („Was ist ihre Meinung dazu?“)
- Positive Verstärkung für „Speaking up“, sodass sich Mitarbeitende entschließen, sich auch bei der nächsten Gelegenheit wieder zu Wort zu melden
- Die Etablierung von formalisierten Gelegenheiten, Fach- und Berufsgruppenübergreifen persönliche Sichtweisen auszutauschen (z. B. Briefings, Debriefings)

Es ist Konsens der Forschung, dass es primär nicht die fehlende Motivation oder Inkompetenz der Mitarbeitende ist, die das Schweigen begründet, sondern das organisationale Klima und die sozialen Interaktionen, die ein solches Verhalten als unerwünscht oder persönlich zu riskant erscheinen lassen (Kolbe und Grande 2016).

Ist es aus den genannten Gründen für viele Mitarbeitende bereits schwierig, bei ethischen Dilemmata ohne Zeitdruck die geplante Vorgehensweise eines Vorgesetzten zu hinterfragen (McCue und Beach 1994; Sutcliffe et al. 2004) oder einen Konflikt über eine operative Maßnahme zu klären (Coats und Burd 2002; Belyansky et al. 2011), verschärft sich die Problematik angesichts einer unmittelbar bevorstehenden unwiderruflichen Handlung oder in einer sich dynamisch entwickelnden kritischen Situation: Hier bleibt nur wenig Zeit, sich einer Autoritätsperson gegenüber mit Bedenken zur Sicherheit geplanter Maßnahmen zu Wort zu melden und einen drohenden Schaden vom Patienten abzuwenden. Konflikte über Themen mit akuter Sicherheitsrelevanz gehören somit zu den herausforderndsten Situationen in der Patientenversorgung.

Während ihrer Weiterbildungszeit lernen Assistenzärzte und Pflegende, indem sie Fragen stellen. Fragen und das Gefragt-werden stellen somit ein grundlegendes Kommunikationsmuster innerhalb der klinischen Hierarchie dar. Liegt der Grund für eine Frage jedoch nicht mehr in fachlicher Neugier, sondern in der Befürchtung eines bevorstehenden Schadens, so sollte dieser Positionswechsel deutlich werden. Dazu benötigen beide eine gemeinsame Sprache, die Einwände nicht als Anmaßung erscheinen lässt. Im Rahmen des Crew Resource Managements (CRM) der Luftfahrt wird Teilnehmern beigebracht, ihr sicherheitsrelevantes Anliegen mit „eskalierenden“ Schlüsselwörtern vorzubringen (Jensen 1995; Transport Canada 1997). In der Medizin wurde analog im Programm TeamSTEPPS (AHQR 2007) Schlüsselwörter für den klinischen Kontext entwickelt:

- „CUS-words“ *(**c**oncerned, **u**neasy, **s**afety issue)* entsprechen im deutschsprachigen Raum die
- „UBS-Wörter“ (**u**nbehaglich, **b**esorgt, **s**icherheitsrelevant).

Die inhaltliche Steigerung beginnt beim „Bauchgefühl“ (Unbehagen: Etwas stimmt nicht, ich weiß nur noch nicht, was) über medizinisch begründbare Einwände (Besorgnis: So wie ich die Dinge verstehe, kann das nicht stimmen) hin zum verbalen Einschreiten (Stop: Dies ist eine sicherheitsrelevante Angelegenheit; der Patient ist bedroht). CRM-Training (Kap. 16) sensibilisiert alle Teammitglieder (zu denen auch die Führungskräfte gehören), hellhörig zu werden, sobald eines dieser „Schlüsselwörtern“ verwendet wird: in dem was jetzt folgt, wird ein sicherheitsrelevantes Anliegen kommuniziert.

Um Bedenken unter dem Einfluss eines Autoritätsgradienten respektvoll und in der Sache eindeutig kommunizieren zu können, wird somit die folgende formale Vorgehensweise empfohlen:

- **Einstieg:** Sprechen Sie die andere Person mit dem Namen an.
- Bringen Sie **Ihren Standpunkt** vor: Sprechen Sie in der „Ich-Form" und machen Sie deutlich, dass Sie Ihre eigene Meinung vorbringen. Um deutlich zu machen, dass das Folgende Sicherheitsrelevanz hat, verwenden Sie die genannten „UBS-Wörter"
- **Präzisieren Sie das Problem** beziehungsweise äußern Sie Ihre Befürchtungen und gehen Sie nie davon aus, dass Ihr Gegenüber mit einer Beobachtung identische Assoziationen verbindet. Sagen Sie explizit, dass es sich Ihrer Meinung nach um ein Sicherheitsproblem handelt und dass Sie Bedenken deswegen haben. Ihrem Gegenüber sollte klar werden, dass in Ihrer Wahrnehmung gerade „etwas falsch läuft" und nicht, dass er oder sie Unrecht hat.
- Schlagen Sie **alternative Lösungsmöglichkeiten** vor, da Sie auch hier nicht davon ausgehen können, dass Ihr Gesprächspartner in diesem Moment das für Sie Offensichtliche bedacht hat. Darüber hinaus nehmen Menschen Kritik leichter an, wenn zugleich konstruktive Lösungsansätze mit benannt werden.
- Sie haben lediglich Ihre persönliche Sichtweise (und nicht „das Problem" oder „die Lösung") geäußert. **Erbitten Sie daher eine Stellungnahme** Ihres Gegenübers: „Was denken Sie?" Es ist wichtig, dass Sie bestätigt bekommen, dass Ihr Standpunkt gehört und verstanden wurde.
- Versuchen Sie soweit möglich Einigkeit zu erzielen.

Erste Erfahrungen mit der konkreten Anwendung dieser Kommunikationsstrategie im Rahmen von Trainingskonzepten in der perioperativen Medizin haben vielversprechende Resultate erzielt (Hunziker et al. 2011; McLaughlin et al. 2006).

„*two-challenge-rule*" in der Medizin?

Unter der Annahme, dass jedes Teammitglied für die Sicherheit und den Austausch von relevanten Informationen verantwortlich ist, sollte es untergeordneten Mitarbeitenden so leicht wie möglich gemacht werden, Sicherheitsaspekte offen anzusprechen. Um dies zu ermöglichen wird in der Luftfahrt eine Progression der Anfragen gelehrt, die das Sicherheitsrisiko minimieren helfen sollen: „PACE" (Besco 1999). Dieses Verfahren ähnelt dem eben genannten CUS/USB, eskaliert aber weiter. Das Akronym steht für:

- ***Probe*** (dt.: sondiere): Nachfragen, wenn man eine Handlung nicht versteht
- ***Alert*** (dt.: warne): Die eigene Einschätzung wird mitgeteilt und gesagt, warum man die Situation als gefährlich einschätzt.
- ***Challenge*** (dt.: fordere heraus): Dem *„pilot flying"* wird deutlich mitgeteilt: Du gefährdest unsere Sicherheit und das Leben der Passagiere, wenn Du an dieser Entscheidung festhältst.
- ***Emergency action*** (dt.: Notfallmaßnahme): Dem *„pilot flying"* wird gesagt: Wenn Du diese Entscheidung nicht augenblicklich änderst, werde ich die Kontrolle über das Flugzeug übernehmen. Erfolgt immer noch keine adäquate Reaktion, wird interveniert und die Kontrolle übernommen: „Ich habe das Flugzeug!"

Die zuletzt genannte Vorgehensweise ist auch als „Regel der zweifachen Aufforderung" *(„two-challenge rule")* bekannt. Diese ist nur möglich, weil dienstälteren Piloten beigebracht wird, dass sie den Bedenken jüngerer Kollegen respektvoll zuhören und angemessen antworten müssen. Dienstjüngere Piloten werden angehalten, mithilfe von PACE jegliche Sicherheitsbedenken unverzüglich und in eskalierender Form zu äußern. Sollten sie den verantwortlichen Piloten mehr als zweimal zu einer Stellungnahme auffordern müssen, ohne eine plausible Antwort oder konstruktive Reaktion zu erhalten, so haben sie das Recht, die Steuerung des Fluges zu übernehmen. Dieses Recht leitet sich aus der Annahme ab, dass der Pilot durch sein Schweigen bezüglich der Einwände gegen seine Entscheidung die Sicherheit des Fluges beeinträchtigt.

Im Gegensatz zur Anwendung in der zivilen Luftfahrt, bei der Flugschüler bereits früh mit dieser Regel sozialisiert werden und die im Arbeitsalltag bei der Interaktion von zwei annähernd gleich qualifizierten Personen zum Tragen kommt, lässt sich die *„two-challenge-rule"* nicht ohne weiteres auf die Verhältnisse in der Präklinik oder Patientenversorgung im Krankenhaus übertragen, da nicht jedes Teammitglied für jede Aufgabe qualifiziert ist. Als analoges Vorgehen wurde für die Klinik vorgeschlagen, dass der Assistenzarzt oder die Pflegekraft einen weiteren Fach- oder Oberarzt für eine zweite Meinung hinzuzuziehen sollte, wenn weiterhin Bedenken bezüglich einer Gefährdung der Patientensicherheit bestehen (Cosby und Croskerry 2004). Da auch eine modifizierte *„two-challenge-rule"* problematische Aspekte besitzt, sollten eine Reihe an Randbedingungen gegeben sein, bevor diese Vorgehensweise eingeführt wird. Andernfalls besteht die reale Möglichkeit, dass die unbedachte Anwendung etablierte Teamprozesse nachhaltig stören und damit die Patientensicherheit gefährden kann (Prineas 2011):

- **Unterstützung durch die Führungsebene:** Teammitglieder werden ermutigt, die geschilderte Kommunikationstechnik anzuwenden. Führungskräfte werden darüber informiert, dass diese Sprache nicht dazu dienen soll, ihre Autorität zu untergraben, sondern dazu, als personenunabhängige Sicherheitstechnik angewendet zu werden.
- **Eine standardisierte Sprache** soll innerhalb der Organisation gelehrt werden, damit alle Beteiligten erkennen können, dass gerade ein „Kommunikationswerkzeug" zum Einsatz kommt und welche Intention dahintersteht. Im Idealfall ist dieses Training verpflichtend für alle Mitarbeitenden.
- Es muss unterstellt werden können, dass alle Teammitglieder bei Anwendung dieser Kommunikationsform ausschließlich **im Interesse des Patienten** handeln. Jeder Beteiligte ist sich seiner Verantwortung bewusst und verfolgt damit keine persönliche Agenda.
- Die Vorgehensweise wurde **nicht isoliert eingeführt,** sondern ist Bestandteil einer breiten Palette an Kommunikations- und Teamarbeitswerkzeugen, welche in der Organisation eingeführt wurden.

Obwohl zu dem Zeitpunkt des Erscheinens noch gar nicht geklärt war, ob solch eine Einführung im Gesundheitswesen überhaupt sinnvoll und möglich ist, wurde sie bereits im Report des Institute of Medicine (Kohn et al. 1999, vgl. Kap. 1) als vorbildliche Maßnahme empfohlen. Erste Versuche, diese Regel in der genannten Modifizierung in akutmedizinischen Teamtrainings und Übungssimulationen zu implementieren, haben ermutigende Ergebnisse erzielt (z. B. Morey et al. 2002; Pian-Smith et al. 2009).

12.7 Kommunikation nach kritischen Situationen

Zur guten Kommunikation gehören Feedback und die Lösung von zwischenmenschlichen Konflikten. Sie haben ihren Platz **nach** kritischen Situationen, da sie Zeit und Ruhe voraussetzen.

Rückmeldung geben

Rückmeldungen **(Feedback)** können sowohl auf **Äußerungen** als auch auf **Handlungen** eines Teamkollegen gegeben werden. Feedback ermöglicht, frühzeitig Missverständnisse aus dem Weg zu räumen und eine Lerngelegenheit wahrzunehmen. Damit Feedback zu einem wesentlichen Aspekt der Teamkommunikation werden kann, müssen Teammitglieder sicher sein, dass es erwünscht ist und konstruktiv umgesetzt wird.

Feedback unter statusgleichen Personen ist i. d. R. reich an positiven und negativen Aspekten. Feedback hingegen, das hierarchiehöheren Personen gegeben wird, hat eine eingebaute Selektionsverstärkung für positive Aspekte: Man betont viel mehr das Positive und lässt problematische Verhaltensweisen unerwähnt. Für Führungskräfte ist es deshalb sinnvoll, **explizit Feedback einzufordern,** indem man um Beobachtungen bezüglich des eigenen Verhaltens und um konstruktive Ratschläge für Verbesserungen bittet.

Die folgenden Grundregeln können für ein konstruktives Feedback hilfreich sein:

Grundregeln für ein konstruktives Feedback

- Wertschätzende Grundhaltung – jeder lernt über Feedback
- Angemessenen Zeitpunkt und Rahmen wählen
- Feedback erteilen, wenn der Empfänger dazu bereit ist
- Positives Feedback geben – negatives Feedback wird dann eher angenommen
- Niemanden bloßstellen – Kritik zuerst unter vier Augen anbringen
- Feedback konkret und sachlich gestalten
- Beobachtbare Handlungen ansprechen – nicht Eigenschaften einer Person
- Verwenden von Ich-Botschaften zur Mitteilung von Beobachtungen
- Klare Beschreibung erwarteter Veränderungen
- Gutes Beispiel sein: Selbst Feedback annehmen und sich dafür bedanken

Sachliche Konflikte ansprechen

Weil jede Situation von verschiedenen Menschen unterschiedlich erlebt wird, ergeben sich zwangsläufig verschiedene Ansichten, Pläne und Absichten. Lassen sich diese individuellen Absichten nur gegen die anderen Personen durchsetzen, spricht man von einem Konflikt. In medizinischen Angelegenheiten lassen sich Konflikte durch das Besprechen von Daten, Meinungen und Anzeichen klären. Die meisten Konflikte können durch Annäherung der widersprüchlichen Absichten oder durch **Kompromissbildung** gelöst werden. Man findet gemeinsam den sachlich besseren Standpunkt heraus, man ordnet die widersprüchlichen Absichten „eine nach der anderen" oder man verwirft zwei widersprüchliche Standpunkte zugunsten eines kleinsten gemeinsamen Nenners. Konstruktiv ausgetragene Konflikte verhelfen oft zu einem umfassenderen Bild der Wirklichkeit und zu besseren Lösungen.

In kritischen Situationen und bei hohem Zeitdruck ist schnelles Entscheiden wichtig, sodass die Zeit für das Austragen eines sachlichen Konflikts gelegentlich nicht gegeben ist. Ist dies der Fall, können Teammitglieder das Zurückweisen ihrer Meinung oder Ansicht als Zurückweisung ihrer Person und als Disqualifizierung ihrer Kompetenz und ihres Engagements werten. Um Beziehungsstörungen vorzubeugen, sollten nach kritischen Situationen solche möglicherweise unbemerkt durchlaufenen Entscheidungen rekapituliert, Konfliktstoff offen angesprochen und das Erleben der Situation respektvoll erfragt werden.

Beziehungskonflikte ansprechen

Wenn sich Konflikte überwiegend auf fachliche Themen beziehen, sind sie i. d. R. durch fachliche Mittel gut zu lösen (Argumente, Modelle, Lehrmeinungen). Da hinter den Konflikten jedoch immer Personen stehen, ist eine Konfliktlösung mehr als nur ein Ausgleich auf der Sachebene. Insbesondere Konflikte mit hohem Beziehungsanteil erweisen sich oft als zäh, schwer lösbar und nachhaltig. Tritt ein Konflikt in einer kritischen Situation auf, können schnell Motive wie Kompetenzschutz das eigene Handeln bestimmen (Kap. 4). Man sollte sich daher immer bewusst dafür entscheiden, eine gute Lösung für den Patienten zu finden. Nicht **wer Recht** hat, ist dann die entscheidende Frage, sondern **was richtig** ist *(„what is right – not who is right")*.

Da Notfallsituationen häufig durch harte sachliche Widersprüche und Ressourcenkonflikte gekennzeichnet sind und schnell ein aggressives Klima mit unverrückbaren Positionen entsteht, sollten Teammitglieder und Führungskräfte vor allem nach solchen Situationen auf der Beziehungsebene einen fairen Ausgleich herstellen. Das geschieht durch gegenseitige Anerkennung des Engagements, der Beharrlichkeit und Kompromissbereitschaft. Einfache Daumenregeln für Konfliktlösungen gibt es leider nicht, aber die Kenntnis einiger Grundregeln kann hilfreich sein.

Maximen der Konfliktlösung

- **Hören Sie gut zu.** Sehen Sie einen Konflikt als (ungefragte) Möglichkeit, noch weitere Standpunkte zu hören. Fragen Sie im Zweifelsfall erst nach und reden Sie dann.
- **„Das Problem ist das Problem".** Greifen Sie nicht Ihr Gegenüber an, sondern das Problem.
- **Der Patient soll der Gewinner sein** und nicht einer der Behandelnden. Konflikte sind kein Machtkampf mit einem feindlichen Gegenüber. Ziel eines Konfliktes ist eine *„win-win"*-Situation für alle Beteiligten.
- **Es geht nicht darum, Überlegenheit zu beweisen,** sondern in unterschiedlichen Rollen konstruktiv zusammen zu arbeiten.
- **Bringen Sie die Gegensätze zur Sprache.** Klären Sie Gemeinsames und Trennendes. Oft besteht mehr Übereinstimmung als man anfänglich dachte.
- **Sprechen Sie Gefühle an.** Menschen nehmen starke Standpunkte oft aufgrund von starken Gefühlen und nicht aufgrund von rationalen Überlegungen ein.
- **Respektieren Sie jedes Teammitglied.** Gerade wenn Sie die Meinung ihres Gegenübers nicht teilen und anders entscheiden, sollten Sie ihm das Gefühl vermitteln, dass Sie seine Person respektieren und seinen Standpunkt sorgfältig abgewogen haben.

▶ Zur guten Kommunikation gehören Feedback und die Lösung von zwischenmenschlichen Konflikten. Sie haben ihren Platz nach kritischen Situationen, da sie Zeit und Ruhe voraussetzen.

12.8 Tipps für die Praxis

- Gute Kommunikation und gutes Zuhören müssen geübt werden und sollten zur täglichen Gewohnheit werden. In kritischen Situationen kann dann von dieser Gewohnheit profitiert werden.
- Sprechen Sie die gemeinte Person an und stellen Sie sicher, dass Ihre Nachricht verstanden wurde.
- Der erste Eindruck prägt (positiv oder negativ) und hat Einfluss auf das Gelingen von Kommunikation.
- Erwarten Sie nicht, dass Menschen Gedanken lesen können. Artikulieren Sie Ihre Meinungen klar und deutlich und äußern Sie Bedenken.
- Nichts ist so einfach, als dass es nicht missverstanden werden könnte.
- Gesagt ist nicht gehört und gehört ist nicht verstanden.
- Wann immer Sie sich unsicher fühlen und Bedenken bezüglich der Sicherheit eines Patienten haben, sprechen Sie mit den Vorgesetzten in einer respektvollen, nicht bedrohlichen und unterstützenden Weise. Stellen Sie sicher, dass die entscheidenden Informationen angesprochen werden.
- Im Zweifelsfall: Fragen Sie nach!
- Gute Entscheidungen werden aufgrund guter Informationen gefällt. Holen Sie aktiv Informationen ein.
- Wenden sie „Beharrlichkeit", „Fürsprache" und „klärenden Nachfrage" bei Konflikten mit Sicherheitsrelevanz an. Sie hinterfragen nicht die Autorität der Führungsperson, sondern lediglich ihre aktuelle Entscheidung.
- In kritischen Situationen ist aktives Zuhören einer der wichtigsten Fähigkeiten.
- In kritischen Situationen steigt die Wahrscheinlichkeit, dass mentale Modelle unvollständig oder gar falsch sind. Sie sollten stets aktiv auch nach Informationen suchen, die Ihren aktuellen Annahmen widersprechen.
- Es geht in einem interdisziplinären Setting nicht darum, Überlegenheit zu beweisen, sondern in unterschiedlichen Rollen konstruktiv zusammen zu arbeiten.

12.9 Kommunikation – Auf einen Blick

Überblick

- Kommunikation erfüllt Funktionen: Strukturierung, Informationsverteilung, Koordination und Stabilisierung.
- Immer, wenn Menschen Informationen austauschen, treten sie auch in Beziehung zueinander.
- Kommunikation ist mehr als nur ein Austausch von Worten: Jede Handlung kann von Menschen unterschiedlich interpretiert werden und somit (absichtlich und unabsichtlich) eine bestimmte Botschaft vermitteln: „Man kann nicht nicht kommunizieren!"
- Kommunikation geschieht sprachlich, para-verbal und non-verbal.
- Widersprechen sich die Informationen der verbalen und non-verbalen Kommunikation, wird der Empfänger eher den non-verbalen Anteilen Glauben schenken.
- Gutes Kommunikationsverhalten nutzt kongruent verbale und non-verbale Mittel; kongruente Kommunikationssignale können durch übereinstimmende Körpersprache, non-verbale Signale und den gesprochenen Worten erzielt werden.
- Beziehung, Sachinhalt, Appell und Selbstkundgabe sind die vier Aspekte von Botschaften.
- Die Bedeutung einer Nachricht kann nicht übermittelt werden, vielmehr wird sie vom Empfänger rekonstruiert; wird eine Nachricht nur unvollständig übermittelt, wird der Hörer dazu tendieren, die Botschaft aufgrund eigener Erwartungen und Erfahrungen zu vervollständigen.
- Kommunikation ist keine Einbahnstraße, bei der eine Information nur in einer Richtung unterwegs ist; zur Kommunikation gehört auch dazu, sicherzustellen, dass die Botschaft „richtig" verstanden wurde.
- Gestörte Beziehungsmuster und unzureichende Kommunikationsfertigkeiten gefährden den Patienten in Notfallsituationen.
- Störungen der Kommunikation können mit den Merkmalen der Information, mit dem Empfangs- und Deutungsprozess und mit der Beziehungsebene zwischen den Gesprächspartnern zusammenhängen.
- Die häufigsten dysfunktionalen Kommunikationsmuster sind: symmetrische Eskalation, komplementäre Kommunikation und Reaktanz.
- Missverständnisse zeigen sich, wenn der Empfänger einer Nachricht ein anderes Verhalten zeigt, als der Sender vermitteln wollte.
- Kommunikation wird dysfunktional, wenn die beteiligten Personen zwar gute Absichten verfolgen, aber die Interaktion eine unproduktive und destruktive Arbeitsumgebung schafft.
- Zuhören stellt eine wesentliche Kommunikationsfähigkeit dar; Zuhören können ist mehr als passive Aufmerksamkeit: Zuhören können bedeutet, die Verantwortung dafür zu übernehmen, dass man den Standpunkt seines Partners verstanden hat.
- Zur Absicherung, ob Nachrichten richtig verstanden wurden, sollte die Kommunikationsschleife geschlossen werden; dies erfolgt durch ein Zurücklesen *(readback)* der angeordneten Information und durch ein Zurückhören *(hearback)* der ausgeführten Information.
- Die eigene Position sollte beharrlich und mit Empathie gegenüber anderen Teammitgliedern geäußert werden, bis sich Bedenken bezüglich der Sicherheit des Patienten geklärt haben; Beharrlichkeit sollte dazu führen, dass andere Teammitglieder ihren Standpunkt nochmals reflektieren, bevor sie eine Entscheidung treffen.
- In kritischen Situationen erntet man, was man im täglichen Leben gesät hat: Erfolgreiche Kommunikation in Notfallsituationen beruht auf einer guten Kommunikation im Alltag.

Literatur

AHRQ (2007) TeamSTEPPS. Strategies & tools to enhance performance and patient safetety. Curriculum Kit disc wallet AHRQ Pub. No. 06-0020-3; accessed at www.ahrq.gov

Argyle M, Salter V, Nicholson H, Williams M, Burgess P (1970) The communication of inferior and superior attitudes by verbal and non-verbal signals. Br J Soc Clin Psychol 9:222–231

Barrett J, Gifford C, Morey J, Risser D, Salisbury M (2001) Enhancing patient safety through teamwork training. J Healthc Risk Manag 21:57–65

Belyansky I, Martin TR, Prabhu AS et al (2011) Poor resident-attending intraoperative communication may compromise patient safety. J Surg Res 171:386–394

Besco RO (1999) PACE: probe, alert, challenge, and emergency action. Bus Commer Aviat 84(6):72–74

Brehm S, Brehm JW (1981) Psychological reactance – a theory of freedom and control. Academic, New York

Bühler K (1934) Sprachtheorie: Die Darstellungsform der Sprache. Fischer, Jena

Coats RD, Burd RS (2002) Intraoperative communication of residents with faculty: perception versus reality. J Surg Res 104:40–45

Cosby KS (2010) Authority gradients and communication. In: Croskerry P, Cosby KS, Schenkel S, Wears R (Hrsg) Patient safety in emergency medicine. Walters Kluwer Lippincott, Philadelphia, S 195–204

Cosby KS, Croskerry P (2004) Profiles in patient safety: authority gradients in medical error. Acad Emerg Med 11:1341–1345

Cushing S (1994) Fatal words. Communication clashes and aircraft crashes. University of Chicago Press, Chicago

Frindte W, Geschke D (2019) Lehrbuch Kommunikationspsychologie. Beltz Juventa, Weinheim

Griffin E (1999) A first look at communication theory, 4. Aufl. McGraw-Hill, Boston

Hargie O (2006) Handbook of communication skills. Routledge, London

Hawkins F (1987) Human factors in flight. Ashgate, London

Hofinger G (2012a) Kommunikation. In: Badke-Schaub P, Hofinger G, Lauche K (Hrsg) Human factors. Psychologie sicheren Handelns in Hochrisikobranchen, 2. überarbeitete Aufl. Springer, Heidelberg, S 141–162

Hofinger G (Hrsg) (2012b) Kommunikation in kritischen Situationen., 2.überarbeitte u. erweitere Aufl. Verlag für Polizeiwissenschaft, Frankfurt a. M.

Hofinger G (2015) Sichere Kommunikation im Krankenhaus. In: Becker A (Hrsg) Beiträge zu Patientensicherheit im Krankenhaus. Mediengruppe Oberfranken, Kulmbach, S 349–362

Hunziker S, Johansson AC, Tschan F et al (2011) Teamwork and leadership in cardiopulmonary resuscitation. J Am Coll Cardiol 57:2381–2388

Jensen RS (1995) Pilot judgement and crew resource management. Ashgate, Aldershot

Jentsch F, Smith–Jentsch KA (2001) Assertiveness and team performance: more than „just say no". In: Salas E, Bowers CA, Edens E (Hrsg) Improving teamwork in organisations. Applications of resource management training. Lawrence Erlbaum, New Jersey, S 73–94

Kalkofen H (1983) Bestimmungselemente der Kommunikation. In: Dutz KD, Wulff HJ (Hrsg) Kommunikation, Funktion und Zeichentheorie. Münsteraner Arbeitskreis für Semiotik, Münster, S 111–163

Kanki B, Smith G (1999) Training aviation communication skills. In: Salas E, Bowers CA (Hrsg) Improving teamwork in organisations. Erlbaum, New Jersey, S 95–127

King HB, Battles J, Baker DP, Alonso A, Salas EA, Webster J et al (2008) TeamSTEPPS: team strategies and tools to enhance performance and patient safety. In: Henriksen K, Battles JB, Keyes MA, Grady ML (Hrsg) Advances in patient safety: new directions and alternative approaches. AHRQ, Washington DC

Knapp ML, Daly JA (2002) Handbook of interpersonal communication (abridged). Sage, London

Kolbe M, Grande B (2016) „Speaking Up„ statt tödlichem Schweigen im Krankenhaus. Gr Interakt Org 47(4):299–311

Köck W (1990) Kognition – Semantik – Kommunikation. In: Schmidt SJ (Hrsg) Der Diskurs des radikalen Konstruktivismus. Suhrkamp, Frankfurt am Main

Kohn L, Corrigan J, Donaldson M (1999) To err is human: building a safer health system. Committee on Quality of Healthcare in America, Institute of Medicine (IOM). National Academy Press, Washington

Leonard M, Graham S, Bonacum D (2004) The human factor: the critical importance of effective teamwork and communication in providing safe care. Qual Saf Health Care 13(Suppl 1):i85–i90

Lingard L, Reznick R, Espin S, Regehr G, DeVito I (2002) Team communications in the operating room: talk patterns, sites of tension, and implications for novices. Acad Med 77:232–237

Lorr M, More W (1980) Four dimensions of assertiveness. Multivariate Behav Res 14:127–138

Manser T, Foster S, Flin R, Patey R (2013) Team communication during patient handover from the operating room: more than facts and figures. Hum Factors 55(1):138–156

Maturana H, Varela F (1987) Der Baum der Erkenntnis. Scherz, Bern München Wien

McCue JD, Beach KJ (1994) Communication barriers between attending physicians and residents. J Gen Intern Med 9:158–161

McLaughlin SA, Bond W, Promes S et al (2006) The status of human simulation training in emergency medicine residency programs. Simul Healthc 1:18–21

Merten K (1977) Kommunikation Eine Begriffs– und Prozessanalyse zu einem sozialwissenschaftlichen Grundbegriff. Opladen, Köln

Miller K (2005) Communication theories: perspectives, processes, and contexts, 2. Aufl. McGraw-Hill, New York

Morey JC, Simon R, Jay GD, Wears RL, Salisbury M, Dukes KA, Berns SD (2002) Error reduction and performance improvement in the emergency department through formal teamwork training: evaluation results of the MedTeams project. Health Serv Res 37:1553–1581

Morrison EW (2014) Employee voice and silence. Annu Rev Organ Psychol Organ Behav 1:173–197

Murray WB, Foster PA (2000) Crisis resource management among strangers: principles of organizing a multidisciplinary group for crisis resource management. J Clin Anesth 12:633–638

Nöth W (1985) Handbuch der Semiotik. Metzler, Stuttgart

Pian-Smith MCM, Simon R, Truong RD, Baboolal H, Raemer DB (2009) Teaching residents the two-challenge rule: a simulation-based approach to improve education and patient safety. Simul Healthc 4(2):84–91

Posner R (1993) Kultur als Zeichensystem: Zur semiotischen Explikation kulturwissenschaftlicher Grundbegriffe. In: Rusterholz P, Svilar M (Hrsg) Welt der Zeichen – Welt der Wirklichkeit. Haupt, Bern, S 9–54

Prineas S (2011) Safety critical communication. In: Cyna AM, Andrew MI, Tan SGM, Smith AF (Hrsg) Handbook of communication in anaesthesia and critical care. A practical guide to exploring the art. Oxford University Press, Oxford

Risser DT, Rice MM, Salisbury ML, Simon R, Jay GD, Berns SD (1999) The potential for improved teamwork to reduce medical errors in the emergency department. The Med-Teams Research Consortium. Ann Emerg Med 34:373–383

Schulz von Thun F (1981) Miteinander reden, 1. Aufl. Rowohlt, Reinbek bei Hamburg

Schulz von Thun F, Ruppel J, Stratmann R (2000) Miteinander reden. Psychologie für Führungskräfte. Rowohlt, Reinbek bei Hamburg

Searle JR (1971) Sprechakte: Ein philosophischer Essay. Suhrkamp, Frankfurt a. M.

Shannon CE, Weaver W (1949) The mathematical theory of communication. University of Illinois Press, Urbana

Smith AF, Pope C, Goodwin D, Mort M (2008) Interprofessional handover and patient safety in anaesthesia: observational study of handovers in the recovery room. Br J Anaesth 101:332–337

St.Pierre M, Scholler A, Strembski D, Breuer G (2012) Äußern Assistenzärzte und Pflegekräfte sicherheitsrelevante Bedenken? Eine Simulatorstudie zum Einfluss des Autoritätsgradienten. Anästhesist 61:857–866

Sutcliffe KM, Lewton E, Rosenthal MM (2004) Communication failures: an insidious contributor to medical mishaps. Acad Med: J Assoc Am Med Coll 79:186–194

Taylor-Adams S, Vincent CA (2000) Clinical accident analysis: understanding the interactions between the task, individual, team and organisation. In: Vincent CA, deMol B (Hrsg) Safety in medicine. Pergamon Press, Amsterdam, S 101–116

Transport Canada (1997) Human factors for aviation: advanced handbook. Transport Canada Civil Aviation Resources, Ottawa

Ungerer D (2004) Simple speech: improving communication in disaster relief operations. In: Dietrichs R, Jochum K (Hrsg) Teaming up: components of safety under high risk. Ashgate, Aldershot, S 81–92

Watzlawick P, Weakland JH, Fisch R (1974) Changing a system. Norton, New York

Watzlawick P, Beavin J, Jackson D (1996) Menschliche Kommunikation. Formen, Störungen, Paradoxien. Hans Huber, Bern

Watzlawick P, Beavin J, jackson D (2011) Pragmatics of Human Communication: A Study of Interactional Patterns, Pathologies and Paradoxes. Norton, New York

Wilson RM, Runciman WB, Gibberd RW, Harrison BT, Newby L, Hamilton JD (1995) The quality in Australian health care study. Med J Aust 163(9):458–471

13 Führung: Dem Team Richtung geben

Maligne Hyperthermie

Ein 12-jähriger Junge stürzt mit dem Fahrrad und zieht sich eine offene Unterkieferfraktur zu. Da der Patient nicht nüchtern ist und die Mundöffnung schmerzbedingt eingeschränkt ist, leitet der anästhesiologische Assistenzarzt die Narkose mit Thiopental und Succinylcholin ein. Nach problemloser Intubation führt er die Narkose als total intravenöse Anästhesie (TIVA) mit Propofol und Remifentanil weiter. Nach zunächst unauffälligem Narkoseverlauf beginnt die pulsoxymetrisch gemessene Sättigung langsam zu fallen, gleichzeitig wird der Patient tachykard. Weil er von einer ungenügenden Narkosetiefe ausgeht, vertieft der Assistenzarzt die Anästhesie. Diese Intervention hat jedoch keinen Einfluss auf die hämodynamischen Parameter. Daraufhin verifiziert er die intravenöse Lage des Zugangs und stellt sicher, dass die Lunge beidseits seitengleich belüftet ist. Um die Sättigung über 95 % zu halten, muss er den Patienten mittlerweile mit einer F_iO_2 von 0,7 beatmen.

Weil der Assistenzarzt die Bedrohlichkeit der Lage erkennt und keine Ursache für die schwerwiegenden Veränderungen feststellen kann, bittet er den diensthabenden Oberarzt in den Saal. Zu diesem Zeitpunkt liegt das endexspiratorische CO_2 bei einem Atemminutenvolumen von 9 l/min bei 46 mmHg. Vereinzelt sind monomorphe ventrikuläre Extrasystolen auf dem EKG zu sehen. Der Oberarzt lässt den Assistenzarzt eine arterielle Kanüle zur invasiven Blutdruckmessung legen und ein arterielles Blutgas (BGA) bestimmen. Der Befund ergibt eine kombiniert respiratorische und metabolische Azidose mit einer deutlichen alveolo-arteriellen Sauerstoffpartialdruckdifferenz. Die Serumkaliumkonzentration liegt bei 5,6 mmol/l. Aufgrund der Einleitung mit Succinylcholin entschließt sich der Oberarzt, diese Veränderung als Maligne Hyperthermie zu behandeln. Die Körpertemperatur liegt zu diesem Zeitpunkt bei 37,2 °C. Er klärt die anwesenden Kieferchirurgen über die Situation und den Ernst der Lage auf und bittet sie, ihre Operation zu unterbrechen. Es erfolgt die Gabe von Dantrolen, die engmaschige Kontrolle der BGA mit Pufferung und Behandlung der Hyperkaliämie und eine Diuresesteigerung. Zur Unterstützung der Hämodynamik erfolgt die kontinuierliche Gabe von Katecholaminen.

Da die Körpertemperatur des Jungen im Lauf der letzten 20 min auf 39,7 °C gestiegen ist, lässt der Oberarzt den Körper

M. St.Pierre und G. Hofinger, *Human Factors und Patientensicherheit in der Akutmedizin*,
https://doi.org/10.1007/978-3-662-60485-4_13

aktiv von außen kühlen. Bei diesen Maßnahmen helfen die beiden Operateure und das operativ-technische Assistenzpersonal mit. 20 min nach Beginn der Dantrolenzufuhr beginnt die Herzfrequenz zu fallen und der Säuren-Basen-Haushalt normalisiert sich etwas. Die inspiratorische Sauerstoffkonzentration und das Atemminutenvolumen können schrittweise reduziert werden. Nun beginnt der Oberarzt, einen Beatmungsplatz auf der Intensivstation zu organisieren und informiert den diensthabenden Kollegen der Intensivstation über den bisherigen klinischen Verlauf des Patienten. Eine Stunde später kann der Patient hämodynamisch stabil auf die Intensivstation verlegt werden. Im weiteren Verlauf entwickelt der Patient auf der Intensivstation ein Kompartmentsyndrom beider Unterschenkel und muss erneut operiert werden. Zwei Tage nach dem Ereignis wird der Patient extubiert und kurze Zeit später auf eine Normalstation verlegt. Er kann ohne Residuen aus dem Krankenhaus entlassen werden. Eine daraufhin durchgeführte MH-Diagnostik ergibt sowohl bei dem Patienten als auch bei seinem Bruder eine genetische Disposition für die Maligne Hyperthermie.

Bei einem gesunden Jungen wird im Rahmen einer Narkoseeinleitung durch eine Triggersubstanz (Succinylcholin) die lebensbedrohliche Narkosekomplikation einer „Malignen Hyperthermie“ ausgelöst. Bei dieser Erkrankung kommt es zu einer unkontrollierten Steigerung des Energieverbrauchs in quergestreiften Muskelzellen. Dies hat eine schwere Azidose und Hypoxie zur Folge. Bedingt durch das Absterben der Muskelzellen werden Kalium und Myoglobin freigesetzt, was zu einer Hyperkaliämie, einer disseminierten intravasalen Gerinnung und einem akuten Nierenversagen führt. Das vital bedrohliche Krankheitsbild kann nur durch die Gabe eines Gegenmittels (Dantrolen) und einer sofortigen Intensivtherapie beherrscht werden. Der behandelnde Arzt sieht sich daher mit der Notwendigkeit konfrontiert, das Monitoring des sich rasch verschlechternden Zustandes des Patienten zu intensivieren (invasive Blutdruckmessung, Blutgasanalyse, zentraler Venendruck), alle notwendigen Ressourcen (Personen, Medikamente, medizinische Geräte) anzufordern und die anfallenden Aufgaben auf die zur Verfügung stehenden Teammitglieder zu verteilen.

Mit der Fülle der Aufgaben ist der Anästhesist allein überfordert und auf die Unterstützung durch ein Team angewiesen. Als Leiter des Teams übernimmt der anästhesiologische Oberarzt die Führungsaufgabe für diesen schweren Zwischenfall. Er verschafft sich einen Gesamtüberblick, setzt Prioritäten, gibt Teilziele vor, bindet alle Anwesenden in die Behandlung ein und überwacht die Ausführung der Anordnungen.

13.1 Ein-Führung

Erfolgreiche Teamarbeit und eine gute Führung des Teams sind zwei Seiten der gleichen Medaille. Wenn Teams in der Akutmedizin hierarchisch strukturiert sind, kann Teamarbeit nur dann erfolgreich sein, wenn diese hierarchische Struktur in ein geeignetes Führungskonzept eingebunden ist. Wenn im Folgenden von Führung die Rede sein wird, so soll die **Führung im Notfall** von den verschiedenen Formen der **Führung im Alltag** unterschieden werden. An das Führungsverhalten im Notfall werden andere Anforderungen gestellt als an die Führung im Alltag. Beide Führungsarten lassen sich jedoch in der Akutmedizin nicht unabhängig voneinander betrachten, da es sich in der Regel um die gleichen Mitarbeitenden handelt. Diese sind es dann auch, die das Führungshandeln als ein **Geführtwerden im Notfall** und ein **Geführtwerden im Alltag** erleben. Ihre Erfahrungen mit der Führungsperson und ihre Erwartungen an die nächste Interaktion entscheiden maßgeblich darüber, welche Qualität Teamarbeit haben wird. Die Frage, ob Führung im Notfall gelingen kann, hängt daher in nicht unerheblichem Maße davon ab, wie Mitarbeitende die Führungsperson und deren Führungsverhalten im Alltag erleben. Um das Wesen von Führung und die Merkmale guter Führung besser verstehen zu können, müssen folgende Fragen näher betrachtet werden:

- Welche **Kernkompetenzen** sollte eine Führungsperson besitzen?
- Welches **Verhalten** ist Voraussetzung für eine erfolgreiche Führung?
- Wie können Führungspersonen ihr Team zu überdurchschnittlichen Leistungen **motivieren** und dabei gleichzeitig eine **Arbeitsumgebung schaffen,** in der gegenseitiges Vertrauen, Motivation und eine hohe Arbeitszufriedenheit herrschen?

Im Folgenden werden aus dem großen Forschungsfeld „Führung" Ergebnisse vorgestellt, die für die Belange der Akutmedizin relevant sind (Überblick z. B. in Blessin und Wick 2017; Bass und Stodgill 2007; Manser 2009; Neuberger 2002).

> An das Führungsverhalten im Notfall werden andere Anforderungen gestellt als an die Führung im Alltag.

13.1.1 Führung im Alltag

Die Führungsaufgabe im Alltag umfasst im Wesentlichen zwei Schwerpunkte: Zum einen gilt es zu gewährleisten, dass **anfallende Aufgaben** zeitlich und qualitativ angemessen durch das zur Verfügung stehende Personal abgearbeitet werden. Die hierfür notwendigen konkreten Kompetenzen beinhalten:

- Mitarbeitenden entsprechend ihrer Fähigkeiten Arbeitsaufgaben zuweisen
- Realistische Ziele setzen
- Ggf. fachlich unterstützen
- Ergebnisse regelmäßig kontrollieren
- Mögliche Konflikte im Team bearbeiten

Zum anderen gilt es, die in der **Weiterbildung** befindlichen Kollegen in ihrer fachlichen und persönlichen Entwicklung zu unterstützen. Die dazu gehörigen Aufgaben umfassen:

- Ausbildungsstand überprüfen
- Lernmöglichkeiten schaffen
- Berufliche Weiterentwicklung ermöglichen
- Persönlichkeit wertschätzen
- Ethisch verantwortliches Handeln stärken

Da Fehler in hinreichend komplexen Systemen zwangsläufig auftreten werden (Kap. 3 und 14), liegt es besonders an den Führungspersonen, eine Arbeitsumgebung zu schaffen, in der die entstehenden Fehler rasch entdeckt werden können und ihr Wiederauftreten verhindert wird. Dies geschieht beispielsweise dadurch, dass Führungspersonen ihre Mitarbeitenden ermutigen, wachsam nach möglichen Gefahren für die Patientensicherheit Ausschau zu halten, Bedenken nachdrücklich zu äußern, wenn sie der Meinung sind, dass eine bestimmte Handlung negative Folgen für einen Patienten haben könnte (**„Fürsprache und Beharrlichkeit";** Kap. 12), die Arbeitsleistung und die Arbeitsbelastungen der anderen Teammitglieder zu überwachen (*„cross-monitoring";* Kap. 11) und die Arbeitsbedingungen im Rahmen der eigenen Einflussmöglichkeiten zu verbessern. Dieses Verhalten ist jedoch gerade in der Medizin mit ihren hierarchischen Strukturen nicht selbstverständlich. Die vorhandenen Hierarchien hindern Teammitglieder häufig daran, eigene Meinungen und Standpunkte einzubringen. Erfolgreichen Führungskräften gelingt es dennoch, innerhalb ihres Einflussbereiches starre hierarchische Strukturen aufzuweichen, ein inkludierendes Führungsverhalten an den Tag zu legen und dadurch Vertrauen zu schaffen. Sie fördern ein angenehmes Arbeitsklima, in dem sich die Mitarbeitenden „sicher" fühlen, Bedenken zu äußern und Kritik zu üben (Kolbe und Grande 2016). Fühlen Teammitglieder sich ermächtigt, eigene Eindrücke, Einschätzungen und Ideen zu äußern, hilft dies, ein umfassendes, gemeinsames mentales Modell zu erstellen (Kap. 11). Ganz praktisch können Führungskräfte dies dadurch erreichen, dass sie (verbal und nonverbal) Wertschätzung und Unterstützung signalisieren und Fehler, die gemacht wurden, aus einer systemischen und nicht aus einer personenbezogenen Perspektive betrachten. Oftmals sind es nur kleine Worte, die einen großen Unterschied machen:

Die wichtigsten Worte, die eine Führungsperson ihrem Team gegenüber gebrauchen sollte (Autor unbekannt)

Die 6 wichtigsten Worte:	„Ich habe gerade einen Fehler begangen."
Die 5 wichtigsten Worte:	„Das haben Sie gut gemacht!"
Die 4 wichtigsten Worte:	„Was denken Sie darüber?"
Die 3 wichtigsten Worte:	„…könnten Sie bitte?"
Die 2 wichtigsten Worte:	„Danke sehr!"
Das eine wichtigste Wort:	„wir"
Das unwichtigste Wort:	„ich"

▶ Fehler treten in hinreichend komplexen Systemen zwangsläufig auf, daher liegt es besonders an den Führungspersonen, für eine Arbeitsumgebung zu sorgen, in der die entstehenden Fehler rasch entdeckt und unschädlich gemacht werden können.

13.1.2 Führung im Notfall

Die geschilderte Maligne Hyperthermie (MH) ist ein Beispiel für eine kritische Situation, deren erfolgreiches Management operative „Führung im Notfall" erfordert. Im Gegensatz zu Führungshandeln im Alltag ist diese zentralisierter und hat als wesentliche Aufgabe die **Koordination aller Aktivitäten.** Die Anforderungen an Führung im Notfall werden im Folgenden (Abschn. 13.5) genauer beschrieben. Zuvor werden einige wichtige Theorien zu Führung im Allgemeinen und ein Rahmenmodell für Führung in einer konkreten Situation vorgestellt.

13.2 Führungstheorien

Führung im Kontext der Akutmedizin bedeutet, dass eine Person andere Personen und Sachmittel dahin gehend beeinflusst, dass ein von ihr vorgegebenes oder vertretenes Ziel erreicht werden kann. Eine Führungsperson in der Akutmedizin kann als Teammitglied betrachtet werden, das sowohl die Einstellungen und Leistungen eines Teams als auch Entscheidungen stärker als alle anderen Mitglieder zielführend beeinflusst.

Es gibt viele unterschiedliche Führungstheorien, die Schwerpunkte jeweils auf unterschiedliche Aspekte von Führung liegen. Frühe Publikationen zu Beginn des 20. Jahrhunderts beschäftigten sich mit den Eigenschaften, die Führungspersonen aus der breiten Masse heraushoben und sie vom nachgeordneten, befehlsempfangenden Personal unterschieden. Neuere Forschung hingegen setzt sich vor allem mit situationsbezogenen Faktoren und mit dem Qualifikationsniveau einer Führungsperson auseinander sowie mit der Interaktion von Führenden und Geführten. Für die Belange der Akutmedizin sind die folgenden Theorien wichtig (Überblick in Bass und Stogdill 2007; Blessin und Wick 2017).

▶ Führung im Kontext der Akutmedizin bedeutet, dass eine Person andere Personen und Sachmittel dahin gehend beeinflusst, dass ein von ihr vorgegebenes **oder vertretenes Ziel erreicht** werden kann.

13.2.1 Die „Great Man"-Theorie

Führungsforschung begann damit, zu fragen, welche Merkmale Menschen zu Führungspersönlichkeiten machen (Paschen und Dihsmaier 2011). Eine vorherrschende Idee war, dass Menschen die Fähigkeiten, eine große Führungsperson zu sein, in sich tragen. Menschen würden also als Führer geboren und nicht zu einer Führungspersönlichkeit gemacht. Die geschichtlichen Wurzeln dieser Theorie stammen aus der frühen Führungsforschung, in der Führungspersonen häufig von adliger Abstammung waren und es daher nahelag, zu glauben, dass Führung etwas mit Abstammung und den richtigen Genen zu tun hatte. Dieser theoretische Ansatz wird nur noch in Ausnahmefällen, insbesondere bei männlichen Ärzten, als realitätsfremde Selbstwahrnehmung der eigenen Person hinsichtlich ihrer Führungsqualitäten angetroffen. Häufiger scheint der institutionelle Glaube an Führungsqualität als angeboren (oder in der Kindheit gelernte) und jedenfalls bei Erwachsenen stabil. Wenn diese Sichtweise in der Organisation verbreitet ist, wird man wenig Wert auf Weiterbildung oder Coaching für angehende Führungspersonen legen.

13.2.2 Theorie der Persönlichkeitsmerkmale („Trait Theory")

Dürften wir uns in einer konkreten Notfallsituation eine Person herbeiwünschen, die die Führung übernehmen soll, so würden vermutlich jedem von uns bestimmte Personen einfallen, die wir für besonders geeignet halten. Unsere eigenen Erfahrungen mit diesen Personen haben uns gezeigt, dass sie nicht nur über eine hohe fachliche Kompetenz verfügen, sondern auch „aus dem rechten Holz geschnitzt" sind, um auch in den kritischsten Momenten ruhig und überlegt das Geschehen zu lenken. Unter der Annahme, dass dieses „rechte Holz" mit bestimmten Qualitäten und Charaktereigenschaften gleichzusetzen ist, befasste sich die Forschung Mitte des vergangenen Jahrhunderts mit der Identifizierung dieser Charaktereigenschaften (Stogdill 1948). Die Ergebnisse waren jedoch widersprüchlich und ergaben lediglich, dass bestimmte Führungseigenschaften jeweils in unterschiedlichen Situationen überwogen. Die „Trait Theory" verlor daher an Aufmerksamkeit, da es mit ihrer Hilfe weder gelang, zukünftige Führungspersonen zu identifizieren, noch Personen in dieser Rolle zu bestätigen, die durch Kollegen klar als Führungsperson bezeichnet wurden. Seit den 1980ern erlebt die „Trait Theory" trotz der Tatsache, dass sie empirisch nach wie vor wenig fundiert ist, eine Renaissance, wobei auch gerne von „Charisma" (so schon bei Weber 1947) und von „charismatischem Führungsstil" gesprochen wird. Problematisch erscheint vor allem, dass sich nicht ausschließlich „gute Eigenschaften" als Merkmale einer Führungsperson isolieren lassen: Übermäßiges Selbstvertrauen und rücksichtsloses Verhalten anderen Personen gegenüber scheinen sich ebenfalls signifikant häufiger bei erfolgreichen Führungspersonen zu finden. Ob solche Eigenschaften Teil einer guten Führungsperson sein müssen, wird bis heute kontrovers diskutiert. Nachteilig an der „Theorie der Persönlichkeitsmerkmale" scheint zuletzt auch die Implikation, dass die beschriebenen Eigenschaften fester Bestandteil einer erwachsenen Person geworden sind. Hält man Persönlichkeitsmerkmale aber für unabänderlich, so kann man leicht die Schlussfolgerung ziehen, dass Schulungsmaßnahmen wenig Veränderung bewirken werden.

Einige Ansätze erklären „Charisma" nicht nur mit der Persönlichkeit der Führenden sondern auch mit der Komplementarität der Eigenschaften der Geführten (Blessin und Wick 2017). In jedem Fall ist Charisma etwas, das eine Person nicht einfach *hat,* sondern dass ihm oder ihr von anderen zugeschrieben wird.

13.2.3 Führungsverhalten

Als Reaktion auf die eher starren Theorien zu Persönlichkeitseigenschaften begann man, das Verhalten von erfolgreichen Führungspersonen zu untersuchen. Anhand der Resultate vertreten Verhaltenstheorien die Ansicht, dass Führung nicht so sehr durch geistige Fähigkeiten oder innere Werte bestimmt wird als durch konkrete, mehr oder weniger erfolgreiche Verhaltensweisen (Northouse 2012). Erfolgreiche Führung kann demnach durch beschreibbare Handlungen bestimmt werden. Neben den Führungsfertigkeiten muss eine Führungsperson auch über Sozialkompetenz, fachliche Kompetenz sowie konzeptionelle Fähigkeiten verfügen. Dieser Ansatz der Verhaltenstheorien eröffnet vielfältige Interventionsmaßnahmen zur Verbesserung von Führungsverhalten, da sie davon ausgehen, dass Menschen sich nur in einem stetigen Prozess aus (Fort-)Bildung, Training und der bewussten Aufarbeitung eigener Erlebnisse zu guten Führungspersonen entwickeln. Darüber hinaus konnte die Führungsforschung Verhaltensweisen aufzeigen, die zum Misslingen von Teamarbeit beitragen und Führungskräfte dahin gehend sensibilisieren. In kleinem Maßstab kann vermutlich jede Person diesen verhaltenstheoretischen Ansatz autobiografisch bestätigen: Im persönlichen Rückblick lässt sich häufig feststellen, wie sich das Führungsverhalten seit dem Beginn der Berufstätigkeit verändert hat. Die Anwendung von Verhaltenstheorien schießt jedoch über das Ziel hinaus, wenn ignoriert wird, dass nicht jede Person jede Form von Führungshandeln lernen und anwenden kann. Da die weiteren Entwicklungsmöglichkeiten möglicherweise bereits vor Eintritt in das Berufsleben absehbar sind, sollte auch im Gesundheitswesen dem Auswahlverfahren verstärkt Aufmerksamkeit zukommen.

▶ Neben den Führungsfertigkeiten muss eine Führungsperson auch über Sozialkompetenz, fachliche Kompetenz sowie konzeptionelle Fähigkeiten verfügen.

13.2.4 Führungsstile

Immer wieder eingesetzte Verhaltensweisen kann man als Stil bezeichnen. Dabei liegt der Fokus weniger darauf, ob und wie diese Stile erlernbar sind oder mit der Persönlichkeit zusammenhängen, sondern welche Führungsstile wann erfolgreich sind. Ausgehend von den Pionierarbeiten von Lewin et al. (1939) wird Führungshandeln häufig in verschiedene Stile eingeteilt, die sich im Grad der **Mitarbeiterorientierung** (Beziehungs- oder Personenorientierung) und der **Aufgabenorientierung** (Leistungsorientierung) unterscheiden (Blanchard et al. 1986; Hersey 1986):

- Der **Laissez-faire-Stil** ist durch den Rückzug der Führungskraft aus ihrer Führungsrolle gekennzeichnet. Jedes Teammitglied bestimmt damit für sich selbst, welche Prioritäten es hat und in welcher Reihenfolge anfallende Aufgaben abgearbeitet werden. Dieser Stil wird in der Literatur gelegentlich auch als Delegationsstil bezeichnet, obwohl es hier eher um Unlust der Führungsperson als einer bewussten Übertragung von Verantwortung an das Team geht.
- Beim **demokratischen Führungsstil** gilt das primäre Interesse der Führungskraft dem Wohlergehen und den Bedürfnissen der Mitarbeitenden. Die Erfüllung von Sachaufgaben wird diesem Ziel untergeordnet. Teammitglieder werden auch dann noch in den Entscheidungsprozess einbezogen, wenn die (Notfall-)Situation rasche und klare Anordnungen vonseiten der Führungskraft erforderlich machen würde.
- Im Gegensatz dazu ist der **autoritäre Führungsstil** ausschließlich auf die Durchsetzung der Sachziele ausgerichtet. Da keine Rücksicht auf die Bedürfnisse der Mitarbeitenden genommen wird, erfolgt die Kommunikation einseitig in einem klaren, streng hierarchischen Unterstellungsverhältnis. Entscheidungen werden im Alleingang durch die Führungsperson getroffen. Arbeitsaufträge werden detailliert vergeben und

deren Ausführung wird genau kontrolliert. Der Übergang vom autoritären Führungsstil zur Willkür und Bevormundung ist fließend. Der autoritäre Führungsstil mit seiner klaren Befehlsstruktur hat in der Akutmedizin seine Berechtigung, wenn Fehlhandlungen sofort korrigiert werden müssen oder ein Großschadensereignis bewältigt werden muss (Sefrin et al. 1996).

Diese erste Formulierung von exemplarischen Führungsstilen initiierte verschiedenen Versuche, Führungshandeln als Stile mit einer oder mehreren Dimensionen (z. B. Mitarbeiter-, Leistungs- Situationsorientierung) zu formulieren (Überblick in Blessin und Wick 2017). Für die Akutmedizin scheinen vor allem zwei Kompetenzen relevant:

- **Integrativ führen** bedeutet, eine hohe Ausrichtung auf die Aufgabenerfüllung mit einer hohen Beachtung der Mitarbeiterbeziehungen zu vereinen. Das Interesse der Führungsperson ist gleichermaßen auf die Erreichung der Sachziele wie auf die Integration der Mitarbeitenden gerichtet. Führungspersonen vermitteln die hohe Aufgaben- und Beziehungsorientierung durch Argumente, Überzeugungsarbeit und Erklärungen sowie durch die Schaffung gemeinsamer mentaler Modelle (Kap. 11). Je nach Dynamik der Situation kann der integrative Stil in der Akutmedizin eine **anweisende** oder **kooperative** Form annehmen.
- **Situativ flexibel führen** bedeutet, in unterschiedlichen Situationen unterschiedlich führen zu können. In den letzten Jahrzehnten wurde daher, aufbauend auf den grundlegenden Arbeiten von Fiedler (1967), der Einfluss von verschiedenen (Persönlichkeits-)Faktoren untersucht, die ein optimales Führungsverhalten in verschiedenen Situationen ermöglichen. Die Ergebnisse bestätigten die Annahme, dass es nicht das eine erfolgreiche psychografische Führungsprofil gibt, sondern dass effektives Führungsverhalten durch die angemessene Reaktion auf die Anforderungen der Situation bedingt ist. Erfolgreiche Führung ist demnach ein Prozess, der sich aus mehreren möglichen Variablen zusammensetzt:
  - den zur Verfügung stehenden Personen und deren Fähigkeiten,
  - dem Charakter des Teams und der Teamarbeit,
  - der Natur der Aufgabe sowie
  - dem gewählten Stil der Führungsperson.

Da Teamarbeit maßgeblich zur Patientensicherheit beiträgt, können verschiedene Führungsstile auch sicherheitsrelevantes Verhalten in verschiedene Richtungen beeinflussen (Zohar 2002).

13.2.5 Transformationale Führung

Ein neuerer Fokus in der Führungsforschung liegt auf der Frage, wie es gelingt, dass Mitarbeitende nicht nur tun, was die Führungsperson will, sondern es selber tun wollen. Sie sollen hier also die Ziele der Organisation oder der Führungsperson übernehmen, insbesondere wenn es um Wandel in der Organisation geht. Dies gelingt entweder dadurch, dass die Führungsperson aufgrund ihrer besonderen Persönlichkeit („Charisma“, Weber 1947) die Mitarbeitenden mitreißt. Oder die Führungsperson motiviert die Mitarbeitenden, weckt ihr Verantwortungsbewusstsein und ihren Ehrgeiz und lenkt sie so, dass die Ziele der Organisation persönliche Priorität werden. Wenn es Führungspersonen gelingt, die Motivationen und Ziele der Mitarbeitenden zu verändern, werden diese die Ziele der Organisation nicht nur aus Gehorsam anstreben, sondern aus Eigeninteresse und entsprechend verantwortungsbewusster handeln (Bass 1985). Der Begriff „transformationale Führung“, ursprünglich geprägt um zu betonen, dass Führende und Geführte sich gegenseitig verändern (Burns 1979), wird meist im Sinne der Transformation der Motive der Geführten verwendet. Diese Art von Führung beruht auf Charisma, persönlicher Beachtung des einzelnen Mitarbeiters und kognitiven Anreizen (Avolio und Bass 2004). Letztere können beispielsweise dadurch erfolgen, dass man Mitarbeitenden bewusst macht, wie wichtig das organisationale Ziel im Allgemeinen und ihr persönlicher Beitrag im Speziellen ist (Michaelis 2009; Yukl 2010). Was ein wenig nach Manipulation der Mitarbeitenden zur Profitmaximierung klingt, kann im Kontext Patientensicherheit eine wichtige Ressource sein, wenn es gelingt, dass dieses Organisationsziel von allen Organisationsmitgliedern als eigenes Ziel übernommen wird.

Da Studien zeigen, dass der transformationale Führungsstil Leistungsbereitschaft, aber auch Zufriedenheit der Mitarbeitenden erhöht (Beck-Tauber 2012), wird zunehmend versucht, den transformationalen Führungsstil allen Führungskräften zugänglich zu machen, beispielsweise durch die Definition entsprechender Verhaltensweisen (Avolio und Bass 2004). Obwohl eine Reihe an Studien eine Korrelation zwischen transformationalem und charismatischem Führungsstil über eine Vielzahl an Organisationen, Situationen und Kulturen hinweg aufzeigt (Überblick bei Judge und Piccolo 2004; Michaelis 2009) und transformationale Führung in den letzten Jahren das am meisten untersuchte Phänomen der Führungsforschung ist (Gardner et al. 2010), weiß man nach wie vor sehr wenig darüber, unter welchen Bedingungen diese Art der Führung wirklich funktioniert (Beck-Tauber 2012). In jedem Fall sind die Rolle der Geführten und das Vertrauen in die Beziehung hier essenziell (s. u.).

13.2.6 Theorie der geteilten Führung (*„Shared Leadership Theory"*)

Alle bisher vorgestellten Theorien gehen von der Annahme aus, dass Führung nur von einer Person ausgeführt werden kann, um effektiv zu sein. Forschungsarbeiten aus Bereichen der Industrie, dem Management und der Schulverwaltung zeigen hingegen, dass dies nicht in jedem Fall so sein muss. Unter manchen Umständen können Führungsmodelle, bei denen die Führungsaufgaben auf mehrere Teammitglieder aufgeteilt sind, erfolgreicher sein als Modelle mit nur einer Führungsperson. Dieses Konzept der geteilten Führung kann beschrieben werden als ein dynamischer, interaktiver Prozess der Einflussnahme in Gruppen oder Organisationen, bei dem mehrere formelle oder informelle Führungspersonen gleichzeitig oder abwechselnd rotierend auf ein kollektives Ziel hinwirken (Werther 2014; Pearce und Conger 2003). Wenn mehrere Personen sich die Führungsaufgabe teilen, kann dies effektiv Arbeitsbelastungen senken und die Teamleistung auch bei schwierigen Aufgaben verbessern (u. a. Wang et al 2014). Wenngleich das Konzept der geteilten Verantwortung keine neue Erfindung darstellt (Gibb 1954), so werden doch erst in letzter Zeit die Stimmen lauter, die Aspekte davon im Gesundheitswesen umgesetzt sehen möchten. Geteilte Führung sei besonders geeignet in multidisziplinären Organisationen wie Krankenhäusern, mit vielen Unterteilungen, die aber letztlich auf ein gemeinsames Ziel hinarbeiten (Skarbaliené und Skarbalius 2018; Willocks 2017). Erste Ergebnisse scheinen die Erwartungen zu bestätigen (West et al. 2015; Flin et al. 2003; Klein et al. 2006; Künzle et al. 2010; Tschan et al. 2006): Geteilte Führung kann auch in der Medizin bei komplexen Aufgaben eine effektive Strategie darstellen, Ressourcenknappheit zu überwinden. Die Verteilung von Führungsaufgaben anhand vorhandener Erfahrung und Fähigkeiten ist zudem ein Charakteristikum von Organisationen mit hoher Zuverlässigkeit (*„High Reliable Organizations";* Kap. 14). In diesen Organisationen wandert Autorität dorthin, wo Fachwissen und erforderliche Informationen verfügbar sind.

Geteilte Führung scheint zunächst dem Postulat einer klaren Führung insbesondere in Notfällen zu widersprechen. Aber Klarheit darüber, wer gerade das Team führt, kann Konflikte über Führung verringern. Und dann wird es Teammitgliedern auch leichter möglich, die Führung zu übernehmen wenn ihre Expertise gefragt ist (West et al. 2015) – auch das sollte eindeutig und offen geschehen.

13.2.7 Führung aus Sicht der Geführten („*Followership*")

Dass es im Führungsprozess neben der Führungskraft auch immer Geführte gibt, ist eigentlich offensichtlich und auch in Führungstheorien, die die Persönlichkeit fokussieren, betont worden (z. B. definieren die Geführten die Legitimität der charismatischen Führungsperson; Weber 1947). Aber erst in den letzten Jahrzehnten sind in der Führungsforschung Konzepte intensiv diskutiert worden, die Geführte nicht als passive „Auftragsempfänger" sehen. Moderne Führungstheorien betonen das Zusammenspiel von Führungsperson und Geführten (Überblick z. B. in Yukl 2010; Blessin und Wick 2017). Dabei wird auch gezeigt. dass und wie sie aufgrund ihrer Motivation, spezialisierten Fähigkeiten und Expertise im Alltag entscheidend zur Prozessqualität der Patientenbehandlung beitragen und langfristig das Potenzial besitzen, eine Organisation im Sinne einer robusteren Sicherheitskultur zu verändern (Kelley 2008; Kellerman 2008; Chaleff 2008).

In dieser neueren Sichtweise wird Führung aus zwei Perspektiven betrachtet:

- aus der Perspektive der Führungsperson und
- aus der Perspektive der Geführten.

Bei der ersten Perspektive ist die Führungskraft eine Person, die andere Personen und Sachmittel dahin gehend beeinflusst, dass ein von ihr vorgegebenes Ziel erreicht werden kann.

Bei der zweiten Perspektive hingegen sind es die Geführten, die darüber entscheiden, ob eine Führungsperson tatsächlich als solche wahrgenommen wird. Der Prozess der Führung ist somit nicht nur von der Person abhängig, die nominell die Führungskraft ist, sondern wird maßgeblich von den Teammitgliedern mitbestimmt.

Dabei sind insbesondere die **Erwartungen** der Geführten an die Führungsperson – ihr Handeln, ihre Kompetenzen und ihre Eigenschaften – relevant: Wie ist eine „richtige" Oberärztin? Können Anästhesisten Radiologen im Schockraumteam führen? Sind Chefs, die um Rat fragen, Schwächlinge? Die Rolle der Erwartungen an Führung und Führungspersonen werden vor allem deutlich, wenn man versucht, anders als bisher zu führen. Ob jemand neu in die Organisation kommt oder versucht, die Organisationskultur zu verändern: Verändertes Führungshandeln oder Auftreten der Führungsperson löst zunächst Irritation aus. Wenn die Geführten dann nicht „mitgenommen" werden, scheitert die Veränderung (und Neue passen sich dem „Stil des Hauses" an).

Die Relevanz der Geführten für das Erreichen der Führungsziele und in der Akutmedizin insbesondere für die Patientensicherheit liegt vor allem darin, dass „Geführt-werden" nicht passiv ist. Geführtwerden kann wie Führen besser oder schlechter gelingen. „Gute Geführte" („*exemplary followers*" bei Kelley 1988) bringen sich konstruktiv in ihre Aufgaben ein, äußern der Führungsperson gegenüber Bedenken und Zweifel an der Richtigkeit geplanter Maßnahmen und helfen in dieser Interaktion, das gemeinsame Ziel zu erreichen. Geführte übernehmen Verantwortung für ihre Handlungen und können aufgrund ihrer eingebrachten Position auch die Sichtweise und das Handeln der Führungsperson beeinflussen.

Führen und Geführt-werden lassen sich häufig nicht voneinander trennen, da fast alle Führungspersonen innerhalb ihrer eigenen Organisation auch Geführte sind: Pflegekräfte bilden Pflegeschüler aus, aber sind ihrer Bereichsleitung unterstellt Assistenzärztinnen supervidieren PJ-Studenten, sind aber ihren Oberärzten untergeordnet. Oberärzte führen Teams aus Pflegekräften und Ärzten, müssen sich in ihrem Tun aber vor ihrer Chefärztin verantworten.

▶ Führung hängt nicht nur von der Führungsperson ab, sondern auch von den Teammitgliedern.

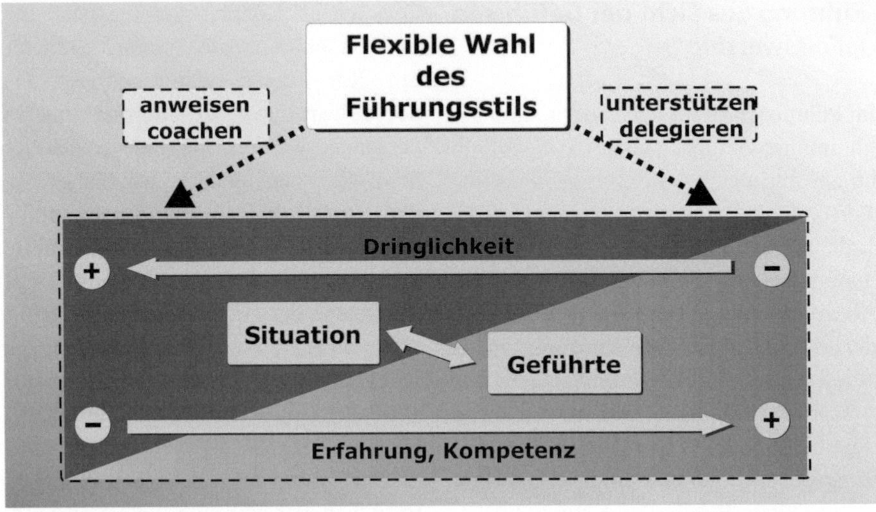

Abb. 13.1 Situatives Führen in der Akutmedizin: Führungspersonen wählen ihren Führungsstil flexibel in Abhängigkeit von der Dringlichkeit einer Situation und der Erfahrung und Kompetenz der Geführten

13.2.8 Situative Führung

Das Konzept der situativen Führung vereint die Idee situativ flexibler Führungsstile mit der Orientierung an den Geführten. Es geht also um ein ganzheitliches Führungskonzept, das die Mitarbeitenden als Personen wahrnimmt, respektiert, informiert, fördert und motiviert (Schmidt und Weber 2003). Situativ führen bedeutet, die individuelle Leistungsfähigkeit und Motivation der Teammitglieder einzuschätzen und entsprechend flexibel das eigene Handeln anzupassen: „anweisen, coachen, unterstützen, delegieren" (Hersey und Blanchard 1977). Eine Ärztin wird also mit einer erfahrenen und motivierten Intensivpflegekraft anders umgehen als mit einem unerfahrenen Weiterbildungsteilnehmer oder einem forsch auftretenden Kollegen. Dadurch werden die verschiedenen Führungserwartungen mit einbezogen. Zugleich wird die Situation beachtet: Handelt es sich um eine Routineversorgung oder um einen Notfall? Und schließlich ist die Kombination von Geführten und Situation entscheidend: Wird der Notfallpatient mit erfahrenen Kolleginnen und Kollegen versorgt oder mit Anfängern? Leider sind Führungspersonen nicht immer in der Lage, ein einmal erfolgreiches Führungsmuster rechtzeitig aufzugeben: Sind klare Ansagen von Zielen und Aufgaben in einer kritischen Situation angebracht, so sollte man diesen Stil spätestens dann wieder verlassen, wenn das Team in ruhigeres Fahrwasser zurückgekehrt ist. Eine Notärztin, die dem Notfallsanitäter detaillierte Anweisungen gibt, wie der i.v.-Zugang zu verkleben ist, hat möglicherweise genau diesen flexiblen Wechsel von Führungsstilen nicht vollzogen. Eine wesentliche Voraussetzung für situative Führung ist somit (Abb. 13.1):

- die Befähigung, den persönlichen Führungsstil der Situation anpassen zu können, und
- die Bereitschaft, die Motivation und Leistungsfähigkeit der Teammitglieder als Momentaufnahme zu sehen und sein Gegenüber nicht vorschnell in eine Schublade zu stecken (Kap. 12).

▶ Eine wesentliche Voraussetzung für situative Führung ist die Befähigung, den persönlichen Führungsstil der Situation anpassen zu können, und die Bereitschaft, die Motivation und Leistungsfähigkeit der Teammitglieder als Momentaufnahme zu sehen und sein Gegenüber nicht vorschnell in eine Schublade zu stecken.

13.3 Zusammenfassendes Rahmenmodell der Führung

Fasst man die eben beschriebenen Theorieströmungen zusammen, so lässt sich sagen: Führung bedeutet, dass eine Person andere Personen und Sachmittel dahin gehend beeinflusst, dass ein von ihr vorgegebenes Ziel erreicht werden kann. Mehrere Einflussfaktoren bestimmen dabei über den **Erfolg** dieses Führungsvorgangs: Die Persönlichkeit dessen, der führt mit seiner Kompetenz, Erfahrung und seinem Charisma **(Führungspersönlichkeit),** die Führungsstile, die eine Führungsperson einsetzt, um eine Intention in die Tat umzusetzen **(Führungshandeln),** die **Interaktion mit den Geführten** und zuletzt die **Situation,** in der Führung stattfindet (Abb. 13.2).

▶ Führen heißt kommunizieren – mit Kollegen, Pflegekräften, Rettungsdienstpersonal, Patienten und Funktionsbereichen.

13.4 Führungsprobleme in kritischen Situationen

Führungsprobleme in der Akutmedizin lassen sich auf zwei zentrale Probleme zurückführen: Entweder eine Führungsperson übernimmt die Verantwortung ihrer Führungsposition nicht oder aber sie nimmt ihre Rolle nicht angemessen wahr. Führungsprobleme können sich auf vielerlei Weise manifestieren.

13.4.1 Führungslos: Wenn keiner die Richtung weist

Wird eine Führungsposition von einer Person eingenommen, die diese Funktion nicht mit entsprechendem **Führungshandeln** ausfüllt, kann dies die Notfallversorgung eines Patienten erheblich gefährden. Da die Teammitglieder aufgrund der Führungsstruktur in der Akutmedizin auf Weisungen durch die Führungsperson

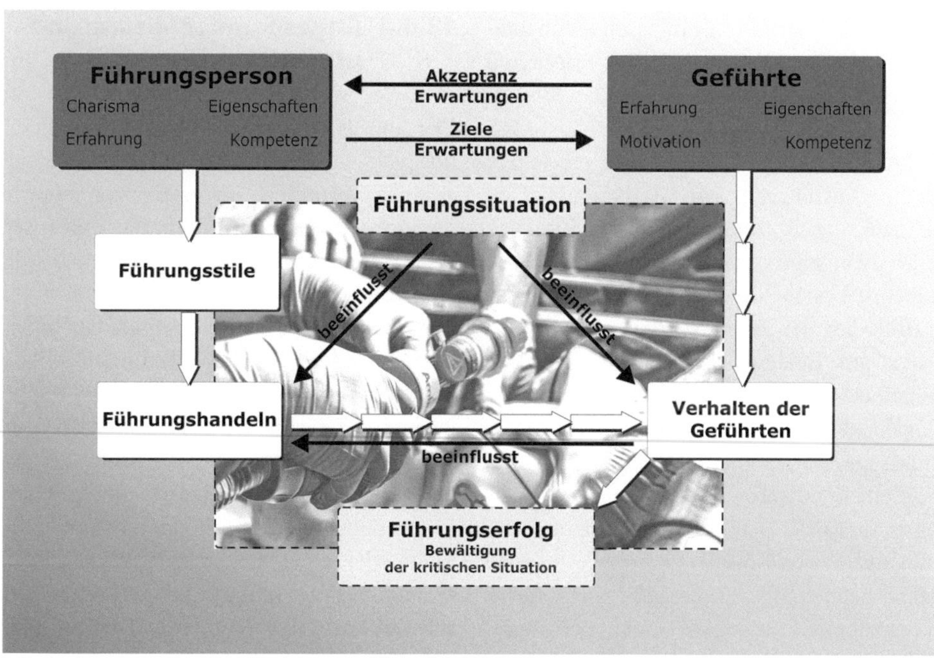

Abb. 13.2 Rahmenmodell der Führung. Führungspersönlichkeit, Führungsstile, die Interaktion mit den Geführten und Charakteristika der Führungssituation haben einen maßgeblichen Einfluss auf das Führungshandeln und den resultierenden Erfolg

angewiesen sind, führt eine fehlende Führung zu Zeitverzögerungen, einem Koordinationsverlust mit Nebeneinander-her-arbeiten und dem Ausfall notwendiger Arbeiten. Beispielsweise können inadäquate Führung und unklare Zielvorgaben während einer Reanimation dazu führen, dass Teams trotz ausreichendem Fachwissen und Training einen Herzkreislaufstillstand inadäquat behandeln (Marsch et al. 2004). Fehlende Führung macht sich umso stärker bemerkbar, je weniger vertraut Teammitglieder miteinander sind. Verstehen sich Teammitglieder hingegen aufgrund langjähriger Zusammenarbeit blind, so kann fehlende Führung durch implizite Koordination und bereits bestehende mentale Modelle teilweise kompensiert werden (Kap. 11).

▶ Fehlende Führung macht sich umso stärker bemerkbar, je weniger vertraut Teammitglieder miteinander sind.

13.4.2 Zum Handeln ver-führt

Die wesentlichen Aufgaben von Führung im Notfall bestehen darin, ein umfassendes mentales Modell der Situation zu erstellen, Prioritäten und Teilziele festzulegen und die Handlungen aller Anwesenden zu koordinieren. Lässt sich die Führungsperson zu sehr dazu verleiten, selbst die Ausführung von Teilaufgaben zu übernehmen (z. B. zentralvenöse Zugänge legen, Medikamente applizieren, Blutkonserven abzeichnen), besteht die Gefahr, dass sie „das große Bild" aus den Augen verliert. Umgekehrt lässt sich am Beispiel der kardiopulmonalen Reanimation zeigen, dass konsequentes Führungshandeln zu technisch besserer Herzdruckmassage, kürzeren *„no-flow"* Phasen und damit zu einem besseren Patientenoutcome führt (Yeung et al. 2012). Den Drang ins Operative zu zügeln, ist gerade in Notfallsituationen, in denen jede Hand gebraucht wird, gerade für eine fachlich kompetente Führungspersonen schwierig. Für Führungsvorgänge bei einem Massenanfall von Verletzten ist die Verpflichtung, sich ausschließlich um „das große Bild" zu kümmern, in der Funktionsbeschreibung des leitenden Notarztes explizit festgelegt (Sefrin et al. 1996).

13.4.3 Ausgeführt? Unterlassen von Kontrolle

Der Führungsvorgang ist ein zielgerichteter, immer wiederkehrender, in sich geschlossener Denk- und Handlungsablauf zur Durchsetzung von Entscheidungen (Roy und Merz 1996). Aufgrund dieser kreisförmigen Struktur wird jede Führungshandlung von dem Ergebnis der vorangegangenen Handlungen beeinflusst. Ein wesentlicher Teil des Führungsvorgangs besteht daher in der Kontrolle, ob angeordnete Maßnahmen verstanden und durchgeführt wurden, sowie im Abgleich des erwarteten mit dem eingetretenen Ergebnis. Unterlassen Führungskräfte diese regelmäßige Überprüfung, so beruhen nachfolgende Handlungen möglicherweise nur auf Vermutungen und Erwartungen und nicht mehr auf der Realität.

13.4.4 Angespannt: Führung und psychischer Druck

Der anästhesiologische Oberarzt aus dem Fallbeispiel wird mit vielen Anforderungen gleichzeitig konfrontiert. Er muss sich sowohl mit der **inhaltlichen Problematik** eines Notfalls (unklare Diagnose) auseinandersetzen, die zur Verfügung stehenden **Ressourcen** ermitteln, dem Bedürfnis aller Teammitglieder nach einer ausreichenden **Kommunikation** nachkommen als auch seine eigenen emotionalen Reaktionen steuern. Obwohl diese Anforderungen in ihrer Gesamtheit eine hohe psychische Beanspruchung darstellen, sollten Führungskräfte damit umgehen können. Können sie dies nicht oder nicht ausreichend, dann besteht die Gefahr, dass sie in die Falle der **kognitiven Notfallreaktion** (Kap. 9) tappen. Denken und Handeln dienen dann nicht mehr der Führung eines Teams, sondern der Wiederherstellung des eigenen Kompetenzgefühls.

Ein weiteres häufig beobachtbares Verhalten ist der **Alleingang der Führungsperson** (Driskell und Salas 1991):

▶ Unter großem Stress neigen viele Menschen dazu, sich ganz auf das eigene Denken und Tun zu konzentrieren. Teammitglieder erhalten dann keine Auskünfte mehr darüber, was der Betreffende denkt, plant und an Unterstützung erwartet („Doc goes solo").

13.4.5 Führungswechsel – Rollenwechsel

In der Akutmedizin wird man gelegentlich zu einem Rollenwechsel gezwungen: Als Assistenzarzt leitet man solange die Behandlung eines Notfalls, bis die Fach- oder Oberärztin dazu kommt; als erstversorgender Notarzt übernimmt man bei einem Massenanfall von Verletzten solange die Rolle des leitenden Notarztes, bis der offizielle leitende Notarzt eintrifft. In beiden Fällen muss man sich den neuen Umständen anpassen und das Verhalten je nach Rolle ändern. Ein häufiges Problem in der Patientenversorgung entsteht dadurch, dass Verhaltensweisen aus der Führungsrolle (z. B. Koordination, Strukturfestlegung) in die neue, weisungsgebundene Aufgabe übernommen werden.

13.4.6 Wenn einer das Sagen hat: Führung und Macht

Führung bringt eine ungleiche Verteilung von Macht mit sich. Eine pauschale Ausübung von Macht im Sinne eines autoritären Führungsstils kann zu Problemen in der Teamarbeit führen. Eine forcierte Machtausübung vermittelt den Eindruck, dass die Führungsperson Herr der Lage ist. Aktives Einbringen von Informationen und Situationsbeurteilungen wird unter diesen Bedingungen von den Teammitgliedern als unnötig angesehen und entfällt.

Die anhaltende „Degradierung" eines Teammitglieds zum reinen Befehlsempfänger kann darüber hinaus zu verdecktem Widerstand, Passivität und eigensinnigem Handeln führen. Da Teams prinzipiell die Macht haben, das „Geführt-werden" und eine vertrauensvolle Zusammenarbeit zu verweigern, kann dies faktisch zur Auflösung der Teamarbeit führen. Eine ungleiche Verteilung von Macht kann jedoch auch im Interesse von Teams liegen: In kritischen Situationen neigen Menschen dazu, nach einer starken Führung zu rufen und damit Verantwortung abzugeben. Die Folgen gleichen den eben beschriebenen. Daher sollte eine Führungskraft die Teammitglieder aktiv zum Mitdenken und Einbringen von Informationen ermutigen.

13.4.7 Führungsanspruch: Konflikte zwischen Gleichrangigen

Treffen mehrere hierarchisch gleichgeordnete Führungspersonen in einem Notfall zusammen (Oberärzte verschiedener Fachrichtungen bei der Versorgung eines Polytraumas, Notärzte bei einem Verkehrsunfall mit mehreren Verletzten), kann die Führungsfunktion zu einem Konfliktthema werden. Existiert keine grundsätzliche Regelung über die Aufgabenzuteilung, so sollten sich alle Beteiligten über das geeignetste Führungsmodell einigen. Hierbei sind Modelle von der Übernahme der Führung durch den Erfahrensten bzw. zuerst am Unfallort Eingetroffenen bis hin zur Teamarbeit gleichberechtigter Partner denkbar. Hilfreich ist dabei, wenn diese Festlegung gemeinsam **abgesprochen** und nicht lediglich vermutet wird. In der Akutmedizin ist die explizite Absprache über Führung z. B. in Schockraum und Notaufnahme wichtig, wenn es keine im Voraus institutionell festgelegte Führung gibt.

13.4.8 Abgegeben: Verantwortungsübergabe und Drehtüreffekt

Bei der Versorgung der Malignen Hyperthermie übernimmt der Oberarzt als hierarchisch höherstehende Person die Verantwortung für alle

Entscheidungen. Diese **Verantwortungsübergabe** korreliert i. d. R. mit dem erforderlichen fachlichen Wissen und Können. Geschieht diese Übernahme jedoch abrupt und vermittelt dem Assistenten das Gefühl, nicht länger benötigt zu werden, so kann dies für die Patientenversorgung problematisch werden: Situationsbezogene Informationen und das Wissen um bereits vollzogene Maßnahmen werden dann nicht vollständig und schnell genug an die hinzukommende Führungskraft weitergegeben. Der Vorteil, den die Führungskraft durch ihren unvoreingenommenen Blick auf den Patienten hätte, wird dadurch aufgehoben, dass der Assistenzarzt innerlich die Situation verlässt, konkretes Fallwissen für sich behält und sich aus dem Mitdenken verabschiedet **(Drehtüreffekt).**

13.4.9 Unangreifbar: Immunisierung gegen Kritik

Führungspersonen können Fehldiagnosen stellen, fachlich umstrittene Maßnahmen anordnen und Handlungsfehler begehen. Weil Entscheidungen von Führungskräften im Alltag oft widerspruchslos hingenommen werden, kommt es zu einer Immunisierung ihrer Entscheidungen gegen jede Art von Kritik. Auch im Rahmen einer kritischen Situation unterliegen diese dann einem **Kritiktabu.** Im Umgang mit Führungspersonen sollten Teammitglieder jedoch zu einer gesunden Balance zwischen berechtigter Nachfrage und unangemessenen Grundsatzdiskussionen finden. Außer bei Großschadenslagen, wo es ein eindeutiges Befehlsverhältnis gibt und Nachfragen nicht vorgesehen sind, sollten eigene Bedenken solange aktiv und nachdrücklich vertreten werden, bis Zweifel bezüglich der Richtigkeit von Annahmen oder Handlungen der Führungskraft ausgeräumt wurden (Kap. 12). Führungspersonen können Teammitglieder als Ressource für ihre Entscheidungen nutzen, indem sie das „Kritikvakuum" um die eigene Person herum immer wieder aufbrechen. Dies kann dadurch geschehen, dass sie sowohl im Alltag als gerade auch in Notfallsituationen ihre Mitarbeitenden zum kritischen Mitdenken ermutigen: „Habe ich etwas übersehen, was denken Sie?" „Fällt jemandem noch eine ganz andere Ursache für unser Problem ein?" „Hat jemand Vorschläge, was wir ändern sollten?"

▶ Wenn Entscheidungen von Führungskräften im Alltag oft widerspruchslos hingenommen werden, kommt es zu einer Immunisierung ihrer Entscheidungen gegen jede Art von Kritik.

Führungsprobleme

- **Fehlende Übernahme** der Führungsfunktion
- **Übernahme von Teilaufgaben** anstelle von Bemühungen um „das große Bild"
- **Unterlassene Kontrolle** von Anordnungen
- **Überforderung** mit einer Situation **(kognitive Notfallreaktion)**
- **Beibehalten von Führungsverhalten** in eine weisungsgebundene Aufgabe
- **Pauschale Ausübung von Macht** im Sinne eines autoritären Führungsstils
- **Konflikte** zwischen Gleichrangigen
- Abrupte Übernahme von Verantwortung und **Herausdrängen von Teammitgliedern** mit Situationswissen
- **Kritiktabu** auch bei offensichtlichen Fehlentscheidungen in kritischen Situationen

13.5 Gelungene Führung in kritischen Situationen

In dem Fallbeispiel wird vom Oberarzt **Führung im Notfall** gefordert. An seinem Führungshandeln lassen sich beispielhaft die wesentlichen Aufgaben einer Führungskraft erkennen.

13.5.1 Teamarbeit ermöglichen

Gute Teamarbeit geschieht nicht alleine dadurch, dass die jeweils gleichen Personen in einer Schicht arbeiten. Gelungene Teamarbeit ist vielmehr abhängig von den sozialen und zwischenmenschlichen Fähigkeiten der Führungsperson und der Teammitglieder (Kap. 11). Darüber sollte Teamarbeit von einem Arbeitsklima der Kooperation und gegenseitiger Verlässlichkeit geprägt sein. Dies ist gerade im Kontext der Akutmedizin schwieriger als bei Teams, die im Produktions- bzw. Arbeitsbereich tätig sind. Zwei Gründe sind hierfür maßgeblich verantwortlich:

- In der Akutmedizin haben die Teammitglieder häufig nur wenig Zeit, um sich kennenzulernen. Da Vorbesprechungen und Einweisungen des gesamten Teams selten möglich sind, müssen Führungspersonen das Team spontan und schnell organisieren.
- In „ad hoc" gebildeten Teams befinden sich häufig Personen aus verschiedenen Berufsgruppen und Fachdisziplinen, die sich nicht persönlich kennen. Führungspersonen müssend deshalb neben aufgabenbezogenen Anforderungen („Behandlung des Patienten") auch zwischenmenschliche Anforderungen („sich kennenlernen", „gut zusammenarbeiten") bewältigen.

Um Teamarbeit zu ermöglichen, können Führungspersonen sich nicht auf ihre formale Autorität berufen. Im Idealfall spürt man, dass sie all ihr Können und ihre Erfahrungen der Versorgung des Patienten und der Ausbildung ihrer Kollegen zukommen lassen und keinen Qualifikationsvorsprung für sich behalten möchten (Amalberti et al. 2005). Führungspersonen geben innerhalb ihres Teams den Ton an, zum Guten wie zum Schlechten. Ihre persönliche Integrität, Freundlichkeit, Fairness und ihr Festhalten an ethischen Standards haben zwar keinen unmittelbaren Einfluss auf die Ausführung einer Aufgabe, aber sie entscheiden wesentlich darüber, welches Klima in einem Team herrscht, ob es einen Zusammenhalt in der Gruppe (Kohäsion) gibt und ob Teammitglieder motiviert sind, geführt zu werden. Führungspersonen können gewünschtes Teamverhalten und Fähigkeiten fördern, indem sie Informationen offen weitergeben und Teammitglieder ermuntern, Bedenken, konstruktive Kritik sowie rechtzeitige Rückmeldungen auch in Bezug auf die Führungsperson selbst zu äußern.

13.5.2 Verwendung von Problemlösestrategien

Führung hat den Zweck, ein Ziel durch Einflussnahme auf die Arbeitsleistung der Teammitglieder schneller und effektiver zu erreichen (Murray und Foster 2000). Bevor aber ein Ziel vorgegeben werden kann, muss eine Führungsperson das zugrunde liegende Problem erkennen und Lösungsmöglichkeiten finden. In der Akutmedizin können Stress und die komplexen Anforderungen einer Situation den Problemlöseprozess negativ beeinflussen. Aus diesem Grund ist es gerade in solchen Situationen wichtig, dass Führungspersonen auf strukturierte Problemlösestrategien, wie beispielsweise die fünf Schritte einer guten Strategie (Kap. 10) zurückgreifen und nicht das Problem auf der Basis minimaler Information mithilfe von Heuristiken zu lösen. Situative Faktoren, wie Zeitdruck, akuter Stress oder Gefühle der eigenen Inkompetenz, können die Urteilsfähigkeit einer Führungsperson herabsetzen und ihn oder sie für Gruppendruck empfänglich machen. Die gleichmäßige Verteilung der Arbeitsbelastung auf alle Teammitglieder und der dadurch ermöglichte Verzicht auf eigene manuelle Tätigkeiten ermöglichen es, den Kopf für Problemlösung und strategische Entscheidungen frei zu bekommen.

13.5.3 Klare Vorgabe von Zielen

Konnten Probleme definiert und Ziele festgelegt werden, müssen diese hinsichtlich ihrer Priorität geordnet werden. Diese Priorisierung ist wichtig, da bei begrenzten Ressourcen nicht alle Ziele gleichzeitig angegangen werden können und die personellen und materiellen Ressourcen der Wichtigkeit entsprechend zugeteilt werden müssen. Führungspersonen sollten sich der Wichtigkeit klarer Zielvorgaben bewusst sein. Fehlen diese oder werden sie ungenügend kommuniziert, besteht die Gefahr, dass Mitarbeitende sich eigene Ziele setzen, die sich häufig aus den gerade bearbeiteten Aufgaben herleiten. Hat die Mehrheit der Teammitglieder den Blick für das „große Bild" (und somit auch für das Oberziel) verloren, so können kritische Situationen rasch außer Kontrolle geraten.

13.5.4 Entscheidungen auf einer gemeinsamen Informationsbasis treffen

In der Akutmedizin müssen die einzelnen Teammitglieder koordiniert auf unerwartete Situationen reagieren. Geteilte mentale Modelle stellen daher die wichtigste Voraussetzung für erfolgreiche Teamarbeit dar (Kap. 11). Die ausreichende Übereinstimmung der mentalen Modelle ermöglicht es den Teammitgliedern, „sich im gleichen Film" zu befinden und von gleichen Voraussetzungen ausgehend ihre Zusammenarbeit zu koordinieren. Eine von allen Teammitgliedern geteilte Einschätzung der Situation ermöglicht es dem Team, als Einheit aufzutreten und als solche zu agieren. Bei der Bildung und Aufrechterhaltung von gemeinsamen mentalen Modellen kommt Führungspersonen eine maßgebliche Rolle zu. Auch hier gilt, dass man in Notfallsituationen nur das Verhalten ernten kann, dass man im Alltag gesät hat. Im klinischen Alltag sollten Führungspersonen ihre Mitarbeitenden regelmäßig ermutigen, ihre Gedanken und Eindrücke zu einer bestimmten Situation zu äußern. Mitarbeitende sollten lernen, dass der Wert von Äußerungen nicht an die Stellung der Person innerhalb der klinischen Hierarchie gebunden ist. Neben der direkten Ermutigung können Führungspersonen dieses Verhalten auch dadurch fördern, dass sie ihr aktuelles mentales Modell explizit mit den Teammitgliedern teilen, beispielsweise indem sie sagen: „Ich denke, das Problem besteht in… Die höchsten Risiken liegen in… Die Strategie sieht folgendermaßen aus…" Fragt die Führungskraft darüber hinaus die Teammitglieder in der „wir"-Form: „Was denken Sie dazu? Haben wir irgendetwas übersehen? Haben wir bei unseren Überlegungen etwas vergessen? Gibt es Bedenken, dass eine unserer Maßnahme nicht greifen wird?", kommuniziert sie die doppelte implizite Botschaft, dass für diese Entscheidung der Input der Teammitglieder wesentlich war und dass auch bei einer Führungsperson Annahmen hinterfragt und sicherheitsrelevante Bedenken geäußert werden dürfen.

13.5.5 Ausführung der Aufgaben delegieren und koordinieren

Eine grundsätzliche Forderung an Führungspersonen ist, der Problemlösung und Koordination des Teams Priorität vor dem eigenen unmittelbaren Handeln am Patienten zu geben. Diese Forderung lässt sich (mit Ausnahme des leitenden Notarztes bzw. der leitenden Notärztin) in der Akutmedizin nur mit Einschränkungen umsetzen. Es kommt regelmäßig vor, dass Führungskräfte aufgrund ihrer Erfahrung bei Schwierigkeiten mit invasiven Maßnahmen (z. B. schwierige Intubation, intravenöse Zugänge bei Neugeborenen oder Kleinkindern) zur Hand gehen müssen oder zur Diagnosestellung beitragen müssen (z. B. intraoperative TEE-Untersuchung). Sobald die praktische Ausführung abgeschlossen ist, sollte sich eine Führungsperson jedoch wieder daran erinnern, dass von ihr vor allem erwartet wird, „das große Bild" im Auge zu behalten und Aufgaben weitestgehend zu delegieren. Die Delegation von Aufgaben und Aufträgen an Teammitglieder setzt sich dabei aus vier Schritten zusammen:

- Entscheidung, welche Aufgaben an Teammitglieder übertragen werden sollen
- Entscheidung, welche Teammitglieder eine bestimmte Aufgabe erledigen sollen

- Vermittlung klarer Vorstellungen in Bezug auf die Ziele der Aufgaben
- Forderung von Rückmeldungen über die Erledigung von Aufgaben

▶ Bei der Bildung und Aufrechterhaltung von gemeinsamen mentalen Modellen kommt Führungspersonen eine maßgebliche Rolle zu.

13.5.6 Emotionen stabilisieren und Arbeitsbelastungen berücksichtigen

Teammitglieder unterscheiden sich in ihren Fähigkeiten und Erfahrungen. Aus diesem Grund kann die gleiche Aufgabe von verschiedenen Teammitgliedern als unterschiedlich schwer eingeschätzt werden. Führungspersonen sollten ein Gespür für die persönlichen Grenzen jedes Teammitgliedes haben und eine Überforderung vermeiden. Als gute Führungskraft ist in dem geschilderten Fall der Oberarzt in der Lage, die Auswirkungen eigener Gefühle und der Gefühle von Teammitgliedern auf das Notfallmanagement wahrzunehmen. Hier ist der erstbehandelnde Anästhesist kurzzeitig mit der Situation überfordert, da er sich heftige Selbstvorwürfe bezüglich des Einsatzes von Succinylcholin macht und in diesem Zustand mehrfach frustran versucht, die V. jugularis interna zu punktieren. Als sich diese negativen Emotionen auf die anderen Teammitglieder zu übertragen beginnen, teilt der Oberarzt dem Assistenten eine andere Aufgabe zu und lässt ihn von einem emotional stabileren Teammitglied (erfahrene Pflegekraft) unterstützen.

13.5.7 Regelmäßige Neubewertung der Situation

In kritischen Situationen stellt eine regelmäßige Neubewertung der aktuellen Lage eine wichtige Führungsaufgabe dar. Neben der Erstellung eines aktuellen mentalen Modells beinhaltet die regelmäßige Neubewertung auch die wechselseitige Kontrolle der Teammitglieder, ob Informationen verstanden und Aufgaben erledigt wurden. Teammitglieder können ihrer Führungskraft bei der Aktualisierung ihres mentalen Modells helfen, indem sie regelmäßig und unaufgefordert Rückmeldung zu ihren momentanen Arbeitsaufträgen geben. So etablieren sie gemeinsam ein geteiltes Situationsbewusstsein (Kap. 8).

13.6 Tipps für die Praxis

- **Wertschätzung:** Wer führen will, muss Menschen mögen: Führung funktioniert nur, wenn man sich für Mitmenschen interessiert und diesen eine wertschätzende Grundhaltung entgegenbringt. Ohne eine solche Grundeinstellung des „Menschen-mögens“ sollte man prinzipiell keine Führungsfunktion anstreben.
- **Führungshandeln:** Führung geschieht nicht automatisch infolge einer hierarchischen Position, die man hat. Führung geschieht, wenn man seine Funktion mit Führungshandeln ausfüllt. Dafür sollten Sie verschiedene Führungsstile beherrschen und Ihr Handeln der Situation und den Geführten anpassen können.
- **Führung beginnt im Alltag.** Man kann in einer kritischen Situation nur auf das zurückgreifen, was als Führungsergebnis und als Mitarbeiterbeziehung im täglichen Führungsverhalten entstanden ist.
- **Vorbild sein:** Stellen Sie ein gutes Vorbild für Ihre Mitarbeitenden dar und setzen Sie mit Ihrem persönlichen Verhalten einen hohen Standard. Aufrichtigkeit, Integrität und moralisch einwandfreies Verhalten stellen vertrauenerweckende Charaktereigenschaften dar. Ihre Mitarbeitenden sollen wissen, dass auf Sie Verlass ist und dass man mit Ihnen zusammenarbeiten kann. Sie wollen nicht nur davon hören, welche Erwartungen man an sie hat, sie wollen auch sehen, dass ihre Führungsperson diese Erwartungen selbst erfüllt.
- **Ermutigen:** Ermutigen Sie die Mitglieder Ihres Teams, Beobachtungen, Anliegen und Fragen anzusprechen. Fördern Sie

vorausschauendes („proaktives") Verhalten Ihrer Teammitglieder.

- **Üben Sie im Alltag, was Sie im Notfall brauchen:** Was zu „Friedenszeiten" gesät wird, kann man in kritischen Situationen ernten.
- **Beim Namen nennen:** Lernen Sie den Namen jedes neuen Teammitgliedes möglichst sofort kennen und zeigen Sie sich an deren persönlichen Belange interessiert.
- **Unterstützung signalisieren:** Zeigen und vermitteln Sie Ihren Teammitgliedern, dass Sie sie unterstützen, nach außen hin für sie eintreten und dass es Ihr Anliegen ist, sie zu eigenständiger und verantwortlicher Arbeit zu ermächtigen.
- **Teamplayer sein:** Denken und Handeln Sie als Teil eines Teams und übermitteln dies auch an die Mitglieder Ihres Teams: Wir statt Ich!
- **Kommunizieren Sie gut:** Halten Sie Ihre Teammitglieder auf dem Laufenden und legen Sie Wert auf gute Kommunikationsfähigkeiten (Kap. 12).
- **Lösen Sie Konflikte in Ihrem Team:** Erkennen Sie Beziehungskonflikte und verwenden Sie Konfliktlösestrategien (Kap. 12).
- **Klären der Führungsposition:** Denken Sie immer daran, in kritischen Situationen ist Führung von entscheidender Bedeutung. Gibt es mehr als eine Führungsperson in einer kritischen Situation, gibt es keine klare Führung.
- **Aufgabenverteilung** braucht Präzision: „Könnte jemand einmal…" oder „Etwas müsste getan werden…" kann dazu führen, dass niemand sich angesprochen fühlt und somit nichts passiert.
- **Umgangsform:** Die Führungsperson gibt den Ton des ganzen Teams vor. Hektik und geschriene Anweisungen können Anzeichen von persönlicher Überforderung und schlechter Organisation darstellen und von Teammitgliedern als fehlender Respekt interpretiert werden.
- **Ruhe vermitteln:** Auch wenn es einfacher gesagt als getan ist: der Patient hat den Notfall, nicht Sie selbst oder das Team. Daher sollten Führungspersonen einen ruhenden Pol in dem Notfallgeschehen darstellen und diese Ruhe an ihr Team weitergeben. Dies sollte auch unter Zeitdruck und angesichts begrenzter Ressourcen möglich sein.

13.7 Führung – Auf einen Blick

Überblick

- Führung bedeutet, dass eine Person andere Personen und Sachmittel dahin gehend beeinflusst, dass ein von ihr vorgegebenes Ziel erreicht werden kann.
- Führung im Alltag unterscheidet sich von Führung im Notfall: Führung im Alltag beinhaltet administrative Aufgaben und eine Ausbildungsfunktion, Führung im Notfall hat einen höheren Anteil an koordinierenden Handlungen.
- Der Erfolg eines Führungsvorgangs hängt von der Führungspersönlichkeit, dem Führungshandeln, den Geführten und der Situation ab.
- Führungspersonen werden nicht einfach geboren, Führung wird gelernt.
- Im Kontext der Akutmedizin sind vier Führungstheorien wichtig: die „Great Man-Theorie", die Theorie der Persönlichkeitsmerkmale, Verhaltenstheorien und die situative bzw. Kontingenztheorie.
- Führungshandeln ist in hohem Maße mit Kommunikation gleichzusetzen: Führen heißt kommunizieren – mit Kollegen, Pflegekräften, Rettungsdienstpersonal, Patienten und Funktionsbereichen.
- Es werden viele verschiedene Führungsstile anhand der unterschiedlichen Mitarbeiter- und Aufgabenorientierung unterschieden. Es gibt nicht das eine Führungskonzept, das für alle Situationen geeignet wäre; bestimmte Führungsstile können bei Entscheidungsprozessen in der Akutmedizin besser geeignet sein als andere.
- Unter situativer Führung versteht man ein ganzheitliches Führungskonzept, das die Mitarbeitenden als Person wahrnimmt, respektiert, informiert, fördert und motiviert.
- Die Aufgaben der Führungskraft in kritischen Situationen sind: Koordination, Problemlösen, Delegation, Formalisierung

von Informationsflüssen, Festlegung von Strukturen, emotionale Stabilisierung, Wiederbewertung der Situation, Repräsentanz.

- Führungsprobleme in der Akutmedizin lassen sich auf zwei zentrale Problembereiche zurückführen: Eine Führungskraft übernimmt die Verantwortung ihrer Führungsposition nicht oder aber sie nimmt ihre Rolle nicht angemessen wahr.
- Erfolgreiche Führung ist sowohl von der Führungskompetenz der Führungsperson abhängig als auch von der Teamfähigkeit jedes einzelnen Teammitglieds.

Literatur

Amalberti R, Auroy Y, Berwick D, Barach P (2005) Five system barriers to achieving ultrasafe health care. Ann Intern Med 142:756–764

Avolio BJ, Bass BM (2004) Multifactor leadership questionnaire, manual, 3. Aufl. Lincoln, Buros Institute of Mental Measurements

Bass BM (1985) Leadership and performance beyond expectations. Free Press, New York

Bass BM, Stogdill RM (2007) Bass and Stogdill's handbook of leadership: theory, research, and managerial applications, 3. Aufl. Free Press, New York

Beck-Tauber D (2012) Transformational leadership: exploring its functionality. Dissertation an der Universität St.Gallen. http://verdi.unisg.ch/www/edis.nsf/SysLkpByIdentifier/4067/$FILE/dis4067.pdf. Zugegriffen: 25. Apr. 2014

Blanchard K, Zigarmi P, Zigarmi D (1986) Der 101-Minuten-Manager: Führungsstile. MVG-Verlag, München

Blessin B, Wick A (2017) Führen und führen lassen, 8. Aufl. UKV, Konstanz

Burns JMG (1979) Leadership. Harper & Row, New York

Chaleff I (2008) Creating new ways of following. In: Riggio RE, Chaleff I, Lipman-Blumen J (Hrsg) The art of followership: how great followers create great leaders and organisations. Jossey-Bass, San Francisco, S 67–88

Driskell JE, Salas E (1991) Group decision making under stress. J Appl Psychol 76:473–478

Fiedler F (1967) A theory of leadership effectiveness. Harper and Row Publishers, McGraw-Hill

Flin R, Fletcher G, McGeorge P, Sutherland A, Patey R (2003) Anaesthetists' attitudes toward teamwork and safety. Anaesthesia 58:233–242

Gardner WL, Lowe KB, Moss TW, Mahoney KT, Cogliser CC (2010) Scholarly leadership of the study of leadership: a review of the leadership quarterly's second decade, 2000–2009. The Leadersh Quart 21(6):922–958

Gibb CA (1954) Leadership. In: Lindzey G (Hrsg) Handbook of social psychology, Bd 2. Addison-Wesley, Reading, S 877–917

Hersey P (1986) Situatives Führen – die anderen 59 Minuten. moderne Industrie, Landsberg

Hersey P, Blanchard KH (1977) Management of organizational behaviour: utilizing human resources. Prentice-Hall, Englewood Cliffs

Judge TA, Piccolo RF (2004) Transformational and transactional leadership: a meta-analytic test of their relative validity. J Appl Psychol 89(5):755–768

Kellerman B (2008) Followership: how followers are creating change and changing leaders. Harvard Business Press, Boston

Kelley RE (2008) Rethinking followership. The art of followership: How great followers create great leaders and organizations. Jossey-Bass, San Francisco, CA, S 5–15

Klein KJ, Ziegler JC, Knight AP, Xiao Y (2006) Dynamic delegatin: shared, hierarchical, and deindividualized leadership in extreme action teams. Adm Sci Q 51:590–621

Kolbe M, Grande B (2016) „Speaking Up" statt tödlichem Schweigen im Krankenhaus. Gruppe. Interaktion. Organisation Zeitschrift für Angewandte Organisationspsychologie (GIO) 47(4):299–311

Künzle B, Kolbe M, Grote G (2010) Ensuring patient safety through effective leadership behaviour: a literature review. Saf Sci 48:1–17

Lewin K, Lippitt R, White RK (1939) Patterns of aggressive behaviour in experimentally created „social climates". J Soc Psychol 10:271–299

Manser T (2009) Teamwork and patient safety in dynamic domains of healthcare: a review of the literature. Acta Anaesth Scand 53:143–151

Marsch SCU, Müller C, Marquardt K, Conrad G, Tschan F, Hunziker P (2004) Human factors affect the quality of cardiopulmonary resuscitation in simulated cardiac arrests. Resuscitation 60:51–56

Michaelis B (2009) Transformational and charismatic leadership effect on performance outcomes. An analysis of linking mechanisms and boundary conditions. Dissertation. http://archiv.ub.uni-heidelberg.de/volltextserver/volltexte/2009/9886/pdf/Dissertation_Michaelis_UB_041009.pdf

Murray WB, Foster PA (2000) Crisis resource management among strangers: principles of organizing a multidisciplinary group for crisis resource management. J Clin Anesth 12:633–638

Neuberger O (2002) Führen und führen lassen: Ansätze, Ergebnisse und Kritik der Führungsforschung. Lucius & Lucius, Stuttgart

Northouse PG (2012) Leadership: theory and practice, 6. Aufl. Sage, Thousand Oaks

Paschen M, Dihsmaier E (2011) Psychologie der Menschenführung. Springer, Heidelberg

Pearce CL, Conger JA (2003) All those years ago. In: Pearce CL, Conger JA (Hrsg) Shared leadership: reframing the how's and why's of leadership. Sage, Thousand Oaks

Roy H, Merz H (1996) Führen – Führungsgrundsätze und Praxis der Führung. In: Sefrin P, Knuth P, Stratmann D (Hrsg) Handbuch für den Leitenden Notarzt. VI Führungslehre. Ecomed, Landsberg, S 1–12

Schmidt F, Weber G (2003) Situatives Führen im Rettungsdienst. Notfall & Rettungsmedizin 6:256–264

Sefrin P, Knuth P, Stratmann D (1996) Handbuch für den Leitenden Notarzt. Ecomed, Landsberg

Skarbalienė A, Skarbalius E (2018) The aspects of shared leadership in health care. In: Proceedings of the conference Society. Integration. Education, May 2018, Bd III, S 406–4014

Stogdill RM (1948) Personal factors associated with leadership: a survey of the literature. J Pers 25:35–71

Tschan F, Semmer NK, Gautschi D (2006) Leading to recovery: group performance and coordinative activities in medical emergency driven groups. Hum Perf 19:277–304

Wang D, Waldman DA, Zhang Z (2014) A meta-analysis of shared leadership and team effectiveness. J Appl Psychol 99(2):181

Weber M (1947) Grundriss der Sozialökonomie. III Abteilung: Wirtschaft und Gesellschaft. Mohr, Tübingen

Werther S (2014) Geteilte Führung. Ein Überblick über den aktuellen Forschungstand. Springer Gabler, Wiesbaden

West M, Armit K, Loewenthal L, Eckert R, West T, Lee A (2015) Leadership and leadership development in healthcare: the evidence base. Faculty of Medical Leadership and Management, London

Willocks SG (2017) Exploring team working and shared leadership in multidisciplinary cancer care. Leadersh Health Serv 31(1):98–109

Yeung JH, Ong GJ, Davies RP, Gao F, Perkins GD (2012) Factors affecting team-leadership skills and their relationship with quality of cardiopulmonary resuscitation. Crit Care Med 40(9):2617–2621

Yukl GA (2010) Leadership in organizations, 7. Aufl. Prentice Hall, Upper Saddle River

Zohar D (2002) The effects of leadership dimensions, safety climate, and assigned priorities on minor injuries in work groups. J Organ Behav 23:75–92

Teil IV Fehler und Sicherheit in Organisationen

Der vierte Teil des Buches befasst sich mit dem Einfluss von Organisationen auf das Handeln in der Notfall- und Akutmedizin. Auf den ersten Blick liegen viele dieser Faktoren nicht im Verantwortungsbereich von Ärztinnen und Ärzten oder Pflegekräften: Die Unternehmenskultur, Fragen der Patientensicherheit oder Grundsätze der Personalentwicklung scheinen vorgegebene Größen zu sein, in denen sich der oder die Einzelne wiederfindet. Organisationen nehmen in der Tat durch übergeordnete Entscheidungen bezüglich dieser Themen Einfluss auf das Handeln von Ärzten, Pflegekräften und Rettungsdienstpersonal. Es sind jedoch immer die Mitarbeitenden eines Krankenhauses oder einer Rettungsorganisation, die durch ihr Handeln das Gesamtergebnis „Patientensicherheit" beeinflussen. Deshalb ist die Kenntnis der Zusammenhänge von Organisation und Person hilfreich, um beispielsweise Mechanismen der Unfallentstehung oder die Relevanz latenter Faktoren zu verstehen.

Kap. 14 stellt Organisationen als Systeme dar, die jeweils eine spezifische Organisationskultur haben. Sicherheitskultur als die „DNS der Sicherheit" wird diskutiert, ehe verschiedene wichtige Organisationstheorien vorgestellt werden: der Human-Factors-Ansatz, der die Unvermeidbarkeit von Fehlern in Organisationen betont, Perrows Theorie der „normalen", durch die Komplexität von Systemen verursachten Unfälle sowie Ansätze zu Hochzuverlässigkeit, aus denen die Medizin Nutzen ziehen kann. Darüber hinaus werden Möglichkeiten und Grenzen des Lernens von der zivilen Aviatik diskutiert. Als Beispiele für Einflussfaktoren, die im Sinne latenter Fehler auf das Handeln der Ärzte und Pflegekräfte „am scharfen Ende" des Systems wirken, werden Konzepte der Ablauforganisation, Medizingerätetechnik und Personalmanagement dargestellt.

Kap. 15 beschäftigt sich mit den Möglichkeiten der Reduktion und dem Management von Komplexität. Standardisierung verschiedener Bereiche als Instrument der Fehlervermeidung und Checklisten als Formalisierung von Standards werden mit ihren Grenzen und Gründen für ihr Scheitern diskutiert. Übergreifende Strategien, um Organisationen in Richtung Patientensicherheit zu bewegen, sind zum Beispiel Human-Factors-orientierte Systemgestaltung und Wissensmanagement.

Kap. 16 behandelt das Lernen in und von Organisationen. Konzepte aus anderen Hochrisikobereichen wie die der „zuverlässigen Organisation“ und der „lernenden Organisation“ könnten auch für die Medizin hilfreich sein, da sie den Denkrahmen für die tägliche Arbeit verändern. Komplexe Organisationen wie Krankenhäuser werden sich aber nicht mit einfachen „Erfolgsrezepten“ und isolierten Maßnahmen verändern lassen. Instrumente wie Berichts- und Lernsysteme und Fallanalysen, Notfalltraining und Skillstraining am Simulator und regelmäßige Teamtrainings sollten integrative Bestandteile übergreifender Konzepte der Organisationsentwicklung sein. Unter den aktuellen ökonomischen Bedingungen ist es wichtiger denn je, dass alle Mitarbeitenden von Krankenhäusern und Rettungsdiensten die Themen Patientensicherheit, Fehlervermeidung und zuverlässiges Handeln auf ihrer persönlichen Agenda haben.

14 Organisation, Fehler und Sicherheit

Arbeitsunfall am Bau

Am frühen Nachmittag stürzt ein 32-jähriger Arbeiter aus ca. 4 m Höhe von einem Baugerüst und prallt mit seiner rechten Seite auf den Boden. Der Patient, der keine offensichtlichen größeren Verletzungen hat, wird vom herbeigerufenen Rettungsdienstpersonal versorgt und in die Notaufnahme einer großen chirurgischen Klinik eingeliefert. An diesem Nachmittag ist ein Assistenzarzt für sechs Untersuchungskabinen zuständig, die bei noch vollem Warteraum alle mit Patienten belegt sind. Der Assistenzarzt sieht sich den Patienten im Rahmen der Übergabe durch den Rettungsdienst kurz an und untersucht ihn grob orientierend klinisch. Zum Zeitpunkt der Aufnahme ist der Patient kreislaufstabil, klagt jedoch über atemabhängige starke Schmerzen und Druckschmerz in der rechten Thoraxhälfte sowie über leichte Atemnot. Auskultatorisch ist die Lunge annähernd seitengleich belüftet.

Um die Verdachtsdiagnose einer Rippenfraktur zu verifizieren, ordnet der Ambulanzarzt eine Röntgenthorax-Aufnahme an und lässt den Patienten mit dem Sitzstuhl von einer Schwesternschülerin in die Röntgenabteilung bringen. Der Patient erhält unmittelbar nach der Aufnahme ein unbefundetes Röntgenbild ausgehändigt und wird in die Notaufnahme zurückgeschickt. Erst im Nachhinein stellt sich heraus, dass dieses Bild einem anderen Patienten gleichen Namens gehört, der zur selben Zeit im Rahmen seiner OP-Vorbereitung ebenfalls eine Röntgenthorax-Untersuchung erhält. Das Bild wird dem Arbeiter fälschlicherweise von der MTRA ausgehändigt, da sie den Empfänger lediglich anhand des Nachnamens identifiziert. Als der Patient von der Untersuchung zurückkehrt, wird er ohne Monitoring in eine freie Kabine geschoben. Zu diesem Zeitpunkt hat die Atemnot bereits zugenommen, was jedoch von der begleitenden Schwesternschülerin nicht adäquat eingeschätzt wird. Erst als eine Ambulanzschwester den Raum betritt und einen unruhigen Patienten mit verstärkter Atemnot vorfindet, wird der Ambulanzarzt verständigt. Dieser kann die klinische Symptomatik nicht mit dem Befund auf dem Röntgenthorax in Einklang bringen, da dort weder Rippenfrakturen noch ein Pneumothorax zu sehen sind. Er ordnet eine Kurzinfusion mit Piritramid an und bittet eine Pflegekraft, sich nach einem Pulsoxymeter umzusehen und den Patienten daran anzuschließen. Als diese eine Viertelstunde später mit dem

M. St.Pierre und G. Hofinger, *Human Factors und Patientensicherheit in der Akutmedizin*,
https://doi.org/10.1007/978-3-662-60485-4_14

Pulsoxymeter zurückkehrt, ist der Patient tachypnoeisch und reagiert nicht mehr auf Ansprache.

Das Notfallteam der Intensivstation wird alarmiert. Da der Intensivarzt einen bewusstseinsgetrübten Patienten vorfindet, dessen Sättigung unter 8 l Sauerstoff pro Minute bei 81 % liegt, entschließt er sich, den Patienten augenblicklich zu intubieren. Als er den Patienten nach problemloser Intubation auskultiert, fällt ihm auf, dass auf der rechten Thoraxseite das Atemgeräusch deutlich abgeschwächt ist. Es lässt sich darüber hinaus ein Hautemphysem tasten. Noch während die Vorbereitungen für die Anlage einer Thoraxdrainage laufen, wird der Patient drucklos. Während das Notfallteam mit der kardiopulmonalen Reanimation beginnt, legt der Ambulanzarzt eine Thoraxdrainage, aus der sich eine größere Menge Luft und Blut entleeren. Der Intensivarzt lässt den Defibrillator aus der Ambulanz herbeischaffen. Die erste Defibrillation verzögert sich jedoch erheblich, da es sich um ein kürzlich angeschafftes Modell handelt, mit dessen Bedienung niemand richtig vertraut ist. Als es gelingt, den Defibrillator zum Funktionieren zu bringen, kann der Patient erfolgreich reanimiert werden. Bei der erneuten Kontrolle des Röntgenthorax fällt die fehlende Übereinstimmung des Vornamens auf. Auf dem eigentlichen Bild des Patienten sind eine Rippenserienfraktur rechts und ein beginnender Pneumothorax zu sehen.

Ein Patient wird nach einem Sturz aus größerer Höhe in einer chirurgischen Notaufnahme aufgenommen. Die Notaufnahme ist von ärztlicher Seite personell unterbesetzt, sodass der diensthabende Arzt den Patienten nur grob orientierend untersucht, um sich dann wieder anderen Patienten zuzuwenden. Der klinische Erstbefund lässt eine Rippenfraktur vermuten, weshalb der Ambulanzarzt eine Röntgenthorax-Aufnahme anordnet. Bei der Herausgabe des Röntgenbildes kommt es zu einer Verwechslung, da ein Patient gleichen Nachnamens zum selben Zeitpunkt die gleiche Untersuchung erhält. Da der Patient das Röntgenbild mit sich führt, wird von da an nicht mehr daran gezweifelt, dass es sich tatsächlich um seine Aufnahme handelt. Die tatsächliche Schwere der Verletzung wird lange Zeit verkannt, da der Patient einerseits durch eine unerfahrene Pflegekraft begleitet wird und andererseits notwendiges Monitoring (Pulsoxymetrie) nicht sofort zur Verfügung steht.

Als sich der klinische Zustand des Patienten offensichtlich verschlechtert, kann der Ambulanzarzt die Symptomatik nicht mit dem Normalbefund auf dem Röntgenthorax korrelieren. Da die Aufnahme zweifelsfrei keine Pathologie enthält, hinterfragt er diese Tatsache nicht, indem er sich vergewissert, dass tatsächlich die richtige Aufnahme vorliegt oder den Patienten erneut auskultiert. Es wird eine Schmerztherapie angeordnet, unter der sich der Patient klinisch verschlechtert. Erst nach erfolgter Intubation deuten ein abgeschwächtes Atemgeräusch und ein beginnendes Hautemphysem auf einen Pneumothorax hin. Aufgrund einer fehlenden Entlastung führt die Spannungskomponente des Pneumothorax zu einem Herzkreislaufstillstand. Die Behandlung wird dadurch verzögert, dass ein Notfallgerät (Defibrillator) zum Einsatz kommt, auf das keiner der Bediener eine korrekte Einweisung erhalten hat.

Dass sich eine derartige „unglückliche Verkettung“ von Umständen in dieser Notaufnahme ereignen kann, ist kein Zufall: Der geschilderte Fall kann nur deswegen in diesem Krankenhaus geschehen, weil es auf eine Art organisiert ist, die eine derartige „unglückliche Verkettung“ von Einzelfaktoren und Handlungen begünstigt. Was zunächst wie das Versäumnis einiger weniger Personen (MTRA, Assistenzarzt) aussieht, stellt sich bei genauerer Betrachtung als ein grundlegendes Problem des betreffenden Krankenhauses dar. Auch wenn sich keiner der Beteiligten dessen bewusst ist, nimmt die

„Organisation Krankenhaus" (beispielsweise durch das Zeitbudget, das für jeden Patienten zur Verfügung steht oder durch die Einweisung in neue Geräte) ganz entscheidend Einfluss auf das Handeln ihrer Mitarbeiter.

Um diese Aussage näher zu erläutern, wird im Folgenden zunächst definiert, was unter einer Organisation zu verstehen ist, und es werden verschiedene Arten Organisationen zu beschreiben vorgestellt.

14.1 Organisationen als Systeme: Verschiedene Sichtweisen

Das Gesundheitswesen ist sicherlich eines der größten, komplexesten und teuersten Systeme der westlichen Welt. Obwohl man normalerweise die Behandlung von Kranken nicht als System verstehen würde, ist es sinnvoll, das Gesundheitswesen als **soziotechnisches System** zu beschreiben. Ein soziotechnisches System ist durch die Interaktion von Menschen, Technologie und organisationalen Strukturen und Prozessen bestimmt. „Gesundheitswesen" hat viele Subsysteme, z. B. präklinische Notfallmedizin, Krankenhäuser (mit ihren vielen Subsystemen in Form von Abteilungen, Zentren, Teams…), ambulante Versorgung und Pflegeheime, Apotheken und Labore, aber auch Industrie, Behörden und Patientenverbände. Jedes dieser Subsysteme verfolgt eigene Ziele, Werte und Normen und verfügt über unterschiedliche menschliche, technische und finanzielle Ressourcen.

Um Probleme in einem einzelnen Bereich zu lösen, ist es nötig, den Fokus zu erweitern und das jeweilige System insgesamt zu betrachten, „in Systemen zu denken". **Systemdenken** bedeutet, „Ganzheiten zu sehen, Muster und Beziehungen zu erkennen und zu lernen, diese Beziehungen effektiver und effizienter zu strukturieren" (Senge 1990; eig. Übersetzung). Systemdenken ist seit längerem in der Managementlehre prominent – im Gesundheitswesen setzt sich diese Art des Denkens erst langsam durch (aktuelle Entwicklungen siehe Schrappe 2018), auch wenn der Begriff in aller Munde ist.

> Systemdenken bedeutet, dass eine Betrachtung weg von einzelnen Systembereichen hin zu der Gesamtheit des Systems erfolgt, um das Zusammenspiel der intersystemischen Beziehungen und Strukturen besser beurteilen zu können.

Was aber ist unter der Systemperspektive eine „Organisation"? In den Sozialwissenschaften gibt es unterschiedliche Theorieansätze, die erklären, was Organisationen **sind,** wie sie **funktionieren** sollten und wie sie **verändert** werden könnten (Überblick in Kieser und Ebers 2019). Einige wichtige Ansätze werden im Folgenden skizziert.

- Organisationen sind **von ihrer Umwelt unterscheidbare Systeme,** die in vielfältigen Relationen mit ihrer Umwelt verknüpft sind. Organisationen als soziotechnische Systeme bilden interne Strukturen, bei denen Menschen und Technik interagieren. Technik- und Sozialsysteme einer Organisation sind historisch gewachsen, unterliegen Veränderungen und folgen eigenen Gesetzen.
- Organisationen sind **Systeme von Menschen, die zusammenarbeiten,** um wiederkehrende Aufgaben gemeinsam zu bewältigen. „Notfallversorgung in der Notaufnahme" ist eine von vielen wiederkehrenden Aufgaben eines Krankenhauses, „Leistungen abrechnen" eine andere. Organisationen sind in dieser Sichtweise **komplexe soziale Gebilde,** deren Strukturen und Abläufe so beschaffen sind, dass die darin tätigen Mitarbeiter weitgehend den angestrebten Output erzeugen können. Sie setzen den Rahmen für alle Prozesse der (Zusammen-)Arbeit und ordnen die Aktivitäten aller Mitarbeiter bezüglich der zentralen Ziele der Organisation (Malik 1984).
- Organisationen haben eine **Grenze zwischen „innen" und „außen"** gezogen. „Innen" teilen die Menschen miteinander Regeln und halten sich an Grundsätze der Macht- und

Verantwortungsteilung. Die Kooperation dieser (unter Umständen sehr vielen) Menschen erfolgt nach einem mehr oder minder komplexen Aufgabenplan, der eine riesige **Menge einzelner Entscheidungen** umfasst (Kieser und Kubicek 1992). Wenn Organisationen eine Zeit lang bestehen, schlägt sich die zunehmende Erfahrung mit der Koordination all dieser Einzelentscheidungen in formalen Strukturen, Hierarchien, Funktionen sowie Beschreibungen wiederkehrender Aufgaben nieder. Organisationen sind gleichsam als Ansammlung „geronnener Entscheidungen" zu verstehen.

Organisationen sind also komplexe soziotechnische Systeme. Innerhalb dieser Perspektive gibt es unterschiedliche Auffassungen davon, was eine Organisation ausmacht. In der Organisationslehre hat sich die Unterteilung in ein instrumentelles, institutionelles und funktionales Verständnis von Organisation etabliert (Schulte-Zurhausen 2002).

- Dem **instrumentellen Verständnis** nach dienen Aufbau und Abläufe einer Organisation der Erreichung von sachlichen Zielen. Hier würde man sagen: „Das Krankenhaus **hat** eine Organisation". Alle formalen Strukturen, Prozesse und Regeln dienen letztlich der optimalen **Zielerreichung.** Verhalten in Organisationen wird unter dieser Perspektive von „Normen der Rationalität" (Gouldner 1959) geleitet. Wenn das Krankenhausmanagement dieses Organisationsverständnis hat, wird es davon ausgehen, dass Verhalten in der Organisation durch inhaltliche Organisationsziele, definierte Aufgaben, Technologien und Strukturen bestimmt wird. Es wird auch davon ausgehen, dass Probleme durch unangemessene Strukturen zustande kommen und es wird sie durch Strukturveränderungen und Prozessoptimierung zu lösen versuchen. Die Motivationen der Mitarbeitenden und ihre Kreativität sind unter dieser Perspektive weniger bedeutsam.
- Dem **institutionellen Verständnis** nach ist eine Organisation ein dauerhaftes soziales Gebilde mit einer formalen Struktur. Die Mitarbeiter verfolgen nicht nur sachliche Ziele, sondern haben auch persönliche Interessen (z. B. Karriere, Macht, fachliche Weiterentwicklung). Der *human-resource*-Ansatz (z. B. Argyris 1957; Argyris und Schön 1996) betont entsprechend die Beziehungen zwischen Organisationen und den Menschen in ihnen. Würde man sagen: „Das Krankenhaus **ist** eine Organisation", so stünde im Vordergrund, dass Menschen in Organisationen verschiedene Motive befriedigen und bereit sind, ihr Verhalten an gemeinsam **geteilten Werten oder Normen** auszurichten. Ein solches Krankenhaus legt besonders Wert auf Einhaltung sozialer „Spielregeln" und stellt Motivation, Einstellungen, Beteiligung und Teamarbeit in den Vordergrund. Kommt es zu Fehlentscheidungen, so werden die Denk- und Handlungsprozesse in Relation zu ihren Arbeitsaufgaben, den dabei verwendeten Werkzeugen, Techniken und den organisationalen Vorgaben untersucht. Probleme können unter dieser Perspektive häufig mit einer ungenauen Passung von Bedürfnissen der Mitglieder mit den Zielen der Organisation erklärt werden. Lösungen haben dementsprechend mit Zielveränderungen zu tun.
- Der **funktionale Organisationsbegriff** stellt das **Organisieren** als **Führungstätigkeit** in den Mittelpunkt (Überblick z. B. in Kieser und Ebers 2019). Unter dieser Perspektive stehen alle Prozesse, mit deren Hilfe nützliche Organisationsstrukturen, Regeln und Prozesse gestaltet werden, im Vordergrund. Ein Krankenhaus mit dieser Auffassung betont, dass eine Organisation keine endgültige Struktur besitzt. Vielmehr gehören kontinuierliche Re-Organisation, Verbesserung und Rationalisierung zu den zentralen Führungsaufgaben.

Das unterschiedliche Organisationsverständnis der skizzierten Positionen hat Auswirkungen darauf, wie der Alltag der Mitarbeiter gestaltet ist, welche Qualität die Personalarbeit einer Abteilung besitzt, welcher Führungsstil praktiziert wird und wie Projekte zur Patientensicherheit durchgeführt werden. Jede dieser Sichtweisen dient zum Verständnis davon, wie Menschen, Prozesse und Strukturen in Organisationen interagieren. Sie schließen sich nicht aus, sondern ergänzen sich. Jede einzelne Organisation kann auf verschiedenen Arten gesehen werden, sie hat „multiple Realitäten" (Bolman und Deal 1984).

Trotz der offensichtlichen Unterschiede sind sich Organisationswissenschaftler einig, dass Organisationen der Verfolgung **spezifischer Ziele** dienen, die am besten **durch kollektives Handeln** erreicht werden können. Anders gesagt, wird das Handeln in Organisationen durch den Bezug auf gemeinsame Ziele strukturiert (Alvesson 2002; Bedeian 1984; Black 2003; Bolman und Deal 1984). Die Ziele, die eine Organisation verfolgt, können explizit formuliert sein und bewusst kommuniziert werden (z. B. in Form von *„mission statements"*) oder auch implizit sein und so „hinter den Kulissen" bleiben. Explizite Ziele von Organisationen im Gesundheitswesen können sichere Behandlung, klinische Exzellenz, Patientenzufriedenheit oder auch Kostenreduktion sein. Implizite Ziele dagegen ergeben sich beispielsweise aus der Konkurrenz von Berufsgruppen oder aus der „Tradition des Hauses".

Zielkonflikte: Humanität oder Wirtschaftlichkeit?

Ein augenfälliges Merkmal der im Fallbeispiel geschilderten Patientenbehandlung ist die Tatsache, dass die Notaufnahme für das hohe Patientenaufkommen personell unterbesetzt ist. Dies hängt möglicherweise mit ökonomischen Rahmenbedingungen zusammen, die die chirurgische Klinik zwingen, nicht mehr ärztliches Personal für diesen Aufgabenbereich einzustellen. Krankenhäuser sind mit der widersprüchlichen Zielvorgabe konfrontiert, Patienten **medizinisch optimal** und gleichzeitig **ökonomisch erfolgreich** zu behandeln. Organisationen streben immer nach einer Lösung solcher Zielkonflikte, wobei das Management gern die „Stellschrauben" kurzfristig änderbarer Parameter wie beispielsweise Personalkosten, Arbeitszeit oder Stellenbesetzung bewegt Da sich ökonomische Veränderungen eines Systems unmittelbar ablesen lassen, werden solche Maßnahmen durch den ökonomischen Erfolg positiv verstärkt: Wenn eine Maßnahme Geld einspart, ist dies ein Anreiz, sie beizubehalten. Die Priorisierung von ökonomischen Aspekten kann aber schwer korrigierbare Langzeitwirkungen auf die Qualität der Arbeit und das Engagement der Mitarbeiter haben. Die so bewirkte Abnahme an Sicherheit muss sich nicht unmittelbar auswirken, sondern kann als latenter Faktor lange Zeit im System verborgen sein (Reason 1990b; Kap. 3).

Wie eine Organisation mit dem Zielkonflikt von Geld und Gesundheit umgeht, wird sich letztendlich auf die Patientensicherheit auswirken. Werden arbeitsintensive und komplexe Arbeitswelten wie eine Notaufnahme personell unterbesetzt, ist es lediglich eine Frage der Zeit, bis Patienten zu Schaden kommen. Dieser Schaden ist unvermeidbar, denn die Kultur dieser Organisation räumt ökonomischen Aspekten eine höhere Priorität ein als Faktoren, die Patientensicherheit stärken. Was aber ist diese „Kultur"?

14.2 Sicherheitskultur: die DNS der Sicherheit

14.2.1 Organisationskultur und Sicherheitskultur

Sobald Menschen in Gruppen zusammenarbeiten, sehen sie sich zwei grundlegenden Herausforderungen gegenüber: Aus Individuen eine Gruppe zu formen und sich als Gruppe den Herausforderungen der Umwelt zu stellen. Bestehen Gruppen über längere Zeit, so bilden sie im Hinblick auf diese Herausforderungen eine Menge an gemeinsamen Überzeugungen, Handlungsweisen und Symbolen eine „Kultur" entsteht. Unter „Kultur" werden somit die verbindlichen Denk- und Handlungsmuster verstanden, die eine Gruppe bei der Lösung von Problemen mit der externen Adaptation und internen Integration erfindet, entdeckt oder entwickelt (Schein 2004). In diesen von allen Gruppenmitgliedern geteilten Werten sind Annahmen und frühere Erfahrungen mit vergleichbaren Problemen zu einem Set von Grundüberzeugungen vereint, aus denen wiederum die angemessenen Methoden und

Handlungsweisen hergeleitet werden, mit denen auf diese Herausforderungen geantwortet wird.

Im Fall einer Organisation wird diese Kultur als **„Organisationskultur"** bezeichnet. „Organisationskultur" fasst all die Eigenschaften zusammen, die eine Organisation oder ein Unternehmen als stabiles Sozialsystem unverwechselbar machen und ist somit durch eine Reihe an Eigenschaften charakterisiert. Organisationskultur ist somit…

- **implizit:** Die Grundüberzeugungen werden von den Mitgliedern i. d. R nicht reflektiert, sondern als gegeben hingenommen.
- **kollektiv:** Die von allen geteilten Grundüberzeugungen machen Handeln einheitlich.
- **konzeptionell:** Die einer Organisation zugrunde liegenden Werte und Annahmen bieten den Mitgliedern eine Orientierung in der Welt.
- **interaktiv:** „Wie wir das hier machen" wird teils implizit, teils explizit allen neuen Mitarbeitern vermittelt.
- **emotional:** Sind Mitglieder Teil einer Kultur, so werden sie davon ganzheitlich geprägt.
- **historisch gewachsen:** Die augenblickliche Kultur ist immer in Lernprozessen über die Zeit entstanden (in Anlehnung an Schreyögg 2006).

Man kann Organisationskultur zusammenfassen als „die Art, wie wir das hier machen, wie wir darüber denken und wie wir uns dabei fühlen" („the way things are done around here", Deal und Kennedy 1982)

Organisationskultur wird in der Regel nicht reflektiert, sondern als gegeben hingenommen. Neue Mitglieder bekommen die Kultur der Organisation teils implizit, teils explizit vermittelt (Schein 2004; Schreyögg 2006).

14.2.2 Drei Kulturebenen nach Edgar Schein

Den bekanntesten Ansatz einer Strukturierung dieser Eigenschaften nahm Ende der 80er Jahre der Organisationspsychologe Edgar Schein vor (Schein 2004): Er schlug ein Modell von Organisationskultur (und mit ihr auch von Sicherheitskultur) vor, welches aus drei verschiedenen Ebenen besteht. Diese Ebenen sind einem Betrachter, der diese Kultur kennenlernen (oder etwas über deren Sicherheitskultur in Erfahrung bringen) möchte, unterschiedlich leicht zugängig (Tab. 14.1): **Grundannahmen** sind die Triebfeder jeglichen Handelns und werden i. d. R. nicht hinterfragt oder diskutiert. Sicherheitsrelevant werden sie vor allem dann, wenn sich Organisationen verändern wollen. Dann nämlich führt die emotionale Wertigkeit dieser Grundannahmen dazu, dass sich in Menschen Widerstände gegen jede Art von Veränderung regen. Auf dieser Ebene aufbauend sind **öffentlich propagierte Werte und Meinungen**, wie sie beispielsweise in Leitbildern niedergelegt sind. Die gemeinsamen Grundannahmen müssen sich nicht in jedem Fall mit den öffentlich propagierten Werten decken. Es kann durchaus möglich sein, dass beide Ebenen nicht zueinander passen, weil Werte propagiert werden, die mit der inneren Haltung und dem daraus resultierenden Verhalten nicht übereinstimmen. Obwohl die Klinik im Fallbeispiel öffentlich mit dem Motto wirbt „Bei uns steht der Mensch im Mittelpunkt", sprechen der überfüllte Warteraum der Notaufnahme und die knappe Personalbesetzung eine andere Sprache, in der eine Geringschätzung der Bedürfnisse der Patienten und eine Gleichgültigkeit in Bezug auf Patientensicherheit zum Ausdruck kommt. Die letzte Ebene besteht sowohl aus **beobachtbaren Verhaltensweisen** der Mitarbeiter als auch aus den Strukturen und Prozessen und Dingen, die für Außenstehende sichtbar sind („**Artefakte**".)

Fragt man nun, welche Grundannahmen eine Organisation in Bezug auf Sicherheit hat, welche Werte und Meinungen Mitarbeiter in diesen Organisation diesbezüglich haben und wie sich Sicherheit – die der Mitarbeiter und die der Patienten – konkret in Strukturen und Prozessen manifestiert, so fragt man nach der **„Sicherheitskultur"** einer Organisation.

Das Konzept der **„Sicherheitskultur"** stellt somit einen spezifischen Aspekt von

Tab. 14.1 Verschiedene Ebenen von Organisationskultur und deren Bedeutung für die Patientensicherheit. (Nach Schein 2004)

Ebenen	Bedeutung allgemein	Beispiele für Sicherheitskultur	Geeignete Messinstrumente für Patientensicherheit
Sichtbare Merkmale *(„artifacts")*	Beobachtbares Verhalten und äußeres Erscheinungsbild der Organisation und deren Gebäude Eine Interpretation ist schwierig, da kein „Deutungsschlüssel" mitgeliefert wird	Technischer Stand der Medizingeräte Händedesinfektion SOPs Sicherheitschecklisten Vorhandensein von IRS Vorhandensein von Morbiditäts- und Mortalitätskonferenz	Vor-Ort-Begehungen Sicherheitsaudits Dokumentenanalysen Beobachtungen
Öffentlich propagierte Werte und Meinungen *(„espoused values")*	Bilden den Rechtfertigungsgrund für das Handeln Werden von Mitarbeitern auf Anfrage mitgeteilt	Offizielles Leitbild propagierte Ziele und Strategien Haltung und Verhalten des leitenden Managements in Bezug auf Sicherheit Sicherheitsvorkehrungen Vorhandene Risiken und Risikoverhalten Arbeitsbelastung Kommunikationsstrategien bei sicherheitsrelevanten Ereignissen	Fragebögen zum Sicherheitsklima (z. B. SAQ, HSC Selbsteinschätzung (z. B. MaPSaF, FraTrix) Interviews
Grundlegende unausgesprochene Annahmen *(„basic underlying assumptions")*	Bilden den Kern der Kultur Grundlegende Annahmen bezüglich Natur menschlicher Aktivität und Beziehungen Wert eines Menschenlebens in Bezug auf finanzielle Investition	Menschenbild (z. B. christlich oder humanistisch geprägt) Arbeitsethos Universitärer Ethos Profitorientierung	Nicht direkt erkennbar, müssen aus den bekundeten Werten und aus den Artefakten abgeleitet werden Teilweise ist eine Annäherung mittels Interviews möglich

Organisationskultur dar und wurde als Begriff erstmals 1986 im Bericht der Internationalen Atomenergiebehörde (IAEA) über den GAU von Tschernobyl öffentlichkeitswirksam verwendet (INSAG-1 1986). Die IAEA definiert Sicherheitskultur dabei übergreifend als „Merkmale und Einstellungen einer Organisation, die bestimmen, dass Sicherheit als oberste Priorität entsprechende Aufmerksamkeit erhält" (INSAG-4 1991). Man kann Sicherheitskultur auch als das „Produkt von individuellen und Gruppenwerten, Wahrnehmungen, Einstellungen, Kompetenzen und Verhaltensweisen" definieren, die sowohl „den Einsatz für Sicherheit als auch dessen Stil und Effizienz" in einer Organisation bestimmen (HSC 1993). Viele weitere kurze oder lange Definitionen folgten, um das eingängige und zugleich sperrige Konzept festzulegen; über den Kern des Konstrukt Sicherheitskultur scheint aber Einigkeit zu herrschen: „A safety culture can be defined as an organizational commitment to safety throughout all levels of the organization" (Price und Forrest 2016). Zusammenfassend lässt sich festhalten, dass Sicherheitskultur die folgenden Eigenschaften besitzt (nach Guldenmund 2000): Es ist ein …

- relativ stabiles, multidimensionales und holistisches Konstrukt,
- das sich auf der Grundlage von geteilten, kulturellen Normen in der Arbeitsumgebung,
- auf Wahrnehmungen und Verhalten der Angestellten auswirkt,
- und damit Einfluss auf die Sicherheit in Organisationen hat.

Um auszudrücken, dass Sicherheit (und nicht die Vermeidung von Fehlern) das eigentliche Ziel ist und es nicht nur Fehler sind, die Sicherheit gefährden, sollte man in der Medizin besser von Sicherheitskultur und nicht länger von Fehlerkultur sprechen. Diese Sicherheitskultur beinhaltet, dass **alle** Strukturen und Prozesse der Organisation, **alle** Arbeitsplätze und Geräte, die Qualifikation **aller** Mitarbeiter und die Beziehungen der Mitarbeiter untereinander so gestaltet werden, dass **sicheres Handeln zu jeder Zeit an jedem Arbeitsplatz** möglich ist. Somit wird ersichtlich, dass Patientensicherheit nicht an einzelne Funktionsträger (z. B. Sicherheits- oder Qualitätsbeauftragte) delegiert werden kann. Sicherheit ist vielmehr nur dann erreichbar, wenn alle Mitarbeiter sicherheitsbewusstes Verhalten an den Tag legen. Sicherheit wird dadurch zu einem **„dynamischen Nicht-Ereignis"** (Weick 1991). „Nicht-Ereignis" deswegen, weil Sicherheit nicht als die „Anwesenheit von etwas", sondern nur als die ständige Abwesenheit von Unfällen, als das Nicht-Eintreffen unerwünschter Ereignisse definiert werden kann. „Dynamisch" insofern, als Sicherheit kein bleibender Zustand ist, sondern immer wieder errungen werden muss. In diesem Ringen sollten sich Mitarbeiter ihrer hohen Verantwortung für die Patienten bewusst sein und „nicht vergessen, Angst zu haben" (Reason 1997; Abb. 14.1).

▶ **Wichtig**

Man kann Organisationskultur zusammenfassen als „die Art, wie wir das hier machen, wie wir darüber denken und wie wir uns dabei fühlen".

Sicherheitskultur beinhaltet, dass alle Strukturen und Prozesse der Organisation, **alle** Arbeitsplätze und Geräte, die Qualifikation **aller** Mitarbeiter und die Beziehungen der Mitarbeiter untereinander so gestaltet werden, dass **sicheres Handeln zu jeder Zeit an jedem Arbeitsplatz** möglich ist.

14.3 Sicherheitskultur und Sicherheitsklima

Aus dem Gesagten wird offensichtlich, dass Sicherheitskultur ein komplexerer Begriff ist und längerfristig vorhandene Merkmale bezeichnet, die schwerer veränderbar sind. Man kann Teil einer Kultur sein, aber Kultur nicht quantifizieren, sodass eine direkte Messung von Sicherheitskultur kaum möglich ist. Eine tiefgründigere Analyse der Organisation kann anhand von Scheins Modell der drei

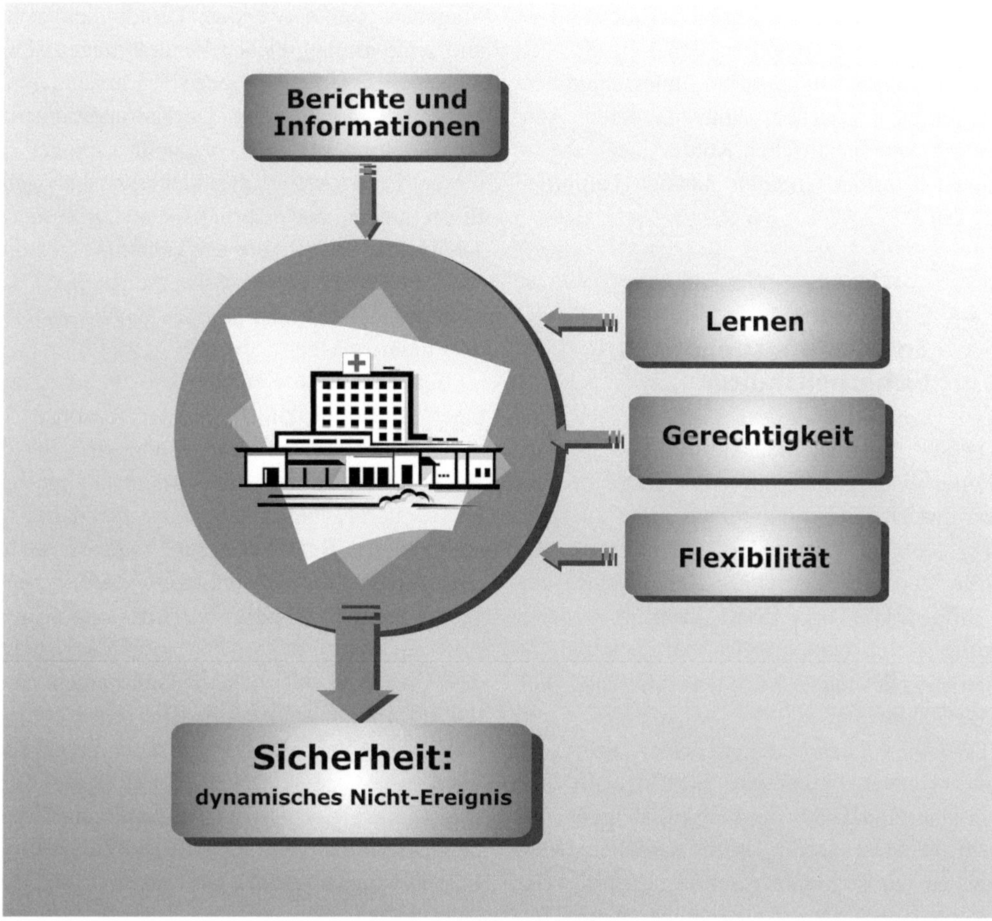

Abb. 14.1 Elemente einer Sicherheitskultur. Sicherheit wird nicht als statische Eigenschaft eines Systems verstanden, sondern als eine Abwesenheit von kritischen Ereignissen, die ständig neu errungen werden muss

Kulturebenen strukturiert werden (Guldenmund 2000), wobei die einzelnen Ebenen unterschiedlich leicht einer Untersuchung zugängig sind und durch unterschiedliche Messinstrumente erfasst werden müssen (Tab. 14.1). Versucht man einen Zugang zu den nichtbeobachtbaren Merkmalen einer Sicherheitskultur mittels Befragung von Mitarbeitern zu bekommen, so erhält man als Resultat einen Einblick in das **Sicherheitsklima**.

Der Begriff des „Sicherheitsklimas“ findet sich in der Organisationsliteratur häufig zusammen mit dem Begriff der „Sicherheitskultur“, hat aber eine unterschiedliche Bedeutung (Denison 1996; Mearns und Flin 1999). Sicherheitsklima beschreibt eine Momentaufnahme der Einstellungen, Überzeugungen und Wahrnehmungen zu Sicherheit und Risiko, die zu einem bestimmten Zeitpunkt bei den Mitarbeitern erhoben wird. Zugang zu dieser veränderbaren, subjektiven Sichtweise der Organisationsmitglieder verspricht man sich über den Einsatz von Fragebögen oder Befragungen. Die in der Medizin am häufigsten eingesetzten validierten Instrumente sind der *Hospital Survey on Patient Safety Culture* (HSPSC), das *Manchester Patient Safety Assessment Framework* (MaPSaF; deutsch als FraTrix, Hoffmann et al. 2013) und das *Safety Attitudes Questionnaire* (SAQ; Übersicht bei Manser et al. 2016). Die Interpretation von Daten aus Fragebögen und damit das Schlussfolgern auf die Sicherheitskultur einer Organisation ist jedoch mit Schwierigkeiten behaftet, da sich innerhalb einer Organisation unterschiedliche Subkulturen entwickeln können, deren Ausformung vom spezifischen Kontext der Arbeitstätigkeit einzelner Gruppen abhängt (Fahlbruch et al. 2012).

14.4 Stufen und Entwicklungsphasen von Sicherheitskultur

Je besser die Sicherheitskultur in allen Subkulturen einer Organisation ist, desto weniger unerwünschte Ereignisse treten auf (DiCuccio 2015; Hofmann und Mark 2006; Neal und Griffin 2006; Singer et al. 2009; Vogus und Sutcliffe 2007) und desto mehr Mitarbeiter beteiligen sich aktiv an der Aufarbeitung von sicherheitsrelevanten Vorfällen (Cohen et al. 2004; Gandhi et al. 2005).

Da ein Charakteristikum einer Kultur in ihrer relativen zeitlichen Stabilität besteht, kann eine effektive Sicherheitskultur nicht über Nacht in einer Organisation einziehen. Vielmehr passen sich Organisationen schrittweise an veränderte Umweltbedingungen an und entwickeln ihre (Sicherheits-) Kultur als Reaktion auf Erfolge, Misserfolge oder regulatorische Vorgaben. Der notwendige Paradigmenwechsel und seine umfangreichen Veränderungen stoßen nicht selten auf erheblichen Widerstand innerhalb einer Organisation. Da Kulturveränderung eine Führungsaufgabe darstellt, spielen bei dieser Entwicklung die sicherheitsbezogenen Einstellungen der Führungspersonen eine entscheidende Rolle. Aber auch Führungspersonen können keine andere Sicherheitskultur „einführen" – sie können Kulturwandeln anstoßen, aber nicht „machen".

Ein wichtiges Kennzeichen für die Reife einer Sicherheitskultur ist der Umgang mit sicherheitsrelevanten Informationen. Werden solche Informationen rasch an zuständige Stellen weitergegeben? Lösen sie schnelle und angemessene Reaktionen aus? Oder verhindern Ideologien, Machtansprüche, Abteilungseitelkeiten oder Bürokratie den Informationsfluss? Anhand einer Reihe von Schlüsselaspekten des Umgangs mit sicherheitsrelevanten Informationen können verschiedene Entwicklungsphasen innerhalb einer Organisation beschrieben werden (Abb. 14.2, nach Parker et al. 2006). Das Modell spiegelt die Dynamik und Multidimensionalität von Sicherheitskultur und ihre Entwicklungsmöglichkeiten wider (Tab. 14.2). Aspekte wie Berichte über Zwischenfälle oder Sicherheit am Arbeitsplatz werden in Kap. 15 und 16 weiter ausgeführt.

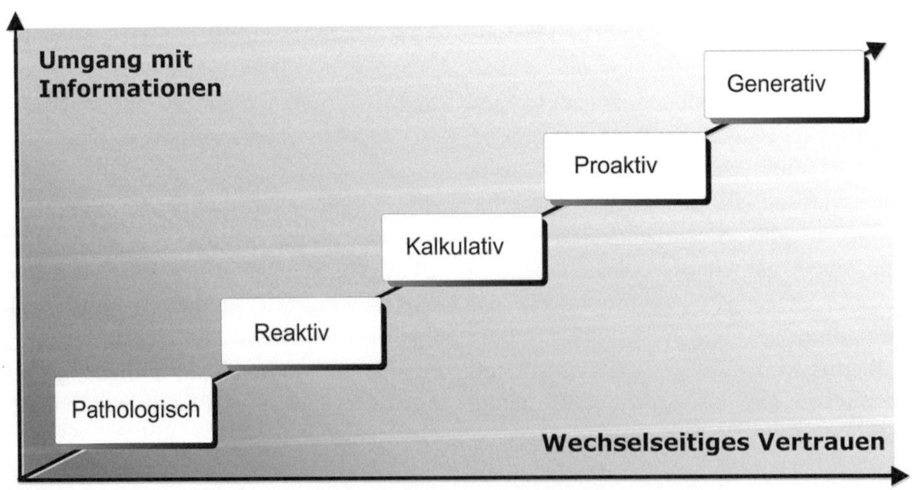

Abb. 14.2 Rahmenmodell für die Entwicklungsphasen von Sicherheitskultur. (Modifiziert nach Parker et al. 2006)

Tab. 14.2 Verschiedene Phasen und korrespondierende Aspekte der Sicherheitskultur. (Nach Parker et al. 2006)

	Pathologisch	Reaktiv	Kalkulativ	Proaktiv	Generativ
Einsatz für Sicherheit	„Wen kümmert es, solange wir nicht erwischt werden?“	„Kümmere dich um deine eigenen Interessen“ ist die Regel	Sicherheit wird als wichtig anerkannt, aber praktische Hindernisse verhindern eine gründliche Umsetzung	Bei den Mitarbeitern entwickelt sich Einsatz für Sicherheit, dieser ist aber noch nicht bei allen vorhanden	Großer Einsatz für Sicherheit auf allen Ebenen
Annahmen über Unfallverursachung	Einzelpersonen werden als Schuldige angesehen, Unfälle sind Teil der Arbeit	Man versucht, „fehleranfällige” Mitarbeiter loszuwerden, Systemursachen werden wohl bedacht, aber aus den Überlegungen folgen keine Handlungen	Das Management hat eine stärker ausgrenzende als verbindende Haltung, es herrscht eher eine Individuums-bezogene als systemische Perspektive	Das Management betrachtet das ganze System (alle Prozesse)	Es geht niemals um Schuldzuweisungen, Mitarbeiter haben einen weiten Verständnishorizont im Hinblick auf die Interaktion von Systemen und Personen
Berichte über Gefahren und unsichere Handlungen	Es gibt keine Berichte	Berichte sind einfach gehalten und fokussieren auf die Frage, wer oder was die Situation verursacht hat	Berichte folgen einer festen Form, man strebt danach, möglichst viele Berichte zu erhalten	Berichte fragen nach Gründen, nicht nur nach Ereignissen, schnelles Berichten wird ermutigt	Die Information aus Berichten wird auf allen Ebenen aktiv im Alltag genutzt
Wie werden Zwischenfälle berichtet und analysiert?	Nur schwere Unfälle werden untersucht	Untersuchungen richten sich ausschließlich auf unmittelbare Ursachen, der Fokus liegt auf der Identifikation von Schuldigen	Ursachen werden meist auf Ebene der Mitarbeiter gesucht	Informationen und „gelernte Lektionen“ werden in der ganzen Organisation geteilt, es gibt aber wenig kreative Fantasie dafür, wie zugrunde liegende Faktoren Prozesse beeinflussen können	Untersuchung und Analyse beruhen auf tieferem Verständnis dafür, warum es zu Unfällen kommt
Was geschieht nach einem Unfall?	Priorität ist, den Schaden zu minimieren und schnell wieder zu produzieren	Das Management reagiert verärgert auf jede neue Unfallmeldung, Berichte werden deshalb möglichst nicht an Vorgesetzte weitergegeben	Die Mitarbeiter melden ihre eigenen Unfälle, das Management macht sich Sorgen über die Auswirkungen auf den Geschäftsbericht	Die Untersuchung fokussiert sich auf die tiefer liegenden Ursachen, Ergebnisse werden an das Management zurückgemeldet	Das Management zeigt eigenes Interesse an den Beteiligten und am Untersuchungsprozess

Tab. 14.2 (Fortsetzung)

	Pathologisch	Reaktiv	Kalkulativ	Proaktiv	Generativ
Techniken für Sicherheit am Arbeitsplatz	Es gibt keine Technik; „Sieh selber zu, dass dir nichts passiert!“	Nach einem Unfall wird eine Risikomanagementstrategie eingeführt, nach der Einführung wird sie nicht systematisch genutzt	Am Markt verfügbare Technologien werden auch ohne vorherige Unfälle eingeführt, allerdings zeigt dies geringe Konsequenzen	Analysen der Arbeitssicherheit werden von den Mitarbeitern als in ihrem eigenen Interesse liegend akzeptiert	Eine Überprüfung der Arbeitssicherheit findet regelmäßig in einem definierten Prozess statt, Mitarbeiter scheuen sich nicht, sich gegenseitig auf Gefahren hinzuweisen
Training zur Steigerung der Kompetenz	Training wird als notwendiges Übel angesehen, Teilnahme nur an verpflichtenden Trainings	Training ist personenbezogen: „Wenn es uns gelingt, Ihre Einstellung zu ändern, dann wird alles gut werden.“	Es gibt viele Trainingsmaßnahmen zu Standardsituationen und teilweise gelingt der Transfer zum Arbeitsplatz	Die Führungskräfte erkennen die am Arbeitsplatz erworbenen Kompetenzen und Fertigkeiten ihrer Mitarbeiter uneingeschränkt an	Themen wie „Einstellungen“ werden als ebenso wichtig angesehen wie „Wissen“ oder „praktische Fertigkeiten“, der Fortbildungsbedarf wird erhoben und Lernmethoden werden von den Mitarbeitenden selbst vorgeschlagen
Belohnungen für Leistungen im Bereich Sicherheit	Wird weder erwartet noch gegeben, Fehler werden bestraft	Es gibt nur Bestrafung für sicherheitsgefährdendes Verhalten	Es werden Lippenbekenntnisse zu sicherheitsbewusstem Verhalten abgegeben	Es gibt Belohnungen für gute Leistungen im Sicherheitsbereich, die Bewertung ist eher prozess- als ergebnisorientiert	Sicherheitsbewusstes Arbeiten ist an sich bereits Motivation genug

> Auch Führungspersonen können keine andere Sicherheitskultur „einführen" – sie können Kulturwandeln anstoßen, aber nicht „machen".

Es gilt zu beachten, dass die Sicherheitskultur einer Organisation sich nicht homogen entwickelt – es gibt immer einzelne Bereiche einer Organisation, in denen sie weiter entwickelt, „reifer" ist als in anderen. *„Safety Culture is local"* (Singer et al. 2009). Größere Krankenhäuser können zum Beispiel unterschiedliche Kulturen in ihren Standorten oder Abteilungen haben. Die Sicherheitskultur einer Rettungsdienstorganisation kann zum Beispiel in der Verwaltung ganz anders ausgeprägt sein als bei den Besatzungen der Rettungsmittel. Außerdem ist für Mitglieder der Zusammenhang zwischen ihrer Organisationskultur und dem eigenen Verhalten keinesfalls deterministisch: Auch in Organisationen mit pathologischer Sicherheitskultur gibt es Personen, für die Sicherheit oberste Priorität hat und die „gegen den Strom schwimmen".

Abschließend sei angemerkt, dass der Begriff der „Sicherheitskultur" keineswegs unumstritten ist. Der eingangs geschilderte Umstand, dass Sicherheitskultur nicht messbar ist und Einflussgrößen nicht quantifizierbar sind, hat in der Sicherheitsforschung dazu geführt, dass von einigen Arbeitsgruppen die Validität und Sinnhaftigkeit des Konstrukts „Sicherheitskultur" ganz grundsätzlich infrage gestellt wird (z. B. Henriqson et al. 2014; Reiman und Rollenhagen 2014).

Eine vielversprechende Entwicklung ist der Ansatz der IAEA (2016), Sicherheitskultur nicht mehr als ein „Kästchen" organisationaler Bemühungen um Sicherheit neben Managementsystemen, Strategien, Technik, Sicherheitssystemen etc. anzusehen. Aus „Sicherheitskultur" wird **„Kultur für Sicherheit"**, welche Teil aller Aspekte einer Organisation ist. Aus „Organisationen haben unterschiedliche Sicherheitskulturen" würde so „Organisationen sind Kulturen, die sich darin unterscheiden, wie gut sie Sicherheitsanforderungen erfüllen können".

14.5 Sicherheitskultur ist informierte Kultur

Ein wichtiges Kennzeichen für die Reife einer Sicherheitskultur ist der Umgang mit sicherheitsrelevanter Information: Wird über sicheres Handeln und Sicherheitsprobleme gesprochen? Verhindern Misstrauen und Angst das Berichten von Fehlern? Werden Berichte über Patientensicherheitsereignisse systematisch ausgewertet, werden Maßnahmen abgeleitet oder blockieren Eigeninteressen, Machtdenken und Hierarchien nötige Veränderungen? Deshalb ist Sicherheitskultur immer auch *„informierte Kultur"* (Reason 1997). Die im System Verantwortlichen wissen Bescheid über alle Faktoren, die die Systemsicherheit beeinflussen können – Menschen, Technik, Organisation und Umwelt. Gandhi et al. (2018) sehen Transparenz – nicht nur, aber auch über Patientensicherheitsereignisse – als einen der transforming factors für größere Patientensicherheit. Eine **informierte Kultur** hat die potenziellen Unfälle und Fehler einer Organisation zum Gegenstand. Sie tut dies vor allem dadurch, dass sie latente Fehler (Kap. 3) analysiert. Um eine informierte Kultur zu erzielen, sollten sich Organisationen um die folgenden Aspekte bemühen (Reason 1998; Weick und Sutcliffe 2003; Parker et al. 2006):

- **Berichte und Informationen:** Will man die „kostenlosen Lektionen" des Alltags (wie beispielsweise Beinahe-Unfälle oder risikoreiches Verhalten von Mitarbeitern) erfassen, benötigt man Informationen über eben jene Ereignisse, Fehler und Abweichungen. Dafür ist ein vertrauensvolles offenes Kommunikationsklima nötig, das den Mitarbeitern erlaubt, Fehler zu berichten und darüber zu diskutieren.
- **Gerechtigkeit:** Wenn ein gravierendes Ereignis eintritt, steht nicht die Schuldzuweisung im Vordergrund, da die meisten Fehler durch Organisationsfaktoren mitverursacht sind. Persönliche Verantwortung wird jedoch nicht geleugnet; es gibt keine allgemeine Amnestie für Fehler. Allen Mitarbeitern ist klar, dass bestimmte Verhaltensweisen inakzeptabel

sind: Nichtbeachtung von Standards oder Dienstanweisungen, Regelverstöße, Alkoholkonsum während der Dienstzeit etc. werden nicht toleriert und haben disziplinarische Konsequenzen. Eine Kultur, in der alles verziehen wird, wäre unglaubwürdig.
- **Flexibilität:** In einer informierten Kultur können in Notfällen Entscheidungen durch lokale Experten „vor Ort" getroffen werden. Entscheidungen werden davon befreit, erst gemäß der Hierarchie von oben abgesegnet werden zu müssen. Mitarbeiter wissen, dass diese Entscheidungskompetenz von ihnen erwartet wird und handeln entsprechend. Sie werden von Führungskräften ermutigt, flexibel in kritischen Situationen zu entscheiden.
- **Bereitschaft und Kompetenz zum Lernen:** Lernen ist ein entscheidender Bestandteil einer informierten Kultur. Das Management ist willens und fähig, aus den Informationen über Fehler(-möglichkeiten) Konsequenzen zu ziehen und diese umzusetzen.

▶ Ein wichtiges Kennzeichen für die Reife einer Sicherheitskultur ist der Umgang mit sicherheitsrelevanter Information. Daher kann Sicherheitskultur mit „informierter Kultur" gleichgesetzt werden.

14.6 Theorien zur Unfallentstehung in Organisationen

Warum entstehen Unfälle in Organisationen, die „eigentlich" sicher handeln wollen oder jedenfalls keine Unfälle anstreben? Warum sind manche soziotechnischen Systeme wesentlich sicherer als man es erwarten dürfte? Lassen sich Fähigkeiten beschreiben, mit denen Menschen dauerhaft zuverlässig und sicher in diesen Systemen arbeiten können? Sind Menschen eher als Problem oder als Lösung anzusehen? Und auf welche Weise interagieren organisationale Rahmenbedingungen und menschliches Verhalten bei der Entstehung von Zwischenfällen? Als Resultat dieser Auseinandersetzung sind eine Reihe an Modellbeschreibungen entstanden, die sich mit der Fehlerentstehung und dem Erschaffen von Sicherheit in Organisationen beschäftigen (Übersicht bei Dekker 2019). Zu den relevantesten Theorien der Sicherheitsforschung gehören:

- Der **Human-Factors-Engineering-Ansatz**
- ‚Man-Made Disasters' – Die Theorie der **von Menschen verursachten Katastrophe**
- ‚Normal Accident Theory' – Die **Theorie „normaler" Unfälle**
- ‚High Reliability Theory' – Die **Theorie hochzuverlässiger Organisationen**
- Die **Theorie ultrasicherer Systeme**
- Resilience Engineering und **‚Safety-II'**

14.6.1 Der Human-Factors-Engineering-Ansatz

Bevor man anfing, sich systematisch mit der Entstehung von Zwischenfällen und der beitragenden Rolle menschlicher Fehlleistungen auseinanderzusetzen, bestand die normale Aufarbeitung eines Zwischenfalls darin, die Person zu identifizieren, deren fehlerhafte Handlung als letzte Ursache zu dem unerwünschten Ergebnis geführt hatte und ausschließlich diese haftbar zu machen (**personenbezogene Perspektive** Kap. 3). Die Human Factors-orientierte Forschung hat jedoch immer wieder gezeigt, dass aktive Fehler in der Regel nicht durch individuelle Nachlässigkeit entstehen oder ausschließlich der „Nachteil davon sind, ein Gehirn zu haben" (*„the downside of having a brain"*; Helmreich 1998; Kap. 4). Aus der Human Factors-orientierten Perspektive (**systemische Perspektive**) betrachtet ist es selten die **eine** falsche Handlung, die zu einem unerwünschten Ereignis führt. Vielmehr machen Vorbedingungen und Handlungen auf allen Ebenen einer Organisation ein System „verwundbar", dass dann entweder eine sicherheitsgefährdende Handlung einen Zwischenfall entstehen lässt oder aber ‚nur' das Zusammenspiel ganz normaler Arbeit von mehreren Personen an unterschiedlichen Stellen im System. In einem

„vulnerablen System“ rufen ähnliche Umstände ähnliche Zwischenfälle hervor, unabhängig davon, welche Person am Geschehen beteiligt ist. Diese Vulnerabilität besteht vor allem in fehlerbegünstigenden Arbeitsbedingungen (z. B. Arbeitsplatzgestaltung, Architektur, Geräte- und Softwaredesign; Norman 1988; Vicente 2004) und den Konsequenzen hoher Komplexität des Arbeitssystems.

Der **Human-Factors-Ansatz** versucht, die Beziehung zwischen Menschen und ihren Arbeitssystemen zu optimieren. Er trägt zur Fehlerreduktion und damit zur Patientensicherheit vor allem in drei Bereichen bei (Moray 1994; Vicente 2004):

- **Design sicherer Systeme:** Formale Strukturen, Hierarchien, Funktionen und Aufgabenbeschreibungen in einer Organisation können als Ansammlung „geronnener Entscheidungen“ angesehen werden. Während diese Entscheidungen von Menschen ohne direkten Patientenkontakt am „stumpfen Ende der Organisation“ getroffen wurden und im Hinblick auf bestimmte Ziele sinnvoll und gut gewesen sein können, haben sie das System jedoch störungsanfälliger im Hinblick auf Aspekte der Patientensicherheit gemacht. Aus der Perspektive der Patientensicherheit sind latente Fehlerbedingungen somit „geronnene Fehlentscheidungen“ (Kap. 3; Reason 1990a, b, 1997). Aus ihnen entstehende Unfälle werden „organisationale Unfälle“ (Reason 1990a) genannt, da sie aus den Interaktionen vieler latenter Bedingungen entstehen, die dann in der konkreten Behandlungssituation auf Fehlhandlungen Einzelner stoßen. Die Gestaltung sicherer Arbeitssysteme ist deshalb eines der wichtigsten Gebiete des Human-Factors-Engineering-Ansatzes: Die Fehler Einzelner dürfen nicht zu Unfällen führen; dafür dafür müssen latente Fehlerbedingungen verringert und Barrieren geschaffen werden, die die Folgen von Fehlern minimieren (Kap. 15). Zur Gestaltung sicherer Systeme gehört auch die Planung und Schulung sinnvoller Interaktion von Menschen mit Maschinen und Computern. Im Fallbeispiel zeigt die fehlende Schulung, dass dieser Aspekt nicht ausreichend berücksichtigt wurde.
- **Ergonomie:** Die Anwendung wissenschaftlicher Ergebnisse bezüglich der Stärken und Grenzen menschlicher Leistungsfähigkeit auf die Gestaltung von Geräten, Arbeitsplätzen und Arbeitsumgebungen ist Thema der Ergonomie (Carayon 2016). Das Design medizinischer Geräte, die Benutzerfreundlichkeit von Software, die Architektur von Behandlungsräumen oder die Gestaltung von Arbeitsplätzen können die Fehlerwahrscheinlichkeit erhöhen oder verringern. Werden Arbeitsmittel an Menschen angepasst, dient dies durch Fehlerreduktion der Patientensicherheit, aber auch dem Wohlbefinden der Mitarbeitenden und der Effektivität und Effizienz des Arbeitens.
- **Bedeutung des Teams für Sicherheit:** Die Begrenztheit menschlicher Informationsverarbeitung und das Problem des Entscheidens unter Zeitdruck spielen eine große Rolle für Fehler, nicht nur in der Akutmedizin. Zusammenarbeit im Team kann solche menschlichen Begrenzungen potenzieren oder ausgleichen. Die Human-Factors-Forschung hat in den letzten Jahrzehnten verstärkt auf die Wichtigkeit von Teamwork und Kommunikation für die Prävention, Entdeckung und das Management von Fehlern hingewiesen (z. B. Entin und Serfaty 1999; Schmutz und Manser 2013). Entsprechend wichtig ist das Design guter Teamarbeit, vor allem die Bildung gemeinsamer mentaler Modelle (Kap. 12) und sichere Teamkommunikation (Kap. 11).

> In einem „vulnerablen System“ rufen ähnliche Umstände ähnliche Unfälle hervor, unabhängig davon, welche Person am Geschehen beteiligt ist. Diese Vulnerabilität besteht vor allem in fehlerbegünstigenden Arbeitsbedingungen und den Konsequenzen hoher Komplexität des Arbeitssystems.

14.6.2 ‚Man-Made Disasters' – Die Theorie der menschengemachten Unfälle

In den 70er Jahren des vergangenen Jahrhunderts bestand die Auseinandersetzung mit Unfällen und Katastrophen vor allem in der Beantwortung der Fragen, wie man bereits eingetretene Katastrophen effizient bewältigen kann und wie sich vergleichbare Ereignisse künftig verhindern lassen. Daher war Barry Turner aus heutiger Sicht seiner Zeit weit voraus, als er sich erstmalig mit der Frage auseinander zu setzen begann, warum die betroffenen Organisationen nicht vorausschauend in der Lage gewesen waren, die sich anbahnende Katastrophe zu erkennen (*„failure of foresight"*; Turner 1978). Unfälle, so Turner, entstehen nicht am Tag ihrer Manifestation, sondern haben einen soziokulturellen Kontext und eine lange Vorgeschichte. Diese Vorgeschichte, von Turner ‚Inkubationszeit' genannt, ist dadurch charakterisiert, dass zwar Signale auftauchen, die auf eine Störung hinweisen, dass diese aber nicht als Anzeichen von Gefahr erkannt werden, weil sie im Gegensatz zu den augenblicklichen Grundanschauungen der Organisation stehen. Als Gründe für diesen Mangel an Vorausschau nannte Turner

- *Organisationale Rigidität* bezüglich der Sichtweise, was als Gefahr und was nicht als Gefahr zu zählen hat
- *Ignorieren von Feedback aus der Außenwelt,* weil man selbst „am besten weiß", wo die Probleme liegen
- Tendenz, die sich anbahnende *Gefahr herunter zu spielen*
- *Falsche Fährten,* die wie Lockvögel die Aufmerksamkeit von den wirklichen Gefahrenquellen abziehen
- Über viele Bereiche der Organisation *verteilte Teilinformationen,* die trotz ihrer Relevanz nicht weitergeleitet werden und daher unentdeckt bleiben

Die genannten Faktoren führen dazu, dass die Inkubationszeit durch eine kulturell bedingte vereinfachende Sichtweise charakterisiert ist, die festlegt, auf welche Gefahren die Mitglieder achten sollen und welche sie getrost ignorieren dürfen. Eine Katastrophe (‚disaster') unterscheidet sich für Turner von einem Unfall durch die Erkenntnis (-oftmals zur Überraschung aller Beteiligten-), dass es schon länger ein langsames Auseinanderdriften zwischen den Annahmen innerhalb der Organisation und dem ‚wahren' Stand der Dinge gegeben hat (Pidgeon und O'Leary 2000). Wenngleich Turner ursprünglich die Inkubationszeit von größeren Katastrophen analysierte, haben die von ihm gefundenen Zusammenhänge bis heute Gültigkeit behalten. Auch Ereignissen geringeren Ausmaßes, wie Unfälle und Zwischenfälle, können durch einen Mangel an Vorausschau begünstigt werden. Ein effizientes Informationsmanagement wäre eine Antwort auf dieses Problem.

14.6.3 ‚Normal Accident Theory' – Die Theorie „normaler" Unfälle

Im Rahmen der Aufarbeitung des Unfalls im Kernkraftwerk Three Miles Island (TMI) 1979 entwickelte der Soziologe Charles Perrow von der Yale University die Vorstellung, dass Unfälle unvermeidbar oder „normal" sind, sobald technische Systeme ein bestimmtes Maß an Komplexität erreicht haben und eine Störung in einem Teilsystem rasch an benachbarte Systemkomponenten weitergeleitet wird. Diese beiden Dimensionen „interaktive Komplexität" und „Kopplung" sind nach der Theorie Perrows gemeinsam für die Anfälligkeit von Systemen für Unfälle verantwortlich. Aus dem Alltag kennen wir in der Regel lineare Systeme. In diesen trägt der Ausfall von einzelnen technischen Komponenten zur Entstehung eines Unfalls bei (‚component failure'). Eine Möglichkeit, dies zu verhindern ist entweder der Ersatz der Komponente durch eine technisch höherwertige oder die Ergänzung durch ein zweites, redundantes System. Im Gegensatz zu alltäglichen Unfällen haben Unfälle in komplexen Systemen eine andere Qualität (‚system failure'): Hier können funktionsfähige und zuverlässig arbeitende Komponenten auf eine Weise interagieren, die sich weder Entwickler noch Anwender jemals vorstellen konnten. Entgegen dem allgemeinen Verständnis von Unfällen braucht es in komplexen Systemen keinen Defekt, um ein Versagen zu erklären: Zu ihrer Entstehung benötigen ‚normale Unfälle' keine Fehler. Dieses Konzept wurde in der Sicherheitsforschung als *Normal-Accident-Theory* (NAT; Perrow 1984) bekannt.

Kopplung und interaktive Komplexität

Auch moderne Medizinorganisationen sind große, komplexe und vielfältig vernetzte Systeme mit einem hohen Maß an Arbeitsteilung, vielen Hierarchieebenen und einer starken berufsständischen und disziplinären Gliederung (Badura und Feuerstein 1996). Solche Organisationen sind durch Komplexität (Kap. 2) und durch die strukturellen Merkmale der Kopplung und Interaktion gekennzeichnet (Perrow 1984).

In Systemen mit **komplexen Interaktionen** besteht eine große Anzahl an positiven und negativen Rückkopplungen und an indirekten Verknüpfungen zwischen Systemelementen. Selbst kleine Fehler können dann unerwartete und schwerwiegende Fern- und Nebenwirkungen haben. Die „harmlose" Angewohnheit der radiologischen Assistentin, Patienten nur mit ihrem Nachnamen aufzurufen, kann dann plötzlich zu einem Herzkreislaufstillstand eines jungen Patienten beitragen.

Das Konzept der **Kopplung** beschreibt die Nähe der Verbindungen oder Übergänge zwischen Systemkomponenten. Kopplung kann entweder eng oder lose sein. Bei **enger Kopplung** existiert kein Pufferung zwischen Teilen des Systems: Eine Veränderung im Teil A wird mit nur geringer zeitlicher Verzögerung an Teil B weitergegeben. Die Verringerung des venösen Rückflusses aufgrund des steigenden Drucks beim Pneumothorax ist ein pathophysiologisches Beispiel für enge Kopplung. Bei **loser Kopplung** hingegen sind die Subsysteme entweder relativ unabhängig voneinander oder es sind viele Pufferungen eingebaut, sodass sich eine Störung in Teil A nur langsam oder gar nicht auf Teil B auswirkt.

Enge Kopplung und interaktive Komplexität machen es schwer, ein System zu verstehen, und können so dazu führen, dass eine Situation durch Interventionen verschlechtert wird. Im Fallbeispiel wurde das wahre Ausmaß des Lungenschadens erst klar, nachdem der Assistenzarzt den Patienten intubiert hatte und dadurch den Spannungspneumothorax auslöste.

Während sich die Theorie der normalen Unfälle sehr intensiv mit der möglichen Entstehung von Unfällen auseinander setzt, bietet sie wenig Ansatzpunkte, um Systeme sicherer zu machen. Da eine enge Kopplung dem Entscheider wenig Zeit zum Handeln lässt, macht dies eine zentralisierte Entscheidung anhand vorab festgelegter Handlungspläne notwendig. Komplexität hingegen bedingt, dass eine Situation so viele Besonderheiten haben wird, dass vorab festgelegte Handlungspläne der konkreten Situation niemals gerecht werden können und dies eine lokale Autonomie der Entscheider notwendig macht. Da Perrow davon ausging, dass Beides zeitgleich nicht möglich ist, war er bezüglich der Interventionsmöglichkeiten des Menschen in komplexen Systemen sehr pessimistisch. Da er seine Theorie im Zusammenhang mit dem Unfall im Atomkraftwerk TMI formulierte, kam er zu der Schlussfolgerung, dass Sicherheit nur durch Aufgabe der risikobehafteten Technologien (z. B. Kernkraft) gewährleistet werden könne. Eine mögliche praktische Anwendung der NAT wäre zu versuchen, enge Kopplungen in komplexen Systemen zu verringern und Puffer ins System einzubauen.

▶ Die Theorie normaler Unfälle konfrontiert Organisationen mit einem Dilemma: Da eine enge Kopplung dem Entscheider wenig Zeit zum Handeln lässt, macht dies eine zentralisierte Entscheidung notwendig. Komplexität hingegen bedingt, dass vorab festgelegte Handlungspläne niemals den lokalen Gegebenheiten gerecht werden können. Dies macht eine lokale Autonomie der Entscheider notwendig.

Kritik an der ‚Normal Accident' Theorie

Trotz ihres hohen Bekanntheitsgrades ist die Relevanz der NAT in der Sicherheitsforschung bis heute umstritten. Kritiker der NAT weisen darauf hin, dass selbst der Unfall von TMI, der ja zur Formulierung der Theorie geführt hatte, nicht die Kriterien eines ‚Normal Accidents' erfüllte (Hopkins 2001). Der Unfall lässt durch Missmanagement und organisationales Versagen erklären. In der Tat gibt es bis heute keinen Unfall, dessen Hergang sich (nur) anhand der NAT erklären lassen könnte. So musste auch Perrow selbst eingestehen, dass die schwerwiegendsten Unfälle seiner Zeit (Bhopal, Chernobyl, Challenger) „alarmierend banale Beispiele von organisationalen Eliten, die sich nicht sehr bemüht haben" waren (Perrow 1984). Weitere Kritikpunkte an der NAT betrafen die ungenügende bis fehlende Definition der zentralen Konzepte ‚Komplexität' und ‚Kopplung' (Hopkins 1999; Leveson et al. 2009; Roberts 1989): Industrielle Bereiche wurden von Perrow subjektiv bezüglich ihres Grades an Komplexität und Kopplung eingeschätzt. Die zivile Luftfahrt wurde in den Bereich mit der höchsten Kopplung und Komplexität positioniert, während bei industriellen Arbeitsstätten (z. B. Bergbau, Raffinerien, Chemiewerke) beide Merkmale gering ausgeprägt waren. Würde die NAT zutreffen, so müsste die Luftfahrt die höchste und die genannten Arbeitsstätten die niedrigste Unfallrate haben. Das Gegenteil ist jedoch der Fall. Die NAT kann trotz dieser Schwächen dazu anregen, das eigene Arbeitssystem auf enge Kopplung und Interaktionen zu untersuchen um der Möglichkeit „normaler" Unfälle vorzubeugen.

14.6.4 Hochzuverlässigkeitstheorien

Hochzuverlässigkeitstheorien fragen nicht nach der Entstehung von Unfällen, sondern danach, warum es in manchen Organisationen zu weniger Unfällen kommt als man aufgrund der Komplexität der Organisation und des Gefährdungspotenzials erwarten würde. Im Gegensatz zu der von der NAT postulierten „pessimistischen" Sicht, dass Unfälle in Systemen hoher technischer Komplexität unvermeidbar und „normal" sind, schlossen die Vertreter der Denkschule der hochzuverlässigen Organisationen (*High Reliability Organisations* HROs) aus der Analyse verschiedener Fallstudien, dass selbst komplexe Organisationen mit engen Kopplungen, die bestimmten organisatorischen und kommunikativen Regeln folgen, ohne Unfälle und damit zuverlässig und sicher arbeiten können. Zu den untersuchten Organisationen gehörten ursprünglich zwei Flugzeugträger und ein Atomkraftwerk, im weiteren Verlauf auch die Energieversorgung einer Großstadt und die Flugsicherung (LaPorte und Consilini 1991; Roberts 1990; Weick und Sutcliffe 2003). Die Theorie hochzuverlässiger Organisationen, die solche Erfolgsmodelle beschreibt, hat also einen optimistischeren Ansatz als die NAT: Sie geht davon aus, dass durch achtsames Organisationsdesign und Management Sicherheit und Zuverlässigkeit der Prozesse grundsätzlich erreichbar sind. HROs erleben ähnlich wie andere Organisationen immer wieder „Überraschungen" hinsichtlich der Sicherheit ihrer Prozesse. Aber sie gehen anders damit um: Sie zeichnen sich durch Achtsamkeit (*„mindfulness";* Weick und Roberts 1993) für alle Prozesse aus. Um diese zu erreichen, leben hochzuverlässige Organisationen eine „informierte" Sicherheitskultur (Reason 1997; Kap. 15) und zeichnen sich durch besondere Merkmale aus. Die HRO-Ansätze stellen hier Kultur- und Prozessgestaltung gegenüber den Strukturen der Organisation in den Vordergrund.

Merkmale zuverlässiger Organisationen

Hoch zuverlässige Organisationen zeichnen sich zum einen durch Antizipation aus. Sie reagieren auf schwache Signale früh mit hoher Aufmerksamkeit:

- **Auseinandersetzung mit Fehlern:** Menschen in HROs beschäftigen sich viel mit Fehlern und kleinen Zwischenfällen. Da kleine Abweichungen auf Systemprobleme hinweisen können, werden sie als kostenlose Lerngelegenheit genutzt. Es existiert eine grundsätzlich skeptische Haltung gegenüber

anhaltenden und ruhigen Erfolgsphasen, weil hinter vielen Erfolgen die Gefahr von Selbstzufriedenheit und Nachlässigkeit lauert. Mitglieder dieser Organisationen erwarten immer das Unerwartete – sie „erhoffen das Beste und rechnen mit dem Schlimmsten".
- **Vorsicht vor vereinfachenden Annahmen**: Man pflegt Skepsis gegenüber vereinfachenden Annahmen und Ereignisinterpretationen. Stattdessen werden differenzierte komplexe Modelle und Vorstellungen über interne und externe Ereignisse bevorzugt. Menschen in HROs wissen, dass einfache mentale Modelle einfache und vorschnelle Entscheidungen begünstigen. Um die Komplexität der Systemumwelt zu erkennen, muss man diese auch differenziert und komplex wahrnehmen.
- **Sensibilität für betriebliche Abläufe**: Betriebliche Abläufe und normale Routinen werden aufmerksam auf ihre Schwächen und ihr Fehlerpotenzial hin untersucht. Dieses genaue Hinsehen wird durch dichte Kommunikation unterstützt: möglichst viele sind über möglichst vieles informiert, sodass kleine Probleme sofort gelöst werden können.

Trotz aller Anstrengungen wird es immer wieder zu kritischen Ereignissen kommen. Um diese zu bewältigen, setzen HROs auf Prozesse, die es ihnen ermöglichen, Fehler einzudämmen und auf Zwischenfälle schnell und effektiv zu reagieren:

- **Respekt vor Fachkompetenz** und entsprechende **Allokation von Entscheidungskompetenz:** In hierarchischen Organisationen werden wichtige Entscheidungen „oben" in der Hierarchie gefällt. HROs besitzen natürlich auch Hierarchien. Aber Entscheidungen werden fallweise an den Ort verlagert, wo die höchste fachliche Expertise für das Problem liegt. Dieser hohe Respekt vor fachlicher Expertise ermöglicht es tendenziell, sachliche Entscheidungen von der formalen Hierarchie zu trennen und erlaubt, dass in kritischen Situationen die Entscheidungskompetenz „vor Ort" bei den Experten liegt.
- **Streben nach Flexibilität und Resilienz**: Mitglieder zuverlässiger Organisationen wissen, dass es immer unliebsame Überraschungen geben kann. Deshalb streben sie nach Flexibilität, um einerseits Fehler frühzeitig entdecken zu können und andererseits das System beim Auftreten von Fehlern durch flexible Anpassung am Laufen zu halten. Dies erhöht die Widerstandsfähigkeit („Resilienz") der Organisation bei Problemen. Resilienz im Kontext von HROs hat eine andere Bedeutung als beim Umgang mit Stress (Kap. 9). Sie bezeichnet die Fähigkeit von Organisationen, mit Problemen, Abweichungen und Krisen fertig zu werden (zusammenfassend Hollnagel et al. 2006). Orientierung auf Resilienz bedeutet deshalb nicht nur, Fehler zu vermeiden, sondern zu wissen, wie man mit aufgetretenen Problemen umgeht. Dazu gehört es, schnell zu handeln und Erstmaßnahmen umsetzen zu können.

In zuverlässigen Organisationen werden Mitarbeiter explizit aufgefordert, über Ist-Zustände, Abweichungen, eigene Handlungsabsichten, minimale Ereignisse und über Fehler zu reden. Damit die Kommunikation über Ereignisse und Fehler gelingt, ist eine vertrauensvolle Beziehung zwischen Mitarbeitern und Führungskräften Voraussetzung. Durch die häufige Reflexion von Entscheidungen wird auch verhindert, dass ein Normalisierungseffekt im Umgang mit Abweichungen eintritt. Wenn Mitarbeiter beginnen, abweichende Ereignisse, abweichendes Verhalten und kleine Regelverletzungen zu akzeptieren, weil keine unmittelbaren negativen Konsequenzen zu spüren sind oder im Gegenteil Belohnungen in Form von Erfolg, Zeitersparnis etc. erfolgen, werden **Abweichungen „normal"** (*„normalisation of deviance"*, Vaughan 1997).

▶ In zuverlässigen Organisationen werden Mitarbeiter explizit aufgefordert, über Ist-Zustände, Abweichungen, eigene Handlungsabsichten, minimale Ereignisse und über Fehler zu reden.

Kritik an der ‚High Reliability' Theorie

Was für die Theorie der Normalen Unfälle gesagt wurde, lässt sich in ähnlicher Weise auch auf die Theorie hochzuverlässiger Organisationen übertragen: Trotz ihrer weiten Verbreitung und ihrer Beliebtheit gibt es gute Gründe dafür, das Konzept nicht unkritisch für die Akutmedizin zu übernehmen. Zum einen liegt der Beliebtheit der Hochzuverlässigkeit möglicherweise das Missverständnis zugrunde, dass Zuverlässigkeit (Reliabilität) und Sicherheit identische seien. Dies wäre dann der Fall, wenn Unfälle ausschließlich durch Defekte und Fehler verursacht werden. Wie im Abschnitt der NAT bereits ausgeführt, sind mittlerweile eine Reihe an Unfällen bekannt, bei denen alle Systemkomponenten zuverlässig arbeiteten, aber die Interaktion zwischen den reliablen Teilen die Katastrophe herbeiführte. Umgekehrt konnten viele Unfälle nur dadurch verhindert werden, dass Experten von vorgeschriebenen Prozeduren abwichen und ihr Handeln dem geänderten Kontext anpassten (Marais et al. 2004; Leveson et al. 2009). Zuverlässige Systeme können somit unsicher, und unzuverlässige Systeme sicher sein.

▶ Zuverlässigkeit (Reliabilität) und Sicherheit sind keinesfalls identische Begriffe. Zuverlässige Systeme können unsicher, unzuverlässige Systeme hingegen sicher sein.

Die Gültigkeit der High Reliability Theorie kann auch deshalb nicht ohne weiteres für die Akutmedizin angenommen werden, weil die von den Autoren der High Reliability Gruppe untersuchten Organisationen keinem Druck ausgesetzt waren, der zu einem Konflikt zwischen Ökonomie und Sicherheit geführt hätte. Entweder die Organisationen existierten ausschließlich zum Zweck der Sicherheit (z. B. Flugsicherung) oder es gab für sie kein ökonomisches Spannungsfeld (z. B. Flugzeugträger in Friedenszeiten). Organisationen, die in einem kompetitiven ökonomischen Umfeld überleben wollen – und dazu gehören Einrichtungen des Gesundheitswesens – können in dieser Perspektive per se nicht hochzuverlässig sein, weil sie immer Kompromisse zwischen Sicherheit und ökonomischen Überleben eingehen müssen. Damit aber erfüllen sie nicht die Grundbedingung ihrer Vorbilder (Boin und Schulman 2008). Auch der weiter oben genannte Aspekt der Flexibilität und Allokation von Entscheidungskompetenz muss für die Akutmedizin kritisch hinterfragt werden: zwar ist es richtig, dass jedes Teammitglied auf dem Flugzeugdeck Starts und Landungen jederzeit unterbrechen darf, wenn es Bedenken bezüglich der Sicherheit hat, aber damit hört die Kompetenz der Mitarbeiter auch wieder auf. Wenn in einer unklaren, sich dynamisch entwickelnden Situation viele Menschen an vielen Stellen in der Organisation lokale Entscheidungskompetenz beanspruchen, ohne das große Bild zu kennen, kann dies rasch zu einer Gefahr für alle werden. Für viele Probleme in sozio-technischen Systemen ist daher eine übergeordnete Perspektive erforderlich, welche die einzelnen Teilaspekte integrieren und koordinieren kann. Es muss also immer eine Balance von lokaler und zentraler Kontrolle gefunden werden.

Die HRO-Theorien können in der Akutmedizin helfen, Organisationen so zu gestalten, dass die Expertise und Kompetenz der Mitarbeitenden für Sicherheit genutzt wird und dass aus Prozessabweichungen und Zwischenfällen gelernt wird (Kap. 16). Die Betonung der lokalen Kontrolle und des Vertrauens in die Handelnden kann gerade in Expertenorganisationen wie Krankenhäusern relevant sein.

Alle vorgestellten Theorieansätze betrachten menschliche Fehler und (Patienten-)Sicherheit aus einer systemischen Perspektive. Sie helfen, die organisationale Dynamik von Unfällen in der Akutmedizin zu verstehen. Die Ansätze werden in Tab. 14.3. vergleichend und vereinfachend nebeneinandergestellt.

14.6.5 Ultrasichere Systeme

Die Wahrscheinlichkeit, im Rahmen bestimmter Tätigkeiten zu verunfallen oder zu sterben unterscheidet sich erheblich in Abhängigkeit von dem soziotechnischen System, das man betrachtet. Systeme die beinahe nie Unfälle produzieren

Tab. 14.3 Theoriefamilien zu Fehlern und Sicherheit unter einer Systemperspektive

Theorie	Schlüsselideen zu Fehlern	Wichtige Organisationsfaktoren, die nach der Theorie Fehler reduzieren helfen	Basis-Literatur
Human-Factors-Theorie	Das Zusammentreffen „latenter" Bedingungen und aktiver Fehler in einem System führt zu Unfällen	Verringerung von Komplexität; Feedback-Schleifen; Systemredundanzen; Teamkooperation; Fähigkeit zur schnellen Reaktion; Informationssysteme	Reason (1990a, b) Rasmussen (1982) Gaba (1989) Helmreich et. al (1999)
Man-Made Disasters	Hinweise auf sicherheitsrelevante Veränderungen existieren länger im System („Inkubationszeit"), werden aber aufgrund einer eingeschränkten organisationalen Sichtweise nicht als Warnzeichen erkannt	Organisationale Flexibilität hinsichtlich der Grundannahmen Interesse an Feedback aus der Außenwelt Mögliche Anzeichen von Gefahr ernst nehmen Effizientes Informationsmanagement, um die über viele Bereiche der Organisation verteilten Teilinformationen zu sammeln	Turner (1978)
Normal-Accident-Theory	Fehler in komplexen Systemen sind unvermeidbar; kein Design ist fehlersicher. Der Grad der Kopplung von Aufgaben bzw. Subsystemen und die Komplexität von Abläufen bestimmt das Fehlerrisiko	Nähe der Führungskräfte zu operativen Subsystemen; keine Zentralisierung; Puffer zwischen Prozess-Schritten; Information und Feedback zu kritischen Phasen und Fehlern	Perrow (1984, 1994)
Hochzuverlässigkeitstheorie	Komplexe Organisationsprozesse können so gestaltet werden, dass zuverlässiges Funktionieren möglich ist.	Eine „Kultur" der Zuverlässigkeit und Sicherheit; Systemredundanzen; Training und Weiterbildung; dezentrales Entscheiden klare Ziele; Messung und Feedback; Routinen und Standards	LaPorte (1982) Roberts (1990) Schulman (1993) Rochlin (1993) Weick und Sutcliffe (2003)

(wie beispielsweise die zivile Luftfahrt) können daher als „ultrasicher“ gelten (Amalberti et al. 2005). Der Gedanke lag daher nahe, die für diesen Erfolg verantwortlichen Strategien und Werkzeuge zu identifizieren und auf die Medizin zu übertragen, damit Organisationen des Gesundheitswesens so sicher wie Luftfahrt und andere „ultrasichere“ Bereiche werden können. Der wesentliche Unterschied zwischen der Medizin und „erfolgreichen“ Hochrisikobranchen liegt jedoch weniger in dem zur Verfügung stehenden Instrumentarium, als vielmehr in der Bereitschaft dieser Hochrisikobranchen, sich von historisch gewachsenen und kulturell verankerten Grundannahmen und Glaubenssätzen zu verabschieden, die persönliches Handeln und Autonomiestreben betreffen. Ultrasichere Systeme verdanken ihre Sicherheit einer hochgradigen Standardisierung von Prozessen und der Akzeptanz der damit verbundenen Veränderung von Einstellungen und Traditionen. Vergleicht man die Medizin mit ultrasicheren Systemen, so lassen sich Barrieren identifizieren, die Organisationen im Gesundheitswesen daran hindern, höchste Sicherheit zu erreichen. Entsprechende Konsequenzen wären notwendig, um diese Barrieren zu überwinden (Amalberti et al. 2005):

- **Beschränkungen der maximalen Leistungsfähigkeit akzeptieren.** Wenn Mensch und Material ständig an die Leistungsgrenzen getrieben werden, etwa weil Leistungsziele maßgeblich sind, ist hohe Sicherheit dauerhaft nicht zu erreichen. Sicher handeln verlangt auch, Grenzen des Leistbaren zu akzeptieren. Diese Sichtweise wird in der Medizin häufig erst dann akzeptiert, wenn Ressourcenknappheit und Personalmangel eine weitere Steigerung der Leistungsfähigkeit unmöglich machen.
  Autonomie aufgeben. Autonomiestreben ist ein normales menschliches Motiv (Kap. 4), ebenso wie das Verfolgen persönlicher Ziele. Sichere Patientenversorgung verlangt aber immer häufiger, im Team zu arbeiten und sich an Regeln und Vorgaben zu halten. Standardisierung von Prozessen funktioniert in der Praxis nur, wenn die Mitglieder einer Organisation bereit sind, sich an die Vorgaben zu halten und also ein Stück Autonomie aufzugeben. Je standardisierbarer ein Prozess ist (z. B. elektive Prozeduren), desto leichter lässt sich dieses Ziel erreichen. Werden Routineabläufen standardisiert, muss die Kompetenz der Mitarbeitenden, in kritischen Situationen dezentral aufgrund von Expertise entscheiden zu können, dennoch aufrechterhalten werden. Dies kann durch Simulatortrainings angestrebt werden.
- **Sich nicht als Künstler fühlen, sondern als Teammitglied.** Für Fluggäste, die ein Flugzeug betreten, ist der Gedanke an die Qualifikation ihres Piloten unerheblich. Sie erwarten und erfahren einen gleichbleibend hohen Standard an professioneller Exzellenz unabhängig davon, wer gerade im Cockpit sitzt. Patienten hingegen wählen sich ihre Behandler (Operateure oder andere Spezialisten) häufig in der Vorstellung, dass von der Wahl der Person das Behandlungsergebnis maßgeblich beeinflusst wird. Das zugrunde liegende Verständnis sieht den Arzt oder die Ärztin als Künstler mit unterschiedlichen Befähigungen *(„craftsman attitude“)*, von denen sich nur einige wenige durch professionelle Exzellenz auszeichnen. Von ärztlicher Seite wird dieser Qualifikationsvorsprung vor anderen als notwendig erachtet, um für Patienten interessant zu bleiben. Strebt man jedoch an, die Qualifikation aller Beteiligten auf ein gleich hohes Niveau zu bringen und Behandlungen zu standardisieren, tritt die einzelne Person hinter diesen generellen Standard exzellenter Patientenbehandlung zurück *(„equivalent actor“)*. Dies bedeutet für den Einzelnen, sein berufliches Selbstbild neu als Teil eines Behandlerteams zu definieren – ein schwieriger und manchmal schmerzhafter Prozess, der mit dem oben erwähnten Autonomieverlust und dem Wegfall an Anerkennung als Spezialist und „Retter“ einhergeht. Berufsgruppen, bei denen eine solche Standardisierung der Arbeit bereits erfolgt ist (z. B. Anästhesisten, Rettungsdienste und

Pflegekräfte), sind diesem Ziel schon näher als solche Gruppen, in der das handwerkliche Geschick des Einzelnen im Vordergrund steht (z. B. alle chirurgischen Disziplinen). Die Standardisierung und das Arbeiten im Team sorgen für Sicherheit – dennoch werden aus unserer auch zukünftig Erfahrungswissen und individuelle Bewertungen in vielen Behandlungsbereichen unverzichtbar sein. Außerdem bleibt die Einzelperson natürlich für die Beziehung zum Patienten sehr wichtig. Es gilt also, eine Balance zu finden zwischen Prozessdefinitionen, die unabhängig von der Person des Behandlers funktionieren, und der Behandlung, die persönlich und individuell bleibt.

- **Überreglementierung vermeiden und neue Regeln nur aufstellen, wenn sie zu Sicherheit beitragen.** Sicherheit wird durch Regeln und Standards erhöht. Je sicherer aber ein System schon arbeitet, desto weniger kann eine neue Regel noch mehr Sicherheit hinzufügen. Es muss also sichergestellt sein, dass neue Regulierungen einen Effekt auf Sicherheit haben und nicht zu Friktionen und Störungen in der Arbeit führen. In einer Phase, in der Medizin erst anfängt, Standardisierungen einzuführen, scheint dies kein relevantes Thema. Aber jetzt schon lässt sich beobachten, dass nicht jede Regulierung und Standardisierung wirklich der Patientensicherheit dient – auch hier ist ein schwieriger Balanceakt nötig zwischen nötiger Standardisierung und Überregulierung.

14.6.6 „Safety-II" und Resilience Engineering

In der traditionellen Sichtweise auf Sicherheit, auch „Safety-I" genannt, wird Sicherheit nicht durch die Anwesenheit sicherer Arbeitsprozesse, sondern als Abwesenheit von unerwünschten Ereignissen wie Unfällen und Zwischenfällen und als Freiheit von inakzeptablen Risiken definiert: Sicherheit ist ein Zustand, in welchem so wenig wie möglich schiefgeht (Hollnagel 2014). „Safety-I" geht davon aus, dass ein akzeptabler Outcome und unerwünschte Ereignisse auf zwei verschiede menschliche Funktionsweisen zurückzuführen sind: Fehler entstehen, weil es identifizierbare Fehlfunktionen von Geräten oder Fehler von Menschen in ansonsten relativ sicheren Systemen gibt. In dieser Sichtweise stellen Menschen ein Sicherheitsrisiko dar. Sicherheit lässt sich dadurch erreichen, dass unerwünschte menschliche Handlungsvariabilität durch Standardisierung und genaue Vorschriften (z. B. SOPs) möglichst geringgehalten wird und vermeintlich unsichere Menschen durch verlässliche Technik oder Automatisierung ersetzt werden. „Safety-II" hingegen geht davon aus, dass sozio-technische Systeme so komplex und undurchsichtig sind, dass es unmöglich ist, Vorgaben und Handlungsanweisungen so genau und spezifisch zu halten, dass sie Menschen in allen Situationen als Orientierung dienen können. Vielmehr ist es genau diese menschliche Fähigkeit, eigenes Handeln im Alltag zu variieren und an wechselnde Umgebungsbedingungen und an widersprüchliche Ziele anzupassen, die dafür sorgt, dass so vieles so häufig gut geht. Abhängig vom situativen Kontext führt identisches Verhalten einmal zum Erfolg oder zu einem unerwünschten Ereignis, sodass es nicht notwendig ist, für unerwünschte Ereignisse einen defizitären Funktionsmodus („Menschliches Versagen") zu postulieren. In dieser Sichtweise stellen Menschen eine ganz wesentliche Ressource dar, um komplexe und unsichere Systeme sicher zu machen. Ihre Anpassungsfähigkeit kann Systeme widerstandsfähig („resilient") gegen erwartete und unerwartete Abweichungen vom normalen Funktionszustand machen. Legt man den Fokus auf die Gründe für erfolgreiches Handeln, so die Sichtweise, können daraus Erkenntnisse gewonnen werden, die es erlauben Systeme resilient zu gestalten. Der auf diesen theoretischen Grundlagen aufbauende Denkschule in der Sicherheitsforschung wird entsprechend „Resilience Engineering" genannt. Die Anwendung von Prinzipien des Resilience Engineering findet vor allem im angloamerikanischen Gesundheitswesen Interesse (Braithwaite et al. 2017; Fairbanks et al. 2014; Hollnagel et al. 2013; Wears et al. 2015).

Kritik an „Safety-II" und am Resilience Engineering
Die grundlegende Problematik des Konstrukts ‚Resilienz' liegt in dem Umstand, dass trotz sehr unterschiedlicher Sichtweisen auf den Begriff (Woods 2015) die Mehrzahl der Konzepte Resilienz nicht als Systemeigenschaft, sondern als Attribut und konkrete Verhaltensweisen von Menschen versteht. Der Übergang zu einer positiv formulierten Variante verhaltensbasierter Sicherheit, bei der von Individuen erwartet wird, resilient zu handeln (anstatt wie früher keine Fehler zu machen) ist mitunter fließend und es besteht die Gefahr, dass ‚Resilienz' in ähnlicher Weise zu einer normativen Referenz für ein moralisches Urteil wird, wie früher ‚Menschliches Versagen'. Kritiker sehen die Gefahr, dass die Verantwortung für Sicherheit in komplexen Systemen erneut dem einzelnen Akteur aufgebürdet wird (Bergström et al. 2015). Viele der theoretischen Ansätze des Resilience Engineerings wurden bereits seit Jahrzehnten in der Sicherheitsforschung formuliert (z. B. Wehner 1992). Auf das Individuum bezogen entspricht dieses dem schon lange auch in der Handlungspsychologie üblichen Erkenntnis, dass die Mechanismen der psychischen Regulation für das Leben in variablen Umwelten zumeist nützlich sind und Fehler dafür in Kauf genommen werden müssen (Kap. 4–9). Deshalb bezweifeln einige Autoren, dass es sich bei Resilience Engineering (bzw. Safety-II) wirklich um eine neue Denkrichtung in der Sicherheitsforschung handelt (Haavik et al. 2016; Le Coze 2016). Safety-II Ansätze sind aktuell zumeist noch sehr abstrakt formuliert. Das erschwert die Umsetzung in konkrete Maßnahme.

14.7 Vorbild Luftfahrt: Parallelen und Grenzen

Ein hochzuverlässiges, ultrasicheres soziotechnisches System, welches in der Medizin immer wieder als Referenz für die Bemühungen um Patientensicherheit herangezogen wird, ist die zivile Luftfahrt. Während in den 70er Jahren des vergangenen Jahrhunderts Fliegen noch ein riskantes Unternehmen war, befand sich die Zahl der Flugunfälle 2017 trotz kontinuierlich gestiegenem Flugaufkommen auf einem historischen Tiefstand: würde ein Passagier jeden Tag fliegen, so müsste er etwa 6500 Jahre unterwegs sein, bis er in einen tödlichen Unfall verwickelt wird. Diese beeindruckende Entwicklung und die trotz steigender Flugbewegungen hohe Sicherheit dieser Industrie ist Ausdruck einer konsequenten Umgestaltung des Systems.

14.7.1 Berührungspunkte

Wenngleich die konsequente Umsetzung von Konzepten zur Risikosteuerung in vielen andern soziotechnischen Systemen ebenfalls zu einem dramatischen Rückgang der Unfallquote geführt hat (z. B. Kernkraft, petrochemische Industrie) und diese ebenfalls viele Vergleichspunkte bieten könnten, so ist es bis heute fast ausschließlich die Aviatik, an der sich Mediziner auf der Suche nach tragfähigen Konzepten orientieren „Piloten zeigen Ärzten, wie Fehler zu vermeiden sind" oder „Ärzte lernen von Piloten" lauten Schlagzeilen in den Zeitungen und bringen die Meinung zum Ausdruck, dass Ärzte (insbesondere Anästhesisten und Ärzte in Notaufnahmen) doch eigentlich viel mit Piloten gemeinsam haben. Piloten sind seit Jahren gern gesehene Redner auf medizinischen Kongressen, und wenn ein medizinischer Redner im Rahmen eines Vortrags zur Patientensicherheit Detailkenntnisse über Instrumente und Prozeduren im Cockpit von sich gibt, so erntet dies ehrfürchtige Bewunderung. Die Gründe für diese bis heute anhaltende Attraktivität der zivilen Luftfahrt für die Medizin sind vielfältig:

- **Vorbild in dem Bemühen um mehr Sicherheit:** Von dem eingangs geschilderten Sicherheitsniveau der zivilen Luftfahrt kann die Medizin nur träumen. Während 2015/16 nur wenige Menschen in den westlichen Ländern durch einen Unfall der kommerziellen Luftfahrt ums Leben kam, verlassen 2–3 % der Patienten, die sich einem operativen Eingriff unterziehen, das Krankenhaus nicht mehr lebend (Pearse et al. 2012).

- **Vergleichbare soziotechnische Umgebung**: In beiden Bereichen interagieren Teams von hoch spezialisierten Experten mit fortschrittlicher Technologie in Hochrisikosituationen. Dabei können sich Fehler signifikant auf die Sicherheit der ihnen anvertrauten Menschen auswirken und finanzielle, legale und politische Konsequenzen nach sich ziehen (Kao und Thomas 2008).
- **Vergleichbare kognitive und interpersonelle Anforderungen:** Bereiche des Gesundheitswesens, in denen kranke Patienten mit sich rasch verschlechternden Gesundheitszuständen unter Einsatz von Technologie diagnostiziert und im Team behandelt werden müssen, erfordern vom Behandler Entscheiden unter Unsicherheit und Komplexität. Da Piloten sich in Notfällen vergleichbaren Herausforderungen gegenübersehen und sich seit Jahrzehnten im Rahmen ihrer Ausbildung damit auseinandersetzen (CRM-Training), wurden schon sehr früh erfolgreich Adaptionen für die Akutmedizin, v. a. die Anästhesie vorgenommen.

In dem Bemühen um mehr Patientensicherheit wurden etliche Konzepte aus der Luftfahrt aufgegriffen und auf die Medizin übertragen (Helmreich 2000; Toff 2010; Levy et al. 2014; Lewis et al. 2011; Kao und Thomas 2008; Renz et al. 2012; Ornato und Peberdy 2014). Dazu gehören:

- Auseinandersetzung mit den Human Factors (Kap. 1)
- Simulatortraining und Adaptation des *Crew Resource Management* (Kap. 16)
- Entwicklung von Verhaltensmarkern zur Bewertung nicht-technischer Fertigkeiten (Kap. 2) für einzelne akutmedizinische Disziplinen
- Standardisierung von Prozessen: Einführung von Checklisten (z. B. WHO *„Safe Surgery Saves Lifes“*) und Etablierung von *Standard Operating Procedures* (Kap. 15)
- Gemeinsame Briefings (Kap. 11)
- Etablierung von Incident-Reporting-Systemen (Kap. 15)
- Verkürzung der maximal zulässigen Arbeitszeit, um den Einfluss der Müdigkeit zu verringern (Kap. 8)

14.7.2 Holpriger Vergleich: Ärzte und Pflegekräfte haben es schwerer als Piloten

Nach einer anfänglichen Euphorie, in der in etlichen medizinischen Publikationen das Gesundheitswesen und die zivile Luftfahrt als soziotechnische Systeme mit vielen Gemeinsamkeiten präsentiert wurden, wird in letzter Zeit vermehrt auf die teilweise erheblichen Differenzen zwischen beiden Hochrisikotechnologien hingewiesen (Kapur et al. 2016; Neuhaus et al. 2016; Rampersad und Rampersad 2007; Ricci et al. 2012; Rogers 2011; Shaw und Calder 2008; Webster 2002). Obwohl das Gesundheitswesen auch in Zukunft von der Luftfahrt lernen sollte und bei weitem noch nicht alle Sicherheitskonzepte geprüft und adaptiert hat (z. B. Gaba 2011), sollten regulatorische oder organisationale Rahmenbedingungen beachtet werden und Unterschiede deutlicher benannt werden, um unrealistische Erwartungen zu vermeiden und geeignete Vorgehensweisen sinnvoll in die Patientenversorgung integrieren zu können.

Für die Akutmedizin mag darüber hinaus noch relevant sein, dass die kognitiven Anforderungen an Piloten in der militärischen Luftfahrt denjenigen an Akutmediziner weitaus ähnlicher sind als die der zivilen Piloten. Dieser Umstand findet, möglicherweise aus Ablehnung des Militärischen, in der deutschsprachigen Literatur zur Patientensicherheit bislang keine nennenswerte Berücksichtigung.

Da der Vergleich Akutmedizin–Luftfahrt in der Literatur und auf Vorträgen oft auf einzelne Aspekte beschränkt ist, werden im Folgenden die wesentlichen Unterschiede zwischen der zivilen und militärischen Luftfahrt und der Akutmedizin umfassender verglichen. (Tab. 14.4). Dadurch soll es dem Leser ermöglicht werden, genauer zu prüfen, in welchen

Tab. 14.4 Vergleich zwischen dem Arbeitsplatz Cockpit in der zivilen und militärischen Aviatik und der Akutmedizin. Obwohl alle drei Domänen Gemeinsamkeiten teilen, sind die Unterschiede erheblich und sollten bedacht werden, wenn Verfahrensweisen aus der Luftfahrt in die Medizin übertragen werden. Teilweise sind die Unterschiede grundlegender Natur, teilweise nur das (durchaus veränderbare) Ergebnis historischer Entwicklung

	Arbeitsplatz OP/Schockraum/Krankenhaus	Arbeitsplatz Cockpit/Zivile Luftfahrt	Arbeitsplatz Cockpit/Militärische Luftfahrt
Charakteristika und Auftrag	Risiko ist integraler Bestandteil der Medizin. Risiken müssen in Abhängigkeit vom Benefit und nach Aufklärung und Einwilligung des Patienten eingegangen werden. Dementsprechend sind verschiedene Outcomes akzeptabel	Es wird kein Risiko eingegangen. Ein sicherer Flug ist das einzig akzeptable Outcome	Unterschieden wird zwischen Friedens- und Einsatzflugbetrieb. Im Friedensflugbetrieb werden nur bedingt Risiken eingegangen *(train as you fight)*. Im Einsatz werden Risiken in Kauf genommen, die bis zum Verlust von Flugzeugen gehen können
	Team ist nur für einen Patienten gleichzeitig verantwortlich; ein Fehler hat nur für den Patienten, nicht aber für das Team physische Folgen	Crew ist verantwortlich für viele Fluggäste und kann infolge eines Fehlers selbst sterben	Crew ist je nach Flugzeugtyp verantwortlich für Besatzungsangehörige und Passagiere oder für einen hohen sachlichen, politischen, oder nachrichtendienstlichen Wert des Flugzeugs. Alle Crews können infolge von Fehlern selber sterben. Bewaffnete Kampfflugzeuge können infolge von Fehlern unbeteiligte Personen töten (Kollateralschäden)
	Patientenversorgung wird durch verschiedenste Teammitglieder an den verschiedensten Orten mit teilweise überlappendem Einsatz am Patienten vorgenommen. Wissen über erfolgte Diagnostik und Therapie muss an den Schnittstellen weitergegeben werden	Ein Flug hat einen definierten Start und eine definiertes Ende und wird durch eine Crew durchgeführt. Von diesem Flug wird nichts in die nächste Schicht mitgenommen werden. Bei Langstreckenflügen wird eine Ersatzcrew mitgenommen. Es erfolgen Übergaben im Flug	Kurze Missionen mit bekanntem Ziel werden durch ein Team (kann auch Formationen mehrerer Flugzeuge beinhalten) durchgeführt. Bei Missionen mit unbekanntem Ziel werden umfangreiche Übergaben am Zielgebiet zur Zieleinweisung notwendig. Einsätze können überlappend stattfinden, sodass auch Übergaben von Flugzeug zu Flugzeug notwendig sind
	Notfalleingriffe müssen immer durchgeführt werden, ohne dass der Patientenzustand optimiert oder die Operation auf einen späteren Zeitpunkt verschoben werden kann	Sind beim Wetter minimale Flugbedingungen nicht gegeben oder treten Fehlfunktionen im Flugzeug auf, wird der Flug annulliert	Im Friedensflugbetrieb gelten die Aussagen der zivilen Luftfahrt. Im Einsatz werden auch unter ungünstigen Umständen Missionen geflogen, wenn es die Situation erfordert

(Fortsetzung)

Tab. 14.4 (Fortsetzung)

	Arbeitsplatz OP/Schockraum/Krankenhaus	Arbeitsplatz Cockpit/Zivile Luftfahrt	Arbeitsplatz Cockpit/Militärische Luftfahrt
Regulatorische Strukturen Ausbildung	In Deutschland kein zentrales regulatorisches Organ; stattdessen eine Vielzahl an Einrichtungen	Zentrales regulatorisches Organ (Bundesluftfahrtamt, Federal Aviation Agency), welches für Hersteller, Fluglinien und Flugpersonal zuständig ist	Ein zentrales Organ für Lizensierung und Flugbetrieb Bundeswehr. Ein unabhängiges Organ für die militärische Zulassung von Fluggerät
	Seit Ende der 90er Jahre des letzten Jahrhunderts sporadische Versuche, den Einfluss der Human Factors auf organisationaler und individueller Ebene zu reduzieren	Seit Ende der 70er Jahre des letzten Jahrhunderts strukturiertes Vorgehen, um Einfluss der Human Factors auf organisationaler und individueller Ebene zu reduzieren	Seit Ende der 80er Jahre des letzten Jahrhunderts strukturiertes Vorgehen, um Einfluss der Human Factors auf organisationaler und individueller Ebene zu reduzieren
	Keine validierten Auswahlverfahren für spezifische Fachrichtungen verfügbar	Rigoroses Auswahlverfahren mit psychometrischer Testung der Kandidaten	Rigoroses Auswahlverfahren mit psychometrischer Testung der Kandidaten
	Ausbildung am Simulator ist fakultativ. Nicht alle Krankenhäuser haben Simulatoren oder Zugang zu solchen	Ausbildung am Simulator stellt in modernen Ausbildungsgängen den Hauptpfeiler der Ausbildung dar. Airlines haben in der Regel Zugang zu High-Tech Simulatoren	Ausbildung am Simulator integraler Bestandteil der Ausbildung. Anteil an Realflugstunden während der Ausbildung wesentlich höher als in der zivilen Luftfahrt
	Verfügbare Simulatoren (Patienten-, VR-, task trainer) haben nur bedingt Validität, da die Komplexität biologischer Systeme nur ungenügend nachgebaut werden kann	Verfügbare Simulatoren haben ausgezeichnete Validität, da das Verhalten technischer Systeme vorhersagbar reproduziert werden kann	Verfügbare Simulatoren haben nur bedingt Validität, da die Komplexität der Mission sowie auftretende Fliehkräfte nur ungenügend simuliert werden können. Einsatz hauptsächlich zur Stärkung von Grundfertigkeiten
	Lernen am Patienten; Lernkurve des Lernenden ist mit Patientengefährdung verbunden	Lernen am Flugsimulator; Lernkurve des Piloten ist für die Erlangung des „*Type Rating*" unabhängig von Gefährdung der Fluggäste Das „*Line Training*" wird auf der Linie mit Passagieren an Bord durchgeführt	Lernen wird zu ca. 15 % im Simulator absolviert und 85 % im realen Flugzeug. Gefährdung für Material und Personal ist bereits während der Ausbildung gegeben
	Patientenversorgung geschieht häufig ohne adäquate Supervision bzw. vorgesehene Supervision findet nicht immer statt	Ständige Supervision durch erfahrenen Piloten	Supervision ist durchgängig während der Ausbildung. Nach Ablegen der Prüfung ist Supervision nur indirekt gewährleistet. Jährliche Checkflüge und Standarisierungsüberprüfungen alle zwei Jahre sichern die Supervision für reguläre Piloten
	Simulatortraining freiwillig und meist nur einmalig; eher zwischenfallsorientiert	Halbjährliches bis jährliches Simulatortraining vorgeschrieben. *Line Oriented Flight Training* (LOFT)	Halbjährliches bis jährliches Simulatortraining vorgeschrieben
	Definierte Verhaltensmarker für manche Disziplinen. Nicht-regulatorisch festgelegt, nicht karriererelevant	Definierte Verhaltensmarker. Auch karriererelevant, allerdings nicht eindeutig regulatorisch festgelegt	Definierte karriererelevante Verhaltensmarker. Regulatorisch festgelegt

(Fortsetzung)

Tab. 14.4 (Fortsetzung)

	Arbeitsplatz OP/Schockraum/Krankenhaus	Arbeitsplatz Cockpit/Zivile Luftfahrt	Arbeitsplatz Cockpit/Militärische Luftfahrt
Team	Teams in der Akutmedizin sind i. d. R. groß (z. B. Schockraum-versorgung, Operation) und relativ heterogen (viele Spezialisierungen). Täglich wechselnde, häufig persönlich unbekannte Teammitglieder	Das Cockpit-Team besteht i. d. R. aus nur zwei Personen; mit Cabin-Crew zusammen relativ homogenes Team (2 Berufsgruppen). Täglich wechselnde, häufig persönlich unbekannte Teammitglieder	Kampfflugzeuge: Cockpit Team besteht aus zwei oder einem Piloten. Allerdings erhöht sich die Anzahl beim Formationsfliegen (maximal 4 Flugzeuge pro Formation). Teams sind persönlich bekannt, da aus einer kleinen Gruppe rekrutiert
	Kompetenzen der Teammitglieder sind nicht identisch und erfahrungsabhängig. Prozeduren werden oft nur von einzelnen Teammitgliedern beherrscht; wenig Redundanz vorhanden. Wissensbasis ist komplementär und nicht substitutiv	Kompetenzen der Piloten weitestgehend identisch, aber erfahrungsabhängig. Prozeduren können von Kapitän und 1. Offizier redundant ausgeführt werden. Wissensbasis innerhalb des Cockpits ist identisch	**Kampfflugzeuge:** Kompetenzen einer Zweier-Crew zu 80 % unterschiedlich, bei einsitzigen Jets nur singulär vorhanden, Redundanz in der Formation gegeben. Prozeduren können entweder nur vom vorne sitzenden Piloten oder vom hinten sitzenden Waffensystemoffizier ausgeführt werden. Redundanz nur verbal möglich. Wissensbasis ist komplementär und nicht substitutiv. **Transportflugzeuge:** Wie zivile Luftfahrt
	Kein regelmäßiges verpflichtendes Team-/Kommunikationstraining für medizinische Teams	Crews erhalten verpflichtend regelmäßiges Team-/Kommunikationstraining (CRM)	Crews erhalten verpflichtend regelmäßiges Team-/Kommunikationstraining (CRM)
	Keine standardisierte Kommunikation	Standardisierte Kommunikation im Cockpit und mit Air Traffic Control (ATC)	Standardisierte Kommunikation im Cockpit und mit *Air Traffic Control* (ATC)
	Im Notfall oft unklare Führungsstruktur aufgrund heterogener Zusammensetzung	Klare Hierarchie und Führungsstruktur im Notfall	Klare Hierarchie und Führungsstruktur im Notfall
	Wenig Sprachstandards, keine definierte Arbeitssprache. Häufig multikulturelle Teams, Probleme in der Zusammenarbeit durch unterschiedliche Sprachen	Weltweite Sprachstandards und gemeinsame Arbeitssprache englisch. Häufig multikulturelle Teams, dabei auch Sprachprobleme	Weltweite Sprachstandards und gemeinsame Arbeitssprache englisch. Selten multikulturelle Teams im Cockpit. Formationen setzen sich multikulturell zusammen, insbesondere im Einsatz
Flugzeug und Mensch	Menschen werden nicht konstruiert. Ihre aktuelle Pathophysiologie muss aus mehrdeutigen Signalen erschlossen werden	Flugzeuge werden konstruiert; ihr aktueller Systemzustand kann für den Bediener optimiert dargestellt werden	Flugzeuge werden konstruiert; ihr aktueller Systemzustand kann für den Bediener optimiert dargestellt werden
	Der menschliche Körper wird nicht in Serie hergestellt. Menschen unterscheiden sich hinsichtlich demografischer Voraussetzungen, Komorbiditäten und dem Erkrankungsverlauf	Flugzeugtypen einer Serie sind in ihrem Flugverhalten annähernd identisch und austauschbar	Flugzeugtypen einer Serie sind in ihrem Flugverhalten annähernd identisch und austauschbar

(Fortsetzung)

Tab. 14.4 (Fortsetzung)

	Arbeitsplatz OP/Schockraum/Krankenhaus	Arbeitsplatz Cockpit/Zivile Luftfahrt	Arbeitsplatz Cockpit/Militärische Luftfahrt
Steuerung der Prozesse und Arbeitswelt	Heterogenität der Patientenversorgung. Leitlinien werden häufig nur zögerlich und mit großer Latenz im Alltag eingeführt. In Deutschland keine Verpflichtung zum Befolgen der Leitlinien. Stellenwert von „*Standard Operating Procedures*“ für Zwischenfälle unklar	Hohes Maß an Regulation durch „*Standard Operating Procedures*“ für alle Routinesituationen und erwartbaren Zwischenfälle. Das Befolgen ist Pflicht. Verfahrensanweisungen werden als Checkliste abgearbeitet	Hohes Maß an Regulation durch „*Standard Operating Procedures*“ für alle Routinesituationen und erwartbaren Zwischenfälle. Das Befolgen ist Pflicht. Verfahrensanweisungen werden als Checkliste abgearbeitet
	Prozessvariabilität teils nötig, selten formal unerwünscht; Teil des Selbstverständnisses von Ärzten und Pflegekräften	Prozessvariabilität ist unerwünscht und nicht Teil des beruflichen Selbstbilds von Piloten	Prozessvariabilität ist im Routineflugbetrieb unerwünscht, Prozesse bei den taktischen Anteilen erfordern große Flexibilität um überlebensfähig im Einsatz zu bleiben. Strategischer und taktischer Vorteil durch Flexibilität ist Teil des beruflichen Selbstbilds von Kampfpiloten
	Ärzte und Pflegekräfte in der Akutmedizin müssen häufig Notfälle bewältigen und können Expertise entwickeln. Checklisten/Algorithmen für manche Notfälle vorhanden	Piloten trainieren regelmäßig für Notfälle, die sie möglicherweise nie erleben. Notfälle werden anhand von Checklisten abgearbeitet	Piloten trainieren regelmäßig für Notfälle, die sie möglicherweise nie erleben. Wahrscheinlichkeit des Eintritts von Notfällen ist durch Betrieb der Flugzeuge näher an der Belastungsgrenze höher als in der zivilen Luftfahrt. Notfälle werden anhand von Checklisten abgearbeitet
	Der negative Einfluss von Müdigkeit auf die Performance wird systematisch unterschätzt. Bislang kaum Veränderung der Arbeitsverhältnisse aufgrund des Wissens um Auswirkungen von Müdigkeit	Der negative Einfluss von Müdigkeit auf die Performance ist Gegenstand des Trainings und von regulatorischen Verbesserungen. Der wirtschaftliche Druck ist ein nicht zu unterschätzender Faktor für die Piloten	Der negative Einfluss von Müdigkeit auf die Performance ist Gegenstand des Trainings und von regulatorischen Verbesserungen. Implementierung von Maßnahmen zur Berücksichtigung von Fatigue sind aufgrund des fehlenden wirtschaftlichen Erfolgsdrucks einfach
	Umfeld des Arbeitens i. d. R. bekannt; in der Präklinik treten Probleme in unbekanntem Umfeld auf	Probleme können in unbekanntem Territorium/Umfeld auftreten; dann evtl. wenig Ressourcen und Unterstützungsmöglichkeiten	Probleme können in unbekanntem Territorium/Umfeld auftreten; dann evtl. wenig Ressourcen und Unterstützungsmöglichkeiten
Lernen aus Fehlern	Incident-Reporting Systeme werden aktuell in Deutschland fast flächendeckend etabliert. Es werden aber meist wenig Zwischenfälle berichtet und damit Lerngelegenheiten vergeben	Incident-Reporting Systeme sind etabliert (z. B. *Aviation Safety Reporting System* ASRS der NASA) und werden als Informationsgrundlage für Verbesserungen der Flugsicherheit verwendet	Incident-Reporting Systeme sind etabliert (Fehlermeldesystem Bundeswehr des Generals Flugsicherheit) und werden als Informationsgrundlage für Verbesserungen der Flugsicherheit verwendet

Bereichen der eigenen Organisation und bei welchen Sicherheitsproblemen Lehren aus der Luftfahrt sinnvoll übertragbar sind.

Aus unserer Sicht sind die Eigenschaften der Aufgabe in vielerlei Hinsicht vergleichbar, die des Arbeitsplatzes und der Systemumgebung nicht. Die Arbeit sowohl in der Akutmedizin wie auch in der Luftfahrt ist anfällig für Defizite bei den nicht-technischen Fertigkeiten wie in Situationsbewusstsein, Entscheidungsfindung, Kommunikation, Führung und Teamarbeit. Besondere Anforderungen stellt das Entscheiden unter Unsicherheit, wobei während der Entscheidungsfindung keine Pause eingelegt werden kann.

Bei aller Bewunderung für die ethische Dimension dieses durchgängig hohen Sicherheitsstandards darf jedoch die ernüchternde Tatsache nicht übersehen werden, dass es primär wirtschaftliche und regulatorische Aspekte sind, die Fluggesellschaften dazu bringen, in die Sicherheit ihrer Fluggäste und Crewmitglieder zu investieren. Die Bereitschaft, richtig viel Geld in die Hand zu nehmen, um das Unfallrisiko im Flugbetrieb konstant niedrig zu halten, ist der eigentliche Grund für den Zeitvorsprung, den die Luftfahrt in Bezug auf funktionierende Arbeitskonzepte zur Risikosteuerung hat (Wiedemann und Badke-Schaub 2012). Diese Bereitschaft ist im Gesundheitswesen allenfalls ansatzweise zu erkennen. Solange jedoch Sicherheit nichts kosten darf und nur über Verhaltensänderung, nicht aber über Verhältnisänderung gewährleistet werden soll, wird sich an diesem Vorsprung der Aviatik nichts ändern.

▶ Obwohl das Gesundheitswesen auch in Zukunft von der Luftfahrt lernen sollte und bei weitem noch nicht alle Sicherheitskonzepte geprüft und adaptiert hat, sollten regulatorische oder organisationale Rahmenbedingungen beachtet werden und Unterschiede deutlicher benannt werden, um unrealistische Erwartungen zu vermeiden und geeignete Vorgehensweisen sinnvoll in die Patientenversorgung integrieren zu können.

14.8 Organisationale Fehlerquellen

14.8.1 Schlüsselthemen für Sicherheit und Fehler in der Akutmedizin

Um die Jahrtausendwende publiziert, führte der IOM-Bericht *„To err is human: building a safer healthcare system“* (Kohn et al. 1999) auf breiter Basis zu Anstrengungen im Gesundheitswesen, all diejenigen Maßnahmen zu identifizieren, die Behandlungsfehler reduzieren und Patientensicherheit erhöhen können. Ein systembasierter Ansatz zur Fehlervermeidung und eine starke Patientensicherheitsbewegung haben die Fokussierung auf vermeintlich inkompetente und falsch eingesetzte Personen ersetzt. Veränderungen sind auf Systemebenen allerdings noch kaum nachweisbar (Schwappach und Conen 2012). Als Konsequenz wurden Forschungsbemühungen verstärkt, die Zusammenhänge zwischen organisationaler Dynamik, Behandlungsfehlern und Patientensicherheit aufzeigen sollen. Eine Studie der relevanten Literatur aus dem Gesundheitswesen konnte die in diesem Kontext am häufigsten diskutierten und analysierten Themen identifizieren (Hoff et al. 2004). Wie nicht anders zu erwarten war, ließ sich auch in dieser Analyse nicht **die eine organisationale Variable** identifizieren, durch deren Einfluss sich auf allen Ebenen (Individuum, Team, Struktur) die Häufigkeit von Fehlern reduzieren ließ. Von den untersuchten Faktoren scheinen für die Akutmedizin vor allem die Folgenden für die Entstehung latenter Fehler von Bedeutung zu sein (Abb. 14.3; Cooper et al. 1978; Flin und Maran 2004; Morell und Eichhorn 1997; O'Connor et al. 2002):

- Strukturen und Prozesse
- Medizingerätetechnik
- Fragen des Personalmanagements
- Teamarbeit und Führung
- Kommunikation
- Organisationale Kultur

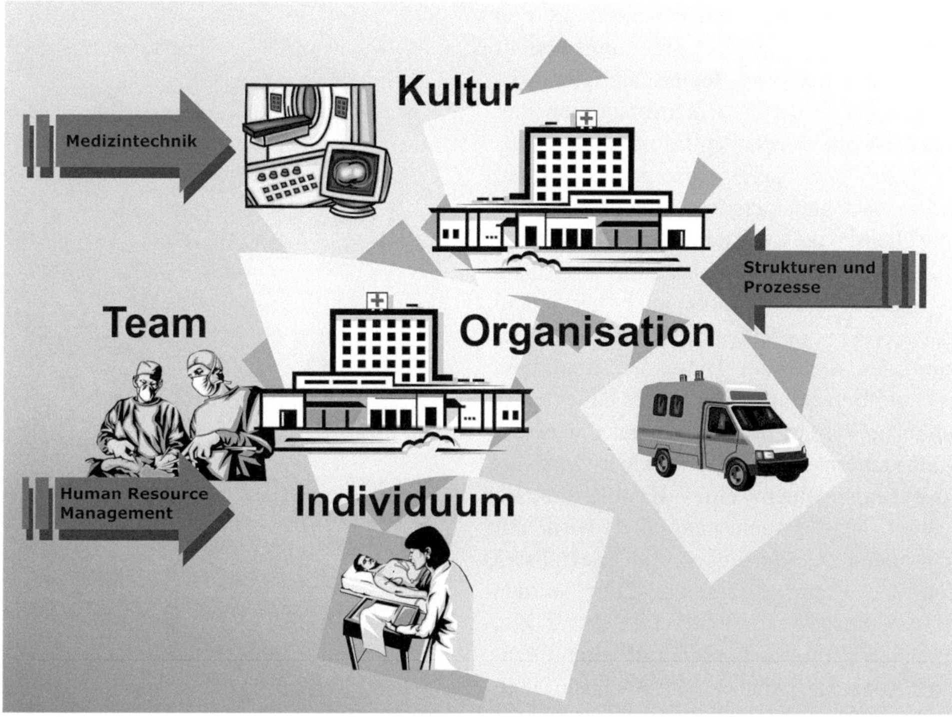

Abb. 14.3 Fehlerquellen in der akutmedizinischen Patientenversorgung

Im Folgenden werden Strukturen und Prozesse, Probleme der Medizingerätetechnik und Fragen des Personalmanagements erörtert. Teamarbeit, Führung und Kommunikation sind Gegenstand der Kap. 11–13.

14.8.2 Strukturen und Prozesse

Medizinische und gesetzliche Anforderungen verändern sich stetig. Somit müssen Organisationen kontinuierlich ihre Strukturen und Prozesse anpassen. Historisch gewachsene Strukturen unterliegen aber einem „Trägheitsmoment", sodass Organisationen typische „Widerstände" gegen Veränderungen entwickeln. Solange genügend Menschen in einer Organisation von den aktuellen Zuständen profitieren, sind diese schwer veränderbar.

Strukturen und Prozesse in akutmedizinischen Organisationseinheiten, die Fehler begünstigen, können sein:

- Organisationskultur
- Führungsprinzipien, Hierarchien
- Fehlerverständnis: Personenansatz vs. Systemansatz
- Formen der Kooperation und Teamarbeit
- Kommunikationswege und Informationsflüsse
- Planung der Arbeit: Schichtplanung, Arbeitszeitregelungen, Einsatzplanung
- Desinteresse der Verwaltung und kaufmännischen Führung an Patientensicherheit

Das Organisationsproblem: Von vielen Köchen und dem Brei
Die „Verkettung unglücklicher Umstände", die zu der Schädigung des jungen Traumapatienten führt, ist nicht zuletzt auch in der Tatsache begründet, dass an der Diagnostik und Behandlung verschiedene Abteilungen und Berufsgruppen beteiligt sind. Weil Behandlung nicht „aus einer Hand" geschieht, gibt es viele Schnittstellen, an denen es zu Kommunikationsproblemen und Informationsverlust kommen

kann. Die Übergabe eines Patienten an den **Schnittstellen** versorgender Abteilungen stellt einen wesentlichen und fehlerträchtigen Vorgang im Rahmen der Patientenversorgung dar, da hier sowohl relevante Informationen als auch Verantwortlichkeiten übergeben werden (Kap. 15). Patientenübergaben finden zwischen Rettungsdienst und Notaufnahme, zwischen Notaufnahme und Normalstation, zwischen Intensivstation und OP, aber auch bei jedem Schichtwechsel des Pflegepersonals und der behandelnden Ärzte statt. Dieser Umstand, dass die gesamte Behandlungskette eines Patienten in Teilaufgaben zerlegt ist, die von verschiedenen Funktionsträgern ausgeführt werden, wird als **Organisationsproblem eines Krankenhauses** bezeichnet. Das gemeinsame Ziel wird nur erreicht, wenn die Leistungen von Spezialisten in Zeit und Raum zusammengeführt werden (Abb. 14.4; Burke et al. 2004). Um dieses Ziel erfolgreich zu erreichen, benötigt eine Organisation Konzepte (Manser und Wehner 2003; Hatfield und Tronson 2001) für

- strukturierte, standardisierte Kommunikation an den zahlreichen Schnittstellen,
- interdisziplinäre Teamarbeit,
- effizientes Wissensmanagement und
- Führungshandeln.

Weil es sich hierbei um die Aufgabe handelt, den Wissenstransfer und die Zusammenarbeit von Spezialisten zu optimieren, ist das Organisationsproblem ein Problem der **Standardisierung, Koordination** und der **Motivation** (Jung 2001). Somit ist es ein unvermeidbarer Bestandteil und nicht etwa ein schlechtes Zeichen einer Organisation, dass man sich mit Standardisierung, Motivation und Kooperation an den Schnittstellen zwischen verschiedenen Fachdisziplinen befassen muss. Genau wie in dem geschilderten Fall einer Notaufnahme ist auch in den anderen Subsystemen der Akutmedizin (OP, Schockraum, Aufwachraum, Intensivstation, präklinische Patientenversorgung) das Organisationsproblem täglich sichtbar: Vertreter verschiedener Berufe und Qualifikationen übernehmen ihren Teil der Gesamtaufgabe „Patientenversorgung". Ein erheblicher Teil der Arbeitszeit ist daher mit Informationsaustausch und Koordination (z. B. Patientenübergaben, Visiten, Schichtwechsel, Einsatzbesprechungen, Fallkonferenzen) gefüllt.

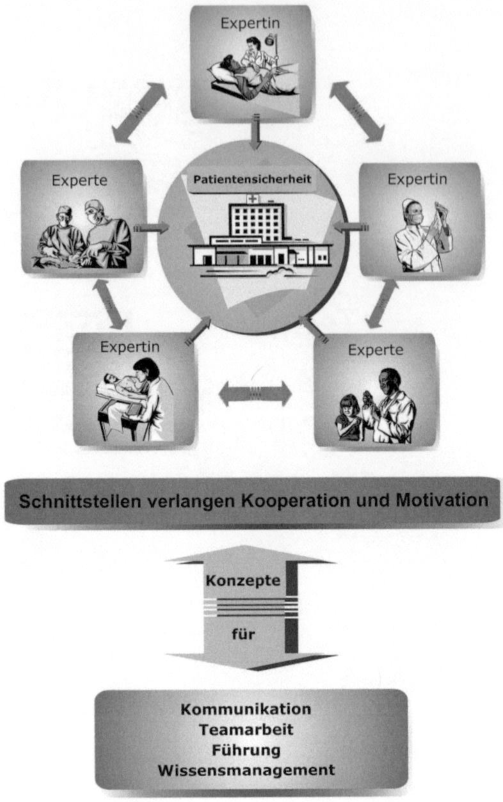

Abb. 14.4 Das Organisationsproblem. Jede/r Experte/-in hat Wissen, Erfahrung und Motive, die die konstruktive Zusammenarbeit mit anderen Spezialisten beeinflussen. Die Schnittstellen zwischen Berufsgruppen verlangen persönliche Motivation und Kooperationsbereitschaft sowie institutionelle Konzepte für Teamarbeit, Führung und Wissensmanagement

Zusätzlich zum immer vorhandenen Organisationsproblem kann es Zielkonflikte in der Organisation geben. Trotz des gemeinsamen expliziten Ziels, sichere und gute Patientenversorgung zu gewährleisten, gibt es manchmal als versteckte Agenda Abteilungsegoismen, Karriereziele Einzelner und andere persönliche Ziele. Zielkonflikte treten besonders deutlich bei Ressourcenmangel auf. Die dünne Personaldecke der Notaufnahme im Fallbeispiel illustriert den Zielkonflikt „gute medizinische Versorgung" versus „ökonomischer Erfolg".

14.8.3 Medizingeräte-assoziierte Fehler

Medizingeräte-assoziierte Zwischenfälle machen nur einen geringen Teil aller erfassten Zwischenfälle in der Akutmedizin aus (9–20 % aller erfassten Zwischenfälle in der Anästhesie: Chopra et al. 1992; Cooper et al. 1978; Cooper et al. 1984; Currie 1989; Webb et al. 1993; für die Intensivmedizin: Valentin et al. 2006). Trotz ihrer niedrigen Inzidenz sind sie aufgrund ihrer potenziell schwerwiegenden Auswirkungen von hoher Relevanz. Dies gilt insbesondere dann, wenn es eine enge Kopplung zwischen dem System „Patient“ und dem System „Gerät“ gibt, wie dies bei Perfusoren mit vasoaktiven Medikamenten, Beatmungsgeräten oder Herz-Lungen-Maschinen der Fall ist und wenn die Detektion und das Verständnis von pathologischen Vitalparametern verspätet oder gar nicht erfolgt. Die berichteten Probleme können in Geräte-Fehlfunktionen und Bedienfehler unterteilt werden.

Bedienungsprobleme: Gerätefehlfunktionen und Bedienfehler

Unter einem **Bedienungsproblem** versteht man Fehler, deren Ursache in Konstruktionsmerkmalen des Gerätes selbst, in Softwarefehlern oder in Fehlern der Dokumentation (z. B. unverständliches, weil maschinenübersetztes Manual) zu suchen sind. Von einem **Bedienfehler** hingegen spricht man, wenn eine Handlung oder Unterlassung des Anwenders für die Entstehung des Fehlers auslösend ist. Zu Bedienfehlern kann es kommen, wenn …

- der aktuelle Funktionsmodus des Geräts dem Anwender nicht bewusst ist,
- Informationen auf dem Display oder Monitor nicht erkannt oder fehlerhaft interpretiert werden,
- eine Funktion aktiviert wird, deren Ausführung der Anwender nicht beabsichtigt hat,
- Aktionen, die das System erwartet (z. B. Quittierung einer geänderten Einstellung, damit diese wirksam wird) nicht bzw. nicht rechtzeitig ausgeführt werden.

Bedienfehler sind also ein Irrtum in der „Bedienung“ des Systems. Ihre Ursachen liegen in unzureichender Erfahrung bzw. Schulung von Anwendern, schlechter, weil missverständlicher oder ungeeigneter Gestaltung von Bedienoberflächen und in grundlegenden Eigenschaften menschlicher Wahrnehmung und Informationsverarbeitung, die sich unter dem Einfluss von Stress, Ablenkung und Müdigkeit verschärfen können. Die Unterscheidung, welche Probleme im Umgang mit Geräten durch die Nutzer und welche durch die Technik verursacht werden, kann sich im Einzelfall schwierig gestalten: Was zunächst wie ein Bedienfehler aussieht, kann bei genauerer Betrachtung vor allem durch undurchdachtes Gerätedesign, unergonomische Benutzerführung und durch organisationale Faktoren verursacht sein. Dies trifft auch auf die verzögert durchgeführte Defibrillation im Eingangsbeispiel zu: Das verwendete Modell war erst kürzlich angeschafft und ohne Geräteeinweisung in der Notaufnahme aufgestellt worden (organisationaler Faktor). Es unterschied sich von dem Vorgängermodellen durch eine komplett andere Bedienphilosophie, mit der keiner der Beteiligten vertraut war: Anstelle der Betätigung von Bedienfeldern, die mit „1, 2, 3“ markiert waren, mussten über die Bedienung eines herausklappbaren Monitors (undurchdachtes Gerätedesign) die einzelnen Handlungsschritte erst aufgesucht werden (unergonomische Benutzerführung).

Entwicklungsprobleme: Anwender verstehen lernen

Die Sicherheit von Medizinprodukten wurde in den letzten Jahrzehnten durch Normen und Unfallverhütungsvorschriften sowie durch neue technische Möglichkeiten stetig verbessert, sodass technische Defekte der Medizinprodukte aufgrund der geltenden Sicherheitsnormen selten geworden sind. Der steigenden Qualität von Medizinprodukten steht jedoch vielfach eine zunehmende Funktionsvielfalt sowie Komplexität in der Bedienung gegenüber. Diese gesteigerte Komplexität ist einerseits dem Wettbewerbsprinzip geschuldet, aufgrund dessen Firmen Sonderfunktionen nur implementieren, um sich einen Marktvorteil vor Konkurrenten zu sichern. Andererseits sind Entscheidungsträger im Krankenhaus und in Rettungsdienstorganisationen oft geneigt, bei vergleichbaren Beschaffungs- und Folgekosten ein Gerät mit größerem Funktionsumfang zu bevorzugen, um „mehr Funktionen fürs gleiche Geld“ zu bekommen. Anwender sehen sich somit mit neuangeschafften Geräten konfrontiert, bei denen eine Taste in Abhängigkeit vom Funktionsmodus verschiedene Funktionen haben kann. Dies verlangt von Nutzern ein zusätzliches Bewusstsein dafür, an welchem Verzweigungspunkt innerhalb der internen Software-Hierarchie man sich zurzeit befindet *(„modus awareness“).* Viele Anwender lehnen daher Geräte mit vielen Sonderfunktionen ab, da diese Funktionen häufig verhindern, dass grundlegende und alltägliche Aufgaben intuitiv ausgeführt werden können. Als Konsequenz dieser zunehmenden Komplexität treten unerwünschte Ereignisse aufgrund technischer Defekte in den Hintergrund und Bedienfehler beim Einsatz von Medizinprodukten als signifikantes Risiko in den Vordergrund.

Da Sicherheitseinrichtungen an Geräten nicht in allen Fällen vor den Risiken einer Fehlbedienung schützen können, rückt die Gebrauchstauglichkeit *(„usability“)* als Sicherheitsmerkmal in den Vordergrund. Unter Gebrauchstauglichkeit versteht man „das Ausmaß, in dem ein Produkt durch bestimmte Benutzer in einem bestimmten Nutzungskontext genutzt werden kann, um bestimmte Ziele effektiv, effizient und zufriedenstellend zu erreichen“ (EN 60601; 2004). Häufig wird bei Neuentwicklungen davon ausgegangen, dass der Nutzer die interne Logik des Gerätes zu verstehen lernt, anstatt dass man die Entwicklung des Gerätes nach ergonomischen Gesichtspunkten vornimmt und das Gerät somit auf angemessene Weise die Logik des Nutzers unterstützen kann. Will man folglich abschätzen, ob ein Medizinprodukt eine angemessene Gebrauchstauglichkeit aufweist, müssen die folgenden Faktoren beachtet werden:

- selbsterklärende, intuitiv erfassbare Bedienung
- geringer Lern-, Schulungs-, und Einweisungsaufwand
- klare Dialoge zwischen Mensch und Maschine
- verständliche Gebrauchsanweisung
- klare Information und Hilfestellung bei Störungen und Alarmen
- der Anwendungskontext des Geräts wurde adäquat berücksichtigt

Gerade der zuletzt genannte Punkt ist in den vergangenen Jahren zunehmend in den Fokus der Medizingerätehersteller geraten: Die häufigste Ursache humanfaktorieller Probleme bei der Bedienung von Medizingeräten können auf das Versäumnis zurückgeführt werden, sich bereits frühzeitig im Design- und Entwicklungsprozess mit den Erwartungen auseinanderzusetzen, die Anwender an diese Geräte herantragen und die Anforderungen zu berücksichtigen, denen die Geräte im Alltag ausgesetzt sein werden. Insbesondere wird häufig nicht berücksichtigt, dass Anwender neue Geräte …

- auf **ungewöhnliche und unerwartete** Weise anwenden. Hersteller müssen das Verständnis der Anwender kennen und sicherstellen, dass das Produkt sich entsprechend verhält.
- **fehlerhaft** verwenden, indem Systemkomponenten/Kabel/Schläuche fehlerhaft mit anderen Geräten oder Teilen anderer Geräte konnektiert werden.
- hinsichtlich der Steuerung, Beschriftung und des Bedienmodus als **verwirrend oder zu komplex** erleben. Hersteller sollten sich trotz gesetzlicher Verpflichtung des Anwenders nicht auf Anwendertraining oder Handbücher verlassen, die diese Komplexität verständlich machen: die besten Geräte sind solche, für die keine extensive Schulung nötig ist.
- ihrer **Sicherheitsfunktion berauben,** indem Alarme stummgeschaltet oder dauerhaft deaktiviert werden. Häufig liegt die Ursache darin, dass Alarme überwiegend keine therapeutische Auswirkung haben und die Häufigkeit der Fehlalarme von Pflegekräften und Ärzten gleichermaßen als beständiges Ärgernis erlebt wird (Kap. 8).

Mangelhafte Gebrauchstauglichkeit zieht neben den medizinischen Konsequenzen von Anwendungsfehlern außerdem nach sich:

- erhöhte Prozesszeiten („Wie ging das gleich noch mal?"),
- mangelhafte Ausnutzung der Funktionalität,
- Frustration und Unzufriedenheit der Anwender,
- Notwendigkeit wiederholter Schulungen
- Folgekosten (Behandlung und Schadenersatz) bei Zwischenfällen mit Auswirkungen für Patienten oder Anwender.

▶ Als Konsequenz der zunehmenden Komplexität treten unerwünschte Ereignisse aufgrund technischer Defekte in den Hintergrund und Bedienungsprobleme beim Einsatz von Medizinprodukten als signifikantes Risiko in den Vordergrund.

14.8.4 Personalmanagement

In den letzten Jahren hat das Gesundheitswesen an Attraktivität als Arbeitsbereich eingebüßt. Dabei spielen eine konstant hohe Arbeitsbelastung, unbefriedigende Arbeitsbedingungen und ein sinkendes Nettogehalt eine große Rolle. Angesichts vieler unbesetzter Stellen in Ärzteschaft und Pflege bedeutet dies für die einzelne Organisation, dass sie dem Personalmanagement größere Bedeutung zukommen lassen muss als noch vor zwei Jahrzehnten. Da Organisationen die gesundheitspolitischen Rahmenbedingungen nicht ändern können, werden sie gute und sichere Patientenversorgung nur dann gewährleisten können, wenn es ihnen gelingt, qualifizierte und motivierte Mitarbeitende zu gewinnen und langfristig zu halten.

Strategisches Personalmanagement und Patientensicherheit

Personalmanagement, zu dem Personalbedarfsplanung, Personalbeschaffung, Einsatzplanung und Personalentwicklung gehören, hat trotz der Patientenferne unmittelbare Auswirkungen auf die Patienten, weil es die Arbeitsbedingungen und Qualifikation der Behandler mitbestimmt. Die „Verkettung unglücklicher Umstände" des Fallbeispiels hätte sich möglicherweise gar nicht erst zugetragen, wenn die Notaufnahme mit mehreren Ärzten besetzt gewesen wäre. Die strategische Entscheidung, genügend qualifiziertes Personal vorzuhalten, wird jedoch nur dann getroffen, wenn die Sicherheit der Behandlung das oberste Ziel einer Organisation ist. Neben dieser Entscheidung der Personalbedarfsplanung gibt es weitere latente Fehlerquellen, die entstehen, wenn Personalentscheidungen in der Medizin nicht strategisch getroffen werden:

- Die für bestimmte Aufgaben nötige Qualifikation ist nicht bei genügend Mitarbeitenden verfügbar.
- Führungskräfte werden ausschließlich nach fachlicher Qualifikation ausgesucht, nicht nach Führungskompetenz.
- Qualifikationsdefizite einzelner Mitarbeitender müssen über längere Zeit durch andere Teammitglieder kompensiert werden.

Wird Patientensicherheit trotz aller Zielkonflikte als das Oberziel in alle Prozesse der Organisation integriert und begreift man Personalmanagement als eine strategische Aufgabe der Führung (Jung 2001), lassen sich Gefährdungen von Patienten durch personalwirtschaftliche Entscheidungen vermeiden.

Personalbedarfsplanung, Personalbeschaffung und -auswahl

Personalbedarfsplanung, also die Abschätzung, wie viel Personal welcher Qualifikation benötigt wird, beruht auf langfristigen Organisationszielen. Voraussetzung für gute Planung ist eine adäquate Prognose zukünftiger Entwicklungen und die Berücksichtigung der widersprüchlichen Ziele „Wirtschaftlichkeit" und „optimale Patientenversorgung" (s. o.). Dies ist unter den momentanen gesundheitspolitischen Rahmenbedingungen ein schwieriges Unterfangen. Typische Auswirkungen von langfristigen Personalentscheidungen, die diesen Anforderungen nicht genügen, heißen „Personalnotstand“, „Überstunden“, „36-Stunden-Dienste“.

Personalbeschaffung bedeutet, geeignete Personen für den erkannten Personalbedarf zu gewinnen. Dazu muss zunächst geklärt werden, welche Anforderungen an eine bestimmte Aufgabe gestellt werden. Um dies zu erreichen, gibt es arbeitswissenschaftliche Instrumente wie Aufgabenanalyse, Stellenbeschreibung und Anforderungsprofile. Setzt ein Krankenhaus solche Instrumente ein, wird die Qualität von Personalentscheidungen erhöht. Eine derartige Herangehensweise wird bislang in der Medizin nur für die Auswahl von Ärzten und Ärztinnen in leitenden Positionen oder speziellen Aufgabengebieten angewendet. Da die Personalauswahl von Ärzten häufig nach persönlichen „Diagnostikstandards“ der einstellenden Führungskräfte erfolgt, können sich systematisch bestimmte Persönlichkeitseigenschaften in einer Organisation häufen. Bevorzugt beispielsweise ein konfliktvermeidender Chefarzt konfliktvermeidende oder ein autoritärer Chefarzt „gehorsame“ Mitarbeiter, kann in der Abteilung auf Dauer ein jeweils bestimmtes Klima der Teamarbeit entstehen. Dies wiederum kann eine latente Fehlerquelle darstellen.

Personaleinsatzplanung

Personaleinsatzplanung ist die operationelle kurzfristige Zuweisung von Aufgaben an Personen „vor Ort“. In der Akutmedizin wird man häufig damit konfrontiert, dass sich die Planungsgrundlage für diese Aufgabenzuweisung (z. B. der OP-Plan) ändert. Durch häufige Veränderungen der Planung werden Fehler wahrscheinlich. Die Einsatzplanung wird insbesondere dann zu einer latenten Fehlerquelle, wenn Ärzten Aufgaben zugewiesen werden, für die ihnen Erfahrung und Wissen fehlen. Auch die Übernahme von Diensten durch Assistenzärzte ohne entsprechendes „Backup“ durch einen Facharzt wäre ein Beispiel für eine verfehlte Personaleinsatzplanung. Fehler können sich jedoch auch bei guter Erstplanung schnell einschleichen, beispielsweise wenn…

- unerfahrenes Personal im Notfall zusammentrifft,
- Mitarbeiter mit bekannten Konflikten aufeinander treffen oder
- unerfahrene Führungspersonen ohne Hintergrundhilfe eingesetzt werden.

Personalentwicklung: Qualifizierung

Personalentwicklung kann zur Fehlerquelle für Patientensicherheit werden, wenn Qualifizierung (Erweiterung, Auffrischung oder Vertiefung von Wissen) nicht oder nicht in ausreichendem Maße stattfindet. Dies ist dann der Fall, wenn…

- Ausbildungs- und Fortbildungsrichtlinien nur dem Buchstaben nach umgesetzt werden,
- Qualifizierung zur falschen Zeit geleistet wird (z. B. wenn ein Berufsanfänger bereits zu einer Fortbildung über *„difficult airway management“* geschickt wird),
- es in akutmedizinischen Abteilungen keine Schwerpunktsetzung zu Notfallmanagement gibt (innerklinisches Notfalltraining, Zwischenfalltraining am Simulator) oder
- Lernen nicht durch Transfersicherung als fester Bestandteil des Handelns verankert wird.

Die Notwendigkeit, in der Akutmedizin gezielt auf Notfallmanagement vorzubereiten, ist deutlich vorhanden: So werden beispielsweise Maßnahmen der Herz-Lungen-Wiederbelebung nur von einem kleinen Teil des akutmedizinischen Personals ausreichend sicher beherrscht (Bell et al. 1995; Sablotzki et al. 2003). Hausinterne Weiterbildungsstrategien und gesetzliche Rahmenbedingungen hängen jedoch eng zusammen: Da ein regelmäßiges Training der Reanimationsmaßnahmen beispielsweise in Deutschland nicht gesetzlich vorgeschrieben ist, wird es von vielen Kliniken nicht angeboten. Qualifizierung und Training werden vertieft in Kap. 16 behandelt.

Systematische Personalentwicklung ist bislang von den wenigsten Arbeitgebern im Gesundheitswesen betrieben worden. Eine aktive Strategie zur Personalentwicklung ist nicht nur unter dem Aspekt der Bindung des zunehmend knapper werdenden Personals und des fehlenden Nachwuchses nötig. Über eine

Einbindung von nicht-technischen Fähigkeiten wie Team- und Führungskompetenzen in die Weiterbildung (Kap. 16) kann sich Personalentwicklung positiv auf das Management kritischer Situationen und damit auf Patientensicherheit auswirken.

Der Bereich des Personalmanagements ist somit aufgrund seiner vielfältigen Einflussmöglichkeiten direkt sicherheitsrelevant. Auch das Fallbeispiel vom Anfang des Kapitels verdeutlicht: Mit einer besseren Ausstattung an qualifiziertem Personal in der Notaufnahme hätten die Ereignisse höchstwahrscheinlich einen anderen Lauf genommen.

> Da Organisationen die gesundheitspolitischen Rahmenbedingungen nicht ändern können, werden sie gute und sichere Patientenversorgung nur dann gewährleisten können, wenn es ihnen gelingt, qualifizierte und motivierte Mitarbeitende zu gewinnen und langfristig zu halten.

Aus den hier skizzierten Organisationsthemen „Strukturen und Prozesse", „Medizingeräte" und „Personalmanagement" wird deutlich, dass Organisationen das Handeln von einzelnen Mitarbeitern und Teams in vielfältiger Weise beeinflussen können. Latente Fehler auf der Ebene von Organisationen werden in den eng gekoppelten Systemen der Akutmedizin manchmal wirksam, wenn lokale Auslöser und lokale Bedingungen mit sicherheitsgefährdenden Handlungen zusammentreffen. Dann kann es zu einem Ausfall der Sicherheitsbarrieren und in Folge zu einem Unfall kommen.

14.9 Organisation, Fehler und Sicherheit – Auf einen Blick

Überblick

- Organisationen sind Systeme von Menschen, die zusammenarbeiten, um wiederkehrende Aufgaben gemeinsam zu bewältigen. „Patientenversorgung" oder „Notfallrettung" sind Überbegriffe für solche wiederkehrenden Aufgaben.
- In der Organisationslehre unterscheidet man zwischen einem instrumentellen, institutionellen und funktionalen Organisationsbegriff.
- Das Handeln in Organisationen wird durch den Bezug auf gemeinsame Ziele strukturiert.
- Unter „Kultur" werden die verbindlichen Denk- und Handlungsmuster einer Gruppe bei der Lösung von Problemen verstanden.
- Sicherheitskultur ist Teil der Organisationskultur: Diese wird aus Werten, Normen und Erwartungen gebildet und spiegelt sich in Verhalten und Artefakten wieder. Organisationskultur beeinflusst, wie gearbeitet wird und wie Beziehungen gestaltet werden und bestimmt die Wahrnehmung von Risiken.
- Sicherheitskultur bedeutet, dass alle Strukturen und Prozesse einer Organisation, alle Arbeitsplätze und Geräte, die Qualifikation aller Mitarbeiter und die Beziehungen der Mitarbeiter untereinander so gestaltet werden, dass sicheres Handeln zu jeder Zeit an jedem Arbeitsplatz möglich ist.
- Sicherheit und Zuverlässigkeit in einer Organisation benötigen verantwortliche Personen. Dennoch kann sich niemand durch Delegation der Verantwortung entledigen: Sicherheit und Zuverlässigkeit betreffen jedes Organisationsmitglied.
- Die sicherheitsbezogenen Einstellungen der Führungspersonen spielen bei der Kulturveränderung eine entscheidende Rolle. Aber auch Führungspersonen können keine andere Sicherheitskultur „einführen" – sie können Kulturwandel anstoßen, aber nicht „machen".
- Patientensicherheit beruht auf einer „informierten Kultur": Informationen über Fehler werden weitergegeben, Fehler werden klar von Regelübertretungen abgegrenzt und aus Fehlern wird gelernt, ohne die situative Flexibilität aufzugeben; das

Management weiß Bescheid über menschliche, technische und organisationale Faktoren, die die Systemsicherheit beeinflussen.

- Krankenhäuser sind soziotechnische Systeme mit komplexen Interaktionen und teilweise enger Kopplung. Unter der Annahme, dass solche Organisationsstrukturen die Entstehung von Unfällen begünstigen, kann man gezielt nach latenten Fehlerquellen suchen.
- Akutmedizin findet in verschiedenen arbeitsteiligen Subsystemen statt, das führt zum Organisationsproblem der Motivation und Koordination.
- Der Human-Factors-Engineering-Ansatz untersucht, wie Systeme gestaltet werden müssen, um menschliche Fähigkeiten und Beschränkungen gerecht zu werden. Fehler sind in dieser Sichtweise nicht nur von Menschen verursacht, sondern von Systemen, in denen Menschen arbeiten.
- Nach der Normal-Accident-Theory können komplexe Organisationen nicht verhindern, dass immer wieder Fehler entstehen. Wenn Systeme genügend interaktiv komplex und eng gekoppelt sind, sind Unfälle unvermeidlich.
- Die Hochzuverlässigkeitstheorie geht davon aus, dass gutes Organisationsdesign und achtsame Prozessgestaltung und Führung zu hoher Zuverlässigkeit und Sicherheit führen können.
- Ultrasichere Organisationen zeichnen sich dadurch aus, dass sie die Beschränkung der maximalen Leistungsfähigkeit akzeptieren, der Einzelne seine Autonomie aufgibt, man sich nicht mehr als „Künstler" sondern als Teammitglied sieht und eine Überreglementierung vermieden wird.
- Schlüsselthemen für Sicherheit und Fehler in der Akutmedizin sind Strukturen und Prozesse der Organisation, Optimierung der Medizingerätetechnik, Personalmanagement, Teamwork und Führung, Kommunikation und Organisationskultur.

Literatur

Amalberti R, Auroy Y, Berwick D, Barach P (2005) Five system barriers to achieving ultrasafe health care. Ann Intern Med 142(9):756–764

Alvesson M (2002) Understanding organizational culture. Sage, London

Argyris C (1957) Personality and organization. Harper and Row, New York

Argyris C, Schön DA (1996) Organizational learning II: theory, method and practice. Addison–Wesley, Reading

Badura B, Feuerstein G (1996) Systemgestaltung im Gesundheitswesen: Zur Versorgungskrise der hochtechnisierten Medizin und den Möglichkeiten ihrer Bewältigung. Juventa, Weinheim

Bedeian AG (1984) Organizations. Theories and analysis. Saunders college publishing, New York

Bell JH, Harrsion DA, Carr B (1995) Resuscitation skills of trainee anaesthetists. Anaesthesia 50:692–694

Bergström J, van Winsen R, Henriqson E (2015) On the rationale of resilience in the domain of safety: a literature review. Reliab Eng Syst Saf 141:131–141

Black RJ (2003) Organisational culture: creating the influence needed for strategic success. Dissertation.com, London

Boin A, Schulman PM (2008) Assessing NASA's safety culture: the limits and possibilities of high-reliability theory. Public adm rev 68(6):1050–1062

Bolman LG, Deal TE (1984) Modern approaches to understanding and managing organizations. Jossey–Bass, London

Braithwaite J, Wears RL, Hollnagel E (Hrsg) (2017) Resilient health care Band 3. Reconciling work-as-imagined and work-as-done. CRC Press, Boca Raton

Burke CS, Salas E, Wilson-Donnelly K, Priest H (2004) How to turn a team of experts into an expert medical team: guidance from the aviation and military communities. Qual Saf Health Care 13(Suppl 1):i96–i194

Carayon P (Hrsg) (2016) Human factors and ergonomics in health care and patient safety, 2. Aufl. Taylor & Francis, CRC Press, Boca Raton

Chopra V, Bovill JG, Spierdijk J, Koornneef F (1992) Reported significant observations during anaesthesia: a prospective analysis over an 18-month period. Br J Anaesth 68:13–18

Cohen M, Kimmel N, Benage M, Hoang C, Burroughs T, Roth C (2004) Implementing a hospitalwide patient safety program for cultural change. Jt Comm J Qual Saf 30(8):424–31

Cooper JB, Newbower RS, Long CD, McPeek B (1978) Preventable anesthesia mishaps: a study of human factors. Anesthesiology 49:399–406

Cooper JB, Newbower RS, Kitz RJ (1984) An analysis of major errors and equipment failures in anesthesia management: considerations for prevention and detection. Anesthesiology 60:34–42

Currie M (1989) A prospective survey of anaesthetic critical events in a teaching hospital. Anaesth Intensive Care 17:403–411

Deal TE, Kennedy AA (1982) Corporate cultures: the rites and rituals of corporate life. Addison-Wesley, London

Dekker S (2019) Foundations of safety science: a century of understanding accidents and disasters. CRC Press, Boca Raton

Denison D (1996) What is the difference between organisational culture and organisational climate? A native's point of view on a decade of paradigm wars. Acad Manag Rev 21(3):619–654

DiCuccio MH (2015) The relationship between patient safety culture and patient outcomes: a systematic review. J Patient Saf 11(3):135–142

EN 60601 (2004) Teil 1-6: Medizinische elektrische Geräte – Allgemeine Festlegungen für die Sicherheit – Ergänzungsnorm: Gebrauchstauglichkeit

Entin EE, Serfaty D (1999) Adaptive team coordination. Hum Factors 41:312–325

Fahlbruch B, Schöbel M, Marold J (2012) Sicherheit. In: Badtke-Schaub P, Hofinger G, Lauche K (Hrsg) Human Factors. Psychologie sicheren Handelns in Risikobranchen. Springer, Heidelberg, S 21–38

Fairbanks RJ, Wears RL, Woods DD, Hollnagel E, Plsek P, Cook RI (2014) Resilience and resilience engineering in health care. Jt Comm J Qual Patient Saf 40(8):376–383

Flin R, Maran N (2004) Identifying and training non-technical skills for teams in acute medicine. Qual Saf Health Care 13(Suppl):i80–i84

Gaba DM (1989) Human error in anesthetic mishaps. Int Anesth Clin 27:137–147

Gaba DM (2011) Have we gone too far in translating ideas from aviation to patient safety? –No-. BMJ 342:198–199

Gandhi TK, Graydon-Baker E, Huber C, Whittemore A, Gustafson M (2005) Closing the loop: follow-up and feedback in a patient safety program. Jt Comm J Qual Patient Saf 31(11):614–21

Gandhi TK, Kaplan G, Leape L, Berwick DM, Edgman-Levitan S, Edmondson A et al (2018) Transforming concepts in patient safety: a progress report. BMJ Qual Saf 27(12):1019–1026

Gouldner AW (1959) Organizational analysis. In: Merton RK, Broom L, Cottrell LS (Hrsg) Sociology today. Basic Books, New York

Guldenmund FW (2000) The nature of safety culture: a review of theory and research. Saf Sci 34:215–257

Haavik TK, Antonsen S, Rosness R, Hale A (2016) HRO and RE: a pragmatic perspective. Saf Sci 117:479–489

Hatfield A, Tronson M (2001) The complete recovery room book. University Press, Oxford

Helmreich RL (1998) The downside of having a brain: reflections on human error and CRM. University of Texas Aerospace Crew Research Project Technical Report 98-04

Helmreich RL (2000) On error management: lessons from aviation. BMJ 320:781–5

Helmreich RL, Merritt AC, Wilhelm JA (1999) The evolution of crew resource management in commercial aviation. Int J Aviat Psychol 9:19–32

Henriqson E, Schuler B, van Winsen R, Dekker SWA (2014) The constitution and effects of safety culture as an object in the discourse of accident prevention: a foucauldian approach. Saf Sci 70:465–476

Hoff T, Jameson L, Hannan E, Flink E (2004) A review of the literature examining linkages between organizational factors, medical errors, and patient safety. Med Care Res Rev 6:3–37

Hoffmann B, Müller V, Rochon J, Gondan M, Müller B, Albay Z, Weppler K, Leifermann M, Mießner C, Güthlin C, Parker D, Hofinger G, Gerlach FM (2013) Patient safety culture in general practice: open randomized controlled trial. BMJ Qual Saf Healthc. https://doi.org/10.1136/bmjqs-2013-001899. 16. Aug. 2013

Hofmann DA, Mark B (2006) An investigation of the relationship between safety climate and medication errors as well as other nurse and patient outcomes. Pers Psychol 59(4):847–869

Hollnagel E (2014) Safety-I and Safety-II. The past and future of safety management. Burlington, Ashgate

Hollnagel E, Woods DD, Leveson N (Hrsg) (2006) Resilience engineering. concepts and precepts. Ashgate, Aldershot

Hollnagel E, Braithwaite J, Wears RL (Hrsg) (2013) Resilient health care. Ashgate studies in resilience engineering. Ashgate, Alderhot

Hopkins A (1999) The limits of normal accident theory. Saf Sci 32:93–102

Hopkins A (2001) Was three mile island a 'normal accident'? J Contingencies Crisis management 9(2):65–72

HSC (HEALTH AND SAFETY COMMISSION) (1993) Third report: organizing for safety. ACSNI study group on human factors. HMSO, London

IAEA (2016) OSART Independent Safety Culture Assessment (ISCA) Guidelines. IAEA Services Series No. 32 IAEA, Wien. www-pub.iaea.org/MTCD/Publications/PDF/SVS-32_web.pdf. Zugegriffen: 1. Sept. 2019

INSAG-1 (International Nuclear Safety Advisory Group) (1986) Summary report on the post-accident review meeting on the Chernobyl accident. International Atomic Energy Agency, Vienna

INSAG-4 (International Nuclear Safety Advisory Group) (1991) Safety Culture. International Atomic Energy Agency, Vienna

Jung H (2001) Personalwirtschaft. Oldenbourg, München

Kao LS, Thomas EJ (2008) Navigating towards improved surgical safety using aviation-based strategies. J Surg Res 145:327–35

Kapur N, Parand A, Soukup T, Reader T, Sevdalis N (2016) Aviation and healthcare: a comparative review with implications for patient safety. JRSM Open 7(1):1–10. https://doi.org/10.1177/2054270415616548

Kieser A, Ebers M (Hrsg) (2019) Organisationstheorien, 8. Erweiterte und aktualisierte Aufl. Kohlhammer, Stuttgart

Kieser A, Kubicek H (1992) Organisation. Springer, Berlin

Kohn L, Corrigan J, Donaldson M (1999) To err is human: building a safer health system. Committee on quality of health care in America, Institute of Medicine (IOM). National Academy Press, Washington DC

LaPorte TR (1982) On the design and management of nearly error-free organizational control systems. In: Sills DL, Wolf CP, Shelanski VB (Hrsg) Accident at three-mile island: the human dimensions. Westview, Boulder, S 185–200

LaPorte TR, Consolini PM (1991) Working in practice but not in theory: theoretical challenges of high reliability organizations. J Public adm Res Theor 1:19–47

LeCoze JC (2015) 1984–2014. Normal accidents. Was charles perrow right for the wrong reasons? J Contingencies Crisis Manag 23(4):275–286

Le Coze JC (2016) Vive la diversité! High Reliability Organisation (HRO) and Resilience Engineering (RE). Saf Sci 117:469–478

Leveson N, Dulac N, Marais K, Carroll J (2009) Mowing beyond normal accidents and high reliability organizations: a system approach to safety in complex systems. Organ Stud 30:227–249

Levy PD, Dancy JN, Stowell SA, Hoekstra JW, Arthur CL, Wilson CH, Bednar JM, Dorman T, Hiestand B (2014) Lessons in flying: crew resource management as a quality improvement method for acute coronary syndromes care. Crit Pathw Cardiol: J Evid-Based Med 13(1):36–42

Lewis GH, Vaithianathan R, Hockey PM, Hirst G, Bagian JP (2011) Counterheroism, common knowledge, and ergonomics: concepts from aviation that could improve patient safety. Milbank Quart 89(1):4–38

Malik F (1984) Strategie des Managements komplexer Systeme. Ein Beitrag zur Management-Kybernetik evolutionärer Systeme. Haupt, Bern

Manser T (2012) Komplexität handhaben Handeln vereinheitlichen Organisationen sicher gestalten. In: Badke-Schaub P, Hofinger G, Lauche K (Hrsg) Human Factors Psychologie sicheren Handelns in Hochrisikobranchen. Springer, Heidelberg, S 295–311

Manser T, Wehner T (2003) Wissensorientierte Kooperation in der Medizin – Ein Konzept und seine Implikationen für die Praxis. In: Ulich E (Hrsg) Arbeitspsychologie in Krankenhaus und Arztpraxis. Huber, Bern, S 323–340

Manser T, Brosterhaus M, Hammer A (2016) You can't improve what you don't measure: safety climate measures available in the German-speaking countries to support safety culture development in healthcare. Z Evid Fortbild Qual Gesundhwes 114:58–71

Marais K, Dulac N, Leveson N (2004) Beyond normal accidents and high reliability organizations: the need for an alternative approach to safety in complex systems. Engineering systems division symposium. MIT, Cambridge, S 1–16

Mearns KJ, Flin R (1999) Assessing the state of organizational safety – culture or climate? Cur Psychol 18(1):5–17

Moray N (1994) Error reduction as a systems problem. In: Bogner MS (Hrsg) Human error in medicine. Erlbaum, Hillsdale, S 67–91

Morell RC, Eichhorn JH (Hrsg) (1997) Patient safety in anesthetic practice. Churchill Livingstone, New York

Nance JJ (2008) Why hospitals should fly: the ultimate flight plan to patient safety and quality care. Healthcare Press, Bozeman

Neal A, Griffin M (2006) A Study of the Lagged Relationships among Safety Climate, Safety Motivation, Safety Behavior, and Accidents at the Individual and Group Levels. J Appl Psychol 91(4):946–953

Neuhaus C, Hofer S, Hofmann G, Wachter C, Weigand MA, Lichtenstern C (2016) Perioperative safety: learning, not taking, from aviation. Anesth Analg 122(6):2059–2063

Norman DA (1988) The psychology of everyday things. Basic Books, New York

O'Connor RE, Slovis CM, Hunt RC, Pirrallo RG, Sayre MR (2002) Eliminating errors in emergency medical services: realities and recommendations. Prehosp Emerg Care 6:107–113

Ornato JP, Peberdy MA (2014) Applying lessons from commercial aviation safety and operations to resuscitation. Resuscitation 85(2):173–6

Parker D, Lawrie M, Hudson P (2006) A framework for understanding the development of organizational safety culture. Saf Sci 44:551–562

Pawlowsky P, Mistele P (Hrsg) (2008) Hochleistungsmanagement: Leistungspotenziale in Organisationen gezielt fördern. Gabler, München

Pearse RM, Moreno RP, Bauer P, Pelosi P, Metnitz P, Spies C, Vallet B, Vincent JL, Hoeft A, Rhodes A (2012) Mortality after surgery in Europe: a 7 day cohort study. Lancet 380:1059–65

Perrow C (1984) Normal accidents: living with high-risk technologies. Basic Books, NewYork

Perrow C (1994) Accidents in high-risk systems. Technol Stud 1:1–38

Pidgeon N, O'Leary M (2000) Man-made disasters: why technology and organizations (sometimes) fail. Saf Sci 34:15–30

Price J, Forrest JS (2016) Practical airport operations, safety, and emergency management. Protocols for today and the future. Butterworth-Heinemann, Woburn

Rampersad C, Rampersad SE (2007) Can medicine really learn anything from aviation? or are patients and their disease process too complex? Sem Anesth 26:158–66

Rasmussen J (1982) Human errors: a taxonomy for describing human malfunction in industrial installations. J Occup Accid 4:311–335

Reason J (1990a) Human Error. Cambridge University Press, Cambridge

Reason J (1990b) The contribution of latent human failures to the breakdown of complex systems. Phil Trans R Soc Lond 327:475–84

Reason J (1997) Managing the risks of organizational accident. Ashgate, Aldershot

Reason J (1998) Achieving a safe culture: theory and practice. Work & Stress 12(3):239–306

Reiman T, Rollenhagen C (2014) Does the concept of safety culture help or hinder systems thinking in safety? Accid Anal Prev 68:5–14

Renz B, Angele MK, Jauch KW, Kasparek MS, Kreis M, Müller MH (2012) Kann die Chirurgie wirklich von der Luftfahrt lernen? Zentralbl Chir 137:149–154

Ricci M, Panos AL, Lincoln J, Salerno TA, Warshauer L (2012) Is aviation a good model to study human errors in health care? Am J Surg 203:798–801

Roberts KH (1989) Review: the significance of Perrow's normal accidents: living with high-risk technologies. Acad Manag Rev 14:285–289

Roberts KH (1990) Managing high reliability organizations. Calif Manage Rev 32:101–113

Rochlin GI (1993) Defining "high reliability" organizations in practice: a taxonomic prologue. In: Roberts KH (Hrsg) New challenges to understanding organizations. Macmillan, New York, S 11–32

Rogers J (2011) Have we gone too far in translating ideas from aviation to patient safety? – yes-. BMJ 342:198–199

Sablotzki A, Schubert S, Kuhn C, Radke J, Czeslick E (2003) Die Behandlung von Notfällen im Krankenhaus – Probleme und Management. Anaesthesiol Reanim 28:32–37

Schein E (2004) Organizational culture and leadership, 3. Aufl. Jossey-Bass, San Francisco

Schmutz J, Manser T (2013) Do team processes really have an effect on clinical performance? a systematic literature review. Br J Anaesth 110(4):529–44

Schrappe M (2018) APS-Weißbuch Patientensicherheit. Herausgegeben vom Aktionsbündnis Patientensicherheit e. V. Medizinisch Wissenschaftliche Verlagsgesellschaft, Berlin

Schreyögg G (2006) Organisation. Grundlagen moderner Organisationsgestaltung. Gabler, Wiesbaden

Schulman PR (1993) The analysis of high reliability organizations: a comparative framework. In: Roberts KH (Hrsg) New challenges to understanding organizations. Macmillan, New York, S 33–54

Schwappach D, Conen D (2012) Patientensicherheit – wen kümmert es?, Interdisciplinary Contributions to Hospital Management: Medicine, Patient Safety and Economics. http://www.clinotel-journal.de/article-id-006.html

Schulte-Zurhausen M (2002) Organisation. Vahlen, München

Senge P (1990) The fifth discipline: the art and practice of the learning organization. Doubleday, New York

Shaw J, Calder K (2008) Aviation is not the only industry: healthcare could look wider for lessons on patient safety. Qual Saf Health Care 17:314

Singer S, Gaba D, Falwell A, Lin S, Hayes J, Baker L (2009) Patient safety climate in 92 US hospitals: differences by work area and discipline. Med Care 47(1):23–31

Toff NJ (2010) Human factors in anaesthesia: lessons from aviation. BJA 105(1):21–25

Turner B (1978) Man-made disasters. Wykeham Science Press, London

Valentin A, Capuzzo M, Guidet B, Moreno RP, Dolanski L, Bauer P, Metnitz PG (2006) Patient safety in intensive care: results from the multinational Sentinel Events Evaluation (SEE) study. Intensive Care Med 32:1591–1598

Vaughan D (1997) The Challenger launch decision: risky technology, culture, and deviance at NASA. University of Chicago Press, Chicago

Vicente KJ (2004) The human factor. Revolutionizing the way people live with technology. Routledge, New York

Vogus TJ, Sutcliffe KM (2007) The safety organizing scale: development and validation of a behavioral measure of safety culture in hospital nursing units. Med Care 45(1):46–54

Wears RL, Hollnagel E, Braithwaite J (2015) Resilient health care 2. The resilience of everyday clinical work. Ashgate, Farnham

Webb RK, Russell WJ, Klepper I, Runciman WB (1993) The australian incident monitoring study. Equipment failure: an analysis of 2000 incident reports. Anaesth Intensive Care 21:673–677

Webster CS (2002) Why anaesthetising a patient is more prone to failure than flying a plane. Anaesthesia 57(8):819–20

Wehner T (1992) Sicherheit als Fehlerfreundlichkeit. Westdeutscher Verlag, Opladen

Weick KE (1991) Organizational culture as a source of high reliability. Calif Manag Rev 29:112–127

Weick KE (1998) Foresights of failure: an appreciation of barry turner. J Conting Crisis Manag 6(2):72–75

Weick K, Roberts KH (1993) Collective mind in organizations: heedful interrelating on flight decks. Admin Sci Q 38:357–381

Weick K, Sutcliffe R (2003) Das Unerwartete managen. Klett-Cotta, Stutgart

Wiedemann R, Badtke-Schaub P (2012) Aktuelle Themen und zukünftige Entwicklungen in der Luftfahrt. In: Badtke-Schaub P, Hofinger G, Lauche K (Hrsg) Human Factors. Psychologie sicheren Handelns in Risikobranchen. Springer, Heidelberg, S 221–223

Woods DD (2015) Four concepts for resilience and the implications for the future of resilience engineering. Reliability Engineering & System Safety 41(Supplement C): 5–9

15 Strategien für Sicherheit

Notsectio und Uterusatonie
Ein geburtshilflicher Dienstarzt betreut seit mehreren Stunden zwei Gebärende, die ihn beide mit Beschlag belegen: eine Mutter mit Zwillingsschwangerschaft beginnt sich nach 26 h kontinuierlicher Wehentätigkeit zu erschöpfen und bei einer anderen Kreißenden ist das CTG mehrfach kurzzeitig pathologisch gewesen, sodass er eine Notsectio bereits einmal erwogen, dann aber in Rücksprache mit seiner Oberärztin wieder verworfen hatte, weil sich die kindliche Herzfrequenz spontan erholte. Da er mit diesen beiden Frauen zu diesem Zeitpunkt zwei potenzielle Sectio-Kandidatinnen hat, lässt der Assistenzarzt, in Übereinstimmung mit den Vorgaben am Haus, die Kreißende mit dem schlechten CTG in ein Wehenzimmer bringen, welches auch als zweiter Sectio-OP genutzt werden kann. Eine Information des anästhesiologischen Teams zur Sectiobereitschaft würde jetzt dazu führen, dass alle Vorbereitungen inklusive Bereitstellung eines einsatzbereiten Narkosegeräts im Patientenzimmer anhand einer Checkliste erfolgen, das Team sich jedoch abseits hält. Diese Information erfolgt aus ungeklärtem Grund nicht. Der Assistenzarzt visitiert inzwischen mit seiner Oberärztin die Mutter mit der Zwillingsschwangerschaft, bei der trotz regelhafter Wehentätigkeit beide Kinder noch nicht wesentlich tiefer in den Geburtskanal eingetreten sind. Da die Mutter mittlerweile sehr erschöpft ist, einigt man sich mit der Mutter auf einen Kaiserschnitt. Der Assistenzarzt alarmiert das anästhesiologische Team und das OP-Personal und bittet sie, sich zur „dringlichen Sectio", also zur Schnittentbindung innerhalb der nächsten halben Stunde, im Sectio-OP einzufinden. Seine Vorbereitungen für die operative Zwillingsentbindung werden jäh durch einen Monitoralarm unterbrochen, der ihm eine kindliche Bradykardie bei dem Kind der Kreißenden im Wehenzimmer anzeigt. Da sich die Herzfrequenz dieses Mal nicht wieder spontan erholt, stellt er die Indikation zur Notsectio und lässt die Schnittentbindung der Zwillingsmutter zurückstellen. Während Assistenzarzt und Oberärztin die Mutter in wenigen Worten über die Entscheidung informieren, bricht im Wehenzimmer hektisches Chaos aus: die Hebammen beginnen, die OP-Siebe für einen Notkaiserschnitt herbeizuschaffen, die Patientin wird in ihrem Bett gelagert und eine Hebamme beginnt bereits, den Bauch mit Desinfektionsmittel abzustreichen. Der Assistenzarzt lässt über eine andere Hebamme den Anästhesisten informieren, dass die Dringlichkeit zur

M. St.Pierre und G. Hofinger, *Human Factors und Patientensicherheit in der Akutmedizin*,
https://doi.org/10.1007/978-3-662-60485-4_15

Notsectio hochgestuft wurde und beginnt ebenfalls, sich steril zu machen. Entgegen aller Gewohnheit sind das anästhesiologische Team und die OP-Pflege nicht innerhalb weniger Minuten vor Ort. Erst 5 min nach der zweiten Alarmierung, während das CTG weiterhin eine persistierende Bradykardie anzeigt, betritt das alarmierte Team den Raum: Man hatte versäumt, sie auf den geänderten OP-Ort hinzuweisen (Wehenzimmer) und so hatten sowohl das anästhesiologische Team als auch die operationstechnische Assistenz im Sectio-OP am anderen Ende des Kreißsaals auf das Erscheinen der Patientin gewartet. An einen unmittelbaren Beginn der Narkoseeinleitung ist jedoch nicht zu denken: Narkosegerät und Maquet-Wagen befinden sich zwar im Raum, jedoch ist das Narkosegerät noch ohne Strom- und Gasversorgung. Während der Anästhesist das Narkosegerät anschließt und den Funktionstest durchführt, versucht die Anästhesie-Pflegekraft, die Patientin an das Vitalmonitoring anzuschließen. Um EKG-Elektroden und Blutdruckmanschette anzubringen, muss sie jedoch unter die bereits aufgeklebten sterilen Tücher kriechen, was wiederum mit den Arbeiten der OP-Pflege interferiert. Da aufgrund der Lage im Patientenbett die Arme der Patientin nicht ausgelagert werden können, muss die Anästhesie-Pflegekraft zudem die Infusionsleitung verlängern, um Zuspritzmöglichkeiten für die Narkosemedikamente zu haben. Nach Abschluss der Vorbereitungen erfolgt die Narkoseeinleitung und Intubation, die sich problemlos gestalten. Die operative Entwicklung des Kindes gelingt rasch, sodass bereits nach wenigen Minuten ein männliches Neugeborenes den mittlerweile ebenfalls eingetroffenen Pädiatern, die zu jeder Kaiserschnittentbindung dazu gerufen werden, zur weiteren Versorgung übergeben werden kann.

Im weiteren Verlauf macht eine anhaltende Uterusatonie dem gynäkologischen Team zu schaffen: trotz mehrfacher Gabe von Oxytocin und mechanischer Manipulation kontrahiert sich der Uterus nur wenig, sodass die geburtshilfliche Oberärztin in Rücksprache mit dem Anästhesisten die Gabe eines Prostaglandins, welches noch stärker uteruskontrahierend wirkt, indiziert. Während eine Hebamme das Medikament auf 50 ml verdünnt, sieht sich der Anästhesist nach einem Perfusor um, mit dem das Medikament appliziert werden soll. Erst jetzt bemerkt er, dass am Infusionsständer in niedriger Höhe bereits ein Perfusor befestigt ist, den er bis dato aber nicht bemerkt hatte. Ein Blick auf den Inhalt offenbart den Grund für die fehlende Kontraktion des Uterus: In dem Perfusor läuft ein wehenhemmendes Medikament, welches nach Indikationsstellung zur Sectio von den Hebammen in maximaler Laufrate gestartet worden war. Der Dreiwegehahn mit der konnektierten Perfusorleitung war unter den bereits angebrachten sterilen Tüchern verborgen gewesen. Im Rahmen der allgemeinen Hektik vor Narkoseeinleitung war die Tokolyse weder kommuniziert noch vom anästhesiologischen Team bemerkt worden. Nach Ausschalten des Perfusors beginnt sich der Uterus zu kontrahieren, und die Mutter kann problemlos extubiert werden. Das Kind zeigt trotz der Bradykardie keine Anpassungsstörung und kann der Mutter kurze Zeit später gebracht werden. Im unmittelbaren Anschluss an die Notsectio erfolgt bei der zweiten Gebärenden die Kaiserschnittentbindung der Zwillinge in Spinalanästhesie. Diese gestaltet sich komplikationslos.

Das geburtshilfliche Team sieht sich mit zwei Kreißenden konfrontiert, bei denen bei beiden aus unterschiedlichen Gründen eine

Schnittentbindung wahrscheinlich wird. In Übereinstimmung mit den geburtshilflichen SOPs wird eine der Patientinnen in Antizipation einer möglichen Sectio in einen dafür geeigneten Raum gebracht, jedoch unterbleibt eine Information an das anästhesiologische Team, welches also sein Equipment nicht entsprechend vorbereiten kann. Die Vorbereitungen für den Kaiserschnitt der Zwillingsmutter im eigentlichen Sectio-OP werden durch einen Notfall unterbrochen: Die kindlichen Herztöne bei der anderen Mutter bleiben anhaltend bradykard und eine sofortige Sectio ist indiziert. In der Hektik der Situation erfolgt eine unvollständige Kommunikation an das anästhesiologische Team, dem zwar mitgeteilt wird, dass die Dringlichkeit hochgestuft wurde, nicht aber, dass es sich um eine andere Patientin in einem anderen Raum handelt. Wertvolle Minuten vergehen, während beide Teams, Geburtshelfer und Anästhesiologie, auf den jeweils anderen Partner warten. Bis zum Beginn der Narkosevorbereitung vergeht weitere Zeit, da die Inbetriebnahme des Narkosearbeitsplatzes noch nicht erfolgt ist und die anästhesiologisch Vorbereitung der Patientin gleichzeitig mit der des OP-Teams erfolgen muss. Unübersichtlichkeit, Hektik und fehlende Kommunikation führen dazu, dass die Patientin medikamentös bedingt in einer Uterusatonie verbleibt, deren Ursache keinem der Anwesenden bewusst ist. Der Zufall verhilft zur Lösung des Problems, sodass die Operation erfolgreich beendet werden kann. Zur Erleichterung aller Anwesenden hat der verzögerte Sectiobeginn nicht zu einer Anpassungsstörung des Neugeborenen geführt. Stunden später sind Mutter und Kind wohlauf. In einer kurz darauf durchgeführten Nachbesprechung der Ereignisse stellt sich heraus, dass weder dem geburtshilflichen Assistenzarzt noch den Hebammen in dieser Schicht bewusst gewesen war, dass eine interdisziplinäre Absprache existiert, die eine Inbetriebnahme des anästhesiologischen Equipments bereits bei der Möglichkeit einer Sectio regelt. Unkenntnis existierender Standards, Vergessen durch Stress, fehlerhafte Kommunikation und ungenügende Teamarbeit, bei der eine operative Vorbereitung der Patientin ohne Berücksichtigung anästhesiologischer Belange erfolgte, konnten durch klinische Erfahrung beider Teams und ein Quäntchen Glück kompensiert werden. Im Nachhinein erweckt das positive Outcome den Eindruck, dass sich nichts Ungewöhnliches bei diesem Notkaiserschnitt ereignet hat.

Im Folgenden werden einige organisationsbezogene Strategien vorgestellt, die Organisationen im Gesundheitswesen nutzen können, um heute und morgen unter den aktuellen Rahmenbedingungen Patientensicherheit zu erhöhen. Für eine Diskussion der im Gesundheitswesen organisationsübergreifend nötigen Strategien und Maßnahmen sei auf das Weißbuch Patientensicherheit des Aktionsbündnis Patientensicherheit (Schrappe 2018) verwiesen. Durch die Komplexität der verschiedenen beteiligten Systeme ist die Reichweite einfacher Interventionen begrenzt (oder es treten sogar paradoxe Effekte auf, wie weiter unten am Beispiel der Checklisten beschrieben). Daher werden „komplexe Mehrfachinterventionen" favorisiert (Complex Multicomponent Intervention, CMCI), die auf verschiedenen Ebenen ansetzen und so das Grundanliegen der Human Factors umsetzen. Es werden hier neben der primären Intervention Technik, Organisation (z. B. Vergütungssysteme; Führung und Teamarbeit; Lernprozesse in der Organisation) sowie die Patienten einbezogen. Internationale Untersuchungen haben in mehreren Bereichen (z. B. Katheterinfektionen) gezeigt, dass dieser systemorientierte Ansatz Patientensicherheit deutlich effektiver und nachhaltig befördert als Einzelmaßnahmen (Überblick u. a. in Schrappe 2018; Guise et al. 2014). Auch die hier beschriebenen Strategien müssen natürlich immer im Kontext und als Teil umfassender Organisationsentwicklung gesehen werden.

15.1 Unternehmensziel Patientensicherheit

Für Organisationen kann die Versuchung groß sein, die Sicherheit ihrer Patientenversorgung lediglich vom Outcome her zu beurteilen: Solange Patienten nicht zu Schaden kommen, besteht kein Anlass zur Sorge. Dass sich bei der Entstehung eines Zwischenfalls wie der geschilderten Notsectio einzelne Faktoren aufaddieren (z. B. Vergessen, Stress, ungenügende Kommunikation), die sich an den Schnittstellen verschiedener Berufsgruppen und Fachrichtungen noch verschärfen können, wird hierbei leicht übersehen. Akutmedizinische Organisationen können sich nicht darauf verlassen, dass sich die Umstände immer zugunsten der Patienten glücklich fügen. Damit Patienten sicher behandelt werden können, brauchen Krankenhäuser eine funktionierende Sicherheitskultur. Diese entsteht aber nicht von allein: Sicherheit muss zu einer dauerhaften und funktionsübergreifenden Management- und Führungsaufgabe für Krankenhäuser werden. Sich dieser Aufgabe zu stellen, bedeutet für Krankenhäuser unter den aktuellen Rahmenbedingungen eine große Herausforderung. Wenn es gelingt, dass an jedem Arbeitsplatz zu jeder Zeit sicheres Handeln möglich ist, wird das Krankenhaus als zuverlässige Organisation arbeiten.

15.1.1 Sicher arbeiten: Komplexität reduzieren, bewältigen, managen?

Um Patientensicherheit zu erhöhen, stehen Organisationen im Gesundheitswesen grundsätzlich zwei Wege zur Verfügung: Zum einen können sie versuchen, die Variabilität von Prozessen und die daraus resultierende **Komplexität der Arbeitswelt auf ein Minimum zu reduzieren** (Abb. 15.1), also Unsicherheit zu vermeiden oder zu reduzieren, die ihrerseits die Entstehung von Fehlern begünstigt. Diese Komplexitätsreduktion ist vor allem dann erfolgreich, wenn man die Durchführung von Routineprozessen sicherzustellen hat, die Tätigkeiten gewissermaßen in einer „stabilen Umwelt" stattfinden (Grote 2013). Dies trifft beispielsweise auf viele Aspekte der Patientenversorgung auf Normalstationen zu, wo pflegerische Maßnahmen, die Sicherstellung der Dauermedikation, Anordnung und Bewertung von diagnostischen Tests und perioperative Behandlungspfade für Elektivpatienten als Routineprozesse gestaltet werden können. Die dafür zur Verfügung stehenden Mittel (Abb. 15.1) sind vor allem

- Standardisierung,
- Arbeitsplatzgestaltung und Automation,
- Qualifikation,
- Qualitätsmanagement und Risikomanagement.

Viele Arbeitsbereiche der Akutmedizin entsprechen hingegen diesen Anforderungen an stabile Bedingungen nicht. Ein hohes Maß an Intransparenz, Unsicherheit, Komplexität und Dynamik setzen der Planbarkeit und Standardisierbarkeit Grenzen. In diesen Bereichen kann eine Organisation Sicherheit nur dadurch stärken, dass sie auch die **Fähigkeit zur Bewältigung von Komplexität und**

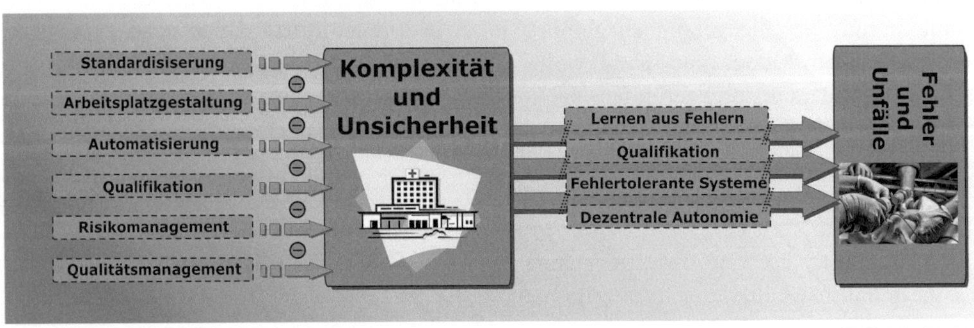

Abb. 15.1 Strategien für Sicherheit: Sowohl die Reduktion der Komplexität einer Arbeitswelt als auch die Fähigkeit von Mitarbeitenden, Komplexität und Unsicherheit zu bewältigen und damit ihre Organisation widerstandsfähiger zu machen sind geeignet, um Patientensicherheit zu stärken

Unsicherheit stärkt. Dies wäre der zweite Weg, um Patientensicherheit zu stärken. Der Fokus verschiebt sich also von „Fehler vermeiden und bewältigen" hin zu „Komplexität vermeiden und bewältigen".

In den letzten Jahren versuchen immer mehr Organisationen des Gesundheitswesens, sich in Richtung Hochzuverlässigkeit zu entwickeln (Aboumatar et al. 2017; AHRQ 2008; Bagnara et al. 2010; Cochrane et al. 2017; Resar 2006). Zuverlässige Organisationen versuchen soweit wie möglich, Arbeitsprozesse sicher zu gestalten. Da zuverlässige Organisationen aber wissen, dass unerwartete Ereignisse jederzeit auftreten und das System und die darin arbeitenden Menschen an deren Grenzen bringen können, erwarten sie kein fehlerfreies Handeln. Stattdessen bemühen sie sich, das System widerstandsfähig („resilient") gegen die Auswirkungen von unerwarteten Ereignissen und Fehlern zu machen: Aus Fehlern sollen keine Unfälle werden.

Dies geschieht durch

- Qualifikation der Mitarbeitenden,
- Lernen aus Zwischenfällen und Fehlern,
- Fehlertolerante Systemgestaltung,
- Förderung dezentraler Autonomie, wie sie beispielsweise von hochzuverlässigen Organisationen (HROs) gelebt wird.

In Theorien zu Hochzuverlässigkeit wird die Reduktion von Komplexität ergänzt um das bewusste Aushalten von Komplexität (Grote 2013; Hollnagel 2012). Die Idee der zentralen Kontrollierbarkeit von Systemen beispielsweise durch das Erstellen von Handlungsanweisungen (SOPs) für jede nur erdenkliche Situation wird aufgegeben und durch die lokale Kontrolle durch menschliche Akteure ersetzt. Die Fähigkeit von Menschen, ihr Handeln an ständig wechselnde Umgebungen anzupassen wird nicht mehr primär als Sicherheitsbedrohung (durch „Regelverletzung") angesehen, sondern vielmehr als wertvolles Kapital zur Stärkung der Patientensicherheit. Dadurch, dass Mitarbeitende vermehrt operative Handlungsspielräume bekommen, soll das Gesamtsystem sicher werden. Da diese Ideen für die Medizin noch recht neu sind, bleibt abzuwarten, wie das Konzept lokaler Kontrolle (Grote 2013) beziehungsweise Adaptivität und Variabilität (Hollnagel 2012) in der konkreten Umsetzung funktionieren kann.

Im Folgenden werden in diesem Kapitel neben Risiko- und Qualitätsmanagement einige akutmedizinisch relevante Aspekte der Komplexitätsreduktion durch Standardisierung besprochen, die der Vermeidung von Fehlern dienen. Als Ansätze, die Komplexität hinnehmen und die Möglichkeiten der Mitarbeitenden sie zu bewältigen stärken, werden dann beispielhaft Organisationsentwicklung, Wissensmanagement und Human-Factors-orientierte Systemgestaltung besprochen. In Kap. 16 werden dann Lernprozesse der Organisation behandelt, zu denen vor allem Weiterbildung und Training sowie das das Lernen aus Fehlern, Zwischenfällen und Unfällen gehört.

▶ Zuverlässige Organisationen wissen, dass unerwartete Ereignisse jederzeit auftreten und Menschen an ihre Grenzen kommen können. Sie erwarten kein fehlerfreies Handeln. Stattdessen bemühen sie sich, das System widerstandsfähig gegen die Auswirkungen von Fehlern zu machen: Aus Fehlern sollen keine Unfälle werden.

15.1.2 Klinisches Risikomanagement und Qualitätsmanagement

In den vergangenen Jahrzehnten haben die Bemühungen, Prozesse in der Medizin zu verbessern, ihren Niederschlag im Qualitätsmanagement gefunden. Es wurde eine Zeitlang debattiert, ob Qualität oder Sicherheit der übergeordnete Begriff ist, ob „sicher" ein Teil von „gut" ist oder „gut" ein Teil von „sicher". Die G-BA-Richtlinie zum Qualitätsmanagement von 2016 (G-BA 2016) betont Patientensicherheit als oberstes Ziel des Qualitätsmanagements. Seit der Jahrtausendwende wird Qualitätsmanagement zunehmend durch klinisches Risikomanagement ergänzt.

Klinisches Risikomanagement

Bis vor kurzem war Risikomanagement im Gesundheitswesen nur als betriebswirtschaftliche Funktion bekannt. Erst in diesem Jahrtausend ist der Begriff des „klinischen Risikomanagements“ aufgekommen. Die Herkunft aus dem wirtschaftlichen Denken wird z. B. in der folgenden Definition deutlich: Klinisches Risikomanagement ist ein „Präventionssystem, das Risiken bei der Patientenversorgung reduzieren soll und die Zielsetzung der ständigen Verbesserung der Behandlungsqualität und Patientensicherheit verfolgt, sowie der Abwehr ungerechtfertigter Anspruchsstellungen von Patienten gegen die Institution Krankenhaus dient“ (Führing und Gausmann 2004). Wie im betriebswirtschaftlichen Risikomanagement wird der Zyklus „Risiken identifizieren – Risiken bewerten – Risiken steuern/bewältigen – Risiken überwachen“ verfolgt (z. B. Kahla-Witzsch und Platzer 2007).

Seit dem Beschluss des Gemeinsamen Bundesausschusses 2014 muss in Deutschland klinisches Risikomanagement in allen Einrichtungen des Gesundheitswesens eingeführt werden (G-BA 2014). Entsprechend sei hier auf die zunehmend verfügbare Fachliteratur verwiesen (z. B. Kahla-Witzsch et al. 2019; Löber 2017; Euteneier 2015; für Pflege z. B. Paula 2017; für prähospitale Notfallmedizin Neumayr et al. 2016). Es zeichnet sich schon ab, dass die Versicherungswirtschaft durch ihre Bedingungen die konkrete Ausgestaltung des Risikomanagements vorantreibt. Dieser Prozess wird in den Einrichtungen gewiss noch einige Jahre in Anspruch nehmen. Klinisches Risikomanagement versucht, potenzielle Gefährdungen der Patienten und Patientinnen präventiv zu erkennen. Risiken werden analysiert und bewertet: Welche Risiken können vermieden werden? Welche sind in der Medizin unvermeidbar, welche Risiken werden toleriert? Da viele operative Eingriffe, medikamentöse Therapien und diagnostische Prozeduren per se risikobehaftet sind und Patienten somit immer einem Risiko ausgesetzt sind, erscheint es nicht tolerierbar, diese Risiken durch gefährliche Strukturen und fehlerhafte Prozesse weiter zu erhöhen. Die Realität des Gesundheitswesens sieht jedoch anders aus: Geld und Personal sind begrenzt und bei der Verteilung knapper Ressourcen geht es immer um Prioritätensetzung und damit auch um die Verteilung von Risiken.

Risikomanagement fragt also „Was könnte alles schiefgehen bei dem, was wir für unsere Patienten tun wollen?“ Hier ist **Fantasie** eine wichtige Ressource: Jedes Mal, wenn man sich vorstellt, welche Komplikationen in einer bestimmten Situation auftreten könnten, setzt man die eigene Phantasie für Sicherheit ein. Auch jenseits des formalisierten Risikomanagements kann Jede und Jeder in der Akutmedizin das jeden Tag tun. Als Instrument des Risikomanagements wird diese „Schwarzmalerei“ im Sinne des Denkens in *worst-case*-Szenarien verwendet. Ähnlich einem guten Planungsprozess (Kap. 7) überlegt man sich mögliche Konsequenzen von angedachten Maßnahmen und ergreift dann Maßnahmen gegen all jene hypothetischen Konsequenzen, die man für sehr wahrscheinlich oder für sehr schwerwiegend hält. Diese Idee ist im „Szenario-basierten Risikomanagement“ formalisiert worden. Als Grundlage dafür dienen häufig reale Ereignisse. Beispielsweise kann das im Fallbeispiel beschriebene Kommunikationsversagen auf spezifische Risiken hin analysiert werden, welche im Rahmen einer interdisziplinären Notfallversorgung von Sectio-Patientinnen entstehen könnten. Da genau der gleiche Fall in der gleichen Konstellation so nicht wieder auftreten wird, kann die Fantasie fragen: Wie könnte eine ähnliche „Flugbahn“ des Ereignisses (Reason 1990, Kap. 3) durch alle Sicherheitsbarrieren hindurch aussehen? Was hätte sonst noch geschehen können? Wie lässt sich das Auftreten ähnlicher Konstellationen verhindern?

Weiterhin ist Teil des klinischen Risikomanagements, präventive Maßnahmen umzusetzen sowie das Risikobewusstsein der Mitarbeitenden wachzuhalten und das Lernen aus Fehlern (Kap. 16) zu befördern. Risikomanagement geht also nahtlos über in das generelle Sicherheitsmanagement: Wenn doch Zwischenfälle oder Unfälle geschehen, wie können ihre Auswirkungen vermindert werden? Die Umsetzung risikoverringernder Maßnahmen wird dann in der Erstellung von Standards oder Qualifikationsmaßnahmen, in der Gestaltung von Arbeitsplätzen und -mitteln oder dem Personalmanagement liegen.

> Da viele operative Eingriffe, medikamentöse Therapien und diagnostische Prozeduren per se risikobehaftet sind und Patienten somit immer einem Risiko ausgesetzt sind, erscheint es nicht tolerierbar, diese Risiken durch gefährliche Strukturen und fehlerhafte Prozesse weiter zu erhöhen.

Qualitätsmanagement

Qualitätsmanagement bedeutet, alle Prozesse in einer Organisation so zu gestalten, dass die Arbeitsergebnisse oder Produkte die gewünschte Qualität haben. In der Akutmedizin bedeutet Qualität zuvörderst die Güte der Behandlung, aber je nach Lesart auch Sicherheit der Behandlung. Qualität beinhaltet aber auch Wohlbefinden, nachhaltigen Ressourceneinsatz, Wirtschaftlichkeit, Konformität mit Gesetzen und Normen, etc. Qualität zu managen setzt voraus, dass man weiß, wie Prozesse sein sollen, was wiederum bedeutet, dass es innerhalb der Organisation Kriterien für gute Qualität gibt.

Der Begriff „Qualitätsmanagement" stammt wie der des Risikomanagements aus Wirtschaft und Industrie. Zum Qualitätsmanagement gehören alle Tätigkeiten, die dazu beitragen, die Qualitätsziele einer Organisation zu erreichen. Die Euronorm ISO 9000:2005 definierte allgemein Qualitätsmanagement als „aufeinander abgestimmte Tätigkeiten zum Leiten und Lenken einer Organisation, die darauf abzielen, die Qualität der produzierten Produkte oder der angebotenen Dienstleistung zu verbessern" (DIN EN ISO 9000:2005). Im Kontext der Medizin sind das „Produkt" und die „Dienstleistung" die Gesundheit des Patienten und die Qualität der medizinischen Versorgung. Zu beachten ist, dass es nicht um die optimale, also denkbar beste Qualität geht, sondern um eine vorab definierte. Die Balance zwischen Aufwand und Ergebnis ist wie im Risikomanagement ständig neu zu definieren und zu halten. Deshalb wird Qualität im Gesundheitswesen auch wie folgt definiert: Qualität ist „eine ausreichende und zweckmäßige, d. h. patienten- und bedarfsgerechte, an der Lebensqualität orientierte, fachlich qualifizierte, aber auch wirtschaftliche medizinische Versorgung mit dem Ziel, die Wahrscheinlichkeit erwünschter Behandlungsergebnisse bei Individuen und in der Gesamtbevölkerung zu erhöhen" (GMDS 2008).

In Deutschland müssen Einrichtungen der Gesundheitsversorgung seit einigen Jahren über ein strukturiertes Qualitätsmanagement verfügen. Die Richtlinie des Gemeinsamen Bundesausschusses zur Qualitätssicherung in ausgewählten Bereichen (G-BA 2016) bildet die zentralen Regelungen ab. Sie betont die Zielstellungen Patientensicherheit und Organisationsentwicklung, hebt Mitarbeiterperspektive und Sicherheitskultur hervor und zeigt Instrumente auf. Es gibt verschiedene Qualitätsmanagement-Systeme (z. B. nach ISO 9001:2015) und -Methoden und eigens dafür ins Leben gerufene Einrichtungen (z. B. Ärztliches Zentrum für Qualität in der Medizin, Gesellschaft für Qualitätsmanagement in der Gesundheitsversorgung e. V.). Da darüber hinaus reichhaltige und teils sehr spezifische Literatur existiert (beispielsweise Hensen 2019; zur Zertifizierung Kahla-Witzsch 2019; Ertl-Wagner et al. 2013;), für die Präklinik: Neumayr et al. 2013; für die Pflege: Lobinger et al. 2013; für den Rettungsdienst: Hellmich 2009), soll an dieser Stelle das Thema Qualitätsmanagement nicht weiter vertieft werden.

Im Fokus der Qualitätsmanagementmaßnahmen stehen Strukturen (z. B. Ressourcen, Personal, Gebäude, Geräte) und Prozesse (z. B. die eigentliche Behandlung, Informationsfluss, Teamarbeit, Führungsprozesse) sowie die Ergebnisse (z. B. Gesundheitszustand nach der Behandlung, Länge des Krankenhausaufenthalts, Morbidität und Mortalität; siehe Eichhorn 1995). Kontinuierliche Qualitätsverbesserung zielt auf latente Fehlerbedingungen und Systemschwächen, um Morbidität und Mortalität zu verringern. Wichtige Instrumente der kontinuierlichen Qualitätsverbesserung sind Fehleraudits und Qualitätszirkel.

> Im Fokus der Qualitätsmanagementmaßnahmen stehen Strukturen (z. B. Ressourcen, Personal, Gebäude, Geräte) und Prozesse (z. B. die eigentliche Behandlung, Informationsfluss, Teamarbeit, Führungsprozesse) sowie die Ergebnisse.

15.2 Komplexität reduzieren, Fehler vermeiden: Standardisierung

Einer im Gesundheitswesen noch weit verbreiteten Sichtweise zufolge liegt eine sichere Patientenversorgung weitestgehend im Bereich individueller Verantwortung und damit auch individueller Gestaltungsmöglichkeit. Diese Sichtweise berücksichtigt jedoch nicht, dass Patientenbetreuung immer in einem organisationsspezifischen Kontext geschieht und daher die Systemgestaltung und die Gestaltung von Behandlungsprozessen Berücksichtigung finden müssen. Ein wesentlicher Ansatzpunkt, die Vielfalt möglicher Systemkonfigurationen und Behandlungsalternativen zu reduzieren, liegt in der Standardisierung. Standardisierung in der Medizin betrifft sowohl die Vereinheitlichung von Medizinprodukten und IT-Systemen als auch die Vereinheitlichung von diagnostischen und therapeutischen Prozessen sowie der Kommunikation. Hingegen ist eine Standardisierung des Outcomes (analog der „Typung", der in der Industrie üblichen Produktstandardisierung), aufgrund des biologischen „Systems Mensch" nur eingeschränkt möglich.

Das Ziel der **Standardisierung von Medizinprodukten und IT-Systemen** liegt

- in der Erhöhung der Kompatibilität einzelner Komponenten,
- in der Erhöhung der Anwendersicherheit und der Sicherheit für den Patienten,
- in der Erreichung technischer und organisatorische Interoperabilität (Vernetzbarkeit) von Medizingeräten mit IT-Systemen durch Kompatibilität von Daten- und Übertragungsstandards.

Die Standardisierung von Medizinprodukten und IT-Systemen erfolgt zumeist außerhalb der Organisation durch gesetzliche Rahmenvorgaben und durch Initiativen der Hersteller.

Das Ziel der **Standardisierung von Prozessen** liegt in

- der Reduktion von Prozessvariabilität, damit Versorgungsqualität, Sicherheit und Ressourcenverbrauch unabhängig von Ort und Person reproduzierbar sind,
- der Sicherstellung, dass sich die Behandlung an der zum jeweiligen Zeitpunkt besten bekannten Methode und nicht an der professionellen Autonomie des jeweiligen Behandlers orientiert (*„equivalent actor"* vs. *„craftsman attitude"*; Amalberti et al. 2005; Kap. 14),
- der Unterstützung der Einarbeitung von neuen Mitarbeitenden, die alle von Anfang an mit den gleichen Verfahrensweisen vertraut gemacht werden,
- der a priori Verfügbarkeit gemeinsamer mentaler Modelle für die jeweiligen Prozesse, durch welche Teamarbeit nachhaltig gestärkt werden kann.

Die Standardisierung von Prozessen kann innerhalb einer Organisation erfolgen (z. B. Pflege- und Therapiestandards auf Intensivstationen; klinische Behandlungspfade innerhalb eines Klinikums) oder außerhalb der Organisation durch nationale Fachgesellschaften und dem AWMF (z. B. in Form von Leitlinien) oder durch internationale Initiativen (z. B. WHO *„High 5 s Project"*; Leotsakos et al. 2014) erfolgen.

15.2.1 Standard Operating Procedures

Eine wichtige Form der Etablierung von Standards sind Standardprozeduren (*Standard Operating Procedures*, SOP). Eine SOP ist die detaillierte schriftliche Beschreibung einer gewünschten Vorgehensweise, welche die Erledigung bestimmter Aufgaben vereinheitlichen soll (Reinwart 2003). SOPs können sowohl für Abläufe im **Normalbetrieb** als auch für **Notfallsituationen** erstellt werden. Für die Standardisierung von alltäglichen Aufgaben ist es hilfreich, wenn SOPs Hinweise über arbeitsorganisatorische Besonderheiten, Ausrüstungsstandards, erschwerte Rahmenbedingungen, typische Komplikationen sowie erprobte Behandlungsalternativen enthalten (Gravenstein und Kirby 1999; Kox und Spieß 2003). Notfall-SOPs sollen einerseits ein strukturiertes Vorgehen ermöglichen, gleichzeitig aber flexibel genug sein, um situative Besonderheiten berücksichtigen zu können. In der Regel sind Notfall-SOPs an medizinisch-technischen Abläufen orientiert und werden durch allgemeine Schritte der Handlungsorganisation ergänzt (Cooper et al. 1978). Um dem Zeitdruck und der reduzierten kognitiven Kapazität Rechnung zu tragen, wird der Inhalt von Notfall-SOPs häufig in Checklisten eingearbeitet.

Der Vorteil von Standardprozeduren für den Einzelnen ist, dass sie für viele Situationen erfolgreiche Handlungswege vorschreiben. Damit muss der Einzelne weniger nachdenken, was gerade in zeitkritischen Situationen entlastet. Im Fallbeispiel ist die Verwendung des Wehenzimmers als zweiter Sectio-OP als Standardverfahren etabliert, inklusive Kommunikationsprozesse und Gerätevorbereitung. Die Tatsache, dass im entscheidenden Moment dann doch die Kommunikation notwendiger Information an Anästhesie und OP-Pflege unterbleibt, belegt, dass das Vorhandensein eines Standards nicht alle Fehler verhindern kann.

▶ Der Vorteil von Standardprozeduren ist, dass sie für viele Situationen erfolgreiche Handlungswege vorschreiben. Damit müssen die Handelnden weniger nachdenken, was gerade in zeitkritischen Situationen entlastet.

Für Teams haben SOPs den Vorteil, dass alle Beteiligten die nötigen Handlungsschritte und ihre Reihenfolge kennen. Dies erleichtert die Bildung gemeinsamer mentaler Modelle und macht die Koordination von gemeinsamen Handlungen weniger aufwändig. Damit das Abarbeiten von Standardprozeduren nicht das Gedächtnis belastet, werden diese in Form von Checklisten dargeboten oder als Akronyme memoriert (Kap. 10).

Empirische Ergebnisse deuten darauf hin, dass sich mit einer Standardisierung von Behandlungsprozessen die Komplikationsrate reduzieren und Behandlungsergebnisse verbessern lassen (z. B. Pronovost et al. 2006). Standardisierung kann bewirken, dass sich die Liegezeiten auf Intensivstation und die Dauer des stationären Aufenthaltes im Krankenhaus verringern und Kosten eingespart werden (Hasibeder 2010). Ein nachhaltiger Effekt kann besonders dann erwartet werden, wenn Standardisierung Teil eines größeren Maßnahmenbündels ist, welches zum Ziel hat, die Sicherheitskultur einer Organisation zu verändern (s. u.).

▶ Standardisierung von Behandlungsprozessen kann die Komplikationsrate reduzieren und Behandlungsergebnisse verbessern. Ein nachhaltiger Effekt kann besonders dann erwartet werden, wenn Standardisierung Teil eines größeren Maßnahmenbündels ist, welches zum Ziel hat, die Sicherheitskultur einer Organisation zu verändern.

15.2.2 Standardisierung der Sprache

Erfahrungen aus anderen Hochrisikobranchen (z. B. zivile und militärische Luftfahrt) zeigen, dass eine Standardisierung der Kommunikation sowohl im Alltag als auch in Notfallsituationen unter Zeitdruck und Lärm zu einer Reduktion von Missverständnissen führen kann (Conell 1996; Reinwart 2012). In der Luftfahrt liegt der Grund für die hohe Akzeptanz einer standardisierten Sprache neben den regulatorischen Vorgaben auch an der kulturspezifischen Sozialisation, welcher Flugschüler konsequent bereits ab dem ersten Tag ausgesetzt sind. Beide Einflussfaktoren sind im Gesundheitswesen nicht vorhanden. Verhaltensstandards der Benutzung von Sprache sind Formulierungen im Quick Reference Handbook (QRH) die vom Hersteller des jeweiligen Flugzeugtyps vorgegeben werden sowie sogenannte *„Call-Outs"*, *„Readback"* und *„Hearback"*. Entsprechende deutsche Bezeichnungen haben sich dafür nicht etablieren können. Ein *Call-Out* ist eine deutliche Ansage in einer festgelegten Terminologie.

Eine Standardphraseologie wie in der zivilen Luftfahrt ist in der Medizin jedoch noch wenig verbreitet. Am ehesten entsprechen Ansagen wie „Achtung, ich defibrilliere!", einem Call-Out, ohne dass die verwendete Phraseologie irgendeine organisationsübergreifende Verbindlichkeit hätte. Die im Fallbeispiel verwendete Formulierung „dringliche Sectio" ist ein anderes Beispiel – hier weiß jeder in den beteiligten Teams, dass die Sectio in max. 30 min erfolgen muss. Das *Readback* ist mit dem *Hearback* zu einem redundanten Verfahren des „Gegenlesens" von Informationen gekoppelt, welches sicherstellt, dass das Verständnis der Situation bei beiden Kommunikationspartnern nicht auf Vermutungen oder Erwartungen basiert, sondern vom Gegenüber explizit bestätigt wurde (Abb. 12.6).

> Erfahrungen aus anderen Hochrisikobranchen zeigen, dass eine Standardisierung der Kommunikation in einer Notfallsituation unter Zeitdruck und Lärm zu einer Reduktion von Missverständnissen führen kann.

15.2.3 Standardisierung der Patientenübergabe

Die Übergabe eines Patienten an den Schnittstellen versorgender Abteilungen stellt einen wesentlichen und gleichzeitig fehleranfälligen Vorgang im Rahmen der Patientenversorgung dar, da hier sowohl relevante Informationen als auch Verantwortlichkeiten übergeben werden. Patientenübergaben finden zwischen Rettungsdienst und Notaufnahme, zwischen Notaufnahme und Normalstation, zwischen Intensivstation und OP, aber auch bei jedem Schichtwechsel des Pflegepersonals und der behandelnden Ärzte statt. Studien legen nahe, dass ein strukturiertes Format der Patientenübergabe anhand von Checklisten oder Akronymen einen fördernden Einflussfaktor darstellt und den Informationsverlust reduzieren helfen kann (Dawson et al. 2013; Segall et al. 2012; Riesenberg et al. 2009). Die Limitationen einer checklistenbasierten Patientenübergabe werden im weiteren Verlauf noch erörtert werden, da diese zwar der Übergabe von Patienten eine Struktur geben können, als alleinige Grundlage für die Informationsmitteilung jedoch wesentliche Aspekte der Patientenversorgung nicht vermitteln.

15.3 Checklisten in der Medizin

In vielen soziotechnischen Systemen ist der systematische Einsatz von Checklisten zur Standardisierung von Prozessen und Handlungen seit langem etabliert. Eine solche Standardisierung ist vor allem dann sinnvoll, wenn ein Prozess

- **keine Variabilität erlaubt** (z. B. technische Prozesse mit einer hohen Anzahl an Einzelschritten bei genau definierter Abfolge)
- eine **zu hohe Variabilität zeigt** (z. B. wenn jedes Teammitglied nach individuellen Präferenzen handelt)

da in beiden Fällen die Ergebnisqualität erheblich variieren kann. Des Weiteren können Checklisten die Handelnden entlasten, indem sie bei der Detektion von Situationsmerkmalen, bei der Auswahl von Handlungsalternativen und bei Entscheidungen über die korrekte Vorgehensweise unterstützen. In einigen Risikobranchen ist die Verwendung von Checklisten gesetzlich reguliert. Da in diesen soziotechnischen Systemen die Verwendung einer Checkliste verbindlich vorgegeben wird, gilt die Ausführung einer Handlung aus dem Gedächtnis als Regelverstoß; selbst dann, wenn die betreffende Person mit der geforderten Handlung bestens vertraut ist (Helmreich 2000).

Ermutigt durch das Beispiel der zivilen Luftfahrt sind in den vergangenen zwei Jahrzehnten die Stimmen lauter geworden, die einen umfassenderen Einsatz von Checklisten anstreben um damit die Patientensicherheit zu verbessern. Bei genauerer Betrachtung wird jedoch häufig eine zugrunde liegende vereinfachte Sichtweise auf die Funktionsweisen von Checklisten deutlich. In dieser ‚einfachen Geschichte' wird dann nicht berücksichtigt, dass es sich bei Checklisten um eine komplexe Intervention in einem soziotechnischen System

Tab. 15.1 Zwei unterschiedliche Sichtweisen auf Checklisten. (Nach Catchpole u. Russ 2015)

Einfache Geschichte	Komplexe Geschichte
Checklisten verhindern Unfälle	Zusammenspiel von physikalischen, prozeduralen und soziokulturellen Veränderungen macht Arbeit sicherer
Checklisten fördern sicheres Verhalten	… oder aber ‚Abhaken', Gedankenlosigkeit und Verzicht auf Eigenreflexion
Checklisten verbessern das Outcome	Trifft uneingeschränkt nur auf prozedurale Tätigkeiten zu
Checklisten reduzieren menschliche Variabilität	Manchmal ist Variabilität unerwünscht, manchmal jedoch unabdingbar für sicheres Handeln
Checklisten sind einfach ein Stück laminiertes Papier	Sie sind eine komplexe soziotechnische Intervention
Checklisten sind schnell erstellt	Ihre Entwicklung benötigt erheblichen Aufwand und Designüberlegungen
Checklisten müssen von jedem befolgt werden	Abhängig von der Art der Checkliste; Regel vs. Hilfe
Checklisten verbessern die Teamarbeit	Komplexe soziologische und kulturelle Herausforderungen (Machtdistanz, Hierarchie, Professionalität) bleiben unberührt
Non-Compliance ist ein Zeichen mangelnder Professionalität und Sicherheitskultur	… häufiger aber das Resultat von schlechtem Design und einem fehlenden Systemverständnis

handeln kann, welche gut gestaltet und der jeweiligen Organisationskultur angepasst sein muss, um Aussicht auf Erfolg zu haben (Tab. 15.1).

15.3.1 Funktionen und Formen von Checklisten

Im akutmedizinischen Kontext können Checklisten Einzelne und Teams bei der

- Vorbereitung und Ausführung von Aufgaben,
- Strukturierung der Teamarbeit,
- Strukturierung einer Problemlösung unterstützen.

Die großen Vorteile sinnvoll eingesetzter Checklisten sind die Entlastung der handelnden Person durch größeren Handlungssicherheit und Lenkung der Aufmerksamkeit sowie die Möglichkeit für das Team, sich gegenseitig zu unterstützen und ein gemeinsames mentales Modell (Abschn. 11.3) zu unterstützen. Diese Unterstützung ist sowohl im Normalbetrieb als auch im Notfall möglich. Voraussetzung für den Einsatz von Checklisten ist das Vorliegen eines wenigstens teilweise standardisierten Prozesses (Abb. 15.2).

Checklisten für den **Normalbetrieb** tragen dazu bei, dass sicherheitsrelevante Handlungen korrekt und vollständig ausgeführt werden.

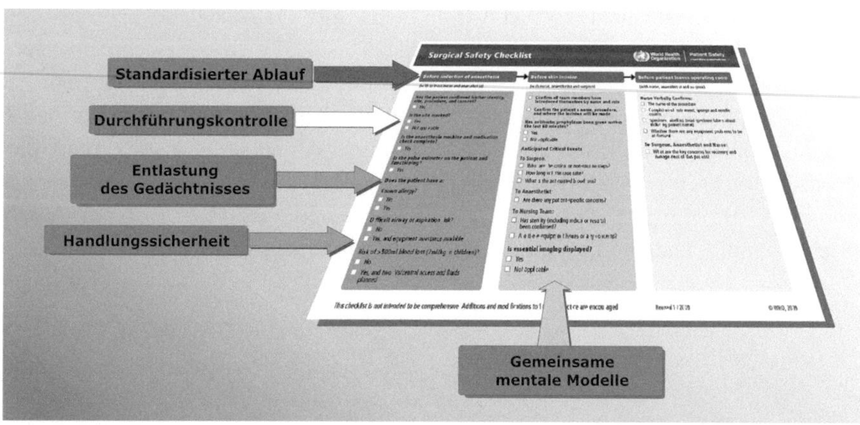

Abb. 15.2 Funktionen von Checklisten für die handelnde Person und das Team

Typische Routinetätigkeiten, die durch Checklisten unterstützt werden, sind Fahrzeug- und Gerätekontrollen und arbeitsvorbereitende Handlungen gerade auch bei selten oder unter Zeitdruck durchgeführten Maßnahmen. In der Klinik, in der sich das Fallbeispiel mit der Notsectio zugetragen hat, existiert in der geburtshilflichen Abteilung eine Checkliste für die Umwandlung eines Wehenzimmers in einen Sectio-OP. Als Checkliste für den Normalbetrieb kann auch die *„Surgical Safety Checklist"* der WHO gelten (Haynes et al. 2009), deren Anwendung für operative Eingriffe seit 2009 empfohlen wird. Breite Evidenz legt mittlerweile nahe, dass die sorgfältig vorbereitete und auf breiter Unterstützung beruhende Implementierung einer jeweils lokal adaptierten Checkliste die wahrgenommene Qualität der Teamarbeit und der Kommunikation im OP verbessern und fehlerhaftes Teamverhalten reduzieren hilft (Fudickar et al. 2012). Werden der soziokulturelle Kontext und die Notwendigkeit einer adäquaten Einführung nicht angemessen berücksichtigt, so bleiben positive Effekte nach Einführung der Checkliste aus (z. B. Urbach et al. 2014). Wahrscheinlich beruht eine beobachtete Wirkung der WHO-Checkliste neben der Gedächtnisunterstützung sowohl auf der Schaffung einer Gesprächsplattform zu Beginn des Eingriffs, bei der relevante Information ausgetauscht und Teamkoordination gefördert wird, als auch in dem Umstand, dass sich das Sicherheitsbewusstsein und die Sicherheitskultur im Gefolge dieser Einführung verändern.

Die Evidenzbasis legt jedoch auch nahe, dass Checklisten sich negativ auf die Teamarbeit auswirken können, wenn diese nicht korrekt verwendet werden, oder Personen diesen Prozess für sich ablehnen (Russ et al. 2013).

Anders als bei Notfällen an der Schnittstelle Mensch-Technik können Checklisten für medizinische **Notfälle** nicht im Detail Handlungsschritte vorgeben. Biologische Systeme (wie z. B. Menschen) sind, anders als technische, von Menschen entwickelten Systeme (wie z. B. Flugzeugen) für Menschen nicht vollständig verstehbar (Durso und Drews 2010). Sicherheitsrelevante Konsequenzen dieses Systemunterschiedes liegen in der Homogenität beziehungsweise Diversität des Objektes und in dem Feedback aus dem System. So ist es aufgrund der Homogenität der Flugzeugtypen in der Regel möglich, für jede Flugbedingung sowohl im Routinebetrieb als auch im Notfall den einen Prozessweg zu definieren, der eine optimale Performance ermöglicht und diesen herstellerseitig in Checklisten für Normal- und Notfallsituationen verbindlich festzulegen (Clay-Williams et al. 2015). Patienten hingegen unterscheiden sich in vielen konstitutionellen und pathophysiologischen Faktoren, die sich jeder therapeutischen Standardisierung entziehen. Kognitive Unterstützungsmethoden können jedoch helfen, dass die Durchführung wesentlicher Handlungsschritte (selten verwendete Medikamente, Dosierungen, Telefonnummern) vom Gedächtnis unabhängig erfolgt und dass wichtige Problemlöseschritte – wie die Zielbildung, Risikoabschätzung oder Kontrolle – in der angemessenen Ausführlichkeit abgearbeitet werden. Dafür ist aber der Begriff einer **„Gedächtnis- und Entscheidungshilfe"** (engl. „cognitive aid") sinnvoller als der einer „Notfallcheckliste". Sind Gedächtnis- und Entscheidungshilfen gut konzipiert und in einem für die Teamarbeit förderlichen physikalischen Format, können sie auch zur Bildung eines gemeinsamen mentalen Modells bei allen Teammitgliedern beitragen.

Es gibt verschiedene Formen von Checklisten, die sich hinsichtlich der Anzahl beteiligter Personen unterscheiden und darin, ob eine Kontrolle der durchgeführten Handlung erfolgt oder nicht. Tab. 15.2 führt die häufigsten in der Akutmedizin verwendeten Arten von Checklisten auf (Tab. 15.2, in Anlehnung an Winters et al. 2009).

Tab. 15.2 Unterschiedliche Formate von Checklisten

Art der Checkliste	Funktionsweise	Beispiel
Statische parallele Checklisten	Bestehen aus einer Reihe von Aufgaben, die von einer einzelnen Person gelesen und dann hintereinander abgearbeitet werden („read-and-do-items")	Listen zum Aufrüsten eines Intensivplatzes oder zur Geräte- und Materialkontrolle eines RTW/NEF Gerätecheck (wird zunehmend von Software der Medizinprodukte übernommen)
Statische sequenzielle Checklisten mit Verifizierung	Bestehen aus einer Reihe von Aufgaben, die von zwei Personen abgearbeitet werden: Eine Person (oder eine Software) liest ein Element der Liste vor und eine andere Person erledigt die Aufgabe	Checkliste zur Anlage eines zentralvenösen Zugangs (Pronovost et al. 2006) Vorbereitung eines Kaiserschnitts (Hart und Owen 2005)
Statische sequenzielle Checklisten mit Verifizierung und Bestätigung	Werden meistens von Teams benutzt. Die Teammitglieder werden von der Person, die die Liste vorliest, aufgerufen und bestätigen die Erfüllung ihrer spezifischen Aufgabe	WHO-Checkliste „Safe Surgery Safes Lives" (Haynes, Weiser et al. 2009, Weiser, Haynes et al. 2010) Checklisten zur Behandlung einer malignen Hyperthermie (Harrison et al. 2006; Burden et al. 2010)
Dynamische Checklisten	Führen anhand von Flussdiagrammen durch komplexe Entscheidungsprozesse in Notfällen und dienen zur Bestätigung nach einer Aufgabenausführung	Algorithmen für BLS und ACLS Algorithmen für das Management von Narkosezwischenfällen (Runciman und Merry 2005) Algorithmen für den schwierigen Atemweg

15.3.2 Widerstände gegen Checklisten

Obwohl die Akutmedizin viele Konzepte der Sicherheitsforschung zu Teamarbeit und *Crew Resource Management* übernommen hat, folgt sie bei der Benutzung von Checklisten dem Vorbild von hochzuverlässigen Organisationen noch wenig, weder bei der Anwendung von Checklisten für Routineaufgaben noch für Notfälle (Hayashi et al. 2007; Klopfenstein et al. 1998; Langford et al. 2007). Dieser Umstand ist umso bemerkenswerter, als es mittlerweile auch in der Medizin wissenschaftliche Evidenz dafür gibt, dass die richtige Anwendung von Checklisten Aspekte der Patientensicherheit signifikant verbessern kann.

Als Gründe gegen eine Einführung und Benutzung von Checklisten werden oft folgende Argumente angeführt:

- „Menschen lassen sich nicht in Checklisten erfassen": Menschliche Physiologie ist im Vergleich zu industriellen Systemen unterspezifiziert und variationsreich. Da Patienten verschieden sind, ist es schwierig, Standardprozesse zu definieren, die als Grundlage von Checklisten dienen könnten.
- „Notfälle lassen sich nicht in Checklisten fassen": Notfälle in der Akutmedizin entwickeln sich unvorhersehbar und unorganisiert – keine Checkliste kann alle möglichen Verzweigungen einer Situation vorwegnehmen.
- „Nur was man im Gedächtnis hat, hat man sicher": Viele Behandler misstrauen externen Gedächtnishilfen und verlassen sich lieber auf ihr Gedächtnis. Möglicherweise wird die Anwendung von Checklisten als Eingeständnis eigener (kognitiver) Unzulänglichkeit gewertet. Wer Checklisten verwendet könnte damit signalisieren, dass er oder sie Hilfe bei der Ausübung seines Berufs nötig hat.
- „Checklisten beschneiden die ärztliche Entscheidungsfreiheit": Standardisierung wird als Einengung der eigenen Autonomie und als Beschränkung des medizinischen Sachverstands interpretiert.
- „Bis ich merke, dass ich eine Checkliste gebrauchen könnte, ist die Situation bereits vorbei": Es ist unklar, zu welchem Zeitpunkt auf eine Checkliste zurückgegriffen werden soll. Arbeitet man im Team, stellt sich die Frage, wer für die Abarbeitung der Checkliste verantwortlich ist.

- „Checklisten sind unhandlich“: Als Alternativen zu unhandlichen Papier-Checklisten oder Manualen gibt es zunehmend Apps für das Smartphone/iPhone (z. B. die elektronische Gedächtnis- und Entscheidungshilfe für Notfälle in der Anästhesiologie; „eGENA“ welche der Berufsverband Deutscher Anästhesisten (BDA) kostenlos zur Verfügung stellt). In wieweit die Verwendung dieser neueren ‚Checklisten‘ sich auf die Initiative Einzelner beschränken wird oder zum Bestandteil einer Abteilungskultur werden kann, ist zum gegenwärtigen Zeitpunkt offen.

15.3.3 Grenzen von Checklisten

Beispiel Patientenübergabe
Checklisten können der Übergabe von Patienten eine Struktur geben, als alleinige Grundlage für die Informationsmitteilung bergen sie jedoch die Gefahr in sich, dass wesentliche Aspekte der Komplexität und Rätselhaftigkeit einer Patientenversorgung nicht kommuniziert werden (Cohen et al. 2012). Dies liegt daran, dass Menschen je nach Situation die Umstände entweder anhand allgemeingültiger, kontextunabhängiger Prinzipen **(„paradigmatisch“)** oder anhand einer Geschichte, in der das Besondere zum Ausdruck kommt **(„narrativ“)** beschreiben. Checklisten als paradigmatische Darstellung eignen sich daher für einfache oder besonders komplizierte Abläufe, nicht jedoch für die Erfassung oder Beschreibung komplexer Tatbestände, die als Geschichte erzählt werden müssen (Hilligoss und Moffat-Bruce 2014): **Einfache** Abläufe (wie beispielsweise das Kochen einer Mahlzeit oder die Inbetriebnahme eines Überwachungsmonitors) setzen wenig Expertise voraus und lassen sich formelhaft standardisieren. **Komplizierte** Abläufe (wie die Vorbereitung und Durchführung einer Organtransplantation oder der gesamte Behandlungspfad eines Patienten von seiner stationären Aufnahme bis zur Entlassung (DeVries et al. 2010) bestehen aus vielen Einzelsequenzen, die jedoch alle mittels Checklisten strukturiert werden können. **Komplexe** Abläufe (wie beispielsweise die Versorgung eines hämodynamisch instabilen Kindes mit einem angeborenen Herzfehler) zeichnen sich gerade dadurch aus, dass viele Systembestandteile miteinander interagieren und nur eine ganzheitliche Wahrnehmung eine adäquate Situationsbeschreibung ermöglicht. Nur eine narrative, nicht jedoch eine ausschließlich paradigmatische Darstellung bei der Patientenübergabe kann diesem Umstand Rechnung tragen. Dennoch sind Checklisten eine wertvolle Unterstützung bei der Übergabe, insbesondere in Routinesituationen, um Informationsverlust zu verhindern – ein Standard für die Übergabe, der auch narrative Elemente enthält, kann „das Beste aus beiden Welten“ vereinbaren. Hierfür wird in etlichen Organisationen z. B. das S-BAR(R)-Modell eingesetzt (Kap. 12; King et al. 2008).

Beispiel Sicherheitsinitiativen und Kultur
Auf dem Hintergrund des beeindruckenden Rückgangs katheterassoziierter Infektionen nach Einführung einer Checkliste in 103 Intensivstationen (*„Michigan Keystone ICU Project“*; Pronovost et al. 2006) und der dramatischen Reduktion von perioperativer Morbidität und Mortalität, welche nach Einführung der *„Surgical Safety Checklist“* in den teilnehmenden Kliniken beobachtet werden konnte (Haynes et al. 2009) brach in der Laienpresse und in Teilen des Gesundheitswesens gleichermaßen eine Euphorie darüber aus, dass „einfache, kleine Checklisten“ die langgesuchte Lösung für das Problem der gefährdeten Patientensicherheit darstellen könnten. Dieser Ansicht wurde gerade von denen widersprochen, deren Initiativen diesen Erfolg aufweisen konnten (so z. B. Bosk et al. 2009): Die eingeführten Checklisten waren immer nur eine Komponente eines umfassenderen Programms, welches zum Ziel hatte, die Kultur einer Intensivstation, Notaufnahme oder eines OP-Bereichs zu verändern. Eine viel größere Herausforderung als die Festlegung der notwendigen Inhalte für die Checkliste war es zu verstehen, welche sozialen, politischen, organisationalen, psychologischen und oft auch emotionalen Barrieren überwunden werden müssen, bis wissenschaftliche Evidenz in Form einer Checkliste angewendet werden kann. Die eigentliche Herausforderung bei der

Einführung einer Checkliste liegt somit nicht darin, diese zu erstellen (obwohl auch dies einen anspruchsvoller Prozess ist). sondern die in der eigenen Abteilungskultur immanenten Widerstände zu verstehen und zu überwinden, bis die in der Checkliste beschriebene Vorgehensweise zu der Art und Weise geworden ist, „wie wir das hier machen". Der Irrtum hinter dem Konzept der „einfachen, kleinen Checkliste" liegt somit in der Annahme, dass eine **technische Maßnahme** (Checkliste) ein **soziokulturelles Problem** lösen kann.

> Der Irrtum der „einfachen, kleinen Checkliste" liegt in der Annahme, dass eine technische Maßnahme (Checkliste) ein soziokulturelles Problem lösen kann.

15.3.4 Entwicklung und Einführung von Checklisten

Um den genannten Argumenten gegen und Ängsten vor Checklisten zu begegnen, sollten vor der Einführung von Checklisten folgende Fragen geklärt werden:

- Welche sicherheitsrelevanten Arbeitsabläufe sind standardisierbar und lassen sich in einer Checkliste abbilden?
- Wie ist bei dem infrage kommenden Aspekt die wissenschaftliche Evidenzlage? Gibt es Leitlinien von Fachgesellschaften, die als Grundlage dienen müssen?
- Zu welchem Zeitpunkt („Startpunkt") innerhalb einer Situation sollten Checklisten aufgerufen werden? Welches Teammitglied ist für das Durchgehen der Liste zuständig?
- Welche Darbietungsform ist für die Arbeitsbedingungen der Akutmedizin geeignet?
- Handelt es sich um eine Checkliste, deren Anwendung vor dem Einsatz im klinischen Alltag gezielt geschult werden muss?

Da Checklisten nützlich, vermeintlich einfach zu erstellen und anzuwenden sind (Tab. 15.1), kann dies in Organisationen zu einer ausgeprägten Checklisten-Freudigkeit führen. Werden Checklisten jedoch in zu großer Zahl eingeführt, erleichtern sie nicht mehr die Arbeit, sondern schaffen selbst neue Komplexität. Komplexität in Verbindung mit (gefühlter) Zeitverschwendung führt jedoch zu „Checklistenmüdigkeit". Im Zusammenhang von Checklisten und Patientensicherheit ist daher die Frage ungeklärt: Wie viele Listen sind zu viel? Wann werden Benutzer nicht mehr entlastet, sondern überfordert?

Checklisten müssen regelmäßig revidiert und aktualisiert werden: Liegen ihnen veraltete Behandlungsstandards zugrunde, bekommen Patienten nicht die Behandlung nach dem aktuellen Stand der Wissenschaft. Deshalb ist es sinnvoll, neue Checklisten mit einem systematischen Verfahren einzuführen, das folgende Komponenten enthält (Winters et al. 2009; Marshall 2013):

- Aktuelle Literatur und zur Zeit gültige Guidelines werden einbezogen.
- Die Bedürfnisse und die Arbeitsbedingungen der Nutzer wurden verstanden.
- Personen aus allen beteiligten Disziplinen sind an der Gestaltung beteiligt.
- Das Design wird nach ergonomischen Kriterien gestaltet und ist für die Abarbeitung in einem Notfall geeignet *(„usability")*.
- Die Checkliste unterstützt auch andere Teammitglieder in der Ausführung ihrer Arbeit.
- Die Checkliste wird in simulierten bzw. ausgewählten Arbeitsumgebungen erprobt, bevor sie großflächig eingeführt wird.
- Die Anwendung von Checklisten wird geschult.
- Der Nutzen der Checkliste bestätigt sich empirisch.
- Die Checkliste wird in regelmäßigen Abständen überarbeitet, sodass neue wissenschaftliche Erkenntnisse und Rückmeldungen der Nutzer einfließen können.

Bei der Gestaltung der Checkliste ist es zudem sehr zu empfehlen, auf die Erfahrungen und Empfehlungen des Human-Factors-Engineering zurückzugreifen. Dies geschieht idealerweise dadurch, dass Menschen mit der entsprechenden fachlichen Expertise zurate gezogen werden.

15.4 Komplexität managen – Die Akutmedizin der Zukunft denken

15.4.1 Organisationen aktiv verändern

Jede akutmedizinische Organisation hat trotz ungünstiger Rahmenbedingungen Einfluss darauf, in welchem Maß Patientensicherheit integraler Bestandteil ihrer Unternehmenskultur wird. Um sich diesem Ziel anzunähern, sind in vielen Krankenhäusern Veränderungen der Strukturen und Prozesse, des Selbstverständnisses und der Interaktionen der Mitarbeitenden nötig. Veränderung geschieht immer, Organisationen passen sich kontinuierlich an neue Anforderungen an. Damit Veränderungen aber gezielt und systematisch ablaufen, benötigen sie einen Denkrahmen und einen „Fahrplan". Einen solchen Denkrahmen bieten Konzepte der **Organisationsentwicklung**, die in anderen Branchen erprobt wurden (Argyris und Schön 1999; Senge 2001; Nonaka und Takeuchi 1997; Probst und Büchel 1998; Schreyögg 1999). Organisationsentwicklung bedeutet, eine Organisation strategisch geplant und systematisch zu verändern mit dem Ziel, die Effektivität der Organisation bei der Lösung ihrer Probleme zu steigern (Comelli 1985). Organisationsentwicklung ist langfristig angelegt und beteiligt die Mitarbeitenden. Da Organisationen nicht von außen entwickelt werden, sondern sich auf ihre selbst gesetzten Ziele hin bewegen, kann die Richtung der Veränderung nur aus den Krankenhäusern selbst kommen. Der Ausgangspunkt für Programme der Organisationsentwicklung sind dabei Veränderungen der Anforderungen an die Organisation. Kernthemen der Entwicklung von Organisationen sind „Wissen", „Lernen", „Qualität", „Führung" und „Flexibilität". Für die Akutmedizin sind Patientensicherheit und -zufriedenheit, eine transparente Behandlungskette, Mitarbeiterpartizipation und Wettbewerb wichtige übergeordnete Ziele (Bellabarba und Schnappauf 1996). Ziel der Veränderung in Organisationen sind die Strukturen und Prozesse, mit denen die „Kernleistung" der Akutmedizin, die Patientenversorgung, erbracht wird. Die wichtigste Ressource erfolgreicher Entwicklungsprozesse sind immer die Mitarbeitenden, genauer gesagt ihr Wissen, Können und Wollen. Dieses Thema wird in Kap. 16 vertieft aufgegriffen.

15.4.2 Wissen managen

Wenn sie „lernende Organisationen" werden wollen, müssen Krankenhäuser die Herausforderung des Wissensmanagements bewältigen. Das in Organisationen angesammelte Wissen macht Organisationen zukunftsfähig, wenn es gelingt, dieses Wissen als Ressource zu nutzen. In der Industrie wird das Thema durch Theorien des Wissensmanagements angegangen. Es gibt keine anerkannte Definition von Wissensmanagement (WM). Meistens bezieht sich der Begriff auf systematische Ansätze, um Wissen in Organisationen zu erzeugen, zu teilen, aufrechtzuerhalten, zu verfeinern und zu nutzen (Edwards et al. 2005). Die Erschließung von Wissen als Humankapital ist die Kernidee des Wissensmanagements (Nonaka und Takeuchi 1997; Bali und Dwivedi 2006).

Ähnlich wie bei der lernenden Organisation, bei der die Organisation und nicht die Einzelperson lernt, wird beim Wissensmanagement nicht die Einzelperson, sondern die gesamte Organisation als Träger von Wissen beschrieben. Wissen meint in diesem Kontext die Erfahrung von Organisationsmitgliedern und informationelle Artefakte wie z. B. Dokumente, Guidelines, Protokolle oder Berichte, die in der Organisation verfügbar sind (Stefanelli 2004). Wissen ist jedoch nicht gleichbedeutend mit Information: Erst wenn Information nach Anwendungskriterien selektiert, geordnet, medial aufbereitet und schließlich benutzt wird, ist es Wissen im Sinne des Wissensmanagements. Wissensmanagement bedeutet also aus dieser Perspektive, Daten in nützliches Wissen zu verwandeln. Nützliches Wissen hilft den Behandlern dabei, die Probleme der Patienten zu lösen.

Ein Beispiel, wie Wissen in einer Organisation genützt werden kann, um vorhandenes Wissen zu den Ärzten zu bringen bieten IT-basierte **integrierte Fehlervermeidungssysteme:** Das Wissen einzelner Spezialisten (beispielsweise Information von Pharmakologen über Nebenwirkungen von Medikamenten, Information über Vorerkrankungen oder Allergien des Patienten) aus verschiedenen Teilsystemen der Organisation wird in ein Informationssystem eingegeben, um unabhängig von der Person der Eingebenden allen Behandlern zur Verfügung zu stehen. Durch die Verknüpfung des elektronischen Medikamenten-Verordnungssystems mit der Arzneimitteldatenbank und den Patienteninformationen konnten Medikationsfehler auf der Intensivstation um mehr als 60 % gesenkt werden (Harvard Health Online 2000; Davenport und Glaser 2002; Melymuka 2002).

Welches Wissen ist aber relevant für Wissensmanagementsysteme? Es gibt keine einheitliche Klassifikation von Wissen, aber die meisten Autoren unterscheiden implizites und explizites Wissen (Nonaka und Takeuchi 1997):

- **Implizites Wissen** (engl.: *„tacit knowledge"*) ist nicht-bewusstes Wissen. Dazu gehören sowohl motorische als auch diagnostische Fertigkeiten. Die betreffende Person ist sich zwar darüber im Klaren, dass sie etwas weiß oder kann, aber sie kann nicht genau sagen, wie genau sie etwas tut oder worin genau dieses Wissen besteht. Auf dieser Stufe bleibt Wissen auf das Individuum beschränkt und ist für die Organisation (nach dem Ausscheiden der Person) nicht nutzbar.
- **Explizites Wissen** ist dagegen bewusst und sprachlich verfügbar. Die Person weiß, was sie weiß, und kann dieses Wissen anderen Menschen mitteilen (z. B. wie man die Dosierung von Medikamenten berechnet, wie man eine Differenzialdiagnose trifft). Explizites Wissen ist für die Organisation verfügbar und z. B. in Leitlinien kodifiziert.

Wissensmanagement sieht sich zwei wesentlichen Herausforderungen gegenüber: Zum einen muss implizites Wissen in explizites Wissen überführt werden. Nur so ist es für Organisationen verfügbar und kann von den Organisationsmitgliedern gelernt und angewendet werden. Zum anderen müssen Prozesse so gestaltet werden, dass explizites Wissen – wann immer notwendig – auch verfügbar ist. Nur wenn die richtige Person zur richtigen Zeit auf die richtige Information Zugriff hat, hilft dieses Wissen weiter.

▶ Durch die Verknüpfung des elektronischen Medikamenten-Verordnungssystems mit der Arzneimitteldatenbank und den Patienteninformationen konnten Medikationsfehler auf der Intensivstation um mehr als 60 % gesenkt werden.

Akutmedizinische Einrichtungen sehen sich in diesem Zusammenhang mit den folgenden Fragen konfrontiert:

- Welche kulturellen und strukturellen Barrieren stehen einem systematischen Wissensmanagement entgegen?
- Wie kann aus medizinischer Information (z. B. Veröffentlichungen) Wissen generiert werden?
- Wie kann Wissen verteilt und geteilt werden? Welche Methode ist für welche Art von Wissen am besten geeignet?
- Wie kann Informationstechnologie in diesem Prozess gewinnbringend eingesetzt werden?

Ein wesentliches Merkmal der Akutmedizin besteht darin, dass Menschen aus den verschiedensten Organisationen (vom Rettungsdienst über die Notaufnahme bis hin zur Intensivstation) interagieren und dabei ständig neue Informationen erzeugen. Da wichtige Information an den verschiedenen Schnittstellen verloren gehen kann, kann strukturiertes Wissensmanagements dabei helfen, die Interaktion und Zusammenarbeit zu verbessern. Ein systemischer Ansatz, in dem die akutmedizinische Patientenversorgung als **ein Gesamtprozess** mit vielen beteiligten Organisationen verstanden wird, wird Behandelnden helfen, das nötige Wissen einzubringen und die benötigte

Information durch die Behandlungskette fließen zu lassen (Edwards et al. 2005).

Sicherheitsorientiertes Wissensmanagement trägt somit zu einer informierten und zuverlässigen Unternehmenskultur bei. Damit schließt sich der Kreis zu den in Kap. 14 besprochenen Themen – die Instrumente für die sichere Akutmedizin der Zukunft stehen schon heute bereit.

15.4.3 Systemgestaltung: Human Factors und Patientensicherheit

Wenn die Organisationen der Akutmedizin der Zukunft sicher behandeln wollen, müssen sie bei der Gestaltung von Prozessen, aber auch im Design von technischen Systemen Prinzipien der Human Factors beachten. Diese abstrakt wirkende Aussage bedeutet, dass die Arbeitssysteme mit allen ihren Komponenten so gestaltet werden müssen, dass an jedem Arbeitsplatz zu jeder Zeit sicheres Arbeiten möglich ist. Darüber hinaus werden auch die Gesundheit und das Wohlbefinden der Mitarbeitenden beachtet.

Human Factors-orientierte Systemgestaltung bedeutet, menschliche Eigenschaften und Fähigkeiten beispielsweise bei der Gestaltung der Interaktion mit Technik, der Materialien, Arbeitsplätze und Räume zu beachten. Die folgenden Thesen sollen verdeutlichen, was eine Umsetzung dieser Leitidee in den Krankenhäusern und Einrichtungen des Gesundheitswesens bedeuten würde (Hofinger 2013).

► Wenn die Organisationen der Akutmedizin der Zukunft sicher behandeln wollen, müssen sie bei der Gestaltung von Prozessen, aber auch im Design von technischen Systemen Prinzipien der Human Factors beachten: die Arbeitssysteme mit allen ihren Komponenten müssen so gestaltet werden, dass an jedem Arbeitsplatz zu jeder Zeit sicheres Arbeiten möglich ist.

Patientensicherheit braucht Management mit Human-Factors-Wissen und Einbindung von Expertise

Die Arbeitsbedingungen, unter denen Patienten behandelt werden, werden auf Managementebene entschieden. Patientensicherheit ist auch deshalb eine zentrale Aufgabe der Führungspersonen. Um die Rahmenbedingungen so zu setzen, dass sie für Patienten und Mitarbeitende sicher sind, braucht es im Management natürlich medizinisch-fachliches Wissen, aber auch Verständnis für Human Factors-Zusammenhänge. Aktuell ist aber in der Medizin, insbesondere in Krankenhäusern, selten zu beobachten, dass z. B. neue Geräte oder Technologien systematisch nach solchen Aspekten ausgewählt und eingeführt werden. Dazu bedürfte es einer Einbindung des Managements, der Mitarbeiterbeteiligung, systematisches Training und Schulungen (Carayon et al. 2012, S. 1586).

Wichtig wäre es, das Wissen über Human Factors, das aktuell in der Medizin vor allem zur Erklärung von Unfällen und Zwischenfällen (Kap. 16) genutzt wird, viel früher einzusetzen: Wesentliche, teure Entscheidungen sind kaum rückgängig zu machen, wenn man nach einem Unfall darauf kommt, dass sie nicht menschen-angepasst getroffen wurden. Bauliche Parameter (z. B. Lage und Anordnung des Schockraums) oder größere Geräteanschaffungen sind Beispiel dafür. Wenn Human-Factors-Wissen in Krankenhäusern nützen soll, muss Human-Factors-Expertise früh und kontinuierlich in die Planung und Prozessgestaltung einbezogen werden.

Human Factors für Patientensicherheit geht auch den Einkauf an

Die Relevanz von Gerätedesign für Patientensicherheit ist in vielen Studien gezeigt worden, vor allem zu Infusionspumpen (Überblick in Vincent et al. 2014); für die nutzerzentrierte Gestaltung von Geräten gibt es genug Wissen aus Jahrzehnten der ergonomischen Forschung. Die Gestaltung von Geräten und Bedienkonzepten liegt natürlich außerhalb der direkten Reichweite von Krankenhäusern. Aber durch Einkaufspolitik und durch Kontakt zu Geräteherstellern kann hier Einfluss ausgeübt werden. Auch die Einheitlichkeit der Bedienkonzepte in einem Krankenhaus kann hier gesteuert werden (allerdings unter Umständen nur mit kurzfristigen finanziellen Nachteilen), sodass Verwirrung durch verschiedene Geräte entfallen kann. Allerdings erfordert das, dass Einkäufer über potenzielle

Fehlerquellen und die Rolle von Systemdesign für Patientensicherheit Bescheid wissen.

Arbeitsplätze nach Human-Factors-Gesichtspunkten gestalten
Nicht nur die Geräte, die Arbeitsplätze insgesamt sollten so gestaltet sein, dass sie für die Arbeitsabläufe nützlich sind, sicheres Arbeiten erlauben und zugleich für die Mitarbeitenden nicht gesundheitsschädlich sind. Ein auch in der Akutmedizin relevantes Beispiel für Arbeitsplatzgestaltung im Krankenhaus nach Human-Factors-Gesichtspunkten ist die Platzierung von Spendern für Händedesinfektionsmittel. Birnbach et al. (2010) zeigten, dass sich die Compliance der Ärzte und Ärztinnen deutlich erhöhte, wenn die Spender in ihrem Sichtfeld waren. Solche Human-Factors-Interventionen sind mächtig, weil sie unabhängig von Einzelpersonen und ihrer Motivation oder ihrem Wissen wirken (natürlich sind Faktoren wie die Vorbildwirkung von Führungspersonen weiterhin wichtig). Arbeitsplatzgestaltung ist zudem oft auch günstiger als Verhaltensveränderungen bei allen Mitarbeitenden, weil sie nur einmal umgesetzt werden muss, während Verhaltensänderungen schon aufgrund der Personalfluktuation immer wieder eingeübt werden müssen.

Arbeitsprozesse im Krankenhaus unter Human Factors-Aspekten gestalten
Geräte und Arbeitsplätze sind die „Hardware" der Arbeit. Im Fallbeispiel ist der Perfusor unterhalb der Blickhöhe angebracht – eine Anordnung, die unter Stress geradezu einlädt, ihn zu übersehen. Aber auch auf der „Software"-Seite sind Human Factors-orientierte Interventionen nötig und sinnvoll für Patienten und Mitarbeitende. Das bedeutet, Arbeitsprozesse hinsichtlich der zeitlichen Abläufe, der Arbeitsmittel oder der Prozessstruktur so zu gestalten, dass sie menschlichen Fähigkeiten möglichst optimal entsprechen. Ein Beispiel dafür ist die Vermeidung von Unterbrechungen: Wird man bei einer Aufgabe durch eine andere unterbrochen, kann das dazu führen, dass man Arbeitsschritte oder Ziele der ersten (unterbrochenen) Aufgabe vergisst (*prospective memory failure,* Abschn. 4.5). Unter Human Factors Gesichtspunkten kann man Arbeitsabläufe so gestalten, dass Unterbrechungen selten werden. Die Bereitschaft zu einer solchen Umorganisation erfordert Wissen über Aufmerksamkeits- und Gedächtnisprozesse. Da, wo Unterbrechungen im klinischen Alltag nicht komplett vermeidbar sind, kann man versuchen, ihre Auswirkungen abzufangen. Wenn man z. B. nach einer Unterbrechung eine Pause von einigen Sekunden macht, ehe die unterbrochene Tätigkeit fortgeführt wird, werden Fehler bei der wieder aufgenommenen Aufgabe reduziert, weil und wenn man sich dann wieder voll auf sie konzentriert (Brumby et al. 2013).

Natürlich können im Krankenhaus und insbesondere in der Akutmedizin nicht alle Abläufe Human Factors-optimiert werden. Im Fallbeispiel muss eine Sectio in einem Wehenzimmer ohne die Möglichkeiten eines richtigen OPs stattfinden. Auch im optimal gestalteten Krankenhaus muss z. B. manchmal nachts operiert werden, obwohl die Fehleranfälligkeit nachts (vor allem zwischen 2 und 5 Uhr) deutlich erhöht ist. Aber solche Situationen sollten auf den Notfall beschränkt sein – die aktuelle Tendenz, elektive Maßnahmen in die Nachstunden zu verlagern, mag wirtschaftlich sinnvoll sein, für die Patientensicherheit und auch für die Gesundheit der Mitarbeitenden ist sie es nicht. Wo Arbeiten unter ungünstigen Bedingungen stattfinden müssen, sollte besonderes darauf geachtet werden, dass möglichst viele Barriere-Ebenen (Kap. 3) gestärkt werden, z. B. gute Teamarbeit oder gute Arbeitsplatzgestaltung, damit die erhöhte Fehlerwahrscheinlichkeit nicht zu Unfällen führt.

Standards einführen, indem das ganze System betrachtet wird
„Prozesse gestalten" bedeutet immer auch, sie zu standardisieren. Wie weiter oben am Beispiel der Einführung von Checklisten gezeigt wurde, können auch sinnvolle neue Prozesse nicht einfach in ein System „hineingeworfen" werden. Damit sie funktionieren, muss das ganze System betrachtet werden. Im Fall der Checkliste betrifft dies Themen wie Kommunikation an Schnittstellen, Status und Hierarchie, aber auch

Arbeitsbelastung und Unterbrechungen, Kosten, Probleme durch Medienbrüche von Papier auf PC und anderes mehr. Das alles zu beachten, kostet Zeit und Ressourcen – wenn dies aber nicht geleistet wird, werden Standards nicht effektiv und nützlich umgesetzt werden.

Wenn Standard-Prozesse umgesetzt werden sollen, müssen sie geübt werden. Dafür sind Trainings eine nützliche Intervention (Russ et al., 2013). Vor allem Abläufe, die verändert werden, oder solche, die auch in Notfällen abrufbar sein müssen (Übergaben, Reanimation), müssen geschult, trainiert und auch im Alltag geübt werden. Ansonsten aber sind Trainings und Human-Factors-Aspekte eher eine schwache Intervention (siehe dazu ausführlicher in Kap. 16). Human Factors im Krankenhaus umfassend zu betrachten und Arbeitsplätze, Arbeitsmittel und Prozesse zu verändern ist mühsam, aber effektiver als Verhalten so verändern zu wollen, dass es Mängel der Systemgestaltung kompensiert.

15.4.4 Resilienz in der Akutmedizin

Kaum ein Phänomen ist in den vergangenen beiden Jahrzehnten in der Sicherheitsforschung so intensiv untersucht worden wie das der Resilienz. Eine ganz eigene Wissenschaftstradition, das ‚Resilience Engineering' beschäftigt sich im Zusammenhang mit Sicherheit in soziotechnischen Systemen seit Anfang des Jahrtausends mit der Frage, wie diese Resilienz in Systeme ‚eingebaut' werden kann, sodass diese erwartete und unerwartete Störungen besser auffangen und bewältigen können (z. B. Hollnagel et al. 2006, 2013).

Der Begriff Resilienz, der mit Elastizität oder Widerstandsfähigkeit übersetzt werden kann, hat Wurzeln sowohl in den Material- und Ingenieurwissenschaften als auch in der Individualpsychologie.

Ursprünglich beschreibt Resilienz die Fähigkeit eines Werkstoffes, sich verformen zu lassen und danach in die ursprüngliche Form zurückfinden. In der Psychologie wird dieses Bild einer Elastizität auf die Eigenschaften oder Fähigkeiten von Menschen übertragen, die es ihnen ermöglichen, sich an widrige Bedingungen anzupassen und sich von Traumata oder schlimmen Ereignissen zu erholen (z. B. Werner 1989). Das Bild des Stehaufmännchens wird häufig verwendet, um solche Menschen zu beschreiben – sie sind nicht immun gegen schlimme Ereignisse, aber sie gehen daran nicht zugrunde. Untersucht man resiliente Personen, so findet man, dass neben externer Unterstützung und emotionalen Bindungen einige Eigenschaften der Person selber entscheidend sind. Diese Eigenschaften können auch für den Umgang mit Unfälle und Zwischenfällen hilfreich sein: Resiliente Menschen akzeptieren die Krisen oder das Trauma. Dabei nehmen sie nicht die Opferrolle ein, sondern übernehmen Verantwortung für sich selber. Sie denken lösungsorientiert und eher optimistisch, mit Zukunftsbezug. Sie haben Netzwerke, auf die sie sich stützen können und aus denen sie Hilfe bekommen.

In der Sicherheitsforschung hat Resilienz mehrere Bedeutungen (Woods 2015). Einerseits wird darunter die Fähigkeit eines Systems verstanden, zunehmende Komplexität, multiple Zielkonflikte, Stress und unerwartete Herausforderungen so auszubalancieren, dass sicheres Handeln resultiert. Sollte es dennoch zu einer Krise kommen, so wäre mit Resilienz des Weiteren die Fähigkeit gemeint, nach einer Krise in den ursprünglichen Normalzustand zurück zu kehren. Vergleichbar dem individualpsychologischen Verständnis würde dies beinhalten zu akzeptieren, dass Unfälle oder Krisen vorkommen, aber man sie bewältigen kann – auch hier passt das Bild des Stehaufmännchens. Wir bevorzugen das Bild des Baums, der von einem Windstoß gebeugt wird, sich aber wieder aufrichtet. Damit er das kann, muss er flexibel sein; zugleich braucht er starke Wurzeln, damit der Windstoß ihn nicht umwirft. Wurzeln organisationaler Resilienz sind z. B. Risikomanagement und Fehlervermeidung im Alltag, eine tief in der Kultur verankerte Lernbereitschaft (Kap. 16), die Bereitschaft, in einer kritischen Situation rasch Entscheidungen zu treffen und dabei Kontrolle an die vor Ort handelnden Personen abzugeben (Abb. 15.3). Resilienz

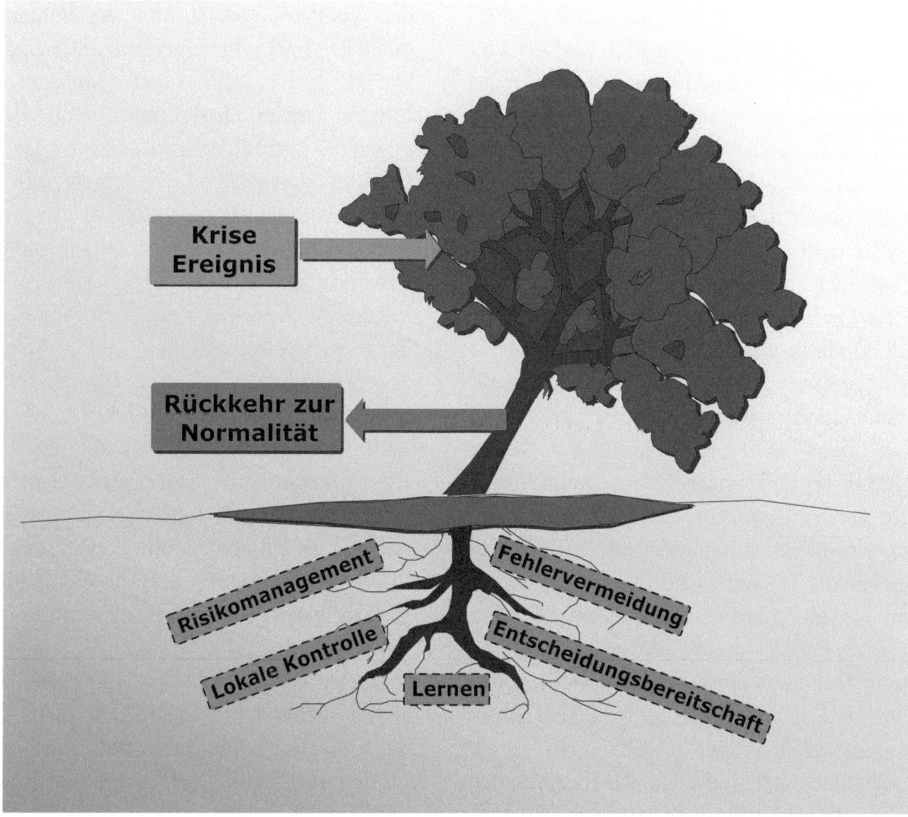

Abb. 15.3 Organisationale Resilienz kann mit der Metapher eines vom Windstoß gebeugten Baums beschrieben werden, der sich wieder aufrichtet – wenn er flexibel genug ist und die Wurzeln stark genug sind, um ihn vor dem Umfallen zu bewahren

als Rückkehr in den Ausgangszustand hängt also wesentlich von den Fähigkeiten und Ressourcen ab, die vor dem Ereignis vorhanden waren. Zu guter Letzt kann Resilienz als die Fähigkeit eines Systems verstanden werden, Herausforderungen zu bewältigen, die jenseits ihres ursprünglichen Designs liegen. Dass Organisationen mit Ereignissen, die ihre Ressourcen und Kapazitäten eigentlich überschreiten müssten, dennoch erfolgreich umgehen und vielleicht sogar gestärkt daraus hervorgehen können, ist ein faszinierendes Konzept, welches die Medizin erst langsam zu entdecken beginnt.

Damit sie nach Unfällen oder Krisen „wieder aufstehen" können, brauchen Organisationen einige Eigenschaften (Sutcliffe und Vogus 2003), die auch für Krankenhäuser und andere Einrichtungen der Akutmedizin wichtig wären:

- Flexibilität, Improvisationsfähigkeit
- Fähigkeit, rasch auf ein Ereignis zu reagieren und schnell zu entscheiden
- Fähigkeit, Reserven zu mobilisieren und Ressourcen, auch in Netzwerken, zu aktivieren

Damit auf Ereignisse oder Krisen so reagiert werden kann, müssen Organisationen bereit sein, sich an Veränderungen anzupassen und zu lernen (Kap. 16) und sie müssen ihre Schwachstellen kennen und sich mit ihnen auseinandersetzen. Hier trifft sich dann das Konzept der Resilienz mit dem der hochzuverlässigen Organisation. Den Teams in einer Organisation kommt hierbei eine besondere Rolle zu, weil sie es sind, die auf Ereignisse reagieren und durch ihre Adaptationsfähigkeit Ereignisse „abpuffern". Umso wichtiger sind gute Teamtrainings (Kap. 11, 16; siehe auch Ritz et al. 2013). Problematischer Aspekt dieser neuen Wissenschaftstradition ist jedoch, dass bei einem zu starken Focus auf dem resilienten Individuum am ‚scharfen Ende' plötzlich wieder der Mensch die Verantwortung für komplexe Systeme aufgebürdet bekommt und zur Norm erhoben wird, wenn es zu einem Unfall kommt. Aus dem ‚menschlichen Versagen' wird kurzerhand der ‚Mangel an resilientem Verhalten' (Bergström et al. 2015).

In der Medizin wird Resilienz bislang überwiegend in diesem Sinn als individuelle Eigenschaft verstanden – Recherchen zu „Resilienz im Krankenhaus" oder „Resilienz in der Medizin" lieferten im deutschsprachigen Raum 2019 vorrangig Treffer zu psychischer Gesundheit der Mitarbeitenden, Stressmanagement und Kursen für Gelassenheit. Im angloamerikanischen Raum hingegen werden schon seit längerem Impulse des ‚*Resilience Engineering*' für die Patientenversorgung fruchtbar gemacht (Übersichten bei Hollnagel et al. 2013; Wears et al. 2015; Braithwaite et al. 2017).

Die Auseinandersetzung mit Resilienz bietet somit viele Anregungen, sich mit dem eigenen Umgang mit Zwischenfällen und Unfällen auseinanderzusetzen – vor allem mit Flexibilität, Entscheidungsfähigkeit und Ressourcen, auf der Grundlage einer tief greifenden Kenntnis der eigenen Schwachstellen und Stärken.

15.5 Zuverlässige Akutmedizin –Auf einen Blick

Überblick

- Um Patientensicherheit zu erhöhen, stehen Organisationen im Gesundheitswesen zwei Wege zur Verfügung: Sie können versuchen, die Variabilität von Prozessen und die daraus resultierende Komplexität der Arbeitswelt auf ein Minimum zu reduzieren, und sie können die Fähigkeit zur Bewältigung von Komplexität und Unsicherheit stärken.
- Klinisches Risikomanagement ist ein Präventionssystem, das Risiken bei der Patientenversorgung reduzieren soll und die Zielsetzung der ständigen Verbesserung der Behandlungsqualität und Patientensicherheit verfolgt. Darüber hinaus dient es der Abwehr ungerechtfertigter Anspruchsstellungen von Patienten gegen die Institution Krankenhaus.
- Qualitätsmanagement bedeutet, alle Prozesse in einer Organisation so zu gestalten, dass die Arbeitsergebnisse oder Produkte die gewünschte Qualität haben. Unter Qualität kann man die Güte, aber auch die Sicherheit der Behandlung verstehen.
- Beispiele für Methoden im Risiko- und Qualitätsmanagement sind klinische Sicherheits-Audits und Qualitätszirkel.
- Da Patienten immer in einem organisationsspezifischen Kontext betreut werden, müssen bei den Bemühungen um Patientensicherheit die Systemgestaltung und die Gestaltung von Behandlungsprozessen Berücksichtigung finden.
- Wenn akutmedizinische Organisationen sicher behandeln wollen, müssen sie bei der Gestaltung von Prozessen, aber auch im Design von technischen Systemen Prinzipien der Human Factors beachten. Dies bedeutet, dass die Arbeitssysteme mit allen ihren Komponenten so gestaltet werden müssen, dass an jedem Arbeitsplatz zu jeder Zeit sicheres Arbeiten möglich ist.
- Organisationsentwicklung bedeutet, eine Organisation strategisch zu planen und systematisch zu verändern mit dem Ziel, die Effektivität der Organisation bei der Lösung ihrer Probleme zu steigern. Da Organisationen nicht von außen entwickelt werden, sondern sich auf ihre selbst gesetzten Ziele hin bewegen, kann die Richtung der Veränderung nur aus den Krankenhäusern selbst kommen.
- Standardisierung soll gewährleisten, dass bei wiederkehrenden Aufgaben eine hohe Ähnlichkeit der Abläufe entsteht; Standardisierung kann sowohl entlastend und qualitätssichernd wirken als auch als Einschränkung der ärztlichen Freiheit und als Formalisierung der Arbeit erlebt werden.
- Die eigentliche Herausforderung bei der Einführung einer Checkliste liegt nicht in ihrer Erstellung, sondern in der Überwindung

der Widerstände, bis die in der Checkliste beschriebene Vorgehensweise zu der Art und Weise geworden ist, „wie wir das hier machen“.

- Die Übergabe eines Patienten an den Schnittstellen versorgender Abteilungen stellt einen wesentlichen und fehlerträchtigen Vorgang im Rahmen der Patientenversorgung dar, da hier sowohl relevante Informationen als auch Verantwortlichkeiten übergeben werden.
- Wissen ist nicht gleichbedeutend mit Information: Erst wenn Information nach Anwendungskriterien selektiert, geordnet, medial aufbereitet und schließlich benutzt wird, ist es Wissen im Sinne des Wissensmanagements.
- Wissensmanagement sieht sich zwei wesentlichen Herausforderungen gegenüber: Zum einen muss implizites Wissen in explizites Wissen überführt werden, da es nur so für Organisationen verfügbar ist. Zum anderen müssen Prozesse so gestaltet werden, dass explizites Wissen – wann immer notwendig – auch verfügbar ist.
- Resilienz bedeutet, zu akzeptieren, dass Unfälle oder Krisen vorkommen, aber sie bewältigen zu können. Dazu brauchen Organisationen vor allem Flexibilität, Entscheidungsfähigkeit, Ressourcen und Lernbereitschaft.

Literatur

Aboumatar HJ, Weaver SJ, Rees D, Rosen MA, Sawyer MD, Pronovost PJ (2017) Towards high-reliability organising in healthcare: a strategy for building organisational capacity. BMJ Quality & Safety 26(8):663–670

AHRQ (2008) Becoming a high reliability organization: operational advice for hospital leaders AHRQ Publication No. 08-0022. Agency for Healthcare Research and Quality, Rockville

Amalberti R, Auroy Y, Berwick D, Barach P (2005) Five system barriers to achieving ultrasafe health care. Ann Intern Med 142(9):756–764

Argyris C, Schön DA (1999) Die Lernende Organisation. Grundlagen, Methode, Praxis. Klett-Cotta, Stuttgart

Bagnara S, Parlangeli O, Tartaglia R (2010) Are hospitals becoming high reliability organizations? Appl Ergon 41(5):713–8

Bali R, Dwivedi A (2006) Healthcare knowledge management. Issues, advances and successes. Springer, Berlin Heidelberg New York

Bellabarba J, Schnappauf D (Hrsg) (1996) Organisationsentwicklung im Krankenhaus. Verlag für Angewandte Psychologie, Göttingen

Bergström JR, van Winsen R, Henriqson E (2015) On the rationale of resilience in the domain of safety: a literature review. Reliab Eng Syst Saf 141:131–141

Birnbach D, Nevo I, Scheinman S, Fitzpatrick M, Shekhter I, Lombard J (2010) Patient safety begins with proper planning: a quantitative method to improve hospital design. Qual Saf Health Care 13 19(5):462–465

Bosk CL, Dixon-Woods M, Coeschel CA, Pronovost PJ (2009) Reality check for checklists. Lancet 374:444–5

Braithwaite J, Wears RL, Hollnagel E (Hrsg) (2017) Resilient health care Band 3. Reconciling work-as-imagined and work-as-done, Bd 3. CRC Press, Boca Raton

Brumby DP, Cox AL, Back J, Gould SJJ (2013) Recovering from an interruption: investigating speed-accuracy trade-offs in task resumption behavior. J Exp Psychol: Appl 19:95–107

Carayon P, Alyousef B, Xie A (2012) Human factors and ergonomics in health care. In: Salvendy G (Hrsg) Handbook of human factors and ergonomics, 4. Aufl. John Wiley, NJ, S 1574–1595

Catchpole K, Russ S (2015) The problem with checklists. BMJ Qual Saf 24:545–549

Clay-Williams R, Colligan L (2015) Back to basics: checklists in aviation and healthcare. BMJ Qual Saf 24(7):428–31

Cochrane BS, Hagins M, Picciano G, King JA, Marshall DA, Nelson B, Deao C (2017) High reliability in healthcare: creating the culture and mindset for patient safety. Healthc Manage Forum 30(2):61–68

Cohen MD, Hilligoss B, Amaral ACK (2012) A handoff is not a telegram: an understanding of the patient is co-constructed. Crit Care 16:303–8

Conell L (1996) Pilot and controller issues. In: Kanki B, Prinzo VO (Hrsg) Methods and metrics of voice communication. DOT/FAA/AM-96/10. FAA Civil Aeromedical Institute, Oklahoma City

Cooper JB, Newbower RS, Long CD, McPeek B (1978) Preventable anesthesia mishaps: a study of human factors. Anesthesiology 49:399–406

Comelli H (1985) Training als Beitrag zur Organisationsentwicklung. Hanser, München

Davenport TH, Glaser J (2002) Just-in-time-delivery comes to knowledge management. Harv Bus Rev 80:107–112

Dawson S, King L, Grantham H (2013) Review article: improving the hospital clinical handover between paramedics and emergency department staff in the deteriorating patient. Emerg Med Australas 25(5):393–405

DeVries EN, Prins HA, Crolla RM, den Outer A, van Andel G, van Helden SH, Schlack WS, van Putten

MA, Gouma DJ, Dijkgraaf MG, Smorenburg SM, Boermeester MA, Surpass Collaborative Group (2010) Effect of a comprehensive surgical safety system on patient outcomes. N Engl J Med 363:1928–1937

DIN EN ISO 9000 (2005) Qualitätsmanagement (ISO 9000: 2005).

Durso FT, Drews FA (2010) Health care, aviation, and ecosystems. Curr Dir Psychol Sci 19(2):71–5

Edwards JS, Hall MJ, Shaw D (2005) Proposing a systems vision of knowledge management in emergency care. J Operat Res Soc 56:180–192

Eichhorn S (1995) Qualitätsmanagement. In: Eichhorn S, Schmidt–Rettig B (Hrsg.) Krankenhausmanagement im Werte– und Strukturwandel. Handlungsempfehlungen für die Praxis. Kohlhammer, Stuttgart, S 321–350

Ertl-Wagner B, Steinbrucker S, Wagner B (2013) Qualitätsmanagement und Zertifizierung, 2. Aufl. Springer, Heidelberg

Euteneier A (2015) Handbuch Klinisches Risikomanagement: Grundlagen, Konzepte, Lösungen – medizinisch, ökonomisch, juristisch. Springer, Berlin

Fudickar A, Hörle K, Wiltfang J, Bein B (2012) „Surgical Safety Checklist" der Weltgesundheitsorganisation. Auswirkungen auf Komplikationsrate und interdisziplinäre Kommunikation. Deutsches Ärzteblatt 109(42):695–701

Führing M, Gausmann P (2004) Klinisches Risikomanagement im DRG-Kontext: Integration von Risiko-Kontrollpunkten in klinische Pfade. Kohlhammer, Stuttgart

G-BA Gemeinsamer Bundesausschuss (2016): Beschluss des Gemeinsamen Bundesausschusses über eine Qualitätsmanagement-Richtlinie vom 15.9.2016, BAnz AT 15.11.2016 B2

G-BA Gemeinsamer Bundesausschuss (2014) Beschluss zum klinischen RM. https://www.g-ba.de/downloads/39-261-1919/2014-01-23_KQM-RL_137-1d_BAnz.pdf. Zugegriffen: 1. Sept. 2019.

GMDS (2008) GMDS-Arbeitsgruppe "Qualitätsmanagment in der Medizin". Begriffe und Konzepte des Qualitätsmanagements, 3. Aufl. GMDS, Hannover

Gravenstein N, Kirby RR (1999) Komplikationen in der Anästhesie. Urban & Fischer, Lübeck

Grote G (2013) Wie Unsicherheit in komplexen Systemen Sicherheit fördern kann. In: Heimann R, Strohschneider S, Schaub H (Hrsg) Entscheiden in kritischen Situationen: Neue Erkenntnisse und Perspektiven. Verlöag für Polizeiwissenshaft, Frankfurt a. M., S 47–58

Guise JM, Chang C, Viswanathan M, Glick S, Treadwell J, Umscheid C, Whitlock E, Fu R, Berliner E, Paynter R, Anderson J, Motu'apuaka M, Trikalinos T (2014) Systematic reviews of complex multicomponent health care interventions. Research white paper. Agency for Healthcare Research and Quality, Rockville

Hart EM, Owen H (2005) Errors and omissions in anesthesia: a pilot study using a pilot's checklist. Anesth Analg 101:246–250

Harvard Health Online (2000). To Err is Human, But… [WWW–dokument] http://www.health.harvard.edu/medline/Women/W0300a.html

Hasibeder WR (2010) Does standardization of critical care work? Curr Opin Crit Care 16(5):493–498

Hayashi I, Wakisaka M, Ookata N, Fujiwara M, Odashiro M (2007) Actual conditions of the check system for the anesthesia machine before anesthesia. Do you really check? Masui 56:1182–1185

Haynes AB, Weiser TG, Berry WR, Lipsitz SR, Breizat AH, Dellinger EP, Herbosa T, Joseph S, Kibatala PL, Lapitan MC, Merry AF, Moorthy K, Reznick RK, Taylor B, Gawande AA, Safe Surgery Saves Lives Study, Group (2009) A surgical safety checklist to reduce morbidity and mortality in a global population. N Engl J Med 360(5):491–499

Hellmich C (2009) Qualitätsmanagement und Zertifizierung im Rettungsdienst: Grundlagen, Techniken, Modelle, Umsetzung. Springer, Heidelberg

Hensen P (2019) Qualitätsmanagement im Gesundheitswesen: Grundlagen für Studium und Praxis, 2. Aufl. Springer Gabler, Berlin

Helmreich RL (2000) On error management. Lessons learned from aviation. BMJ 320:781–5

Hilligoss B, Moffatt-Bruce SD (2014) The limits of checklists: handoff and narrative thinking. BMJ Qual Saf Apr 23(7):528–533 https://doi.org/10.1136/bmjqs-2013-002705

Hofinger G (2013). Human Factors im Krankenhaus – Konzepte und Konsequenzen. Interdisciplinary contributions to hospital management: medicine, patient safety and economics, 25.11.2013, 016. http://www.clinotel-journal.de/article-id-016.html

Hollnagel E (2012) Coping with complexity: past, present, and future. Cogn Technol Work 14(3):199–205

Hollnagel E, Woods DD, Leveson N (Hrsg) (2006) Resilience engineering. Concepts and Precepts. Ashgate, Aldershot

Hollnagel E, Braithwaite J, Wears RL (Hrsg) (2013) Resilient health care. Ashgate studies in resilience engineering. Ashgate, Alderhot

Kahla-Witzsch HA (2019) Zertifizierung im Krankenhaus nach DIN EN ISO 9001:2015 und DIN EN 15224:2017: Ein Leitfaden, 4., erweiterte und überarbeitete Aufl. Kohlhammer, Stuttgart

Kahla-Witzsch HA, Jorzig A, Brühwiler B (2019) Das sichere Krankenhaus: Leitfaden für das klinische Risikomanagement. Kohlhammer, Stuttgart

Kahla-Witzsch H, Platzer O (2007) Risikomanagement für die Pflege. Ein praktischer Leitfaden. Kohlhammer, Stuttgart

King HB, Battles J, Baker DP, Alonso A, Salas EA, Webster J et al (2008) TeamSTEPPS: team strategies and tools to enhance performance and patient safety. In: Henriksen K, Battles JB, Keyes MA, Grady ML (Hrsg) Advances in patient safety: new directions and alternative approaches. AHRQ, Washington DC

Klopfenstein CE, Van Gessel E, Forster A (1998) Checking the anaesthetic machine: self-reported assessment in a university hospital. Eur J Anaesthesiol 15:314–319

Kox WJ, Spies C (2003) Check–up Anästhesiologie. Standards Anästhesie – Intensivmedizin – Schmerztherapie – Notfallmedizin. Springer, Berlin

Langford R, Gale TC, Mayor AH (2007) Anesthesia machine checking guidelines: have we improved our practice? Eur J Anaesthesiol 30:1–5

Leotsakos A, Zheng H, Croteau R, Loeb JM, Sherman H, Hoffman C, Morganstein L, O'Leary D, Bruneau C, Lee P, Duguid M, Thomeczek C, van der Schrieck-De Loos E, Munier B (2014) Standardization in patient safety: the WHO High 5s project. Int J Qual Health Care 26(2):109–16

Lobinger W, Haas J, Groß H (2013) Qualitätsmanagement in der Pflege, 2. Aufl. Hanser, München

Löber N (2017) Patientensicherheit im Krankenhaus: Effektives klinisches Qualitäts- und Risikomanagement. MWV Medizinisch Wissenschaftliche Verlagsgesellschaft, Berlin

Marshall S (2013) The use of cognitive aids during emergencies in anesthesia: review of the literature. Anesth Analg 117:1162–71

Melymuka K (2002) Knowledge management helps cut errors by half. Computerworld 36:44

Neumayr A, Baubin M, SChinnerl A (Hrsg) (2016) Risikomanagement in der prähospitalen Notfallmedizin. Springer, Heidelberg

Neumayr A, Schinnerl A, Baubin M (Hrsg) (2013) Qualitätsmanagement im prähospitalen Notfallwesen: Bestandsaufnahme, Ziele und Herausforderungen. Springer, Heidelberg

Nonaka I, Takeuchi H (1997) Die Organisation des Wissens. Campus, Frankfurt a. M

Paula H (2017) Patientensicherheit und Risikomanagement in der Pflege. Für Stationsleitungen und PDL, 2., überarbeitete Aufl. Springer, Berlin

Probst GJB, Büchel B (1998) Organisationales Lernen. Gabler, Wiesbaden

Pronovost P, Needham D, Berenholtz S, Sinopoli D, Chu H, Cosgrove S, Sexton B, Hyzy R, Welsh R, Roth G, Bander J, Kepros J, Goeschel C (2006) An intervention to decrease catheter-related bloodstream infections in the ICU. N Engl J Med 355:2725–2732

Reason J (1990) Human error. Cambridge University Press, Cambridge

Reinwarth R (2003) Standard Operating Procedures als Entscheidungsgrundlage in der Luftfahrt. In: Strohschneider S (Hrsg) Entscheiden in kritischen Situationen. Verlag für Polizeiwissenschaft, Frankfurt a. M., S 13–23

Reinwart R (2012) Kommunikation in der Krise – Kommunikationsfallen in der Luftfahrt. In: Hofinger G (Hrsg) Kommunikation in kritischen Situationen. Verlag für Polizeiwissenschaft, Frankfurt a. M., S 167–86

Resar RK (2006) Making Noncatastrophic Health Care Processes Reliable: Learning to Walk before Running in Creating High-Reliability Organizations Health Serv Res. 41(4):1677–89

Riesenberg LA, Leitzsch J, Little BW (2009) Systematic review of handoff mnemonics literature. Am J Med Qual 24:196–204

Ritz F, Brüngger J, Kleindienst C (2013) Teamtraining zur erfolgreichen Bewältigung unerwarteter und unbekannter sicherheitskritischer Situationen in Leitwarten. In: Grandt M, Schmerwitz S (Hrsg) Ausbildung und Training in der Fahrzeug- und Prozessführung (DGLR-Bericht 2013-01). Bonn, Deutsche Gesellschaft für Luft- und Raumfahrt, S 1–12

Runciman WB, Merry AF (2005) Crises in clinical care: an approach to management. Qual Saf Health Care 14:156–163

Russ S, Rout S, Sevdalis N, Moorthy K, Darzi A, Vincent C (2013) Do safety checklists improve teamwork and communication in the operating room? A systematic review. Ann Surg 258:856–71

Schrappe M (2018) APS-Weißbuch Patientensicherheit. Medizinisch Wissenschaftliche Verlagsgesellschaft, Berlin, Herausgegeben vom Aktionsbündnis Patientensicherheit (e.V.)

Schreyögg G (1999) Organisation: Grundlagen moderner Organisationsgestaltung. Wiesbaden

Segall N, Bonifacio A, Schroeder R, Barbeito A, Rogers D, Thornlow D, Emery J, Kellum S, Wright MC, Mark JB (2012) Can we make postoperative patient handovers safer? A systematic review of the literature. Anesth Analg 115(1):102–15

Senge PM (2001) Die fünfte Disziplin. Klett-Cotta, Stuttgart

Sutcliffe KM, Vogus TJ (2003) Organizing for Resilience. In: Cameron KS, Dutton JE, Quinn RE (Hrsg) Positive Organizational Scholarship: Foundations of a New Discipline. Berett-Koehler Publishers, San Francisco, S 94–110

Stefanelli M (2004) Knowledge and process management in health care organizations. Methods Inf Med 43:525–535

Urbach DR, Govindarajan A, Saskin R, Wilton AS, Baxter NN (2014) Introduction of surgical safety checklists in Ontario. Canada. N Engl J Med 370(11):1029–38

Vincent C, Blandford A, Li Y (2014) Integration of human factors and ergonomics during medical device design and development: It's all about communication. Applied Ergonomics 45(3):413–419. https://doi.org/10.1016/j.apergo.2013.05.009

Wears RL, Hollnagel E, Braithwaite J (Hrsg) (2015) Resilient Health Care, vol 2. Ashgate Publishing Company, Burlington VT, The resilience of everyday clinical work

Weiser TG, Haynes AB, Dziekan G, Berry WR, Lipsitz SR, Gawande AA, Safe Surgery Safes Lives Investigator Study Group (2010) Effect of a 19-item surgical safety checklist during urgent operations in a global patient population. Ann Surg 251(5):976–80

Werner E (1989) Vulnerable, but Invincible. Adams, Bannister and Cox, New York

Winters BD, Gurses AP, Lehmann H, Sexton JB, Rampersad CJ, Pronovost PJ (2009) Clinical review: checklists - translating evidence into practice. Crit Care 13:210 (https://doi.org/10.1186/cc7792)

Woods DD (2015) Four concepts for resilience and the implications for the future of resilience engineering. Reliab Eng Syst Saf 141:5–9

Lernen für Sicherheit

16

Fehlkonnektion einer PCEA-Pumpe
Ein Patient erhält im Rahmen einer größeren abdominalchirurgischen Operation präoperativ einen thorakalen Periduralkatheter. Dieser wird vor der Narkoseausleitung mit einem Lokalanästhetikum bestückt und im Aufwachraum an eine Schmerzpumpe (PCEA) angeschlossen. Nach einem unauffälligen Verlauf im Aufwachraum wird der Patient wach und kreislaufstabil auf die Normalstation zurückverlegt. Gegen 2 Uhr morgens wird der anästhesiologische Dienstarzt von der Nachtschwester darüber informiert, „dass der Periduralkatheter nicht sitzt oder etwas mit der Schmerzpumpe nicht stimmt". Bei genauerem Nachfragen stellt sich heraus, dass der Patient in den Nachtstunden zunehmend über Schmerzen geklagt habe und eine wiederholte Bolusgabe keine Besserung gebracht hätte.

Bei Eintreffen auf Normalstation findet der Anästhesist einen vollständig orientierten Patienten vor, der nicht-invasiv gemessene Blutdruck liegt bei 100/50 mmHg, die Herzfrequenz beträgt 45/min und die pulsoxymetrisch gemessene Sättigung liegt bei 94 %. Als der Anästhesist die PCEA-Pumpe kontrolliert, entdeckt er, dass der Leitungsschlauch nicht mit dem PDK-Filter, sondern mit dem Cava-Katheter konnektiert wurde. Es lässt sich weder eruieren, wann die Fehlkonnektion auf Station erfolgt ist, noch wie viel Lokalanästhetikum in den Patienten injiziert wurde. Der Anästhesist verlegt den Patienten zur Überwachung auf die Intensivstation. Dort normalisieren sich ohne therapeutische Intervention sowohl der Blutdruck als auch die Herzfrequenz, sodass der Patient am Nachmittag wieder in sein Zimmer zurück verlegt werden kann.

Der Assistenzarzt gibt diesen Zwischenfall in das hausinterne Incident-Reporting-System ein. Bei dieser Gelegenheit liest er bisherige Fallberichte und es fällt ihm auf, dass eine derartige Fehlkonnektion einer PCEA-Pumpe an einen zentralvenösen Katheter im vergangenen Jahr bereits zwei Mal erfolgt ist. Diese Häufung von vergleichbaren Zwischenfällen wird daher als Tagesordnungspunkt auf der nächsten klinikinternen Qualitätsmanagement-Konferenz (QM) vorgestellt. Als Hintergrund zu diesem wiederholten Fehlverhalten lässt sich im Vorfeld der Besprechung eruieren, dass im vergangenen Jahr ein hoher Personalumsatz auf den allgemeinchirurgischen Stationen stattgefunden hat und viele der neuen Mitarbeitenden keine Schulung über patientenkontrollierte Analgesie erhalten haben. Deswegen scheint es der

M. St.Pierre und G. Hofinger, *Human Factors und Patientensicherheit in der Akutmedizin*,
https://doi.org/10.1007/978-3-662-60485-4_16

Mehrheit des Pflegepersonals nicht klar zu sein, dass sich hinter dem Begriff der „Schmerzpumpe" die beiden Konzepte einer intravenösen (PCIA) und epiduralen (PCEA) Applikation verbergen. Darüber hinaus sehen die Perfusorleitung einer intravenösen Schmerzpumpe und die Leitung einer PCEA-Pumpe identisch aus.

Die Mitglieder des Arbeitskreises QM schlagen vor, mehrere Konsequenzen für die Praxis daraus zu ziehen: Zum einen wird als Standard festgelegt, dass eine Konnektion von Schmerzpumpen nur noch durch geschultes Personal erfolgen soll. Es wird zum zweiten mit den Mitgliedern der Schmerzambulanz ein Konzept erarbeitet, wie innerhalb der nächsten Monate eine Schulung des gesamten Pflegepersonals erfolgen kann. Zum dritten wird in den Standard der PDK-Versorgung aufgenommen, dass die Leitungen mit einem Aufkleber „Nicht für die i. v.-Gabe zugelassen" angebracht werden. Der Zwischenfall wird von dem Assistenzarzt für die hausinterne Fallbesprechung aufgearbeitet und der Assistentenschaft vorgestellt. Da die Klinik ihr ärztliches Personal regelmäßig am Simulator schult, erstellt das Simulatorteam in Anlehnung an den Vorfall ein worst-case-Szenario eines Herzkreislaufstillstands nach Lokalanästhetikaintoxikation, welches in das Zwischenfalltraining am Simulator aufgenommen wird.

Ein Patient erhält im Rahmen einer Operation einen thorakalen Periduralkatheter mit einer patientenkontrollierten Schmerzpumpe (**P**atient **C**ontrolled **E**pidural **A**nalgesia; PCEA) als schmerztherapeutisches Verfahren. Aus ungeklärtem Grund kommt es unmittelbar nach Verlegung auf die Normalstation zu einer Fehlkonnektion der PCEA-Pumpe an den Cava-Katheter. Diese Verwechslung wird durch die Unerfahrenheit des Pflegepersonals mit der Methode und durch identische Zuleitungen begünstigt. Durch die Fehlkonnektion führt die Pumpe kontinuierlich intravenös ein Lokalanästhetikum und ein Opioid zu.

Da der Patient aufgrund der fehlenden rückenmarknahen Schmerztherapie verstärkt Schmerzen empfindet, fordert er häufiger PCEA-Boli an, die er subjektiv als kurzzeitige Benommenheit wahrnimmt. Der Zwischenfall wird entdeckt, bevor es zu toxischen Blutplasmaspiegeln des Lokalanästhetikums kommen kann und bleibt daher ohne Folgen für den Patienten. Weil die Klinik über ein anonymes Fehlermeldesystem verfügt und sich alle Fachdisziplinen an der Aufarbeitung der Meldungen beteiligen fällt auf, dass sich ähnliche Vorfälle bereits zwei Mal innerhalb des vergangenen Jahres auf verschiedenen Stationen zugetragen haben. Anstatt vereinfachend davon auszugehen, dass unzuverlässiges Personal für die Zwischenfälle verantwortlich sind, nimmt man eine systemische Perspektive ein und sucht nach fehlergenerierenden Bedingungen. Die Ursachenanalyse beschränkt sich nicht auf den Beitrag der anästhesiologischen Klinik, sondern erstreckt sich fachübergreifend auf Prozesse der chirurgischen Klinik und stellt bisher geltende Grundannahmen bezüglich der Schulung auf peripheren Stationen infrage. Man entscheidet sich dafür, als Konsequenzen aus diesem Vorfall sowohl Strukturen als auch Prozesse zu revidieren. Indem der Vorfall Gegenstand von Fallbesprechungen wird und als Grundlage für Szenarien im Simulatortraining dient, werden weitere organisationale Lernmöglichkeiten ausgeschöpft. So führt die gemeldete Fehlkonnektion der PCEA zu einem Verbesserungsprozess in Bezug auf strukturelle Aspekte der Organisation sowie auf das Verhalten und Wissen der Mitarbeitenden. Die Organisation hat sich (wenngleich auch nur in geringem Umfang) verändert. Da diese Veränderung das Verhalten vieler Organisaitonsmitglieder beeinflusst, kann man sagen, dass „die Organisation" aus diesem Vorfall etwas dazu gelernt hat.

16.1 Lernen (in) der Organisation

16.1.1 Was ist eine „Lernende Organisation"?

In der Industrie stellt die Fähigkeit, sich als Organisation rasch an veränderte Anforderungen der Umwelt oder der eigenen Mitglieder anzupassen, einen zentralen strategischen Erfolgsfaktor dar. Nur wer als Organisation gelernt hat, sich immer neu auf veränderte Kundenwünsche und Absatzmärkte einzustellen, kann in einer sich schnell verändernden Umwelt innovativ und konkurrenzfähig bleiben. Von diesen Anforderungen bleiben auch Organisationen im Gesundheitswesen nicht verschont. Krankenhäuser müssen wettbewerbsfähig bleiben und lernen, in einem geänderten ökonomischen Umfeld zu überleben. Statt wie bisher in abteilungsorientierten Strukturen zu verharren, müssen sie sich zu prozessorientierten Wertschöpfungseinheiten wandeln.

In der Managementforschung wurden verschiedenste Konzepte erstellt, wie Organisationen sich dieser Herausforderung erfolgreich stellen können. Das bekannteste dürfte das von Peter Senge schon 1990 vorgestellte Konzept der „Lernenden Organisation" sein (Senge 2011). Trotz der vielfältigen Verwendung dieses Begriffs besteht jedoch bis heute in der Wirtschaftsliteratur keine einheitliche Meinung darüber, was der Begriff eigentlich genau bedeutet und welche Kriterien eine Organisation erfüllen muss, um als lernende Organisation zu gelten. Gemeinsam ist allen Modellen jedoch, dass eine lernende Organisation eine Organisation ist, für die Veränderung nichts Außergewöhnliches, sondern den Normalfall darstellt, und die Konzepte zur gezielten kontinuierlichen Weiterentwicklung besitzt. Das Ziel dieser Weiterentwicklung besteht darin, das Lern- und Wissenspotenzial der Mitarbeitenden (und damit der gesamten Organisation) zu vergrößern, Zufriedenheit, Selbstständigkeit, Engagement und Commitment zu stärken und die Leistungsfähigkeit des Unternehmens zu steigern. Weiterentwicklung – das gemeinsame Lernen – wird somit nicht vermieden, sondern bewusst als ein zentraler Wert angestrebt. Ereignisse, positiv wie negativ, werden als Anregung aufgefasst und für Entwicklungsprozesse genutzt, um die Wissensbasis und Handlungsspielräume an die neuen Erfordernisse anzupassen. Lernen in der Organisation ist von ihrem Wesen her jedoch etwas anderes als lediglich Probleme zu lösen oder regelmäßige Trainingsmöglichkeiten anzubieten: Die Lernfähigkeit einer Organisation bezieht sich auf etablierte Reflexionsprozesse, bei denen die eigenen Grundannahmen und bisherige Vorgehensweisen beständig hinterfragt werden (*deutero-learning;* s. u.).

Der Begriff einer lernenden Organisation klingt für Mediziner zunächst ungewohnt, da Lernen als eine Aktivität von Individuen und nicht von abstrakten Einheiten wie Organisationen verstanden wird. Und in der Tat ist der Begriff eine Metapher: lernen können zunächst nur konkrete Menschen. Wenn aber die Lernprozesse der einzelnen Mitglieder in Wechselwirkung mit der Organisation treten und sich in geänderten Strukturen und Prozessen (z. B. baulichen Veränderungen, Personalentscheidungen, geänderte Prozeduren, Neuausrichtung von zentralen Strategien) niederschlagen, welche unabhängig von individuellem Wissen und Überzeugungen der Personen das Handeln der Organisationsmitglieder leiten, dann lernen auch Organisationen dazu (Argyris und Schön 1999). Dieses Lernen erfolgt nicht nur vertikal (von der Pflegeschülerin auf Normalstation bis hin zum Chefarzt), sondern auch horizontal (von den aktuell Beteiligten bis hin zu künftig einzustellendem Personal): Weil sich der Vorfall in einer Änderung von Strukturen und Prozessen niedergeschlagen hat, wird die Information auch dann noch das Handeln von Organisationsmitgliedern leiten, wenn die ursprünglichen am Lernereignis beteiligten Personen die Organisation schon lange verlassen haben.

> Eine lernende Organisation ist eine Organisation, für die Veränderung nichts Außergewöhnliches, sondern den Normalfall darstellt, und die Konzepte zur kontinuierlichen Weiterentwicklung besitzt.

16.1.2 Wesentliche Merkmale einer lernenden Organisation

Anstatt auf Veränderung und Unsicherheit mit starren Regeln zu antworten, versuchen lernende Organisationen Strukturen und Prozesse zu etablieren, die ihnen Flexibilität im Lernen und proaktives Handeln ermöglichen. Zu diesen strategischen Lernorientierungen gehören insbesondere (Senge 2011; Davies und Nutley 2000).

Denken in offenen Systemen *(systems thinking)*
Systemisches Denken ist der Eckpfeiler einer lernenden Organisation (von Peter Senge auch als die „5. Disziplin" bezeichnet). Während in vielen Organisationen einzelne Abteilungen ihre Aktivitäten isoliert und losgelöst vom Ganzen betrachten, versuchen lernende Organisationen ihren Mitgliedern beizubringen, wie ihre eigenen Aktivitäten und die Aktivitäten der Anderen zusammenhängen. Anstelle eines reduktionistischen, von einfachen Ursache-Wirkungsbeziehungen geprägten Weltbilds nehmen lernende Organisationen eine Sichtweise ein, in der Abhängigkeiten, Zeitverzögerungen und Wechselwirkungen innerhalb eines Systems bedacht werden.

Selbstführung *(personal mastery)*
Organisationen, die nach Exzellenz streben, wissen um das Kapital, das jeder einzelne Mitarbeiter darstellt und um die Notwendigkeit, Wissen und Fertigkeiten beständig zu verbessern. Da Menschen einen Großteil ihres Lebens in ihrem Arbeitsumfeld zubringen und sich regelhaft die Frage nach der Sinnhaftigkeit ihres persönlichen Beitrags stellen, wird die Entwicklung des eigenen fachlichen und zwischenmenschlichen Potenzials als sinngebend erfahren. Dies hat zufolge, dass Mitarbeitende persönlich zufriedener sind, sich gerne für ihre Organisation einsetzen und fachlich kompetente Beiträge leisten. Eine zentrale Führungsaufgabe besteht darin, Stärken und Talente von Mitarbeitenden zu identifizieren, diese entsprechend einzusetzen und für Entwicklungsmöglichkeiten zu sorgen.

Lernen im Team *(team learning)*
Die ausschließliche Fokussierung auf individuelle Fertigkeiten ist ungenügend und wirkt sich teilweise nachteilig aus: Patientenversorgung ist Teamgeschehen und Teamarbeit stellt einen wichtigen Faktor bei der Entwicklung zuverlässiger Medizin-Organisationen dar. Lernende Organisation wissen daher um die Stärke von Teamarbeit (Kap. 11) als Schlüsselfaktor für ihren Erfolg. Über Abteilungsgrenzen hinaus wird Wissen ausgetauscht, um als Organisation zu einem wirksamen, gemeinsamen Handeln zu kommen.

Reflexion mentaler Modelle *(mental models)*
Dieses gemeinsame Handeln wird durch die Tatsache erschwert, dass die dem Handeln zugrunde liegenden mentalen Modelle sich von Person zu Person unterscheiden und immer nur einen Ausschnitt der Wirklichkeit umfassen. Darüber hinaus kann die „Psycho-Logik" menschlichen Verhaltens dazu führen, dass man an bisherigen Sichtweisen festhalten möchte und dadurch blind für eine veränderte Wirklichkeit wird. Wer jedoch zu spät (zur Einsicht) kommt, den bestraft das Leben. Um dieses Risiko zu minimieren, haben sich lernende Organisationen Regeln des Umgangs gegeben, die es ermöglichen, die mentalen Modelle der Teammitglieder kennenzulernen, zu erkunden, zu hinterfragen und nach abschließender Prüfung zu bewerten. Unterschiedliche Wahrnehmungen werden nicht als Bedrohung, sondern als Chance dazuzulernen erlebt. Eigene Standpunkte werden nicht primär verteidigt, sondern die zugrunde liegenden Annahmen und Daten werden transparent gemacht. Statt einen Kampf um den richtigen Standpunkt auszutragen, werden Denkmodelle voreinander offen diskutiert, um ein möglichst umfassendes Bild der Wirklichkeit zu erhalten.

Gemeinsame Visionen ***(shared visioning)***
Als Gegengewicht zur Stärkung persönlicher Entwicklungsmöglichkeiten und zur offenen Diskussion verschiedener Annahmen geben lernende Organisationen ihren Mitgliedern eine gemeinsame Vision an die Hand, die es den Einzelnen ermöglicht, den eigenen Beitrag im Gesamtkontext der Organisation zu begreifen. Im Idealfall besitzen Visionen eine starke emotionale Komponente, die es erleichtert, sich mit ihnen zu identifizieren und sie mitzutragen.

Aus dem eben Gesagten wird ersichtlich, dass lernende Organisationen mit ihrem Fokus auf ermächtigten Individuen, Teamarbeit, klaren Kommunikationsstrukturen und der beständigen Skepsis bezüglich zugrunde liegenden Annahmen starke Überschneidungen mit anderen Organisationsmodellen wie beispielsweise den hochzuverlässigen Organisationen (Kap. 14) aufweisen.

Kritische Stimmen weisen darauf hin, dass lernende Organisationen ein (zu) idealistisches Konzept darstellen, dessen Herausforderung in seiner Umsetzung liegt: Eine lernende Organisation stellt einerseits sehr hohe (und möglicherweise unrealistische) Erwartungen an die Lernmotivation und Lernfähigkeit der Mitarbeitenden und benötigt andererseits Führungskräfte mit Charisma und großer Motivationskraft (Kap. 13), um ein solches Konzept überzeugend einführen und umsetzen zu können. Beides dürfte in Organisationen eher als Ausnahme und nicht als Regelfall anzutreffen sein. Trotz dieser berechtigten Einwände scheint die lernende Organisation ein für das Gesundheitswesen geeignetes Modell darzustellen (z. B. Davies und Nutley 2000; Garvin et al. 2008; Kühnle 2000; Schüpfer et al. 2007; Stinson et al. 2006). Teilweise wird sogar versucht, das Konzept von der Ebene der Organisation auf die des Gesundheitssystems zu übertragen (Smoyer et al. 2016).

▶ Anstatt auf Veränderung und Unsicherheit mit starren Regeln zu antworten, versuchen lernende Organisationen Strukturen und Prozesse zu etablieren, die ihnen Flexibilität im Lernen und proaktives Handeln ermöglichen.

16.1.3 Wie lernt eine Organisation?

Im eingangs geschilderten Fallbericht beschränkte sich die Aufarbeitung des Zwischenfalls nicht auf die Änderung der Beschriftungen von PDK-Leitungen, sondern führte zu einer Infragestellung bisheriger Annahmen bezüglich des angemessenen Zeitpunkts von Schulungen. Das Lernen aus dem Ereignis nahm somit verschiedene Formen an.

Anpassungslernen
Wenn etwas nicht so funktioniert, wie es soll, suchen die meisten Menschen nach einer anderen Herangehensweise um ihr Ziel zu erreichen. In einem iterativen Erfahrungsprozess oder unter Zuhilfenahme von externer Information (z. B. Guidelines) werden Vorgehensweisen verändert, bis eine neue Strategie zu dem gewünschten Ergebnis führt. Diese neue Strategie basiert normalerweise auf den gleichen Grundannahmen der Organisation wie die alte. Einen solchen Lernprozess, der aus der Wahrnehmung einer Abweichung oder eines Fehlers und der Beseitigung durch bekannte Mittel besteht, bezeichnet man in der Organisationstheorie als **Anpassungslernen** *(single loop learning; „doing the things right")*. Das Kennzeichen eines solchen Lernprozesses ist die einfache Rückmeldeschleife, die zwischen einer Fehlerwahrnehmung und der Fehlerkorrektur besteht. Beim Anpassungslernen entstehen neue Erkenntnisse im Rahmen der bisherigen Theorien und Verhaltensmuster. Prozesse und Handlungen werden auf bestehende Ziele hin optimiert (Abb. 16.1; Argyris und Schön 1999; Schreyögg 1999). Anpassungslernen ist somit wichtig für eine verbesserte Entscheidungsfindung und für eine Optimierung von Behandlungsabläufen (z. B. Etablierung neuer diagnostischer Standards, Einführung von SOPs, klinische Audits) und führt zu einer Verbesserung der Behandlungsqualität (Schüpfer et al. 2007). Anpassungslernen ähnelt einem Thermostat, der Abweichungen von der gewünschten Temperatur registriert und mit An- und Abschalten reagiert. Was beim Anpassungslernen **nicht** berührt wird, sind die

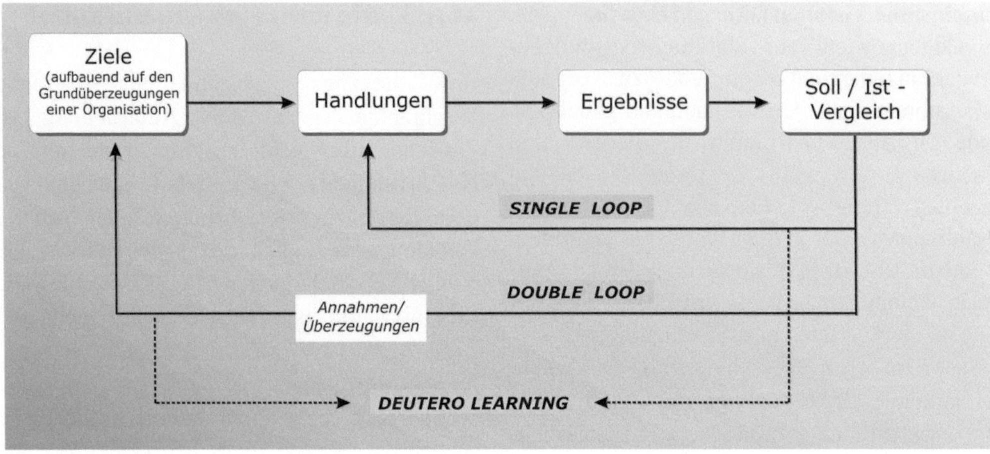

Abb. 16.1 Verschiedene Formen organisationalen Lernens. (Modifiziert nach Argyris und Schön 1999)

Grundüberzeugungen der Organisation. Im Fallbeispiel zeigt sich das Anpassungslernen an den praktischen Konsequenzen für das Stationspersonal, an der Wiederaufnahme von schmerztherapeutischen Schulungen und an den neu eingeführten Beschriftungen der PDK-Leitungen.

Veränderungslernen

Eine andere Herangehensweise an einen Fehler oder ein Problem besteht darin, die mentalen Modelle und Annahmen, die der Situationswahrnehmung zugrunde liegen, zu verändern. Diese als **Veränderungslernen** *(double loop learning; „doing the right things")* bezeichneten Lernprozesse korrigieren Fehler **und** führen zu Veränderungen der Werte und Ziele einer Organisation. Organisationen lernen dabei, neue Wege zu gehen und bisher nicht Gedachtes zu denken. Dies ist immer dann nötig, wenn das Anpassungslernen keine Lösung mehr bietet. Diese Art von Lernen hinterfragt organisationale Ziele, Normen und Werte, vergibt neue Prioritäten und kann auch einen Wertewandel mit sich bringen (Abb. 16.1). Im Fall der PCEA-Fehlkonnektion könnte Veränderungslernen beispielsweise die Grundannahme der Organisation hinterfragen, dass eine schmerztherapeutische Einweisung von Pflegekräften nur dann stattfinden muss, wenn der Bedarf danach von einer Station mitgeteilt wird (oder eine kritische Situation einen solchen Bedarf offen legt). Eine veränderte Überzeugung könnte dazu führen, dass man proaktiv Stationen nach ihrem Bedarf befragt und regelmäßig Schulungen durchführt, bevor Unkenntnis zu einer Gefährdung für Patienten wird.

Prozesslernen

In einem letzten, auch als **Prozesslernen** *(deutero-learning)* oder **Metalernen** bezeichneten Schritt (Bateson 1972; Schön 1975), können Organisationen den Lernprozess selber in den Fokus des Lernens stellen, indem sie analysieren, wie und unter welchen Bedingungen Mitarbeitene lernen oder nicht lernen und welche Strategien Verhaltensänderungen ermöglichen. So lernen Organisationen, wie man lernt, indem das Lernen der Mitarbeitenden selbst zum Gegenstand des Lernens wird. Durch das Erkennen der Muster, die in ähnlichen Situationen das Lernen ermöglicht haben, kann eine umfassende Restrukturierung der Verhaltensregeln und -normen herbeigeführt werden. Die Fähigkeit zum Prozesslernen ist die wesentliche Eigenschaft einer lernenden Organisation.

Verlernen und Umlernen

Viele Sicht- und Vorgehensweisen in der Medizin sind historisch gewachsen und unhinterfragter Bestandteil der Organisationskultur geworden. Die Art und Weise, „wie wir das hier machen", basiert häufig nicht auf Evidenz, sondern auf Eminenz (einzelner Führungspersonen), auf Gewohnheit und Überlieferung. Jede Infragestellung des status quo kann Ängste auslösen und Widerstand hervorrufen („Was ich jahrzehntelang gemacht habe soll jetzt plötzlich falsch sein?"). Psychologische, strukturelle und organisatorische Faktoren begünstigen somit das Festhalten an Bisherigem und erschweren ein Umlernen der Organisation. Verlernen kann sich in Abhängigkeit von der Geschwindigkeit und Intentionalität des Verlern-Vorgangs als langsames Verblassen von Wissen, als absichtsvoller Verlernvorgang oder als tief greifendes Verlernen manifestieren, bei dem grundlegende Sichtweisen infrage gestellt werden (Rushmer und Davies 2004). Akutmedizinisch relevante Beispiele für tief greifendes Verlernen waren in der Vergangenheit die Vermeidung von Sauerstoff bei Frühgeborenen auf neonatologischen Intensivstationen (was zu großen Ängsten bei Pflegekräften führte; Rushmer und Davies 2004), dem Verzicht auf den Sellick-Handgriff zur Aspirationsprophylaxe im Rahmen einer „rapid-sequence"-Intubation und in jüngster Zeit die zentralvenöse Punktion ohne Ultraschallkontrolle oder der Verzicht auf die Gabe von HAES beim Volumenmangelschock. Ein relevantes Beispiel aus der Sicherheitsforschung wäre die Sichtweise, dass menschliches Handeln auch in Fällen, in denen ein Schaden entsteht, normalen kognitiven Prozessen gefolgt ist, und somit die jahrzehntelang berichtete Inzidenz von 70–80 % „menschliches Versagen" als Ursache von Zwischenfällen nicht zutreffend ist.

Häufig müssen in Organisationen erhebliche Ängste und Widerstände überwunden und ein langer Atem aufgebracht werden, bis Mitarbeitende eine neue Herangehensweise annehmen. Diese Widerstände lassen sich in der Medizin auch daran erkennen, dass es oft viele Jahre benötigt, bis geänderte Leitlinien fester Bestandteil klinischer Praxis geworden sind. Diese Lücke zwischen der Verfügbarkeit von Handlungsempfehlungen und der Übernahme in den klinischen Alltag *(„translational gap")* ist multifaktoriell bedingt und hat Auswirkungen auf die Patientensicherheit (Cosby 2013). Um einen Wandel erfolgreich herbeiführen zu können benötigt eine Organisation die Fähigkeit, fest in die Organisationskultur eingebettete Routinen, Gewohnheiten und Traditionen zu identifizieren, zu evaluieren und zugunsten neuer Vorgehensweisen ganz gezielt zu verlernen. Verlernen ist dabei aber nicht gleichbedeutend mit Vergessen und stellt auch nicht notwendigerweise eine natürliche Konsequenz des Lernens dar (Rushmer und Davies 2004). Vielmehr kann Verlernen einen tief greifenden Bruch mit bisherigen Sichtweisen bedeuten und bedarf daher mitunter einer gezielten Herangehensweise der Organisation (Sherwood 2000).

16.1.4 Die Rolle des Teams beim Lernen (in) der Organisation

Lernen kann auf der Ebene von Einzelpersonen geschehen, auf der Ebene der Organisation und zwischen diesen Ebenen. Ein solches „Dazwischen" ist die Ebene der Teamarbeit. Viele Organisationen haben bei ihrem Bestreben nach der Verbesserung von Qualität und Sicherheit nicht mehr die Einzelpersonen im Fokus, sondern vielmehr Teams und Führungsprozesse. Diese Ausrichtung ist besonders in hochzuverlässigen Organisationen (Kap. 14) deutlich. Ermutigt durch Erfolge aus andere Branchen fangen auch akutmedizinische Organisationen an, Teamarbeit als den entscheidenden Faktor bei der Entwicklung zuverlässiger Medizin-Organisationen zu sehen (Manser 2009; Wilson et al. 2005). Teams sind auch deshalb von besonderem Interesse, weil Menschen im Teamkontext lernen und weil Bemühungen um Kulturveränderungen bei Teams ansetzen können. Auch das Weißbuch Patientensicherheit (Schrappe 2018) fordert deshalb, den Einsatzbereich von Teamstrukturen zu vergrößern und Team-Trainingsangebote verpflichtend einzuführen. Diese sollen auch zum Verständnis von (Un)Sicherheit in komplexen Systemen führen und über notwendige Interventionen Kulturen verändern.

Das Lernen in und von Teams kann angestoßen werden durch:

- **Probleme:** Organisationales Lernen ist häufig problem- und erfahrungsbasiert, auftretende Probleme erzeugen Zweifel an bisher angewendeten Strategien und führen zur Suche nach neuen Lösungen. Das Fallbeispiel vom Anfang des Kapitels illustriert dieses Lernen am Problem.
- **Gelegenheiten:** Unvorhergesehene Ereignisse können Gelegenheiten für Lernen und Innovation sein. Nehmen Teammitglieder sich die Zeit, im Anschluss an ein kritisches Ereignis oder einen Zwischenfall das Geschehene Revue passieren zu lassen, nach begünstigenden und auslösenden Bedingungen zu suchen und die Rolle eigener Erwartungen, Wahrnehmungen und Reaktionen zu betrachten *(debriefing)*, können vielfältige Lerngelegenheiten erwachsen.
- **Menschen:** Die Interaktion im Team ist ein starker Stimulus für Lernprozesse. Lernende Organisationen unterstützen eine Kultur, in der Teammitglieder ihre mentalen Modelle voreinander offen legen, erkunden, hinterfragen und nach abschließender Prüfung zu einer gemeinsamen Entscheidung kommen. Abweichende Handlungsweisen und konträre Meinungen sind notwendig, damit das resultierende Bild der Wirklichkeit möglichst differenziert und vollständig ist.

16.2 Qualifizierung und Training

16.2.1 Trainings und Weiterbildung – Voraussetzungen und Grenzen

Fachlich qualifizierte und achtsame Mitarbeitende sind die entscheidende Ressource für sicherheitsbewusstes Arbeiten und für die Vermeidung, Detektion und Mitigierung von Fehlern. Lernende Organisationen investieren daher in die Fort- und Weiterbildung, weil dies immer auch eine Investition in die Patientensicherheit darstellt.

Da Teamarbeit eine Schlüsselrolle bei der Gewährleistung von hochzuverlässiger Patientenversorgung einnimmt, sollte sich der Schwerpunkt dieser Qualifizierungsmaßnahmen nicht auf den Erwerb von medizinisch-technischem Wissen und von Fertigkeiten beschränken, sondern auch das Erlernen von nicht-technischen Fähigkeiten im Blick haben (*„non-technical skills“* z. B. Flin et al. 2008; Flin und Maran 2004; Abschn. 16.2.2). Kommunikation, Teamarbeit und Entscheidungskompetenz sollten als Teil ärztlicher, pflegerischer und rettungsdienstlicher Kompetenz eng mit medizinisch-technischen Inhalten verbunden werden. Für diese Anforderungen an das Teamtraining sind innovative Lernformen wie Simulatortraining, problemorientierter Unterricht und fallbasiertes Lernen geeignet. Im Alltag sollten Führungspersonen diese Verknüpfung von medizinischen und humanfaktoriellen Lerninhalten vorleben können. Jedes Personalentwicklungskonzept für ein sicheres Krankenhaus sollte aber mit realistischen Zeithorizonten planen: Unternehmen der zivilen Luftfahrt arbeiten seit über 40 Jahren daran, diese Konvergenz von technischen und „nicht-technischen“ Fertigkeiten herbeizuführen.

> ▶ Da Teamarbeit eine Schlüsselrolle bei der Gewährleistung von hochzuverlässiger Patientenversorgung einnimmt, sollte sich der Schwerpunkt dieser Qualifizierungsmaßnahmen nicht auf den Erwerb von medizinisch-technischem Wissen und von Fertigkeiten beschränken, sondern auch das Erlernen von nicht-technischen Fähigkeiten im Blick haben.

Trainings als „schwache Human-Factors-Intervention“

Im Hinblick auf eine nachhaltige Stärkung der Patientensicherheit reichen die Betonung von Sicherheit durch richtiges Verhalten *(behavioural safety)* und eine Kompetenzbildung im Bereich nicht-technischer Fähigkeiten hingegen nicht aus. Ein weit verbreitetes Phänomen im Gesundheitswesen ist jedoch, dass simulationsbasierte Trainingsinterventionen als „Human-Factors-Training“ beworben werden und mit dieser Namensgebung implizieren, dass humanfaktorielle Aspekte ausreichend berücksichtigt wurden. Diese sprachliche Verkürzung illustriert somit eine für die Medizin charakteristische Reduktion und Zentrierung des Verständnisses von Human Factors auf den Bereich der *„behavioural safety"*. Bedingt durch die Tatsache, dass kaum Human-Factors-Experten in und mit Krankenhäusern arbeiten, wird der Umstand nur zu gerne vergessen, dass ein Training von nicht-technischen Fertigkeiten in anderen Hochrisikotechnologien (z. B. zivile Aviatik) nur einen Aspekt der Human Factors abdeckt. Trainings sind dort in eine Arbeitsumgebung eingebettet, in der seit vielen Jahrzehnten Technik, Architektur, Prozesse und Regularien nach humanfaktoriellen Aspekten gestaltet werden, selbst wenn dies den dort Tätigen oft gar nicht mehr bewusst ist. Von Human-Factors-Experten wird daher immer wieder darauf hingewiesen, dass medizinische Organisationen den arbeitspsychologischen Grundsatz „Verhältnisprävention vor Verhaltensprävention" bei ihren Maßnahmen zur Stärkung der Patientensicherheit zu wenig berücksichtigen.

Aus der Perspektive der Sicherheitsforschung hat diese starke Fokussierung auf individuelle Kompetenzen und Kompetenzen der Teamarbeit zu einer bedenklichen Entwicklung geführt: viel von der Verantwortung für unerwartete Ereignisse in komplexen Systemen wird den Mitarbeitenden am „„scharfen Ende" aufgebürdet, während auf das Gesamtsystem bezogene Interventionen wie Veränderungen der Architektur, Umgestaltung oder Neubeschaffung von Arbeitsmitteln, Anordnung von Geräten und andere Maßnahmen weniger Beachtung finden (Neuhaus et al. 2019). Dadurch wird der Effekt von Teamtrainings oberflächlich bleiben. Ein Grund für die Präferenz von Trainingsmaßnahmen vor Systemgestaltungen könnte sein, dass die Intervention „Training" viel einfacher durchzuführen ist, einen rascheren Effekteintritt zeigt und einer Organisation wesentlich billiger kommt als die (Um-)Gestaltung von Arbeitssystemen (Abb. 16.2). Darüber hinaus ist

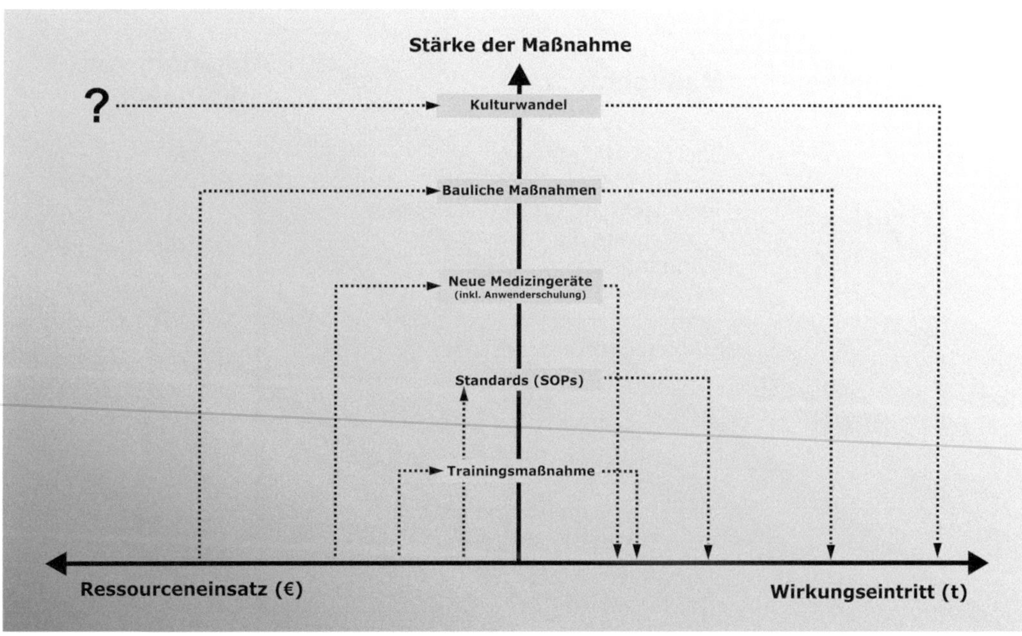

Abb. 16.2 Maßnahmen zur Stärkung der Patientensicherheit sind unterschiedlich stark wirksam, variieren bezüglich der dafür notwendigen finanziellen Ressourcen und weisen erhebliche Latenzunterschiede auf, bis sie wirksam werden (in Anlehnung an Schüpfer et al. 2007). Die Frage, wie viel Investition notwendig ist, um einen Kulturwandel innerhalb einer medizinischen Organisation herbeizuführen, ist letztlich ungeklärt

im Gesundheitssystem die Verbindung von Entwicklern, Industrie und Anwendern nicht so eng wie beispielsweise in der Luftfahrt oder in der Kerntechnik. Dies bedeutet nicht, dass Training unnötig wäre – auf Sicherheit bezogen ist Verhaltenstraining aber eine „schwache" Intervention, da sie um wirksam zu sein darauf angewiesen ist, dass sich die Teilnehmenden an das Gelernte erinnern und bei allen künftigen Gelegenheiten umsetzen werden (Abb. 16.3).

Die Bewertung von Präventionsmaßnahmen nach ihrer Stärke hat in der Human Factors Forschung Tradition und wird inzwischen auch in der Medizin vorgeschlagen (z. B. National Patient Safety Foundation 2016). „Starke" Maßnahmen sind solche, die Fehler durch das Systemdesign verhindern *(design-out)* und dadurch die Abhängigkeit von menschlichem Verhalten minimieren. Sie müssen nur einmal umgesetzt (oder selten wiederholt) werden und können das Handeln ohne Training bzw. vorhergehende Schulung verändern. „Starke" Maßnahmen sind darüber ohne bewusste Anstrengung oder Nachdenken der Mitarbeiterinnen und Mitarbeiter wirksam (zum Design sicherer Arbeitssysteme Abschn. 14·6).

Führt man unter den gerade genannten Einschränkungen Trainings mit humanfaktoriellen Inhalten durch, sollte man zuletzt immer bedenken, dass manche Aspekte der psychischen Regulation (also der Informationsverarbeitung, Motivation, Emotion, des Denkens und Handelns; vgl. Kap. 4) und des Handelns in Gruppen durch Lernprozesse veränderbar sind, viele andere menschlichen Eigenschaften (z. B. grundlegende Wahrnehmungsprozesse, Mechanismen der Aufmerksamkeitssteuerung) hingegen durch gezielte Lehrinterventionen nicht zu beeinflussen sind: Aufmerksamkeit kann z. B. nicht beliebig lange aufrechterhalten werden; dieses Faktum lässt sich auch durch Training und Anstrengung nicht grundlegend ändern. Ermahnungen wie „Bitte bemühen Sie sich, das nächste Mal besser aufzupassen!" stellen somit keine Lösung für Fehler dar, welche durch Ablenkungen, Unterbrechungen, Müdigkeit etc. verursacht wurden. Da selbst hoch motivierte und erfahrene Personen schwerwiegende

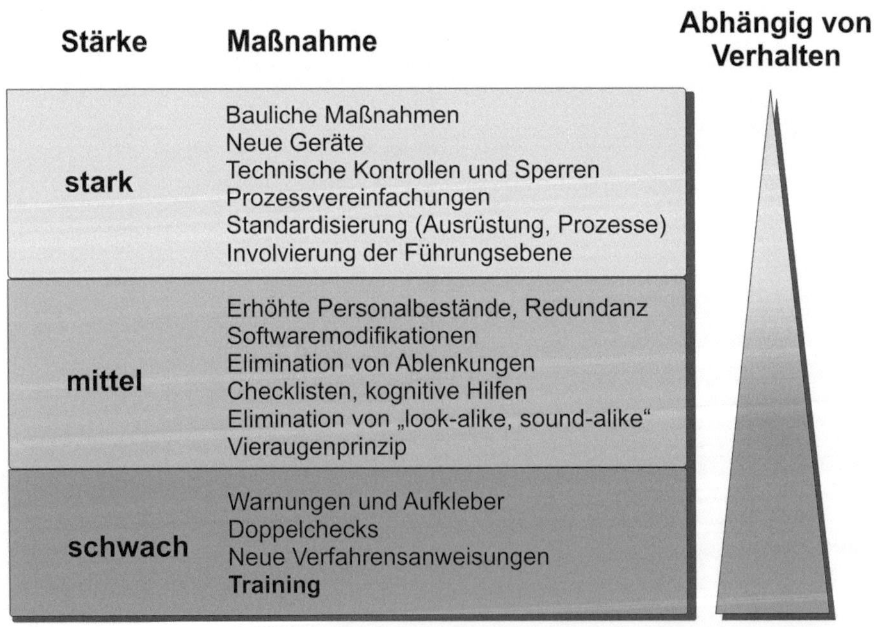

Abb. 16.3 Maßnahmen zur Stärkung der Patientensicherheit und korrespondierende Stärke der Intervention. Je abhängiger eine Maßnahme von menschlichem Verhalten ist, desto schwächer ist ihr Einfluss. Der Erfolg von Trainingsmaßnahmen hängt davon ab, ob sich Mitarbeitende daran erinnern und das trainierte Verhalten anwenden

Fehler begehen können (Amalberti und Mosneron-Dupin 1997), ist eine Lösung, die das Arbeitssystem an Menschen anpasst und Fehler durch Systemdesign verhindert („Verhältnisprävention“; *design-out* von Fehlern; Abschn. 15.4), einem Training vorzuziehen, welches das Verhalten von Menschen an die Arbeitsbedingungen anpassen soll („Verhaltensprävention“).

▶ Trainingsmaßnahmen sind notwendig – auf Sicherheit bezogen ist Verhaltenstraining jedoch eine schwache Intervention, da sie um wirksam zu sein darauf angewiesen ist, dass sich die Teilnehmenden an das Gelernte erinnern und bei allen künftigen Gelegenheiten umsetzen werden. Deshalb sollte man wo immer möglich Verhältnisprävention vor Verhaltensprävention anstreben.

Nur trainieren, was trainiert werden kann!
Wenn Simulatoren für Trainings genutzt werden, sollte man die menschlichen Eigenschaften und Fähigkeiten kennen, welche die Arbeit, Leistung und Fehler in einem konkreten Arbeitssystem beeinflussen. Manche dieser Eigenschaften und Fähigkeiten sind durch (gesteuerte) Lernprozesse veränderbar und können damit Gegenstand von Lehrinterventionen und Trainings sein. Zu den veränderbaren Faktoren gehören unter anderem Fakten- und Handlungswissen, Handlungsmuster und Gewohnheiten, Einstellungen und Werte, Strategien des Denkens und Problemlösens, Absichten und Ziele sowie die sozialen Kompetenzen, die weiter unten besprochen werden.

Andere menschliche Eigenschaften, wie beispielsweise grundlegende Wahrnehmungsprozesse oder manche Mechanismen der Aufmerksamkeitssteuerung, sind durch gezielte Lehrinterventionen nicht zu beeinflussen. Sie verändern sich teils über die Lebensspanne, aber sie sind nicht willkürlich veränderbar und dem Training kaum oder nicht zugänglich. Unveränderbare Humanfaktoren sind beispielsweise körperliche Belastungsgrenzen, basale Funktionsweisen der Wahrnehmung, circadiane und andere Rhythmen etc. (Kap. 4–8).

Für Simulatortrainings sind diese Faktoren relevant, auch wenn sie nicht trainierbar sind (Hofinger 2018): Zum einen ist es nützlich, sich der menschlichen Begrenztheiten bewusst zu werden, z. B. indem man in einem simulierten Zwischenfall erlebt, wie unter Stress Aufmerksamkeitsfehler zunehmen. Zum anderen ist es wichtig, für menschliche Begrenztheit Kompensationsmechanismen zu finden. Dies kann häufig eine gute Zusammenarbeit und Aufgabenverteilung im Team sein – ein Thema, das in Simulatortrainings einen großen Stellenwert hat.

Transfer sichern!
Wird neu erlerntes Verhalten (z. B. nach einem Seminar für Führungskräfte, im Anschluss an einen Simulatorkurs) in eine Organisation eingebracht, muss darauf geachtet werden, dass das Gelernte in der Organisation auch gewollt ist und umgesetzt werden kann; Trainings ohne organisationale Unterstützung sind Zeitverschwendung, und Trainings ohne anschließende Möglichkeit, das Gelernte umzusetzen, verblassen mit der Zeit. Mit der Teilnahme eines Mitarbeiters oder einer Mitarbeiterin an einem Kurs, einem Training oder einer Einweisung ist also der Lernerfolg nicht gewährleistet – auch wenn Führungspersonen häufig davon ausgehen, dass „gelernt gleich gekonnt“ ist.

Wenn es nicht möglich ist, Gelerntes umzusetzen, z. B. weil das Neue in Spannung zu der vorherrschenden Kultur des Hauses tritt, kann dies demotivierend wirken und zu Verwerfungen im Team führen. Versucht z. B. die Stationsleitung einer Intensivstation nach einem Kurs zur Patientensicherheit, in ihrem Haus eine strukturierte Patientenübergabe vom Operationssaal auf die Intensivstation einzuführen um eine systematische und umfassende Informationsweitergabe zu ermöglichen, erlebt sie möglicherweise ablehnende Reaktionen ihrer Mitarbeiterinnen und Mitarbeiter: Das „Trägheitsmoment“ der Organisation verhindert eine schnelle Änderung von Prozessen.

Wenn Organisationen Trainings oder andere Maßnahmen einsetzen, sollte der Transfer also vorher gut geplant sein – wie wird dafür gesorgt, dass Gelerntes umgesetzt werden „darf" und immer wieder aufgefrischt wird?

> Trainings ohne organisationale Unterstützung sind Zeitverschwendung, und Trainings ohne anschließende Möglichkeit, das Gelernte umzusetzen,verblassen mit der Zeit.

16.2.2 „Non-technical skills": Teamtrainings und CRM

Der „Faktor Mensch" hat ein doppeltes Gesicht (Abb. 1.3): Er ist der Grund für effizientes, anpassungsfähiges und sicheres Handeln im Alltag, er ist die entscheidende Ressource zur Erkennung und Bewältigung von kritischen Situationen, und er kann zur Entstehung von kritischen Situationen beitragen, wenn der Kontext, in dem das Handeln geschieht, die Konsequenzen der Handlung nicht verzeiht (Rasmussen 1987). In dem Wissen um diese zwei Aspekte des menschlichen Faktors versuchten die zivile und militärische Luftfahrt bereits frühzeitig, dieses „andere Gesicht" als Teil eines Gesamtpaketes an Interventionen konstruktiv zu nutzen und die Kompetenz der Piloten in Entscheidungsfindung, Kommunikation und Teamarbeit zu schulen (Wiener et al. 1993). In den vergangenen Jahrzehnten ist auch in der Medizin das Interesse an jenen Fähigkeiten stetig gewachsen, die nicht an medizinisches Fachwissen gekoppelt, aber für eine sichere Patientenversorgung unabdingbar sind.

Um zu betonen, dass diese Kompetenzen wichtiger Teil der Fachlichkeit sind, werden sie etwas sperrig *„non-technical skills"* (Flin et al. 2008) oder „nicht-technische Fertigkeiten" genannt. Damit ergänzen sie die *„technical skills"*, die medizinisch-fachlichen oder pflegerisch-fachlichen (oder sonstige spezifische) manuellen Fertigkeiten und fachliche Sachkompetenz. Nicht-technische Kompetenzen sind nicht mit Human Factors gleichzusetzen. Vielmehr sind sie ein Teil davon.

> Auch nicht-technische Kompetenzen sind Fachkompetenzen

Grundlegend lassen sich die *„non-technical skills"* in zwei Gruppen unterteilen (Hofinger 2018):

- **interpersonale** Fähigkeiten wie Kommunikation, Teamwork oder Führungsverhalten und
- **kognitive** Fähigkeiten wie Situationsbewertung, Planen, Entscheiden und Aufgabenmanagement.

Nicht-technische Kompetenzen können deshalb auf Ebene der einzelnen Person trainiert werden und auf Ebene der Gruppe bzw. des Teams. Beide Bereiche können im Simulatorsetting oder mittels anderer Trainingsmethoden angesprochen werden.

Da die kognitiven Anforderungen von Piloten und Anästhesisten Ähnlichkeiten aufweisen (z. B. dynamische Entscheidung unter Unsicherheit und Zeitdruck, Bedeutung des Monitoring, Teamarbeit mit „ad hoc"-Teams, rasche Reaktion bei kritischen Ereignissen; vgl. Kap. 14), wurde der Trainingsansatz der Luftfahrt (*Cockpit Resource Management,* später *Crew Resource Management;* CRM) zunächst für die Belange der Anästhesiologie adaptiert und auf die Bewältigung von Zwischenfällen konkretisiert (z. B. Gaba et al. 2001; Anesthesia Crisis Resource Management; ACRM). Nach positiven Erfahrungen innerhalb der Anästhesiologie wurde das Konzept von anderen akutmedizinischen Fachdisziplinen aufgegriffen und in Trainingseinheiten implementiert. Die heute propagierten Trainingskonzepte mit Patientensimulatoren bestehen i. d. R. aus vier „Bausteinen", die mehrfach durchlaufen werden:

- Vermittlung von Theorien, Modellen, Wissen
- Bearbeitung eines Simulationsszenarios
- Debriefing
- Transfersicherung

Trotz einiger grundsätzlicher Ähnlichkeiten zwischen Aviatik und Akutmedizin (Kap. 14) wurde jedoch rasch offensichtlich, dass Erkenntnisse, Erfahrungen und Bewertungskategorien beider Arbeitswelten im Hinblick auf sicherheitsrelevantes Verhalten nicht direkt vergleichbar sind (Helmreich und Merrit 1998; Randell 2003; Sexton et al. 2000). So begannen verschiedene Forschungsgruppen damit, diejenigen Fähigkeiten zu identifizieren und empirisch zu validieren, die für sicheres Handeln im Kontext medizinischer Hochrisikobereiche von Bedeutung sind. Diese **Verhaltensmarker** *(behavioural marker)* müssen für jedes Arbeitsfeld und jede Berufsgruppe gezielt formuliert werden, da bestimmte Verhaltenskategorien berufsgruppenspezifisch sein können (Übersicht bei Manser et al. 2012; 2017).

Nach bisheriger Datenlage scheint eine Wirksamkeit von Teamtrainings unter bestimmten Bedingungen gegeben (z. B. Salas et al. 2006; Schmutz und Manser 2013) und sich auch in einem Transfer des Gelernten in die tägliche Arbeit (Kirkpatrick Level 3) und in einer Reduktion von Komplikationsraten, Dauer des Krankenhausaufenthaltes und Mortalität niederzuschlagen (Kirkpatrick Level 4; Boet et al. 2014). Dennoch gibt es in der Medizin bislang keine Formalisierung und keine Standardisierung von CRM-Trainings, keine verbindlichen Voraussetzungen für Trainer und Trainierinneninnen, und nur selten definierte Ressourcen.

> Verhaltensmarker müssen für jedes Arbeitsfeld und jede Berufsgruppe gezielt formuliert werden, da bestimmte Verhaltenskategorien berufsgruppenspezifisch sein können.

Aufgrund der immer breiter werdenden Evidenzbasis, die für eine flächendeckende Einführung von Teamtrainings spricht, haben sich entsprechende Konzepte vor allem in der rettungsdienstlichen Ausbildung (z. B. Notfallsanitäter) und in einigen Klinikumsketten etabliert. Hingegen ist es in kommunalen und universitären Krankenhäusern noch immer eher die Ausnahme, dass Ärzte, Pflegekräfte gemeinsam Zwischenfallstraining am Simulator durchführen oder relevante Teamverhaltensweisen üben. Gründe für die zögerliche Akzeptanz könnten sein:

- **Ungeklärte Finanzierung:** Die ärztliche Aus- und Weiterbildung wird nicht gesondert finanziert, sodass die Aufwendungen für die Anschaffung der Simulatoren und die Durchführung der Trainings (Überstunden) durch die Krankenhäuser finanziert werden müssen.
- **Profitorientiertes Umfeld:** Investitionen in sicherheitsrelevantes Training zahlen sich nicht unmittelbar aus. Entscheidungen im Alltag werden oft entgegen der Prinzipien der Human Factors und der Teamarbeit zugunsten ökonomischer Aspekte getroffen.
- **Aspekte der Organisationskultur:** Trotz gegenteiliger Datenlage wird die Sinnhaftigkeit von Teamtrainings noch nicht überall akzeptiert. Autoritäre Strukturen werden nur ungern gegen kooperative Formen der Zusammenarbeit ausgetauscht. Tiefsitzende Denkgewohnheiten und Handlungsmuster müssten hinterfragt und verändert werden (McCulloch et al. 2009).
- **Persönliche Befürchtungen:** Training in interdisziplinären Teams stellt immer auch eine persönliche Herausforderung dar. Man ist gezwungen, traditionelle Fächer- und Berufsgrenzen (und möglicherweise auch lieb gewonnene Vorurteile) zu überwinden, um effektiv als Team zu funktionieren.

Anhand von Erfahrungen in anderen Hochrisikobranchen konnten einige evidenzbasierte Faktoren isoliert werden, deren Berücksichtigung die Wahrscheinlichkeit für eine erfolgreiche Einführung von Teamtrainings erhöht (Salas et al. 2009):

- Trainingsziele und Sicherheitsziele in Übereinstimmung mit den Zielen der Organisation bringen.
- Organisationale Unterstützung für Teamtrainings schaffen.
- Verantwortliche Führungspersonen „mit ins Boot“ holen.
- Die zukünftigen Teilnehmenden und deren Teams darauf vorbereiten, dass in Zukunft Trainings stattfinden werden.

- Die für das Training benötigten Ressourcen (Zeit, Personal, Räume, Lehrmaterial, etc.) festlegen und deren Verfügbarkeit sicherstellen.
- Den Transfer der im Training erlernten Teamkompetenz auf die tägliche Arbeit unterstützen.
- Die Effizienz des Trainingsprogramms bestimmen.

Dies bedeutet, dass jedes Teamtraining uneingeschränkte Unterstützung durch die Klinikleitung oder die Rettungsdienstorganisation benötigt: Die Kultur der medizinischen Versorgung und lebenslange Gewohnheiten lassen sich nicht durch ein- oder zweitägige Trainings ändern. Auch die besten Ergebnisse des Teamtrainings verblassen mit der Zeit – die Entscheidung, Teamtrainings anzubieten, erfordert also einen langfristigen Trainingsplan. Die Auswirkungen des Trainings können Jahre brauchen, bis sie in der Organisationsstruktur verankert sind. Wenn medizinische Organisationen sich entscheiden, Teamtrainings anzubieten, werden sich diese zu einem festen und immer wiederkehrenden Bestandteil der Unternehmenskultur entwickeln.

▶ Es kann Jahre dauern, bis die Auswirkungen regelmäßigen Trainings in der Organisation verankert sind.

16.2.3 Simulatoreinsatz in der Akutmedizin

Teamtraining und Simulatoreinsatz haben in der Medizin fast eine synonyme Bedeutung. Wenn daher in der Medizin von Simulatoren die Rede ist, bezieht sich diese Bezeichnung i. d. R. auf Patientensimulatoren, mit deren Hilfe diese Team- bzw. Zwischenfallstrainings durchgeführt werden. Unter einem Patientensimulator *(full-scale-simulator)* versteht man eine Kombination von Mannequin („Patientenpuppe“) und einem Steuerungsrechner, von dem aus manuell oder auf Grundlage von pharmakologischen und physiologischen Modellrechnungen der Simulator gesteuert wird. Die heute verfügbaren Mannequins decken alle Altersgruppen (Frühgeborene, Säuglinge, Jugendliche, Erwachsene) und eine Vielzahl von klinischen Zuständen (z. B. Trauma, Geburt) ab. Viele Modelle sind in ihrer Gas- und Stromversorgung über viele Stunden autark und lassen sich per WLAN ansteuern. Der Einsatz von Patientensimulatoren begann Anfang der 90er Jahre in der Anästhesiologie und verbreitete sich von dort aus in alle akutmedizinischen Disziplinen. Mit ihrer Hilfe ist es möglich, seltene und kritische Konstellationen der Akutmedizin ohne Patientengefährdung nachzustellen (Abb. 16.4). Lernende können Zwischenfälle bewältigen, die sie im Alltag um der Patientensicherheit willen an Erfahrenere abgeben würden. Sie dürfen Fehler machen und aus diesen Fehlern lernen.

Unter dem Oberbegriff der Simulation finden sich jedoch weitaus mehr Methoden als lediglich die Anwendung von Patientensimulatoren für die verschiedensten Altersklassen (vgl. St.Pierre und Breuer 2018; Hackstein et al. 2016): Einerseits lassen sich mit einfachen Trainingsmodellen *(part-task-trainer)* **technische Fertigkeiten** (z. B. Intubation, ZVK-Anlage, i. o.-Zugang, Nabelvenenkatheter, Koniotomie) erlernen *(skill based training),* andererseits mithilfe von Software **algorithmenbasierte Patientenversorgung** (z. B. Reanimation, *rule based training*) und **differenzierte Notfalldiagnostik** und

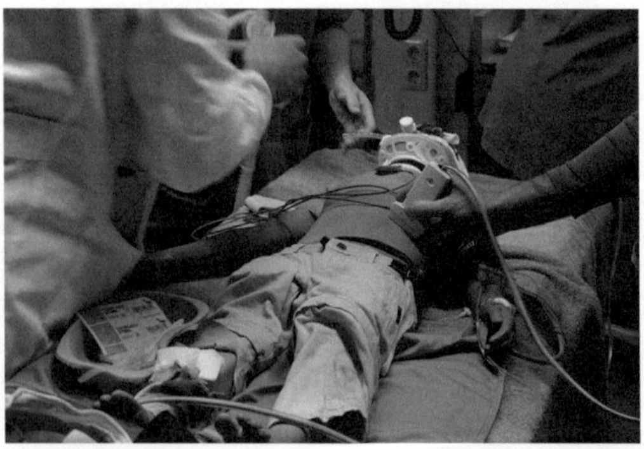

Abb. 16.4 Management des kindlichen Polytraumas. Simulatorbasiertes Teamtraining ermöglicht eine realitätsnahe Auseinandersetzung mit medizinischen Notfällen (Simulations- und Trainingszentrum, Anästhesiologische Klinik, Erlangen)

-therapie (z. B. Therapie des anaphylaktischen Schocks, Versorgung des Traumapatienten *knowledge based training*) einüben. Die atemberaubende Entwicklung der Computertechnologie ermöglicht es darüber hinaus, diagnostische (z. B. TEE), interventionelle (z. B. Kardiologie) und operative (z. B. Laparoskopie) Techniken in einer nie zuvor dagewesenen Realitätsnähe darzustellen und zu trainieren. Aus dem früheren Lehrkonzept *„see one, do one"* wurde dank der Simulation ein *„see many, train even more"*. Neben aller wissenschaftlichen Evidenz zur Effizienz von Trainingsmaßnahmen an Simulatoren hat Simulation als Lehrkonzept somit eine ganz entscheidende ethische Komponente erhalten: Jeder Lernprozess, der sich mit einer guten simulationsbasierten Alternative erlernen lässt, sollte nicht mehr an Patientinnen und Patienten erlernt werden (Ziv et al. 2003). Wenngleich die Entwicklung der Simulation nicht absehbar ist besteht dennoch die Möglichkeit, dass eines (fernen) Tages Patienten nicht mehr durch „blutige Anfänger" behandelt werden, sondern von Ärzten und Ärztinnen, die sich die infrage kommende Untersuchungstechnik/Intervention/operative Maßnahme bereits mithilfe der Simulation aneignen konnten.

> Simulation als Lehrkonzept hat eine ganz wesentliche ethische Komponente: Jeder Lernprozess, der sich gut mittels Simulation erlernen lässt, sollte nicht mehr an Patientinnen und Patienten erlernt werden.

Jenseits der Simulation mit einfachen Modellen oder modernster Technik kann Simulation aber auch durch Menschen erfolgen: Schauspieler übernehmen die Rolle von Notfallpatienten und deren Erkrankungen. Nicht nur technische Fertigkeiten lassen sich mit Simulation erlernen, sondern auch das Menschliche und Zwischenmenschliche in einer Arzt-Patienten-Beziehung lässt sich einem kontrollierten Lernprozess zuführen. Um die kommunikativen und ethischen Kompetenzen ihrer Studenten schon früh im Studium zu stärken, etablieren immer mehr Lehreinrichtungen Programme mit diesen „standardisierten Patienten".

Simulation kann neben dem Training auch andern Funktionen für das organisationale Lernen haben. Beispielsweise kann Simulation die Einführung von Standardprozessen auf mehrfache Weise unterstützen. Neue Standards können im Simulatorsetting auf ihre konkrete Anwendbarkeit im lokalen Kontext geprüft werden. Auch die Wirksamkeit und Nützlichkeit von Standards bei der Bewältigung kritischer Situationen kann im Simulator überprüft werden. Damit kann die Akzeptanz in der Organisation erhöht werden. Schließlich kann mit Simulationstraining natürlich auch die Einübung neuer Standards unterstützt werden, sowohl auf der Ebenen motorischer Fertigkeiten (z. B. bei der Umstellung des Reanimations-Algorithmus) wie für Kommunikationsmuster (z. B. Einführung von S-BAR oder *callouts*) oder auch komplexere Diagnose- und Behandlungsprotokolle (Hofinger 2018).

16.2.4 Gute Nachrede: Debriefing

Wesentlicher Bestandteil des Teamtrainings oder des Trainings von Zwischenfällen am Simulator ist eine systematische Nachbesprechung der Szenarien, das *Debriefing*. Aber nicht nur nach arrangierten Ereignissen wie Simulatorszenarien, sondern auch nach realen Zwischenfällen wird Lernen bei Einzelpersonen und in der Organisation durch diesen systematischen Prozess der Analyse und Reflexion erleichtert werden. Und auch die Qualität und Sicherheit „normaler Prozesse" profitiert von einer Nachbesprechung. Der Begriff Debriefing wird also für unterschiedliche Anlässe und Formen verwendet (Lederman 1992):

- Nachbesprechung von Arbeitsaufgaben
- Emotionale Aufarbeitung eines Zwischenfalls oder belastenden Einsatzes
- Lernen über Reflexion im Rahmen von Simulatortrainings

Debriefing von Arbeitsaufgaben

Das Debriefing von Arbeitsaufgaben bedeutet, am Ende einer Schicht oder eines Einsatzes kurz die Geschehnisse Revue passieren zu lassen und sowohl Probleme als auch erfolgreiche Maßnahmen anzusprechen. Durch diese regelmäßige Maßnahme wird Teamarbeit gestärkt, da gemeinsame mentale Modelle aufgebaut und neue Erfahrungen systematisch im Team mit vorhandenem Wissen verknüpft werden. In der Luftfahrt ist das Debriefing eine (unterschiedlich intensiv gehandhabte) Selbstverständlichkeit. In Krankenhäusern wird diese Lernmöglichkeit erst nach und nach entdeckt.

Debriefings nach Zwischenfällen und belastenden Einsätzen

Großschadensereignisse oder der Tod eines Patienten sind belastende Ereignisse für die professionellen Helfer. Aber auch ein schwerer Zwischenfall ohne tödlichen Ausgang kann für die beteiligten Ärzte und Pflegekräfte eine erhebliche psychische Belastung darstellen. Diese Belastung kann bis hin zu einer akuten Stressreaktion führen (Kap. 9). Um mögliche Folgeschäden bei den Mitarbeitenden (posttraumatische Belastungsstörungen) zu reduzieren, sehen Organisationen ein mehrstufiges Konzept der Verarbeitung vor, bei dem die Nachbesprechung des Ereignisses ein wesentlicher Baustein ist (z. B. *critical incident stress debriefing*, Hammond und Brooks 2001).

Debriefings beschäftigen sich mit der Verarbeitung der psychischen Prozesse während eines kritischen Ereignisses und unterstützen so die individuelle Bewältigung und das Lernen (Hoff und Adamowski 1998; James und Gilliland 2001). Funktionen von Debriefings in der Nachbereitung von kritischen Situationen können je nach Ereignis sein:

- Wahrnehmung der emotionalen Belastungen und der individuellen Konflikte
- Rekapitulation von Verhaltensweisen und deren Auswirkungen in der kritischen Situation
- Unterstützung der persönlichen Bewältigung
- Verbesserung der Teamarbeit durch realistische und konkrete Ziele
- Fachliches Lehren und Lernen

Debriefing im Simulator

Während Debriefings im klinischen Alltag aufgrund fehlender Zeit und ungeeigneten Rahmenbedingungen häufig unterbleiben, sind sie im Rahmen von Zwischenfalltrainings am Simulator als Lernmethode fest etabliert. Für das Lernen mit der Simulation gilt Debriefing als unverzichtbarer Bestandteil, gar als das „Herz und die Seele" des Simulationstrainings. Das Debriefing trägt am deutlichsten zum **reflektierten Lernen** in der Simulation bei und ergänzt die Erfahrungen, welche Teilnehmer während des Szenarios gemacht haben. Im Rahmen dieses Debriefings analysieren die Teilnehmer selbst mit der Hilfe und Führung des Debriefers, welche Stärken und Schwächen sie im Szenario hatten, welche Handlungsalternativen es gegeben hätte, und vieles mehr (Dieckmann et al. 2012). Wenn das Lernsetting psychisch sicher und fachlich spannend ist, wird es zum Lernen auf der medizinisch-fachlichen Ebene und bei den nicht-technischen Kompetenzen führen.

Kompetenzen für ein Debriefing

Das Ziel von Debriefings ist nicht, zu belehren, sondern Selbstreflexion anzuregen, den Austausch in der Gruppe zu fördern und die Entwicklung neuer Ideen zu unterstützen (Steinwachs 1992). Führungspersonen, die ihre Mitarbeitenden debriefen möchten, können dies nicht im Rahmen der üblichen hierarchischen Muster tun. Vielmehr gilt es, spezifische Kompetenzen dafür zu erlernen: Debriefings verlangen zum einen eine hohe **Rollenflexibilität,** da man Lehrer, Kritiker, Moderator und Fragensteller in einem ist (McDonell et al. 1997). Die wesentliche Aufgabe des Debriefers ist es, für die **Aktivität des Teams** zu sorgen, z. B. durch Fragen: Nach Möglichkeit sollen sich alle Teammitglieder an dem Gespräch beteiligen. Selbstreflexion und Kritik sollen ebenso wie Konsequenzen für zukünftiges Handeln von den Teammitgliedern selbst formuliert werden. Debriefer sollten fachliche Expertise mitbringen, sie müssen jedoch nicht den Teilnehmern fachlich „überlegen" sein. Wenn sie ihre Rolle als Moderator richtig wahrnehmen, wird die inhaltliche Expertise häufig von den Teilnehmern selbst geleistet. Professionalität als

Debriefer bedeutet, eigene Motive und Wünsche dem Schaffen von Lernmöglichkeiten unterzuordnen. Dies setzt voraus, dass man gelernt hat, sich die inneren Anteile des eigenen Handelns bewusst zu machen (Dieckmann et al. 2012).

> Das Ziel von Debriefings ist nicht, zu belehren, sondern Selbstreflexion anzuregen, den Austausch in der Gruppe zu fördern und die Entwicklung neuer Ideen zu unterstützen.

16.3 Aus Zwischenfällen und Unfällen lernen: Berichts- und Lernsysteme und Fallanalysen

16.3.1 Aufgaben eines Berichts- und Lernsystems

Sicherheitskultur ist „informierte Kultur", und ihr Reifegrad spiegelt sich in ihrem Umgang mit sicherheitsrelevanter Information wider (Kap. 14). Damit in Organisationen aus Ereignissen gelernt werden kann, müssen Informationen zu beobachteten oder erlebten Zwischenfällen, Fehlern oder Prozessabweichungen aber bekanntgegeben und ausgewertet werden. Eine direkte Form wäre zum Beispiel das Erzählen beim gemeinsamen Kaffee im Casino oder bei der Teambesprechung („Heute hätte ich beinahe …"). Das Erzählen erlaubt unmittelbare Aufarbeitung, emotionale Entlastung und hat konkreten Bezug zur eigenen Arbeit. Aber so bleiben Erkenntnisse auf den Kreis der Zuhörenden beschränkt. Sollen nicht beteiligte Mitglieder der Organisation aus dem Ereignis lernen, muss die Organisation als Ganzes Kenntnis über das jeweilige Ereignis erhalten. Deshalb suchen Organisationen Methoden, das Wissen Einzelner zu kritischen Ereignissen durch Meldungen systematisch zu sammeln, übergreifend auszuwerten und in organisationales Wissen zu überführen. Für diese Meldesysteme werden die Begriffe „Zwischenfallberichtssystem", „Fehlermeldesystem", „(Critical) Incident Reporting System" und „Berichts- und Lernsystem" verwendet. Gemeldet werden soll

- jedes Ereignis, das einen Patienten oder eine Patientin einer Gefahr
- tatsächlich ausgesetzt hat oder hätte aussetzen können, und zwar
- unabhängig davon, ob das Ereignis vermeidbar war oder nicht, und
- unabhängig davon, ob es auf Fehlern des medizinischen Personals beruhte oder nicht.

Aufgrund dieser Beschreibung erscheinen sowohl die Begriffe „Fehlermeldesystem" (bei weitem nicht alle sicherheitsrelevanten Beobachtungen sind auf menschliche Fehler zurückzuführen) als auch „Critical Incident Reporting System; CIRS" (bei weitem nicht alle gemeldeten Vorfälle haben das Potenzial, für den Patienten kritisch zu werden) nicht ganz zutreffend. Aus historischen Gründen hat sich dennoch weitgehend der Begriff des „CIRS" für Berichts- und Lernsysteme in der Medizin durchgesetzt. Er wird hier deshalb mit den genannten Einschränkungen neben „Berichts- und Lernsystem" verwendet.

Der Ursprung dieses Begriffes geht auf eine Methodik zurück, die bereits 1954 als *„critical incident analysis"* von Flanagan zur Analyse von Luftfahrtzwischenfällen eingeführt wurde. In der Medizin wurde die Methode der Zwischenfallberichte erstmalig 1971 zur Analyse von Zwischenfällen mit Anästhesiegeräten eingesetzt (Blum 1971). Einige Jahre kam es zur **Berichterstattung** von häufig auftretenden Zwischenfällen in der Anästhesie zum Einsatz. Flächendeckend wurde die Methode 1987 in Australien durch die *Australian Patient Safety Foundation* mit der *Australian Incident Monitoring Study* (AIMS; Webb et al. 1993). Dieses Projekt fand weltweit Beachtung und führte dazu, dass viele Organisationen diesem Beispiel folgten. Inzwischen gibt es WHO-Richtlinien für die Einführung und das Betreiben von Zwischenfallberichtssystemen (z. B. WHO 2005).

▶ Gemeldet werden soll

- jedes Ereignis, das dem Patienten einen Schaden zugefügt hat, oder
- einer Gefahr tatsächlich ausgesetzt hat, oder
- hätte aussetzen können, und zwar
- unabhängig davon, ob das Ereignis vermeidbar war oder nicht, und
- ob es auf Fehlverhalten des medizinischen Personals beruhte oder nicht.

Die Bedeutung eines Fehlermeldesystems für die Stärkung der Patientensicherheit hat der Gesetzgeber in Deutschland 2013 durch die Verabschiedung des Patientenrechtegesetzes („Gesetz zur Verbesserung der Rechte von Patientinnen und Patienten"; BGBI 2013) unterstrichen. Die Regelungen des Gesetzes betreffen die Einführung von Berichtssystemen in mehrfacher Hinsicht:

- *§ 137 Absatz 1c SGB V:* Die **Einführung** von Risikomanagement- und Fehlermeldesystemen wird für Krankenhäuser **verpflichtend.**
- *§ 137 Absatz 1c SGB V:* Als wesentliche Maßnahmen zur Verbesserung der Patientensicherheit werden **Mindeststandards** für Risikomanagement- und Fehlermeldesysteme festgelegt. Über die Umsetzung ihrer Risikomanagement- und Fehlermeldesysteme müssen Krankenhäusern in ihren Qualitätsberichten informieren.
- *§ 17b Absatz 1 Satz 5 Krankenausfinanzierungsgesetz:* Es erfolgt eine **Vereinbarung von Vergütungszuschlägen,** wenn ganze Krankenhäuser oder wesentlicher Teile der Einrichtungen an einrichtungsübergreifenden Fehlermeldesystemen teilnehmen, die den Kriterien des Gemeinsamen Bundesausschusses entsprechen.
- *§ 135a Absatz 3 SGB V:* Um **Rechtssicherheit** für den Melder zu gewährleisten dürfen Meldungen und Daten aus einrichtungsinternen und einrichtungsübergreifenden Risikomanagement- und Fehlermeldesystemen im Rechtsverkehr nicht zum Nachteil des Meldenden verwendet werden.

Die Verpflichtung für Berichts- und Lernsysteme wurde 2014 durch den Gemeinsamen Bundesausschuss (G-BA 2014) präzisiert. Unter anderem wird gefordert, Meldesysteme „für alle Mitarbeiter abteilungs- und berufsgruppenübergreifend niederschwellig zugänglich" einzurichten.

Die mittlerweile flächendeckende Verbreitung von CIRS-Systemen sollte aber nicht darüber hinweg täuschen, dass die Bereitschaft, Fehler und Zwischenfälle zu melden, in vielen Häusern noch gering ist und Analysen nicht immer systematisch stattfinden.

Ein Berichts- und Lernsystem zu „haben" genügt für die Erfüllung der (gesetzlichen) Pflichten – für Veränderungen der Organisationskultur in Richtung Patientensicherheit muss das System „leben". Das verlangt kontinuierlichen Ressourceneinsatz. Dass dies nicht so einfach umsetzbar ist, zeigt sich u. a. darin, dass die Zahl der Berichte in vielen Berichts- und Lernsysteme überschaubar ist. Es treten viel mehr Fehler oder Probleme auf, als es Berichte gibt (*underreporting*). Darüber hinaus erfüllen die angegebenen Meldungen oft nicht die qualitativen Kriterien einer CIRS-Meldung, sondern sind eher dem Beschwerdemanagement zuzuordnen oder thematisieren Sachverhalte, die längst bekannt sind (Macrae 2016; Shojana 2008). In der Medizin wird beinahe so lange, wie es Berichts- und Lernsystems gibt, zu den „Barrieren" bei der Einführung oder Nutzung, bei der Auswertung und beim Lernen geforscht (z. B. Firth-Cozens 2002; Amalberti et al. 2005; Waring 2005; Hofinger et al. 2007; Sujan 2015). Ursachen für die geringe Bereitschaft, Zwischenfälle oder Probleme zu melden, werden in strukturellen Problemen des Medizinbetriebs gefunden, zum Beispiel im Personal- und Zeitmangel. Eine Rolle spielen auch organisatorische Barrieren, zum Beispiel kein Raum und keine Zeit für das Berichten, sowie Aspekte von Sicherheitskultur wie „Glaubenssätze“ zu Fehlern oder immer noch das Stehenbleiben bei der Schuldfrage: *„name – shame – blame“*.

16.3.2 Grundsätze für Berichts- und Lernsysteme

Die in von Mitarbeitenden gesammelte und der Organisation zur Verfügung gestellte Information kann dazu verwendet werden, potenzielle Fehlerquellen und bislang unerkannte systemische Schwachstellen zu detektieren. Einem Berichts- und Lernsystem liegen somit spezifische Annahmen zugrunde, denen man sich bewusst sein sollte, will man das System erfolgreich einführen:

- Berichts- und Lernsysteme dienen **ausschließlich** der Vermeidung künftiger Zwischenfälle, nicht der Klärung von Schuld- und Haftungsfragen. Eine Meldung wird nicht unter dem Aspekt „wer war schuld?“ analysiert, sondern im Hinblick auf identifizierbare Faktoren und Prozesse. Berichts- und Lernsystem sind ihrem Wesen nach proaktiv und lösungsorientiert ausgelegt.
- Meldungen stellen die **subjektive Zusammenfassung** einer Einzelperson und keinesfalls ein umfassendes Bild dessen, „was wirklich geschehen ist“, dar. Um ein Ereignis umfassend begreifen zu können, müssen andere Instrumente (z. B. Fallanalyse, s. u.) angewendet werden.
- Berichts- und Lernsystem sind **Beteiligungsprogramme,** die von der Bereitschaft der Mitarbeitenden leben, ihr Wissen der über Fehlerquellen und Verbesserungsmöglichkeiten in den Prozessen des Krankenhauses der Organisation zur Verfügung zu stellen.
- Berichts- und Lernsystem für sich alleine genommen sind nutzlos. Um wirksam zu werden, müssen sie – wie Fallanalysen – **Teil** eines Systems des **klinischen Risiko- und Qualitätsmanagements** sein.

Berichts- und Lernsystem werden nur dann ihre ganze Stärke ausspielen können, wenn sie in eine organisationale Sicherheitskultur eingebettet sind und auf allen Ebenen der Organisation unterstützt werden. Um ein solches System erfolgreich einzurichten und langfristig betreiben zu können, müssen folgende Grundsätze beachtet werden (Aktionsbündnis Patientensicherheit et al. 2016; Hofinger 2010; WHO 2005; Leape 2002; Staender 2000; Runciman et al. 1993):

- **Freiwilligkeit:** Im Unterschied zur gesetzlich vorgeschriebenen Unfallerfassung beruht ein Berichts- und Lernsystem auf der **freiwilligen** Auskunft über einen Zwischenfall. Organisationen können das freiwillige Berichten erheblich unterstützen, wenn sie klar kommunizieren, dass die Information dem Lernen der Organisation dient und nicht gegen Mitarbeitende verwendet wird.
- **Anonymität:** Meldungen können ohne „Absender“ gemacht werden. Es gibt unterschiedliche Lehrmeinungen und Erfahrungen dazu, ob Berichte anonym sein müssen. Einigkeit herrscht aber darüber, dass anonyme Berichte **möglich** sein müssen. Eine Anonymisierung und De-Identifizierung der Meldung erfolgt vor einer öffentlichen Lesbarkeit der Meldung, sodass nur direkt am Geschehen Beteiligte vermuten können, dass die vorliegende Meldung ihren ursprünglichen Vorfall beschreibt.
- **Vertraulichkeit:** Alle Informationen über und von Personen, Vorgängen und Handlungen werden in der weiteren Bearbeitung des Berichts vertraulich behandelt.
- **Straffreiheit:** Aus Meldungen folgen keine arbeitsrechtlichen Konsequenzen. Wer einen eigenen Fehler berichtet oder im Rahmen einer Fehlermeldung erwähnt wird, muss nicht mit einer Sanktion durch den Arbeitgeber rechnen. Die explizite schriftliche Zusage der ärztlichen und pflegerischen Leitung kann hierbei hilfreich sein. Haftungs- und strafrechtliche Konsequenzen von Handlungen bleiben bestehen. Bezüglich

der strafrechtlichen Relevanz von Meldungen und Daten aus Risikomanagement- und Fehlermeldesystemen für den Melder hat das Patientenrechtegesetzt Klarheit gebracht.

- **Klare Definition der zu berichtenden Ereignisse:** Wenngleich eine Anonymisierung und De-Identifizierung der Meldung vor einer Freischaltung eine nachträgliche Rekonstruktion unmöglich machen, wird meist von einer Eingabe von aktuell juristisch relevanten Fällen abgeraten. Ob Ereignisse mit tatsächlich eingetretenen Schäden für den Patienten oder die Patientin im selben System gemeldet werden sollen wie Fehler und kritische Ereignisse ohne Schaden, ist umstritten. In der Handlungsempfehlung der deutschsprachigen Patientensicherheitsorganisationen (Aktionsbündnis Patientensicherheit et al. 2016) wird geraten, dass „Ereignisse mit einem Schaden für den Patienten möglichst im Schadenmeldesystem berichtet werden" sollen. Dies bedeutet für die Praxis, dass (mindestens) zwei getrennte Meldesysteme aufgebaut und gepflegt sein müssen. Zudem ist die Abgrenzung von Schadensereignissen (im Moment des Meldens) schwierig. Deshalb gibt es etliche Häuser, die alle Ereignisse in einem System melden lassen und die weitere Bearbeitung durch die Analyseteams je nach Art und Schweregrad des Ereignisses als CIRS-Fall, Schaden, Medizinproduktmeldung o.ä. vornehmen lassen. Aktuell lässt sich sagen: Die konkrete Form muss auf der Grundlage der sich stetig ändernden Rechtslage für die Organisation passen: Wichtig ist, **dass** Ereignisse berichtet und analysiert werden, nicht womit. In jedem Fall muss die Einrichtung klar definieren, welche Ereignisse in welchem System gemeldet werden sollen.
- **Benutzerfreundlichkeit, einfaches Meldeverfahren:** Berichts- und Lernsystem sollten einfach zu bedienen und jederzeit leicht zugänglich sein. Ist das Ausfüllen eines Berichts mit erheblichem zeitlichem Mehraufwand verbunden, scheitert die Eingabe häufig bereits daran. Mittlerweile erfüllen die meisten webbasierten Eingabemasken der verfügbaren Systeme diese Anforderung. Das Formular sollte die Möglichkeit zur Freitexteingabe enthalten, da die wesentliche Information in einer möglichst detaillierten Darstellung des Vorfalls und der begleitenden bzw. begünstigenden Umstände liegt.

Neben diesen formalen Gestaltungsmerkmalen gibt es kritische Faktoren, durch die das Managements Einfluss auf den Erfolg eines Berichts- und Lernsystems nehmen kann:

- **Unabhängig von, aber unterstützt durch das Management:** Es bedarf in der Einführungsphase eines starken Engagements der Führungspersonen (Chef-, Oberärzte, Pflegedienstleitungen). Diese müssen den Nutzen der Aufarbeitung von Fehlern darstellen und den Stellenwert und die Reichweite des Berichtssystems transparent machen. Dabei ist die glaubwürdige Betonung einer systemischen Fehlersicht entscheidend. Gleichzeitig sollte die Zusammensetzung des CIRS-Teams personell unabhängig von der Klinikleitung sein.
- **Systemorientierte Analyse durch Experten:** Soll die systemische Aufarbeitung von Meldungen systematisch und gewinnbringend erfolgen, so bedarf sie der Expertise bezüglich medizinisch-fachlichen Themen, Human Factors und der Struktur und Kultur der Organisation. Diese Expertise kann vor Ort vorhanden sein oder aber in Form von externer Analyse eingebracht werden.
- **Zeitnahe Rückmeldung über Konsequenzen:** Die Berichtenden müssen den Nutzen einer Eingabe erkennen können. Sollte eine zeitnahe Veränderung aufgrund der Komplexität des Problems nicht möglich sein, ist ein regelmäßiger Bericht über den aktuellen Zwischenstand der Umsetzung hilfreich. Rückmeldungen über Berichte und Maßnahmen werden in geeigneter Form an alle Mitarbeitenden gegeben.

- **Schulung:** Alle Mitarbeitenden sollten in die Philosophie und Funktionsweise des Berichts- und Lernsystems eingeführt und kontinuierlich fortgebildet werden zu Risikomanagement und Incident-Reporting.

Es sollte klar kommuniziert werden, dass es in der Verantwortung jedes Einzelnen liegt, Fehler und Probleme zu berichten. Es sollte alles berichtet werden dürfen, was den Mitarbeitenden relevant erscheint, nicht was dem Management entgegen kommt.

▶ Berichts- und Lernsysteme dienen ausschließlich der Vermeidung künftiger Zwischenfälle, nicht der Klärung von Schuld- und Haftungsfragen.

Wesentliche Gestaltungsmerkmale von Berichts- und Lernsystemen

- Freiwilligkeit
- Anonymität
- Vertraulichkeit
- Straffreiheit
- Klare Definition zu berichtender Ereignisse
- Unterstützung durch das Management
- Rückmeldung über Konsequenzen aus Berichten
- Training im Umgang mit dem System

16.3.3 Berichts- und Lernsysteme nutzen

Zur Einrichtung und konkreten Umsetzung von Berichts- und Lernsystemen sei auf die Handlungsempfehlung des Aktionsbündnis Patientensicherheit (APS 2016) verwiesen).

Meldungen zu erhalten ist kein Selbstzweck, sondern der Beginn eines Analyse- und Lernprozesses. Meldungen, die in ein Berichts- und Lernsystem eingegeben werden, initiieren einen zyklischen Prozess (Abb. 16.5):

- Mitarbeitende stellen Informationen über den Zwischenfall zur Verfügung.
- Die Informationen werden in Hinblick auf technisch-fachliche, systemische und humanfaktorielle Faktoren analysiert und es werden Handlungsoptionen generiert.
- Von den theoretisch möglichen Optionen wird eine lokal umsetzbare Lösung präferiert und in die Tat umgesetzt. Präventive Strategien werden festgelegt.
- Mitarbeitende werden über die Konsequenzen informiert.
- Es erfolgt mit zeitlicher Latenz eine Kontrolle der Wirksamkeit der Veränderung.

Berichtssysteme helfen so, die Organisationskultur zu verändern. Denn immer dann, wenn nicht „Wer war das?“, sondern „Was ist passiert und wie genau hat es sich ereignet?“ gefragt wird; wenn Mitarbeitende erleben, dass keine „Schnellschüsse“ zur Problembehandlung abgegeben, sondern stattdessen nachhaltige und systemisch wirksame Lösungen generiert werden, stärkt dies das Vertrauen in die Gerechtigkeit des Systems und führt zu einer Stärkung der Sicherheitskultur.

Mit der Abgabe des Berichts für die Organisation also erst die eigentliche Arbeit, und so liegt der entscheidende Faktor für die Akzeptanz und langfristige Implementierung eines Berichts- und Lernsystems darin, dass aus Meldungen Handlungen resultieren. Ziehen Berichte keine sichtbare Veränderung nach sich, so wird das System schnell „einschlafen“, wie es aktuell in vielen Organisationen des Gesundheitswesens der Fall ist.

Berichts- und Lernsysteme decken singuläre Fehler und Problemkonstellationen auf. Jeder Einzelfall beinhaltet zudem Hinweise auf allgemeine strukturelle Unzulänglichkeiten: die zur Arbeit eingesetzten Ressourcen (Menschen, Technik, Prozessorganisation) standen nicht in ausreichender Menge oder Qualität zur Verfügung. Dies wird besonders deutlich, wenn man wiederholt auf ähnliche Probleme, wie in dem eingangs geschilderten Fall der

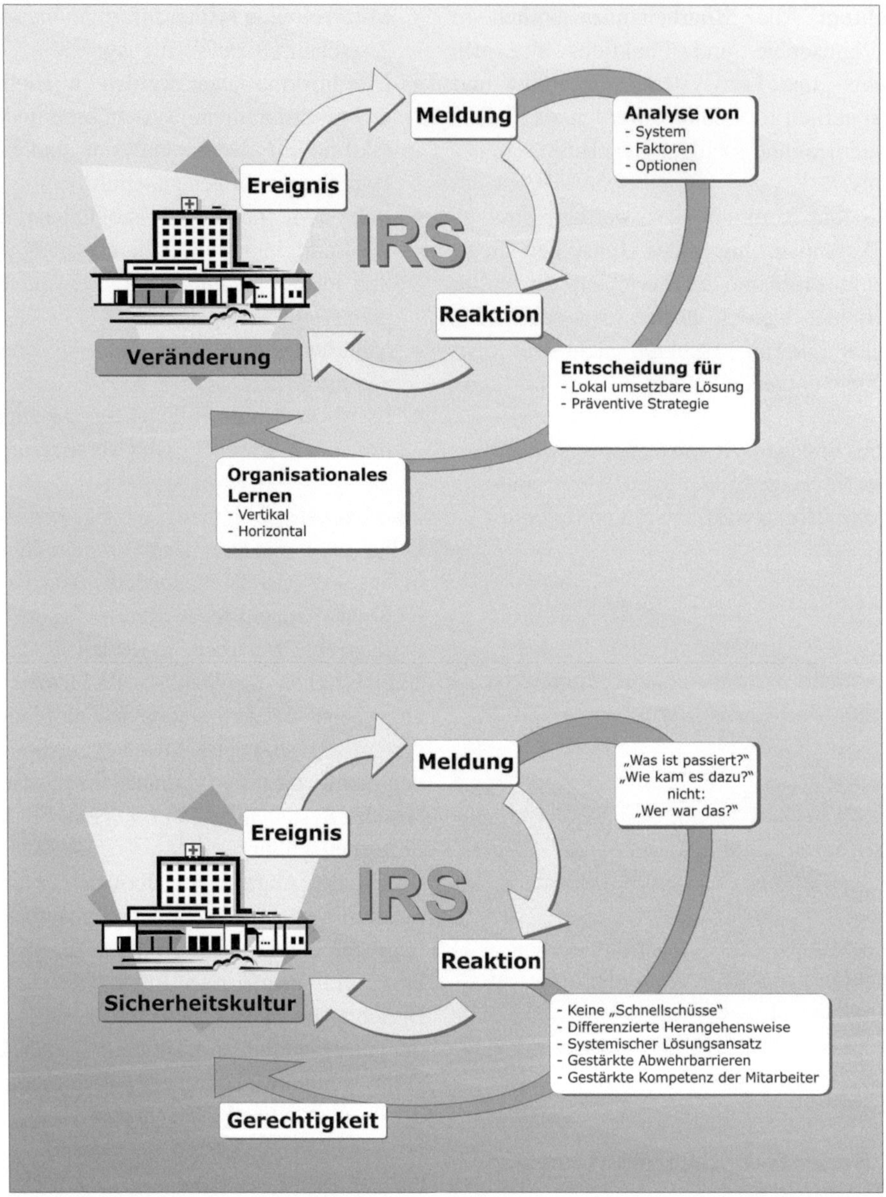

Abb. 16.5 Phasen eines Berichts- und Lernsystems. Eine Meldung initiiert einen zyklischen Prozess, welcher in einer Reaktion der Organisation und damit in Veränderung resultiert. Gleichzeitig wird angestrebt, die gewonnenen Informationen dem Lernen der Organisation zur Verfügung zu stellen (obere Abbildung). Wird die Information aus einer systemischen Perspektive heraus analysiert und erfolgt eine differenzierte und systemisch ausgerichtete Reaktion, so stärkt dies das Vertrauen der Mitarbeitenden in die Verlässlichkeit und Gerechtigkeit des Systems. Dieses Vertrauen ist eine unabdingbare Voraussetzung für die Etablierung einer nachhaltigen Sicherheitskultur (untere Abbildung)

akzidentellen PCEA-Fehlkonnektion, stößt. Deshalb benötigen Lern- und Berichtssystem Strategien für die (schnelle) Reaktion auf Einzelfälle und das Erkennen von Mustern über viele Berichte hinweg.

Die in den Berichten zumeist abgefragten guten Lösungen (z. B. „wodurch wurde Schlimmeres verhindert?") zeigen, wo und wie Ressourcen der Mitarbeitenden aktiviert werden konnten. Die Antwort auf die Frage: „Wodurch wurde die Situation gerettet?", führt dazu, dass eine Organisation ihre Stärken besser kennenlernt und die Potenziale ihrer Mitglieder gezielt verstärken kann.

16.3.4 Systematische Unfallanalyse

Wenn eine Organisation auch aus schweren Zwischenfällen oder Unfällen, bei denen ein Patient oder eine Patientin geschädigt wurde, lernen will, braucht sie einen systematischen, strukturierten Ansatz, der die Vielzahl an Faktoren, die zum Unfall beitrugen, auf allen Ebenen des Arbeitssystems analysiert, ohne dabei Verantwortlichkeit zu leugnen. Seit den 90er Jahren sind solche Analysen, die z. B. aus der Luftfahrt und Industrie übernommen wurden, auch in der Medizin bekannt. Es gibt eine Vielzahl von Analysemethoden, die helfen den Analyseprozess zu strukturieren. Diese lassen sich im Wesentlichen zwei Richtungen zuordnen (vgl. Aktionsbündnis Patientensicherheit 2020):

In der Medizin sind Methoden weit verbreitet, die auf dem **systemischen Unfallentstehungsmodell** von Reason (Kap. 3) beruhen. Sie werden häufig **„Root Cause Analyse"** (RCA) genannt, da sie nach den Wurzeln („roots") von Fehlern und beitragenden Faktoren suchen. Bei diesem Ansatz werden Handlungen und ihre Entstehungsbedingungen auf allen Systemebenen (latente Faktoren) untersucht. Um zu betonen, dass es nicht die eine (einzige) Ursache gibt, werden diese Analysen heute teils auch **„Systemanalysen"** genannt. Die bekannteste Form dieser Methoden ist das „Londoner Protokoll"" (Taylor-Adams und Vincent 2004) der Systemanalyse. Für Root Cause Analysen steht eine (englischsprachige) „Toolbox" zur Verfügung (The Joint Commission 2015). Verwandte Methoden sind u. a. „Learning from Defects" (AHRQ 2012), Concise Analysis Tools (Cuong et al. 2013), SWARM (Li et al. 2015), SOL (in der Medizin kaum bekannt, aber in der Industrie in Deutschland verbreitet; Fahlbruch und Meyer 2016). Empfehlungen für aufwandsärmere Methoden finden sich bei Hagley et al. (2019).

Die auf dem Modell von Reason beruhenden Methoden folgen im Wesentlichen denselben Schritten (APS 2020). Diese sind in Abb. 16.6 für das „Londoner Protokoll" dargestellt:

- **Fallanalysen implementieren:** Systemanalysen erfordern personellen und zeitlichen Aufwand, dafür muss es (grundsätzlich oder im konkreten Fall) eine Management-Entscheidung geben. Da das Ziel solcher Analysen Veränderung ist, sollte der Aufwand nur geleistet werden, wenn man

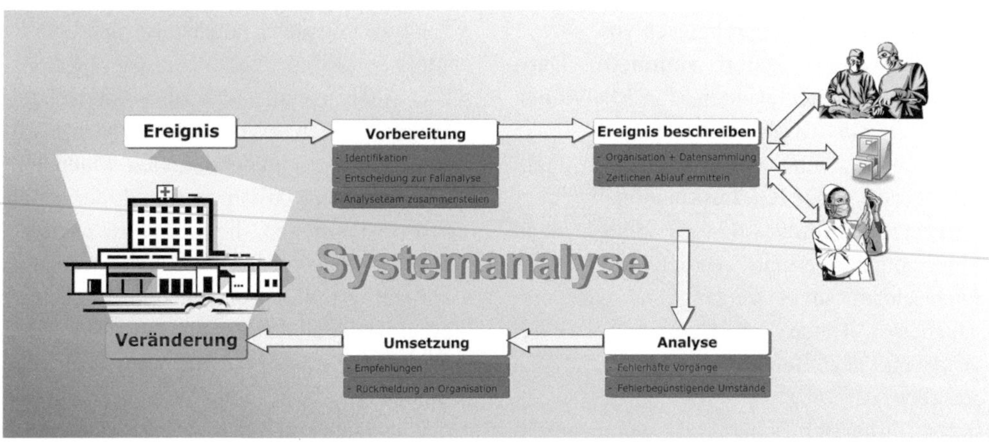

Abb. 16.6 Systemanalyse nach dem „Londoner Protokoll": Im Gegensatz zur Fallanalyse bei Incident-Reporting-Systemen kann bei der Systemanalyse eine Interaktion mit beteiligten Personen und eine Datensammlung vor Ort erfolgen. Dadurch können die verschiedensten Perspektiven in die Informationssammlung einfließen, was wiederum zu einer differenzierteren Analyse der Unfallentstehung führt

bereit ist, auch Veränderungen umzusetzen. Rahmenbedingungen rechtlicher Art (z. B. Datenschutz, Status der involvierten Mitarbeitenden), institutioneller Art (z. B. Aufgaben der Führung, Ressourcen für die Analyse) und personeller Art (z. B. Qualifikation des Analyseteams) müssen geklärt sein, ehe konkrete Analysen durchgeführt werden. Soll ein Unfall, bei dem ein Patient oder eine Patientin getötet oder geschädigt wurde, analysiert werden, um daraus zu lernen, ist eine Kollision mit juristischer Aufarbeitung zu erwarten. Hier sind Zeitpunkt und Form mit Bedacht zu wählen.

- **Ereignisse identifizieren,** die relevant und geeignet für eine Analyse sind. Die Kriterien für die Fallauswahl sollten definiert sein. Es muss kein Unfall mit Patientenschaden sein; eine offensichtliche Abweichung von vorgegebenen Behandlungspfaden kann ein guter Startpunkt sein.
- **Die Fallanalyse organisatorisch und personell vorbereiten.** Dazu gehört die Einbeziehung der Rechtsabteilung (oder juristische Beratung), die Definition des Analyseauftrags und der im konkreten Fall zur Verfügung stehenden zeitlichen und personellen Ressourcen, Information der Beteiligten und Betroffenen und die Prüfung, ob auch mit Patienten oder Angehörigen gesprochen werden muss. Das konkrete Analyse Team wird ausgewählt und bereitet sich vor.
- **Alle relevanten Daten sammeln.** Dazu gehören Patientenakten, Materialien und Berichte (z. B. OP-Berichte) sowie Befragungen mit den Beteiligten und Betroffenen. Auch Informationen über erwartete Soll-Prozesse sind nötig, wenn Abweichungen erklärt werden sollen. Das Analyseteam muss Zugang zu den verschiedenen Daten haben und dazu das Vertrauen der Befragten und Beteiligten genießen.
- **Daten übersichtlich und verständlich darstellen,** z. B. in einer Zeit-Akteurs-Matrix. Vor der eigentlichen Analyse muss das Geschehen so aufbereitet werden, dass geklärt ist, „was" geschehen ist, bevor nach dem „warum" gefragt wird. Über das „was" wird meist Einigkeit zu erreichen sein, während die Antwort auf „warum?" in unterschiedlichen Analyseteams durchaus different ausfallen kann. Komplexere oder längere Ereignisse werden in einzelne Handlungsschritte oder „Bausteine" zerlegt, die je als ein Punkt in der Zeit-/Akteurs-Matrix erscheinen.
- **Beitragende Faktoren analysieren.** Die eigentliche Analyse kann nun beginnen, indem gefragt wird, was zu dem Ereignis bzw. seinen Bestandteilen beigetragen hat. Dabei ist es wichtig, nicht nur die erste Antwort zu wählen, die einem einfällt, sondern systematisch die Liste möglicher beitragender Faktoren abzuarbeiten. Es kann unterschieden werden nach unmittelbar fehlerauslösenden und latenten Faktoren (Kap. 3). Dabei werden dann alle Ebenen der Organisation (auch die patientenfernen Bereiche) sowie die Arbeitsaufgabe, die Arbeitsumgebung, den Kontext und die beteiligten Personen betrachtet. Damit die Analyse an Tiefe gewinnt, empfiehlt es sich, mehrmals „warum?" zu fragen – also die Antworten auf das erste „warum?" selber wieder zu hinterfragen.
- **Schlussfolgerungen aus der Analyse ziehen: Maßnahmen(bündel) ableiten und Verantwortlichkeiten benennen.** Bei der Analyse werden Potenziale deutlich, wie ähnliche Unfälle verhindert werden können. Das Analyseteam sollte also Vorschläge für Veränderungen erarbeiten. Je nach Auftrag kann dies in einen konkreten Maßnahmenplan münden. Wenn während der Analyse Prozesse auffallen, die nicht verursachend für das Ereignis waren, aber verbessert werden können, ist dies ein sinnvoller Ansatz, das organisationale Lernen zu stärken.
- **Die Ergebnisse vermitteln und dokumentieren.** Da meist die Veränderungsmacht nicht im Analyseteam liegt, ist ein Bericht an die Personen, die für Veränderung zuständig sind, nötig. Der Bericht soll Ergebnisse der Analyse und vor allem die

Schlussfolgerungen aufzeigen. Aber auch für die spätere Evaluation – was wurde denn verändert – ist ein Bericht hilfreich.

Eine andere Art Methoden entspricht eher dem Systemverständnis des ‚*Resilience Engineering*' oder ‚Safety-II' (Kap. 2, 3, 14). Hier werden die Elemente des Arbeitssystems, die Prozesse und Rahmenbedingungen analysiert. Das konkrete Handeln von Menschen spielt eine untergeordnete Rolle. Mit dem Systems-Theoretic Accident Model and Processes (STAMP, z. B. Leveson und Thomas 2018) soll ein Verständnis der Struktur und des Verhaltens eines Systems gewonnen werden. Ein Unfall oder Zwischenfall kann damit analysiert werden, aber die Systemanalyse kann auch (im Sinne des Risikomanagements) ohne Unfall durchgeführt werden. Der Fokus liegt auf Steuerungs- und Regelungsmechanismen im System sowie deren Randbedingungen. Die Functional Resonance Analysis Method (FRAM, Hollnagel 2012) beschreibt, wie in einem Arbeitssystem Ziele erreicht werden oder Aufgaben erledigt werden. Die Methode beschreibt reales Verhalten in seiner Variabilität und berücksichtigt, dass die lokal jeweils durchgeführten Anpassungen von Prozessen in Interaktion mit anderen Systembestandteilen zu unerwarteten Ergebnissen und damit auch zu Unfällen führen können („funktionale Resonanz"). Beide genannten Methoden werden bislang im Gesundheitswesen nur selten eingesetzt. Für eine Analyse komplexer Systeme mit dem Ziel, nicht Einzelmaßnahmen zu generieren, sondern Systemanpassungen, könnten sie auch im Gesundheitswesen hilfreich werden.

Wie bei der Analyse von Zwischenfällen ist auch die Systemanalyse nur sinnvoll, wenn auf den hier skizzierten Prozess Veränderungen folgen. Nicht nur deshalb scheinen die Hürden für eine Anwendung der Methode hoch: Ereignisse so tief greifend zu analysieren benötigt eine gewisse Zeit. Dies gilt vor allem für die Datensammlung, da Dokumente angesehen werden und verschiedene Organisationsmitglieder befragt werden müssen. Der Aufwand kann je nach Ereignis und Ressourcen unterschiedlich hoch sein. Typischerweise werden 3–6 Personen im Analyseteam sein. Vollständige Analysen nehmen oft 30–90 h in Anspruch (Hibbert et al. 2018) oder auch mehr. Für die eigentliche Analyse benötigt das Team sowohl medizinische als auch Human-Factors-Kompetenz. Die Methode ist deshalb bislang in Krankenhäusern erst wenig umgesetzt. Allerdings ist in Deutschland durch die G-BA Richtlinie zum Qualitätsmanagement (G-BA 2016) die Analyse von kritischen und unerwünschten Ereignissen, aufgetretenen Schäden und die Ableitung und Umsetzung von Präventionsmaßnahmen gefordert. Es ist deshalb zu erwarten, dass Methoden der Unfall- oder Ereignisanalyse in den nächsten Jahren weitere Verbreitung finden werden. In der Schweiz und in Deutschland werden seit einigen Jahren Kurse zu an das „Londoner Protokoll" angelehnte Analysemethoden angeboten.

Das Potenzial von Fallanalysen für organisationales Lernen und damit Patientensicherheit wird oft noch nicht voll ausgeschöpft: Eine Analyse von 227 Fallanalysen (Hibbert et al. 2018) ergab, dass fast die Hälfte der vorgeschlagenen Maßnahmen „schwache" Maßnahmen und nur 8 % „starke" Maßnahmen waren. Bei fast einem Drittel der Analysen wurden ausschließlich schwache Maßnahmen erarbeitet. Gründe werden zum einen in der Methode gesehen: Wenn z. B. die Analyse (hier mit Root Cause Analysen) auf „aktive Fehler" fokussiert, ist es wahrscheinlich, Maßnahme abzuleiten, die diesen Fehler verhindern sollen (z. B. Doppelchecks, Schulungen). Werden auch latente Faktoren (z. B. Kontext) untersucht, werden eher stärkere Maßnahmen naheliegen. Einen weiteren Grund sehen die Autoren im (anfangs) nötigen hohen Aufwand für starke Maßnahmen. Aus diesen und ähnlichen Ergebnissen lässt sich für Fallanalysen ableiten:

- Unabhängige Untersuchungsteams einsetzen
- Eine Methode einsetzen, die das System in seiner Komplexität in den Blick nimmt (Kap. 2) und den Kontext von Fehlern berücksichtigt (Kap. 3)

- Bei der Analyse Human Factors Expertise einbeziehen
- Starke Maßnahmen favorisieren; Methoden einsetzen, die dabei unterstützen
- Maßnahmenpakete, welche die verschiedenen Human Factors-Ebenen integriert einbeziehen (z. B. durch komplexe Mehrfachinterventionen) führen zur Erhöhung der Patientensicherheit

16.4 Lernen für Sicherheit – Aufeinen Blick

Überblick

- Eine lernende Organisation ist eine Organisation, für die Veränderung der Normalfall ist, und die Konzepte zur kontinuierlichen Weiterentwicklung besitzt. Einzelne Mitarbeitende, Teams und die Organisation insgesamt befinden sich in einem ständigen Verbesserungsprozess in Bezug auf die Struktur der Organisation sowie auf das Verhalten und Wissen der Mitarbeitenden.
- Anstatt auf Veränderung und Unsicherheit mit starren Regeln zu antworten, versuchen lernende Organisationen Strukturen und Prozesse zu etablieren, die ihnen Flexibilität im Lernen und proaktives Handeln ermöglichen. Systemisches Denken ist der Eckpfeiler einer lernenden Organisation.
- Lernen in Organisationen kann als Anpassungslernen (single-loop learning) Veränderungslernen *(double-loop learning)* oder Prozesslernen (deutero learning) zu unterschiedlich tief greifenden Veränderungen führen.
- Neu zu lernen ist für Organisationen und Einzelmenschen einfacher als umzulernen.
- Fachlich qualifizierte und achtsame Mitarbeitende sind die entscheidende Ressource für sicherheitsbewusstes Arbeiten und für die Vermeidung, Detektion und Mitigierung von Fehlern.
- Da Teamarbeit eine Schlüsselrolle für hochzuverlässige Patientenversorgung spielt, sollten sich Qualifizierungsmaßnahmen nicht auf medizinisch-technisches Wissen und Fertigkeiten beschränken, sondern auch nicht-technische Fähigkeiten im Blick haben.
- Verglichen mit anderen Human-Factors-Interventionen sind Trainings eine schwache Intervention.
- Teamtraining benötigt Planung des Transfers in die Organisation und Unterstützung durch das Management. Die Kultur der medizinischen Versorgung und lebenslange Gewohnheiten lassen sich nicht schnell verändern.
- Simulatorbasiertes Teamtraining ermöglicht eine realitätsnahe Auseinandersetzung mit medizinischen Notfällen. Wesentlicher Bestandteil des Teamtrainings oder des Trainings von Zwischenfällen am Simulator ist eine systematische Nachbesprechung der Szenarien, das *Debriefing.*
- Die in Form von Zwischenfallberichten gesammelte und der Organisation zur Verfügung gestellte Information kann dazu verwendet werden, potenzielle Fehlerquellen und bislang unerkannte systemische Schwachstellen zu detektieren.
- Berichts- und Lernsysteme werden nur dann ihre ganze Stärke ausspielen können, wenn sie in eine organisationale Sicherheitskultur eingebettet sind und auf allen Ebenen der Organisation unterstützt werden.
- Die Bedeutung eines Fehlermeldesystems für die Stärkung der Patientensicherheit hat der Gesetzgeber 2013 durch die Verabschiedung des Patientenrechtegesetzes („Gesetz zur Verbesserung der Rechte von Patientinnen und Patienten"; BGBI 2013) unterstrichen.
- Wenn eine Organisation auch aus schweren Zwischenfällen oder Unfällen lernen will, braucht sie einen systematischen, strukturierten Ansatz, der die Vielzahl an Faktoren, die zum Unfall beitrugen, analysiert, ohne dabei Verantwortlichkeit zu leugnen.

- Die aus Fallanalysen abgeleiteten Einzelmaßnahmen sollten möglichst stark sein. Maßnahmenpakete, welche die verschiedenen Human Factors-Ebenen integriert einbeziehen (z. B. durch komplexe Mehrfachinterventionen) führen zur Erhöhung der Patientensicherheit.

Literatur

Agency for Healthcare Research and Quality (2012) Learning from defects tool. http://www.ahrq.gov/professionals/education/curriculum-tools/cusptoolkit/toolkit/learndefects.html. Zugegriffen: 1. Sept. 2019

Aktionsbündnis Patientensicherheit (2020) Handlungsempfehlung Fallanalyse. APS, Berlin. https://www.aps-ev.de/handlungsempfehlungen/

Aktionsbündnis Patientensicherheit, Plattform Patientensicherheit, Stiftung Patientensicherheit (Hrsg) (2016) Einrichtung und erfolgreicher Betrieb eines Berichts- und Lernsystems (CIRS). Handlungsempfehlung für stationäre Einrichtungen im Gesundheitswesen. APS, Berlin. https://www.aps-ev.de/handlungsempfehlungen/. Zugegriffen: 1. Sept. 2019

Amalberti R, Berwick D, Barach P (2005) Five System Barriers to Achieving Ultrasafe Health Care. Annals of Internal Medicine 142(9): 756–764

Amalberti R, Mosneron-Dupin ERR (1997) Facteurs humains et fiabilité: quelles démarches pratiques? Octares, Toulouse

Argyris C, Schön DA (1999) Die Lernende Organisation. Grundlagen, Methode, Praxis. Klett-Cotta, Stuttgart

Bateson G (1972) Steps towards an ecology of mind. Chandler, New York

BGBI (2013) Gesetz zur Verbesserung der Rechte von Patientinnen und Patienten (Patientenrechtegesetz). http://www.bmjv.de/SharedDocs/Downloads/DE/pdfs/Gesetze/Verkuendung_BGBl_Patientenrechte.pdf?__blob=publicationFile

Blum LL (1971) Equipment design and "human" limitations. Anesthesiology 35:101–102

Boet S, Bould MD, Fung L, Qosa H, Perrier L, Tavares W, Reeves S, Tricco AC (2014) Transfer of learning and patient outcome in simulated crisis resource management: a systematic review. Can J Anesth 61(6):571–82

CIRS (1998) The Anaesthesia critical incident reporting system on the internet. http://www.medana.unibas.ch/cirs/intreng.htm

Cosby E (2013) Review article: the role of practice guidelines and evidence-based medicine in perioperative patient safety. Can J Anaesth 60:143–51

Cuong Pham J, Hoffman C, Popescu IC, Ijagbemi OC (2013) Concise incident analysis tool. http://www.patientsafetyinstitute.ca/en/toolsResources/Research/commissionedResearch/IncidentAnalysisMethod-PilotStudy/Documents/Concise%20Incident%20Analysis%20Tool%20-%20Version%201.pdf. Zugegriffen: 1. Sept. 2019

Davies HTO, Nutley SM (2000) Developing learning organisations in the new NHS. BMJ 320:998–1001

Degani A, Wiener EL (1993) Cockpit checklists: concepts, design, and use. Hum Fact 35:345–59

Dieckmann P, Friis SM, Lippert A et al (2012) Goals, success factors, and barriers for simulation-based learning: a qualitative interview study in health care. Simul Gaming 43(5):627–647

Fahlbruch B, Meyer I (2016) Ausarbeitung von Arbeitshilfen zur methodischen Ereignisanalyse und Ergebnisauswertung zur Fortschreibung des Standes der Technik. Umweltbundesamt, Berlin

Flanagan JC (1954) The critical incident technique. Psychol Bull 51:327–358

Firth-Cozens J (2002) Barriers to incident reporting. Quality and Safety in Health Care 11(1): 7

Flin R, O'Connor P, Crichton M (2008) Safety at the sharp end. A guide to non-technical skills. Ashgate, Aldershot

Flin R, Maran N (2004) Identifying and training non-technical skills for teams in acute medicine. Qual Saf Health Care 13(Suppl):i80–i84

Gaba DM, Howard S, Fish K, Smith B, Sowb Y (2001) Simulation-based training in anesthesia crisis resoure management (ACRM): A decade of experience. Simulation & Gaming 32(2): 175–193

Garvin DA, Edmondson AC, Gino F (2008) Is yours a learning organization? Harv Bus Rev 86(3):109–16

G-BA Gemeinsamer Bundesausschuss (2014) Beschluss zum klinischen RM. https://www.g-ba.de/downloads/39-261-1919/2014-01-23_KQM-RL_137-1d_BAnz.pdf. Zugegriffen: 1. Sept. 2019

G-BA Gemeinsamer Bundesausschuss (2016) Beschluss des Gemeinsamen Bundesausschusses über eine Qualitätsmanagement-Richtlinie vom 15.9.2016, BAnz AT 15.11.2016 B2

Hackstein A, Hagemann V, v. Kaufmann F, Regener H (2016) Handbuch Simulation. Stumpf+Kossendey, Edewecht

Hagley G, Mills PD, Watts BV, Wu A (2019) Review of alternatives to root cause analysis: developing a robust system for incident report analysis. BMJ Open Qual. https://doi.org/10.1136/bmjoq-2019-000646 Zugegriffen: 1. Sept. 2019

Hammond J, Brooks J (2001) Helping the helpers: the role of critical incident stress management. Crit Care 5:315–317

Helmreich B, Merrit AC (1998) Culture at work in aviation and medicine. National, organizational and professional influences. Ashgate Publishing Ltd., Vermont

Hibbert PD, Thomas MJW, Deakin A, Runciman WB, Braithwaite J, Lomax S, Prescott J, Gorrie G, Szczygielski A, Surwald T, Fraser C (2018) Are root cause analyses recommendations effective and sustainable? An observational study. Int J Qual Health Care 30(2):124–131

Hoff LA, Adamowski K (1998) Creating excellence in crisis care: a guide to effective training and program designs. Jossey-Bass, San Francisco

Hofinger G (2018) Human Factors für Simulationstrainings. In: Pierre M, Breuer G (Hrsg) Simulation in der Medizin – Grundlegende Konzepte – Klinische Anwendung, 2., komplett überarbeitete Aufl. Springer, Heidelberg, S 177–187

Hofinger G (2010) CIRS als Instrument des gemeinsamen Lernens im Krankenhaus – Voraussetzungen und Barrieren. Wirtschaftspsychologie,12(4), Sonderheft „Aus Fehlern lernen": 87–96

Hofinger G, Waleczek H, Horstmann R (2007) Erwartete und unerwartete Probleme bei der Einführung eines Fehlerberichtssystems im Krankenhaus. Gruppendynamik und Organisationsentwicklung 38(3): 295–308

Hollnagel E (2012) FRAM—The functional resonance analysis method. Ashgate, Farnham

James RK, Gilliland BE (2001) Crisis intervention strategies, 4. Aufl. Wadsworth/Thomson Learning, Belmont

Kühnle S (2000) Lernende Organisationen im Gesundheitswesen: Erfolgsfaktoren von Veränderungsprozessen. Deutscher Universitätsverlag

Leape L (2002) Reporting of adverse events. N Engl J Med 347(20):1633–1638

Lederman LC (1992) Debriefing: toward a systematic assessment of theory and practice. Simul Gaming 23:145–160

Leveson N, Thomas JP (2018) STPA handbook. https://psas.scripts.mit.edu/home/get_file.php?name=STPA_handbook.pdf. Zugegriffen: 1. Sept. 2018

Lewin K (1951) Field theory in social science. Harper & Row, New York

Li J, Norton J Boulanger B, Yates A, Swartz CH, Smith A, Holbrook PJ, Moore M, Latham B, Williams MV (2015) "SWARMing" to improve patient care: a novel approach to root cause analysis. Jt Comm J Qual Patient Saf 41(11):494–501

Macrae C (2016) The problem with incident reporting. BMJ Qual Saf 25(2):71–75

Manser T (2009) Teamwork and patient safety in dynamic domains of healthcare: a review of the literature. Acta Anaesthesiol Scand 53:143–51

Manser T, Perry J, Schmutz J (2012) Verhalten ist messbar: Behavioural Marker Systeme und Kompetenzentwicklung. In St.Pierre M & Breuer G (Hrsg) Simulation in der Medizin. Heidelberg: Springer, 159–173

McCulloch P, Mishra A, Handa A, Dale T, Hirst G, Catchpole K (2009) The effects of aviation-style non-technical skills training on technical performance and outcome in the operating theatre. Qual Saf Health Care 18(2):109–115

McDonell LK, Kimberly KJ, Dismukes RK (1997) Facilitating LOS debriefings: a training manual, NASA Technical Memorandum 112192, March 1997

National Patient Safety Foundation (2016) RCA2: improving root cause analyses and actions to prevent harm. NPSF, Boston

Neuhaus C, Lutnaes DE, Bergström J (2019) Medical teamwork and the evolution of safety science: a critical review. Cog Techn Work

Randell R (2003) Medicine and aviation: a review of the comparison. Methods Inf Med 42(4):433–6

Rasmussen J (1987) The definition of human error and a taxonomy for technical system design. In: Rasmussen J, Duncan K, Leplat J (Hrsg) New technology and human error. Wiley, Chichester, S 23–30

Runciman WB, Sellen A, Webb RA, Williamson JA, Currie M, Morgan C, Russell WJ (1993) The Australian incident monitoring study. Errors, incidents and accidents in anaesthetic practice. Anaesth Intensive Care 21:506–519

Rushmer R, Davies HTO (2004) Unlearning in health care. Qual Saf health Care 13(SupplII):ii10–ii15

Russ S, Rout S, Sevdalis N, Moorthy K, Darzi A, Vincent C (2013) Do safety checklists improve teamwork and communication in the operating room? A systematic review. Ann Surg 258(6):856–71

Salas E, Wilson KA, Burke CS, Wightman DC (2006) Does crew resource management training work? An update, an extension, and some critical needs. Hum Factors 48(2):392–412

Salas E, Almeida SA, Salisbury M, King H, Lazzara EH, Lyons R, Wilson KA, Almeida PA, McQuillan R (2009) What are the critical success factors for team training in health care? Jt Comm J Qual Patient Saf 35(8):398–405

Schmutz J, Manser T (2013) Do team processes really have an effect on clinical performance? A systematic literature review. Br J Anaesth 110(4):529–44

Schön DA (1975) Deutero-learning in organizations: learning for increased effectiveness. Organ Dyn 4:2–16

Schreyögg G (1999) Organisation: Grundlagen moderner Organisationsgestaltung. Gabler, Wiesbaden

Schrappe M (2018) APS-Weißbuch Patientensicherheit. Medizinisch Wissenschaftliche Verlagsgesellschaft, Berlin, Herausgegeben vom Aktionsbündnis Patientensicherheit e.V.

Schüpfer G, Gförer R, Schleppers A (2007) Anästhesisten lernen – lernen Institutionen auch? Anaesthesist 56:983–91

Senge PM (2011) Die fünfte Disziplin Kunst und Praxis der lernenden Organisation, 11. Aufl. Schäffer-Poeschel, Stuttgart

Sexton JB, Thomas EJ, Helmreich RL (2000) Error, stress, and teamwork in medicine and aviation: cross sectional surveys. BMJ 320:745–9

Shojania KG (2008) The frustrating case of incident-reporting systems. Qual Saf Health Care 17(6):400–402

Sherwood D (2000) The unlearning organization. Bus Strategy Rev 11:31–40

Smoyer WE, Embi PJ, Moffatt-Bruce S (2016) Creating local learning health systems. Think globally, Act Locally. JAMA 316:2481–2

Staender S (2000) Critical incident reporting. With a view on approaches in Anaesthesiology. In: Vincent C, de Mol B (Hrsg) Safety in medicine. Pergamon Elsevier Science, Amsterdam New York, S 65–82

Steinwachs B (1992) How to facilitate a debriefing. Simul Gaming 23:186–195

Stinson L, Paerson D, Lucas B (2006) Developing a learning culture: twelve tips for individuals, teams and organizations. Med Teach 28(4):309–12

St.Pierre M, Breuer G (Hrsg) (2018) Simulation in der Medizin, 2. Aufl. Springer, Heidelberg

Sujan M (2015) An organisation without a memory: A qualitative study of hospital staff perceptions on reporting and organisational learning for patient safety. Reliability Engineering & System Safety 144:45–52.

Taylor-Adams S, Vincent C (2004) Systems analysis of clinical incidents: the london protocol. Clinical Safety Research Unit, University College, London. http://www.csru.org.uk

The Joint Commission International (2015) Root cause analysis in health care: tools and techniques, 5. Aufl. Joint Commission Resources, Oak Brook

Vicente KJ (2004) The human factor. Revolutionizing the way people live with technology. Routledge, New York

Waring J (2005) Beyond Blame: Cultural Barriers to Medical Incident Reporting. Social Sciences & Medicine 60(9):1927–1935

Webb RK, Currie M, Morgan CA, Williamson JA, Mackay P, Russell WJ, Runciman WB (1993) The Australian incident monitoring study: an analysis of 2000 incident reports. Anaesth Intensive Care 21:520–528

Wehner T (1992) Sicherheit als Fehlerfreundlichkeit [Safety as error friendliness]. Westdeutscher Verlag, Opladen

Wiener E, Kanki B, Helmreich R (1993) Cockpit resource management. Academic Press, San Diego

Wilk S (2017) Kommunikationsfehler in der präklinischen Notfallmedizin. Eine Analyse der Critical-Incident-Reporting-System Datenbank in Deutschland. Dissertation, Friedrich-Schiller-Universität, Jena.

Wilson KA, Burke CS, Priest HA, Salas E (2005) Promoting health care safety through training high reliability teams. Qual Saf Health Care 14:303–309

World Health Organization (WHO) (2005) WHO draft guidelines for adverse event reporting and learning systems. From Information to action. http://www.who.int/patientsafety/events/05/Reporting_Guidelines.pdf. Zugegriffen: 30. Juni 2014

Ziv A, Wolpe PR, Small SD, Glick S (2003) Simulation-based medical education: an ethical imperative. Acad Med 78(8):783–78

Stichwortverzeichnis

M. St.Pierre und G. Hofinger, *Human Factors und Patientensicherheit in der Akutmedizin*,
https://doi.org/10.1007/978-3-662-60485-4

K

L

M